连建伟 主编

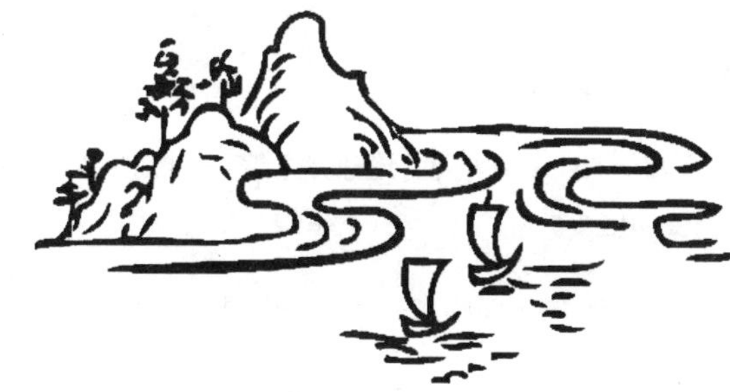

中华当代名中医

八十家经验方集萃

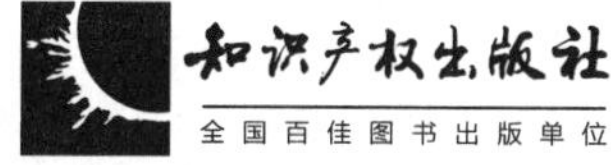

图书在版编目（CIP）数据

中华当代名中医八十家经验方集萃 / 连建伟主编 . 一北京：知识产权出版社，2019.1
ISBN 978-7-5130-4825-5

Ⅰ. ①中… Ⅱ. ①连… Ⅲ. ①中医临床一经验一中国一现代 Ⅳ. ① R249.7

中国版本图书馆 CIP 数据核字（2017）第 057964 号

内容提要

本书由中华中医药学会方剂学分会主任委员连建伟教授任主编，汇集了八十家第一、二、三、四批全国老中医药专家学术经验继承工作指导老师的经验方，其中有首届国医大师邓铁涛、方和谦、周仲瑛等。书中对每位名中医均有简介，展示其学术成就；他们以毕生心血凝炼而成的经验方，每方均有组成、功效、主治、方解、常用加减、验案举例等项，充分显示了当代名中医遣药组方、济世活人的深厚功力。本书可供广大中医药临床工作者、中医药院校师生及中医爱好者学习参考，对增强中医药文化底蕴，提升中医临床疗效，具有很高的学术价值。

责任编辑：孙　昕　　　责任校对：谷　洋
文字编辑：潘萩弢　　　责任印制：刘译文

中华当代名中医八十家经验方集萃
连建伟　主编

出版发行：知识产权出版社有限责任公司　　网　址：http://www.ipph.cn
社　址：北京市海淀区气象路 50 号院　　邮　编：100081
责编电话：010-82000860 转 8111　　责编邮箱：sunxinmlxq@126.com
发行电话：010-82000860 转 8101/8102　　发行传真：010-82000893/82005070/82000270
印　刷：杭州富阳正大彩印有限公司　　经　销：各大网上书店、新华书店及相关专业书店
开　本：787mm×1092mm　1/16　　印　张：52
版　次：2019 年 1 月第 1 版　　印　次：2019 年 9 月第 2 次印刷
字　数：1076 千字　　定　价：280.00 元
ISBN 978-7-5130-4825-5

编委会

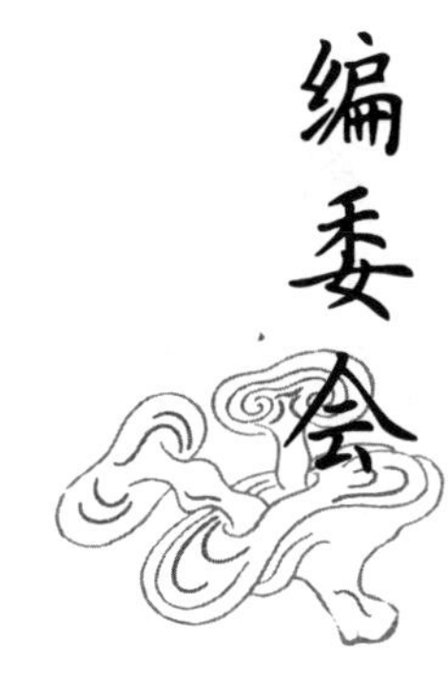

主　编

连建伟

（中华中医药学会方剂学分会　主任委员）

副主编

王　蕾

（中华中医药学会方剂学分会　常务委员）

施旭光

（中华中医药学会方剂学分会　委员）

闫润红

（中华中医药学会方剂学分会　常务委员）

樊巧玲

（中华中医药学会方剂学分会　副主任委员）

贾　波

（中华中医药学会方剂学分会　副主任委员）

编　委

张卓文　沈淑华　王静波　连暐暐　严利依

序

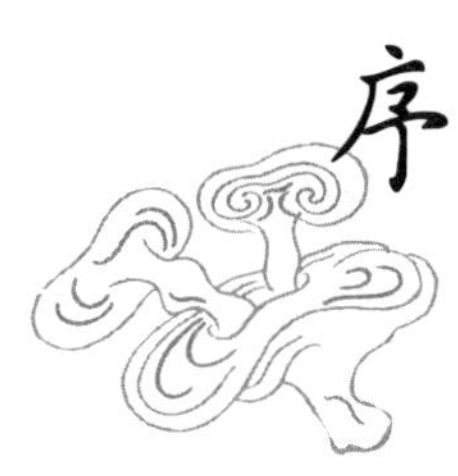

中医药是我国优秀传统文化的瑰宝，是我国人民在长期防治疾病的实践中创造的独具民族特色的医学科学，上下五千年，为中华民族的繁衍昌盛做出了不可磨灭的贡献。时值今日，中医药在维护我国人民群众身心健康、促进我国经济社会发展和走出国门、构建和谐世界的进程中，仍发挥着不可替代的重要作用。

在我国各地行医的全国老中医药专家，是把中医药学理论和临床实践紧密结合、解决各类疑难病症的典范，代表着我国中医药学术和临床实践的最高水平。他们在长期行医实践中形成的经验良方，是中医理、法、方、药综合运用的具体表现形式，高度浓缩了制方人的学识与经验、灵感与悟性、缜密思考与洞察力，充分体现了全国老中医药专家组方用药的深厚功力。

为便于大家学习、研究、继承全国老中医药专家的学术成果和实践经验，使我国中医药文化世代相传并不断发扬光大，由中华中医药学会方剂学分会主任委员连建伟教授任主编，知识产权出版社出版的《中华当代名中医八十家经验方集萃》，汇集了人力资源和社会保障部、卫生部、国家中医药管理局确定的第一、二、三、四批全国老中医药专家学术经验继承工作指导老师八十家的经验良方，每方均有详尽的组成、用法、功效、主治、医案举例等项。读者诸君若能熟读精思，博采众方，则如同跟随多师临证，必能得其心传，获益良多。

中国医药学是一个伟大的宝库，21世纪将进一步走向世界，为世界人民健康服务。本书的出版，有利于中医药特色优势的保持与发扬，故乐而为之序。

邓铁涛

时年96岁

2012年11月17日于广州

主编的话

《中华当代名中医八十家经验方集萃》由中华中医药学会方剂学分会组织编写。该书汇集了由人力资源和社会保障部、卫生部、国家中医药管理局确定的第一批、第二批、第三批和第四批全国老中医药专家学术经验继承工作指导老师八十家的经验良方，其中北京市二十四家、广东省二十家、山西省十七家、江苏省两家、四川省两家、浙江省十五家。尤其难能可贵的是，该书中载有我国首批国医大师方和谦、邓铁涛、周仲瑛教授的经验方。这一个个经验方凝聚了当代名中医一辈子的心血，由实践上升到理论，再从理论回归到实践，在成千上万患者身上得到了反复验证，疗效卓著，值得继承与发扬。

该书在每位名中医之下先介绍其简历及主要学术成就，以期读者对名中医有较全面的了解，知晓名中医的成长必须勤求古训、博采众方，再加上几十年的临床实践，方能有所积累、有所心悟、有所建树，创制出源于古方又高于古方的新方来。

每位名中医提供的经验方，少则二首，多则五首。每首方剂之下有组成（包括剂量）、功效、主治、方解、常用加减、验案举例六部分。既示人以规矩，更示人以灵巧。

作为主编，本人恭恭敬敬、认认真真地对全书进行了反复通读，从中学习各家的学术思想及组方特色，并对全书做了文字上的修润。如简历核实、错字更正、标点更正、漏字当补、重复宜删、统一药名、统一全书体例、规范中医名词术语等。

通过学习，本人认为中华当代名中医八十家经验方犹如中医百花园中盛开的朵朵奇葩，各具优势、各有特色。

如北京市裴学义治黄疸的清肝理胆汤、治肾炎的利水消肿汤，王焕禄治脾胃虚寒脘腹疼痛的建中失笑汤，张炳厚治痹证的“三两三”类方等，均疗效卓著，特色鲜明。

魏执真提出治疗心律失常“以脉为主、四诊合参”的辨证思路；温振英治小儿，用药力求精简，选药“一专多能”的主张；郁仁存治肿瘤，提出在“病情稳定，长期中药调理时，药味剂量、解毒抗癌药要减少，服药每周4～5剂或隔日1剂，维持机体脏腑功能处于平衡状态，可以预防肿瘤复发转移”的见解，均为心得之言。

又如广东陈宝田临床运用经方得心应手，经其多年临床摸索得出的经验，用小青龙汤合小柴胡汤，名“二小汤”，以有表证或无表证，咳痰清稀或黏稠或黄白相间，胸胁苦满，纳少，舌质黯苔薄，脉弦为用方指征，但不必悉具。以小青龙汤合小柴胡汤、小陷胸汤，名“三小汤”，即以二小汤证中咳痰黄稠作为用方指征，确有心得。“小四五汤”即小柴胡汤、四物汤、五苓散的合方，该方适应症很广，尤对急慢性肾炎，用于消肿、消除蛋白尿和红细胞以及改善全身状态，具有见效快而疗效持久的特点。

陈镜合益气固元汤具有益气养血、固元益精之功效，主治因气血亏虚、元气大伤所致的头晕、心悸、气短、懒言、纳呆肢困，或产后、术后出血较多者。方用五指毛桃（五爪龙）60克，当归身15克，生姜15克，羊肉100克，大枣10枚。此方实为仲景当归生姜羊肉汤合李东垣当归补血汤加大枣而成，然不用黄芪，而重用五指毛桃（又名土黄芪），具有益气兼除湿之功，乃药膳食疗之良方。

又如山西柴浩然龙菊清肝饮主治肝火上炎所致的头痛、眩晕、不寐、耳聋、耳肿等，方中龙胆草、黄芩、栀子清肝泻火，杭白菊、夏枯草、苦丁茶发散火郁，生地滋养阴血，使泻火而不伤阴，生甘草清热解毒、调和诸药。此方从龙胆泻肝汤化裁而来，但病因肝火而非湿热，故不用车前子、木通、泽泻等清热利湿药，加入“火郁发之”之品，对肝火偏旺于上部者尤为适宜。芪归龙牡汤治气虚不能摄血，冲任不固所致的崩漏、月经过多等，为大剂当归补血汤加党参、龙骨、牡蛎、三七而成，体现了补气摄血的治疗方法。此方脱胎于傅青主的老妇血崩方，而柴氏的临证加减尤为精良。如血寒加胶、艾、炮姜，血热加生地、侧柏，挟瘀加乌贼骨、茜草，暴崩出血过多、脉细欲绝，甚则浮大无根者合独参汤，用红参10～15克以峻补元气。如四肢厥逆、大汗肤冷，合参附汤，可参见“暴崩虚脱案”，可见大医手笔，配伍精妙，理法方药，丝丝入扣。

又如四川陈潮祖是国内知名的中医方剂学家，他的麻辛附桔汤系在仲景麻黄附子细辛汤的基础上加大量桔梗而成，用治寒邪郁闭、津气受阻、声带变厚而致声音嘶哑者。此方药少量大，由麻黄10克、细辛6克、附子15～30克、桔梗20克组成，属《内经》七方中所谓的大方。

又如浙江王永钧是著名的中医肾病专家，其经验方巴黄逐水饮，由巴豆0.1克（装入胶囊）、生大黄30克（煎取汁，吞服巴豆胶囊）组成，专攻水毒，主治水湿溺毒潴留，致尿少、尿闭、肿胀、呕吐、喘促，属病情危急的实证。亦可用治虚实兼夹，但大小不利，急需攻逐水毒以治标者。

纵观全书，良方妙法，美不胜收。以上举例，乃以管窥豹，仅见一斑。但愿读者诸君能深入于名医大家之中，进与病谋，退与心谋，汲取良方精华，造福世界人民，则善莫大焉。

承蒙知识产权出版社副总编王润贵编审及孙昕编辑于两年前亲临杭州约稿，又赴辽宁参加中华中医药学会方剂学分会2011年学术年会，支持本书的编写工作。值此书稿完成之际，谨向他们致以衷心的感谢！

连建伟

2012年10月10日于杭州无我斋

目录

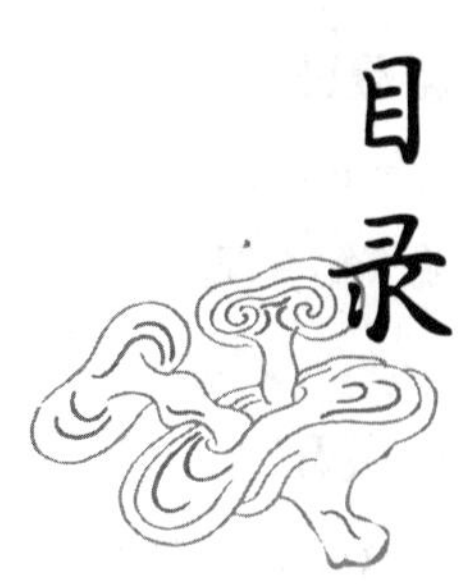

当代内科名中医

当代外科、皮肤科名中医

当代妇科名中医

当代儿科名中医

当代骨伤科名中医

当代眼科名中医

当代针灸科名中医

当代内科名中医

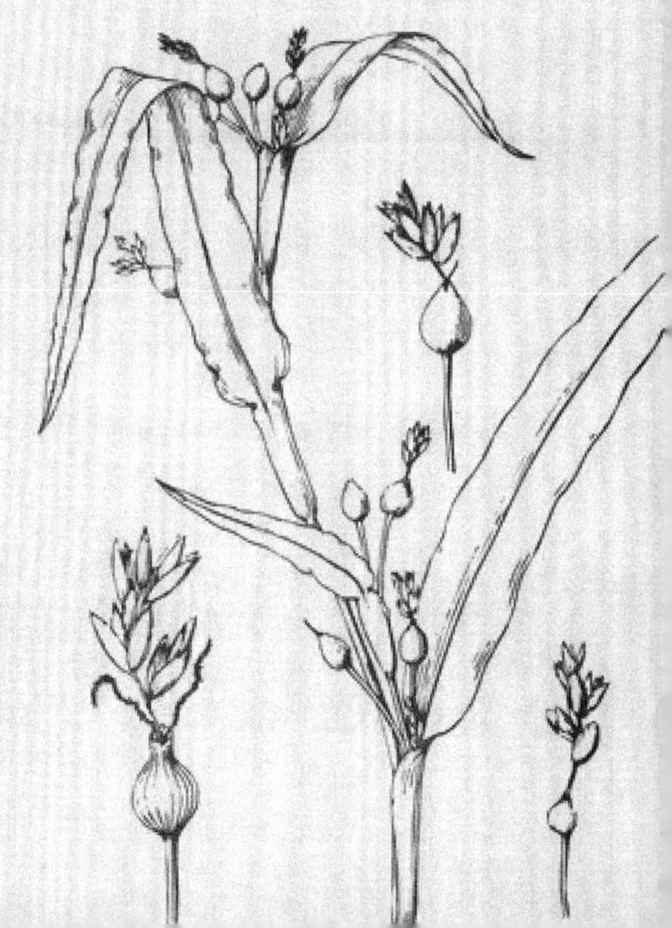

邓铁涛

邓铁涛，字锡才，男，广东开平人。中共党员，广州中医药大学终身教授，博士研究生导师，现代著名中医药学家。一九一六年农历十月十一日出生于一个中医家庭，一九三二年就读于广东中医药专门学校，一九三七年毕业，为该校第九届毕业生。

邓铁涛教授自参加工作以来，历任广东中医药专门学校教导主任，广州中医药大学教师、教研室主任、教务处副处长、副院长，中华人民共和国卫生部第一届药品评审委员会委员，中华全国中医学会常务理事，中华全国中医学会中医基础理论整理委员会副主任委员，中华医史学会委员，广东省第四、五届政协委员，广州市科委顾问等职。现任中华中医药学会顾问，中华中西医结合研究会名誉理事，广东省卫生厅药品评审委员会委员，广东省医史学会主任委员，国家中医药管理局中医药工作专家咨询委员会委员。

邓铁涛教授在长达60年的医疗教学科研实践中融古贯今，学验俱丰，提出一系列对现代中医学发展有影响的理论学说。他在临床上擅治心血管疾病，并善于运用中医脾胃学说理论论治西医多个系统的疾病以及疑难杂症，如重症肌无力、萎缩性胃炎、肝炎、肝硬化、再生障碍性贫血、硬皮病、风湿性心脏病、红斑狼疮等，积累了丰富的临床经验，出版学术专著5部，近百万字，发表学术论文120篇，主编教材7部，参与主编的大型医学工具书8部，点校中医古籍3部，培养硕士研究生27人，博士研究生10人，培训师资及带徒12人，获得各级科研成果奖励10项，主持或指导厅局级以上的科研课题6项。其中1986年开始主持国家“七五”攻关项目——重症肌无力的临床研究课题，1990年通过国家技术鉴定，成果获1991年度国家中医药管理局科技进步一等奖，1992年度国家科委科技进步二等奖。

邓铁涛教授对广东乃至我国中医药学术事业的发展做出重大贡献，1962年、1979年广东省人民政府两次授予他“广东省名老中医”称号，1990年被国务院批准为第一批享受国务院政府特殊津贴专家，1990年被遴选为全国老中医药专家学术经验继承工作指导教师，1993年中共广东省委、广东省人民政府授予他“南粤杰出教师特等奖”，奖金五万元，1989年被英国剑桥世界名人中心载入世界名人录。2009年3月，93岁的邓铁涛教授被人力资源与社会保障部、卫生部、国家中医药管理局三部委联合评定为“国医大师”并获证书。邓铁涛教授毕生为祖国的中医药事业努力耕耘，奋斗不息。

壹 邓氏强肌健力方

【组成】

黄芪 陆拾克
党参 壹拾捌克
白术 壹拾伍克
炙甘草 拾克
当归 拾克
陈皮 陆克
柴胡 拾克
升麻 拾克
五指毛桃 叁拾克
制首乌 贰拾克
枸杞子 拾克

【功　效】 补中益气，强肌健力。

【主　治】 重症肌无力。症见全身肌肉萎软无力，或眼睑下垂，饮食减少，面色萎黄，神疲乏力，舌淡苔白，脉虚无力。

【方　解】 方中黄芪益气补中，升阳固表，用之既能补脾益气，托清阳上行而举陷，又能益气养肺，充皮毛而固表实卫，通达内外。配以党参、五指毛桃益气补中而健脾；白术健脾益气以助中焦促运化；炙甘草甘温益气，调中和胃。再用升麻、柴胡升举下陷之阳气；陈皮理气和中，既调畅中焦气机，以助升阳之效，又于补气之中佐以理气，使补而不滞；当归、首乌、枸杞子养血补虚，气血同源，养血以助益气；炙甘草兼能调和诸药。诸药合用，补中益气，强肌健力，升阳举陷。

【常用加减】 肾阳虚加巴戟天、肉苁蓉、淫羊藿；肾阴虚加山萸肉、旱莲草，或加服六味地黄丸；心血不足者加熟枣仁、夜交藤；胃阴虚者党参易太子参，加石斛、金钗；兼湿者加薏苡仁、茯苓；兼痰者加浙贝、橘红；有外感者用轻剂补中益气汤原方，配加豨莶草、千层纸、桑叶等。

【验案举例】

壹 重症肌无力案

1971年12月7日一诊：娄某，男，15岁。患者于3个月前感冒发热后，突然出现左眼睑下垂，早上轻，晚上重；继则眼球运动不灵活，上、下、内、外运动范围缩小。约经月余，右眼睑亦下垂，并有复视现象。经某医院检查，X线片示胸腺无增大，用新斯的明试验确诊为"重症肌无力"，经抗胆碱酯酶药物治疗后无效而来就诊。诊查症见眼睑下垂，眼球运动不灵活，运动范围缩小，复视，身体其他部位肌肉未见累及，饮食、睡眠、呼吸、二便、肢体运动正常，仅体力较差，舌嫩无苔而有裂纹，脉弱。证属脾肾两虚，脾虚为主，拟补脾为主，兼予补肾。

处方：黄芪10克，五指毛桃15克，升麻9克，白术12克，菟丝子9克，党参15克，桑寄生18克，当归12克，石菖蒲9克，柴胡9克，制首乌9克，橘红4.5克，紫河车15克，大枣4枚。90剂。水煎服。

另每日开水送服六味地黄丸18克（1次顿服），并配合针刺脾俞、肾俞、足三里等穴。

1972年3月2日二诊：经上述治疗3个月后，病情稍有好转，原晨起后约半小时即出现眼睑下垂，现眼睑下垂时间稍推迟，余症同前。上方黄芪倍量，每周服6剂，每天1剂。另每周服下方1剂。

处方：党参9克，五指毛桃15克，云茯苓9克，白术9克，炙甘草6克，当归6克，熟地黄15克，黄芪12克，白芍9克，五味子9克，肉桂心1.5克，麦冬9克，川芎6克，补中益气丸（另吞）12克。

上法治疗月余，症状明显好转，晨起眼睑正常，可维持至下午3时左右，两眼球活动范围增大，复视现象消失。

1972年6月6日三诊：服前方3个月，除左眼球向上活动稍差外，其余基本正常。舌嫩少苔有裂纹，脉虚。治守前法。

处方：黄芪60克，五指毛桃15克，白术12克，党参15克，当归12克，柴胡9克，升麻9克，枸杞子9克，大枣4枚，阿胶3克，橘红3克，紫河车粉6克（冲服）。每周6剂，每日1剂。另每周服下方1剂。

处方：枸杞子9克，云茯苓12克，怀山药12克，丹皮9克，山萸肉9克，熟地黄12克，生地黄12克，巴戟天6克。

1973年3月四诊：服前方药半年多，两眼球活动及眼裂大小相同，早晚无异。嘱服上方药2个月以巩固疗效。

追踪观察13年，病无复发。

【按】运用中医中药治疗重症肌无力，是当前很值得研讨的课题。中医眼科虽有“睑废”之证及《北史》有“睑垂复目不得视”的记载，近似于眼肌型重症肌无力，但尚未能形成对本病较完整系统的理论和临床验证。笔者根据藏象学说，以脾主肌肉，脾为后天之本，肾为先天之本，先天后天互相关联等理论，治疗本病收到一定的效果。

《灵枢·大惑论》曰：“五脏六腑之精气，皆上注于目而为之精”，并指出：“精之窠为眼，骨之精为瞳子，筋之精为黑眼，血之精为络，其窠气之精为白眼，肌肉之精为约束……”后世医家据此发展为“五轮”学说，指出眼部与脏腑的有机内在联系。其中“肉轮”——眼胞（眼睑）属脾，因脾主肌肉，肌肉之精为约束。笔者根据前人这一理论，认为眼睑下垂主要是脾虚气陷，脾阳不足，清气不升，故提睑无力。治疗大法宜以大补脾气，使脾阳健运，清阳上升，则眼睑活动可复常。要升发脾阳，应首选李东垣之“补中益气汤”。通过反复的临床实践，笔者体会使用此方要重用黄芪、党参，加五指毛桃。

本病的形成除与脾有关外，尚同肝肾相关，因除眼睑下垂外，还有眼球运动障碍，引起复视、斜视等症状，并多有肾虚或阴虚的脉象、舌象。所以治疗除大补脾气外，还应根据肝肾同源、肝虚补肾之原则，同时补肾，即既补脾又补肾，使先天（肾）与后天（脾）同补，以图根治。从脾与肾的相互关系来看，本案患者舌嫩无苔兼有裂纹，脉弱，都是肾阴不足的征象。治疗采用6天补脾阳，1天补脾阴之法，补脾时兼予补肾，补肾时兼予补脾，一法到底，直至治愈。

贰 重症肌无力案

一诊：刘某，男，26岁，工人。因全身无力，伴复视半年入院。患者于半年前因“感冒”后，渐觉全身乏力，行走易跌倒，上下公共汽车困难，伴复视。病情逐渐加重，朝轻暮重。近一个月来出现咀嚼无力，无吞咽困难及呼吸困难，舌质淡，苔薄白，舌边有齿印，脉细弱。肌疲劳试验阳性，新斯的明试验阳性。西医诊断为：重症肌无力（全身型）。中医诊断为：痿证（脾胃虚损型）。拟补脾益气。

处方：黄芪30克，五指毛桃30克，党参15克，白术12克，当归12克，橘红6克，升麻10克，柴胡6克。炙甘草6克。7剂。水煎服。

二诊：患者自觉症状稍有改善，但觉咽干。在原方基础上加重黄芪至60克，另加麦冬15克以养胃阴。

以后在原方基础上黄芪增加至120克，连续服药半年余，患者全身无力及复视症状消失，咀嚼正常，肌疲劳试验阴性。出院后继续服中药巩固疗效，并恢复正常上班。

【按】重症肌无力与中医的“痿证”有相似之处，因此，可按痿证进行辨证治疗。《证治准绳》：“痿者手足痿软而无力，百节纵缓而不收也。”《素问·痿论》篇：“阳明者，五脏六腑之海，主润宗筋，宗筋主束骨而利机关也，阳明虚，则宗筋纵，带脉不利，故足痿不用也。”《灵枢·根结》篇：“痿者取之阳明”“脾主肌肉”“脾主四肢”。重症肌无力的主要病机为脾胃虚损，中气下陷。根据《内经》“虚则补之”，“损则益之”的原则，可采用健脾益气，升阳举陷为主要治法，然而补中益气汤原方中的主药黄芪用量较轻，补气力弱。故在临床上，可根据病症的严重程度，适当增加黄芪的用量，黄芪可从30克逐渐增加至120克，并加用五指毛桃以加强其补中益气作用。五指毛桃，俗称“南芪”，功能益气健脾，补虚疗损，其性缓，补而不燥，与黄芪合用有相须作用，既能增强补气作用，又能减黄芪之燥热。另外，在补气之中少佐行气药如橘红、陈皮之属，取其行气又化滞醒脾之功，但用量宜轻，此乃遣方用药之妙。

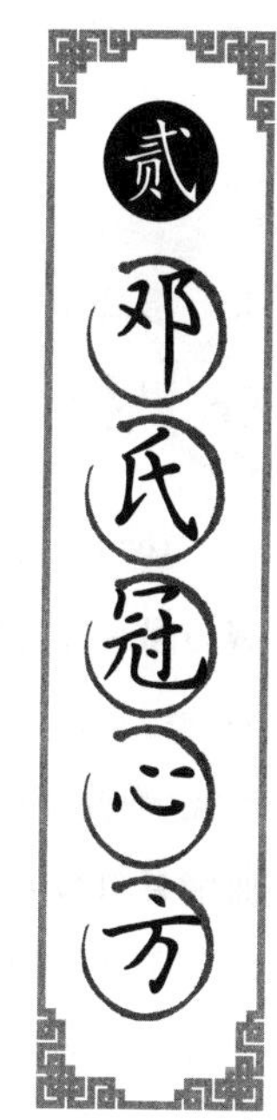

【组成】

党参（或太子参）壹拾捌克
竹茹 拾克
法半夏 拾克
茯苓 壹拾伍克
橘红 拾克
枳壳 陆克
甘草 伍克
丹参 壹拾捌克

【功　　效】 益气化痰，活血通脉。

【主　　治】 冠心病。症见胸闷，心悸，气短乏力，头晕目眩，口唇紫暗，舌淡苔白，脉细或涩。

【方　　解】 方中党参、茯苓补益心气；法半夏功善燥湿化痰，和胃止呕；竹茹甘淡而微寒，清热化痰，除烦止呕；治痰须治气，气顺则痰消，故配以橘红理气燥湿、枳壳宽中下气，且其力缓不致耗气伤阴；丹参活血化瘀，配以党参补气活血通心脉，通补兼施。

【常用加减】 气阴两虚者合用生脉散；血瘀痛甚者加田七末、豨莶草或失笑散；气虚甚者合用四君子汤或重用黄芪；高血压加草决明、代赭石、钩藤、牛膝；高血脂加山楂、布渣叶、草决明、生首乌。

【验案举例】

壹 冠心病案

1972年9月1日一诊：奇某（英国人），男，48岁。患者到达广州后第2天，到各处参观访问，甚为劳累。入院前1小时，于大便过程中突感心前区压榨痛，放射至双上臂，疼痛持续不减，冒冷汗，面色苍灰，无发绀，神倦，神志清楚，无恶心呕吐。有眼底动脉硬化、胆固醇较高病史，但无心绞痛史，有溃疡史。白细胞16.9×10^9/L，血沉106mm/h，血清谷草转氨酶140U，血清胆固醇260mg。胸部透视：主动脉心型，双肺清晰。心电图示：急性后壁心肌梗死。西医诊断：冠状动脉硬化性心脏病；急性后壁心肌梗死伴再发急性前侧壁心肌梗死；阵法性室性期前收缩伴三联律。次日请中医会诊。诊查：症见心前区隐痛，咳嗽，痰多，口干喜热饮，面色苍白，脉缓滑，舌有裂纹，质嫩有瘀点，苔白滑。辨证为胸痹证，属心阳虚，痰瘀闭阻。拟补心气、祛瘀逐痰。

处方：竹茹10克，法半夏10克，枳壳6克，云茯苓15克，橘红6克，炙甘草5克，田七末3克（分两次冲服），高丽参6克（另炖服）。1剂。水煎服。

二诊：入院第三天伴再发急性前侧壁心肌梗死，呈心源性休克前期状态。症见左胸疼痛，表情痛苦，面色苍白，大汗淋漓，四肢逆冷，恶风毛竖，脉微弱，舌黯滞有瘀点，舌中少许灰白苔。为心阴心阳两虚，痰瘀闭阻。拟补心气，养心阴，活血除瘀法，予四君子汤合生脉散、失笑散加减。

处方：西洋参（另炖）15克，麦冬6克，五味子10克，橘红5克，云茯苓10克，炙甘草6克，火麻仁12克，扁豆花10克，枳壳5克，田七末3克（冲服），蒲黄10克，五灵脂10克。3剂。水煎服。

3天后去火麻仁、扁豆花，加高丽参6克（另炖）。3剂。水煎服。住院9天，病情好转，脉弦数，较前稍有力，舌质尚黯，中有厚浊苔。上方去枳壳，加竹茹10克、枣仁12克、法半夏6克，连服近1个月。

此后进入恢复期，各症好转，无自觉不适，精神、食欲亦好，二便如常，脉缓，间有结象。舌质红润，仍有少许裂纹，苔薄白。拟补气健脾，佐以除痰导滞。

处方：高丽参（另炖）10克，白术15克，云茯苓12克，炙甘草6克，黄芪15克，枳壳5克，怀山药18克，桔梗10克，鸡内金10克。

连服上方药约1个月出院。1年后患者爱人再度来院表示感谢，并谓患者出院后情况一直良好。

贰 冠心病案

1976年1月21日一诊：邵某，男，54岁。患者于1971年7～9月因陈旧性心肌梗塞在某医院住院，出院月余后开始经常感到心前区间歇发作针刺样疼痛及压迫感，含服硝酸甘油片后开始能缓解，近年来发作较频而入院。检查：血压120/99mmHg，心界向左下扩大，心律齐，心率56次/分，心尖区可闻吹风样收缩期杂音II级，舌黯红，苔黄浊腻，脉缓。胸透：主动脉屈曲延长，左心室向下延伸，左心室扩大。心电图：窦性心动过缓兼不齐，陈旧性后壁心肌梗死。眼底检查：A:V=3:1，反光度增强，II度眼底动脉硬化。诊断：冠心病，心绞痛，陈旧性后壁心肌梗死。中医诊断：胸痹，证属痰瘀闭阻型。拟化瘀通瘀，芳香化浊。

处方：党参15克，云茯苓12克，法半夏9克，橘红4.5克，甘草4.5克，竹茹9克，枳实6克，布渣叶15克，郁金9克，藿香4.5克。

住院中期曾出现头痛，左手麻痹不适，用健脾补气法以四君子汤加味治疗。

处方：党参15克，白术12克，云茯苓15克，甘草4.5克，丹参12克，葛根30克，山楂子30克。

后期又用第一方治疗直至出院。住院期间心绞痛发作症状明显减轻，无须含服硝酸甘油片。心电图复查：窦性心律不齐，陈旧性后壁心肌梗死，病者精神、食欲均正常，于1976年4月26日出院。出院后续服温胆汤加味制成的丸剂。治疗追踪3个月，无心绞痛发作，病情稳定。

【按】心肌梗死，多由冠心病发展而致的危重疾病，病理机制多为心络闭阻不通，致使心之气血逆乱，危在旦夕之间。此病本虚标实，本虚多为心阳虚，心阴虚，或者阴阳俱虚；标实或为瘀，或为痰，或痰瘀互见。根据笔者的临床观察，心肌梗塞以痰瘀闭阻最为多见。

心肌梗死的发生，是标病上升为矛盾的主要方面，一切治疗措施都应着眼于“通”，有芳香开窍、宣痹通阳、活血化瘀等法；“补”，有补气、温阳、养阴等法。临床是先通后补，还是先补后通，通多补少，或补多通少，或一通一补，通补兼施，均根据证型具体情况权衡而定，不能只知补虚，而忽视疏导痰瘀，也不能一通到底而不予固本扶正。

根据经验，笔者祛痰喜用温胆汤加减，温胆汤能除痰利气，条达气机，方中不用枳实而用枳壳者，是取其宽中下气，且其力缓不致耗气伤阴。补气喜选用黄芪、五爪龙，甚者加人参。活血化瘀喜用失笑散，痛甚者加田七末，或云南白药之保险子。兼阴虚者可用生脉散，兼高血压加珍珠母、草决明等，兼脾虚者合用四君子汤，随证加减，灵活运用。

（整理：曾元桂　施旭光）

方和谦

方和谦，男，汉族，生于一九二三年十二月，卒于二〇〇九年十二月。首都医科大学附属北京朝阳医院中医科主任、教授、主任医师。曾任中华中医药学会理事，中华中医药学会张仲景学术研究会副主委，北京中医药学会原会长，北京市科协常委，北京市红十字会理事等社会职务。享受国务院颁发的政府特殊津贴。二〇〇九年被评为首届国医大师、首都国医名师，是当代最具影响力的著名中医大师之一。

方和谦教授出身于中医世家，幼承家训，勤于治学，融会贯通诸家而精于仲景之学，探索《伤寒论》之精髓，颇多心得。他精通伤寒，却不自诩为经方派，主张经方和时方合用。

他13岁随父学医，19岁即考取中医师资格，悬壶京城。20世纪50年代初，他先后任职于北京市卫生局中医科及北京中医学校，担任《伤寒论》教研组组长。20世纪60年代，担任朝阳医院中医科主任，为中医和中西医结合工作做出了不可磨灭的贡献。

方和谦教授长期坚持临床实践，善于总结思考，积累了丰富的临床经验，坚持弘扬仲景学术、辨证论治和整体观念。形成了“燮调阴阳，以平为期”的生理观；正气为本，扶正以祛邪的治疗观；善用和法，提出“和为扶正，解为散邪”等独到的学术思想。认为治病的根本目的，主要是调整人体阴阳的偏盛偏衰，以恢复和保持阴阳平衡。临床辨证立法，着眼于扶正以祛邪，以恢复人体正常的生理状态，强调以正气为本，尤其重视脾肾先后天之本的重要地位。他善于应用“扶正培本”法顾护人体正气，曾明确指出：“治病之关键在于扶正培本，扶正就是扶助正气、补益气血阴阳；培本就是培补脾肾，恢复脏腑正常的生理功能。”方和谦教授受少阳用和解法的启发，将这一认识扩展到脏腑之间、上下之间、气血之间、阴阳之间，凡是有邪气侵袭，正气不足，邪正交错的状态，均可运用和解法来治疗。这不仅扩展了对和解法的认识，而且在临床应用上取得了良好的疗效。他师其法而不泥其方，自创了和肝汤、滋补汤等代表方剂。临床擅治多种疑难杂症。对呼吸系统、心脑血管及肝胆系统等内科疑难杂症的治疗有独到之处，还广泛涉及外、妇、儿、五官各科。

方和谦教授是全国第一、二、三、四批老中医药专家学术经验继承工作指导老师，对学生平易近人，和蔼可亲，耐心指导，循循善诱，毫无保留地将自己的经验传授给弟子和学生，为国家培养了一批医疗教学人才，对传承中医学术做出了巨大贡献。

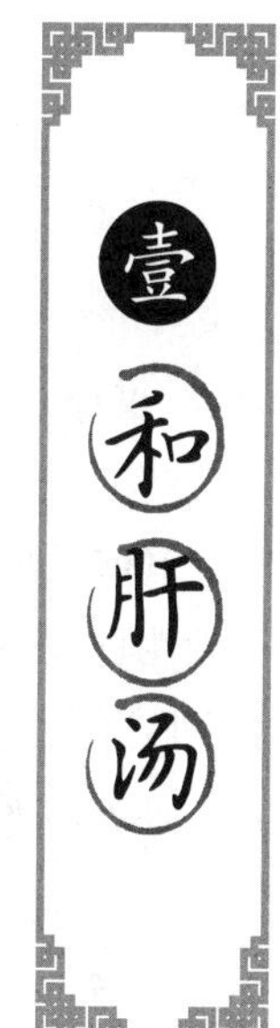

【组成】

当归	壹拾贰克
白芍	壹拾贰克
白术	玖克
柴胡	玖克
茯苓	玖克
生姜	叁克
薄荷（后下）	叁克
炙甘草	陆克
党参	玖克
紫苏梗	玖克
香附	玖克
大枣	肆枚

【功　　效】 疏理肝脾，调和气血。

【主　　治】 肝郁血虚，脾胃失和。两胁作痛，胸胁满闷，头晕目眩，神疲乏力，腹胀食少，心烦失眠，月经不调，乳房胀痛，脉弦而虚者。

【方　　解】 方中以当归、白芍药为君药，养血柔肝。肝为刚脏，体阴而用阳，当归、白芍药以阴柔之性涵其本。柴胡、薄荷疏肝解郁，加入紫苏梗、香附不仅降肝之逆，且能调达上、中、下三焦之气。四药合用有疏肝解郁、行气宽中之功，共为臣药。党参、茯苓、白术、甘草乃四君子汤，为佐药，甘温益气、健脾和胃。既遵仲景“见肝之病，知肝传脾，当先实脾”之旨，又循《素问·脏气法时论》“肝苦急，急食甘以缓之”之意，达到以甘温缓急杜其变的目的。上述特点使“和肝汤”成为一个调和气血、疏理肝脾、体用结合、补泻适宜的方剂，在临床上广泛应用于肝脾失和的多种病症。

【常用加减】 根据兼证的寒热虚实加减用药。（详见验案）

【验案举例】

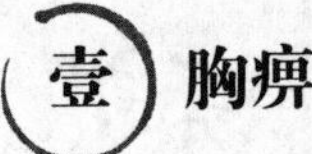

胸痹案

2005年1月13日一诊：付某，男，66岁。主诉：心前区阵发性疼痛2月余。2个月来阵发性心前区疼痛，每次持续5～10分钟，伴胸闷气短，气串感，纳可，二便调。舌红苔白，脉沉弦。查血压140/95mmHg。心电图示：ST—T改变。心脏彩超：心主动脉增宽。

处方：当归12克，白芍12克，白术9克，柴胡9克，茯苓9克，生姜3克，薄荷（后下）3克，炙甘草6克，党参9克，紫苏梗9克，香附9克，大枣4枚，大栝楼10克，法半夏6克，郁金10克，石斛10克，陈皮10克。28剂。水煎服。

患者服上药28剂后，心前区疼痛明显好转，胸闷气短缓解。

【按】本例患者心前区疼痛，伴胸闷气短，气串感为肝气郁滞辨证要点。用和肝汤两和肝脾，理气通阳止痛。方中有党参、茯苓、白术、大枣、炙甘草健脾益气，香附、柴胡、苏梗、薄荷疏肝理气；当归养血和肝；又加栝楼、半夏通阳理气散结；郁金、陈皮加强疏肝理气之力；长期肝气郁滞易伤肝胃之阴，故加入石斛以养肝胃柔肝。

贰 梅核气案

2006年1月5日一诊：李某，女，43岁。主诉胸闷3个月。3个月前因工作紧张出现胸闷，曾到心理咨询科就诊。在我院心内科查心电图：大致正常。未经系统治疗。现胸闷气短，咽部如物梗阻，月经提前7天，眠差易醒，多梦，心烦，纳可，二便调，舌淡，脉弦平。

处方：当归6克，炒白芍6克，茯苓12克，炒白术10克，炙甘草5克，法半夏6克，干姜2克，薄荷（后下）5克，陈皮10克，佛手6克，熟地黄12克，大枣4枚。10剂。水煎服。服3天停1天。

二诊：服药10剂，胸闷气短、咽喉梗塞感有所改善。眠差易醒，多梦，心烦，纳可，二便调，舌苔略厚，脉弦平。前方有效，效不更方，继续疏肝理气。前方去熟地黄，加生地黄12克、连翘10克。10剂。服3天停1天。

【按】患者情绪紧张，气机不畅，则胸闷。肝郁乘脾，脾运不健，生湿聚痰，痰气郁结于胸膈之上，故自觉咽中不适如物梗阻，咯之不出，咽之不下。气滞胃失和降，则胃脘堵闷。气滞血瘀则月经不调；气机逆乱，扰乱心神，则心烦多梦。方中当归、白芍养血柔肝；白术、茯苓健脾去湿；陈皮、半夏理气祛痰；炙甘草益气补中缓急；干姜温中；薄荷散肝热；佛手加强理气之力；熟地黄滋阴养血。二诊加连翘清心泻火。《金匮要略·妇人杂病篇》："妇人咽中如有炙脔，半夏厚朴汤主之"；《三因方》四七汤开郁化痰，治七情之气也可主之。方和谦教授辨证施治，灵活运用和肝汤治之。加熟地黄或生地黄，是取黑逍遥散之意。"师其法而不泥其方"，只要血虚有热者即可用之。

叁 闭经案

2006年1月5日一诊：王某，女，37岁。患者停经3个月。末次月经2005年10月15日。平素月经4～5／27天，量中。同房后出血，腰痛，腹胀，纳可，大便干，3～4日1行，舌淡，脉缓。

处方：党参12克，茯苓12克，白术12克，大枣4枚，炙甘草6克，当归10克，苏梗6克，薄荷（后下）3克，柴胡5克，香附6克，益母草10克，丹参5克，熟地黄10克，山萸肉10克，川芎5克，泽兰叶10克，炒山药10克。7剂。水煎服。服1天停1天。

二诊：服药7剂，腹胀好转，腰痛，大便2～3日1行。舌淡，脉缓。前方有效，效不更方，继续和解活血通经。前方加王不留行10克、茜草6克。7剂。水煎服。服1天停1天。

三诊：服前药5剂，月经至，大便调，腰痛，情绪不佳。舌淡，脉缓。治法：两和肝脾。方拟滋补汤加减。

处方：党参12克，茯苓12克，白术10克，炙甘草6克，熟地黄15克，白芍10克，当归10克，官桂3克，木香5克，大枣4枚，生黄芪10克，赤芍6克，丹皮10克，茜草6克，丹参5克，益母草10克，怀牛膝6克。12剂。水煎服。服2天停1天。

【按】肝主疏泄，若肝气郁结，气机不利，则腹胀；肝藏血，肝气郁结，气滞血瘀，影响冲任，可致月经不调。用和肝汤加熟地黄、炒山药、山萸肉补肾；益母草、丹参、泽兰活血调经。二诊加王不留行、茜草加强活血通经之力。方和谦教授在长期临床积累中，受《薛立斋医案》中用逍遥散治疗内外妇儿病的启发，治疗肝脾气血失和的各种疾病，"和肝汤"为代表方剂，是由逍遥散化裁而来，在逍遥散的基础上加党参、香附、苏梗、大枣四味药物组成。既保留了逍遥散疏肝解郁，健脾和营之性，又增加了培补疏利之功，全方补中有疏，补而不滞，疏而不散，达到和解之目的。方和谦教授治疗月经病，月经前以疏肝为主，月经后以补肾为主。调经喜用丹参，“一味丹参饮，功同四物汤”。丹参归心经，补性不大，质轻，一般用量5~6克，养心神，化瘀调经。此案用丹参，亦见其疗效。

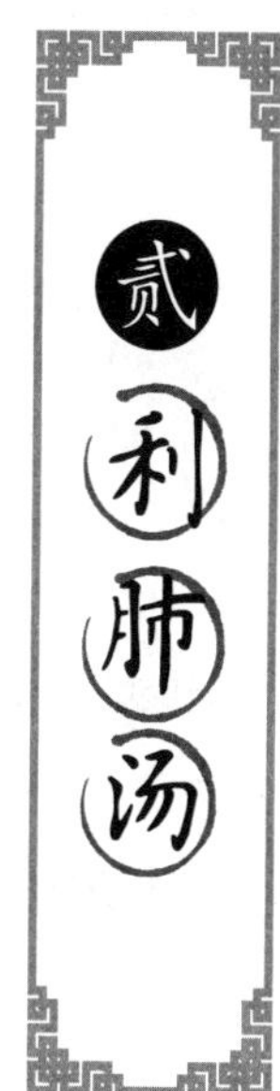

【组成】

桔梗 拾克
荆芥 陆克
炙紫菀 拾克
炙百部 拾克
白前 拾克
陈皮 拾克
紫苏梗 陆克
苦杏仁 拾克
甘草 陆克
薄荷 伍克

【功　　效】 疏风宣透，利肺止咳。

【主　　治】 感染后咳嗽。风邪犯肺，肺气不利。西医诊断为急、慢性气管炎，气管周围炎等。主要表现为：阵发性咳嗽、咽痒为主，痒即引咳，气道挛急，多为刺激性干咳或咳少量白色黏液痰，常常因吸入冷（热）空气及异味刺激诱发等，舌苔薄白，脉弦平。

【方　　解】 方中桔梗苦辛微温，能开宣肺气而化痰，治痰壅喘促，鼻塞咽痛；荆芥辛苦而温，芳香而散，疏风解表，善治伤风头痛咳嗽；紫菀辛温润肺，苦温下气，补虚调中，消痰止渴，治寒热结气，咳逆上气；百部甘苦微温，能润肺，治肺热咳呛；白前辛甘微寒，长于下痰止嗽，治肺气盛实之咳嗽；苏梗辛温，归肺、脾经，降气宽中，配合桔梗，一升一降，宣降肺气；苦杏仁苦温，宣肺止咳，降气平喘；陈皮理气健脾，燥湿化痰；薄荷辛凉，归肺、肝经，发散风热，清利咽喉；甘草调和诸药。诸药配伍，有宣有降，有表有敛，有温有清，有泻有补，共奏疏风宣透，利肺止咳之功。

【常用加减】 无汗，脉弦甚或紧，加羌活，微透汗；兼泄泻腹满者，加苍术、厚朴；头痛兼眉棱骨痛者，加白芷；热象甚者，加浙贝母、知母、瓜蒌、黄芩，泄泻腹满者不用。

本方性虽平和，但总体偏于辛温，故阴虚肺燥以致咳嗽或咯血者不宜使用。表邪重者，亦非本方所宜。

【验案举例】

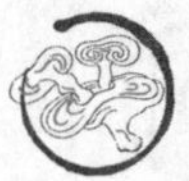

咳嗽案

2008年8月26日一诊：张某，女，58岁。患者咳嗽一个月。患者一个月前因受凉感冒引起咳嗽，未经治疗，逐渐加重。咳嗽，无痰，胸憋气短，夜不能平卧，头晕，头痛，乏力，失眠。纳可，便调。察其舌质淡红，苔薄白，脉细滑。断其为咳嗽，肺气失宣证（慢性气管炎）。患者因受凉，风寒袭肺，肺气壅塞不得宣通，故咳嗽、胸憋气短；风寒上受，外束肌腠，则头痛、乏力。

处方：麦冬6克，苏梗5克，杏仁10克，炙枇杷叶6克，前胡10克，桔梗10克，陈皮10克，茯苓12克，法半夏6克，炙甘草5克，炙桑白皮12克，荆芥5克，白前10克，炙紫菀6克，炙百部5克，薄荷5克。7剂。水煎服。

二诊：服药7剂，咳嗽好转，有少量白痰，不易咳出，口苦。舌质淡红，苔薄白，脉细滑。治法：调和肺气。前方有效，效不更方。7剂。水煎服。

【按】方和谦教授治疗咳嗽，强调肺气宜宣降，肺气宣畅则咳嗽自止。正像其所谓“调和肺气”之法，用药宜辛开苦降，首选紫苏、杏仁、前胡、桔梗四药。紫苏辛温，发表散寒，行气宽中。杏仁苦微温，苦泄降气，止咳平喘，润肠通便。《本经》谓此药：“主咳逆上气，雷鸣，喉痹，下气。”前胡辛苦，降气祛痰，宣散风热。《本经逢原》曰：“其功长于下气，故能治痰热喘嗽，痞膈诸疾，气下则火降，痰亦降矣，为痰气之要药。”桔梗苦辛平，开宣肺气，祛痰排脓。四药同为辛苦之品，紫苏、桔梗相配，偏于宣开；杏仁、前胡相伍，重于下气。亦宣亦降，使气道通利，肺气宣畅则咳嗽自止。

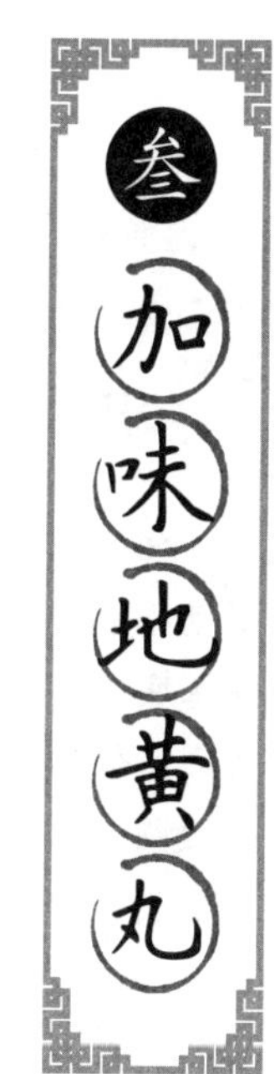

【组成】

熟地黄 壹拾贰克
枸杞子 拾克
炒山药 壹拾贰克
桑寄生 壹拾伍克
茯苓 壹拾贰克
山茱萸 拾克
麦冬 陆克
远志 伍克
桑枝 壹拾伍克
泽泻 拾克
钩藤 拾克
石斛 拾克
生杜仲 陆克
生苡仁 壹拾伍克
天麻 陆克

【功　　效】 滋养肝肾，平肝通络。

【主　　治】 中风病恢复期、痹证、痿证等。证属肝肾阴虚，经脉瘀阻。西医诊断脑梗死、脑栓塞、脑出血等神经系统疾病恢复期；风湿、类风湿等免疫系统疾病等慢性病恢复期。主要表现为：半身不遂，肢体肌肉萎缩，关节僵硬，屈伸不利，行走不能，语言欠流利。纳可，二便调，舌红苔白，脉弦平。

【方　　解】 本证病机为瘀血内阻日久，耗伤气血，脉络失荣，机体失养。法当益气活血养阴，疏通经络。故治疗以扶正与祛邪同用，痰、瘀等病理因素贯穿中风病程始终，扶正同时不可忽视化痰祛瘀。方中六味地黄丸滋阴补肾，配合枸杞子、石斛、桑寄生、麦冬等大量滋补肝肾之品，重在培补下焦真元，以制约上亢之肝阳。天麻、钩藤平肝潜阳，降压通络；桑枝疏通经络；远志化痰开窍，可开心窍、开舌窍，有助语言恢复。生杜仲降压，生薏苡仁能缓解肢体挛急。诸药合用，标本兼顾，功效彰显。

【常用加减】 肝阳上亢加白蒺藜、夏枯草；内热盛者加知母、黄柏；瘀血重者加丹参、赤芍、三棱、莪术；痰湿重者加半夏、全瓜蒌；阳亢动风加羚羊角粉；阴虚口干加麦冬、天花粉。

【验案举例】

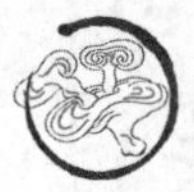

中风案

2008年11月3日一诊： 徐某，女，57岁。患者于2008年7月6日突然出现右半身活动不利，语言蹇涩。收入我院神经内科，做头颅MRI检查，诊断提示：（1）左侧基底节、脑室旁梗死；（2）双侧额叶及室旁缺血灶。静脉输液灯盏细辛注射液等活血化瘀药，病情稳定后出院。现右半身不遂，行走不利，语言欠流利，纳可，二便调，舌红苔白，脉弦平。既往有高血压病史。查体：言语欠流利。右侧鼻唇沟稍变浅，伸舌右偏。右上肢肌力Ⅱ级，右下肢肌力Ⅳ级。四肢肌张力正常，右巴氏征（+）。

处方：桑寄生15克，桑枝15克，天麻6克，钩藤10克，石斛10克，丝瓜络6克，木瓜10克，生薏苡仁15克，生杜仲6克，茯苓12克，夜交藤12克。14剂。水煎服。服2天停1天。

2008年11月24日二诊： 诉药后无明显不适，病情平稳，Bp：150/95mmHg。舌脉同前。嘱继服前方去丝瓜络、生薏苡仁，加炒山药12克，熟地黄12克，泽泻10克，枸杞子10克，麦冬6克，远志5克。14剂。水煎服。服2天停1天。三诊时患者诉双腿行走有力，可以独立行走，语言有改善。前方进退。

【按】方和谦教授认为中风病恢复期开始，乃至后遗症期伤阴者多，耗阳者少，往往虚象较为明显，或正虚邪实并见，治疗必须注意扶正。中风病中后期正虚主要以气虚、阴虚为主。气阴不足，气虚推动无力，阴虚血行迟缓，故易形成痰浊与瘀血，补气养阴，有利于痰瘀的祛除。常用加味地黄丸方，常用药有生地黄、生山药、麦冬、天麻、玉竹、石斛、北沙参、枸杞子、远志、夜交藤、何首乌等择药选投。

方和谦教授特别强调的是，以上用药要注意因人、因时、因地制宜，日服或隔日服，注意固护胃气，不可过服伤正。胃主腐熟消化，所消化之物由胃入肠。胃为十二经之长，为后天之本，四时之病，皆以胃气为本，胃气败则为绝症，所以“大病必顾脾胃”。在遣方用药时，很少用或不用苦寒伤胃之品，如很少用黄芩、黄连、龙胆草、夏枯草等药，而是以酒芩代黄芩，以减少其苦寒之性。另外，还非常注重汤药的口感，如白僵蚕虽能开音、祛风，但也因其味苦而弃用。方和谦教授经常用焦神曲、炒谷芽、炒麦芽、生稻芽等药养胃和胃。对于中风急性期已过，或再诊时病情稳定的患者，常嘱咐服药时可隔日服、服2天停1天或服3天停1天，使脾胃能充分吸收药力，发挥药效。

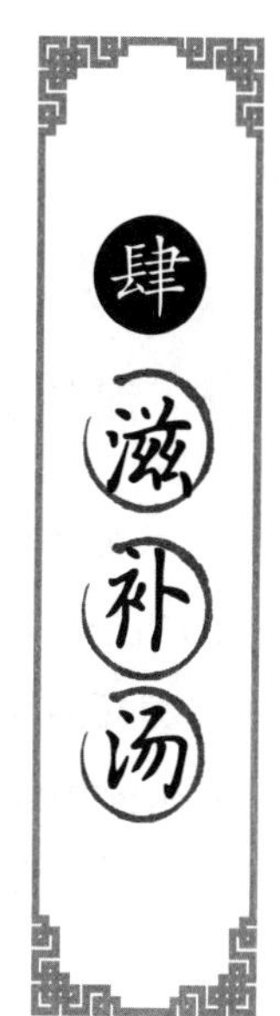

【组成】

党参 壹拾贰克
白术 玖克
茯苓 玖克
炙甘草 陆克
熟地黄 壹拾贰克
白芍 玖克
当归 玖克
肉桂 叁克
陈皮 陆克
木香 叁克
大枣 肆枚

【功　效】 补气养血，调和阴阳。

【主　治】 主治诸劳虚损证。

【方　解】 党参甘温益气，健脾养胃；白术苦温，健脾燥湿，加强益气助运之力；茯苓甘淡，健脾渗湿，苓术相配，则健脾祛湿之功益著。炙甘草益气和中，调和诸药。四药配伍益气健脾，培后天之本。当归补血养肝，和血调经；熟地黄滋阴补血；白芍养血柔肝和营；二药配伍补而不滞，滋而不腻，养血活血，可使营血调和。肉桂温补，纳气归元，固先天之本；陈皮、木香调气。诸药配伍，共奏补气养血，调和阴阳之功。

【常用加减】 滋补肺脏加麦冬、白果、苦杏仁、桔梗、紫苏子、紫苏梗、北沙参等；养心安神加枸杞子、麦冬、百合、炒酸枣仁、浮小麦等；健脾和胃加焦神曲、炒谷芽、炒薏苡仁、半夏曲或柴胡、郁金等；平肝潜阳加天麻、钩藤、川芎、菊花、鸡血藤等；补肾固元加枸杞子、麦冬、杜仲、桑寄生等。

【验案举例】

壹 泄泻案

2008年3月10日一诊：张某，男，40岁。患者2月2日在肿瘤医院做直肠癌根治术。病理报告：高分化腺瘤。2月22日开始放化疗。出现腹泻，前来中医就诊。10天来乏力口干、气短懒言、恶心纳差，大便次数多，量少，4～7次/日。舌红苔薄白，脉细缓。查血常规：WBC 3.0×10^9/L。辨证为：脾虚泄泻（直肠癌术后放疗）。

处方：党参9克，茯苓9克，白术9克，炙甘草6克，当归9克，熟地黄9克，白芍9克，肉桂3克，陈皮9克，木香3克，大枣4枚，生黄芪15克，枸杞子10克，麦冬10克，焦神曲6克。14剂。水煎服。

二诊：药后乏力、盗汗，大便2～3次/日。食欲稍有增加。血常规：WBC 3.5×10^9/L。原方有效，继服前方14剂。水煎服。

三诊：大便正常，偏软，食欲差纳少。舌淡，脉细缓。血常规：WBC 3.2×10^9/L。上方加生薏苡仁15克，浮小麦15克。15剂。水煎服。服3天停1天。

【按】中医认为，癌症放化疗为毒热伤及气血、脏腑，放化疗后主要表现为气血虚损、脾胃失调及肝肾虚损等。临床上白细胞下降是最常见的症状之一，此时多表现出“热毒伤阴”之象。因此治疗上多以清热解毒，益气养阴为主。脾胃为后天之本，气血生化之源，大病术后气血受损，继而放化疗，更伤津耗气，损伤脾胃。该患者已进行放化疗5次，气短、懒言为气虚之象。脾胃气虚，脾失运化，胃纳受阻，升降失常，故纳差食少；气血化生不足，元气衰少，故精神不振，言语低微，形体失养，面色失华。气血亏虚，故白细胞减少，患者脾胃虚弱，气血两亏，治以益气养血，健脾和胃。拟用滋补汤加味，虽然患者仍在继续放化疗过程中，通过中药配合，使放化疗得以继续进行；改善机体气血失衡的状态，使血细胞维持在正常水平。方和谦教授在临证中非常重视保胃气，提出“大病必顾护脾胃”，此病例就是一个很好的例子。

贰 心律失常案

2007年10月16日一诊：张某，女，68岁。心悸2周。2周来心慌心悸时有阵发性发作，近日持续不断，伴有恶寒，胃脘不舒，大便不畅、偏稀，夜寐不安，舌红苔白，脉缓。

处方：滋补汤加，枸杞子10克，麦冬6克，炒山药10克，薄荷（后下）5克，炒酸枣仁10克。7剂。水煎服。

2007年11月6日二诊：患者诉服药后心悸明显好转，大便成形，睡眠改善。效不更方，继服上方10剂巩固疗效。

【按】临床心律失常的病人较多见，主要表现为心慌心悸，胸闷气短，心律不齐。包括西医的心动过速、心动过缓、过早搏动、心房颤动以及一部分神经官能症等。心律失常属中医心悸范畴。其主要病因为体质素虚、情志内伤，以及外邪侵袭。其中体质素虚是发病的根本，多由气、血、阴、阳的亏虚，而致心气不足、心失所养，常兼夹痰浊、水饮或血瘀为患。

方和谦教授临床常用滋补汤治疗心律失常。滋补汤是其在几十年临床经验的基础上创立的经验方。方中党参、茯苓、白术、炙甘草益气健脾，脾为后天之本，气血生化之源。脾气充实则人体脏腑经脉得养。当归、白芍、熟地黄补养心血，使心脉充盈，心有所养。桂枝辛温化气，使补而不滞。方和谦教授用滋补汤时，多再加枸杞子、麦冬、玉竹滋阴养血，炒酸枣仁、五味子、远志养心安神。

（整理：曹锐）

柴浩然

柴浩然，男，汉族，生于一九二三年，卒于一九九三年，山西万荣人，山西省运城市中医医院（原运城地区中医医院）主任医师，著名中医学家，曾任运城地区中医医院内科主任、荣誉主任，中医学会理事，《山西中医》杂志编委，新中国成立后历任万荣县、运城市一至六届政协委员。首批全国老中医药专家学术经验继承工作指导老师，享受国务院特殊津贴专家。

柴浩然先生出身教育和中医世家，自幼受其父柴宰臣熏陶，秉承家学，嗜岐黄术。1936年从师于本邑名师谢荩伯先生门下，后又侍诊于名医周紫微先生，家传师授，尽得其真传。1943年就读于马乐三与尉稼谦先生创办的天津国医函授学院；1950年受读于西安沈伯超先生主办的秦岭中医夜校；1951年参加山西省第一期中医进修班；1953—1954年访学江南达一年之久，拜访海内外著名医家陆渊雷、张赞臣、陆瘦燕、叶橘泉、承淡安等先生，并作为遥从问业师。从此临证得心应手，医术精湛，渐次誉满三晋。1947—1958年先后任荣河县医学促进会主任，万荣县卫生工作者协会副主任，并兼任晋南专署主办的中医进修班与西学中班专业教师。1959—1966年在万荣县第二人民医院先后带徒30余人，精心培养，其中桃李门墙，不乏后起之秀。1978年任运城地区医学会中医学组组长。1979年调至运城地区中医医院工作。1987年晋升为中医主任医师。1991年被国家人事部、卫生部、国家中医药管理局确定为第一批全国老中医药专家学术经验继承工作指导老师。1992年被定

为享受国务院政府特殊津贴专家。

柴浩然先生在55年的中医临床和教学工作中，潜心治学，勇于探索，博采众长，择善而从，积累了丰富的临床经验，形成了独特的学术思想与用药风格。治学法宗灵、素，操术以仲景学说为经，历代学说为纬。在临证中，他擅治急性外感热病，主张寒温辨证一体，常熔经方、时方、验方于一炉。治疗急危重症时，有胆有识，祛邪务尽，其疗效颇为卓著。柴浩然先生精于内、妇两科，善从调理脾胃，调理肝肾入手，解其疑难杂症如冰消释。20世纪60年代他撰写《调理脾胃》讲稿，理论联系实际，深入浅出，学验俱丰，被其门人辗转传抄，影响颇大，获科技成果特等奖。他指导继承人柴瑞霁整理的《柴浩然老中医治学一得》被卫生部和国家中医药管理局评为“1991年度全国老中医专家学术经验继承工作获奖论文”，先后撰写学术论文和临床经验文章20余篇，指导继承人总结发表其学术论文60余篇 。其著作有《中国百年百名中医临床家丛书·柴浩然》《柴浩然医案医论集》。

柴浩然先生学识渊博，多才多艺，熟知正野典故，通晓儒释道百家，诗词出口成章，谈吐含蓄幽默。操弦管可配乐工，论太极叹服拳师。魏碑隶书，有骨有肉，自成一家。先生秉刚毅之志，持浩然之气，操活人之术，恩泽河东，德润桑梓，福荫来者。有以花喻颂先生，辞曰：“身如牡丹，贵态雍容；其操如兰，高逸雅清；其德如梅，暗香浮动；其行如莲，真君子风。”

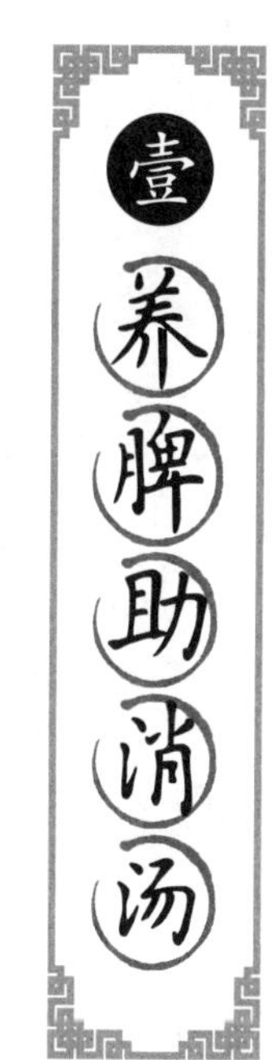

壹 养脾助消汤

【组成】

炒山药　叁拾克

党参　壹拾伍至贰拾伍克

荷叶　拾克

炒鸡内金　伍至拾克

炒谷芽　壹拾伍克

甘草　陆克

【功　效】 养脾益气，升清悦脾，助消促化。

【主　治】 脾气脾阴两虚，胃纳弱而不化。对于禀赋较差，身体羸瘦，脾胃虚惫，纳化极弱，有很好的效果。

【方　解】 山药甘平，甘能益气补中，重用可以补脾胃，助消化；党参甘平，《本草正义》谓：“力能补脾养胃，润肺生津，健运中气，本与人参不甚相远，其尤可贵者，则健脾运而不燥，滋胃阴而不湿，润肺而不犯寒凉，养血而不偏滋腻，鼓舞清阳，振动中气，而无刚燥之弊”，故为君药。鸡内金甘平，功能健脾胃，助消化；谷芽甘平，消食和中，健脾开胃，故为臣药。以上四药性味均甘平，山药、党参入脾，能甘淡养脾，益气补中，且平正纯和，不温不燥，不寒不腻。荷叶苦平，色青气香，能升发胆中清气，以达脾气，升发清阳之力尤著，与山药、党参相配又能发挥很好的升举脾气、升发清阳的作用，故为佐药。甘草甘平，补脾益气，调和诸药，故为使药。合方共奏养脾益气，升清悦脾，健脾开胃，助消促化，而且平正纯和，补而不腻，升而不燥，消而不损，化而不峻。

【常用加减】 若气虚脾弱，气血不足，病后虚羸，倦怠乏力，纳差食少，可将党参易为太子参益气补脾；若肺胃阴虚，可将党参易为西洋参补肺降火，养胃生津，或加北沙参、肥玉竹；若伴肝肾亏虚，可加枸杞子、沙苑子；若妇女体质素差，脾气虚弱，兼有带下，可加白扁豆、生薏米、於潜白术益气健脾，除湿止带；若盛夏脾虚夹湿，可加适量藿香叶、佩兰叶芳化醒脾。

【验案举例】

壹 虚劳案

2010年6月17日一诊： 李某，女，23岁，农民。患者于3月前在运城市某医院体检时诊为“盆腔炎”，在该院静点替硝唑、氧氟沙星治疗5天（剂量不详），后出现不欲进食。后又经运城市某医院诊治后，服用兰索拉唑、铝碳酸镁片等药治疗1周，效果欠佳。患者渐出现乏力、消瘦。于4月26日就诊于西安市某医院经检查诊为“胆汁返流性胃炎”，服用胃灵颗粒治疗20余天饮食稍加，但3日后复不欲食。后在运城市某医院住院半月，诊断为“功能性消化不良”，给予氟哌噻吨美利曲辛片（晨起服1片）治疗，并静滴泮托拉唑等药物治疗。经治疗大便较前畅利，但仍觉精神疲惫，纳食甚少，食后则呕，多为黏稠涎沫，伴腰酸困不适。发病以来，患者极度消瘦，伴有阴吹、便秘等症。今来我院就诊。刻诊：面色萎黄，极度消瘦（身高1.61米，病前体重45kg，病后体重仅34.5kg），精神疲惫，站立稍久，则觉难以支撑，纳食甚少，食后即呕，吐出多为黏稠涎沫，伴有泛酸，腰酸困乏。月经延期（每月延迟10余天），经量亦少，伴有阴吹。舌质嫩红，苔白滑偏腻，脉沉细滑数。西医诊断：功能性消化不良。中医诊断：虚劳、消瘦。辨证属：脾气阴两虚，痰湿碍胃，胃浊不降。治宜：补益脾气脾阴，化湿和胃，升清降浊。方用：养脾助消汤。

处方：鲜山药（自备）30克，西洋参6克，生谷芽15克，鸡内金（捣）8克，生枳壳6克，淡竹茹8克，荷叶（后下）10克。2剂。水煎服。

2010年6月19日二诊： 服药当日，呕吐再未发作，次日，患者自觉病情好转，贪食生冷，又呕吐1次，吐出为黏稠涎沫。服2剂药后，呕吐再止，纳食稍有增加，精神稍有好转，但仍感精神乏力，腰酸困乏。舌正，苔白滑，脉细滑数。继服上方14剂。水煎服。

2010年7月10日三诊：药后，纳食正常，精神好转，体重增加至36.5k，腰微酸困，上月末月经来潮。舌正，苔白，脉弦细数。效不更方，再服14剂而愈。

【按】本案西医诊断为功能性消化不良，中医和西医没有对号入座的治疗方法，而是按照中医的辨证论治法则，审证求因，审因论治。患者临床表现面色萎黄，极度消瘦，体重仅有34.5kg，精神疲惫，难以支撑，纳食甚少，说明脾胃羸弱，脾胃气阴两虚，脾气虚弱不能健运，胃阴不足不能纳化；再从食后即呕，吐出多为黏稠涎沫，且有泛酸，说明痰湿碍胃，脾之清气不升，胃之浊阴不降。因此本案的病理机制概括为脾胃羸弱，气阴两虚，痰湿碍胃，胃浊不降。治则应以补益脾胃，气阴两扶，化湿和胃，升清降浊。患者病证较多，病程较长，而且身体羸弱，脾胃俱虚，气阴两虚，体重仅有34.5kg，甚则不能进食，食即呕吐，药物就更难服用，因此在治疗上药性宜平，药味宜少，药量宜轻，药宜频服。在选方用药上，以性味甘平，补脾胃、益肺肾的鲜山药为君药，既补脾气，又养胃阴；配以性味甘寒的西洋参为臣药，补气养阴，益胃生津；再以谷芽、鸡内金醒脾苏胃，枳壳、竹茹清化痰浊，共为佐药；再以荷叶为使药，荷叶色青气香，能升发胆中清气，和降胃中浊气，使清气得升，浊阴得降。合方共奏补脾养胃，气阴双益，清化痰湿，升清降浊之效，则病自愈。

贰 顽固性呕吐案

2008年6月28日一诊：张某，女，39岁，农民。顽固性呕吐15年。1994年11月因坐月子并生气，1995年2月又因煤气中毒，当时发现时神志昏迷，经西医吸氧、输液等抢救治疗后方醒，醒后即开始呕吐，体重由52.5kg下降到45kg，经多方救治均无效果，频频呕恶，食入即吐。1998年到北京市某医院行胃动力测试提示：胃动力不足。经用西药吗丁啉、多酶片等，中药加味保和丸、养胃舒、温胃舒，均无效果。近数月经柴浩然先生学术经验继承人柴瑞霭诊治数次，曾因食已即吐，投小剂大黄甘草汤，亦因消瘦、脐上下按痞坚用枳术汤均无效果。特于今天邀病人来门诊请指导老师治疗。来诊时记录，病程整整15年，症见身体消瘦，面色晦暗，疲乏无力，食已即吐，严重时水入即吐，吐出多为食物或水，进什么吐什么，平素口黏，不饥，常在夜半才稍有食欲，便溏不畅，容易汗出，怕热怕冷，由病程日久不愈，后又增烦躁，想哭。病人反复强调以口黏最为明显，舌正苔薄，脉沉细数，重取无力。西医诊断：煤气中毒后遗症。中医诊断：顽固性呕吐。辨证属：脾胃气阴两虚，脾不能升运，胃不能和降，且由于病程日久，情志不悦，致使肝气急迫，心气不足而病脏躁。治宜：扶脾气，醒胃气，升清气，降浊气，助消化，缓肝急，补心气。方用：自拟养脾助消汤合甘麦大枣汤加减。

处方：炒山药24克，太子参9克，炒谷芽9克，鸡内金（捣）6克，荷叶蒂9克，生甘草9克，小麦30克，大枣（擘）6枚，藿石斛9克，佩兰叶（后下）9克。3剂。水煎服。

遵照本方连服3剂，呕吐即止，纳食增多，后继用本方7剂后，呕吐未发，纳食再增，诸症消失，体力渐复。半年后随访，15年的痼疾治愈后，一切恢复如常。

【按】患者病程15年，屡经大小中西医院治疗无效，可谓顽难。仔细分析，患者由产后致虚，生气致郁，后又由煤气中毒而秽浊之气复加，形成了消瘦、疲惫、不饥、便溏等脾气虚弱，气阴两虚之象；造成了口黏、呕恶、食已即吐、饮水即吐等胃不能消，脾不能运，清不能升，浊不能降的一系列征象；亦由于病初即有生气伤肝，病久又因病痛而情志不舒继增烦躁、想哭、易汗、面晦等肝气急迫，心气不足等表现。然就其病的关键和画龙点睛的症状为：食饮即吐，口黏不饥，便溏不畅，说明湿浊阻隔，脾清不升，胃浊不降。食饮入胃即吐，非《金匮要略》所述的胃热上冲，食已即吐；形体消瘦，精神疲惫，舌正苔薄，说明脾胃气阴虚惫，虚不受补，虚不受食，运消无力，非《金匮要略·水气篇》所述的脾虚胃痞，水气不化。因此非大黄甘草汤证和枳术汤证，本案病机是脾胃气阴两虚，脾气不能升清健运，胃气不能降浊消化。脾气虚惫，胃浊上逆与胃热上冲的大黄甘草汤证，水气致痞的枳术汤证明显不同。故以柴浩然先生自拟养脾助消汤扶脾气，醒胃气，升清气，降浊气，以复运消功能及脾胃气阴，俾运消、升降、气阴得复，再以甘麦大枣汤缓肝气，益心气，合而使痼疾治愈。

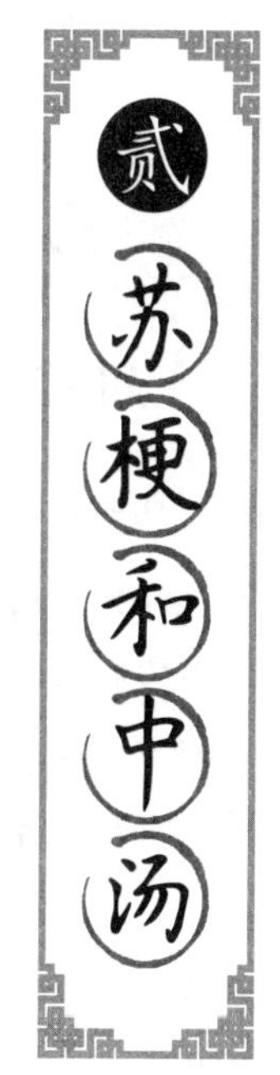

【组成】

紫苏梗 壹拾伍克
白豆蔻仁 肆点伍克
佛手 拾克
香附 拾克
大腹皮 壹拾贰克
神曲 拾克
炒麦芽 拾克
香橼皮 拾克
甘草 陆克

【功　　效】疏肝和胃，理气化湿，宽中下气，行气止痛。

【主　　治】肝胃不和，湿郁气滞，胸膈不畅，纳化失司所致之脘痞，胃痛，胸闷腹胀，两胁胀满，纳呆不饥，舌苔白或腻，脉象弦滑或弦滞。

【方　　解】紫苏梗辛甘微温，其梗能下诸气，宽胸利膈；大腹皮辛而微温，下气宽中，利水消肿。两药相配，能下气宽中，利膈除胀。白豆蔻仁辛温芳香，行气化湿；佛手辛苦温，气清香而不烈，性温而不峻，既能疏理脾胃气滞，又能疏肝解郁，行气止痛。两药相伍，能和胃化湿，行气止痛。香附味辛能散，微苦能降，微甘能和，性平而不寒不热，善于疏肝解郁，调理气机，具有行气止痛之功；香橼皮气芳香，味辛而能行散，苦能降逆，有疏肝理气，和中止痛之功，且药力较平和。两药相合，疏肝理气，和中止痛。神曲与麦芽，消食化滞，理气化湿，健脾和胃。甘草甘平，调和诸药。全方疏肝和胃，理气化湿，宽中下气，行气止痛。对因肝郁气滞，脾胃湿滞所致之胃痛、胃胀效果明显。

【常用加减】湿重纳呆，脘痞腹胀甚者，去甘壅留湿之甘草，可加藿香梗、厚朴、陈皮芳香和胃，化湿醒脾，行气导滞；腹胀便滞不通者，可加炒莱菔子消食行滞，降气通便。

【验案举例】

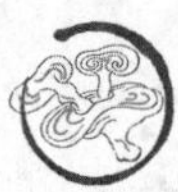

胃脘胀痛案

1975年5月16日一诊：白某，女，52岁。患者平时饮食不节，且易生气，动辄脘痞胃痛。昨天又因饱食肥甘油腻，且又情志不快，复出现胃脘痞满胀痛等，故前来就诊。刻诊：胃脘痞满胀痛，胸胁闷胀，时有嗳气呕逆，纳呆不饥，大便溏滞，舌苔白腻，脉象弦滞。中医诊断：胃脘胀痛。辨证属：肝胃不和，食湿中阻，气滞湿郁，纳化失职。治宜：疏肝和胃，理气化湿，宽中下气，行气止痛。方用：自拟苏梗和中汤加减。

处方：紫苏梗10克，白豆蔻仁（后下）5克，陈皮10克，佛手10克，川厚朴10克，炒香附10克，清半夏10克，大腹皮15克，神曲10克，炒麦芽10克，香橼皮10克，甘草6克，鲜生姜10克。3剂。水煎服。

1975年5月20日二诊：服1剂药后，胃痛消失，脘痞、胸闷、腹胀及两胁胀满亦觉好转，上方去香橼皮。服完2剂后，脘畅，胸舒，腹胀尽消，纳食增多。尽剂后诸症消失。

【按】本案平素饮食不节，且易生气，常常脾胃湿滞和肝气郁滞。再从此次刻诊的胃脘痞满胀痛、胸胁闷胀不舒、嗳气纳呆不饥、舌苔腻、脉弦滞来分析，可知该胃脘胀痛形成的原因有二：一由饮食不节，胃失和降，食湿中阻；一由生气恼怒，肝失调和，肝气郁滞，形成了肝胃不和，食湿中阻，气滞湿郁，纳化失职，湿浊、食积、气滞盘踞中州。故方选自拟苏梗和中汤加减。方用佛手、香附、香橼皮三味相合，气味芳香，苦温行降之品，疏肝解郁调气，疏理脾胃气滞，和中理气止痛；用陈皮、厚朴、白豆蔻仁三味辛温芳香，行气化湿之品相配，芳香醒脾快胃，温中化湿导滞；紫苏梗、陈皮、大腹皮三味相伍，辛苦微温，能下诸气，下气宽中除胀，燥湿理气降逆；神曲、麦芽消食化滞，理气化湿，兼能健脾；半夏、生姜辛温通降，降逆止呕，燥湿祛痰，宽中消痞。合而成方，疏肝和胃，理气化湿，宽中下气，行气止痛，消食导滞，消痞除胀。俾肝气疏，胃气和，食滞导，满胀除，呕逆平，脘痛愈。

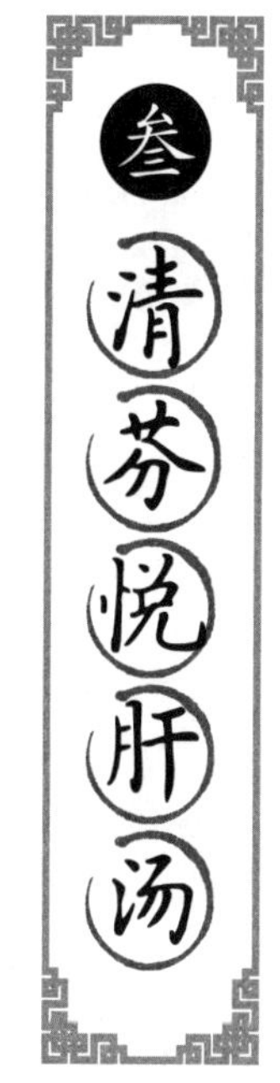

【组成】

旋覆花　壹拾贰克
橘络　拾克
橘叶　拾克
玫瑰花　拾克
佛手花　拾克
玳玳花　拾克
厚朴花　拾克
合欢花　拾克
绿萼梅花　拾克
青荷叶　拾克

【功　　效】 清芬通络，悦肝醒脾，疏肝解郁，开郁化湿，利气宽中，化痰散结。

【主　　治】 肝郁化火，脾胃气滞，湿郁痰结，肝阴不足，肝血亏虚，胁络失养所导致的胁肋隐痛，胃脘疼痛，乳房胀痛以及乳癖，咽喉梗塞，梅核气等。患者多身体清瘦，为火郁之体，或见头晕目眩，口干咽燥，烦躁易怒，胸闷脘满不舒，舌红少苔，脉弦细数。

【方　　解】 旋覆花苦辛、微温，其气芳香，降气化湿；与甘苦性平之橘络相配，宣通经络，行气化痰。橘叶辛苦性平，疏肝理气，消肿散结。诸花中玫瑰花甘苦微温，芳香疏理，药性平和，柔肝醒脾，畅气活血，既能疏肝理气解郁，又能和血散瘀调经；佛手花性味功用与佛手相近，但药力较为缓和，辛苦温、气清香而不烈，性温而不峻，既能疏理脾胃气滞，又可疏肝解郁，行气止痛；玳玳花微寒苦酸，行气宽中，消食化痰；厚朴花苦辛微温，气香微辣，宽中利气，开郁化湿；合欢花味甘性平，解郁安神，理气和胃；绿萼梅花味酸涩、性平，疏肝和胃，调畅气机。六花相配，既能疏肝解郁，开郁化湿；又能醒脾和胃，行气止痛；还能利气宽中，化痰散结。尤其玫瑰、佛手、玳玳、厚朴、合欢、绿萼梅诸花集天地之精气而生，质地轻清，芬芳气香，升发阳气，能醒脾悦肝，解郁散瘀，用之得当，则有四两拨千斤之妙。青荷叶苦平，色青气香，能升发胆中清气，以达脾气，升发清阳之气，升清降浊。柴浩然先生在讲解清芬悦肝汤时说："此方有清芳芬香，舒悦肝气之意，因为肝喜条达。一般对肝郁气滞的病人，临床医者多用香附、木香之类，但诸香之品性均香燥，香燥之药过用又容易耗气伤阴，特别是临证遇见肝阴不足，木火生热的患者，不可妄投香燥之品，免致复伤肝阴之弊，故以此法解郁而不伤阴，清芬而不化热。"全方清芬通络，悦肝醒脾，疏肝解郁，开郁化湿，利气宽中，化痰散结。对素体肝阴不足，肝血亏虚，胁络失养，且又有肝郁化火，脾胃气滞，湿郁痰结所致的胁痛、脘痛、乳胀、乳癖、咽梗、梅核气、闭经等有很好的疗效。合方共奏养脾益气，升清悦脾，健脾开胃，助消促化之功，而且平正纯和，补而不腻，升而不燥，消而不损，化而不峻。

【常用加减】 若月经不调，血滞闭经或有癥瘕者，加凌霄花；若兼乳癖者，加橘核、山楂核； 若兼咽梗或梅核气者，加桔梗、炙苦杏仁；若胁痛兼肝血亏虚者，合芍药甘草汤。

【验案举例】

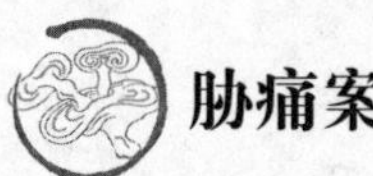

胁痛案

1982年4月12日一诊：苏某，女，36岁，农民。患者身体清瘦，郁火之体。稍有诸事不遂便易生气动怒，经常两胁隐痛，而且反复发作，常伴有经前乳头胀痛，月事前后不定，每在早晨咽梗喉干，如物充塞，咯吐不爽。10天前又因家事不遂，暴怒生气后出现两胁肋隐痛，重时两胁抽刺疼痛，两肋灼热，烦躁易怒，故前来就诊。刻诊：胁肋隐痛，其痛悠悠不休，每逢情志不快时即有两胁抽刺痛，伴灼热，胸闷不舒，口干咽塞，时有烦热，偶兼干咳；月经延期，已43天未潮，乳头痛及乳房胀已有7天，舌质深红，苔少，脉弦细数。中医诊断：胁痛。辨证属：素为郁火之体，复因肝郁化火，热灼伤阴，火熬成痰，肝气入络，痹着肋胁。治宜：清芬悦肝，平抑肝火，化痰解郁，搜络止痛。方用：清芬悦肝汤加减。

处方：旋覆花（包）12克，广橘络6克，牡丹皮8克，炒栀子（捣）10克，玫瑰花（后下）10克，凌霄花（后下）10克，合欢花（后下）10克，绿萼梅花（后下）10克，广郁金（捣）10克，生白芍20克，生甘草10克，青荷叶（后下）10克。5剂。水煎服。

1982年4月17日二诊：药后两胁隐痛及抽刺疼痛基本消失，两胁灼热、胸闷烦热、口干心烦及干咳悉均消失。药服至第3天，月经来潮，血色较深，量中而夹有血块，经潮当日乳头乳房痛胀顿失，尤其精神明显好转，心情明显愉悦，舌红偏深，苔少，脉弦细略数，肝郁化火之象已减，热灼伤阴之征渐缓。继当清芬悦肝，平抑肝火，养阴柔肝，解郁通络。故再以上方加减化裁。

处方：郁金（捣）10克，生白芍20克，橘络6克，炒栀子（捣）10克，玫瑰花（后下）10克，合欢花（后下）10克，绿萼梅花（后下）8克，北沙参15克，白蒺藜12克，甘草10克，青荷叶（后下）10克。5剂。水煎服。

药后胁痛尽愈，他症悉除。唯尚有眠差梦多，故继以柴浩然先生自拟甘麦枣仁汤合芍药甘草汤加郁金、北沙参、荷叶，隔日1剂。1年后追访，药后不仅眠安，而且生气易怒、动辄胁痛再未出现。

【按】胁乃肝之分野，肝气入络，胁肋疼痛。本案即是从病史和临证分析，患者身体清瘦，郁火之体，且极易动怒，肝郁化火，热灼伤阴，火熬成痰，挟肝气入络，痹着胁肋，而致胁痛。另外月经延期、乳痛乳胀，悉由肝气郁结，肝郁化火所致。故治以胁痛为主，月经延期、乳痛乳胀结合兼顾。方用自拟清芬悦肝汤加减。方中以旋覆花、橘络、玫瑰花、郁金降气化痰通络，舒肝调气止痛；牡丹皮、栀子、凌霄花、合欢花合用平抑肝火，疏肝解郁，和血散瘀，调畅气机；再佐白芍、甘草酸甘敛阴，养阴柔肝，以缓肝急，以复肝阴；荷叶升发胆中之清气，以达脾气。该患者通过清芬悦肝，养阴柔肝，平抑肝火，舒展情志，使易怒生气、肝郁化火从根本上得以缓解。通过降气化痰通络，舒肝调气止痛，使胁痛、乳痛、乳胀得愈。再通过疏肝解郁，和血散瘀，调畅气机，使月经延期得以调整。此案在治疗上紧紧着眼于胁痛、月经延期、乳痛乳胀病机相同，故一方而统之。

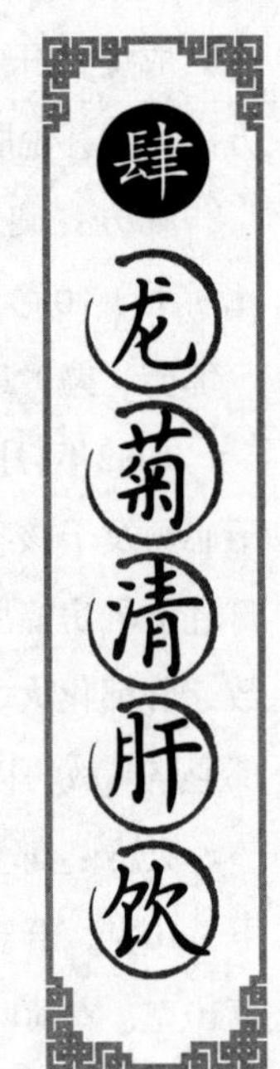

【组成】

龙胆草 拾克
杭白菊 壹拾伍克
生黄芩 拾克
生地黄 壹拾伍克
炒栀子 拾克
夏枯草 壹拾伍克
苦丁茶 陆克
生甘草 拾克
青荷叶 拾克

【功　效】清泻肝火，宣发郁热，疏散风热。

【主　治】肝火上炎，肝火偏旺所致的头痛、眩晕、不寐、耳聋、耳肿等。

【方　解】方中龙胆草大苦大寒，泻肝胆实火；伍以生黄芩苦寒直折，以增强清泻肝胆实火之力。山栀子苦寒宣发，清宣郁热；夏枯草味辛能散，苦寒泄热。二药相配，宣泄肝胆之郁火。杭白菊辛甘苦、微寒，能清肝明目，平抑肝阳；苦丁茶甘苦寒，散风热，清头目，散肝风，除烦渴，利二便；青荷叶味苦、涩，性平，色青气香，升发胆中清气，以达脾气。三味相合，清散风热，升发胆气，升清降浊，配生地黄性寒质润，养血滋阴，使邪去而阴血不伤。甘草和中解毒，并调和诸药。

【常用加减】肝火偏旺，上扰心神，心神不宁，肝血亏耗兼不寐者，重加炒酸枣仁、夜交藤养血柔肝，宁心安神；肝火上炎，肝气急迫出现心急烦躁，喜悲欲哭者，可合自拟甘麦枣仁汤（生甘草、小麦、炒酸枣仁）缓肝气，宁心神；肝火上冲，浮阳上扰兼见耳鸣者，可重加灵磁石重镇安神，潜阳纳气，并配生麦芽以防重镇碍胃；肝火偏旺，实火偏重，肠腑不降，兼大便干结不通者，加生大黄通降腑气，使实热从大便而去；肝胆相表里，肝火偏盛，肝胆失于疏泄，脾胃失其升降，兼口苦咽干，胸胁满闷，干呕纳呆，可加马尾连、清半夏辛开苦泄以复脾胃升降，加荷叶、青蒿升发胆中之清气以达脾气；肝火偏旺，肝阳偏亢兼眩晕头痛者，加霜桑叶、羚羊角、天麻、钩藤、石决明、珍珠母清散风阳，平肝息风，镇潜肝阳。

【验案举例】

壹 眩晕案

2003年12月24日一诊：柴某，男，53岁，医生。素体康健，肝火偏旺，外柔内刚。2003年10月体检报告示：脑血管痉挛。近月由于工作繁忙，压力过大，渐有劳烦急躁后头胀热痛，面部热灼，两太阳穴及前额血管紧绷、跳胀难忍，心烦急躁，动辄易怒，口苦口干，时有耳鸣。平素Bp正常，多保持在110/70mmHg，前日Bp突然上升为150/90mmHg，服用西药尼莫地平片（每日3次，每次2片）、卡托普利片（每日2次，每次1～3片）控制血压，愈觉面赤潮热，心悸不安，故自行停服西药，改转中医治疗。刻诊：眩晕耳鸣，头胀热痛，两太阳穴及前额血管紧绷、跳胀难忍，面部热灼，心烦急躁，动辄易怒，口苦口干，舌质深红，苔黄微腻，脉弦有力。中医诊断：眩晕。辨证属：肝火偏旺，肝阳偏亢，灼伤肝阴。治宜：苦寒直折，清泻肝火；疏散风热，平肝潜阳；养阴柔肝，缓解筋挛。方用：自拟龙菊清肝饮合芍药甘草汤加味。

处方：龙胆草10克，杭白菊（后下）10克，明天麻10克，双钩藤15克，霜桑叶（后下）10克，生黄芩10克，生白芍30克，苦丁茶6克，生石决明（捣，先煎）30克，生麦芽30克。3剂。水煎服。

当日下午19时急煎服头煎，两小时后眩晕耳鸣、头胀热痛、面部潮热、头额紧绷、心烦易怒顿减，且心情舒悦，连呼吸亦自觉清凉，全身爽朗。服完3剂，眩晕耳鸣，头胀热痛、面部潮热、口苦目赤、心烦易怒基本消失，苔黄转白，脉转弦细。故停服中药。

2004年1月20日二诊：眩晕诸症愈后，仍因工作繁忙、压力较大，休息不好，在劳累时，眩晕、头胀痛和头额紧绷即发作，脉虽细但弦劲。鉴于患者肝火偏旺之象虽明显减轻，但仍未彻愈，故治以疏散风热，平肝潜阳，养阴柔肝，宁心安神，缓解拘挛。继用桑菊饮合天麻钩藤饮、芍药甘草汤加减。

处方：霜桑叶（后下）10克，菊花（后下）10克，天麻10克，双钩藤15克，生石决明（捣，先煎）30克，黄芩10克，生白芍30克，甘草10克，珍珠母（捣，先煎）30克，僵蚕10克，炒酸枣仁（捣）30克，苦丁茶6克，生麦芽30克。3剂。水煎服。

药后，头晕胀痛消失，睡眠安稳，脉已弦细。再以上方3剂调理，诸症消失。

【按】本案首诊因工作繁忙，性格急躁，而致肝火偏旺，肝阳偏亢，肝阴耗伤，而见眩晕耳鸣，头痛热胀，急躁易怒，面红灼热，血管紧绷，脉弦有力，故用柴浩然先生自拟龙菊清肝饮合芍药甘草汤加味，苦寒直折，清泻肝火，平肝潜阳，柔肝解痉而证候顿减。二诊因仅有头胀痛及两额、两鬓紧绷，弦脉之象显减，但仍有风阳上扰，肝阳偏亢，肝气急迫之候，故继以桑菊饮中的桑叶、菊花治上焦头部之风热；再合入加减天麻钩藤饮平熄肝风，平潜肝阳；芍药甘草汤养阴柔肝；加白僵蚕搜风缓痉，炒酸枣仁柔肝安神，再加少量苦丁茶清泻肝火，因石决明、珍珠母重镇且量重，故用生麦芽不使碍胃。另外，白僵蚕搜风缓痉，配天麻、钩藤平肝息风，再配重量生白芍合生甘草柔肝舒筋缓急，对西医诊断的“脑血管痉挛”有非常好的解痉效果。因病机相符，方证合拍，故三剂病轻，六剂病愈。

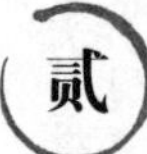

贰 眩晕、带下案

1977年1月30日一诊：姚某，女，47岁，已婚，农民。患者素性急躁，容易动怒，3年来即有头痛眩晕，易怒耳鸣，时轻时重，经西医内科检查为原发性高血压，收缩压波动在130~180mmHg，舒张压波动在120～150mmHg，虽经医治，但不稳定。近40日来，又持续黄带量多，腥秽黏稠，伴腰腹拘急不适，经西医妇科检查为宫颈糜烂Ⅱ度、阴道炎，虽经治疗，但不经意，故无显效，遂来求诊。刻诊：自觉头痛眩晕，急躁易怒，烦怒时常伴两胁灼痛，时有耳鸣，口苦且干，黄带量多，其质黏稠，其气腥秽，小便黄赤，大便干燥已4日未行，舌边尖红，苔黄而干，脉象弦实而数。中医诊断：眩晕、带下。此属肝火上炎，肝阳上亢；肝经湿热，湿热下注。治宜上以清泻肝火，平潜肝阳；下以清利湿热，解毒除带。方用自拟龙菊清肝饮合解毒止带汤。

处方：龙胆草10克，杭白菊（后下）15克，马尾连12克，生黄芩10克，炒栀子（捣）10克，生白芍20克，珍珠母（捣，先煎）30克，淡竹茹12克，川黄柏6克，车前子（纱包）15克，鱼腥草30克，川大黄10克（后下）。3剂。水煎服。

1977年2月5日二诊：服1剂后，大便畅泻3次，故去大黄。3剂服后即感觉头痛眩晕、口苦口干减轻，两胁灼痛、时有耳鸣消失，唯黄带依然如故，舌黄减退，渐有津液，脉象同前，据此证情仍以上法加重清热解毒，利湿除带。

处方：龙胆草9克，杭白菊（后下）15克，金银花（后下）15克，钩藤12克，夏枯草12克，槐米9克，鱼腥草30克，珍珠母（捣，先煎）30克，白芍9克，细生地黄9克，甘草6克。5剂。水煎服。

1977年2月10日三诊：药后头痛眩晕，口苦口干悉除，黄带减其大半，其气腥秽，腰腹拘急随之消失，小便微黄，大便正常，舌苔赤黄已退，脉稍弦数。实象已退，仍以上方进退，以获痊愈。

【按】本案宿为肝郁之性，肝火之体，即奠定了疾病在肝郁、肝火方向的倾向性。患者先有肝火阳亢上升所导致之眩晕，继有肝经湿热下注形成的带下。从临床表现看虽为两病，但从病因病机分析均源于肝，故治疗均着眼于肝，以清泻肝火，潜镇肝阳以平眩晕；以清利湿热，解毒泄浊以除带下。方选自拟龙菊清肝饮中的龙胆草、马尾连、黄芩、炒栀子苦寒直折，清泻肝火，直指肝原；加杭白菊、珍珠母平肝息风、潜镇肝阳以平眩晕；加鱼腥草、槐米、车前子等清利湿热，解毒泄浊以愈带下。在治疗上可一箭双雕，在疗效上则一举两得，使得肝火清，肝阳平，湿热除，带浊愈。

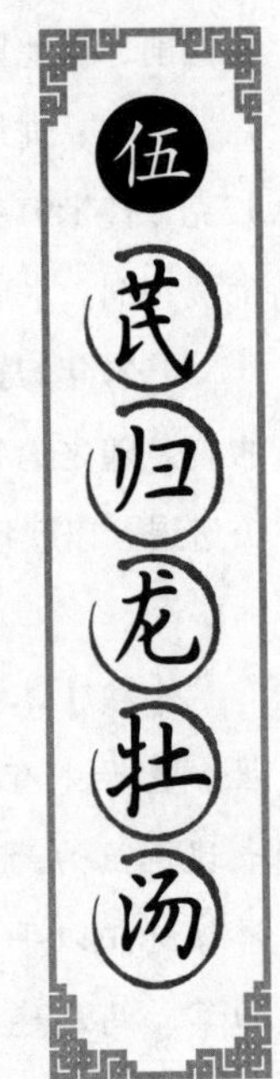

【组成】

生黄芪　叁拾至陆拾克
党参　壹拾伍至叁拾克
当归　壹拾伍克
生龙骨　叁拾克
生牡蛎　叁拾克
旱三七　肆点伍至拾克

【功　效】 补气摄血，调固冲任。

【主　治】 因气虚不能摄血，冲任不能固守而致的崩漏、月经过多、经行先期等。

【方　解】 方中黄芪、党参补气培元，固冲摄血；当归养血和血；生龙骨、牡蛎收涩固脱；旱三七为止血要药，且有散瘀之力，使固涩止血而不致有留瘀之弊。

【常用加减】 兼血寒者加阿胶15～30克、炒艾叶4.5～10克、炮姜4.5～10克；兼血热者加生地黄炭15克、丝瓜络炭15克、焦侧柏叶10克；夹少量血块者加乌贼骨15克、茜草炭10克；如暴崩出血过多，气血欲脱，脉象微细欲绝，甚则浮大无根者，可合独参汤，方中用红参10克易党参峻补元气；如四肢厥逆，大汗肤冷，又宜合参附汤，原方中加附子以回阳救逆。

【验案举例】

壹 崩漏案

1970年5月13日一诊：谢某，女，33岁，已婚，农民。素体较弱，患有崩漏已1年之久。1年前因上节育环后，月经发生紊乱，经行不规则，来潮时小腹微有隐痛，且有坠感，偶挟小血块，血色鲜红，出血量少或多，淋漓不断。平素有头晕气短，身体疲倦，饮食二便尚可，舌正无苔，脉沉迟，两尺更甚。刻诊：此次阴道出血淋漓12天后方净3天，血净后小腹隐痛和坠感亦减，来诊时所见面色无华，头晕眼黑，精神疲倦，气短懒言；舌质淡红，少苔，脉细弱，两尺更甚。中医诊断：崩漏。辨证属：气不摄血，冲任不固。治宜补气摄血，调固冲任。方用芪归龙牡汤加减。

处方：生黄芪30克，当归10克，党参24克，乌贼骨（捣）24克，茜草炭10克，生龙骨（捣，先煎）25克，生牡蛎（捣，先煎）25克。3剂。水煎服。

1970年5月17日二诊：前天阴道又出血，但血量减少，血色转红，出血两天即净，尚有身倦无力，两膝酸软，头晕眼黑，纳食见增；舌淡无苔，舌尖红，脉象细弱，兼有数象，两尺无力。气虚诸象尚存，并兼肝肾亏虚。故继以补气摄血，补养肝肾，调固冲任。继用芪归龙牡汤加减化裁。

处方：生黄芪30克，党参24克，熟地黄炭18克，当归10克，女贞子12克，沙苑子12克，枸杞子12克，龟板胶（烊化）12克，阿胶（烊化）12克，生龙骨（捣，先煎）24克，生牡蛎（捣，先煎）24克，墨旱莲15克，甘草6克。3剂。水煎服。

【按】此案崩漏年余不愈，结合病史和临床表现，当属气不摄血，冲任不固，并兼瘀滞，而成崩漏。故用自拟芪归龙牡汤补气摄血，调固冲任。方中既有黄芪、党参补气培元，固冲摄血；又有当归养血和血；还有龙骨、牡蛎收涩固脱。鉴于患者除表现以气虚血亏为主证外，尚见来潮少腹隐痛，且有坠感，挟小血块，故除用止血散瘀之旱三七，再加乌贼骨、茜草炭调固冲任，和血止血，又去瘀生新，以防补而过滞，涩而留瘀。二诊时气血渐复，冲任初固，但兼见肝肾亏虚，故继以一诊方去乌贼骨、茜草炭止血行瘀之品，加入三子、二胶、墨旱莲补气摄血，滋补肝肾，养血复旧。经调理渐使气血得复，冲任固守，经漏自愈。

贰 暴崩虚脱案

1973年9月15日一诊：寻某，女，32岁，已婚，农民。患者素体较弱，旧有崩漏病史。于9月9日进行输卵管结扎手术，3天后突然出现阴道大量出血，下血如注，虽经用各种止血药，但出血仍然不止，并采用了填充止血等法，病人呈现危重病容，除不断大量输血外，并准备再次手术，但因病人出血过多，身体极衰，不能进行手术，故于12时30分急邀柴浩然老中医会诊，参与救治。会诊时：阴道出血不止，重时下血如注，排出大血团块后出血又相对减少，大量出血后即见冷汗时出，面色苍白，四末冰冷，精神萎靡，气短懒言，不时嗜睡，唇甲枯白，舌质淡，苔薄少，脉象微细。中医诊断：血崩虚脱。辨证属：气不摄血，气血暴脱，冲任不守，血海不固。治宜：益气固脱，双补气血，扶阳救逆，固守冲任。方用：大剂自拟芪归龙牡汤合参附汤。

处方：生黄芪120克，红参15克，当归15克，生龙骨（捣，先煎）60克，生牡蛎（捣，先煎）60克，旱三七（研末冲服）10克，熟附子15克（开水先煎1小时），炙甘草12克。

1剂，速取急煎，头煎附子、红参、龙骨、牡蛎先煎1小时，再入余药煎煮30分钟，于14时20分令病人将头煎药汁分温四次频频服用，始服药后2小时出血渐减，冷汗渐少，嗜睡亦轻，精神稍复。至18时30分服完头煎，虽仍出血，但出血量明显减少，面转㿠白，身仅微汗，四肢转温，精神稍复，且知饥索食，故令煮好的二煎药汁每隔3小时分温两次服，至24时服完。除特护外，令其安睡。

1973年9月16日早晨8时30分二诊：昨晚除两次服药唤醒病人外，病人从20时即安睡。西医继续配合输血、止血、支持培本，昨夜再未大量出血，但漏渗出血仍不间断，冷汗已止，四末转温，次晨6时30分醒后虽看上去仍有倦意，但较昨天精神明显好转，面部仍少华、欠血色，也明显有食欲，舌质淡，苔薄，脉转细弱。至此气血暴脱已固，阳气厥逆已复。气虚不能摄血，冲任不能固守，仍须缓图。故继以自拟芪归龙牡汤减其制，合自拟固冲止漏汤加味。

处方：生黄芪45克，党参30克，当归15克，生龙骨（捣，先煎）30克，生牡蛎（捣，先煎）30克，旱三七（研末冲服）4.5克，乌贼骨（捣）15克，阿胶（烊化）30克，仙鹤草30克，桑蚕茧壳炭6枚。2剂。水煎服。

1973年9月19日三诊：服上方两天期间，除17日下午欲小便下床出血较多外，再未大量出血；漏渗出血的时间间隔亦长，渗血亦少；而且精神渐复，面色和润，纳食递增，疲睡减少，除稍动额头有微汗外，再未见身汗出，舌转淡红，苔薄，脉象亦较前有力。宗上变化，继宜双扶气血，调培脾气，补气摄血，固守冲任。方宗自拟芪归龙牡汤再减其制，合自拟固冲止漏汤加培补后天之山药。

处方：生黄芪30克，党参15克，当归15克，生龙骨（捣，先煎）30克，生牡蛎

（捣，先煎）30克，乌贼骨（捣）15克，阿胶（烊化）15克，炒山药30克，仙鹤草30克，旱三七（研末冲服）4.5克，桑蚕茧壳炭6枚。3剂。水煎服。

1973年9月22日四诊：3剂药后阴道出血已无，精神明显恢复，大小便亦能下床，面色除和润外，两颧也微透血色，唇甲不再枯白，而现血色；舌转嫩红，苔薄，脉象弦弱。故遵三诊方原则，根据辨证稍事加减，连服5剂，再未出血。病体已复，出院。嘱服归脾丸并饮食调养。

【按】本案旧有崩漏病史，且素体虚弱，因手术而致暴崩，因暴崩而致血脱阳亡。在西医止血、输血、支持培本的情况下中医介入。会诊时暴崩下血如注，面色苍白，汗出肢冷，神靡欲睡，脉象微细欲绝，已现气随血脱，血脱亡阳的危候。急首当遵“血脱益气”，补气摄血，固涩塞流，回阳救脱，以挽危象。速以大剂自拟芪归龙牡汤合参附汤。用重剂黄芪、红参补气摄血；中量当归养血和血；大剂龙、牡收涩塞流，以固血海；佐以三七止血凝血，祛瘀生新；合参、附回阳救逆，益气救脱。首诊在6小时使血崩虚脱顷刻得以缓解。以俟阳气来复，血脱得固，病情初稳后，三诊再将自拟芪归龙牡汤减其制，小其量补气摄血，固守冲任，合自拟固冲止漏汤（乌贼骨、阿胶）加仙鹤草调摄冲任，补血止血，再加茧壳炭收涩敛疮，调冲止血。对术后之出血，功效尤著。因此在暴崩虚脱得以救治后，再宗上法调治旬日而愈。从本案可以看出，中医不但能治急危病证，而且辨治精当，疗效亦著。

（整理：柴瑞霭）

许心如

许心如，女，出生于一九二四年十二月，籍贯上海。许心如教授出身中医世家，其曾祖父常常亲自采药给患者使用，外祖父姜子楣和舅舅姜岳甫，是当时江浙一带的名医，曾师从孟河费伯雄。母亲姜毓清也常侍诊于外祖父左右，耳濡目染，亦得其要旨，继承和发扬了费伯雄『醇正』『缓和』的医学思想。许心如教授从小就接受家族前辈的熏陶，故其临床思想源于费伯雄先生。

许心如教授1952年毕业于上海同济大学医学院，毕业后分配到北京工作。20世纪50年代响应党“西医学中医，整理提高祖国医学”的号召，于1959—1961年参加北京市第一届西医学中医脱产学习班，系统学习中医三年。许心如教授是国内名牌大学毕业后最早系统学习中医的中西医结合专家。1962年结业后至今一直在北京中医医院从事中医及中西医结合临床、科研及教学工作，退休后继续在北京中医医院从事专家门诊、特需门诊及师带徒工作，迄今行医六十余年，擅长心脑血管疾病的诊治，是国家级名老中医。许心如教授参与主持全国胸痹心痛协作组联合攻关课题等多项省部级项目研究，《心痛气雾剂临床应用与实验室研究》荣获“1987年度全国中医药重大科技成果乙级奖（部级）”，《心痛口服液临床及实验室研究》荣获“国家中医药管理局1992年度中医药科学技术进步二等奖（部级）”，《三参通脉口服液对缺血性心脏病的临床观察及实验室研究》1996年荣获“北京市科技进步三等奖”；作为主要编著者先后参与了《胸痹心痛证治与研究》（副主编）、《中医痛证大成》（副主编）、《现代中医心病学》（副主编）、《心脑血管疾病研究》等专业学术著作的编著工作；发表学术论文30余篇。历任中华医学会心血管病专业委员会委员、中国中西医结合学会心血管病专业委员会委员、中华中医药学会急诊分会常委、国家中医药管理局胸痹急症协作组顾问等学术职务。

许心如教授迄今行医已近60年，在中医、中西医结合防治心血管疾病领域取得了巨大的成就，许心如教授为人正直，医德高尚，苦学经典，博采众长，习古而不拘于古，治病灵活而又谨慎。在临床治疗上经验丰富，组方巧妙，用药精到，辨病与辨证相结合，治愈了众多疑难病患者，深受广大患者的爱戴。在科学研究中见解独到，严谨求实，不断创新，形成了自己独到的学术思想。在教学工作中，从不保守，全心传授，培养了大批中医临床与科研人才。

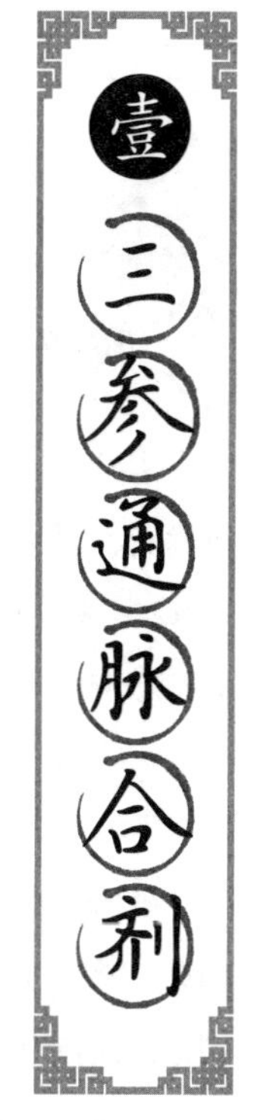

【组成】

生黄芪 叁拾克
太子参 叁拾克
玄参 叁拾克
丹参 叁拾克
赤芍 贰拾克
白芍 贰拾克
娑罗子 壹拾伍克
延胡索 拾克
柴胡 拾克

【功　　效】 益气养阴，活血通脉。

【主　　治】 气阴两虚，心脉瘀阻之胸痛，伴有胸闷气短，心悸，乏力，口干，舌质淡暗，舌苔白，脉弦细。

【方　　解】 方中生黄芪、太子参、丹参益气滋阴、活血通脉而止痛，为君药；以玄参、白芍、赤芍、元胡养阴活血止痛，为臣药；佐以娑罗子、柴胡等以温通行气止痛，助气机条达，诸药合用，益气滋阴，理气活血，化瘀止痛，配伍合理，取得明显疗效。

【常用加减】 心悸可加珍珠母、紫石英；失眠可加酸枣仁、柏子仁、夜交藤等。

【验案举例】

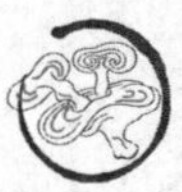

胸痹案

宋某，女，62岁。主诉：阵发胸背痛2年余，加重1月余。多于天凉时或劳累时出现胸背痛，每天发作数次，每次胸背痛持续几分钟，胸闷持续20分钟左右。含服硝酸甘油1片或速效救心丸5～10粒可缓解，曾于外院就诊，诊断“冠心病”，并行PCI治疗，术后仍时感胸闷，伴气短心悸，乏力口干，偶伴恶心及呕吐，舌质淡暗，舌苔白厚腻，脉弦滑细。既往有脑供血不足病史10年，高血压病史5年余，最高160/100mmHg，平时服用硝苯地平等降压西药。

处方：太子参30克，丹参30克，玄参30克，元胡10克，赤芍20克，白芍20克，枳壳10克，娑罗子10克，鸡血藤30克，瓜蒌30克，薤白10克，半夏10克，石菖蒲10克，郁金10克，桂枝5克。7剂。水煎服。

服药后症状改善，效不更方，再以前方进退加减收效。

【按】本患者证属气阴两虚、痰瘀互阻之胸痹，方用三参通脉合剂加减，太子参、玄参、丹参益气养阴、活血通脉为主药，赤芍、白芍、鸡血藤养血活血，枳壳、元胡、娑罗子行气活血；瓜蒌、薤白、半夏为《金匮要略》瓜蒌薤白半夏汤，配石菖蒲、郁金宽胸理气，化痰降浊；桂枝、细辛通阳止痛。

许心如教授是国内较早提出益气养阴、活血通脉法治疗冠心病心绞痛（胸痹）的学者。认为胸痹之证多因饮食不当，情绪激动，寒邪侵袭，年老体虚等原因所致。临床上分为心血瘀阻，痰浊壅塞，阴寒凝滞，气阴两虚，心肾阴虚等，以气阴两虚夹有瘀血内阻为常见证型。在总结古人治疗胸痹的理论思想基础上，通过大量的临床观察，提出了益气养阴、活血通脉治疗胸痹的独特见解。把中医的气血辨证理论应用于胸痹的治疗中，认为《难经·二十二难》“气主煦之，血主濡之”概括了气和血的基本功能，气和血存在着极为密切的关系。许心如教授运用气血辨证理论，创建益气养阴，活血通脉的方法治疗胸痹，率先组方三参通脉汤，逐步发展成为现在的三参通脉口服液，历经20年的基础与临床研究，取得明显疗效。

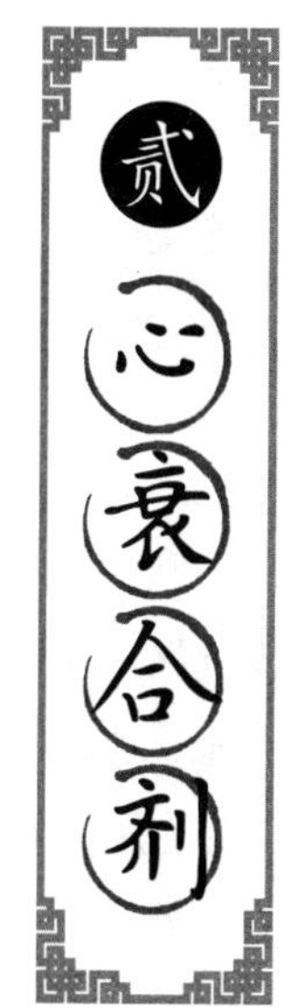

【组成】

葶苈子　叁拾克
桑白皮　叁拾克
车前子　叁拾克
泽泻　壹拾伍克
生黄芪　叁拾克
太子参　叁拾克
五味子　拾克
麦冬　壹拾伍克
全当归　拾克
丹参　叁拾克

【功　　效】　益气养阴，泻肺利水。

【主　　治】　气虚水停，兼有血瘀之心悸。心悸，动则喘促，乏力，下肢浮肿，尿少，舌质淡胖，舌苔白厚，脉细滑。

【方　　解】　本方以《金匮要略》中的葶苈大枣泻肺汤加减而成。方中葶苈子、桑白皮、泽泻、车前子泻肺利水，通调水道，肺得清肃；生黄芪、太子参、五味子、麦冬益气养阴，全当归、丹参等养血活血。诸药相合，标本兼治。

【常用加减】　温阳可加炮附子、桂枝、仙茅；若腹胀、肢肿，可加枳壳、益母草理气活血利水。

【验案举例】

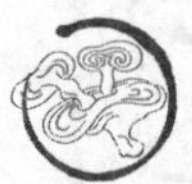

心悸案

耿某，男，67岁。主诉：阵发喘憋3年，加重1月。患者发现风湿性心脏病15年，心房纤颤5年，近3年来阵发喘憋、气促，多于劳累后发生，休息后可缓解。近1月来因受凉加重，动则喘促，咳嗽咳痰，不能平卧，下肢微肿，尿量减少，乏力纳差，舌质淡胖，舌苔白厚，脉细滑。

处方：生黄芪30克，党参30克，葶苈子30克，桑白皮30克，茯苓皮30克，猪苓20克，苏子15克，车前子30克，水红花子15克，杏仁10克，川贝母10克。7剂。水煎服。

其后，患者病情控制，故再予上方加减化裁。

【按】本患者属于气虚水停之心力衰竭，治以泻肺利水，方用心衰合剂加减。黄芪、党参补益心肺之气，葶苈子、桑白皮泻肺利水，茯苓皮、猪苓、车前子健脾利水，水红花子活血利水以通血脉，苏子、杏仁、川贝化痰止咳。心力衰竭指心脏受损、真气衰竭、心脉瘀阻，水饮内停所引起的急危病症。分属于中医“心悸”“喘证”“胸痹”“水肿”等范畴。病位主在心，与肺、脾、肾关系密切，其病因病机是在正气内虚的基础上感受外邪，伤及心肺脾肾阳气，使心气虚不能运血，血瘀内阻，阻遏气机，水气不化，水饮内停；肺虚不能通调水道，脾虚不能运化水湿，肾虚则气化不利，使水液内停进一步加重。水气凌心，心神不宁则心悸不安；水气凌肺，肺气上逆而为咳喘；水湿中阻，泛于肌肤而成水肿；肾失开阖，气化不利则尿少。心力衰竭常用治法包括益气养阴、益气活血、健脾利水、温阳利水等法则。

许心如教授结合中医经典理论和临床实践，体会气虚血瘀水停是心力衰竭的重要病机。中医认为心主血脉，心气推动血液在血脉中运行，使“经脉流行不止，环周不休”；肺朝百脉，又主通调水道，是经脉最为丰富的脏器，也是身体最重要的水液代谢场所。心肺同居上焦，因而在生理上联系密切，在病理上也互相影响，心气受损，经脉运行不利，首先影响肺脏，使水液代谢异常，所以心气不足，水饮阻肺，是心力衰竭的重要病机。心气不足，心神不安而心悸，水饮阻肺，肺气上逆则咳喘，劳则耗气，故动则心悸喘憋，患者气虚是本，水停是标。进一步伤及脾气，中气不足，运化不利，水湿不化，泛于肌肤则浮肿，伤及肾脏，肾气亏虚，开阖不利则尿少；气虚及阴，则气阴两虚，兼见口干，气虚不运，则心脉瘀阻，可见胸痹心痛，心力衰竭晚期，气虚及阳，阳气不足，气不化水，水饮内停进一步加重，水饮上凌心肺则心悸喘憋加重。许心如教授根据心力衰竭气虚血瘀水停的病机，首创了泻肺利水法治疗心力衰竭，以《金匮要略》葶苈大枣泻肺汤为主方，气虚重者加黄芪，气阴两虚加生脉散，血瘀水停加赤芍、水红花子等。泻肺利水法主要用于水气凌心、水饮射肺等标急之证，代表方为葶苈大枣泻肺汤，常用的药有葶苈子、桑白皮等。现代中药药理学显示泻肺利水药可以通过利尿以减轻心脏前负荷，部分药物具有血管扩张作用，如桑白皮等，部分药还有强心作用，如葶苈子可增加心肌收缩力，从而控制心力衰竭，进一步的研究发现，以泻肺利水法为主研制的心衰系列方剂尚具有神经内分泌调节作用。

（整理：陈嘉兴）

周仲瑛

周仲瑛，男，汉族，一九二八年生，江苏如东人。南京中医药大学教授、主任医师、博士生导师、省级中医内科急难症重点学科带头人，江苏省名老中医、国家中医药管理局专家咨询委员会委员、首批国务院政府特殊津贴专家、全国优秀研究生导师、全国高等学校先进科技工作者。二〇〇七年，被聘为第一批国家级非物质文化遗产项目『中医诊法』代表性传承人。二〇〇九年被评为首届国医大师，是当代最具影响力的著名中医大师之一。

周仲瑛教授家世业医，幼承庭训，随父周筱斋学习中医，曾就读于上海医学院。1947年毕业后，悬壶桑梓。1955年入南京中医进修学校进修。曾先后任江苏省中医院副院长、南京中医学院（现更名为南京中医药大学）院长。主持承担了37项研究课题，获省级以上科技进步奖22项，主编、副主编《中医内科学》教材等专著27部，发表学术论文100余篇，培养博士、硕士研究生30余名。2008年1月获全国老中医药专家学术经验继承工作优秀指导老师，同年获“王定一杯”中医药临床贡献奖。

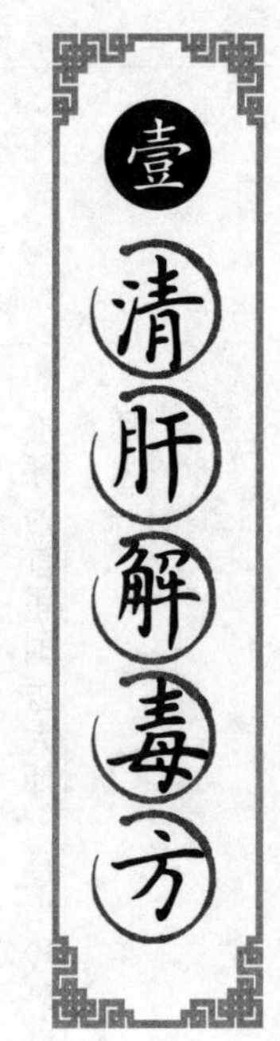

【组成】

水牛角　壹拾伍克
生地黄　壹拾伍克
赤芍　拾克
牡丹皮　拾克
栀子　拾克
茵陈　叁拾克
大黄　陆克
煅人中白　陆克

【功　效】 凉血解毒，利湿退黄。

【主　治】 血分瘀热，火毒炽盛之肝功能衰竭。骤然起病，身目发黄，迅速加深，尿色深黄量少，纳差乏力，恶心呕吐，口中臭秽，出血，身热，烦躁，谵语，昏迷，腹水等。

【方　解】 方中水牛角直入血分，凉血解毒，使热清血宁；茵陈清利湿热，利胆退黄，共为君药。生地黄助水牛角清热凉血，又可复热耗之阴血，兼能止血，为臣药。赤芍、牡丹皮清热凉血，活血祛瘀；煅人中白凉血解毒；栀子清热燥湿，大黄泻热攻下，引邪热从二便而解，均为佐药。诸药合用，具有清热解毒，凉血散瘀，利湿退黄等多重功效。

【常用加减】 湿重于热者，加茯苓、猪苓、车前子等以加强渗利湿热之功；热重于湿者，加黄芩、蒲公英、龙胆草等以增强清热燥湿之力；腹满胀痛，大便干结者，重用生大黄，加芒硝冲服以助泻下结滞；尿少赤涩，或腹胀尿闭，瘀热水结者，加用桃仁承气汤泻热通瘀；热毒深重，神志昏糊者，可选安宫牛黄丸或醒脑静注射液清热开窍；神昏痉厥者以紫雪丹凉开解痉；若兼秽浊之气蒙窍，可用至宝丹化浊开窍；病程较长，热毒伤阴者，加玄参、枸杞子、石斛等养阴生津。

【验案举例】

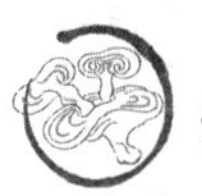

疫黄案

沈某，男，14岁，学生，1992年7月24日入院。两旬前开始感觉乏力，纳差，皮肤深黄，巩膜呈金黄色，食量较正常减少一半，恶心厌油，上腹饱胀隐痛，尿色黄似浓茶。查肝功能异常，ALT 520IU/L，TBil 362.52μmol/L；肝肋下触及2cm，剑突下3cm，质Ⅱ°，轻度压痛、叩痛，脾不肿大，腹软，无移动性浊音。拟诊为急性黄疸型肝炎（病原待定）。用肝炎灵、丹参等注射剂，并给保肝药治疗。5天后病情加重，高度乏力，神情萎靡，恶心，低热（T37.8℃），大便出现黑粪1次，约500克，皮肤、黏膜黄疸进行性加深。复查肝功能：ALT 318IU/L，ALP 156IU/L，TBil 382μmol/L，考虑为亚急性重型肝炎，即在一般基础治疗的同时，加用中药清肝解毒注射液40ml，加入5%葡萄糖液250ml中静滴，每日1次，经4天病情好转，精神、食纳改善，低热能平，肝区痛减，腹胀不著，肌肤黄染减退，小便转淡。用药7天后，因危急症状已获缓解，改用口服中药清肝解毒汤剂，配合保肝药。8月24日查肝功能：ALT 80IU/L，TBil 47.02μmol/L；HBV-M（-），抗HAV-IgM（+），抗HCV（-）。住院41天，于9月3日出院继续调治，直至肝功能复常。

【按】本案患者系湿热疫毒之邪深入营血，瘀热在里，壅遏肝胆，发为疫黄。瘀热相搏，病情迅速传变，已见动血之象（便下黑粪），且有内闭之势，必须凉血化瘀解毒方能奏效。加用清肝解毒制剂，使血热得清，邪毒得解，血瘀得散，妄行之血得止，终于力挽狂澜。在本案治疗过程中，根据病情危急的程度，势笃时采用注射剂，势缓时采用汤剂，充分体现了中医药治疗急症的特色。

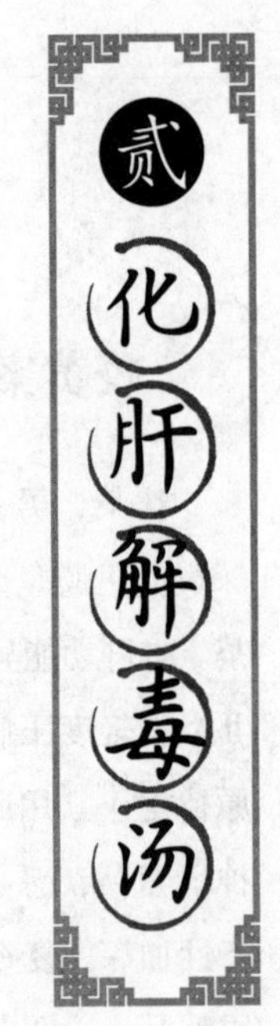

贰 化肝解毒汤

【组成】

虎杖 壹拾伍克
平地木 壹拾伍克
半枝莲 壹拾伍克
土茯苓 贰拾克
垂盆草 贰拾克
赤芍 拾克
姜黄 拾克
黑料豆 拾克
生甘草 叁克

【功　　效】清热利湿，解毒化瘀。

【主　　治】湿热毒瘀型慢性乙型肝炎及乙肝病毒携带者。右胁隐痛，目睛微黄，纳谷不香，口干口黏，大便黏滞不爽，尿黄赤，舌质红，苔薄黄腻，脉细弦滑者。

【方　　解】方中虎杖清热利湿，凉血解毒，散瘀止痛，为君药。半枝莲清热解毒，利水祛湿；平地木利湿，活血，同为臣药。土茯苓、垂盆草解毒，除湿；赤芍清热凉血，活血祛瘀；姜黄化瘀止痛；黑料豆滋补肝肾，解毒利尿，均为佐药。生甘草清热和中，调和诸药，为佐使之用。诸药合用，共奏清化湿热，化瘀解毒，凉血滋阴之效。

【常用加减】胁痛明显者，加柴胡、香附等调达肝郁；性情急躁易怒，面色潮红者，加牡丹皮、栀子等清肝泻火；脘腹胀满者，加炒黄芩、厚朴等清热行气除胀；黄疸明显者，加茵陈、栀子等清热利湿退黄；疲劳乏力者，加党参、白术、黄芪等益气健脾。

【验案举例】

壹 无症状乙肝案

夏某，男，7岁。1995年4月幼儿园肝炎流行，普查发现肝功能异常：HBsAg（+）。7月复查：ALT 400U/L，HBsAg（+）。患儿无明显不适，小便时黄，舌苔薄黄腻，舌质红，脉小数。辨证为湿热瘀毒互结，治以清化瘀毒。处方：土茯苓15克，虎杖15克，平地木15克，大青叶15克，大血藤15克，蒲公英15克，半边莲20克，垂盆草30克，紫草10克，炒黄柏6克，升麻3克。连服35剂，精神好转，眠食俱佳。查：ALT 55U/L，HBsAg（-）。原方去大青叶、紫草，加败酱草12克、炙鸡内金6克。继服15剂。肝功正常，HBsAg（-）。

【按】本案乙肝患者虽无症可辨，但从慢性乙肝病机关键——湿热瘀毒蕴结，耗伤气血阴阳着手，选用化肝解毒汤为基础方加减治疗，收到满意疗效。

贰 慢性乙肝案

张某，男，30岁，工人，慢性乙型肝炎患者。曾经多种中药治疗，反复检查肝功能，ALT时升时降，HBsAg持续阳性。来院时患者面色萎黄，疲惫乏力，伴口干多饮，大便不爽，舌苔薄黄腻，舌尖暗红，脉弦滑。辨证为湿热瘀结于肝，木郁不能疏土所致，治以清化湿热，解毒化瘀。处方：虎杖20克，平地木20克，垂盆草20克，土茯苓10克，贯众10克，紫草10克，黑料豆10克，甘草3克。服药30剂，自觉症状逐渐消失，检查ALT正常，HBsAg转阴。上方去紫草、土茯苓、垂盆草，加制首乌、黄精、生地黄各12克，黄芪、白术各15克，以扶正固本。 继服药30剂后，身体恢复，正常上班，复查肝功能各项指标均正常。随访1年身体健康，复查肝功能 3 次，各项指标均为阴性。

【按】慢性乙型肝炎的病理性质总属邪盛正虚，临证治疗当重视祛邪，以期邪去则正自复。因病邪已深入血分，故须重视运用凉血散血药物，忌用破血伐肝之品，宜和血而不宜破血。在恢复巩固阶段，则须适当配用调补药物以助扶正祛邪。

（整理：陈四清　刘华东）

陈潮祖

陈潮祖，男，汉族，一九二九年二月十二日生于四川省宜宾县李场镇。出身书香门第，自幼喜爱读书，善为文，天资聪慧。十八岁毕业于宜宾师范学校，后因母亲宿疾久困，常延医诊治，长期耳濡目染，渐至心有所感，情有独钟，遂矢志岐黄，以济世活人而师从同里孙芳庭习医。孙氏以善治伤寒、内伤杂病享誉一方，因而在传道授业时特别强调《素问》《伤寒论》《金匮要略》的学习，陈氏正是以此为起点步入中医学殿堂的。在此基础上，他又自学了《温病条辨》《温热经纬》等温病学代表作。学成，悬壶桑梓，治病多有良效，医誉鹊起。

1957年考入成都中医学院师资班，1958年留校从事方剂教学工作。曾任成都市七、八、九届政协委员。1991年被人事部、卫生部、国家中医药管理局选定为第一批全国老中医药专家学术经验继承工作指导老师。1992年经国务院确定为对中医药“高等教育事业做出突出贡献”的中医药专家，享受国务院政府特殊津贴并获荣誉证书。

陈潮祖教授在学术上强调全面继承，大胆创新，始终坚持以论明理，以案实论。临床方面，于杂病诊治积累了十分丰富的辨证、遣方、用药经验。作为方剂专家，对方剂学的突出贡献是选收医方，以临床常用、疗效突出、结构独特为原则，纠正了重经方、轻时方，重书刊方、轻民间方的偏见；编撰方书，以五脏生理为依据，系统研究其发病机理、治疗法则、组方规律，将理、法、方、药融为一体，体现五脏病机为纲、同病异治的辨证方法，构成一经一纬的辨证体系，为中医理法研究的辨证体系的完善都做出了杰出的贡献；辨证方义，注重方剂结构、用法、特殊性的疑点、难点、要点分析，把方理研究推上了“由形入神”的高度；阐明方随法施，法因证立，证系于五脏，把理、法、方、药融为一体；并集古今灵机巧变之实例、当代科研成果及临床心得，对众多医方的临床运用，做了切合临床实际的充分发挥，筛选保存了一大批宝贵方药遗产。在教学上，始终坚持以论明理，以案实论，力求把理论和实践紧密结合在一起，做到论实理透。由于内容生动具体，言辞雅畅清新，受到学生好评，誉为“月下清泉，流于石上”。陈潮祖教授已出版专著7部，其中《中医治法与方剂》为其代表作，已被译成英文、韩文、日文版，在学界有重要影响。

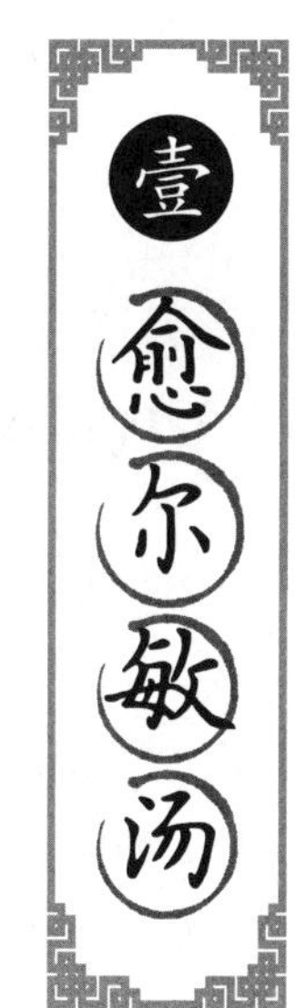

【组成】

麻黄 拾克
荆芥 壹拾伍克
防风 拾克
川芎 拾克
僵蚕 拾克
蝉蜕 拾克
厚朴 壹拾伍克
陈皮 拾克
茯苓 壹拾伍克
桑白皮 拾克
赤小豆 贰拾克
连翘 贰拾克
人参 拾克

【功　效】 疏散风邪，调和营卫，息风解痉。

【主　治】 头晕，目眩，鼻塞，风丹，瘙痒，皮肤顽麻，舌尖微红。

【方　解】 风邪客于少阳三焦，营卫失调而膜络挛急，法当疏散风邪，消除致病原因；通调气血令营卫和调；息风解痉而缓膜络挛急。方用麻黄、荆芥、防风开泄腠理，可祛风邪出表；厚朴、陈皮醒脾利气，可行三焦之气；麻黄、桑白皮、茯苓、赤小豆利水行津，可导三焦之湿；川芎活血调营，可通血络之痹；僵蚕、蝉衣息风解痉，可解膜络之急；连翘辛凉宣散，可解气郁之热；人参补益元气，可以助正祛邪，合而成方，能呈疏风、利气、活血、行津、解痉之效。

【常用加减】 本方所治六种征象均与《太平惠民和剂局方》消风散证相同，是风邪郁于少阳三焦及其血络，外不得疏 ，内不得泄，以致营卫失调，膜络挛急，呈为上述征象。所不同者，唯气化热，舌微红耳。若头昏胀重痛，是风邪夹湿，客于头部，加白术30克、泽泻30克运脾除湿，导湿下行；鼻塞、过敏性鼻炎，加苍耳子10克、辛夷10克；鼻涕多，加乌梅20克、五味子10克敛其津液，或桂枝、白术、泽泻各15克运脾除湿，温化水湿；鼻孔发痒，加细辛5克、白蒺藜10克祛风利窍，或加桂枝温通血络。

【验案举例】

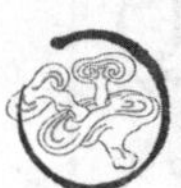

风疹块案

2004年3月25日一诊：李某，女，29岁，成都人。风疹作痒成片，时愈时发，已3年余。今年3月至今连续发作未愈，每日早晚发疹较重，发无定处，头面、四肢、躯干皆可发生。经常服用过敏药片可以暂安，久则失效，大便不爽。刻诊：四肢散在风团样扁平红疹，稍高于皮面，以手指按压患处，松开后疹色淡红，舌质黯红，苔薄白腻，脉细。

处方：麻黄10克，荆芥10克，防风10克，川芎6克，僵蚕10克，炒蝉蜕10克，羌活10克，陈皮6克，茯苓15克，桑白皮15克，赤小豆15克，连翘15克，生姜10克，苦杏仁10克，大枣10克，丹皮10克。3剂。水煎服。

2004年4月3日二诊：服药第三剂后，风疹作痒大减，舌色鲜活，脉如前，大便通畅。患者素有胃病，受冷则痛，近来微有泛酸、恶心之感。继用前方加减。

处方：麻黄10克，荆芥10克，防风10克，川芎6克，僵蚕10克，炒蝉蜕10克，羌活10克，陈皮6克，茯苓15克，赤小豆15克，连翘15克，生姜10克，杏仁10克，大枣10克，香附10克，苍术10克。7剂。水煎服。

1年后，病人因感冒求治，述服上方10剂，病获痊愈，已1年未发。

【按】荨麻疹属中医“风疹”范畴，其发生多因营卫失和，卫外不固，复感风邪而诱发。风寒、风热或兼夹湿邪，客于少阳三焦膜腠，与营血搏结，皆可发为风疹。关于三焦膜腠，陈潮祖教授在深研《内》《难》经义的基础上，提出了“膜腠三焦”说。他认为手少阳三焦的组织结构，包括膜原和腠理两个部分。其中腠理是膜外的组织间隙，膜腠无处不有，外则布于皮里肉外，内则维系五脏六腑。在生理上，膜腠是卫气升降出入之所，水液运行出入之道。在病理上，其功能状态受到肝系统和内外邪气的直接影响。寒侵则膜腠脉络拘急，外不得疏，内不得泄，津气阻于三焦，血络不通而痒。故治疗三焦病变重在宣透膜腠，分消上下。风疹的病因虽然有寒有热，但病位都在少阳三焦。本案患者遍身瘙痒，按诊疹色淡红，色黯红，苔薄白，据此可知为风邪夹湿，客于三焦，气津壅滞，兼有营血搏结之势，故予愈尔敏汤疏风散邪，利气行津，和血调营。

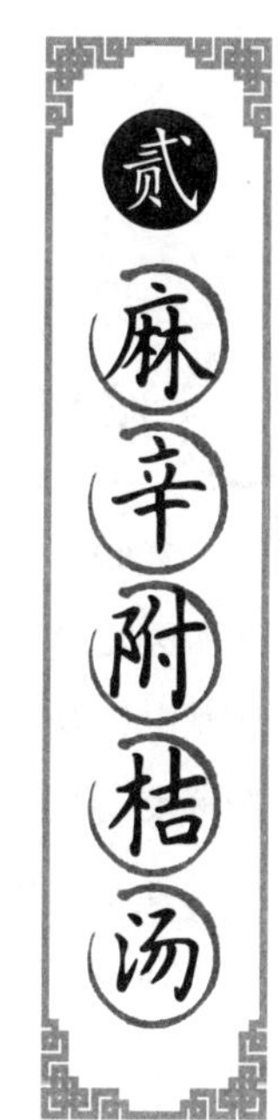

贰 麻辛附桔汤

【组成】

麻黄 拾克
细辛 伍克
附子 壹拾伍至叁拾克
桔梗 贰拾克

【功 效】 宣上温下，调气行津。

【主 治】 寒邪郁闭，津气受阻，声带变厚，以致声音嘶哑。

【方 解】 方用麻黄开宣肺气，逐其外入之寒；附子温煦命火，振奋疲惫阳气；细辛解其痉挛，辛通上下，通其经脉阻滞；桔梗泄肺利咽，成为他山之助，以上是从温通阳气施治。麻黄又有利水除湿作用，附子又有温阳化气之功，温阳利水，双管齐下，则津液自行，以上是从温阳化水湿施治，以此组合成方，则宣上温下，调气行津之法俱备，用治寒湿痹阻之暴哑最宜。

【常用加减】 兼有水湿，加半夏、茯苓、泽泻燥湿淡渗；兼有经脉挛急，加白芍、甘草、葛根缓其挛急。

【验案举例】

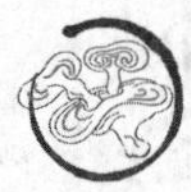

喑哑案

2009年5月15日一诊：蔡某，女，43岁。声音嘶哑1年，说话吃力，久说喉咙干痛，某西医院诊断为“声带小节”。询知不咳嗽，平素怕冷，常口苦，疲倦，舌体淡胖，苔黄腻中有裂纹，脉沉细。诊断为 “声嘶失音”，病机为阳虚外感，肺气失宣。治宜：助阳解表，以麻黄附子细辛汤加桔梗。

处方：麻黄10克，细辛6克，桔梗20克，附子（先煎40分钟）15克。5剂。水煎服。

2009年5月20日二诊：服5剂后乏力减轻，声哑减轻。原方续服5剂，声音趋于正常。

【按】此案所见征象，既有平素怕冷，舌体淡胖，脉沉而细的阳虚征象，又有口苦，苔黄、舌体中线呈现裂纹的热象特征，仔细分析，口苦、苔黄、舌体沟纹是假象，平素怕冷、舌体淡胖、脉沉细是真象，属于真寒假热证候。患者平素怕冷，脉象沉细，是其阳气虚损之象，舌体淡胖，是其阳虚不能化气行水，水湿内停少阳三焦腠理于肌肉间隙，具体而言，血中水分增多，则舌淡；湿停于舌则舌胖，阻于咽喉，声带变厚，不能巧舌如簧则嘶哑。身体之内只有胆汁才呈色黄、味苦，是以肠道进入管壁间隙。跟随水津运行三焦。现因湿阻少阳三焦，妨碍胆液随津下行外出，逆而上行，从其咽喉渗出，则口苦，渗于舌面则苔黄，因此成为假热征象。至于舌体中线呈沟纹，则因湿停于舌，舌体中线因有筋脉制约，所以只有两侧肌肉向上突出呈现类似裂纹状。综上所述，诊断此证属于阳虚不能化水为气，水湿内停，确有其理在焉。

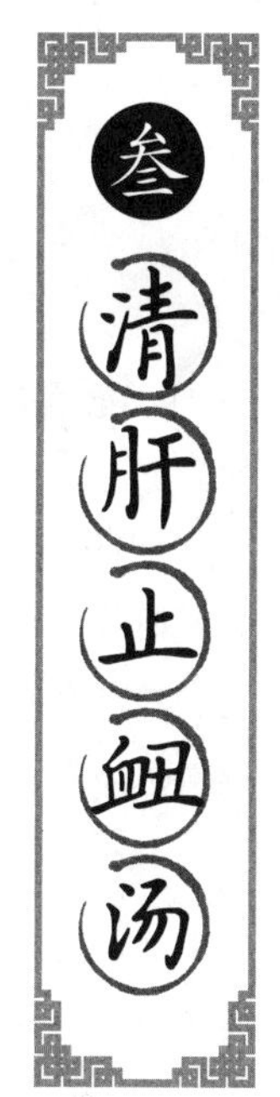

【组成】

青黛　拾克
焦栀子　拾克
瓜蒌皮　壹拾伍克
黄芩　拾克
牡丹皮　壹拾贰克
青蒿　贰拾克

【功　　效】 清肝止衄。

【主　　治】 鼻衄如注，舌红，脉象弦数。

【方　　解】 此种肝火犯肺之证，治宜清热凉肝，令火不刑金，血不为热所迫，则衄血自止，是为澄本清源之法。方中青黛凉血力量颇强，走肝以凉泻血分邪热，得善清肝经气分邪热之栀子、黄芩，凉血散血之牡丹皮为助，清热凉血作用大为增强。木火刑金，本是金不制木，火随气升，故用瓜蒌皮降泄肺气，恢复肺气肃降之权；鼻衄多由暑热内逼，青蒿清暑之功素著，故选此药清透血分邪热，合而用之，能呈较强的清热凉肝功效。

【常用加减】 审其确属热证即可投此。或加大黄引血下行，或加牡蛎潜阳镇逆，或加生地黄、玄参凉血滋阴，或加小蓟、白茅根标本同治。唯湿热不宜投此方，投此亦应加入芦根、滑石之流，才合法度。

【验案举例】

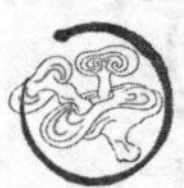

鼻衄案

1976年夏天，陈教授在温江和盛镇开门办学，一老妪年近八旬，鼻窍出血1个月不止，邀陈教授往诊。观其舌红、脉数，当是暑热侵入血分，热迫血溢使然，遂书此方付之，二剂即止。继呈心区绞痛难忍，因思失血日久，而呈心痛，当是失血过多，心包脉络挛急使然。改书一贯煎加芍药、甘草付之，也是数剂痛止。

【按】清肝止衄汤由咳血方加味而来，咳血方本为治疗肝火犯肺，灼伤肺络的咳血之证，何以用治鼻衄？一者咳血、鼻衄二病同源，皆为肺系病变；二者肝藏血，主身之筋膜，肝气疏泄太过，上犯肺金，血随气逆，或从鼻而出，或从口出。综合诸症，病机当属肝火犯肺，损伤膜络所致。方中并无止血药而止血效果甚佳，堪称治病求本典范。此方能有较好止血疗效，实得力于青黛、栀子清肝降火，火得清降，无以灼络，兼有牡丹皮凉血散血为助，出血自止；此证还有暑热内侵，以青蒿清其暑热，更兼清透血热之效。其余三药仅为调肺敛肺之品。

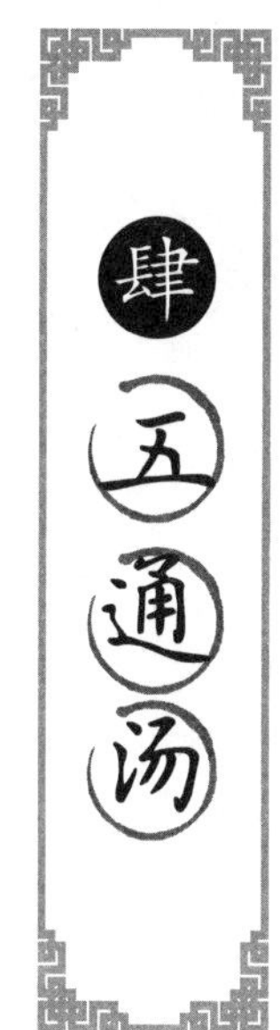

【组成】

麻黄 拾克
桂枝 拾克
干姜 拾克
半夏 壹拾伍克
细辛 陆克
白芍 拾克
甘草 拾克
陈皮 壹拾伍克
厚朴 贰拾克
枳实 壹拾伍克
柴胡 壹拾伍克
白术 贰拾克
茯苓 贰拾克
泽泻 叁拾克
人参 拾至贰拾克

【功　效】温通五脏。

【主　治】外感风寒，经脉挛急，气血津液郁结。（1）肺系头身酸软重痛，鼻塞流涕，咽喉痒痛，声音嘶哑，喘咳痰白；（2）心系心区憋闷，疼痛；（3）肝系胸胁胀痛；（4）脾系脘痞腹胀，呕吐泄泻，胃痛腹痛，或大便不爽，便秘；（5）肾系小便不利，水肿。上述征象仅见一症便可使用，不必悉具，但须以舌体淡胖为其辨证依据。

【方　解】寒邪束表，毛窍收缩，血络挛急，气血津液运行受阻，滞留肤腠之间，头身酸软重痛见矣；津气郁结，阻滞肺窍，鼻塞流涕见矣；阻于咽喉间隙，血络不通，咽喉痒痛见矣；津气阻于会厌，声带变厚，声音嘶哑见矣；肺脏宣降津气功能受阻，津气阻于气道夹层，渗入气道，喘咳痰稀见矣；津气阻于心系冠状动脉，或成心肌肥大，或成心包积液，心区憋闷或疼痛见矣；肝系经脉布于胸胁，胆管下连小肠，经脉挛急，气血水津郁结，胆液、胰液受阻，胸胁胀痛，不欲饮食见矣；脾胃纳运水谷，升降津气，胃肠夹层津气阻滞，脘痞腹胀见矣；胃肠痉挛，津气失调，吐泻腹痛见矣；津滞胃肠夹层日久，胃肠受湿而弛，传导功能减退，大便不爽见矣；水津不能反渗入肠，便秘见矣；肾为主水之脏，肾命气化不及州都，水津停滞，则成小便不利，或呈水肿。上述种种，要皆素体阳虚，或饮食生冷，过用寒凉，阳气受损，复感外寒，经脉挛急，气血津液升降出入失常使然。

五脏功能衰退，复感寒邪，导致五脏经隧挛急，肺系宣降津气功能失常，脾胃升降功能失职，肾命化气行水功能不及，肝系疏泄功能受阻，津气阻于少阳三焦，遍及五系。遵循《内经》“其在皮者，汗而发之”；“中满者，泻之于内”：“其下者，引而竭之”；“肝苦急，急食甘以缓之”之训，法当外散寒邪，内温阳气，行气活血，通调津气，舒缓经脉，解其痉挛，才与病理相符。方中麻黄、桂枝有散寒解表作用，可祛外侵寒邪，消除病因；麻黄、细辛宣降肺卫津气，可以恢复肺系功能，乃治上焦药也；苍术、陈皮、枳实、厚朴，可降中焦津气，使肺气下行无阻；配以干姜、半夏、白术温运中焦，健脾化湿，柴胡、枳实升降中焦津气，畅通胆流，乃治中焦药也；桂枝有温肾阳之功，配以白术、茯苓、泽泻，可呈化气行水之效，乃为下焦设也；桂枝擅长温通血脉，畅旺血行；细辛、芍药、甘草擅长舒缓五系经脉挛急，则为血行不利，经脉挛急设也；自身阳虚，温必兼补，人参益气，振衰起废之功，位居诸药之首，《本经》谓其能“补五脏”者，盖五脏功能活动均赖气为动力故也。诸药合而成方，可呈外散寒邪，内温阳气，补其虚损，通其滞塞之效，因可通调五系气血津液，故以五通名之。

【常用加减】 声音嘶哑者，加桔梗泄肺利咽；阳虚阴盛者，再加附子温其少阴阳气，增强心系血运与肾系化气行水作用。肺气上逆呈喘者，可加桑白皮、苦杏仁降其津气；或加大黄通泻大肠，成为脏病通腑，承气下行之法。咳嗽痰少者，可加桔梗开宣肺气，五味子敛肺止咳，款冬花、白前解痉止咳；咳嗽痰多者，加苍术、胆南星燥湿和脾，杜绝津凝成痰。脾系脘痞腹胀，气逆而哕，则重用陈皮并加旋覆花降其肺胃逆气；如因胃之贲门、幽门松弛，胆液随其胃液上逆，食道灼热冒酸，重用枳实促进胆管、幽门收缩，阻止胃液上逆，或加黄连、吴茱萸制酸，体现寒温同用之法。如果胸胁胀满，食欲减退，当是胆胰受阻，则宜重用枳实，加入木香、郁金畅通胆流。如果肝脏肿大，则宜加入当归、川芎活血行瘀，使气血津液齐通。心区憋闷，心律不齐，减去厚朴，干姜换成生姜（即合《金匮要略》橘皮枳实生姜汤），令其津气下行；若津凝成痰，阻于心脏冠状动脉夹层，稍受寒侵或情绪激动则痛，则加瓜蒌、薤白涤痰泄浊。若系心包积液，心体肥大，则加苍术、猪苓增强燥湿利水作用。若系心功能疲惫，呈为心悸，则减去麻黄、厚朴、半夏，加入附子，配合人参补心肾阳气。

【验案举例】

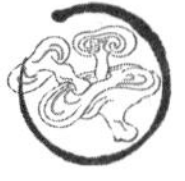

胃痛案

2008年1月18日一诊： 肖某，女，24岁。患胃脘痛3个月，加重7天。自述胃中堵塞难受，不能下咽干性食物，食后欲呕，大便秘结，已3日未解，微咳，有少量白痰，口干苦而多饮。询知：平素四肢欠温，喜食热饮，7天前曾淋雨而感冒，自购“康泰克”等药服用，感冒渐愈而胃痛加重。月经量偏少，色黯，夹少量血块，经行腹痛，舌淡胖，苔薄黄腻，脉弱。陈潮祖教授曰：此寒证也，令疏五通汤。余甚迷惑不解，患者口苦，口干，大便秘结，苔黄而腻，当是热证，何予温散、温运、温补之方药？犹在踌躇之际，又曰：此证服汤后苔当变薄，口苦、口干当减轻。

处方：桂枝15克，白芍10克，麻黄10克，干姜15克，炒白术20克，北细辛6克，苍术25克，厚朴20克，茯苓30克，猪苓10克，生晒参15 克，法半夏15克，柴胡15克，枳实15克，陈皮20克，泽泻20克，炙甘草10克。3剂。水煎服。

2008年1月21日二诊： 服上方3剂后黄腻苔已褪净，胃痛、胃胀、口苦、口干等症状都有明显好转，大便日解1次。原方加广木香15克、桔梗15克，续进3剂，诸症悉愈。嘱以上方再服2剂，2日1剂，以巩固疗效。

【按】五通汤乃陈潮祖教授近年综合仲景小青龙汤、理中丸、平胃散、五苓散、四逆散五方加减组成的方剂，意欲由博返约，便于掌握，治疗五系寒征。仲景《伤寒论》方，据外感风寒立论，多数属于津气郁结病变。由于受寒以后，易引起心系血络挛急，成为气血津液同病。所以外感寒邪，经隧因寒而挛，气血津液因寒而凝，见于一系有之，两系同病亦有之，五系同病亦常有之。五脏经隧是由肝系筋膜构成，其中心系血管与肝系三焦膜原、腠理遍布脏腑形骸，无处不有，是气血津液环流全身之路。《灵枢》《素问》谓营行脉中，卫行脉外，其实谷精、肾精、胆液之类流动物质，也随气血水津运行血管内外，一旦感受寒邪，经脉挛急，气血津液运行不利，于是众多征象见矣！本案之口干苦而思饮，苔薄黄腻当如何认识？陈潮祖教授常说：现今临床所见寒征较多，寒热夹杂相兼征象间亦有之，如何从纷繁复杂的证象中分辨出寒热真假来，乃是临床诊疗难以掌握之处。后生有幸侍诊左右，得以体会寒热之机，知晓三焦之理，洞察五脏宜通之旨。书此医案，望与广大医林同道相互学习，不被寒热真假所惑。陈潮祖教授曰：近二十年西医不论何病动辄输液打针，临床见到热证的机会大大减少了，平日所见十之八九都是寒证，即使所剩也是气郁化热，通调气津即可。现在某些医生在临床上一见西医诊断属于某某炎症，就大量使用清热解毒药物，明明是小青龙汤证，一见西医诊为肺炎立即改弦更张以千金苇茎汤；明明是肾气丸证的小便不利，一听说前列腺炎立即使用八正散加减。临床因寒证误治者，比比皆是。此案之口干苦而思饮，苔薄黄腻并非湿热内蕴，而是阳虚生湿，郁久化生浮热之征，舌淡胖，脉弱即是明证。此浮热治不在寒凉直折，关键是温补阳气，流通气津，气行津布自无郁而化热之患，不治热则热自除。另外，本方尚借麻黄、桂枝透散之性，导郁热出表，与《伤寒论》第46条之“服药已，微除，其人发烦目瞑。剧者必衄，衄乃解，所以然者，阳气重故也，麻黄汤主之”如出一辙。此案胃脘痛数月与阳气不足致体内气、津、血运行不畅有关，加重又系外感风寒，经脉因寒而挛急所为。前者依据平素四肢欠温，喜食热饮，诊时舌淡胖，脉弱；后者问诊得知曾淋雨感冒。肺合皮毛主表，肺胃经脉相通，寒邪袭表，由肺及胃，凝滞胃络则胃痛加重。五通汤为五系病变而设，临床常多系并见，以某系为主。本案侧重中焦脾胃，辨证要点是胃脘痛，四肢欠温，喜食热饮，舌淡胖，脉弱。

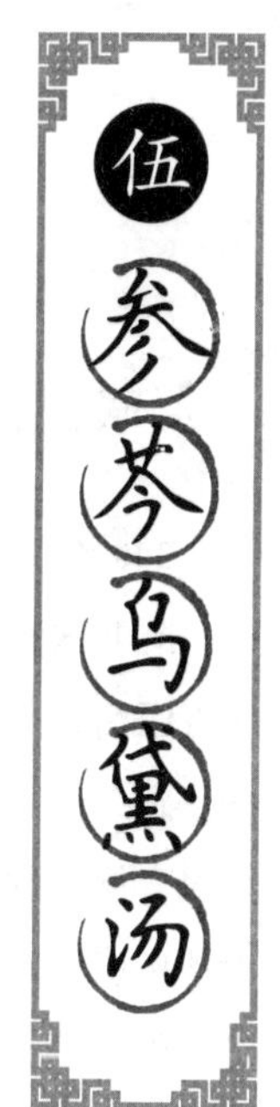

【组成】

柴胡 拾克

黄芩 拾克

半夏 壹拾伍克

生姜 拾克

人参 壹拾伍克

甘草 拾克

大枣 壹拾伍克

乌梅 壹拾伍克

青黛 拾克

【功　效】 益气清热，敛肝清热。

【主　治】 气虚肝热，血溢脉外。痔血、尿血、崩漏，心悸气短，体倦无力，舌尖微红，脉弱无力。

【方　解】 此证有气不摄血、热迫血溢两种病理存在，治宜益气清热，双管齐下，才与病机相符。此方是小柴胡汤加青黛、乌梅而成。方中人参、甘草、大枣补益元气，半夏、生姜运脾和胃，使中焦健运则卫气有源，血得气摄而不外溢。黄芩擅清肝经气热，青黛擅清肝经血热，柴胡疏肝理气，杜绝气再郁结化热，使血能内贮于肝而不外泄。复用乌梅敛肝止血，遂呈益气摄血、清肝宁血、敛肝止血三法俱备之方，所以用治出血，疗效甚佳。

【常用加减】 《仁斋直指方》谓小柴胡汤加乌梅能治诸热出血，再加擅清肝经血热的青黛，则止血功效尤著。不仅下部出血可用，如果减生姜、柴胡，加青蒿，则上部吐血、咳血、鼻衄、发斑，审属两种机理并存，亦可使用。若欲增强清热止血作用，可加炒地榆20克；若欲增强收涩止血作用，加入乌贼骨30克、茜草10克。

【验案举例】

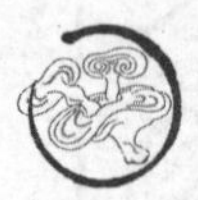

尿血案

2002年1月28日一诊：李某，男，32岁。小便尿血已近半年，遇劳加重。曾经西医检查，既非尿路炎症，也非尿路结石损伤出血，亦排除了肾系结核出血，原因至今不明。多方医治，其效不显，困扰多时，情绪受阻，苦不堪言。小便红赤，尿量正常，一般无灼热感，但若食辣过甚即觉小便灼热，但不痛，大便1日1行，质偏干，时觉心悸气短，口渴喜饮，饮食、睡眠正常，无腰痛感，舌尖微红，舌质偏嫩，苔薄黄少津，脉沉细。参芩乌黛汤为治。

处方：柴胡25克，黄芩10克，法半夏15克，生姜10克，人参15克，甘草10克，大枣15克，乌梅15克，青黛（包煎）10克。3剂。水煎服。

2002年2月18日二诊：自述服上方3剂后即未出血，心中大喜。正值年关将近，遂刻意停药观察，现已停药半月，未见尿血复发。观其舌淡红，苔薄白，脉沉偏细。虑其病程较久，脉仍不足，故再书上方嘱其递进3～6剂，以免复发。2月之后，因其带另一病人来诊，方知尿血已愈未发。

【按】本案病情简单，以尿血为其主症，且西医检查未发现明显异常，按说易治，但何以久治不愈？陈潮祖教授云：究其原因，恐受常规思维所宥，导致辨证不明。一般辨治尿血，多从肾系入手，实证常见热灼肾络或下焦湿热蕴结，虚证责之肾虚使然，或肾阴亏耗，虚火灼络；或肾阳受损，气虚不固。实则利尿通淋，清热止血，方选八正散、小蓟饮子之属；虚则益肾止血，阴虚常用知柏地黄丸合二至丸，左归丸于证亦合，阳虚常投肾气丸或右归丸加艾叶、血余炭以温阳摄血。但殊不知肝藏血，血行于脉，有赖肝为疏调，气为固摄；少阳三焦为人体气血津液的循行通路，血脉运行，有赖三焦疏利通畅。如果肝经有热，疏泄失常，血则无以内藏；若肝气虚损，不能固摄，血亦可溢于脉外；三焦不利，血行受阻，也可成为离经之血；上述病机，亦是辨治出血的依据，却常为世人忽略。此案尿血，血色鲜红，伴舌红，苔黄少津，为血热之象；而病程迁延，时觉心悸气短，脉沉细为不及之象，皆提示气虚不摄；尿中见血，提示血络破损，血溢脉外。综合上述，病机有热迫血溢，气不摄血，血络破损三种病理存在，治宜清泄肝热，益气摄血，敛肝止血，多管齐下，才与机理相符。而能发挥上述三方作用的，唯参芩乌黛汤。方中黄芩擅清肝经气热，青黛擅清肝经血热，柴胡疏肝理气，杜绝气再郁结化热，则血能内贮于肝而不外泄；人参、甘草、大枣补益元气；半夏、生姜运脾和胃，使中焦健运则卫气有源，血得气摄则血不外溢。复用乌梅敛肝止血，遂呈清肝宁血，益气摄血，敛肝止血俱备之方，所以用治出血，疗效甚佳。

（整理：李培　贾波　叶品良）

于慎中

于慎中，男，一九三〇年四月出生，江苏省涟水县人，教授，主任医师。曾任山西省中西医结合学会常务理事兼学术工作委员会主任、《医学与哲学》杂志特约编辑、《实用中西医结合杂志》编委，现任《山西中医》杂志顾问、山西省卫生厅中医管理局高级顾问。

于慎中教授1957年大连医学院（今大连医科大学）医疗系本科毕业，分配来山西医学院(今山西医科大学)工作。1959年参加山西省第一期西医离职学习中医班学习，1961年结业。先后担任山西省西医学习中医班教师、山西医学院中医教研室及山西医学院第一附属医院中医科主任。1994年退休。1990年获山西省科委颁发的省科技进步三等奖。1991年获批为“全国老中医药专家学术经验继承工作指导老师”。1993年开始享受国务院政府特殊津贴。

在中西医结合临床研究中，于慎中教授善于运用辨病与辨证相结合的方法诊治内科疾患，尤其擅长诊治消化、呼吸系统疾病和运用活血化瘀治则治疗各种疑难杂症。曾发表过《运用辨证思维指导中西医结合临床研究》《对于辨证论治与辨病论治的哲学思考》《结缔组织病的辨证论治》《辨证论治在活血化瘀临证中的应用》等论著，总结了个人的临床经验和对于中西医结合临床研究的思路与方法的见解。

在中医基础理论的研究方面，于教授

对祖国医学理论的形成及如何正确评价，以及中医学的发展战略，提出了一些独到的见解。先后在国家级杂志上发表了《中医学和自然哲学》《影响中医理论研究深入开展的一些认识问题》《诊断规范化与中医学发展》《论中西医结合研究中存在的一些问题》《加强宏观领域的中西医结合研究》《评发展中医学的主体战略》等论著，引起国内同道的重视。

在教学方面，于教授系统讲授过中医基础理论、中医诊断学、内经、医古文等课程。其教学方法灵活，重点突出，深入浅出，受到学生好评，多次被评为模范教师。多年来他在国家级及省级学术杂志上发表论文共20余篇，主编中西医结合教材《中医学讲义》1套，编写全国高等医药院校协编教材《中医学》1本（任副主编）。

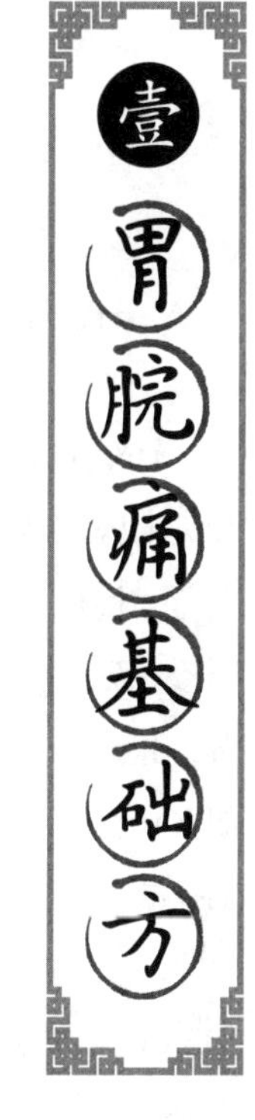

【组成】

白芍　壹拾伍克

甘草　陆克

川楝子　壹拾伍克

延胡索　拾克

【功　　效】 行气活血，柔肝止痛。

【主　　治】 用此方加减治疗各种原因引起的胃脘疼痛。

【方　　解】 本方由芍药甘草汤和金铃子散组成。芍药、甘草柔肝缓挛急止疼痛；金铃子散行气活血止痛。

【常用加减】 脾胃虚寒者，加吴茱萸、桂枝、干姜、香附、高良姜；肝郁气滞者，加柴胡、香附、枳壳、川芎；阴虚者，加沙参、玄参、生地黄、石斛。

【验案举例】

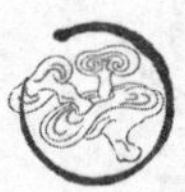

胃脘痛案

1982年5月6日一诊：郝某，女，65岁。主诉胃脘痛反复发作10余年，近周加重。10天前因脘痛发作，请某中医诊治。当时用下方：吴茱萸、干姜、桂枝、附子、当归、白芍、桃仁、红花、延胡索、没药、川厚朴、枳壳、罂粟壳、苍术。服药后脘痛加重。接诊所见：患者胃脘痛不喜按，痛处固定，纳呆，口干咽燥，喜凉饮，大便干，小便微黄，脉弦数，舌红少苔。辨证属胃阴虚。用下方：白芍15克，甘草6克，川楝子15克，延胡索10克，五灵脂10克，丹皮6克，沙参10克，生地黄10克，玄参10克，石斛15克。服1剂痛减，3剂痛消。又服原方3剂，巩固疗效。

【按】胃脘痛发病大多与饮食及情志有关，临床常见为脾胃虚寒，病久又总有血瘀见证。因此健脾温中、活血化瘀常可收效。本例患者开始所用方药亦符合常法，但可惜审证欠佳。一个典型的胃阴虚病人，再用桂附、干姜、吴茱萸，无异火上加油，病情怎能不加重。改用养阴活血治法后，立即显效，且能长期巩固。临床中阴虚型的胃脘痛虽然相对比较少见，但也不是绝无仅有。医者如果囿于传统经验，一遇胃脘痛即用温中活血法，有时就难免造成失误。

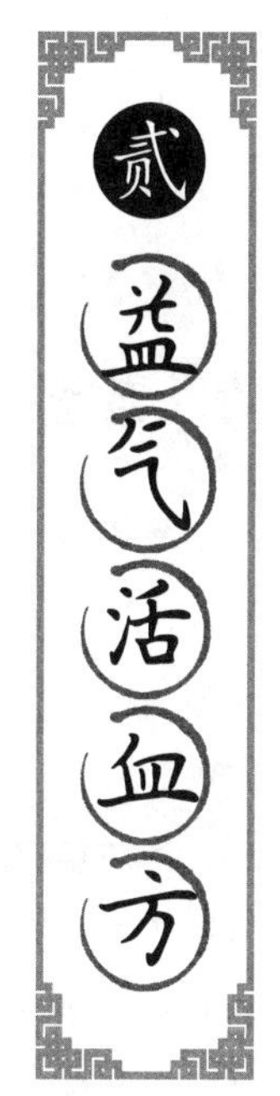

【组成】

黄芪 叁拾克
党参 壹拾伍克
白术 拾克
茯苓 壹拾伍克
丹参 叁拾克
赤芍 壹拾伍克
川芎 壹拾伍克
当归 壹拾伍克

【功　　效】 健脾益气，活血化瘀。

【主　　治】 身倦乏力，少气懒言，纳呆，便溏；兼有各种血瘀征象，如肿块，疼痛拒按，痛处固定，痛经有黑血块，舌质紫暗，有瘀斑瘀点等。

【方　　解】 方中黄芪、党参、白术、茯苓益气健脾，丹参、赤芍、川芎、当归活血化瘀。

【常用加减】 便溏者，加薏苡仁、山药；瘀象较重者，加桃仁、红花；痛重者，加延胡索、川楝子；气滞者，加枳壳、香附、木香；伴阴虚者，加沙参、玄参、麦冬。

【验案举例】

壹 系统性硬皮病

系统性硬皮病是一种结缔组织病，其临床表现属于中医瘀血痹症。《素问·痹论》："其在于骨则重，在于脉则血凝而不流，在于筋则屈不伸，在于肉则不仁，在于皮则寒。"与本病颇多相似之处。国内对本病治疗大多以活血化瘀为主，亦有着重补肾取效者。

1977年6月一诊：史某，女，70岁。发病1年多，开始自右手及前臂皮肤发硬，肤色变深，逐渐侵及全身。西医皮肤科确诊为系统性硬皮病。就诊前曾服用固定验方（全为活血药）30余剂，病情无变化。就诊时患者身倦乏力，纳呆，大便不成形，全身皮肤板硬，尤以颜面胸背及两上肢为甚，皮肤呈褐色，不能捏起，额无皱纹，面无表情，手足屈伸不利，脉沉弱，舌淡苔白。根据辨证，患者有明显的脾气虚，以健脾益气活血法治疗。方用黄芪30克、党参15克、茯苓15克、薏苡仁15克、白术15克、当归15克、丹参30克、赤芍15克、川芎15克、鸡血藤15克、泽兰15克、桃仁12克、红花12克。上方服6剂后复诊，病情显著好转，颜面胸背皮肤开始变软，纳增，大便成形。原方再进，1个月后随诊，额部显皱纹，面部有表情，全身皮肤除右手背外均可捏起。以后间用上方及丹参注射液治疗，半年后随诊，病情稳定，除始发处皮肤仍较硬外，余处均已恢复常态。

【按】本例用单纯活血化瘀验方30剂无变化，辨证后用益气活血法，很快取得疗效，所用活血药与原用固定验方基本一致，说明配伍健脾益气法在治疗中起了重要作用。

贰 溃疡性结肠炎

1979年8月8日一诊：马某，男，40岁。慢性腹泻10余年，腹泻腹痛反复发作，每于劳累后易患。此次发作2月有余，大便日10余次，溏便，无脓血，有黏液，腹痛不喜按，固定于左下腹，一般情况尚佳，消瘦不明显，脉沉弦，舌暗苔薄白，左下腹轻压痛，未触及肿物。患者先后在山西省人民医院、山西省肿瘤医院及北京某医院就诊，并做结肠镜检查，均诊断为溃疡性结肠炎。既往经常服用中药治疗，均以温肾健脾为主，疗效不满意。一诊时考虑患者为慢性腹泻，劳累后易患，明显属脾气虚弱；又有腹痛拒按，痛处固定，应与瘀血有关。结合既往治疗经过，决定采用益气活血法。药用黄芪30克、党参15克、白术10克、茯苓15克、薏苡仁15克、山药15克、丹参30克、赤芍15克、川芎15克、丹皮10克。服上方6剂后，腹痛、腹泻症状明显改善，大便由日10余次减为3～4次。原方再进，半月后复诊，大便正常，腹痛全消。

【按】溃疡性结肠炎是自身免疫性疾病，从中医理论考虑，本病常属久泻久痢范畴。本例长期腹泻，前医都按脾肾虚损以温肾健脾法治疗，基本符合病情，但未注意腹痛拒按、痛处固定的体征，忽略血瘀见证。近人亦有关于应用活血化瘀法治疗溃疡性结肠炎的报道。个人临床体会，一般慢性腹泻，如兼有腹痛拒按、舌暗有瘀血的体征，在温肾健脾基础上，加用活血药常可取效。此例治疗既根据辨证，又参考了王清任氏在《医林改错》中谈到的膈下逐瘀汤时所说：“五更泻日三两次，用二神丸、四神丸等药治之不效，常有三五年不愈者……用此方可痊愈。”“泻肚日久，百方不效……亦用此方。”验诸临床，一般脾肾阳虚之久泻患者，用参苓白术散合四神丸加减，每易取得显效，但也确有百方不效者。王氏之经验确有独到之处，于慎中教授治疗溃疡性结肠炎，常宗此法，多有效。

（整理：孙健民）

孙郁芝

孙郁芝，女，生于一九三〇年五月，辽宁省沈阳市人。山西省中医药研究院主任医师，肾病研究所名誉所长。曾任山西省中医研究所内科主任、肾病科主任、山西省中西医结合学会理事、山西省中西医结合学会肾病专业委员会主任委员、山西省医学会内科专业委员会委员、山西省老年学会骨质疏松委员会常务委员，是第一批及第二批全国老中医药专家学术经验继承工作指导老师。

孙郁芝主任1954年毕业于大连医学院，1956年参加卫生部在武汉举办的全国首届西学中研究班学习3年，毕业后到山西医学院西学中班任教并从事中西医结合内科临床工作，1963年调山西省中医研究所工作，1973年到北京医学院第一附属医院进修肾病专业1年半。孙郁芝主任从事肾病研究工作30余年，对肾病研究颇有建树。

其自创的“益肾汤”获1978年全国医药卫生科技大会成果奖，“益肾合剂系列方”于1994年获山西省科技进步二等奖，“血尿停”于1995年获山西省科技进步三等奖，并在省级及国家级杂志上发表学术论文20余篇。

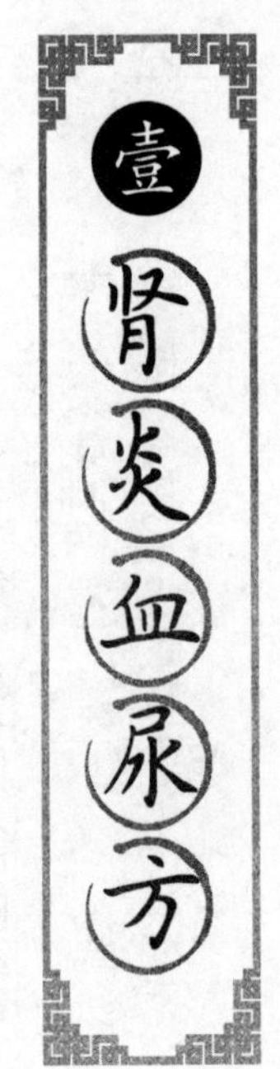

壹 肾炎血尿方

【组成】

生地黄　拾克
丹皮　拾克
白术　拾克
茯苓　壹拾伍克
女贞子　壹拾伍克
旱莲草　壹拾伍克
小蓟　叁拾克
砂仁　陆克

【功　效】 凉血止血，健脾和胃。

【主　治】 各种急慢性肾炎，以血尿为主，蛋白尿阴性或微量，辨证属血热妄行者。

【方　解】 方中生地黄、丹皮一重养阴清热，一重凉血活血，前者可逐血痹，后者能清血分伏火，为方中君药；配以白术、茯苓、砂仁健脾和胃，防止寒凉药物伤胃，并扶助后天以治本；女贞子、旱莲草滋阴清热，善凉血止血；小蓟清热凉血、祛瘀消痈，三药合用，加强生地黄凉血止血之效。

【常用加减】 血尿每因感冒、扁桃体炎诱发加重，故伴风热外感者，加金银花、桔梗、鱼腥草、麦冬、浙贝母、枇杷叶；肺热重加黄芩；有表证加荆芥；若伴微量蛋白尿加白茅根、石韦、薏苡仁；腰痛、腰困加狗脊、杜仲；下焦湿热重，加土茯苓、蒲公英，甚者可加黄柏；若患者病程较长，耗伤气阴，加黄芪、山茱萸；血尿久不愈，可酌加藕节、乌梅炭、生龙骨、生牡蛎收敛止血。

【验案举例】

壹 肾炎尿血案

2010年2月25日一诊：李某，女，31岁。患者2008年9月因月经不调就诊于阳泉某医院，化验尿常规：BLD（++），PRO（-），后多次复查尿常规尿潜血均为阳性，经多方求治无效遂来就诊：患者感腰困，咽干痛，纳眠好，二便调，舌淡苔白，脉细弦，无浮肿，高血压，BLD（++），PRO（-），尿红细胞形态变形率90%，双肾B超大小形态正常，肾功正常。西医诊断：隐匿性肾小球肾炎。中医诊断：尿血。证属肝肾阴虚，虚火内扰。治以滋补肝肾，养阴清热，凉血止血。

处方：生地黄10克，丹皮10克，山茱萸10克，白术10克，茯苓15克，女贞子15克，旱莲草10克，土茯苓30克，黄柏10克，杜仲15克，陈皮12克，小蓟30克，砂仁6克。7剂。水煎服。

2010年3月4日二诊：服上方7剂后，腰困、咽干痛好转，咽痒，舌淡苔白，脉细弦。予上方去黄柏、生地黄，加鱼腥草30克，藕节15克，乌梅炭15克。21剂。水煎服。

2010年3月25日三诊：服上方21剂后，咽干痛，咽痒不咳症状消失，偶有腰困，余无不适，纳寐可，大便正常，舌淡苔白，脉细弦。尿沉渣镜检：RBC 9个/HP。予一诊方加狗脊15克，藕节15克，乌梅炭15克，白茅根30克。

【按】肾性血尿的治疗，孙郁芝主任临床治疗的特色可以概括为以凉血活血为主，随时注意顾护胃气，日久则考虑肝肾亏虚，酌加调补肝肾之品。此外，肾性血尿从病理分型上说，以IgA肾病、紫癜肾最为多见，病情每因感染诱发是其最大特点，尤其是上呼吸道感染。故孙郁芝主任临床问诊中，特别重视患者近期有无感冒、发热、咽痛、咳嗽、咳痰等症状，或平素有无易发急性扁桃体炎的病史，若有则把防治感染作为重中之重。但对于这种情况，孙郁芝主任并不是以选用抗生素为主，而是选用疏风清肺解毒或养阴清热类中药，如金银花、连翘、薄荷、浙贝母、鱼腥草等，尤其鱼腥草清热解毒而又属药食同源类中药，故无损胃气，且经现代药理研究表明可提高机体免疫力，同时具有抑菌作用，最为适宜血尿患者防治上呼吸道感染。

在本病例中，孙郁芝主任选择生地、丹皮凉血止血，通常为阴虚血热类血尿的必用之品，为防凉药伤胃，故加用砂仁、白术、茯苓、陈皮以顾护胃气，女贞子、旱莲草滋补肝肾之阴且有凉血止血之功，亦为治疗血尿喜用之品。此外，以小蓟增强凉血活血止血之功，杜仲补肾治疗肾虚腰痛，土茯苓清热解毒利湿，黄柏清下焦湿热。诸药合用，融清血热，化瘀血，护胃气，补肝肾于一炉，与患者病情最为合拍。

复诊中考虑患者咽干痛等阴虚肺热之象减轻，故去黄柏、生地黄，血尿未愈故加藕节、乌梅炭而重在治疗血尿，体现了药随证变的用药思路。

贰 肾炎尿血案

2009年10月26日一诊：冯某，女，24岁。患者去年7月发现肉眼血尿，经服中药3个月，转为镜下血尿。现服知柏地黄丸1年，复查尿常规：BLD（+++），患者现咽干，足跟痛，今日经潮，少腹不适，腰痛，纳眠好。舌红苔白腻，脉细弦。证属尿血，肺肾阴虚。

处方：生地黄10克，丹皮10克，白术10克，茯苓15克，杜仲15克，狗脊15克，小蓟30克，桔梗9克，鱼腥草30克，陈皮12克，山茱萸10克，香附12克，土茯苓30克，砂仁6克，麦冬12克，川断15克。5剂。水煎服。

2009年11月1日二诊：服上方5剂后，咽干、少腹不适消失，仍感腰痛，足跟痛，近日大便溏薄，纳眠好，舌红苔白腻，脉细弦。BLD（++）。予上方去鱼腥草、生地黄，加苍术10克，枸杞15克，黄芩9克，生姜3片。28剂。水煎服。

2009年11月29日三诊：服上方28剂后，腰痛、足跟痛减轻，近日尿道口灼热痛，偶有恶心，纳一般，眠可，舌红苔白腻，脉细弦。予10月26日方去生地黄、麦冬，加苍术10克，萹蓄12克，乌药9克，黄柏10克，女贞子15克，旱莲草15克，藕节15克。

2010年1月3日四诊：继服上方30剂后，足跟痛消失，腰困，小便灼热减轻，余无不适，舌红苔少，脉弦细。BLD（±~+）。予一诊方去生地黄、川断，加党参15克，苍术10克，女贞子15克，旱莲草15克，黄柏10克，生龙齿30克，藕节15克，乌梅炭15克。

【按】该患者以肺肾阴虚为主，肺阴虚则咽干、咽痛反复发作，肾阴虚则脚跟痛，甚则小便灼痛，故治疗以补益肺肾，滋阴清火为主。以狗脊、杜仲、山萸肉、川续断补肾，生地黄、丹皮、麦冬、鱼腥草清肺，白术、茯苓、陈皮、砂仁、香附调理脾胃，共奏补下、清上、和中之效。膀胱湿热，气化不利，则可加用黄柏、萹蓄、乌药、小蓟清热通淋，助膀胱气化。

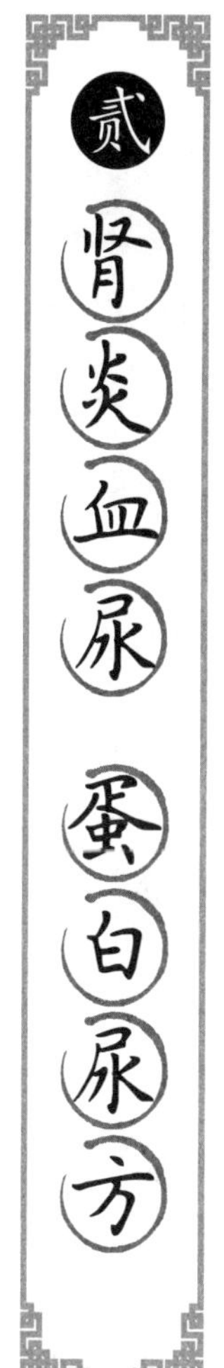

【组成】

黄芪	壹拾伍克
白术	拾克
茯苓	壹拾伍克
石韦	叁拾克
薏苡仁	叁拾克
白茅根	叁拾克
土茯苓	叁拾克
丹参	叁拾克
赤芍	壹拾贰克
女贞子	壹拾伍克
旱莲草	壹拾伍克
小蓟	叁拾克
杜仲	壹拾伍克
狗脊	壹拾伍克
砂仁	陆克

【功　效】补肾益气，清热利湿，化瘀止血。

【主　治】各种急慢性肾炎，以血尿、蛋白尿为主，辨证属脾肾两虚，湿热血瘀者。

【方　解】急、慢性肾炎血尿、蛋白尿并见者，需脾肾同调，湿、热、瘀兼治。因脾为后天之本，肾为先天之本，培补脾肾使正气充足，抗邪有力，既可促进机体修复损伤，又可达到正气存内，邪不可干之效。方中以黄芪、白术、茯苓、砂仁健脾益气，杜仲、狗脊补肾强腰，正合脾肾双补之意。清热利湿法有抗炎、调节免疫，清除免疫复合物之功，可显著减少尿蛋白，故方中使用石韦、土茯苓、薏苡仁、白茅根，其中白茅根、石韦配伍尤为孙郁芝主任多年临床验证有效的消尿蛋白对药。丹参、赤芍活血化瘀，为孙郁芝主任活血法治疗肾炎蛋白尿的经典配伍，女贞子、旱莲草、小蓟清热凉血止血，为治疗血尿的常用药物。诸药合用，共奏培补脾肾、清热利湿、凉血活血止血之功。

【常用加减】 若下焦湿热重，加蒲公英，甚者可加黄柏；病程较长，血尿、蛋白尿久不愈者，可佐以收敛固涩，加山茱萸、藕节、乌梅炭、生龙牡；脾胃不和，纳呆、腹胀者，多为脾胃湿热、气滞、食积，可加炒三仙、陈皮、苍术以行气、化湿、消食；睡眠欠佳，加炒枣仁、生龙齿。

【验案举例】

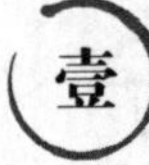

壹 肾炎血尿蛋白尿案

2010年3月11日一诊：赵某，女，43岁。患者于2005年无明显诱因出现腰困，2008年6月体检示尿常规BLD（++），PRO（++），就诊于太原市某医院，诊断为肾小球肾炎。给予口服雷公藤多甙片，50mg/日3月余，现已停服。并服用贝那普利、潘生丁等治疗。2010年3月10日复查尿常规示：BLD（++），PRO（+），CRE 74.3μmol/L，遂来我院就诊。患者膝关节疼痛，倦怠乏力，腰困，头晕，纳寐可，大便调，月经正常，舌红苔黄腻，脉沉细。证属脾肾两虚，湿浊内蕴。治以健脾益肾，利湿化浊。

处方：黄芪15克，白术10克，茯苓15克，丹参30克，赤芍12克，石韦30克，薏苡仁30克，女贞子15克，旱莲草15克，白茅根30克，杜仲15克，土茯苓30克，黄柏10克，狗脊15克，小蓟30克，砂仁6克，藕节15克。14剂。水煎服。

2010年3月25日二诊：服上方14剂后，膝关节疼痛，腰困，头晕均明显改善，病情好转，余未见异常，舌红苔薄黄，脉沉细。予上方加香附12克，川续断15克，菊花15克。14剂。水煎服。

2010年4月8日三诊：服上方14剂后，膝关节疼痛、腰困症状消失，仍感头痛，近日出现咳嗽，咯痰，色白不稠，不易咳出，大便调，舌体胖苔厚腻，脉沉细。化验尿常规：BLD（+），PRO（±）。予一诊方去黄柏、狗脊，加桔梗9克，鱼腥草30克，苍术10

克，陈皮12克，浙贝母10克，菊花15克，乌梅炭15克。

【按】该患者临床诊断为慢性肾小球肾炎，但由于缺乏病理诊断，故其病理分型尚未知。根据患者来诊时临床表现，当属脾肾两虚，湿浊内蕴，治以健脾益肾，药用黄芪、白术、茯苓、杜仲、狗脊，利湿化浊，药用石韦、薏苡仁、砂仁、黄柏。加用丹参、赤芍者，活血化瘀以调节机体免疫机能，是孙郁芝主任治疗蛋白尿、血尿的常用活血化瘀对药。患者有镜下血尿，故加小蓟、藕节以凉血祛瘀止血，女贞子、旱莲草滋补肝肾之阴，兼有凉血止血之功，适合于肾性血尿属肝肾阴虚者。二诊加香附、川续断、菊花者，取肝肾同源，调肝以益肾也。三诊患者出现外感风热咳嗽，故加用清肺止咳之品。乌梅味酸，有收敛之效，兼有生津之功，炒炭则止血作用增加，是孙郁芝主任治疗血尿喜用之品。

贰 肾炎血尿蛋白尿案

2009年8月3日一诊：和某，女，48岁。患者于2009年1月发现颜面浮肿，查BLD（+++），PRO（+++），4月在太原市某医院诊为慢性肾炎，于6月5日起口服强的松片30mg/日，6月25日加服雷公藤20mg，3次/日，雷米普利片5mg/日。因病情无明显改善，故来我院就诊。患者颜面浮肿，眠差，多汗，血压不高，纳可，二便如常，舌尖红苔薄黄，脉细弦。2009年7月31日化验24-UP 2.5g，尿常规：PRO（+++），BLD（++～+++），肾功能无异常。证属脾肾两虚，治以健脾益肾为主，佐以利湿化浊，活血安神。

处方：黄芪15克，白术10克，茯苓15克，石韦30克，薏苡仁30克，山茱萸10克，女贞子15克，旱莲草15克，杜仲15克，白茅根30克，生龙牡（各）30克，炒酸枣仁15克，土茯苓30克，丹参30克，砂仁6克，黄芩10克。21剂。水煎服。

2009年8月23日二诊：服上方21剂后，患者颜面浮肿、多汗消失，睡眠仍差，大便正常，舌尖红苔薄黄，脉沉细。BLD（++），PRO（++），RBC 5~10个/HP，24-UP 2.0g。予上方去黄芩、龙牡，加生龙齿30克，鱼腥草30克，小蓟30克，黄芪改为30克。28剂。水煎服。

2009年9月21日三诊：服上方28剂后，患者睡眠好转，余无异常。舌尖红苔薄白，脉细弦。PRO（++），BLD（+++），RBC 20～35个/HP，24-UP 2.41g，予一诊方去黄芩，加藕节15克，乌梅炭15克。21剂。水煎服。

2009年10月11日四诊：服上方21剂后，睡眠好转，近日感冒，未发烧，咳嗽少痰，纳可，大便溏。舌红苔白腻，脉细弦。化验肾功正常，24-UP 1.94g。予一诊方去黄芩、龙牡，加桔梗9克，鱼腥草30克，金银花30克，浙贝母10克，香附12克，生龙齿30克，苍术10克。14剂。水煎服。

2009年10月25日五诊：服上方14剂后，诸症皆愈，舌淡红苔白腻，脉细弦。BLD（+），PRO（+），24-UP 0.4克。予上方去鱼腥草，加川黄连5克。

【按】该患者血尿、蛋白尿均较严重，虽无病理检查结果用于确诊，但从服用激素及雷公藤多甙2月有余仍无明显疗效来看，当属于激素不敏感型，故于孙郁芝主任诊治后即逐步减量。

该患者血尿、蛋白尿明显，精微长期流失，造成虚象也较重，故以黄芪、白术、茯苓、砂仁扶脾，杜仲益肾阳，女贞子、旱莲草滋肾阴，合用则有平补阴阳之效。消蛋白，必用利湿化浊之品，故用石韦、茯苓、薏苡仁；消潜血，必用凉血活血之属，故用白茅根、旱莲草、丹参、黄芩。收敛固涩亦是治疗大量蛋白尿的妙法，故使用生龙牡、山萸肉以敛肝肾、减少尿蛋白，唯此法不适于疾病初期。

该患者经上方出入加减治疗，临床症状明显改善，尿蛋白、潜血也有所减少，说明对于激素不敏感的患者，以中医中药为主治疗不失为理想选择。

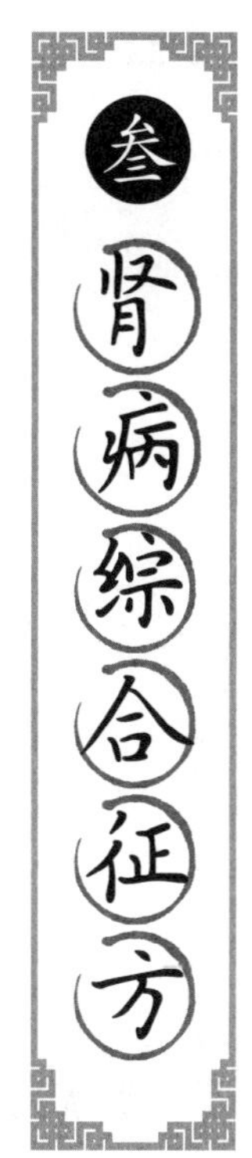

【组成】

黄芪 贰拾克
白术 拾克
茯苓 壹拾伍克
丹参 叁拾克
赤芍 壹拾贰克
土茯苓 叁拾克
杜仲 壹拾伍克
藿香 拾克
砂仁 陆克
陈皮 壹拾贰克
石韦 叁拾克
薏苡仁 叁拾克
白茅根 叁拾克
山茱萸 拾克
鱼腥草 叁拾克

【功　效】 补肾益气，清热利湿，活血化瘀。

【主　治】 肾病综合征，脾肾两虚，已使用激素或未使用激素治疗者。

【方　解】 肾病综合征的临床特点是以气虚水肿为主要病机特点，并有多瘀、多湿、多气滞的特点，且易于兼夹外感之邪，这也与现代医学认为本病低蛋白水肿、高脂、高凝状态，易于感染一致，故治疗当以健脾益肾、益气消肿为主，并结合活血化瘀、利湿化浊、行气消胀。方中黄芪为治疗气虚水肿之首选，加用当归，可益气生血，增加血中白蛋白含量。加党参、白术、茯苓、砂仁健脾，可助后天之本以益气血生化之源，从而改善低蛋白血症的营养不良状态。藿香、薏苡仁、陈皮行气化湿以增强健脾除湿之效。山茱萸、杜仲补肾而益先天之本，石韦、白茅根利尿且善消尿蛋白，丹参、赤芍活血而善消尿蛋白，鱼腥草清热解毒，增强机体免疫力，可收预防感染之效。诸药合用，益气健脾补肾，活血行气化湿，可谓照顾全面而重点突出。

【常用加减】 气血两虚，加当归、党参；浮肿明显，加冬瓜皮、大腹皮，亦可加用防己；有呼吸道感染倾向，同血尿外感风热加减法；有尿路感染倾向，加萹蓄、蒲公英；伴气滞加乌药、香附；湿热重，上焦热重加黄芩，中焦热重加黄连，下焦热重加黄柏；睡眠欠佳，加炒枣仁、生龙齿；脾胃不和，纳呆、腹胀者，多为脾胃湿浊、气滞、食积，可加炒三仙、陈皮、苍术以行气，化湿，消食；蛋白尿日久不愈，可加生龙牡收敛固涩。

【验案举例】

壹 肾病综合征案

1998年12月11日一诊： 张某，女，28岁。患者感冒后出现全身浮肿，以颜面、眼睑尤甚，手指憋胀，食后腹胀，口干苦，喜冷饮，咽痛，牙痛，咳嗽，尿黄有沫，舌红体胖，边有齿痕，脉沉细。尿常规：PRO（++++），24-UP 5.9g，血浆TP 44g/L，ALB 20g/L，CHO 14.8mmol/L，TG 3.4mmol/L。中医诊断：水肿。西医诊断：肾病综合征。辨证属脾虚湿热。治法：健脾利水消肿。

处方：黄芪30克，白术15克，防己12克，猪茯苓（各）15克，丹参30克，益母草30克，陈皮10克，半夏10克，连翘15克，金银花30克，黄芩10克，麦冬15克，石韦30克，大腹皮30克，厚朴10克，车前子（包）30克。7剂。水煎服。

同时予口服强的松50mg/日。

1998年12月17日二诊： 精神一般，浮肿减轻，纳食欠佳，食后腹胀，二便正常，舌脉同前。查尿常规：PRO（++），仍守上方加焦三仙各15克。

1999年1月20日三诊： 患者经门诊数次治疗，病情稳定，尿蛋白逐渐下降。精神纳食一般，脸部痤疮明显，舌质红苔黄腻，脉弦细。辨证为湿热互结，治以清热利湿，活血化瘀。

处方：连翘15克，蒲公英30克，石韦30克，萆薢10克，车前子（包）30克，猪茯苓（各）15克，苍术10克，陈皮10克，丹参30克，桃红（各）12克，益母草30克，泽兰叶15克，芡实15克，地龙9克，炒酸枣仁30克，甘草6克。

1999年3月14日四诊： 患者又经门诊数次治疗，病情平稳，精神、食纳均可，下肢无浮肿，尿微浑浊，无尿路刺激征。近日咽干痒，无咳嗽、咯痰，舌红苔白腻，脉弦细。查尿常规：PRO（－）。辨证：风邪入里化热，湿瘀互结。治法：疏风清热，利湿活血。

处方：金银花15克，连翘15克，蒲公英30克，桔梗6克，蝉蜕9克，麦冬15克，石韦30克，萆薢12克，车前子（包）15克，猪茯苓（各）15克，陈皮10克，丹参12克，桃红（各）12克，益母草30克，泽兰叶15克。

强的松开始减量。

患者坚持门诊治疗半年后，激素减至维持量，尿蛋白始终为阴性。

【按】该患者初起即脾虚湿热并重，故予防己黄芪汤健脾利水消肿，予金银花、连翘、黄芩清热解毒，猪茯苓、石韦、车前子利尿消肿，陈皮、半夏、厚朴、大腹皮理气消胀，丹参、益母草活血化瘀兼有利水之功。从立方思路看，本方融健脾、利水、理气、化湿、活血于一炉，有标本兼治之功。患者运用激素治疗过程中，出现明显皮肤痤疮，舌质红，苔黄腻，为明显的湿热证，也是激素的副作用之一。针对这种情况，适时地使用了连翘、蒲公英、石韦、萆薢等清热利湿化浊之品，并加用桃仁、红花等活血作用较强的药物，最终获得了理想的疗效。

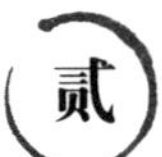

贰 肾病综合征案

1999年8月10日一诊：李某，男，45岁。患者于3月前因劳累后出现双下肢浮肿，查PRO（+++），BLD（+），CRE 179μmol/l，BUN 10.6mmol/l，ALB 17g/L。在山西省人民医院诊断为肾病综合征，予强的松60mg/日，治疗月余，病情无明显改善，故来求治。现症：双下肢浮肿，活动后肿甚，乏力，小便困难，食后腹胀，口干不欲饮，口苦，睡觉易醒，稍受凉则下肢肌肉痉挛，大便时干时稀，舌红苔白腻，脉沉数。查尿常规：PRO（+++），BLD（+），颗粒管型（+）。脉证合参，属水肿，阴水，脾肾两虚。予健脾益肾，利水消肿。

处方：黄芪15克，防己12克，茯苓15克，苍白术10克，石韦30克，薏苡仁30克，陈皮10克，丹参30克，大腹皮12克，冬瓜皮30克，女贞子15克，杜仲15克，党参15克，砂仁6克。

强的松剂量暂不变。

1999年9月14日二诊：经治疗1月余，现强的松已减至40mg/日，服药后症状明显减轻，患者略感腹胀，腰痛，余无不适。舌苔白腻，脉细数。查尿常规：PRO（++），BLD（－），上方黄芪改为20克，去大腹皮、冬瓜皮，加川厚朴10克，白茅根30克。

1999年10月12日三诊：患者经门诊数次治疗，病情稳定，原方加减服药1月后，诸证悉减，唯觉左手大拇指发麻，左下肢憋胀感，舌淡苔黄，脉沉弦。查尿常规：PRO（+）。上方去黄芪，加生熟地黄各12克，丹皮12克，金银花30克。

2000年1月18日四诊：患者近3个月来病情平稳，强的松已改为25mg/日，劳累后小腿发困，近2日稍感尿痛，余无不适，苔白腻，脉细弦。PRO（-）。上方去黄芪，加土茯苓30克，蒲公英30克，川楝子10克，香附10克，杜仲15克。服药30余剂，诸证消除，尿蛋白持续阴性，随访1年无复发。

【按】该患者为中年男性，肾病综合征经激素治疗效果欠佳，故来求治。来诊时双下肢浮肿，活动后肿甚，乏力，小便不利，食后腹胀，口干不欲饮，口苦，睡后易醒，稍受凉则下肢肌肉痉挛，大便时干时稀，舌红苔白腻，脉沉数。为一派脾肾两虚之象，由于浮肿较甚，故以防己黄芪汤为主方治之，苍白术同用，取其健脾燥湿并重之意，石韦、薏苡仁为孙郁芝主任最喜用之利湿化浊消除尿蛋白的药物，大腹皮、冬瓜皮、砂仁用以利水化湿消肿。证属脾肾两虚，故治当脾肾兼顾，故以参、芪、苓、术健脾的同时，加用杜仲、女贞子益肾。结合现代医学研究，肾病综合征患者经常处于高凝状态，加用活血化瘀药物，经研究证实有改善血液流变学、抗凝的作用，且能减少蛋白尿。

激素治疗过程中，最普遍出现的问题是伤阴助热，故该病例在复诊中出现了口苦、苔黄、尿赤、尿灼热感、手心热等阴虚湿热的表现，孙郁芝主任及时地调整了治法。在保持清热利湿、活血化瘀的前提下，合用六味地黄汤以滋阴益肾，这体现了孙郁芝主任对使用激素的患者分阶段治疗的思想。肾综患者，由于使用激素致机体免疫能力降低，故发生外感症状在所难免，当患者出现外感风热的表现时，又及时地调整为以疏风清肺，利咽解毒为主的治疗思路，体现了随证立方，圆机活法的中医精髓。

肆 慢性尿路感染方

【组成】

柴胡 拾克
白术 拾克
茯苓 壹拾伍克
杜仲 壹拾伍克
土茯苓 叁拾克
蒲公英 叁拾克
萹蓄 壹拾贰克
乌药 玖克
车前子 壹拾伍克
砂仁 陆克

【功　　效】 疏肝理气，利尿通淋，健脾和胃。

【主　　治】 慢性肾盂肾炎、复杂性尿路感染、尿道综合征和泌尿系感染反复发作，日久不愈，虚实夹杂，气化不利者，尤其以中老年女性最为多见。

【方　　解】 慢性尿路感染当属中医劳淋范畴，不同于急性患者，膀胱湿热日久不除之外，往往存在脾肾气阴不足，下焦气机不畅的病理因素。故一味地清热利湿只能是徒伤正气，正愈虚而邪愈结，气化不行，甚至发展为水肿、虚劳、关格。故该病的治疗，当严格分清虚实轻重与标本缓急，并时时注意恢复膀胱气化。方中柴胡疏畅气机，白术、茯苓益气健脾，砂仁和胃，杜仲补益肝肾，共同治疗脾肾虚之本。土茯苓、蒲公英、车前子、萹蓄清热解毒利湿通淋，以去久伏之膀胱湿热。淋证日久，多胀坠甚而痛不剧，此乃膀胱气机之滞，乌药善行下焦气机，且性温可防清热利湿药冰伏湿邪，故加入方中。

【常用加减】 下焦湿热重，或慢性泌尿系感染急性发作，加黄柏；腰痛甚，加狗脊、川续断；肾虚甚，肾失固摄，见血尿、蛋白尿久不愈，加山茱萸、枸杞、女贞子、生龙牡；气滞甚，手足憋胀，加香附；气虚加黄芪；气血两虚再加党参、当归；若出现腹痛，加延胡索。

【验案举例】

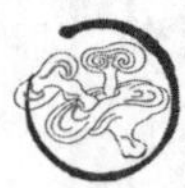

淋证案

2000年1月20日一诊：王某，女，44岁。患者尿路刺激症状反复发作17年，抗菌治疗每有效，近4天无诱因出现尿血、尿频、尿急、尿痛、腰痛、腹痛、颜面下肢浮肿，头晕、乏力、口干、恶心、纳差、眠差，大便干结，数日未行，舌胖边有齿痕，苔黄腻，脉弦。尿常规：PRO（+）、BLD（++）、WBC（++）、NIT（+），中医诊断：淋证。西医诊断：泌尿系感染。辨证为脾肾不足，湿热下注。治法：健脾益肾，利湿通淋。

处方：生黄芪15克，沙参30克，生地黄15克，柴胡12克，焦三仙（各）10克，黄柏12克，苦参12克，蒲公英30克，白茅根30克，麦冬15克，瞿麦10克，萹蓄10克，龙胆草10克，大黄9克，滑石15克，甘草6克。4剂。水煎服。

嘱多饮水，勤排尿，忌食肥甘厚腻及辛辣刺激性食物。

2000年1月24日二诊：尿路刺激症明显减轻，尿色深黄，颜面浮肿，腰困，大便偏干，舌红苔黄，脉沉细。尿常规（–），尿培养（–），守上方去龙胆草，加茜草20克，又服4剂，诸症消除，尿检持续阴性而告愈。

【按】淋证初起，多湿多热，治宜宣通清利为主，若日久反复不愈，则往往脾肾亏虚，肝气郁滞与膀胱之湿热并存。该患者淋证反复发作达17年，近4天又急性加重，但颜面下肢浮肿，头晕、乏力、口干、恶心、纳差、眠差又为一派脏腑亏虚之象。此时，单纯的补益及清利均不适宜，故取攻补兼施之法，以黄芪益气，沙参、生地黄、麦冬养阴，柴胡疏肝理气，和解少阳，萹蓄、滑石、瞿麦、蒲公英、白茅根清热利湿通淋，龙胆草、黄柏清热燥湿，大黄清热通便，诸药合用，既可治气阴不足之本虚，又有清热利湿，舒畅气机之功，故可获得良好的疗效。

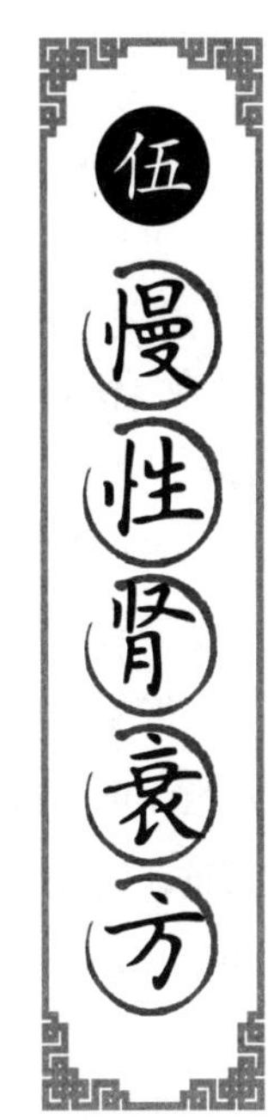

【组成】

黄芪 壹拾伍克
党参 壹拾伍克
白术 拾克
茯苓 壹拾伍克
杜仲 壹拾伍克
狗脊 壹拾伍克
石韦 叁拾克
薏苡仁 叁拾克
丹参 叁拾克
赤芍 壹拾贰克
陈皮 壹拾贰克
砂仁 陆克
生龙牡（各） 叁拾克

【功　效】 补肾健脾，利湿化浊，活血化瘀。

【主　治】 慢性肾炎、糖尿病肾病等致慢性肾功能不全，血尿素氮、肌酐水平高于正常，表现为氮质血症、肾性贫血等。中医辨证属脾肾两虚、湿浊血瘀者。

【方　解】 慢性肾功能不全，系本虚标实之证，本虚者为脾肾两虚、气血不足，标实者为湿浊、血瘀、毒邪。该方参、芪、归补益气血，加白术、茯苓、陈皮、砂仁、狗脊、杜仲则脾肾双补；石韦、薏苡仁利湿化浊，丹参、赤芍活血化瘀，生龙牡收敛阳气，兼有吸附作用以清除毒素。

【常用加减】 血虚加当归；大便秘结者，加大黄；浮肿明显，加冬瓜皮、大腹皮；睡眠欠佳，加炒酸枣仁、生龙齿。

【验案举例】

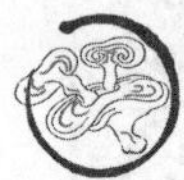

慢性肾功能不全案

2009年5月7日一诊：邵某，男，35岁。患者8岁时患急性肾小球肾炎，经西医治疗病情缓解。后病情时有反复，尿常规潜血、蛋白仍阳性，经服中药治疗，至12岁时尿检完全恢复正常。2008年7月因上呼吸道感染后自服阿莫西林10余日，外感症状缓解后，仍尿色深黄，2009年3月以来自觉乏力，易汗出，遂来我院门诊就医。患者腰困痛，运动后加重，偶有恶心呕吐，舌暗，苔薄白，脉沉细。尿液分析：BLD（+），余（-）。肾功能：CRE 121.89μmol/L，其他检查基本正常。

患者既往有急性肾炎病史，经中西医治愈。时隔20余年后因外感而出现尿常规异常，伴血肌酐水平升高，符合慢性肾炎、肾功能不全失代偿期的临床特点。患者脉症合参，当属脾肾两虚，湿浊内蕴，治疗当以健脾益肾，利湿化浊为主，佐以和胃健脾。

处方：黄芪15克，白术10克，茯苓15克，杜仲15克，狗脊15克，石韦 30克，薏苡仁30克，丹参30克，山茱萸12克，陈皮 12克，黄芩10克，小蓟30克，砂仁6克。7剂。水煎服。

2009年5月14日二诊：服上方7剂，腰困痛明显好转，乏力、汗出、恶心、呕吐等症状均减轻，感睡眠略差，偶有烦躁感，舌淡红，苔薄白，脉弦细。予一诊方加炒酸枣仁15克，香附12克，女贞子15克。7剂。水煎服。

2009年5月21日三诊：服上方7剂，无腰困，乏力、汗出明显减轻，睡眠改善，感纳差，目干，余无不适，舌淡红，苔薄白，脉沉细。一诊方加菊花15克，枸杞子15克，炒三仙各10克，炒酸枣仁15克。7剂。水煎服。

2009年5月28日四诊：继服上方7剂后，诸症均好转。舌淡红，苔薄白，脉沉细。予5月21日方（三诊），黄芪改为20克。12剂。水煎服。

2009年6月10日五诊：服上方12剂后，乏力、汗出消失，食纳好，患者近日感冒，出现鼻塞、流涕、口唇干，便干，舌红苔薄黄，脉沉细。予一诊方去黄芩，加银花30克，鱼腥草30克，桔梗9克。7剂。水煎服。

2009年6月18日六诊：服上方7剂后，患者感冒明显好转，略感口干，大便正常，1次/日，舌淡红苔薄白，脉弦细。复查肾功BUN 3.6mmol/L，CRE 109μmol/L，尿常规无异常。一诊方黄芪改为20克，加金银花30克，麦冬12克。

2009年8月6日七诊：患者坚持服用中药治疗，并坚持1～2周复诊1次，用药均依照一诊方随症加减，目前患者无任何不适，复查肾功能BUN 4.23mmol/L，CRE 94μmol/L，舌淡红，苔薄白，脉弦细。照一诊方黄芪改为20克，加女贞子15克，白茅根30克。21剂。

水煎服。

2009年8月27日八诊： 服上方21剂后，患者病情平稳，无明显不适，今日略感乏力、腰困，舌淡红，苔薄白，脉弦细。复查肾功能BUN 3.54mmol/L，CRE 74μmol/L。一诊方黄芪改为20克，加川续断15克，枣仁15克，女贞子15克，丹皮10克。

经治疗，患者临床症状已缓解，肾功能、尿检均完全恢复正常，嘱患者继续坚持治疗，并注意生活调摄以巩固疗效，防止复发。

【按】该患者幼年即有急性肾炎病史，感冒后再次出现尿潜血并有肾功能异常，提示其肾功能不全为一慢性发展过程。在该病例的治疗中，以补肾健脾、利湿化浊为治疗大法，并采取“守方活法”的治疗原则，坚持在大方向基本不变的前提下，根据临床证候的变化随证加减，终于获得了较好的临床疗效。提示我们在慢性肾功能不全的治疗中需注意以下几点：

（1）慢性肾功能不全的发展是一个长期的过程，中医对该病的治疗应争取及早进行，在肾功能代偿期或失代偿早期，血肌酐正常或轻度升高，此时大部分肾单位尚未荒废，临床治疗能获得较好的疗效。若进入肾功能不全衰竭期或尿毒症期，肾单位已大部分荒废，患者已出现明显的氮质血症症状及肾性贫血，此时病情进展极快，将迅速进入终末期肾衰竭而必须替代治疗，纵然采用中医治疗，亦难获得较好疗效。

（2）慢性肾功能不全证属本虚标实，脾肾不足使机体气化功能减退，自身修复能力降低，湿热、湿浊、瘀血等实邪的存在又从不同角度对肾功能造成损害，故治疗上当虚实兼顾。孙郁芝主任对该病的治疗，以健脾益肾扶正以治其本，以利湿化浊活血以治其标，标本兼治，共同形成其治疗慢性肾功能不全的基本方。由于本方切合了慢性肾功能不全的基本病机，故是贯穿疾病治疗始终的大法。在此基础上，根据脾虚、肾虚、湿热、瘀血的孰轻孰重，以及外感的有无，随时进行灵活加减治疗，这是孙郁芝主任治疗肾脏病“守方活法”学术思想的基本内涵。事实证明，这一方法对于改善长期疗效，延缓肾功能衰竭进展，是行之有效的。

（3）本病是一长期慢性发展的过程，在中医中药的治疗中，也需坚持不懈地长期治疗。无论是医生还是患者，都要遵循疾病的客观规律，克服急于求成的思想，坚持服药，规律复诊，才能获得理想的疗效。那种不切实际的期望“一剂知，二剂已”的想法，在本病的治疗中是不现实的。

（整理：高继宁）

危北海

危北海，男，一九四九年六月自愿参军入伍，同年考入中国人民解放军第六军医大学，开始行医生涯。一九五九年参加北京第一届西医离职学习中医班，是我国首批西医学习中医人员之一。从事中西医结合医疗和科研工作近五十年，曾承担国家科委『六五』『七五』和『八五』攻关多项课题和北京市科委重点课题，一九七九年至二〇〇二年共获得卫生部、国家中医药管理局和北京市科委等各级科技进步成果奖二十四项，先后在国际学术会议、国内期刊发表学术论文逾一百二十篇，曾担任五部学术专著的主编和副主编。

危北海教授1992年被授予国家有突出贡献的专家称号，享受国务院政府特殊津贴，为第二、三、四批全国老中医药专家学术经验继承工作指导老师。擅长治疗肝胆病、脾胃病和慢性胃肠病等。曾担任中国中西医结合学会副会长，北京中西医结合学会会长，中国中西医结合学会消化疾病专业委员会名誉主任委员，《中国中西医结合消化杂志》主编，2003年担任世界中医药学会联合会常务理事。危北海教授为人正直严谨，治学端方，医德高尚，在长期的临床实践中坚持理论联系实际，习古而不泥古，善于总结创新，尤其重视将传统中医理论与现代研究成果相结合，将辨病与辨证相结合，形成独到的治疗思想，在脾胃病及内科杂病等方面有很深的造诣，治愈了众多疑难病患者，深受广大患者的爱戴。作为全国名老中医师承老师，带徒从不保守，尽心传授，培养了大批中医人才。

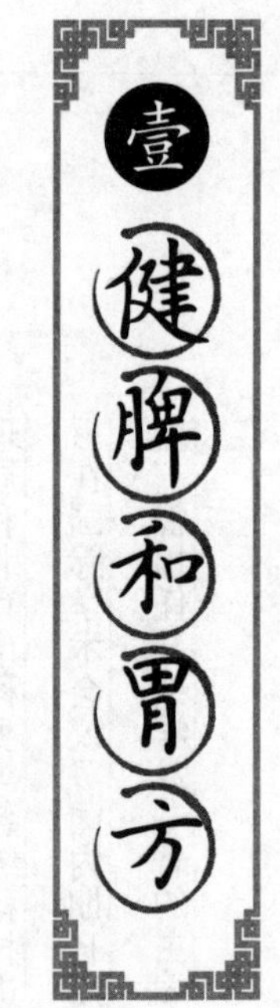

【组成】

旋覆花 贰拾克
代赭石 叁拾克
黄连 壹拾伍克
吴茱萸 肆克
生黄芪 叁拾克
太子参 贰拾克
炒白术 贰拾克
茯苓 叁拾克
清半夏 玖克
厚朴 壹拾伍克
枳实 壹拾伍克
大腹皮 壹拾伍克
焦槟榔 壹拾伍克
砂仁 玖克
鸡内金 叁拾克
焦三仙（各） 叁拾克
丹参 叁拾克
川芎 壹拾伍克
当归 贰拾克
三七粉（分冲） 叁克

【功　　效】健脾益气，和胃降逆，理气活血。

【主　　治】肝郁脾虚，胃失和降，气滞血瘀之胃痛证。症见：脘腹胀痛，泛酸烧心，嗳气，恶心呕吐，纳呆口苦，食入腹胀，排便不畅，舌质淡红或暗红，舌体胖大或有齿痕，苔白，脉弦细。

【方　　解】肝郁脾虚，胃失和降，兼以气滞血瘀是脾胃病常见证型，可见于胃痛、腹痛、烧心、呕吐诸症，治宜健脾益气、和胃降逆、理气活血。脾虚不能健运，胃滞失于和降，中焦升降失司，气血为之瘀滞，饮食水谷不化，壅滞于中，不通则痛，胃气挟食邪积滞上逆而有泛酸烧心及呕恶诸症。治疗则宜针对病机，健脾和胃，理气活血，使脾能健运则生化有源，胃能降浊则腑气通畅，脾胃和调，升降有序，则气血运行通畅，中焦功能恢复，疾病可望痊愈。旋覆花、代赭石、黄连、吴茱萸协同以和胃降逆；生黄芪、太子参、炒白术、茯苓健脾益气；清半夏、厚朴、枳实、大腹皮、焦槟榔、砂仁理气助脾胃运行；鸡内金、焦三仙消导开胃；丹参、川芎、当归活血止痛。

【常用加减】 对于有气郁胀痛、两胁窜痛者，多加用香附、郁金等；对于有气上冲、窜走性疼痛和痉挛性疼痛，可加用白芍、甘草、厚朴、三棱、莪术等；有瘀血之胃脘刺痛，可酌情加用延胡索、乳香、没药、生蒲黄、五灵脂等；中寒胃疼，可酌加良姜、肉桂、花椒、丁香、小茴香等；因多酸引起的烧心、泛酸、嘈杂、呕恶嗳气等，可加用乌贼骨、煅瓦楞子、煅龙骨、煅牡蛎、丁香、柿蒂等；对消化不良、食后作胀、嗳腐、吞酸之痞满，加用谷芽、木香等；如幽门螺杆菌阳性，加莪术、白花蛇舌草、土茯苓、半枝莲、龙葵等。

【验案举例】

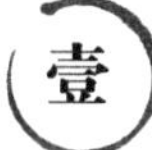

壹 胃脘痛案

一诊： 刘某，女，54岁。胃脘部疼痛2年，伴嗳气，进食后胃痛加重，腹胀，食少，大便干，3～4天一行。舌质红，苔白，脉弦细。经胃镜检查诊为慢性萎缩性胃炎，病理：慢性萎缩性胃炎伴肠上皮化生。经常口服中成药及西药治疗，病情无明显好转。

处方：旋覆花20克，代赭石30克，吴茱萸5克，黄连15克，枳实10克，大腹皮15克，鸡内金30克，神曲20克，山楂30克，谷麦芽15克，焦槟榔15克，清半夏9克，丁香6克，柿蒂15克，生地黄30克，玄参30克，知母30克，火麻仁30克，北沙参30克，瓜蒌仁30克，钩藤30克，石菖蒲20克，酸枣仁30克，莪术15克。10剂。水煎服。

二诊： 服10剂后，胃痛腹胀及嗳气均减，大便略干，2～3天1行，舌脉大致同前，又嘱续服30剂。

三诊： 诸症消退，唯感胃部轻微不适，以进食后明显，舌嫩红，苔薄白，脉弦细。以养胃和中之剂善后。

处方：太子参15克，白术12克，茯苓15克，石菖蒲20克，北沙参15克，黄连10克，吴茱萸5克，鸡内金20克，神曲20克，山楂20克，焦槟榔15克，瓜蒌仁20克，陈皮10克，枳实10克，清半夏9克，甘草6克，谷麦芽（各）12克。30剂。水煎服。

治疗3个月后复查胃镜，胃黏膜明显好转。病理：轻度慢性萎缩性胃炎。

【按】此病由于情志不遂日久，肝气郁结，横逆犯胃，胃失和降而出现胃痛、胃胀、嗳气，肝胃郁热伤津、肠道失濡则便干，舌红、苔白、脉弦细均为肝胃不和、气滞津伤之象。方中旋覆花、代赭石、丁香、柿蒂疏肝和胃降逆，枳实、大腹皮、焦槟榔行气宽中消胀，生地黄、玄参、沙参养阴和胃，火麻仁、瓜蒌仁、知母清热润肠通便，谷麦芽、神曲、山楂、鸡内金健胃消食，钩藤、莪术疏肝活血止痛，石菖蒲、清半夏清心和胃，酸枣仁安神敛阴。临床选药仔细斟酌，根据胃的特性喜润恶燥，故在常用疏肝和胃剂中，重用甘润清热之品，使肝气条达，胃肠濡润，胃气和降而病除。

贰 胃痛（十二指肠球部溃疡）案

一诊：孟某，男，25岁。患者胃痛2年，曾做胃镜检查确诊为“十二指肠球部溃疡”，曾以西药口服治疗，于1年前又因溃疡穿孔行溃疡病穿孔修补术，术后仍经常胃痛，症状时轻时重，伴食欲不振，偶有恶心，消瘦乏力，二便尚可，舌暗红，舌苔厚，脉细弦。又多方求治，经服中西药治疗，效果均不理想，近日查HP（+），胃镜：十二指肠球部溃疡。

处方：旋覆花15克，代赭石30克，白及15克，煅瓦楞子20克，吴茱萸5克，黄芩15克，黄连15克，厚朴15克，生黄芪15克，生白术30克，元胡15克，乌药7克，当归15克，赤白芍（各）15克，丹参15克，川芎10克，乳香6克，没药6克，生大黄6克，甘草10克，三七粉（分冲）3克。7剂。水煎服。

加用西药胃三联口服1周，以抗幽门螺杆菌。

二诊：服用上方1周，胃痛明显减轻，食欲不振较前好转，无其他特殊不适，舌略红，苔白，脉弦。嘱停服胃三联，继以原方减乳香、没药，加乌贼骨10克，续服7周后，诸症皆除。

【按】患者胃痛且有胃部手术治疗史，考虑脾胃不和复因手术损伤气血，致气滞血瘀、胃失所养而作痛，胃失和降则见恶心、食欲不振，舌暗红、苔白厚、脉沉弦亦为脾胃不和、气滞血瘀之象。故拟理气和胃、活血止痛之剂。方中旋覆花、代赭石、吴茱萸、黄连和胃降逆，生黄芪、生白术健脾益气，元胡、乌药理气止痛，当归、赤芍、丹参、川芎养血活血，乳香、没药、三七粉活血止痛，白芍、甘草缓急止痛；大黄敛疮，白及、煅瓦楞子收敛生肌、抑酸，黄芪、黄连、黄芩、厚朴可抑制幽门螺杆菌。

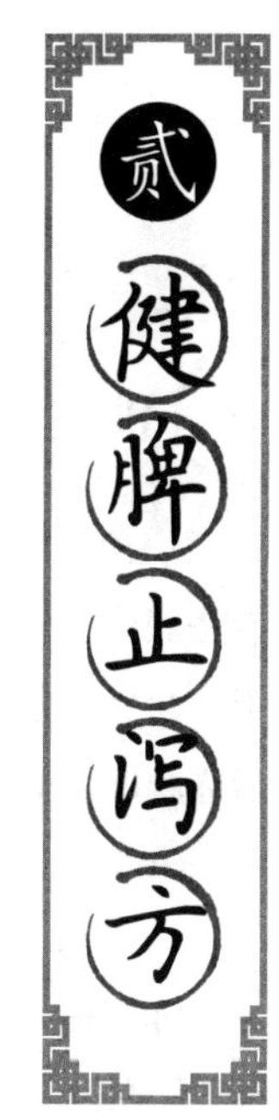

【组成】

苍术 壹拾伍克
炒白术 壹拾伍克
黄柏 壹拾伍克
苦参 壹拾伍克
炙黄芪 叁拾克
太子参 贰拾克
五倍子 壹拾伍克
石榴皮 壹拾伍克
血余炭 壹拾伍克
藕节炭 壹拾伍克
诃子 壹拾伍克
白茅根 叁拾克
香附 叁拾克
砂仁 玖克

【功　效】 健脾益气，固涩止泻，疏肝化湿。

【主　治】 肝郁脾虚，脾失固摄，湿邪内蕴之慢性泄泻证，可伴里急后重，便下脓血，无发热，食欲不振，腹中胀满，口干口苦，舌质淡红，舌苔白厚，脉弦细。

【方　解】 慢性腹泻大多应责之于脾虚失于固摄，虽有湿邪为患，但总属本虚而邪实不盛，脾虚不能运化故而为湿，此为病因本质，故此时可在健脾益气的基础上大胆使用固涩之品，同时脾喜燥恶湿，健脾更应燥脾，湿去则反过来帮助脾气恢复。故苍术、炒白术、黄柏、苦参以燥脾祛湿；炙黄芪、太子参以健脾益气；五倍子、石榴皮、血余炭、藕节炭、诃子、白茅根以固涩止泻止血；香附、砂仁理气运脾，此时疗效可求。

【常用加减】 有上腹不适，泛酸烧心者，加旋覆花、代赭石、黄连、吴茱萸以和胃降逆；若伴腹部隐痛或便前腹痛，则可加白芍、元胡、乌药、川楝子等；若伴食欲不振，嗳气打呃，可酌加砂仁、干姜、肉豆蔻、小茴香等；舌暗有瘀血者，可加当归、川芎、丹参、红花等。

【验案举例】

壹 泄泻案

一诊：许某，女，22岁。患者腹泻4年，为不成形稀便，带黏液，每日3～4次，伴腹胀腹痛，嗳气，食欲不振，舌质淡红，苔白厚，脉弦细。曾做电子肠镜诊为慢性结肠炎，化验大便常规：黏液稀便，少许白细胞，经中西药治疗，症状可暂时缓解，但停药后症状即加重。

处方：生黄芪20克，苍白术（各）15克，茯苓40克，五味子6克，石榴皮8克，香附30克，葛根20克，鸡内金30克，焦三仙（各）30克，吴茱萸5克，黄连15克，诃子肉15克，赤石脂15克，生薏仁20克，赤白芍（各）15克，甘草8克，黄柏15克，三七粉（分冲）3克。14剂。水煎服。

二诊：上方连服2周，症状逐渐好转，大便每日1次，尚不成形，无黏液，腹胀腹痛已不明显，又以原方减黄柏、黄连、吴茱萸、石榴皮，加山药15克，砂仁8克，焦槟榔10克，服用4周，诸症消除。

【按】本例患者发病已4年，症状时发时止，究其病因，由于饮食不节，损伤脾胃，不能受纳运化水谷精微，清浊混杂而下，故发泄泻，病久湿郁化热，土虚木乘，胃失和降则腹胀、腹痛、嗳气，舌脉均属肝郁脾虚，湿郁化热之象。治疗当以补脾益气为主，但又不能过分滋补，只宜健脾燥湿，如应用生黄芪、苍术、白术、茯苓、山药、生薏仁、甘草之属，同时加用鸡内金、焦三仙健胃消食、健脾止泻，五味子、石榴皮、诃子肉、赤石脂涩肠止泻，黄连、吴茱萸疏肝和胃、降逆止痛，黄柏、葛根清热燥湿、升清止泻，赤白芍、香附、三七粉行气活血、止痛除胀。诸药同用，使气机条畅，脾胃健运而病愈。

本病例值得注意的是，导滞与固涩本是相互对立的两种治法，但根据危北海教授的临床经验，在本病慢性病期内，若大便无脓血，无明显湿热证候，无“闭门留寇”之弊的情况下，可以将健脾燥湿、导滞理气与固肠收涩结合应用，反而可收到更为显著的效果。

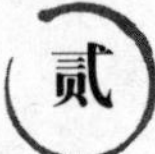

贰 脓血便案

一诊：刘某，男，30岁。患者腹泻伴脓血便3年，加重1月，伴左下腹痛，曾多次做肠镜，均诊为溃疡性结肠炎，间断服用中西药及保留灌肠治疗，症状时轻时重。近1个月来，腹泻伴脓血便加重，腹泻每日8～10次，便带脓血，左下腹痛，消瘦乏力，舌质暗，苔白，脉沉弦。复查肠镜示：慢性溃疡性结肠炎，化验大便为黏液血便，大量脓细胞，红、白细胞。口服艾迪莎及中药效果不满意。

处方：苍白术（各）15克，茯苓30克，地榆15克，生薏仁30克，马齿苋30克，芡实15克，诃子肉15克，赤石脂15克，丹参15克，川芎12克，当归15克，赤白芍（各）12克，元胡15克，川楝子7克，乌药12克，乳香6克，甘草6克，三七粉3克。24剂。水煎服。

二诊：服用24剂，脓血便止，大便溏，每日2～4次，便前轻微腹痛。食欲渐增，乏力消瘦均好转，舌淡，苔白，脉沉。化验大便常规：黏液稀便，少许白细胞。以健脾益气之剂调理。

处方：苍白术（各）30克，茯苓30克，生薏仁30克，白扁豆15克，当归15克，香附20克，黄芪30克，元胡15克，赤白芍（各）12克，乌药12克，谷麦芽（各）15克，鸡内金30克，葛根20克，甘草8克。连服3周，症状缓解。

【按】本病初起时多以湿热之邪壅滞胃肠为主，中期病情发展，损伤脾胃可见脾虚与湿热并存。或以中气下陷，脾阳不振为主要证候，后期因久病不愈，脾病及肾，则脾肾双亏。亦有寒热夹杂，虚实并见，气滞血瘀，甚或阴阳俱虚等证候类型。但脾虚为发病的内在因素，正如张景岳所云："泄泻之本，无不由于脾胃。"本例腹泻日久，脾肾虚弱，健运失司，湿浊蕴结下焦而发腹泻，湿郁化热，血络损伤则便带脓血，气机壅滞则腹痛下坠，舌暗、苔白为气滞血行不畅之象，故治疗应以健脾渗湿为本，兼以固涩，佐以行气活血之品。方中用苍白术、茯苓、芡实、薏仁、甘草健脾止泻，赤石脂、诃子肉固肠止泻，生肌止血，丹参、川芎、当归、赤白芍、三七粉养血活血止血，元胡、川楝子、乳香、乌药行气活血止痛。二诊考虑湿浊已去大半，故方以健脾益胃为主，扶助正气，佐以利湿止泻，使脾胃健运，湿浊消除而腹泻止。

溃疡性结肠炎的急性发作期，临床多见下焦湿热之证为主，治疗当重用清热解毒、利湿化浊之药；而对于慢性溃疡性结肠炎的慢性发作期则临床上多见虚实夹杂、寒热并存，因此治疗上扶正祛邪二法均不能偏颇：一方面要补脾培土，但不同于一般健脾和胃之法，而应注重健脾燥湿，重用苍白术、茯苓、生薏仁、白扁豆等；另一方面则要综合运用其他疗法，如大便检查只见高倍镜下5个以下的白细胞或脓细胞，没有黏液或偶见少量黏液，则可用五倍子、石榴皮、乌梅、五味子等酸涩之品，或诃子肉、赤石脂、莲子肉、补骨脂等收敛之品，亦可佐用清热燥湿之药，如苦参、黄柏、黄连、秦皮等。

（整理：范圣凯）

周耀庭

周耀庭，男，汉族，一九三〇年一月出生于浙江岱山，一九五四年毕业于山东医学院（原齐鲁大学），现任首都医科大学中医药学院教授、博士生导师、主任医师，北京中医药大学客座教授，一九九一年获批『全国老中医药专家学术经验继承工作指导老师』称号，培养第二、三、四批全国老中医药专家学术经验继承人六名。周耀庭教授从事临床工作六十余年，中医教学工作四十余年，学贯中西，学验俱丰，既有较高的中西医理论造诣，又有丰富的临床经验。从医几十年来，发表学术著作十余部，论文三十余篇；获得国家新闻出版署优秀图书奖一次，北京市科技进步奖三次，北京中医管理局科技成果奖四次，国际学术奖一次。

周耀庭教授长期从事中西医结合内科、儿科临床诊疗工作，医德高尚，医术精湛，对内科、儿科多种疑难病有深入的研究，擅长呼吸系统、免疫系统、消化系统、泌尿系统疾病的治疗，尤专于长期发热、咳喘、腹泻、小儿多动症、过敏性紫癜、紫癜性肾炎、血小板减少性紫癜、多发性肌炎、皮肌炎、慢性胃炎等。在长期的临床实践中还发现，呼吸系统感染是临床最常见的病证，其发病率占内儿科的第一位。但由于抗生素对此类病敏感性下降，使西医对此病常久治不愈；又因为有一些中医，不能很好发挥中医治疗此类病的潜力，也使疗效大受影响。有鉴于此，周老对此类病证进行了长期深入的观察与研究。对急慢性咳喘辨证精细化，总结出30种左右临床证型，并设计出对应的治法，多能迅速获效。在对免疫性疾病进行研究时发现，虽然其中多数属于杂病范畴，然而与以往的外感热病有着紧密联系，折射出“外感与杂病虽分犹合”的观点，在辨证治疗中予以整体考虑，对一些疑难病提出一些新的治疗方向，取得明显的治疗效果。例如通过对过敏性紫癜长期深入的研究，发现其病因病机较为复杂，提出风、湿、毒、热、瘀等多病因学说，并制定了相应的治法，收到了较为显著的疗效。对于另一种内儿科较常见的紫癜，即血小板减少性紫癜，与过敏性紫癜有着不同的病因病机。后者主要是由于感染后毒热不尽，深入血分，耗灼阴血所致，采用凉血解毒，滋阴养血法治疗，收效良好，已有一部分患者得到了根本治愈。对于多发性肌炎和皮肌炎，又是一类平时治疗棘手的免疫性疾病，周耀庭教授在深入细致的研究后提出“痹痿双重性质论”，订立了“振痿通痹”独特治法，收到了意想不到的效果。长期以来，周耀庭教授对于中医少阳膜原理论进行深入研究，运用温病学说中有关少阳、膜原理论，治愈了许多长期发热，以及久治不愈的疑难病例。在临床实践中，还善于取各家之长，例如将《伤寒论》中泻心法与后世的疏肝解郁法巧妙结合，用于治疗慢性胃炎，收到了良好的治疗效果。总之，他在竭力推崇历代各家之长的同时，致力于结合临床实际，加以创造性运用，这种遵古不泥古的思想，是他的主要的学术特点。

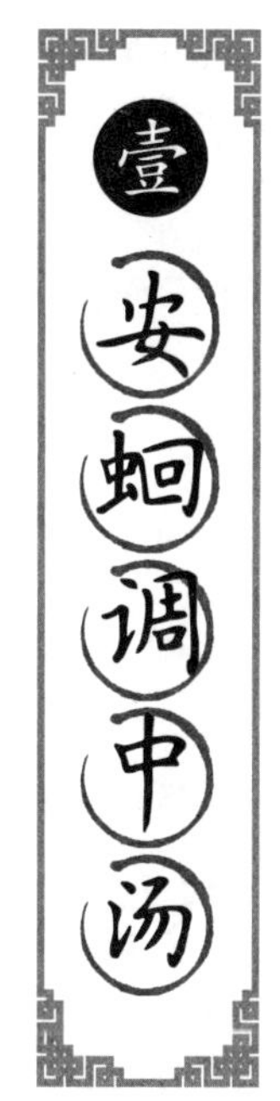

【组成】

藿香	陆克
枳壳	陆克
木香	陆克
白芍	陆克
花椒	叁克
小茴香	叁克
元胡	陆克
乌梅	陆克
黄芩	陆克
黄连	叁克
苦楝皮	拾克

【功　效】调中和胃，安蛔止痛。

【主　治】小儿虫积腹痛（西医病名小儿肠痉挛）。主要临床表现脐周疼痛，时发时止，病程较长，面黄白斑，部分患儿有排虫史、嗜异现象，多伴体瘦纳差，汗多烦急口渴，便干，舌质淡红，舌面上有红点，舌苔淡黄腻，脉细滑略数。

【方　解】周耀庭教授根据中医辨证，认为小儿肠痉挛符合虫积腹痛的证候特点。指出此病的发生多因小儿饮食不节(洁)，喜食生冷，嗜食甘炸，易感诸虫有关。过食生冷则伤中阳，虫因寒而动，扰动肠胃故腹痛。积滞日久必化热，故小儿在腹痛同时伴便干或便秘、烦急口渴、舌有红点等热象，因而此证多为寒热错杂，治疗时宜寒热并用，调中和胃，安蛔止痛。方中花椒、小茴香温中散寒止痛；黄连、黄芩清泄滞热；乌梅安蛔；藿香、枳壳理气醒脾；木香、元胡、白芍理气活血止痛；苦楝皮杀虫。诸药配合共奏温中散寒、清泄滞热、调中和胃、安蛔止痛的功效。又根据柯韵伯“蛔得酸则静，得辛则伏，得苦则下”之说，仿乌梅丸法变通，辛、苦、酸并用，实为治疗虫证所宜。

【常用加减】 若外感余邪未尽加银花、连翘；恶心、呕吐加陈皮、竹茹、法半夏、生姜；便干加熟军；纳差加荷叶、砂仁、炒白术；烦急、夜卧不实、手足心热加连翘、竹叶；驱虫加百部、槟榔。

【验案举例】

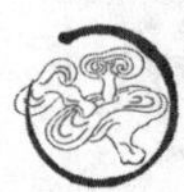

蛔虫病案

2010年1月22日一诊：王某，女，6岁，北京人。夜寐磨牙2年，甚则醒后亦磨牙。从小经常患病，反复感冒，容易发烧，咳嗽等，1个月左右患病1次。患儿平素喜食零食，经常脐周疼痛，大便偏干，量较多。1次食量较大，平时容易上火，大便不下则易发烧。但喝梨水又发腹痛。患儿身体瘦小，面色黄白，腹平软，肝脾不大。舌尖有红点，根部淡黄腻苔，脉细滑略数。

处方：藿香10克，枳壳6克，木香6克，白芍10克，黄芩6克，黄连3克，元胡6克，乌梅6克，花椒6克，小茴香6克，焦三仙（各）5克，槟榔10克，砂仁6克，荷叶6克。7剂。水煎服。

医嘱：饮食控制，少食生冷。

2010年1月29日二诊：磨牙大减，腹痛未发，舌尖红点颜色变浅，舌苔黄腻程度减退，脉细滑略数。守方出入。坚持服药共6周，患儿面色红润，磨牙、腹痛未再发作。

【按】本案患儿夜寐磨牙已两年，平素饮食不节，面色黄白，形体消瘦，常发腹痛，大便偏干，是素有虫积，脾胃失调，当消食祛虫，调中和胃。用安蛔调中汤，加入焦三仙、槟榔消食导滞，荷叶、砂仁化湿开胃。诸药合用，切中素有虫积，脾胃失调之病机，7剂磨牙大减，腹痛已愈。周耀庭教授治疗本病一般6~8周为一个疗程。初期改善患儿腹痛症状，中期改善患儿食欲及面色问题。

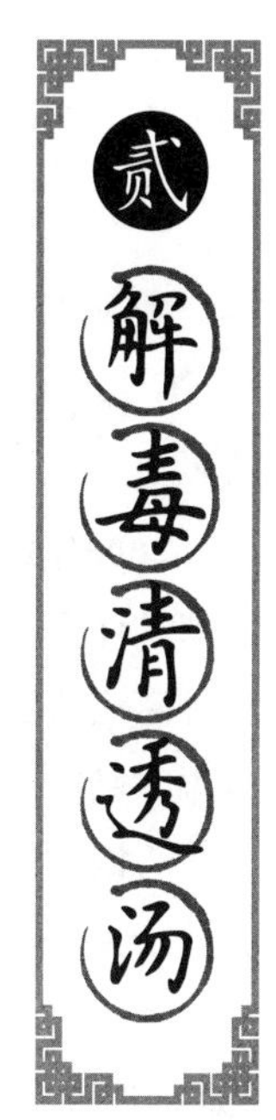

【组成】

青蒿	拾克
北柴胡	拾克
牛蒡子	拾克
黄芩	拾克
炒栀子	拾克
黄连	陆克
板蓝根	叁拾克
草河车	贰拾克
玄参	壹拾伍克
赤芍	拾克
丹皮	拾克
夏枯草	拾克
浙贝母	拾克
地骨皮	拾克
白薇	拾克

【功　　效】 清热解毒，凉血透邪。

【主　　治】 发热（西医诊断：低热待查）。主要临床表现为患者不明原因发热，体温一般在38℃以下，多伴有咽痛，检查咽红，扁桃体有不同程度的肿大，颈部或颌下淋巴结肿大。患者或长期有咽炎，或容易感冒，或容易患扁桃体炎。

【方　　解】 病因毒热不净，邪伏阴分。治以清热解毒，凉血透邪。方中选用大量清热解毒之品，黄芩、黄连、炒栀子、板蓝根、草河车、玄参、牛蒡子以清热解毒利咽；因邪已深入阴分，故选用赤芍、丹皮凉血活血，地骨皮、白薇、青蒿、北柴胡清透阴分热邪；用夏枯草、浙贝母化痰散结，有助于颈部肿大淋巴结消散。

【常用加减】 低热日久较为顽固者，加银柴胡；日久伤阴者，加生地黄。

【验案举例】

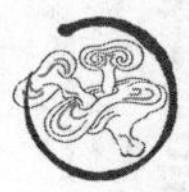

长期低热案

2008年12月12日一诊： 郝某，男，19岁，河北人。患者两年前因参加运动会后外感风寒，体温升至38℃多，治疗后转为低热，但不能退至正常。病已两年，经中西医治疗后外感症状已愈，体温仍不能退至正常，一般在37.1～37.5℃之间波动，现已休学在家。体温时高时低，体温升高时伴头晕头痛，疲乏无力，咽痛，平素易出汗，二便正常，咽红。舌淡红，苔淡黄腻，右脉反关，左脉细滑。颈部淋巴结肿大。血常规检查正常。中医诊断为低热，西医诊断为低热待查。

处方：青蒿10克，北柴胡10克，牛蒡子10克，黄芩10克，炒栀子10克，黄连6克，板蓝根30克，草河车20克，玄参15克，赤芍10克，丹皮10克，夏枯草10克，浙贝母10克，地骨皮10克，白薇10克。14剂。水煎服。

2008年12月26日二诊： 服上药14剂，体温即退至正常，至今无反复。继服14剂巩固疗效。

【按】患者高烧之后出现低热，提示毒热不净。检查咽红，颈部淋巴结肿大，也说明体内有余热，舌脉亦主热。毒热日久，深入阴分，治疗清热解毒，凉血透邪。病因毒热不净，故方中选用大量清热解毒之品，黄芩、黄连、炒栀子、板蓝根、草河车、元参、牛蒡子以清热解毒利咽；因邪已深入阴分，故选用赤芍、丹皮凉血活血，地骨皮、白薇、青蒿、北柴胡清透阴分热邪；用夏枯草、浙贝母化痰散结，有助于颈部肿大淋巴结消散；枳壳调畅气机，有利于疾病的恢复。

周耀庭教授认为小儿、成人均可见到低热，比较常见的低热原因有湿热、滞热、阴虚、瘀血、邪伏膜原证、肝郁化火、毒热不净等。低热的原因可以复杂，也可以简单，关键要抓住诊断辨证的要点。本例患者虽然低热时间长，但病因比较简单，其特点是高热以后低热不退，本身从病史来看就是一种余毒不净的性质。通过检查发现，患者咽红，扁桃体I度肿大，充血，基本肯定是属于毒热不净，邪气深入阴分，故治疗应重用清热解毒之品，结合通常治疗扁桃腺炎的方法，重用板蓝根、草河车、玄参、生地黄、赤芍、丹皮、黄芩、知母清热解毒。邪伏阴分要凉血，用赤芍、丹皮；清阴分热，药用银柴胡、白薇；透邪，用柴胡、青蒿等。此时不用薄荷、芥穗，因为薄荷、芥穗不能解除阴分热邪。全方治疗中心是清热解毒，兼以清阴分热药。辨证分析准确，用药力度强，则体温恢复迅速。

（整理：李明）

高益民

高益民，男，八十一岁。首都医科大学中医药学院教授、首都医科大学附属复兴医院主任医师。曾任中国医学科学院药物研究所、中国中医研究院中药研究所顾问；卫生部第一至三届新药审评委员会委员，北京市第三届新药审评委员会副主任、国家第七届药典委员会委员、中医专业委员会副主任。曾任首都医科大学中医基础理论教研室、中医教育研究室主任，市卫生局中医处处长。现为全国老中医药专家学术经验继承工作指导老师（国家级名老中医）。特聘为北京中医药大学『北京四大名医研究』博士生导师。部级课题『北京中医发展史略研究』首席科学家，北京中医药数字博物馆首席科学家。

高益民教授师从北京名中医关幼波，从医55余年，曾研究整理中医名家赵炳南、刘奉五、姚正平、郗霈龄等的学术经验，在临床上融汇诸家之精粹，积累了丰富的实践经验。擅治疑难杂症（包括癌症）、免疫性疾病、代谢综合征和危急重症中西结合抢救等。曾参与编写《实用中医学》，合编《现代名中医类案》，主编《中医外科学》《老中医解读中国居民膳食指南》《人体的火》（增订版已在中国台湾出版发行）、《关幼波临床经验选》《按摩奇术图识》《人体里的水和火》（香港版）、《国家基本医疗保险药品诠释》（中药卷）、《安全使用中药非处方药》《健康与亚健康新说》，执笔《赵炳南临床经验集》《刘奉五妇科经验》《北京中医科技发展研究》，编审《百年北京中医》《鲜药用动物图谱》《中国动物药现代研究》等，专著《高益民老中医临证经验集》。共计20余部，发表专业学术论文数十篇。

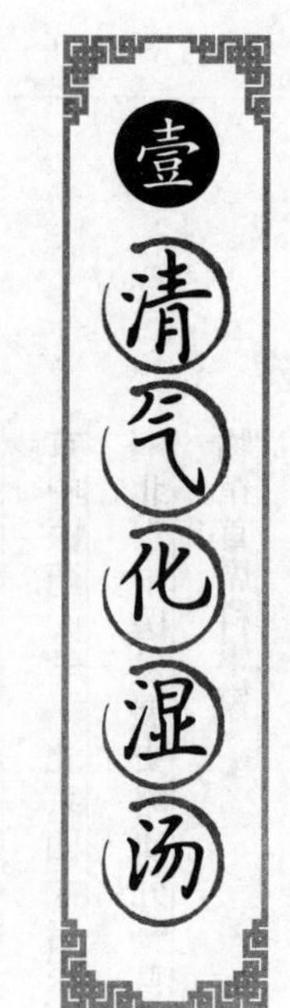

【组成】

生石膏（先煎） 叁拾克
知母 拾克
柴胡 拾克
黄芩 拾克
金银花 拾克
连翘 拾克
藿香 拾克
佩兰 拾克
陈皮 伍克
半夏 拾克
甘草 伍克

【功　效】 芳香化湿，清热疏风。

【主　治】 用于暑湿外感，湿重于热。见有头晕、失眠，咽干口渴，不欲饮水，午后身热，汗出而热不解，恶心纳呆，身倦乏力，胸闷，舌质淡，苔腻。

【方　解】 暑湿外感后热毒未尽，邪入半表半里，余热蒸腾，湿邪热化，气分热邪与内蕴湿热相加而为病。本方旨在清解热毒，芳香化湿。方中以清气分之生石膏、知母为君药；以柴胡、黄芩透达已入半表半里之邪为臣药；金银花、连翘疏透表热，清热解毒；藿香、佩兰芳香化浊，清除暑湿热邪；陈皮、半夏健脾祛湿，均为佐药，甘草清热解毒，调和诸药为使。本方精选白虎汤、小柴胡汤、银翘散、藿香正气散之主要药，从表里、标本、湿热、邪正兼治之法，对暑湿夹杂之邪进行围剿，而偏于清暑祛湿。

【验案举例】

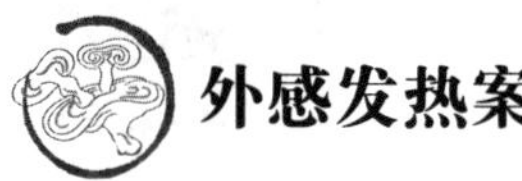

外感发热案

2003年8月3日一诊：刘某，男，4岁。发热咽痛3天。患儿3天前因食油腻肥厚过多，消化不良，继而咽喉肿痛，发热，体温39℃左右，服中西药抗感冒及输液抗炎治疗，均无明显效果，现症：发热39.1℃，咽喉肿痛，精神倦怠，口干引饮，食纳差，舌苔白厚腻，舌质红，脉滑数。检查：咽喉红肿，扁桃体Ⅱ度肿大，颌下淋巴结肿大有压痛。

处方：生石膏（先煎）30克，知母10克，黄芩10克，藿香10克，佩兰10克，陈皮5克，赤芍10克，银花10克，连翘10克，甘草5克。7剂。水煎服。

服上药1剂后，微汗出热退，咽喉疼痛减轻，2剂后食纳增加，精神倦怠好转，服药7剂后诸症皆愈。

【按】患者素有脾虚胃弱，过食厚腻，脾胃滞热，又当八月暑令，感受暑湿之邪，以致高热，咽痛，口干引饮，倦怠，舌苔白厚腻，属于暑湿外感，而热盛于湿者。治以清气解热，芳香化湿。方中白虎汤生石膏、知母、甘草清气分热，为主要药；藿香、佩兰芳香化湿；黄芩清热解毒，苦寒燥湿；陈皮和胃以协助芳化苦燥之品，清除食滞热蕴；赤芍清热凉血又能活血，是关幼波老中医在治疗外感发热三天左右惯用之品，旨在凉血解毒以阻截热邪内侵。从总体方药结构上是对施今墨老中医治外感"清解配比法"结合高益民教授经验的再传。三清（清热）者，生石膏、知母、黄芩；三解（解表）者，柴胡、金银花、连翘；佐以芳化和胃之法，也是高益民教授经过多次实践，用于治疗暑湿外感的经验方。另外本例为4岁患儿，何以方药用量为成人剂量？高益民教授认为：本方剂量是其经验方的原来成人剂量，用于本例，在服用时每次100毫升，一日2次即可，实际服量仍为成人的1/2左右，即按原方的比例用于幼儿，对于幼儿急性热病疗效显著。

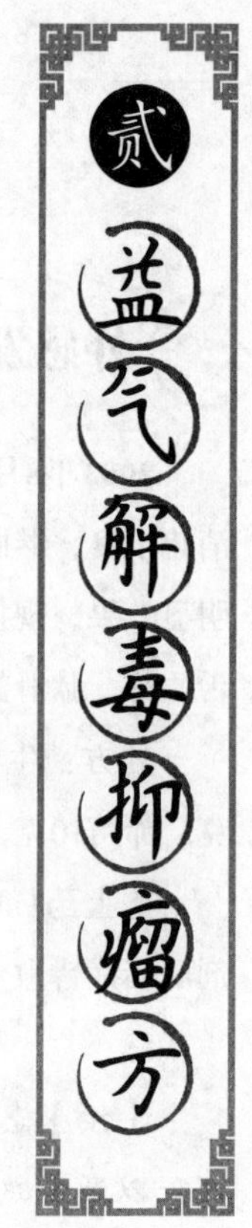

【组成】

黄芪 叁拾克
炒白术 拾克
当归 拾克
茯苓 拾克
薏苡仁 拾克
草河车 拾克
白屈菜 玖克
白花蛇舌草 壹拾伍克
仙鹤草 叁拾克
甘草 伍克

【功　效】益气健脾，解毒抑瘤。

【主　治】用于脾虚气弱，毒热积聚。证见倦怠乏力，食纳不佳，气短，心悸，烦躁，口干，失眠等，或癌症见有上述证候者。

【方　解】方中黄芪为君，补益脾肺之气；炒白术、草河车为臣，其中炒白术味苦甘，性温，苦温燥湿，甘能健脾补中，以助黄芪补益脾肺之气；草河车又名蚤休或七叶一枝花，功能清热解毒，消肿定痛；当归、茯苓、薏苡仁为佐，其中茯苓味甘淡，性平，入脾、肺、肾、胃、心经，既能健脾又能利湿；薏苡仁味甘淡，性微寒。甘淡利湿，寒能清热，因其入肺经，故能用于治疗肺痈；白屈菜、白花蛇舌草同为佐药，其中白屈菜味苦辛，微温，有毒，镇痛止咳，利尿解毒；白花蛇舌草味苦甘，性寒，入心、肝、脾经，清热利湿，消肿解毒，现代研究为抗癌常用之药；仙鹤草为使，一般认为仙鹤草主要性能为收敛止血，但民间称其为“脱力草”，有补虚强壮之功，可以消除疲劳，又可用于过力劳伤、贫血衰弱，精力委顿之症。全方配合，共奏益气养血，清热解毒之功。其中白屈菜为罂粟科植物，有明显的抗肿瘤和止痛作用，但无成瘾性。

【常用加减】 对于肺癌，若见阴虚津亏者，加沙参、麦冬或生地黄、元参；痰热较重者，加鱼腥草、金荞麦；咳嗽重者，加紫菀、川贝母或桔梗、甘草；一般癌症若见血瘀凝聚有肿块者，加桃仁、红花或三棱、莪术或乳香、没药；湿毒重者，加土茯苓、槐花或泽泻、车前子。

【验案举例】

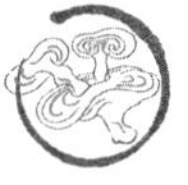

肺癌放化疗案

2004年11月30日一诊：李某，男，77岁。胸闷咳嗽半年余。5个月前患者因胸闷、憋气，心前区不适，在某医院检查诊断为左上肺周围性肺癌及肺癌胸膜转移。7月19日住院，住院期间共抽胸水6次，共4300ml，第五次、第六次抽胸水行局部化疗。6～10月共做化疗4个疗程，并口服紫杉醇120mg。化疗后出现贫血，恶心，纳呆，倦怠，乏力，失眠，脱发。现症：神疲乏力，面色苍白，胸闷，咳嗽，晨起痰多，口淡无味，纳呆，失眠多梦，二便自调，舌苔薄白，舌质淡，脉沉细。检查：红细胞计数3.4×10^{12}/L，白细胞计数4.5×10^{9}/L，血红蛋白计数111g/L，血小板231×10^{9}/L，淋巴细胞22.9%，中性粒细胞74.7%。血压：150/75mmHg。胸片：胸腔积液，左下肺膨胀不全，左肺上叶肺癌。24小时心电图检查：频发室上期前收缩，阵发性心房纤颤，间歇性Ⅰ度房室传导阻滞，ST段改变。

处方：黄芪20克，女贞子10克，珍珠粉（冲）3克，北沙参15克，当归10克，炒白术10克，茯苓10克，陈皮6克，草河车10克，白屈菜10克，大青叶10克，三七粉（冲）3克。7剂。水煎服。

2004年12月7日二诊：疲乏无力好转，精神好转，纳食增加，仍咳嗽有痰。

处方：黄芪20克，北沙参15克，当归10克，炒白术10克，茯苓10克，猪苓10克，仙鹤草30克，莪术10克，桔梗10克，山楂10克，甘草6克。14剂。水煎服。

2005年1月7日三诊：共服上方30剂，CT复查结果：未见胸水和肺气肿。左肺癌及左上肺结节与2004年5月28日相比较有明显缩小。继服上方14剂。

2005年2月1日四诊：再次进行化疗，出现阵咳，痰少，纳差。上方加黄芩10克，泽泻10克，山楂10克，陈皮10克。30剂。加强健脾消食利湿，清泻肺热之功，继服。可与化疗同时服用。

2005年3月1日五诊：服药后大便次数增加，便溏，胸闷，咳嗽。上方加丹参10克。

2005年3月22日六诊：患者复查血常规基本正常。血压：135/80mmHg。守上方，随证变化，1年来曾加减使用过柴胡、白芍、川贝、紫菀、红花、五味子、橘红、苍术、车前子、鱼腥草等。

2006年3月31日七诊：复查肺CT：左肺上叶尖后段见一结节影，大小约3mm。患者于2005年11月22日开始服用金龙胶囊、血塞通软胶囊，服药至今，同时一直坚持服用中药伴随化疗治疗。

2007年3月9日八诊：复查CT两肺与2006年的状态相比较无变化。目前精神状况良好，乏力消失，面色有光泽，纳食增加，咳嗽基本消失，生活如常，脉沉细，舌质淡，苔薄白。

患者诊断出肺癌已3年8个月，进行化疗的同时一直用中药治疗，生活质量逐渐提高，目前生活状态基本正常。继续守方治疗，加服金龙胶囊，一次6粒，1日2次。

患者自2004年11月至2011年9月，肺癌未行手术仅用化疗4个疗程，连续服用中药已随诊近7年之久，生活质量良好，体质状况良好，肺癌瘤体无发展，疗效稳定。

【按】原发性支气管肺癌（简称肺癌）是常见的恶性肿瘤之一。多发于40岁以上男性。从肺癌的细胞组织学分类上可分为：鳞状细胞癌、腺癌、细支气管肺泡癌和未分化癌4类，其中未分化癌中包括小细胞癌和大细胞癌两种。肺癌相当于中医的“息贲”、“肺痈”等范畴。高益民教授认为：肺癌是由正气内虚，邪毒聚结于肺部所致。由于正虚邪毒内侵，以致肺气宣降失司，肺气壅滞不宣，脉络受阻，气滞血瘀而成肿块。中医认为：“脾为生痰之源，肺为贮痰之器”，若脾虚运化失司，湿聚生痰，痰阻肺络，失于宣降，痰凝毒聚，即可形成肺部肿块。正气内虚肺气不足，再加上长期吸烟（或被动吸烟），热灼津液，肺阴不足，升降失调，外邪乘虚而入，邪毒滞留不去，痰瘀凝结积块，也是肺癌形成的因素之一。痰瘀日久化热，灼伤肺络，则可见有咳唾痰血或胸痛，痰凝结聚，流注经络、骨骼则可表现为肺癌转移的症状，包括淋巴结转移或骨转移等现象。

此患者病情较重，化疗前已有胸水，化疗后出现贫血、恶心、纳呆、乏力、失眠、脱发等副作用，伴有咳嗽痰多、胸闷等症。高益民教授认为，患者证属气阴两虚，毒热未清，脾胃受损。故用益气解毒抑瘤方去薏苡仁、白花蛇舌草、仙鹤草，加珍珠粉、女贞子、北沙参、陈皮、三七粉。其中珍珠粉味甘咸，性寒，益阴清心肝之火，又能解毒敛疮，现代研究有明确的抗癌作用；女贞子、北沙参滋阴清热润肺；陈皮理气和胃；三七粉味甘微苦，性温，本品甘缓温通，苦降下泄，功擅散瘀和血，取其活血散瘀之效。此后近7年时间，在此经验方的基础上，中西药结合随证加减，致使患者生活质量有所提高，延长了生存时间，病情得以有效控制。

（整理：高琦）

柯微君

柯微君，女，一九三三年出生于浙江黄岩。现为首都医科大学附属北京中医医院血液病专家，主任医师。曾任中华医学会北京市血液病专业委员会委员，中国中西医结合学会血液病专业委员会历届委员，获得第三、第四批『全国老中医药专家学术经验继承工作指导老师』称号。

1955年毕业于浙江医学院，1959年参加北京市第一届西医离职学习中医班学习。1962年参加工作。从事中西医结合医疗工作50余年，在血液系统疾病治疗领域积累了丰富的临床经验，形成了自己独特的学术思想。先后获北京市局级科技进步奖六项。1994年、1997年两次获得市科委奖。其中《健脾补肾法治疗210例ITP的临床与实验研究》获北京市中医管理局科技进步奖一等奖，北京市科委科技进步奖三等奖。《健脾补肾法治疗慢性再生障碍性贫血的临床与实验研究》获北京市科委科技进步奖三等奖。并开发了用于治疗ITP的养血糖浆、升板丸，用于治疗再生障碍性贫血的生血糖浆等院内制剂，在全国重要学术刊物及学术会议上发表论文20余篇。擅长中医、中西医结合治疗特发性血小板减少性紫癜、再生障碍性贫血、过敏性紫癜、紫癜性肾炎、缺铁性贫血、营养性贫血、溶血性贫血、急慢性白血病、骨髓增生异常综合征、真性红细胞增多症、血小板增多症、传染性单核细胞增多症等血液系统疾病。

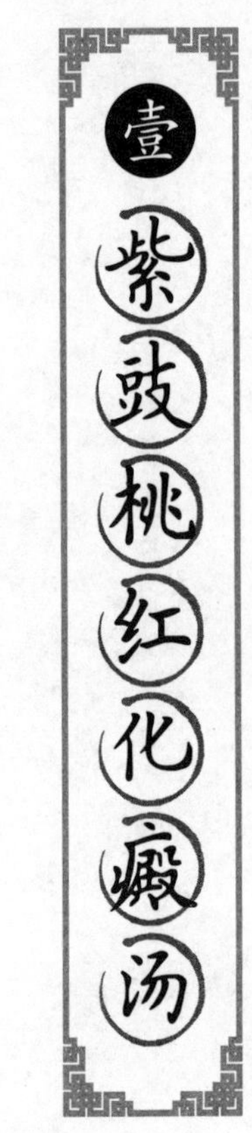

【组成】

紫草　壹拾贰至叁拾克
淡豆豉　贰拾至肆拾克
乌梅　拾至肆拾克
苍术　拾至叁拾克
黄柏　拾克
桃仁　拾克
红花　拾克
莪术　壹拾贰克

【功　效】清热凉血，化湿通络，透疹消斑。

【主　治】肌衄（血热妄行证），西医属过敏性紫癜。症见：皮肤紫癜，下肢多见，对称分布，分批出现。可有腹痛阵作、关节疼痛、蛋白尿、血尿。

【方　解】过敏性紫癜系外感后温热毒邪乘虚侵及血脉，瘀热内结，损伤脉络，发为紫癜。热邪入里，多兼夹湿邪，常可损及脾胃、关节、肾与膀胱，日久可致脾肾亏虚。故治以清热凉血，化湿通络，透疹消斑。方中用紫草凉血活血，解毒透疹。紫草行血分瘀热、“利大小肠”（《本草纲目》）、“通利水道”（《本草经疏》），故可导热邪从二便而出，而为君药。淡豆豉有清热透疹，宣郁解毒之效。乌梅能酸敛止血；“敛虚火，化津液”（《本草经疏》），可防久病阴伤；“主肢体痛”，故可缓解过敏性紫癜患者关节疼痛。现代医学研究乌梅有抗过敏作用。豆豉、乌梅两药合用，一散一收，散不耗气，收不敛邪，既能使热邪透达肌表，又使肺卫之气得固，故为臣药。苍术、黄柏合用为二妙散之意。柯微君教授认为该病常风热挟湿或与内蕴之湿热相搏，趋于下焦，下注胃肠、膀胱、下肢关节而缠绵难愈。故应用二药助君药燥湿清热、清利下焦，而为佐药。柯微君教授认为瘀血是本病缠绵不愈反复发作的重要病理因素，故应用桃仁、红花、莪术三药助君药活血化瘀，同为佐药。全方合用，清热凉血、化湿通络、透疹消斑，使热清而不凉遏，活血而不动血，使湿热之邪分别从卫表、小便及肠腑而解。

【常用加减】 表证明显者，加银翘散疏风清热；热毒蕴结于咽喉，症见咽痛者，可加板蓝根、北豆根、漏芦、蒲公英、大青叶、地丁等清热解毒；瘀血阻滞明显，症见紫癜色红紫，舌质暗红、紫红者，加川芎、丹参、益母草、三七活血化瘀；血热明显，症见疹色鲜红，舌质红绛者，加生地黄、玳瑁、赤芍、元参、水牛角片等清热凉血；紫癜性肾炎，尿中见红细胞者，加益母草、白茅根、小蓟清热凉血、活血化瘀；腹痛明显者，加延胡索以止痛；若脾胃虚寒，可加干姜、桂枝温中散寒；便血者，加地榆、槐花凉血止血；关节痛明显者，加秦艽、银花藤、松节祛风除湿，通络止痛。

【验案举例】

壹 反复感冒身起紫癜案

2010年4月9日一诊：患者周某，男，43岁。主诉：紫癜反复2月余。病起于春节前感冒咳嗽后，身起紫癜，胃脘隐痛，3～6天反复1次，检查对尘螨过敏。血常规、尿常规正常。诊断过敏性紫癜。但西医脱敏治疗无效。来诊时症见：紫癜黄豆大小，色紫不痒，每于感冒咳嗽后加重，胃脘隐痛，间或便溏，小便色黄，舌质紫暗，苔白，舌下紫，脉络粗，脉滑数，右尺弱。中医诊断为肌衄。证属湿热内蕴，血热妄行，瘀血阻络。治以清热凉血，化湿通络，透疹消斑。

处方：紫草30克，豆豉40克，乌梅20克，苍术15克，黄柏10克，桃仁12克，红花10

克，莪术12克，元胡12克，赤白芍（各）15克，生甘草10克。7剂。水煎服。

2010年4月16日二诊：紫癜有所好转。前方加黄连10克、炒栀子15克、连翘30克、丹皮15克、丹参30克。

2010年4月30日三诊：发烧后5天，紫癜再起，紫癜遇冷色暗，劳则增多，大便稀溏，日3行，舌质紫，苔薄水滑，脉沉细。前方改苍术为30克、元胡为15克，加地丁30克。

2010年5月7日四诊：紫癜明显好转，臀部散见，乘车后腿部紫癜散发，大便溏，腹部有下坠感，舌质青紫已减，脉细滑。前方减苦寒之地丁，加川芎15克、茅根15克。

2010年5月20日五诊：紫癜明显减少。大便稀溏、气短乏力。逐渐加强益气健脾之力。

2010年 9 月六诊：紫癜未再起。

【按】柯微君教授认为，过敏性紫癜病因多由禀赋虚弱、形气不足、感受时邪、热伤血络、迫血妄行所致；或由情志怫郁、饮食不节、多食膏粱厚味以致损伤脾胃，气虚不能摄血，血不循常道、溢于肌肤而成紫癜；或素体肝肾阴虚、后天失养、劳倦过度、误用燥药，致阴虚内热、虚火炽盛、热伤脉络、血溢肌表而成紫癜。临床以感受时邪最多，约占70%。病证以阳证、实证、热证居多。若迁延不已反复发作，可见虚证及虚实夹杂证。整个病程以“火盛”、“血瘀”为主。病情初起当以宣散清解为主，病情好转后重用活血化瘀通络，后期阴伤者当育阴清热，脾肾不足者当温补脾肾。该患者素体脾肾亏虚，反复感冒发热，热入血分，热迫血行，血不归经，发为紫癜。治以清热解毒、凉血活血，使热清血自宁。取效后，培补元气，使肺卫得固。自拟紫豉桃红化瘢汤治疗过敏性紫癜属血热妄行之证，用药精当，配伍严谨。寒温并用，动静结合，散中有收，使热清而不凉遏，活血而不动血，使湿热之邪分别由卫表、小便、肠腑而解。常一方治至痊愈。遇兼症较重时可随症加减，灵活运用。

贰 肌衄案

2009年9月11日一诊：田某，女，51岁。主诉：下肢反复紫癜10余年。患者自10余年前开始下肢皮肤反复出现紫癜，未治疗。去年紫癜融合成片，接受维生素C、芦丁治疗，效不显。来诊时症见：紫癜色红，遇热加重，不痛不痒，皮肤有暗褐色色素沉着，舌质紫红，苔少，脉沉细无力。检查对榛子、核桃过敏。尿常规：尿蛋白（-），潜血（+）。

处方：紫草12克，淡豆豉40克，乌梅20克，苍术10克，黄柏10克，桃仁10克，红花

10克，丹参30克，川芎30克，益母草30克，莪术12克，生甘草10克。14剂。水煎服。

2009年9月24日二诊：紫癜颜色变浅，呈褐色。舌质红稍紫，苔白，脉沉细无力尺弱。尿常规：尿蛋白（-），潜血（+），白细胞（+）。前方加生地黄30克，茅根30克，石韦30克，三七粉6克，败酱草15克。

2009年10月16日三诊：紫癜无新发，陈旧紫癜吸收缓慢，腰腿酸沉。舌质略红，边有瘀，苔薄白，脉沉细无力。尿潜血（+）。前方加生黄芪20克，川断12克。

2009年11月6日四诊：紫癜一直未出，尚有陈旧紫癜，时有烦急，尿频。舌质略红，苔薄白，脉沉细，右沉弱。尿常规：潜血（+），白细胞（+）。前方去石韦、败酱草，改为生黄芪40克，加金银花30克、萹蓄12克。

2010年1月6日五诊：紫癜仍未出，下肢皮肤色素沉着逐渐吸收，尿色黄，腰膝酸软已减。尿潜血（+），白细胞（+）。予白茅根200克、藕节200克。煎汤去渣，煎煮上药。至2010年3月，患者尿潜血转阴，依前法调治，并逐渐加强健脾补肾之剂，患者紫癜未发，尿潜血一直阴性。

【按】过敏性紫癜系感受温热湿毒乘虚侵及血脉，瘀热内结，而发为紫癜。热邪入里，常损及脾、肾、膀胱。对于过敏性紫癜肾损害出现血尿者，柯微君教授常应用白茅根、藕节煎汤去滓取汁纳诸药共煎。茅根味甘性寒，凉血止血，清热利水。柯微君教授认为其“味甘而不腻胃，性寒而不伤胃，利水而不伤阴津，为血热妄行上下诸失血之要药”。藕节甘平涩，凉血止血，兼活血化瘀，故止血而无留瘀之弊。该例患者过敏性紫癜，用紫豉桃红化瘢汤5个月，虽紫癜未出，而尿潜血无改善，久病体虚，而又热瘀互结，用二药煎汤取汁，煎煮“紫豉桃红化瘢汤”以渗湿于热下，止血而不留瘀，兼能补虚，故而获效。

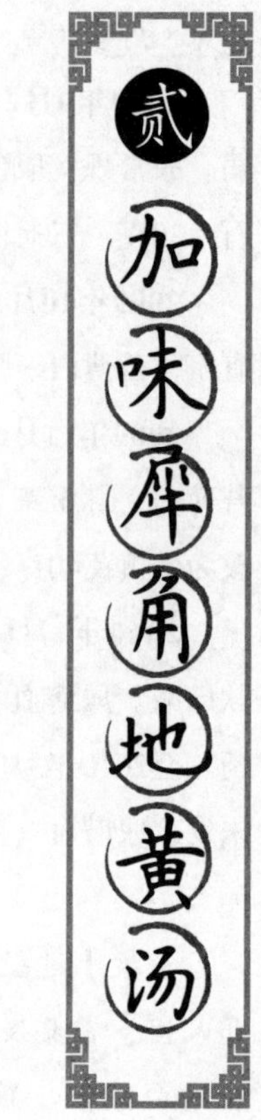

【组成】

水牛角	叁拾至伍拾克
生地黄	贰拾至伍拾克
白芍	壹拾伍至贰拾克
丹皮	拾克
卷柏	叁拾至伍拾克
虎杖	壹拾伍至贰拾克
三七粉	叁至玖克
玳瑁粉	叁至陆克
生甘草	贰拾克

【功　效】清热解毒，凉血散瘀。

【主　治】血证（血热妄行证）。西医属特发性血小板减少性紫癜（ITP）。症见：皮肤紫癜或瘀斑，鼻衄、齿衄、便血、尿血等出血证候，舌质红或紫红，属于热迫血行之象。血常规提示：血小板减少。骨髓穿刺检查提示巨核细胞成熟障碍。

【方　解】ITP属于中医“血证”“发斑”范畴。柯微君教授认为该病为虚实并存，虚有阴虚、气阴两虚（脾气肾阴虚）、脾肾阳虚；实有热毒、瘀血。脾肾两虚为内因，热毒为外因，瘀血阻络为病理变化结果。其证型转化规律为血热（含阴虚血热）→气阴两虚→脾肾阳虚。治疗一般先凉血、滋阴、益气，使宁血摄血好转后再脾肾双补。故在治疗上，血热妄行者予选用自拟加味犀角地黄汤以清热凉血、化瘀止血。犀角地黄汤，原方出自《小品方》录自《外台秘要》。其组成：犀角一两，生地黄半斤，芍药三分，牡丹皮一两。其功用：清热解毒，凉血散瘀。主治：热入血分证。方中犀角（现用水牛角代）咸寒清热凉血，又能清心解毒，使热清血自宁，故为君药。生地黄甘苦性寒，凉血滋阴生津，可助犀角（水牛角代）清热凉血，解血分之热，又能止血；且可复已失之阴血，为臣药。丹皮清热凉血，活血散瘀，既凉血以止血，且止血不留瘀；白芍养血敛阴，且助生地黄清热凉血，和营泄热，共为佐药。柯微君教授在此方基础上加卷柏、三七粉与丹皮同用活血止血，虎杖、玳瑁粉助犀角（水牛角代）清热解毒，甘草调和诸药，并防寒凉太过伤脾。诸药相配，共成清热解毒，凉血散瘀之剂。

【常用加减】 表征明显者，合银翘散加减。热毒内结，症见咽痛者，加牛蒡子、白花蛇舌草、北豆根、蒲公英等清热解毒；气分热盛者，加炒栀子、生石膏等清气分热邪；血热炽盛者，加羚羊角粉、紫草、元参等清热凉血；血瘀明显者，紫癜色紫红或晦暗，加当归、川芎、丹参、鸡血藤等活血化瘀；气虚明显者，紫癜劳则加重，加生黄芪、白术、茯苓等健脾益气，重症加西洋参、白人参、红人参；阴虚内热者，加地骨皮、龟板、鳖甲、生牡蛎、生龙骨、知母等；肾阴亏虚者加菟丝子、女贞子、旱莲草、枸杞子等；脾肾阳虚者加锁阳、补骨脂、仙灵脾、巴戟天、黑附片等以温阳。

【验案举例】

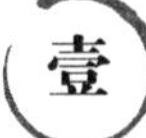 壹 久病紫癜仍属血热妄行案

2009年10月15日一诊： 姜某，男，14岁。主诉：反复紫癜、鼻衄8年，加重1月余。患者2002年出现紫癜、鼻衄，发现血小板减少，血小板20×10^9/L左右，行骨髓穿刺检查诊断ITP，应用糖皮质激素、丙种球蛋白治疗，血小板能恢复，但随即下降，之后配合中药治疗，病情一度稳定。已停激素5个月。今年9月反复感冒后血小板下降至25×10^9/L，并有鼻衄，龈衄，头晕，无力。故来诊。辅助检查：血小板17×10^9/L。舌质红，少苔，脉沉细无力。中医诊断：血证（鼻衄、齿衄）。证属阴虚火旺，血热妄行。治以滋阴清热，

凉血止血。

处方：水牛角片（先煎）40克，生地黄 30克，白芍20克，丹皮10克，卷柏30克，虎杖20克，三七粉6克，玳瑁粉3克，女贞子20克，旱莲草20克，紫草12克，羚羊角粉0.9克，沙参30克，黄精20克，仙鹤草30克，白及12克，白花蛇舌草20克，生甘草20克，蒲公英12克，连翘12克。30剂。水煎服。

2009年11月17日二诊：鼻衄、龈衄止，手指脱皮，时有畏寒，手足心汗出，反复感冒，舌边尖红紫，苔白黄，脉细滑，尺弱。血小板78×10^9/L。证属毒热未净，脾肾亏虚。治以清热解毒、滋阴凉血，兼以益气补肾。处方：缓则治本，在清热凉血基础上加用补肾壮阳之品。

一号方：水牛角片（先煎）40克，生地黄30克，白芍20克，丹皮15克，卷柏40克，虎杖18克，三七粉6克，玳瑁粉6克，女贞子20克，旱莲草20克，紫草12克，羚羊角粉0.9克，生甘草10克。

二号方：锁阳15克，菟丝子15克，生黄芪20克，当归10克，仙鹤草30克，白及12克，白花蛇舌草20克，连翘15克，蒲公英12克，生甘草20克。

各30剂，每日各1剂。水煎服。

2009年12月22日三诊：畏寒已除，手指脱皮愈。近日感冒咳嗽，仍手心出汗，舌质红，苔白，中有裂痕，脉左沉细滑，右细滑。血小板245×10^9/L。患者感冒，急则治标，停用温肾之品。

处方：水牛角片（先煎）40克，生地黄30克，白芍20克，丹皮18克，卷柏40克，虎杖20克，三七粉6克，玳瑁粉3克，女贞子20克，旱莲草20克，紫草12克，羚羊角粉0.9克，仙鹤草30克，玄参12克，白花蛇舌草20克，连翘20克，蒲公英12克，藕节15克，生甘草20克。

再诊患者感冒愈，血小板仍维持正常，逐渐加强补脾益肾之力，血小板一直维持正常。

【按】柯微君教授认为血之妄行有血热、气虚、血瘀之异，新病尤多血热，但久病亦不乏血热者。当根据虚实而治之。本例血小板减少症衄血8年，反复感冒，血小板降至25×10^9/L，症见鼻衄、龈血、头晕、乏力，舌质红，少苔，脉沉细无力。久病脾肾俱虚，反复感冒，热毒入血分，迫血外溢。急则治标，治以清热凉血、滋阴清热为要，兼顾益气补肾。予加味犀角地黄汤，以水牛角、玳瑁清热凉血，解血分之热，加紫草凉血活血解毒；羚羊角清血分热毒；生地黄甘苦性寒，清热凉血、滋阴止血，助水牛角解血分毒热；白芍养血敛阴，助生地黄凉血和营；女贞子、旱莲草、沙参滋阴补肾；黄精平补中气；仙鹤草、白及、三七助凉血止血化瘀；连翘、蒲公英、白花蛇舌草清解毒热。共奏清热解毒、凉血止血之功。药后血止，血小板上升。再诊标本兼顾，加强补肾力度，以巩固疗效而愈。

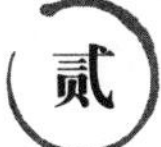

虚实夹杂紫癜案

2010年2月25日一诊：赵某，女，27岁。主诉：皮肤紫癜2月余。患者于2009年12月因皮肤紫癜发现血小板减少，当时血小板1×10^9/L。行骨穿检查：巨核细胞成熟障碍。诊断ITP。静脉注射甲强龙60mg×4天，血小板恢复至45×10^9/L。自行停用糖皮质激素，服用维血宁治疗。血小板进行性下降。2010年2月25日血小板2×10^9/L。来诊时症见：皮肤紫癜瘀斑，口干、溲黄，舌质紫，苔薄黄，脉细滑尺弱。

处方：水牛角（先煎）50克，生地黄30克，白芍20克，丹皮10克，卷柏50克，虎杖20克，三七粉9克，玳瑁粉3克，女贞子20克，旱莲草20克，锁阳30克，生黄芪30克，当归10克，羚羊角粉0.9克，生甘草30克。

2010年3月5日二诊：药后大便溏泻，疲乏，紫癜显减。舌质红紫，苔根部褐色，舌下红紫，脉右细滑如丝，尺弱，左关细滑，寸尺触不到。血小板4×10^9/L。患者脾肾亏虚，上方改甘草50克，锁阳50克，生黄芪50克，加补骨脂50克以益气温阳。

2010年3月12日三诊：口咽干燥，齿龈出血，唇红，有血疱，舌红绛，舌中有血疱，脉右细滑，左细如丝。血小板1×10^9/L。患者脾肾亏虚为本，血热妄行为标，补益脾肾治本，但助热动血，故急则治标：（1）前方改羚羊角粉3.9克，加炒栀子15克以清热凉血。（2）并采用中西医结合治疗，给予地塞米松冲击疗法：地塞米松40mg口服，每日一次，5天。

2010年3月19日四诊：三日前患者出现发热，体温37.8℃，齿龈出血，服地塞米松40mg后出汗，汗后体温正常，龈衄止，胃烧灼感，大便稀溏，舌质红紫，苔白，舌下紫减，脉沉细。血小板升至11×10^9/L。血已止，羚羊角粉减量为1.2克，加砂仁10克以固护胃气。

2010年3月26日五诊：口淡无味，鼻周起疱，胃烧灼感，舌边尖红，苔白，舌下红紫，脉沉细尺弱。血小板迅速恢复，3月22日133×10^9/L，3月26日208×10^9/L。前方改虎杖18克、补骨脂60克、甘草10克，以逐渐加强补肾之力，减碍胃之虎杖、甘草。

处方：水牛角（先煎）50克，生地黄30克，白芍20克，丹皮10克，卷柏50克，虎杖18克，三七粉9克，玳瑁粉3克，女贞子20克，旱莲草20克，锁阳50克，生黄芪50克，当归10克，羚羊角粉1.2克，生甘草10克，补骨脂60克，炒栀子15克，砂仁10克。

2010年4月2日六诊：2天前感冒，体温37.8℃，大便稀溏，脉左右寸短滑，关尺弱，舌边尖红紫，舌下红。血小板再次下降至89×10^9/L。患者脾肾亏虚，易感外邪，前方去炒栀子，改甘草50克，加白术30克、淫羊藿15克，以加强补脾益肾之功。

2010年4月9日七诊：一般状况可，无出血，胃烧灼感减，脉细滑，舌质略红，苔薄白，舌下红，脉络长。血小板恢复至221×10^9/L。原方继服7剂。

继续如前法清热凉血活血、补脾益肾治疗，后期加川芎、丹参等加强活血化瘀之效，此后血小板一直稳定在200×10^9/L左右。7月13日，复查血小板181×10^9/L，改乌鸡白凤丸口服。

【按】患者先天禀赋不足，后天失养，又感受温邪，侵入血脉，热迫血妄行，发于肌肤，出现紫癜。单纯西药糖皮质激素不能维持。故应用中药治疗。予清热凉血之品，但苦寒重伤脾肾，肾精亏虚，无以生血，患者出现大便溏泻、血小板减少；予补益脾肾，又助热动血，血小板重度减少，出现出血。柯微君教授审时度势，急则治标，中西医结合治疗，给予糖皮质激素冲击，中药用犀角地黄汤合大量羚羊角粉以力挽狂澜，凉血止血，血小板迅速回升。血止后，羚羊角粉立即减量以免伤正。但血小板不能维持，予逐渐加强补脾益肾之力，并继续清热凉血，后期注意化瘀，血小板逐渐恢复并维持在正常范围。

（整理：侯雅军）

葛琳仪

葛琳仪，女，祖籍江苏吴县。中共党员，浙江中医药大学教授、主任中医师，研究生导师，第二批全国老中医药专家学术经验继承工作指导老师。一九三三年六月出生于杭州。一九五六年考取上海中医学院，成为新中国第一批中医学院学生。

葛琳仪教授在求学期间，得学院良师程门雪、王文东、乔仰先等先生之器重，受其真传；寒窗六载，深得祖国医学及现代医学之精华，于1962年以优异的成绩毕业于上海中医学院。同年至浙江省中医院中医内科悬壶行医，又师从吴士元先生，临床上以擅治呼吸系统与消化系统疾病及疑难杂症而著称，活人无数。1983年出任浙江中医学院（现浙江中医药大学）副院长兼浙江省中医院院长；1987—1993年任浙江中医学院院长，1994年被国务院批准为享受政府特殊津贴专家，历任中华全国中医药学会理事、内科分会理事、浙江中医药学会副会长，现任浙江省名中医研究院院长、浙江省老教授协会副会长等职。

葛琳仪教授出自科班，博采众长，融古贯今，临证50年，学验俱丰。临证中，以葛氏独创的“三位合一”辨证思维模式，融辨体质、辨病、辨证为一体，因人、因时、因地实施辨治；且常藉以扎实的中医学功底，结合现代医学知识，主张诊治中的衷中参西，使选方用药精练得当，强化了中医治病“知常善变”和“治病求本”的辨证观。

葛琳仪教授自1971年起主持了“省防治慢性气管炎协作组”的临床研究工作，曾先后对七叶一枝花、侧柏叶、山苍子油等52种防治慢性气管炎的有效药物，进行了反复的临床药理、植化实验等研究，主持开展了大量的临床验证工作，对万余名慢性气管炎患者进行了治疗，研究制订出该病的中西医结合分型辨治的标准及方法，并筛选出防治慢性气管炎的多种单味有效中草药及药对，制成了多种不同剂型，应用于临床，在诊治慢性气管炎、阻塞性肺气肿、肺源性心脏病等方面积有丰富的临床经验。如运用清肺温肾法以“正本清源、补虚泻实”为治疗原则，以“寒热并用，轻重有度”的用药特色，在迁延难治的咳喘病治疗中屡获佳效。

葛琳仪教授不仅擅治呼吸系统疾病，对消化系统病症的诊治也颇具心得。认为中焦之为病，当责之于脾，而治本之法，应以理脾为要。临证中常强调脾为湿土，喜燥恶湿，宜升则健；胃为燥土，喜润恶燥，宜降则和。故脾为病，宜甘温升提；胃为病，宜甘润通降。在遣方用药上，以用药简练、轻重有度为特点。临证中，巧用药对以求效捷。善用辛润之品于消渴病中，常于治本之法中参以辛润，因“辛”能散、能行、能润，通过其散、行，来宣通三焦气机，指出养阴辛润之品既可振奋阳气，促进阴津化生，而使滋润，又可防清润甘滋过盛而阻碍气机，辛润合参以治消渴，可获事半功倍之效。

在中医急症研究方面，于1982年率先在浙江省内开展并组建中医急症协作组，出任浙江省中医急症协作组临床组组长，研制了“止血一号”等七种治疗出血、高热、疼痛及急性菌痢等急症的有效药物；其中“止血一号”获1992年浙江省医药科技进步奖三等奖。为中医急症工作作出了贡献。

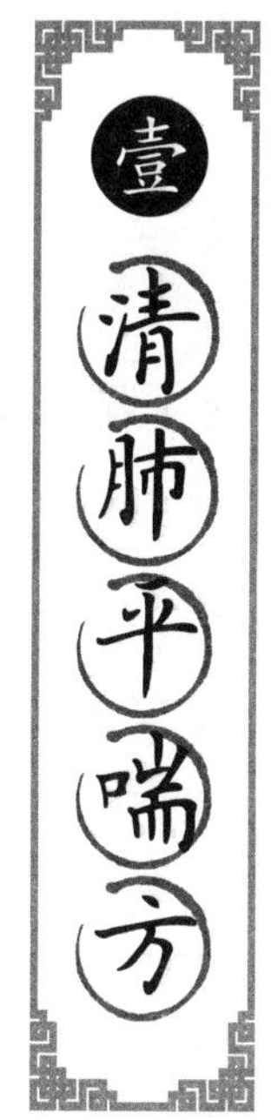

【组成】

炙麻黄	玖克
杏仁	玖克
生石膏	壹拾伍克
黄芩	壹拾伍克
野荞麦根	壹拾伍克
七叶一枝花	壹拾伍克
炒苏子	玖克
葶苈子	壹拾贰克
白芥子	玖克
姜半夏	玖克
陈皮	陆克

【功　效】 清肺平喘。

【主　治】 喘证初起，外感风热，邪袭肺卫，肺气壅塞；或素有痰饮宿疾，日久化热，痰热内蕴，外邪引发，肺气被遏，清肃失司，咳嗽、气喘，甚则不得平卧，痰多色黄，舌质偏红，舌苔薄黄或黄腻，脉浮滑或数。

【方　解】 方中“麻杏石甘汤”原为《伤寒论》治“汗出而喘，无大热者”，葛琳仪教授采用其方宣泄郁热的特点，加用黄芩、野荞麦根、七叶一枝花加强清肺之功；增加炒苏子、葶苈子、白芥子宣肺利气以平喘；同时借姜半夏、陈皮燥湿化痰理气之力；诸药合用，共奏宣肺清热、化痰平喘之效。

【常用加减】 热盛常加金银花、连翘、蒲公英；痰多加莱菔子、制胆星、浙贝母；咳嗽明显加款冬花、炙紫菀。

【验案举例】

壹 喘证案

一诊：章某，男，68岁。反复咳、痰、喘20余年，近年咳嗽、咯痰不多，但气急胸闷明显，动则尤甚，夜间不能平卧。1998年 5月 28日就诊时诉近日因外感，咳嗽、咯痰增多，气急更为明显，纳差，大便艰行，见其气喘吁吁，呼多吸少，苔薄黄腻，质淡红，脉数。治拟清肺降气。

处方：炙麻黄 9克，生石膏（先煎）15克，杏仁 9克，浙贝母 9克，炒苏子 9克，葶苈子12克，白芥子9克，黄芩15克，蒲公英15克，野荞麦根15克，七叶一枝花15克，姜半夏9克，陈皮6克。

二诊：服药7剂后复诊，咳嗽、咯痰仍然，但气急好转，大便一日2次，质烂，苔薄，脉细，再投清降之剂。

处方：炙麻黄9克，杏仁12克，炒苏子9克，葶苈子12克，黄芩15克，鱼腥草15克，七叶一枝花15克，鹿茸草15克，款冬花9克，炙紫菀9克，百合9克，蒸百部9克，露蜂房15克。

此方连服14剂，咳嗽、咯痰显减，气急亦十去六七，继拟清补之剂善调其后。

【按】喘证可出现在许多急慢性疾病过程中，有的则可反复发作，逐渐加重，葛琳仪教授强调临证时当明辨新久虚实，推崇张景岳的观点："气喘之病……欲辨之者，亦惟二证而已，所谓二证者，一曰实喘，一曰虚喘也，此二证相反，不可混也。实喘者有邪，邪气实也，虚喘者无邪，元气虚也。实喘者，气长而有余；虚喘者，气短而不续。……"在治疗辨证明确之新喘实喘或素有久喘、复感新邪、引动宿疾时，主张采取果断措施，快速控制病情发展，不致演变成久喘、虚喘，即所谓"截断疗法"，使疾病控制在萌芽状态，不再进一步发展迁延。究其实喘的成因，多由于外邪侵袭，内合于肺，肺气壅塞，郁而化热；或素有痰饮宿疾，日久化热，痰热内蕴，外邪引发，肺气被遏，清肃失司，喘证成也。

治疗喘证患者，葛琳仪教授擅长运用麻黄一药。虽然古人有"有汗用桂枝，无汗用麻黄"之明训，一般认为凡汗出者均忌用麻黄，南方夏月尤不用。但临床上，有时病人气喘明显时，亦可伴汗出，且喘愈剧则汗愈多，葛琳仪教授认为，此时当以平喘为先，而麻黄是一味平喘的良药，就是夏天喘作时亦不必忌麻黄。《伤寒论·辨太阳病脉证并治法第六》中指出："……汗出而喘，无大热者，可与麻黄杏仁甘草石膏汤。”这更明确了喘证患者，即使“汗出而喘”亦可用麻黄。只是要注重药物的相互配伍，麻黄配石膏，则汗出不忌麻黄，无大汗不忌石膏；生麻黄配桂枝则发汗力强，炙麻黄配石膏则发汗力弱，在此用麻黄，不在取其发汗之功，重在用其平喘之力。

贰 喘证案

1997年12月26日一诊：王某，女，60岁。罹患慢性咳、痰、喘七八年，好发于冬、春寒冷季节，近日因天气突然变冷，咳嗽、咯痰、气急明显加重。察其形体肥胖，咳声重浊，咯痰量多、色白清稀，气急，动则尤甚，舌淡，苔白厚腻，脉细滑。此人形体丰肥，“肥人多痰湿”，痰储于肺，肺气壅塞，失其宣肃之职，发为喘证。治拟温化痰饮、降气平喘。

处方：炙桂枝9克，炒白芍12克，炙麻黄9克，姜半夏12克，炒陈皮9克，白茯苓12克，炒川厚朴12克，制苍术9克，莱菔子12克，炒苏子9克，陈胆南星9克，浙贝母9克，杏仁9克。7剂。水煎服。

二诊：咳嗽、气急明显减少，咯痰仍多，苔转薄黄，感神疲乏力，胃纳不佳，再拟清肺平喘、健脾化痰。

处方：七叶一枝花15克，野荞麦根15克，炒苏子9克，姜半夏12克，炒陈皮9克，白茯苓12克，炒川厚朴12克，浙贝母9克，杏仁9克，炒薏苡仁15克，怀山药15克。

再服药7剂，诸症明显好转，原方加减，调理1个月。

【按】《病机汇论》曰：“夫肺气清虚，不容一物，若痰饮水气上乘于肺，则气道壅塞而为喘。”可见痰阻气道，肺失宣肃是喘证产生的关键所在，即所谓“喘因痰作”，故“欲降肺气，莫如治痰”。而“脾为生痰之源，肺为贮痰之器”。痰浊的形成，离不开脾失健运，水湿不化，聚湿成痰。因此要治痰浊所致的喘证，健脾化痰是为根本。临床上治疗素有痰饮宿疾，外邪引发，痰多气喘的患者，在清肺化痰的基础上，加入茯苓、薏苡仁健脾助运利湿，使痰无生成之源，是葛琳仪教授常用的方法。古代文献中对薏苡仁这味药有很高的评价，《本草述·卷十四》中指出：“薏苡仁，除湿不如二术助燥，清热而不如芩、连辈损阴，益气而不如参、术辈尤滋湿热，诚为益中气要药。”

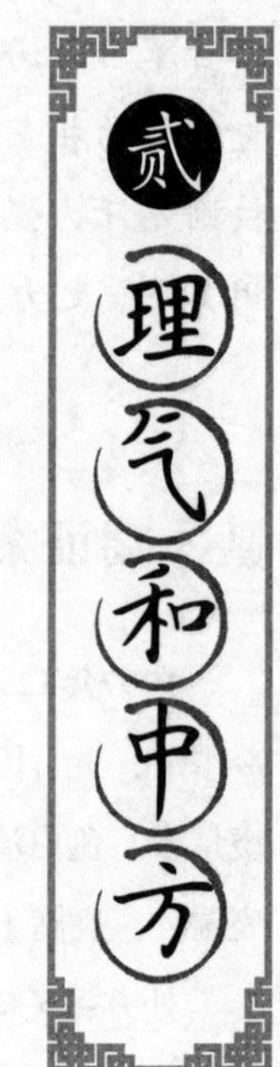

【组成】

茯苓	壹拾伍克
炒白术	玖克
怀山药	壹拾伍克
炙甘草	玖克
白芍	壹拾伍克
柴胡	玖克
佛手	玖克
枳壳	玖克
香附	玖克
陈皮	陆克

【功　　效】 健脾理气，柔肝和胃。

【主　　治】 脘腹或胁肋疼痛，嗳气则舒，口苦纳差，舌质偏红，舌苔薄黄或黄腻，脉浮滑或数。

【方　　解】 中焦之为病，当责之于脾，而治本之法，应以理脾、运脾、固脾为要，施以运脾和胃、甘润通降之法则，方选四君子汤合芍药甘草汤加减；而理气和胃药则多选辛润之品，如柴胡、佛手等，以防香燥太过，损及脾土之阴。

【常用加减】 胃热偏盛，加黄芩、蒲公英、石菖蒲以清热和胃；恶心欲呕，加旋覆花、代赭石、姜半夏、陈皮；湿浊偏盛，加川厚朴、苍术、胆南星、草果；偏脾胃阴亏，加沙参、麦冬、石斛等。

【验案举例】

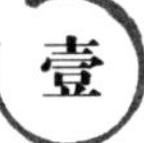

壹 脘腹疼痛案

1998年10月7日一诊：陈某，男，45岁。病起月余，中脘疼痛，牵及右胁，且喜重按，嗳气则舒，口苦且腻，纳谷不馨，大便溏薄，苔黄腻，脉细弦。治拟健脾调肝。

处方：生白芍15克，炙甘草9克，柴胡9克，川楝子9克，广木香9克，延胡索15克，黄芩15克，蒲公英15克，石菖蒲12克，茯苓15克，薏苡仁15克。7剂。水煎服。

服药后，脘痛改善，便仍溏薄，苔转薄白。拟健脾和中。

处方：生白芍15克，炙甘草9克，柴胡9克，川楝子9克，广木香9克，延胡索15克，太子参15克，炒白术9克，茯苓15克，薏苡仁15克，炒谷芽15克。

续服14剂而告愈。

【按】本案系肝郁脾虚，木失条达，脾失健运；气机失疏，水湿内蕴，郁而化热所致。治拟健脾调肝。方用生白芍、炙甘草和脾缓中柔肝，柴胡、川楝子、广木香、玄胡理气和络，黄芩、蒲公英、石菖蒲清热化湿，茯苓、薏苡仁健脾利湿，诸药相伍，共奏健脾调肝、清热和中之效。一周后复诊，脘痛减，便仍溏薄，苔转薄白，拟健脾和中为要，原方去黄芩、蒲公英、石菖蒲等清热之品，加太子参、炒白术、炒谷芽以加强健脾之效。

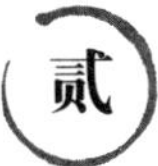

贰 脘痛案

2005年9月23日一诊：章某，女，78岁。右上腹隐痛反复30余年，经当地医院治疗后效果不明显，现大便3天未解，脘痛持续，得食后加剧，纳差寐劣，余无殊。自诉当地医院B超排除胆囊炎。舌质淡，舌苔薄腻，脉来弦细。葛琳仪教授认为，患者为老年女性，肠腑传导不利，宿便积滞，浊气不降，气机郁滞于内，不通则痛。治拟疏肝行气，通腑润下。

处方：生白芍15克，炙甘草9克，柴胡12克，当归12克，丹参15克，赤芍12克，佛手9克，广木香6克，玫瑰花9克，川石斛12克，制大黄9克，制首乌12克，玄参9克，枸杞子15克，玉竹15克，青陈皮（各）6克。7剂。水煎服。

嘱少吃产气的豆制品类，调整大便习惯，保持心情愉快。

二诊：胃腑以通为顺，药后大便通顺，气机得畅，通则不痛。然患者年老，肾阴亏虚，肠腑失润，无以行舟。现大便艰难不行，症亦如前，治当标本同治。滋阴润下，行气通腑。察其：舌质淡，苔薄白，脉细。诊为：阴虚肠燥证。治拟滋阴润下，行气通腑。

处方：大生地黄15克，制首乌15克，决明子9克，制大黄9克，当归15克，牛蒡子9克，肉苁蓉15克，广木香6克，枳壳9克，川楝子4克，台乌药15克，延胡索9克，川厚朴9克，陈皮6克。7剂。水煎服。

药后大便较通畅，腹痛消失。

再服药7剂，诸症明显好转，原方加减，调理1个月。

【按】肠腑传导不利，宿便积滞，浊气不降，气机郁滞于内，不通则痛。患者老年女性，肾阴亏虚，肠腑失润，无以行舟，气滞疼痛反复发作，急则治标，以疏肝行气通腑润下，而后滋阴润下，行气疏肝，乃标本同治之法。患者苔薄白腻，不宜峻补养阴滋腻之品，以大生地黄、制首乌、当归、肉苁蓉等投之，牛蒡子为葛琳仪教授习用通腑之药，可上开肺气，有提壶揭盖之效。

（整理：魏佳平　夏瑢）

郁仁存

郁仁存，男，七十八岁，首都医科大学附属北京中医医院教授、主任医师，享受国务院政府特殊津贴，二〇〇二年获『全国老中医药专家学术经验继承工作指导老师』称号。郁仁存教授现任中国抗癌协会理事暨传统医学委员会副主任委员，中国中西医结合学会肿瘤专业委员会顾问（原多届副主任委员），中国癌症研究基金会传统医学委员会副主任委员，北京中西医结合学会肿瘤专业委员会名誉主任委员，北京抗癌协会常委（原副理事长）；《癌症进展》杂志副主编，《癌症》《中国中西医结合杂志》《中国中西医结合外科杂志》《北京中医》等杂志编委。

郁仁存教授自1962年起就在北京中医医院工作，一直从事中西医结合肿瘤临床研究工作，在国内率先创立了“内虚”学说，提出以内虚学说指导肿瘤的防治策略。在治疗上，提出了中西医结合治疗肿瘤的途径和方法：辨证与辨病相结合，扶正与祛邪相结合，整体与局部相结合，近期治疗与长期调摄相结合；中医药与手术、化疗、放疗相结合。提出“健脾补肾法”和“益气活血法”是肿瘤治疗中的重要法则。率先在国内进行肿瘤患者中医证型的研究。在实践中逐步形成了他独特的中西医结合治疗肿瘤的学术思想和宝贵经验，成为国内著名的中西医结合肿瘤专家，也是我国中西医结合肿瘤学科的奠基人和带头人之一。临床擅长中西医结合治疗肺癌、胃肠癌、肝癌、乳腺癌、恶性淋巴瘤及其他恶性肿瘤，将中医药与手术、放射药物治疗及生物免疫治疗相结合，扶正祛邪，攻补兼施，经验独特，疗效

显著。

参加和主持过国家“六五”“七五”“九五”的中医肿瘤科技攻关课题研究，先后获卫生部、国家中医药管理局、北京市和北京市卫生局（中医管理局）的科研成果或科学进步奖20项。在国内外学术会议和刊物公开发表论文100余篇，他撰写了我国第一部《中医肿瘤学》个人专著，该书获国家中医药管理局（部级）基础类奖，并被日本翻译出版，他还主编了《肿瘤研究》《癌症诊治康复350问》《老年肿瘤防治知识》等书，参加《实用肿瘤学》（第一版）、《实用中西医结合内科学》《中西医结合内科研究》《胃癌》《血瘀证与活血化瘀研究》等10余部著作的编写工作。

他应邀数十次被派往新加坡、印尼、泰国、马来西亚、日本和美国等国及我国香港地区为当地知名人士诊病，发扬了中国医药及中西医结合的特色，在东南亚等地华人社会引起巨大反响，他以学识渊博、中西兼通、经验丰富、疗效确凿而享誉海内外。

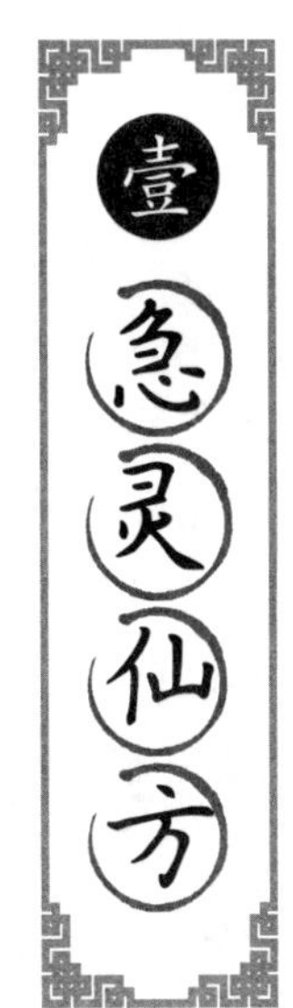

【组成】

急性子 拾克
木鳖子 拾克
威灵仙 叁拾克
半夏 拾克
瓜蒌 叁拾克
郁金 拾克
刀豆 壹拾伍克
北豆根 捌克
草河车 壹拾伍克
半枝莲 叁拾克
胆南星 拾克
赤芍 拾克
桃仁 拾克
杏仁 拾克

【功　效】祛瘀散结，化痰解毒。

【主　治】血瘀痰滞，瘀毒互结之噎膈证。吞咽困难，胸背疼痛，甚则饮水难下，食后即吐，呕吐涎沫，大便燥结，小便黄赤，形体消瘦，肌肤甲错，舌暗红少津，或有瘀点瘀斑，黄白苔，脉细涩。

【方　解】明·徐春甫《古今医统》说：“凡食下有碍，觉屈曲而下，微作痛，此必有死血。”故血瘀于内则胸膈疼痛，食饮难下，肌肤甲错，舌暗有瘀。痰滞则气不下降而上逆，食后即吐，饮食不入。津液枯涩则大便难，后天不充则形体消瘦。以急性子、半夏、胆南星、杏仁、瓜蒌化痰散结；威灵仙通络除痰；赤芍、桃仁、郁金破瘀化结；木鳖子、半枝莲、北豆根、草河车解毒消肿散结；刀豆顺气降逆。

【常用加减】食管癌初期嗳气明显，配合旋覆代赭石汤加减；脾虚乏力，食后腹胀，加用生黄芪、党参、茯苓、白术健脾益气；晚期梗阻明显，加用通道散（人工牛黄2克、硇砂1克）用稀醋少许调成糊状，徐徐频服。

【验案举例】

壹 噎膈案

一诊：张某，男，78岁，患者2009年3月发现食管癌，进食吞咽困难，胸骨后疼痛，舌暗红少津，有瘀点瘀斑，白苔，脉细涩。上消化道造影：食道下段占位，8cm。胃镜病理：鳞癌。

处方：急性子10克，木鳖子10克，威灵仙30克，半夏10克，瓜蒌30克，郁金10克，刀豆15克，北豆根8克，草河车15克，半枝莲30克，胆南星10克，赤芍10克，桃仁10克，杏仁10克。30剂。水煎服。

二诊：治疗1月，胸骨后疼痛减轻，可进少量流食。建议中西医结合治疗，以TP方案化疗4周期，化疗后无明显进食发噎，可进软食，体重增加，时有嗳气、呃逆，偶烧心，腹胀不适，大便通畅，眠可，脉沉细，舌暗红，薄白苔。给予急灵仙方配合旋覆代赭石汤加女贞子15克、枸杞子10克、鸡血藤30克，患者进食增加，体力好转，病情稳定，一直口服中药至今。

【按】食管癌发现时多为晚期，预后不佳，中西医结合综合治疗，以缓解症状，减轻痛苦，提高生活质量。患者发病时正气尚未虚，血瘀痰滞，瘀毒互结，病邪亢进，给以急灵仙方祛邪为主，破瘀散结，化痰解毒，开塞通道，保存胃气。同时配合全身化疗，控制肿瘤进展。化疗后正气亏虚，脾胃损伤，胃失和降，配合旋覆代赭汤和胃理气降逆，伍女贞子、枸杞子、鸡血藤补肾养血，扶助正气。

贰 噎膈案

一诊：李某，男，50岁，食管癌5年放疗后，近1周吞咽困难，恶心，大便干，饮水难下，舌暗红，有瘀条，薄白苔津多，脉细弦。

处方：急性子10克，木鳖子10克，威灵仙30克，半夏10克，瓜蒌30克，郁金10克，刀豆15克，北豆根8克，草河车15克，半枝莲30克，胆南星10克，赤芍10克，桃仁10克，杏仁10克，冬凌草20克，生黄芪30克，太子参30克，女贞子15克，枸杞子10克，焦三仙（各）30克。水煎服。

配合人工牛黄2克、硇砂1克，用稀醋少许调成糊状，频服咽下。

用药后可进少量流食，仍有大便干少，加用生大黄10克，泻下干硬大便，可进流食维持生命。

【按】食管癌晚期放疗后，痰瘀毒聚，气阴大伤，饮食难入。以急灵仙方破瘀化结、解毒通络消肿，配合通道散频服通结开道，再加益气养阴之品扶助正气，可改善梗阻症状，提高生活质量，为后续治疗提供机会。

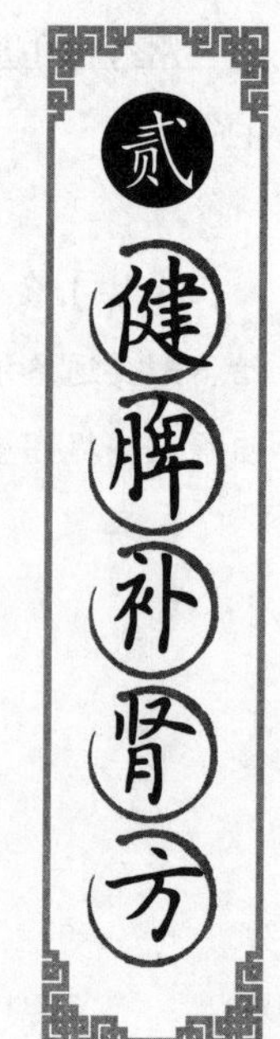

贰 健脾补肾方

【组成】

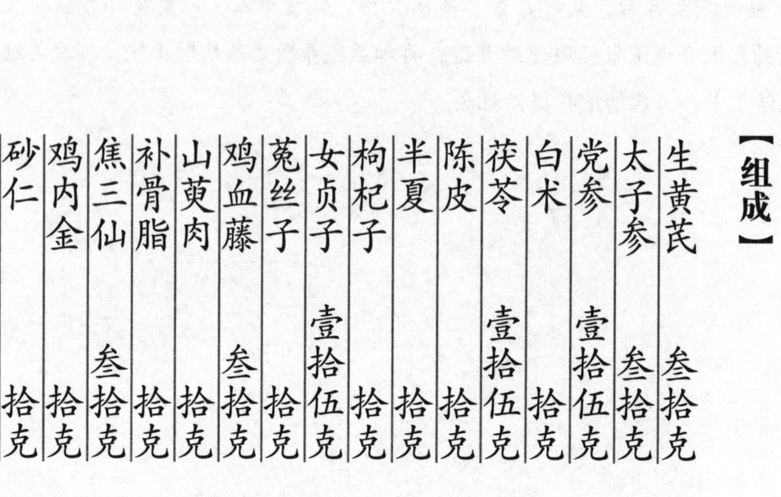

生黄芪 叁拾克
太子参 叁拾克
党参 壹拾伍克
白术 拾克
茯苓 壹拾伍克
陈皮 拾克
半夏 拾克
枸杞子 拾克
女贞子 壹拾伍克
菟丝子 拾克
鸡血藤 叁拾克
山萸肉 拾克
补骨脂 拾克
焦三仙 叁拾克
鸡内金 拾克
砂仁 拾克

【功　　效】 健脾补肾，益气养血。

【主　　治】 肿瘤虚证（脾肾两虚，气血不足），配合西医化疗减毒增效。主要临床表现为食欲不佳，进食减少，乏力，头晕，腰膝酸软，白细胞低下，大便溏软或干少，舌淡胖有齿痕，薄白苔，脉沉细无力。

【方　　解】 明《景岳全书》云：“脾肾不足及虚弱失调之人，多有积聚之病。”脾胃健运，肾气充盛则五脏六腑经络营运畅通，所谓“此二脏乘，则百疾作，二脏安，则百脉调，而病自息”。现代医学研究也证明健脾补肾法可以提高肿瘤患者机体免疫力，减轻化疗毒副反应，故以生黄芪、太子参、党参、茯苓、白术健脾益气，女贞子、枸杞子、山萸肉、补骨脂补肾填髓，鸡血藤养血行血，辅以陈皮、半夏、焦三仙、鸡内金、砂仁理气和胃，以防温补滋腻碍胃，配合化疗应用，减轻化疗所致消化道反应，如恶心、呕吐、食欲不振、消化不良等，脾肾双补而无涩滞之虞。

【常用加减】 化疗消化道反应明显，恶心呕吐，加用旋覆花、代赭石、竹茹等和胃降逆；骨髓抑制，白细胞低下，可加用紫河车、鹿角胶、龟板胶等血肉有情之品，养血生髓；血小板下降，可加用石韦大枣汤或茜草大枣汤；气虚血瘀明显，伴有舌瘀斑瘀条，加用川芎、郁金、茜草、莪术等加强活血化瘀之功效。

【验案举例】

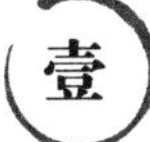

壹 结肠癌案

1999年10月22日一诊：霍某，男性，52岁。患者于1999年8月16日行横结肠癌根治术，病理为中分化腺癌，无淋巴结转移，术后化疗2周期，就诊时恶心，食欲差，纳少，乏力，大便正常，舌暗红，有瘀点瘀斑，白厚苔，脉沉弦滑。

处方：生黄芪30克，太子参30克，党参15克，白术10克，茯苓15克，陈皮10克，半夏10克，枸杞子10克，女贞子15克，菟丝子10克，鸡血藤30克，山萸肉10克，补骨脂10克，焦三仙（各）30克，鸡内金10克，砂仁10克，莪术10克，丹参15克，草河车15克。

白细胞偏低时加用紫河车、鹿角胶、龟板胶、仙灵脾，使化疗顺利完成，耐受性较好。术后1年，纳食正常，二便调，一般情况可，舌暗红，薄白苔，脉沉细弦。化疗完成后，为使祛邪与扶正相结合，在健脾补肾方基础上加用藤梨根15克、白英30克、龙葵20克、土茯苓15克，加强解毒抗癌功效，定期复查均未见肿瘤复发转移，一直以健脾补肾为原则中药调理，术后6年后仍病情平稳，仍守上法，原方去陈皮、半夏、白术、茯苓，加草河车、白花蛇舌草、土茯苓，长期加减应用，每周3剂。

【按】针对化疗期间病人，治疗原则是健脾补肾，益气养血扶正，理气和胃以减轻化疗毒副反应，合以保护骨髓造血机能及脾胃消化功能，使患者能顺利完成化疗。化疗结束后，以扶正祛邪相结合，扶正以健脾补肾为主，因肾为先天之本，脾为后天之本；祛邪以清热解毒化瘀为主。病情平稳，长期中药调理时，药味、剂量、解毒抗癌药要减少，服药每周4～5服或隔日1服，维持机体脏腑功能处于平衡状态，可以预防肿瘤复发转移。

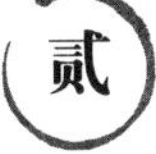

贰 胃癌案

一诊：赵某，男，44岁，2008年4月行胃癌根治术，病理：胃中低分化腺癌，溃疡型，LNM6/13，以FOLFOX4方案化疗8周期，化疗中腹胀腹痛，体重下降，纳差，眠差，舌淡红，黄白苔，脉沉细弦。以健脾补肾方加减配合化疗治疗半年，化疗顺利结束，因肿瘤分化差，淋巴结转移较多，化疗后以健脾补肾方加减。

处方：生黄芪30克，太子参30克，党参15克，白术10克，茯苓15克，陈皮10克，半夏10克，枸杞子10克，女贞子15克，菟丝子10克，鸡血藤30克，山萸肉10克，补骨脂10克，焦三仙30克，鸡内金10克，砂仁10克，白英30克，龙葵20克，藤梨根20克，红豆杉6克。

二诊：时患者头晕明显减轻，目胀、心悸除，大便干好转，舌苔较前转薄。血压125/75~85 mmHg。继服前方14剂。

三诊：时诉偶有头晕，自觉气短、乏力，加太子参30克以益气。服14剂。

四诊：时诉头晕未作。继服药14剂巩固之。

坚持服药近4年未见肿瘤复发转移。

【按】胃癌病人发病与免疫功能下降有关，且发现较晚，有多发淋巴结转移，治疗以中西医结合为主，应用化疗有明显消化道反应及免疫抑制，配合健脾补肾方既能调理脾胃功能，减轻消化道反应，这些药物又能提高、促进机体免疫功能，还可以抗癌提高化疗疗效，即养正积自除，保证化疗顺利进行。而化疗结束，长期中药调理，扶正祛邪并重，调整机体内环境的同时清除体内残余癌细胞，达到长期防止肿瘤复发转移的目的。

（整理：于洁）

李国章

李国章，男，一九三四年出生，河北易县人，山西省中医药研究院教授，主任医师。曾任山西省中医研究所（现山西省中医药研究院）副所长、副院长，海南三晋医院、三亚市中医医院院长，中国中西医结合学会血液病专业委员会委员，山西中西医结合学会常务理事、副秘书长，山西血液病学会副主任委员，中华医学会山西分会理事，山西省科协委员，山西省气功科学研究会副理事长，山西抗癌协会血液肿瘤专业委员会委员，山西抗癌协会淋巴瘤专业委员会委员，山西省老科协理事，山西省老年学会常务理事，山西省老年保健专业委员会常务理事，世界医学气功协会理事，中国气功科学研究会理事，山西老科协卫生分会常务理事。

李国章教授1958年本科毕业于山西医学院医疗系。同年，被推荐为中医研究生，参加山西省第一届西医离职学习中医研究班学习，并兼任助教。1962年，西医离职学习中医研究班毕业。1963年调山西省中医研究所（现山西省中医药研究院）从事内科临床工作，至今从医近50年。

李国章教授中医理论扎实，西医功底深厚。其出身中医世家，深得家父言传身教，自幼涉猎岐黄之术，熟读中医药经典，谙知中医内外妇儿。相继医学院苦读4年，熟知人体解剖结构，广涉医学理论知识，以备临床实践所用。毕业后被山西医学院党委推荐为中医研究生，有幸师从山西名老中医周潜川，习中医、气功、针灸、大小导引术等。临床实践中，深知“三人行必有我师”之理，故仍孜孜不倦，不耻下问，博极医源。其先后著有

《气功治疗二十九种慢性病》《实用血液病手册》和《养生学讲学班讲义》等书，均获优秀科技著作奖；曾发表《宁血煎系列制剂治疗再生障碍性贫血疗效观察》《自制中药宁血煎治疗血小板减少性紫癜11例》《气功治疗慢性病的中医理论基础》等论文30余篇。

李国章教授衷中参西，言传身教。“衷中参西”是其临床诊治思维的核心。长期从事血液病临床医疗与研究，博览中、西医的治疗血液病书籍，吸取古今血液病的治疗经验，并经过自己反复的临床实践与总结，深刻地认识到：中、西医治疗血液病各有利弊，其利必为临床所用，不可偏废。严谨的诊治思维，决定了较好的临床疗效，他相继研制出的“宁血煎”系列制剂治疗血液病，如急慢性白血病、再生障碍性贫血、特发性血小板减少性紫癜、过敏性紫癜及各种贫血等皆取得满意疗效。除此之外，李国章教授擅长钻研疑难病的治疗，曾有“疑难病大夫”之好评；1988年曾荣获中国中西医结合研究会坚持中西医结合三十年及山西省卫生厅从事中西医结合工作二十五年颁发的“为中西医结合事业做出贡献”荣誉证书；2001年获山西省老科协卫生分会“优秀老医药卫生科技工作者”称号；2005年被山西省中医药研究院评为名老中医，并被山西省中医管理局聘为高级顾问、《山西中医》编委。

“言传身教”乃李国章教授之育人大计。在完善自我的同时，亦不忘培养后人，将自己已有的临床经验、学术观点乃至思维方式毫无保留地传授给徒弟及学生，以至发扬光大。2002年他成为第三批全国500名老中医药专家学术经验继承工作指导老师之一。在临床实践与带教过程中，始终强调以下观点：（1）审证求因，诊断是关键；（2）中西医结合疗效好，两条腿走路比较稳；（3）教学相长，摒弃唯师独尊、唯师正确的错误师生关系；（4）多总结，多思考，多讨论，摒弃填鸭式教学方式，始有创新。

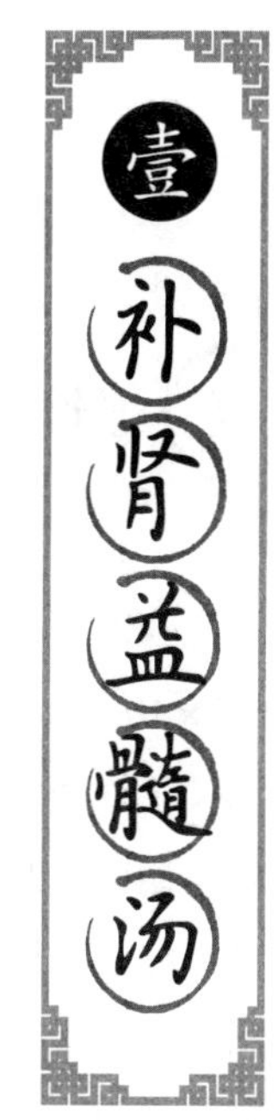

【组成】

生熟地黄 壹拾伍克
龟板 叁拾克
菟丝子 贰拾克
补骨脂 壹拾伍克
女贞子 壹拾伍克
黄精 壹拾伍克
何首乌 拾克
桑椹子 叁拾克
景天三七 肆拾克
羊蹄根 壹拾贰克
阿胶 壹拾伍克
淫羊藿 壹拾伍克

【功　效】 补肾填髓，益精生血。

【主　治】 肾精虚损，气血不足。面色苍白，神疲乏力，腰困腿软，胸闷气短，舌淡苔白，脉沉细者。

【方　解】 方中用生熟地黄、阿胶、何首乌补血滋阴，益精填髓；菟丝子、补骨脂补肾益精，擅治肾虚精髓不足； 又佐女贞子、黄精滋肾阴益精髓；阿胶、龟板为血肉有情之品，乃补血要药，善治血虚诸疾；景天三七、羊蹄根清髓解毒，升提血小板，维护血象。诸药同用共奏补肾填髓、益精生血、清髓解毒之功，而使正复邪去，逐渐恢复健康。

【常用加减】 气虚加人参、黄芪、黄精；阴虚加旱莲草、玄参、麦冬；血小板低伴有出血倾向加仙鹤草、白茅根、鹿角胶、紫草、骨碎补；白细胞低加鸡血藤、地骨皮、紫河车、灵芝、黄芪；血红蛋白低加人参、紫河车、灵磁石、鹿角胶、黄芪；合并感染加抗生素和清热解毒药；低热加鳖甲、地骨皮、丹皮。

【验案举例】

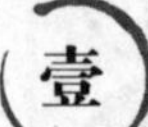

壹 慢性再生障碍性贫血案

一诊：刘某，女，10岁，2002年7月某医院确诊为慢性再障。曾服用复方皂矾丸、叶酸、强的松、安雄和多抗佳等药物治疗半年后效果不佳。遂来求治，查血常规示：WBC 1.9×10^9/L；Hb 100g/L；PLT 32×10^9/L。予以口服宁血Ⅱ号，6粒，tid；宁血Ⅲ号，1袋，tid。同时予以补肾益髓汤加减。伴低热时加地骨皮20克、鳖甲15克、麦冬15克；伴鼻衄时重用白茅根30克、丹皮20克；合并外感时加服抗病毒冲剂等。治疗2个月后，患者症状明显好转，复查血常规示：WBC 2.6×10^9/L；Hb 126g/L，PLT 49×10^9/L。复诊中随证加减，常用益母草10克、川芎12克、鸡血藤30克等，取其祛瘀生新之功；时加穿山甲12克、灵芝20克、石韦20克、虎杖15克等，以助提升白细胞。治疗半年后，血常规提示：WBC 4.1×10^9/L；Hb 123g/L，PLT 62×10^9/L。在治疗过程中，病情虽时有反复，但总趋势是向临床治愈发展。治疗1年半后，再次复查血常规显示：WBC 4.1×10^9/L，Hb 131g/L，PLT 141×10^9/L。之后停服中药汤剂，只予口服宁血Ⅱ号、Ⅲ号制剂。期间，未见反复发作。2005年11月复查血常规示：WBC 4.7×10^9/L，Hb 126～140g/L，PLT 127～179×10^9/L，已达治愈标准。

贰 纯红细胞再生障碍性贫血案

一诊：李某，男，29岁，山西大同人。2010年1月4日因面色苍白、乏力等症状就诊于当地医院，查血常规示：WBC 5.76×10^9/L，RBC 3.02×10^{12}/L，Hb 45g/L，PLT 421×10^9/L。遂转诊天津血液病研究所，经骨髓穿刺确诊为纯红细胞再生障碍性贫血。曾反复住院3次，住院期间予以输注红细胞、肌注促红细胞生成素及口服甲强龙等治疗，病情未见好转。为求进一步治疗，于2010年7月14日来诊。症见：心悸，面色苍白，乏力，恶心，纳差，大便干；舌淡苔黄伴有齿痕，脉弦细。血常规提示：WBC 4.5×10^9/L，RBC 2.43×10^{12}/L，Hb 74.9g/L，PLT 445×10^9/L。

李国章教授认为，气血不足、肾精虚损是再生障碍性贫血发病的中心环节。气虚则全身乏力；气虚则脾胃运化无力，食少纳差；血虚，心失所养，症见心悸，面色不华。本病予以补肾益髓汤加减，同时口服宁血Ⅱ号、宁血Ⅲ号。

二诊：一周后再诊，仍见头晕乏力、心悸，面色苍白等，血常规示：RBC

2.14×10^{12}/L，Hb 60.8g/L。在原方基础上加大阿胶剂量至20克，加入黄芪30克、代赭石30克、丹皮20克、紫石英30克、赤芍12克。

三诊：症见咳嗽、失眠、心慌。血常规示：RBC 2.15×10^{12}/L，Hb 81.1g/L。在原方基础上加赤芍12克、丹皮20克、紫河车15克、玄参20克、夜交藤30克。

四诊：心慌咳嗽减轻，血常规示：RBC 3.2×10^{12}/L，Hb 102g/L。重置处方。

处方：黄芪30克，龟板胶30克，当归15克，阿胶20克，鳖甲15克，地骨皮20克，代赭石20克，何首乌10克，桑椹子30克，沙参20克，赤芍12克，丹参15克，生地黄15克，淫羊藿15克，灵磁石30克，紫河车15克，山茱萸20克，玄参20克，菟丝子20克，夜交藤30克，大枣8枚。

五诊：复查血常规示：RBC 4.7×10^{12}/L，Hb 143g/L。随访至今，仍维持正常。

【按】中医学认为再生障碍性贫血（再障）发病机理与五脏皆有关联，李国章教授认为其病机病理关键在脾肾二脏。肾为先天之本，“肾藏精、主骨生髓”。肾精是构成人体的基本物质，正如《素问·金匮真言论》所述：“夫精者，生之本也。”肾精蒸腾气化，温煦脾、肺，则可化生气血。肾主骨生髓，髓分骨髓、脊髓、脑髓；骨髓正是造血功能之主要处所，而脊髓、脑髓神经对骨髓的造血又起着支配与促进作用。肾精亏损则骨髓不充，造血功能障碍，精血则不能复生。因此，治疗再障首当治肾，治宜益精填髓补肾。

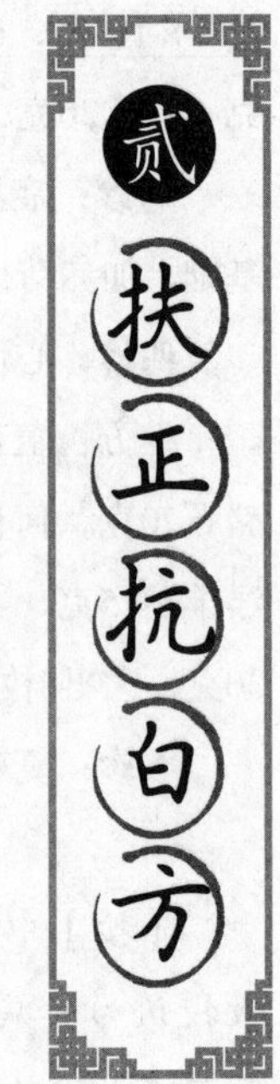

【组成】

黄芪	叁拾克
当归	壹拾伍克
莪术	壹拾伍克
三棱	贰拾克
喜树果	叁拾克
穿山甲	壹拾伍克
夏枯草	贰拾克
全蝎	拾克
蜈蚣	贰条
沙参	贰拾克
野葡萄藤	贰拾克
鳖甲	贰拾克
藤梨根	贰拾克
蛇六谷	叁拾克

【功　　效】 清髓解毒，益气养阴，活血化瘀，软坚散结。

【主　　治】 邪毒入髓，气阴两虚。面色萎黄，周身乏力，发热咽痛，神疲纳呆，舌红苔黄，脉细弦数。

【方　　解】 方中以喜树果、野葡萄藤、藤梨根、蛇六谷、夏枯草清髓解毒，使内蕴之毒得以清解；佐以全蝎、蜈蚣以毒攻毒；又用莪术、三棱、穿山甲、鳖甲软坚散结，活血化瘀，从而抑制骨髓中幼稚细胞增生；祛邪不忘扶正，方用黄芪益气、沙参养阴、当归补血，共奏益气养阴补血扶正之效。诸药共用，使正气渐复，热邪渐清，而诸症自解。

【常用加减】 气虚加西洋参；阴虚加麦冬、玄参、生地黄；高热可以选加生石膏、羚羊角粉、柴胡；低热加地骨皮、青蒿；血虚加阿胶、龟板胶、紫河车、何首乌、桑椹子、熟地黄；抗白血病细胞加青黛、雄黄、黄药子；有出血倾向者，依据出血部位可选加仙鹤草、白茅根、藕节、三七粉、紫草、瞿麦、地榆、炒槐花等。

#【验案举例】

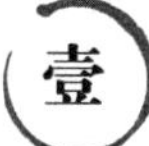白血病AML-m2型案

一诊：张某，女，64岁，山西孝义人。某医院诊断为白血病AML-m2型，采用化学治疗半个疗程时，因出现严重出血倾向而终止治疗，故告病危出院。当时症见便血、尿血、咯血、鼻衄、齿衄和皮肤黏膜广泛出血，并伴有咳喘、发热、全身浮肿等症。舌面有血迹，苔黄，脉细滑数。血常规示：WBC 13.1×10^9/L，Hb 60g/L，PLT 17×10^9/L。除予输红细胞、血小板混悬液及抗炎支持疗法以外，急投益气凉血止血方。

处方：西洋参20克，生地黄30克，炒丹皮20克，地榆炭20克，仙鹤草20克，桑白皮30克，葶苈子20克，藕节20克，白及15克，白茅根30克，景天三七40克，三七粉（冲）15克，羚羊角粉（冲）20克。

连服7剂后，患者出血倾向明显好转，瘀斑大部分吸收，烧退，咳喘减轻。

二诊：不予支持治疗，主以扶正抗白方加减，继服11剂，病情继续好转，便血转阴，尿血偶见，皮肤黏膜出血基本消失，咳嗽明显减轻，喘愈，未再发热。复查血常规示：WBC 4.2×10^9/L，Hb 90g/L，PLT 120×10^9/L；骨髓像示：原粒由31%降至0.8%，巨核由1个上升至26个。此后连续用药5个月，临床症状消失，能参加正常家务劳动，复查外周血像皆正常，骨髓像仍维持完全缓解状态。

贰 白血病AML-m3型案

2010年10月22日一诊：刘某，女，28岁，宁武县人。2010年5月由某大医院行骨髓穿刺确诊为：白血病AML-m3型。曾住院100余天，化疗3个疗程。采用DA方案化疗及LA方案化疗加放疗，达到完全缓减，但患者不愿再化疗而求治于中医。遂由他人介绍于2010年10月22日来诊，维持缓减治疗。症见：心烦、乏力、纳差；舌质稍淡苔薄黄，脉弦细。血常规示：WBC 4.6×10^9/L，RBC 3.4×10^9/L，Hb 110g/L，PLT 215×10^9/L，N 73.3%，L 14.8%，M 8.0%，E 4.2%，B 0%；骨髓像示：早幼粒细胞占2.4%。李国章教授认为本病的核心问题是热毒内蕴，耗伤气血，气虚血瘀。治宜清热解毒，益气养血活血。

处方：黄芪30克，当归15克，三棱20克，莪术15克，喜树果30克，蛇舌草30克，穿山甲15克，夏枯草20克，沙参20克，丹参15克，青黛15克，全蝎10克，蜈蚣2条，半枝莲20克，雄黄0.3克等。

2010年11月8日二诊：症见：心烦、乏力减轻，腰困，纳差，寐一般，脉弦细，苔白。血常规提示：WBC 5.0×10^9/L，RBC 3.3×10^9/L，Hb 108g/L，PLT 145×10^9/L，N 78.1%，L 12.4%，M 5.9%，E 3.3%，B 0.3%。骨髓像示：原始粒细胞由2.4%降至0.8%，早幼粒细胞3.2%。本次加强清热解毒力度，更改三棱30克、莪术20克、喜树果40克、青黛15克、雄黄0.5克剂量，再加藤梨根20克、炒枣仁15克、龟板胶15克。

2010年11月18日三诊：当地医院查血常规示：WBC 2.9×10^9/L，RBC 3.5×10^9/L，Hb 109g/L，PLT 95×10^9/L。症见：双侧乳房疼痛，腰背酸困，乏力，食少，鼻塞，咽干。故更改处方用药，在治疗白血病药物基础上兼顾外感，连续用药2个月，症状减轻。1周后，患者稍有咳嗽，腰困乏力。血常规示：WBC 3.2×10^9/L，RBC 3.29×10^9/L，Hb 110g/L，PLT 230×10^9/L。骨髓象示早幼粒细胞降至0%。病情恢复较好，遂仍以原方加减治疗。至今未复发，各项检验指标正常。

【按】中医学对白血病病因病机的认识，目前尚无定论。有人认为“因病致虚”，有人认为“因虚致病”。李国章教授中西医结合治疗血液病30余年，对白血病的认识有独到的见解，认为其致病因素有四：（1）毒：热毒、火毒、温毒、伏毒、瘀毒等；（2）热：温热、湿热、痰热、内蒸等；（3）虚：气虚、血虚、阴虚、阳虚、肾精亏虚等；（4）郁（瘀）：气郁、血瘀、痰郁、湿郁等。其病机：急性白血病早期以邪实为主，经过治疗后病情不论是好转还是恶化，其临床表现均会发展为以虚实夹杂为主，好转者体虚邪恋，恶化者则气血俱损或阴阳俱衰，但对骨髓增生低下的患者，还是以虚为主。慢性白血病多属于虚实夹杂的本虚标实证候。其治疗原则：急性白血病，清热解毒为主，扶正补虚为辅，即急则治标，缓则治本。慢性白血病，益气养血为君，清热解毒、活血化瘀、软坚散结为臣。扶正抗白方的组方体现了这一治疗原则。

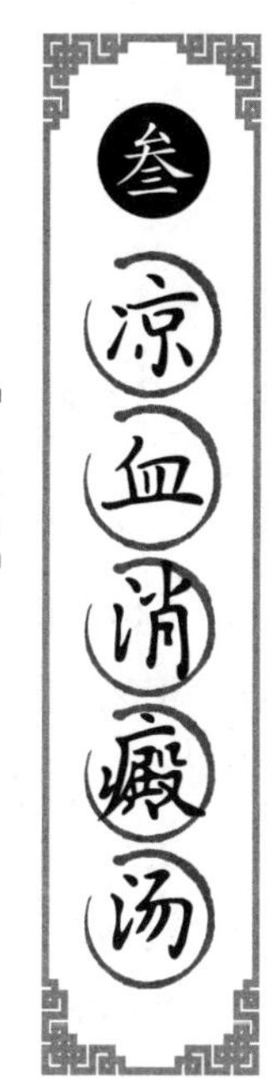

【组成】

生地黄 壹拾伍克
紫草 肆拾克
断血流 叁拾克
茜草 贰拾克
蝉蜕 壹拾伍克
丹皮 贰拾克
白鲜皮 壹拾伍克
侧柏叶 贰拾肆克
赤芍 壹拾贰克
槐花 贰拾肆克
旱莲草 叁拾克
蛇舌草 贰拾肆克
小蓟 叁拾克
甘草 贰拾克
仙鹤草 壹拾伍克
大枣 叁枚

【功　效】 凉血止血，清热解毒，祛风止痒。

【主　治】 毒热内郁，郁热伤阴，阴虚内热。四肢皮肤对称性出现瘀点、瘀斑，或伴关节肿痛，腹痛，腹泻，便血，舌苔薄黄，脉细弦略数。

【方　解】 本方以生地黄、丹皮、赤芍凉血活血，佐以槐花、侧柏叶清热凉血以消斑；紫草、断血流、茜草凉血止血，仙鹤草收敛止血，旱莲草养阴止血；蛇舌草、白鲜皮、蝉蜕清热解毒、祛风止痒以脱敏。全方合清热解毒、凉血活血、收敛止血、养阴止血于一体，使热毒清、瘀斑消、痒自除，病情好转。

【常用加减】 气虚或活动后紫癜增多者，酌加黄芪、太子参、升麻炭；紫癜泛发者，加水牛角，重用紫草、断血流；伴有腹痛者，选加延胡索、藿香、乌梅、川椒、乌药；伴有血尿者，选加老头草、六月雪、瞿麦、藕节炭、血余炭、滑石、蒲黄炭、三七粉、赤石脂；伴有蛋白尿者，酌加覆盆子、山药、金樱子、芡实、桑螵蛸；病程迁延不愈者，可以补中益气汤为至，加用凉血止血药治之。

【验案举例】

 过敏性紫癜案

一诊：陈某，女，12岁，1999年曾患过敏性紫癜，经用激素治疗，病情缓解，紫癜消退。2001年9月复发，来诊前已患病1月余，经相关治疗后效果不佳。症见：双下肢泛发紫斑，密集成片，不突出皮面，压之不褪色，不痒不痛不肿；伴有小腿骨疼痛，左侧腹痛，大便干；舌苔薄黄，脉细弦略数；尿常规检查正常。

处方：赤芍10克，生地黄15克，紫草30克，黄芪15克，蝉蜕12克，白鲜皮15克，断血流15克，丹皮15克，侧柏叶20克，槐花15克，大青叶12克，水牛角30克，白茅根20克，仙鹤草15克，生甘草20克，茜草15克。7剂。水煎服。

二诊：服药后紫癜明显减少，但仍有新起者。去槐花、大青叶、白茅根、仙鹤草，加旱莲草15克、乌梅10克、地榆15克。7剂。水煎服。

三诊：上方服后，双下肢偶见紫癜或劳累后（如跑步、上楼梯时）有少量紫癜，以前方为主方，随证加减，持续治疗两个半月后，诸症消失，未见复发。之后采用益气养阴、佐以凉血止血方以巩固疗效，随访4年余未见复发。

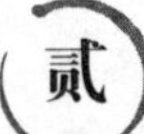 紫癜性肾炎案

一诊：裴某，男，55岁，太原人。2010年3月26日主因“双小腿散在出血点数天”就诊于某医院，诊断为紫癜性肾炎。当时尿常规示：BLD（+），PRO（-），RBC-M 17个/HP，WBC-M 0个/HP。入院后给予输注喜炎平、止血敏、止血防酸、维生素C、美洛西林钠和复方苦参注射液，同时口服中草药治疗。皮肤紫癜得以控制，但因“尿潜血”于2010年5月4日来诊。双小腿已37天未见新起紫癜，皮肤无瘙痒，无腹痛及关节痛，无口干口苦，苔黄，脉弦细。尿常规示：BLD（++），PRO（-），WBC-M 0个/HP。给予口服保肾康、血尿停、致康胶囊治疗。

处方：生地黄炭24克，山茱萸15克，山药15克，泽泻10克，车前子24克，断血流24克，老头草30克，六月雪30克，血余炭30克，棕榈炭30克，藕节炭20克，滑石20克，蒲黄炭30克，覆盆子24克，瞿麦15克，小蓟30克，茯苓15克，赤芍12克，白芍15克。

二诊：双小腿未见新起紫癜，腰困乏力，苔黄，脉弦。查尿常规示：BLD（+），PRO（-），WBC-M 1.5个/HP。于上方基础上加大生地黄炭、老头草、覆盆子、车前子剂

量，再加桑螵蛸、升麻炭。

三诊：患者无任何不适症状，查尿常规示：BLD（±），PRO（-），RBC 3，WBC-M 0个/HP。仍予原方继服。

四诊：尿常规示：BLD（-），PRO（-），RBC 0个/HP，WBC-M 0个/HP。随访至今，尿常规正常。

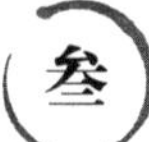

叁 色素性紫癜案

一诊：唐某，女，27岁，朔州市人。2010年10月25日患者无明显诱因出现双下肢片状出血点，某医院诊断为色素性紫癜。并给予口服VitC片、VitB2片、气血双补口服液和芦丁片及静脉输液等治疗20天，仍见少数新起紫癜。为求进一步治疗，转诊李国章教授。症见：双下肢散在少数新起紫癜，较多陈旧性紫癜色素沉着斑，压之不褪色，畏寒，乏力，纳差，口干口苦，苔薄黄，脉弦细。血常规及尿常规大致正常。给予口服VitC片、芦丁片、裸花紫珠片，中药以清热利湿、凉血活血止血治疗。

处方：生地黄20克，紫草30克，茜草20克，炒丹皮20克，断血流20克，蝉蜕15克，白鲜皮15克，白花蛇舌草30克，旱莲草30克，小蓟30克，仙鹤草15克，炒槐花24克，生甘草20克，鸡内金20克，侧柏叶24克，苍术15克，炒黄柏12克，生薏苡仁30克，防己15克。

二诊：双小腿未见新起紫癜，双下肢陈旧性紫癜斑较前明显减轻，颜色变淡，仍感乏力，口干口苦已，饮食可，大便质稀，每日2~3次。故在前方基础上去生薏苡仁、鸡内金、炒黄柏，加炒薏苡仁30克、茯苓20克、煨诃子30克、太子参30克，同时改大紫草40克、茜草30克和旱莲草40克。

三诊：双小腿陈旧性紫癜斑颜色明显变淡，乏力减轻，大便成形，每日1次。在前方基础上随症加减，治疗4月后紫癜斑基本消失。随访至今未新起紫癜。

【按】本病是由过敏原引起的机体变态反应性疾病。一些医生在治疗本病时要求患者忌食过敏食品，甚至连某些蔬菜、水果都不让吃；同时要求患者绝对卧床休息。李国章教授则认为这样做不够妥当，相反，其认为：（1）饮食不忌口。一是保证患者的营养供给，尤其是保证正处于生长发育期儿童的营养。二是忌口虽然有促进紫癜消退的可能，但放开饮食后极易复发。相反，在不忌口的情况下，紫癜消退不一定就慢，但复发率明显减少。（2）不强调绝对卧床休息，只强调避免剧烈活动。在正常生活状态下治疗，既可以保持患者体质，还可以保证治疗后不会因下地活动而复发。但对于病情严重者要绝对卧床休息，避免因活动而导致病情恶化。如腹型紫癜，腹痛明显，伴有便血或者并发肠梗阻者；或肾型紫癜严重者；或累及心脏者；或合并感染发热者等。（3）一般不用激素治疗。李国章教授认为，激素治疗紫癜消退有的较快，有的却效果不佳；即使有效者在激素减量或停用激素后亦易复发。临床中，主要是以抗感染和中医中药治疗为主，治疗后复发者极少。

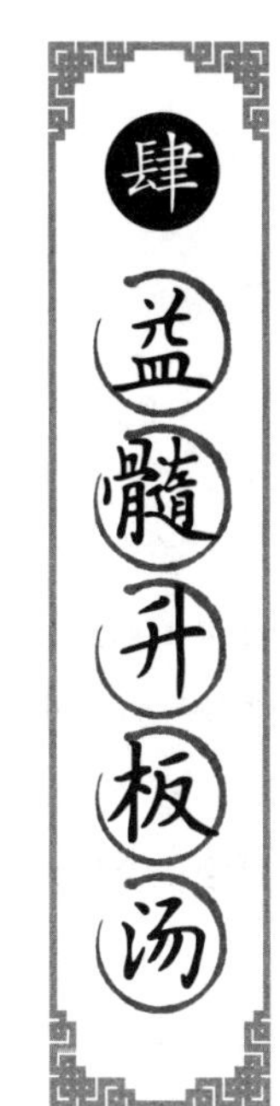

【组成】

生地黄 壹拾伍克
龟板 拾克
何首乌 壹拾贰克
桑椹子 叁拾克
黄芪 贰拾克
黄精 壹拾伍克
女贞子 贰拾克
旱莲草 贰拾克
仙鹤草 肆拾克
鸡血藤 肆拾克
白英 壹拾贰克
菟丝子 壹拾伍克
淫羊藿 壹拾伍克
阿胶 壹拾伍克
景天三七 肆拾克
羊蹄根 拾克

【功　效】 清热解毒，凉血止血，补肾滋阴。

【主　治】 邪热内扰，阴虚火旺，气血亏虚。多有外感病史，出现鼻衄、齿衄，皮肤出现紫红色瘀点、瘀斑，或伴有发热，月经量多，手足心热，心烦口渴；舌红苔黄，脉数或弦数。

【方　解】 本方以生地黄、阿胶、鸡血藤、龟板养血滋阴；黄芪益气；何首乌、桑椹子、女贞子、旱莲草、菟丝子补肾益精；淫羊藿温补肾阳；景天三七、羊蹄根清髓解毒，升提血小板；仙鹤草收敛止血。诸药共用具有清热解毒、凉血止血、补肾滋阴之功效，可全面改善临床症状。

【常用加减】 鼻衄、齿衄者，加白茅根、藕节、炒槐花；肌衄者，加紫草、茜草、地榆；伴有瘀血者，加丹参、益母草、桃仁；月经量多者加锁阳、棕榈炭；易感冒引起血小板下降者，酌加大青叶、连翘。

【验案举例】

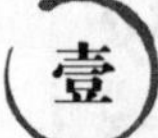

壹 特发性血小板减少性紫癜案

一诊：闫某，男，11岁，古交市人。2001年1月10日因牙龈出血、鼻衄、双下肢可见密集出血点，遂就诊某医院。当时查血常规示：PLT 6.0×10^9/L。入院后经骨髓穿刺确诊为特发性血小板减少性紫癜，予静脉输注丙球蛋白（连用12支），同时服用迪赛、血康等药，PLT仅达20×10^9/L，后因效果不佳于1月31日转诊中医。当时症见：牙龈渗血，皮肤黏膜仍有较多出血点、口臭、头昏；苔黄，脉细。投以宁血Ⅰ号，1袋，Tid；宁血Ⅱ号，6粒，Tid。

处方：生地黄15克，黄精20克，骨碎补25克，龟板30克，白茅根20克，何首乌10克，鸡血藤30克，连翘15克，景天三七30克，羊蹄根10克，胡芦巴15克，紫草20克，仙鹤草15克，益母草10克，生甘草20克，大枣6枚。

二诊：因自觉身热，偶有头昏，原方又加枸杞子、丹皮等，服至4月5日，血小板升至105×10^9/L。2001年5月31日血小板升至145×10^9/L。以后则隔日1剂中药巩固。至2002年5月血小板一直维持在正常范围，至今未见复发。

贰 特发性血小板减少性紫癜案

一诊：窦某，男，10岁，兴县人。2002年7月因发现皮肤出血点就诊某医院，经骨髓穿刺检查确诊为特发性血小板减少性紫癜。曾用静脉输注丙球蛋白每日5克，连用5日，血小板上升至$70 \sim 80 \times 10^9$/L，停药后降至28×10^9/L。后来改用地塞米松每日10mg静脉输注，血小板仍为28×10^9/L。转诊后，当时查血小板仍为28×10^9/L。投以宁血Ⅰ号，1袋，Tid；宁血Ⅱ号，6粒，Tid。

处方：生地黄15克，黄精20克，龟板30克，连翘15克，女贞子15克，旱莲草15克，锁阳15克，紫草20克，何首乌10克，丹皮15克，羊蹄根10克，景天三七30克，生甘草20克。

同时减少激素用量至停用。服药2个月后，血小板计数上升为50×10^9/L。2003年3月血小板计数上升至85×10^9/L，2003年9月血小板计数达正常水平。此后一直维持在正常范围，至今已停药，未复发。

【按】本病治法应遵循：急性型：清热解毒、凉血止血。慢性型：益气养阴、凉血止血，佐以清热解毒，兼补脾益肾，配以活血化瘀。辨证用药，不可偏废，随病情变化而确定用药重点。

（整理：刘小刚　田钰）

王永钧

王永钧，男，一九三五年一月出生于浙江省杭州市。现为主任医师，教授，博士生导师。一九九二年享受国务院政府特殊津贴，一九九七年被人事部、卫生部、国家中医药管理局确定为全国老中医药专家学术经验继承工作指导老师。他师承王显庭、赵志超、俞尚德、张硕甫等七位老师（俞师、张师均为全国及浙江省著名中医专家，擅治消化系统疾病及慢性病调理），以后又就读于浙江医科大学医疗系，毕业后一直从事中医及中西医结合工作。

王永钧教授自参加工作以来曾历任杭州市第一医院中医科及中西医结合病房医师，杭州市红十字会医院（浙江省中西医结合医院）中医科主任、中西医结合病房主任、业务副院长，1986年调任杭州市中医院（现为浙江中医药大学附属广兴医院）副院长，兼大内科主任、肾内科主任。王教授为现任浙江省名中医研究院副院长、研究员，杭州市中医院顾问、肾脏内科主任导师。他创建的浙江省第一个肾脏内科，现已发展为国家临床重点专科（中医专业）、国家中医药管理局肾病重点专科和学科。科室除门诊、病房、血液净化中心外，还设有国家中医药管理局批准的病理生理（肾病）三级实验室、中医护理学（肾脏专业）重点专科、肾病风湿证治研究室、全国名老中医专家传承工作室。

历任杭州市中医药学会会长、名誉会长，浙江省中医药学会副会长、常务理事，浙江省中医肾病专业委员会和浙江省中西医结合肾病专业委员会主任委员，浙江大学中药新药开发评价重点实验室副主任委员，浙江省卫生厅药品评审委员会委员，华东区中医肾病专业指导委员会主任委员，中华中医药学会肾病分会副主任委员、顾问，中国中西医结合肾病专业委员会副主任委员、顾问，世界中医药联合会肾病分会学术顾问。《浙江中医药杂志》《浙江中西医结合杂志》《中华现代内科杂志》《临床肾脏病杂志》的编委、常务编委，《中国中西医结合肾病杂志》副总编及顾问。

王永钧教授在50余年的医疗实践中始终遵循“古为今用，洋为中用”的原则，重视中华医药的传承，坚定走中医现代化道路，不仅治学严谨、学验俱丰，而且刻苦钻研、不断创新，提出一系列对现代中医学尤其是中医肾病学发展具有深刻影响的理论：如“审病—辨证—治病/证”的临床思维方法；“风湿致肾病”的病因、病机、证候及演变；拓展“象思维”，把尿象、血象、影像、超声象、病理象纳入中医宏观辨证与微观辨证的范畴，为IgA肾病确定了“肾气阴（血）两虚、肾络瘀痹、风湿内扰、肝风内动、溺毒内留”五型辨证方案，从而为推动医学科技进步做出了贡献，使临床诊治IgA肾病、肾病综合征、糖尿病肾病、尿酸肾病、高血压肾病及急、慢性肾功能衰竭等积累了丰富的经验。他主编学术专著3部，作为副主编及主要编委参与编写学术著作3部。在国内外发表论著200余篇（第一作者76篇），在美国、日本及我国港澳台地区多次进行大会学术交流。培养博士研究生8人、硕士研究生21人。主持“八五”“十五”国家科技攻关项目及“十一五”国家科技支撑计划，并完成其他省、厅、市级课题14项，参与或指导科研课题40余项。先后获浙江省政府科技进步一等奖1项、杭州市政府科技进步一等奖2项，主持或参与其他省、市政府科技进步二、三等奖21项，参与其他各种课题并获奖40余项。他两度获得中国中西医结合贡献奖，2005—2006年获杭州市政府科技创新特别贡献奖，2006年获中华中医药学会首届中医药传承特别贡献奖，2007年获杭州市委、市政府德技双馨名医奖，2008年经新浪网、腾讯网、《科学中国人》年度人物官方网站大众网络投票，被选为科学中国人年度人物及《科学中国人》杂志的封面人物，2009年获杭州市第二届杰出人才奖。他为中华医药的发展尽了一个现代中医人应尽的职责。

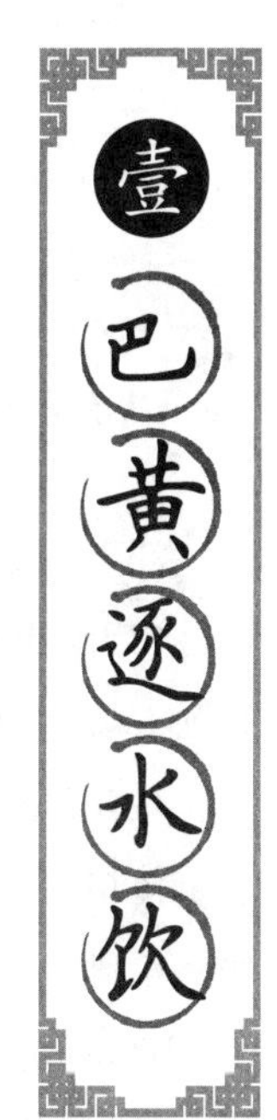

【组成】

巴豆　壹佰毫克

生大黄　叁拾克

【功　效】峻逐水毒。

【主　治】水湿溺毒潴留，致尿少、尿闭、肿胀、呕吐、喘促、病情危急的实证。亦可用于虚实兼夹，但大小便不利，急需峻逐水毒以治标者。

【方　解】巴豆辛热，有毒，入胃，大肠经，禀阳刚雄猛之性，有斩关夺门之功，不特治癥瘕积聚，寒实结胸，死血，虫积，且对水肿、留饮、痰癖亦有峻下去积，开通闭塞之能。其药理、毒理研究已见诸近代文献报告。今伍以大黄之苦寒，导泻，行瘀，解毒，荡涤肠胃，推陈致新，更为力猛而效捷，且能制巴豆辛热之毒。唯《内经》有“大毒治病，十去其六……无使过之，伤其正也”的告诫，故应用时，宜权衡感邪之轻重深浅，体质强弱，以及制剂、用量、疗程等诸多环节，力求攻邪而不伤正，中病即止。

【常用加减】巴豆生用，去外壳及衣，成人每剂0.1克（约合中等大小巴豆仁的四分之一粒），装入胶囊备用。另以生大黄30克煎汁（不宜久煎，煮一、二沸即可），吞服巴豆胶囊。偏寒结者，宜减轻生大黄剂量，并加干姜（仿三物备急丸方）；兼阳气不运者，可加附子；有气滞痞满者加枳壳、厚朴；兼风湿者合防己黄芪汤或己椒苈黄丸。然本方乃峻猛之剂，摧滞逐水，只宜暂用以救急。

【验案举例】

 肾炎性肾病综合征、急性肾损伤案

汪某，女，17岁。1983年6月14日入院。

12天前开始眼睑浮肿，继而波及全身、尿量减少。经肌注青霉素、口服双氢克尿噻，浮肿不减而收住入院。水肿发生前8天，有咽痛、无发热。

现症：畏寒，肢节酸重，全身水肿，纳呆，呕吐频甚。尿量每日仅100ml左右。

体检：面白，眼睑肿，苔薄，舌淡胖。咽部充血，两侧扁桃体肿大Ⅱ°，两肺呼吸音清晰，心率88次/分，律齐，心尖区有Ⅱ级收缩期吹风样杂音，心界不大，血压160/100mmHg，脉沉，腹软，肝脾肋下未及，移动性浊音可疑，双肾区叩痛（+），背臀部及双下肢均有凹陷性浮肿。

化验：尿蛋白（++++）、尿红细胞（+++），24h尿蛋白定量16.8g，血红蛋白11.8g/dL，血沉85mm/h，血浆白蛋白21.9g/L，血胆固醇7.06mmol/L，血肌酐411.06μmol/L。

诊断：中医：水肿、关格、溺毒；西医：肾炎性肾病综合征、急性肾功能衰竭。

辨证：风热外袭，搏结于咽喉，致乳蛾肿痛，继而循经络而入肾。肾者主水，使风遏水阻，发为水肿，甚则水湿浊毒壅塞三焦，使正气不得升降，下关上格、尿少、呕吐，此实本例水肿关格之由来。

一诊：人体水液之输布、运行，有赖于肺、脾、肾、三焦及膀胱之气化。今风邪挟水湿，始从上受，由咽喉而及脏腑，致浊邪壅塞三焦，发为水肿、关格、溺毒，且脉为水格而反沉，舌为湿渍而淡胖，状若正虚，实为邪盛。故先拟攻逐水毒，务使通腑以护脏，祛邪以安正。

处方：生大黄（后下）30克，川厚朴10克，枳壳10克，姜半夏10克，陈皮3克，生巴豆0.1克（装入胶囊吞）。1剂。并嘱低盐、限制水分摄入。

二诊：昨日进巴、黄、小承气、二陈合方，得水样便约1200ml，呕吐略减，舌脉如前，再拟前法合益气行瘀祛风渗湿之品加减。

处方：生黄芪10克，汉防己10克，川椒目10克，车前子15克，车前草15克，生大黄（后下）30克，巴豆0.1克（装入胶囊吞）。3剂。

另川芎嗪80mg溶于10%葡萄糖水500ml缓慢静滴，一日1次。

三诊：近3天来，大便仍稀水样，日行4～6次，且尿量增加。昨日小便1000 ml，呕吐仅有1次，脉由沉转滑，舌仍淡，苔薄，血压130/70mmHg。示水肿、关格重症已获转机，停用攻逐药，以益气健脾、行瘀渗湿为主。

处方：生黄芪30克，党参12克，白术12克，汉防己10克，泽泻10克，半边莲30克，半枝莲30克，益母草30克，丹参30克，大蓟10克，小蓟10克。3剂。

仍川芎嗪静滴，一日1次。

四诊： 尿量逐日增加在1200～2000ml/d左右，呕吐消失，全身浮肿消退，舌淡红，苔薄黄，脉细弦滑。复查血肌酐降至212.16μmol/L。再拟原法出入。

处方：生黄芪30克，党参12克，白术12克，泽泻10克，半边莲30克，半枝莲30克，益母草30克，丹参30克，大蓟10克，小蓟10克，三七（吞）1.5克。

并停用川芎嗪静滴，以后继予原方出入调理，共住院 57天。

出院时症状消失，精神状态好，血压110/70mmHg，二侧同位素肾图正常。复查血肌酐132.6umol/L，尿素氮3.46mmol/L，尿常规蛋白（++）、红细胞（++）、白细胞（+）。

随访观察：出院后继续肾病门诊治疗，以口服益肾冲剂为主（主要成分:生黄芪、丹参、半边莲、半枝莲、益母草等），连续半年后停药，尿常规转阴。以后持续尿检阴性。3年后复查：血肌酐95.47μmol/L，24h内生肌酐清除率75ml/min，尿常规正常。至今随访近20年，病情稳定。

【按】本例虽诊为风邪夹水湿为病，但已出现关格、溺毒的危急征象，正如明·张景岳在《景岳全书·癃闭》中所说："小水不通……此最危最急证也。水道不通，则上侵脾胃而为胀，外侵肌肉而为肿，泛及中焦则为呕，再及上焦则为喘，数日不通则奔迫难堪，必致危殆。"所以宜先攻下逐水以救急，然后再议治风湿。患者年轻，病程短，病势急，已出现水肿、尿闭、呕吐的关格证，血检亦有尿毒素潴留的征象，且无血液净化的条件，故用巴、黄、枳、朴、二陈攻逐水湿，宣化气机，1剂后得水样便1200ml，呕吐亦获改善，二诊继用巴、黄，并加入汉防己、生黄芪、椒目、车前子、车前草及川芎嗪静滴，在攻逐水毒的同时，并用益气、行瘀、祛风湿之品，以期达到"治风先治血，血行风自灭""气为血帅，气行血行"的预期效果，终使病情获得逆转。出院后继续门诊治疗半年，停药后又长期随访，从而取得显著疗效。

贰 慢性肾炎、破伤风抗毒素过敏、急性肾功能衰竭、肺水肿、高钾案

王某，男，62岁。1979年9月1日入院。

有慢性肾炎病史5年，7天前因手臂外伤，肌注破伤风抗毒素，当即头昏不适，继而尿少尿闭（尿量<30ml/d），伴恶心呕吐。

入院查体：烦躁，面色萎黄，气促，两肺有湿啰音，下肢水肿。舌淡质胖，苔厚腻，口有尿臭，脉沉细数。

化验：血色素4g，肌酐702.78μmol/L，尿素氮22.72mmol/L，血钾6.14mmol/L；尿比重1.003，尿蛋白（++），尿红细胞少、白细胞（+），尿颗粒管型（+）、蜡状管型0~2；心电图提示高钾；眼底示肾性视网膜病变伴动脉硬化Ⅱ~Ⅲ。

诊断：中医：水肿、关格、溺毒；西医：慢性肾炎、破伤风抗毒素过敏、急性肾功能衰竭、肺水肿、高钾。

辨证：夙有肾炎、体虚可知。1周前复因手臂受伤，肌注破伤风抗毒素，骤然尿少、尿闭，24h尿量少于30ml，伴头昏、恶心、呕吐、下肢水肿、气促、烦躁、面色萎黄，舌淡质胖、苔厚腻，口有尿臭，显系脏腑气化失常，浊邪壅塞三焦，水液运行不循常道，浸淫肌肤，发为水肿，正气不得升降，则溺毒潴留而下关上格，凌心射肺，乃虚实夹杂，病情危笃之急症。

治疗：入院初始3天曾先后应用糖皮质激素、利尿合剂，东莨菪碱，以及大剂量速尿静脉滴注，仍无尿，且呕吐不止，腹胀、喘肿、两肺湿啰音增多，血肌酐增至954.72μmol/L、尿素氮35.7mmol/L、血钾6.52mmol/L，乃改用中医药治疗。

一诊：肾病5年，遇劳则足跗微肿。近因肌肉注射破伤风抗毒素，骤发溺毒、关格急症，虽经激素及袢利尿剂等应用，仍尿闭、喘肿、烦躁，且有水毒凌心射肺之兆，宜“急则治标”，予通腑泄浊、导大便以利小便，仿“欲得南风，需开北牖”之法。

处方：生巴豆（去外壳及衣，装入胶囊）0.1克，生大黄（后下）30克，淡附片（先煎）10克。以大黄、附片煎汁，吞服巴豆胶囊，1剂。

二诊：昨予生巴豆及大黄、附子，从肠道攻逐水湿，先后排出水样便4000ml。泻后，呕吐、喘肿、烦躁明显减轻，两肺湿啰音减少，高血钾亦获改善，但感乏力，脉转细滑，苔仍腻，此湿浊之邪虽获下泄之机，但脾肾气血不足之象显现，宜益脾肾、调气血、行瘀痹。

处方：生黄芪30克，红参6克，淡附片10克（先煎），薏苡仁30克，三七粉（吞）3克。3剂。水煎服。

并加用强的松30mg，晨顿服。

三诊：近2日大便未解，但尿量逐日增加，精神续有改善，脉滑，苔薄微腻。

处方：生黄芪30克，红参9克，淡附片6克（先煎），薏苡仁30克，当归6克，三七粉（吞）3克。3剂。水煎服。

强的松服法及用量同前。

结果：患者经通腑泄浊、攻逐水湿后，又以参附、芪附、薏苡仁合方，并加三七，后又增当归，养营血而行瘀痹，从而遏制病邪、伸展正气，使病情迅速改善。其中糖皮质激素在抗炎、抗过敏方面，亦发挥了有利的作用。予入院25天后，复查血肌酐

114.92μmol/L、尿素氮7mmol/L，肾图检查示肾脏指数右73%、左53%（正常值45%以上），予以出院。

【按】急性肾功能衰竭在第二次世界大战前死亡率为91%，以后在防止高钾血症和高血容量综合征基础上应用血液透析及腹膜透析，死亡率降到51%~69%。本例是在慢性肾脏病基础上的急性肾衰竭（ARF on CKD，A/C），且为高龄，有证据显示，A/C是导致CKD（慢性肾脏病）患者发生终末期肾衰竭的重要原因，CKD患者若发生（急性肾衰竭），其死亡率可明显增加。因此，临床上及时发现A/C，早期诊断并找出病因，早期干预，对延缓CKD患者的肾功能恶化至关重要。

祖国医学无急性肾功能衰竭的病名，但它的临床表现符合中医有关水肿、关格、溺毒的诊断。如《证治汇补》云"关格者……必小便不通，旦日之间，陡增呕恶，此因浊邪壅塞三焦，正气不得升降……最为危候"；《重订广温热论》云："溺毒入血，血毒攻心，甚则血毒上脑，头痛而晕，视力蒙眬，耳鸣耳聋，恶心呕吐，呼气带有溺臭，间或猝发癫痫状，甚或神昏痉厥，不省人事，循衣摸床，撮空，舌苔起腐，间有黑点……其症极危"。以上均指出本病是以尿闭为始，致湿浊溺毒停聚留蓄的一个危重急症。八纲辨证属实，治宜"实则泻之"，《重订广温热论》认为本病"急宜通窍开闭，利溺逐毒"，这里的通、开、利、逐都是为了袪邪外出。虽然途径有多种，但在邪气壅塞三焦、入血攻心上脑的紧急情况下，从临床体会到的最简便有效的办法是借助肠道，通腑泄浊。本案例年老久病，面色萎黄，舌淡质胖，脉沉细数，查血红蛋白仅4g／dL，脾肾气血虚衰可知，但此次关格、溺毒却属急骤起病，实属本虚标实之证。且初始治疗曾应用糖皮质激素、速尿等静脉给药3天，病情不减反增，已出现水毒凌心射肺的危急征兆，所以王永钧教授认为应宗《内经》"大小不利治其标"的治则，何况张景岳亦有："即先有他病，而后大小不利者，亦先治其标……盖二便不通，乃危急之候，虽为标证，必先治之"的记述，乃用巴黄逐水饮加附子。因附子味辛甘、性热，亦具雄壮之质，能补肾及命火，有回阳救逆之能，且《朱氏集验方》有用附子治"肿疾喘满，小便不利者"，《普济方》亦有用附子治"小便不通，用淋闭通滑之剂不效者"的经验。今与巴黄逐水饮合用，既能"走而不守，通行十二经"，有助于攻逐水毒下泄，又有补益肾命元阳的功效。

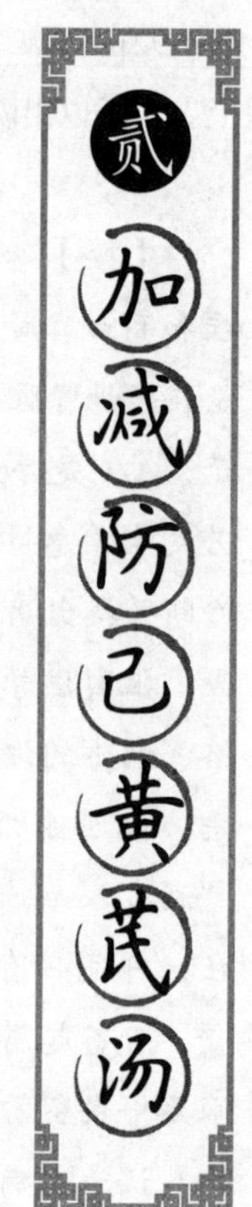

【组成】

汉防己　壹拾伍克
生黄芪　叁拾克
炒苍白术（各）　拾克
淫羊藿　拾克
茯苓　叁拾克
丹参　叁拾克
豨莶草　叁拾克

【功　效】祛风除湿、益气行瘀。

【主　治】风湿扰肾，症见泡沫尿，或面浮跗肿，腰酸肢楚，脘痞纳少，动则困乏，尿检可有蛋白，或/和异形红细胞尿，苔薄腻，脉滑，亦有苔脉如常人者。

【方　解】风湿扰肾，使肾主封藏，司开阖的固有功能失常，导致肾风、风水、风湿诸证丛生。汉防己、生黄芪、白术、茯苓均为防己黄芪汤、防己茯苓汤治疗前述诸症的主要药物。豨莶草亦为祛风除湿兼活血之要药，《本草新编》还有“肾犯风邪湿气最为难治……防己可治肾内之风湿……豨莶入肾，功用胜于防己，其耗散精血亦逊于防己”，故加用之。淫羊藿、苍术温肾健脾，亦祛风湿；丹参养血活血，诸药配伍，共奏祛风除湿、温肾健脾、养血活血之效。组方中去除甘草，是甘能碍湿助满，且所含之盐皮质激素样作用，久用会使水钠潴留，且可能导致低钾和高血压，不利于行水化湿之治则。方中汉防己，乃防己科植物，不能以马兜铃科植物木防己及广防己替代，因后二者均有肾毒性，可致马兜铃酸肾病，甚至可发生肾衰竭。

【常用加减】 兼血虚络虚者，可去丹参，改加四物汤，或桃红四物汤；水肿明显时加猪苓、车前子、车前草、薏苡仁；夜尿增多加山药、金樱子；尿现异形红细胞加女贞子、旱莲草、白茅根、大小蓟；泡沫尿明显，尿蛋白>1.0～2.0g/24h，加雷公藤（去根皮的木质部分入药），成人每日20g，久煎，以减少毒副反应。现有市售的雷公藤提取物——雷公藤多苷片，由于剂量较易控制，且无须煎煮，安全性相对高，用量：每日3次，每次10～20mg。待病情改善后，改为服2周，停2周，间歇应用，继而再逐渐减量。治程中仍应每2周查血、尿常规及肝功能，若血白细胞减少、肝酶增高，或出现性腺抑制的副反应时，则需及时减量及停药。

【验案举例】

壹 系膜增生性肾炎——无症状性异形红细胞尿案

蒋某，女，已婚，35岁。初诊2012年1月17日。

患者于2007年体检发现尿有异形红细胞（++），但无自觉不适，故未在意。至2010年年底尿检又增加尿蛋白（+），始引起重视，做了肾病理检查，诊断为系膜增生性肾小球肾炎，光镜可见肾小球18个，其中6个小球出现球性硬化，其余小球有系膜细胞中度增生，基质增多，间质有炎细胞浸润。曾应用爱若华（来氟米特）及科素亚（氯沙坦）治疗6个月，无明显疗效，且出现血白细胞减少，乃停用爱若华治疗。近时因夜尿（1次/晚）、血肌酐86～113μmol/L，较前有增高，乃来我院诊治。

一诊：病延4～5年，以尿检有异形红细胞为主要表现，近时出现夜尿一次，他无特殊不适症状。血压130/90mmHg，尿蛋白（±），红细胞（+++）（41～46/HP），尿比重1.015，血肌酐113μmol/L，脉细滑，苔薄。结合临床，分析尿象、病理象，可诊为肾风，肾络瘀痹证。究其原因，乃风湿与瘀血胶结所致，拟祛风除湿、益气养血（阴）、行瘀散癥治之。

处方：汉防已15克，豨莶草30克，生黄芪30克，当归10克，干地黄20克，杭白芍30克，川芎15克，女贞子10克，旱莲草30克，白茅根30克，大蓟15克，小蓟15克。14剂，每日1剂，分煎2汁，上下午分服。

另用白芍总苷胶囊（帕夫林）300mg（1粒）/次，1日2~3次，吞服，并嘱患者以大便1~2次/日为度，大便>2次/日宜减量，<1次/日可增量，增减皆以300mg（1粒/日）为准。之前应用的科素亚可以继续服用（50mg/日）。

二诊：自觉无明显不适，血压110/75mmHg，尿蛋白（-），红细胞（+），尿比重1.030，大便日行1次，无腹痛便溏发生，脉细滑苔薄，仍宗原方出入。

处方：汉防已10克，豨莶草30克，生黄芪30克，当归10克，杭白芍30克，白茅根30克，女贞子10克，旱莲草30克，大蓟15克，小蓟15克，马鞭草15克。14剂，每日1剂，分煎2汁，上下午分服。

白芍总苷胶囊增至600mg/次，2次/日，科素亚50mg/日继服。

三诊：2周前有轻微感冒，不发热，仅咽干，咽微痛，鼻塞，流涕，自服"清开灵片"2天后缓解。大便日行1次，软，今查尿蛋白（-），红细胞4~5/HP，白细胞0~1/HP，他无不适，脉细滑，苔薄。前法有效，不再更方，继服14剂，1剂煎2汁，日服1汁，4周后复诊。

四诊：诸证和，唯偶在下蹲后起立时有眩晕，大便有时便溏，日1~2次，尿蛋白阴性，红细胞0~2/HP，白细胞0~1/HP，尿比重1.015，继服原方14剂，1剂分2天服。白芍总苷胶囊减量为300mg/次，2次/日，科素亚减量为25mg/日。若病情继续稳定，1月后可暂停中药煎剂，但服白芍总苷及科素亚维持治疗。

【按】患者发现尿检异常4年，以异形红细胞尿为主，1年前出现尿蛋白（+），肾病理检查诊断为系膜增生性肾炎，除中度系膜细胞和基质增生外，肾小球球性硬化数占穿刺获得小球数的三分之一（6/18只），这对一个仅34岁的患者来讲，仍是值得重视的现象。在病理诊断明确后，曾应用科素亚50mg、爱若华20mg/日，疗程持续6个月以上，虽然尿蛋白从（+）减少至（±~-），但尿红细胞（++~+++）持续不减，王永钧教授根据尿象及病理象，诊断为风湿与瘀血胶结于肾络所致的瘀痹证，除继服科素亚外，予汉防已、豨莶草、黄芪合四物、二至等加减，风湿、瘀血、气阴同治，却使病情获得临床缓解。其处方中含杭白芍30g，又用了白芍的提取物——白芍总苷（帕夫林）胶囊600~1200mg/日（2~4粒/日），应该说用量是不小的，这在其中起何作用？在《医学衷中参西录》治癃闭方后，张锡纯记述其友人高夷清曾重用生白芍、阿胶通利大小便而治愈水肿，谓白芍利小便，阿胶滑大便，二药并用又大能滋补真阴，使阴分充足，以化其下焦偏胜之阳，则二便自能通利。又记有张锡纯其长子荫潮，亦重用白芍，佐以陈皮、柴胡通利二便而治愈水肿兼心中满闷，时或烦躁者。这些巧合是否提示：白芍或白芍总苷的某一单体，可能是治疗肾风病的有效活性成分。《诸病源候论》有“风入少阴则尿血”的记载，可知尿血（包括异形红细胞尿）是“肾风”的另一种临床现象，而白芍则可能是一种能滋补真阴的治肾风药。

贰 Ⅱ型糖尿病，糖尿病肾病案

贾某，已婚，33岁。初诊2010年9月20日。

患者于2年前，因肥胖（100kg），多食善饥，尿泡沫增多，经当地医院检查尿蛋白（++），尿糖（++），血压及血糖均增高，予优泌乐针及代文、洛汀新治疗，1年前转至某部队医院住院，肾病理检查，发现3/19的肾小球有球性废弃伴纤维素样渗出及透明滴，余肾小球系膜基质中-重度增生，多处K-W结节，见系膜溶解及毛细血管瘤样扩张，囊壁增厚。肾小管间质慢性病变中度，间质灶性纤维化，多灶性肾小管萎缩，基膜增厚。小动脉弹力层增厚，节段及全层透明变性。免疫荧光IgM、C3少量渗出样沉积，乙肝标记物染色阴性。病理诊断为糖尿病肾病。出院后一直胰岛素针（优泌乐）皮下注射，口服拜新同、代文、洛丁新、倍他乐克、保肾胶囊、清肾丸、琥珀酸亚铁、红细胞生成素皮下注射等治疗，效不著。近日来更发现两下肢水肿，尿泡沫较前增多而来我院。

一诊：病延2年，近日发现下肢水肿，尿泡沫日趋增多，大便干，每天需服用大黄苏打片，查血压150/100mmHg，尿蛋白定量3. 647g/24h，血肌酐80.9μmol/L（参考值上限102μmol/L），尿素氮7.7mmol/L，白蛋白37g/L，空腹血糖4.8 mmol/L，糖化血红蛋白14.5%，血红蛋白110g/L，内生肌酐清除率78.6ml/min。脉细弦滑，舌无苔。诊断为Ⅱ型糖尿病、糖尿病肾病Ⅳ期。中医诊为消渴肾病，目前存在气阴两虚、痰瘀互结、风湿扰肾的三联证候。虽用诸多降糖、降压、护肾药物，却病无转机，故宜益肾、消痰瘀、祛风湿同治。

处方：生黄芪45克，炒苍术15克，汉防己10克，茯苓30克，猪苓30克，薏苡仁30克，车前草15克，车前子15克，当归10克，丹参15克，川芎30克，鸡血藤15克，积雪草30克，桃仁10克，制大黄10克。14剂，每日1剂，分煎2汁，上下午各服1汁。另用雷公藤多苷片10mg/次，1日3次吞服，并停用代文、琥珀酸亚铁、保肾胶囊、清肾丸及红细胞生成素皮下注射，继用优泌乐针、拜新同、洛汀新、倍他乐克缓释片。此外嘱咐患者除继续进糖尿病饮食外，尚须限盐（每日3.0g）。

二诊：下肢水肿明显减轻，尿泡沫减少，自觉精神改善。查尿蛋白阴性，红细胞1-2/HP、尿比重1.025，尿蛋白定量682.9mg/24h，血肌酐96μmol/L（参考值上限135μmol/L），尿酸420μmol/L，白蛋白39.3g/L，谷丙转氨酶24U/L，血压108/80mmHg，脉细滑，苔薄。中药按原方继服14剂，1剂水煎2汁，上下午分服。雷公藤多苷片及西药仍按前方继续应用。

三诊：上次诊后已5周。近2周有咽痛、鼻塞、流涕、发热，迁延不已。用过抗生素治疗，中药已停服。今测体温37.5℃，咽红，脉滑带数，苔薄微黄，此体虚卫弱，招致风热上扰。尿检蛋白1055mg/24h，肝肾功能正常（血肌酐77μmol/L、谷丙转氨酶29U/L），血压110/80mmHg，拟固卫祛邪兼顾。

处方：生黄芪30克，防风6克，汉防己10克，炒白术10克，茯苓30克，丹参10克，冬凌草30克，板蓝根30克，辛夷花6克，炒牛蒡子10克，白花蛇舌草30克。7剂，每日1剂，煎2次分服。

另以雷公藤多苷20mg/次，2次/日。原降糖、降压西药继服，在上感症状消除后，再服二诊时的中药处方。

四诊：风热证消除，一般情况均改善。唯近4个月来应酬繁忙，甘肥腥辣及咸物未行节制，中药亦有时断服，致下肢微肿，尿泡沫增多，24h尿蛋白增至936~1219mg，血脂亦趋增高（血胆固醇6.15mmol/L，低密度脂蛋白3.28mmol/L），血糖及血肌酐无明显波动，血压120/78mmHg，脉滑，苔薄。

处方：生黄芪45克，炒苍白术（各）15克，怀山药30克，淫羊藿15克，猪茯苓（各）30克，泽泻15克，薏苡仁30克，桑枝叶（各）30克，车前子（各）10克，丹参30克，桃仁10克，制大黄6克。14剂。

另以雷公藤多苷20mg/次，3次/日于饭后吞服。西药续用前药。再嘱饮食管理是整体治疗的重要环节，必须重视。

五诊：自加强益气、行瘀、祛风湿用药和重视饮食治疗后，自觉症状显著好转，下肢不肿，尿蛋白波动于329~479mg/24h间，血检：谷丙转氨酶13U/L，白蛋白46.3g/L，肌酐79.9μmol/L，空腹血糖5.3mmol/L，餐后2小时7.6mmol/L，血压104/70mmHg，脉细弦，苔薄，原方去泽泻，制大黄减为3克。14剂，每剂煎2汁，日服1汁。雷公藤多苷片改为20mg/次，3次/日，服2周停2周。停用拜新同，余药继服。

【按】本案例临床及病理诊断明确，在使用中药辨证组方前，一直应用胰岛素，并联用ACEI、ARB、CCB，血糖、血压控制较好，但尿蛋白日趋增多，初诊时达3.647g/24h，并发生下肢水肿，经按肾虚、痰瘀、风湿辨证，加用中药，并停ARB，尿蛋白从>3.0g/24h减至329~479mg/24h。近期随访仍波动于300 mg/24h上下，血肌酐亦在正常参考值内。

王永钧教授从20世纪末就开始了对糖尿病肾病（diabetic nephropalhy,DN）的前期研究，应用虚、瘀、风湿同治的复方雷公藤胶囊（由雷公藤提取物、虫草菌粉、生晒参、女贞子、丹参组成）治疗早期DN患者，能使尿ALB、IgG、β2-MG和 24小时尿蛋白定量明显减少，显效率+有效率达77.4%，优于应用苯那普利10mg/d的对照组（$P<0.05$）［中国中医药科技，2000，7（6）：399-400］。且在链脲菌素诱导糖尿病大鼠肾损伤的实验研究中，亦发现复方雷公藤胶囊虽无调节糖代谢的作用，却能减轻DN早期的Ccr（血肌酐清除率）增高，尿量增多，肾脏增大，从而提示能改善肾小球的高滤过，且能减少尿蛋白，显著降低实验动物的尿内皮素（UET-1）和肿瘤坏死因子（TNF-α）的增高幅度，减轻其肾病理损害［中华肾脏病杂志，2000，16（2）：121］。

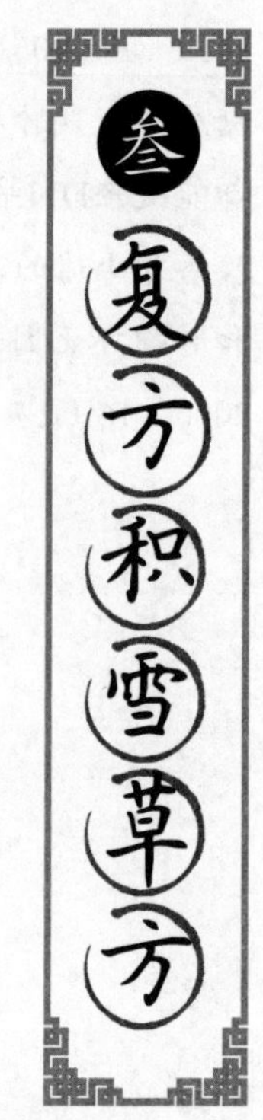

【组成】

积雪草　叁拾克
生黄芪　叁拾克
当归　拾克
桃仁　拾克
制大黄　叁至拾克

【功　　效】消补兼施，痰瘀同治。

【主　　治】肾内微癥积（早期肾纤维化，慢性肾脏病2～3期）。

【方　　解】本方主要由两张古方化裁而成。专注于消的是大黄、桃仁、积雪草，即《金匮要略》的下瘀血汤加减。由于原方的䗪虫久服可致胃脘不适，而积雪草治皮肤疤痕疙瘩有良好疗效，疤痕疙瘩亦属癥积范畴，所以将䗪虫改为积雪草。专注于补的是黄芪、当归，即李东垣记载在《内外伤辨惑论》中的当归补血汤原方。加减下瘀血汤能行瘀消癥，其中大黄不仅行瘀，且化痰实，《本经》言大黄“下瘀血，血闭，破癥瘕积聚，留饮宿食，推陈致新”，《别录》言“除痰实……诸老血为结”，所以王隐君制礞石滚痰丸用治老痰，亦任大黄。而当归补血汤不仅补血，更能助气机之“开、阖、枢”，以利升降出入，这从根本上对消除痰瘀互结具有正本清源的作用。

【常用加减】兼脾肾气虚加党参，白术，淫羊藿；阳虚更加附子；肝肾阴虚加地黄，白芍，女贞子，旱莲草；风湿扰肾，尿有泡沫，尿蛋白>1.0g/24h，可选加雷公藤、青风藤、汉防己、豨莶草、穿山龙等，或选用雷公藤提取物——雷公藤多苷片，或青风藤提取物——盐酸青藤碱（正清风痛宁）；尿少，水肿可选加葶苈，车前，猪苓，茯苓，薏苡仁；夜尿多加山药，金樱子，菟丝子；若肾病理改变提示肾内微癥积较明显时，可酌加三棱，莪术，穿山甲，海藻等消癥散积之品。

【验案举例】

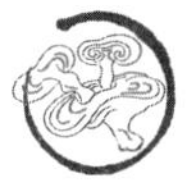

硬化性肾小球肾炎、继发性痛风案

焦某，男，39岁，已婚。初诊2000年6月22日。

1年前开始出现夜尿增多，每晚达3～4次，色清长。近因右侧跖趾关节红肿痛住院，查血肌酐152μmol/L，尿酸539μmol/L，血压120/80mmHg，B超示：左肾9.4cm×5.9cm×5.0cm，实质厚1.1cm，右肾8.8cm×4.8cm×4.1cm，实质厚1.0cm，肾回声增强，肌酐清除率57.8ml/min，肾病理诊断：硬化性肾小球肾炎（光镜见肾小球30个，其中26个小球球性硬化，硬化小球比例占86.6%）。出院诊断：（1）硬化性肾小球肾炎；（2）继发性痛风；（3）慢性肾功能衰竭，CKD3期。

一诊：自诉困乏，夜尿多达3～4次，尿色清长，影响睡眠，无明显水肿，尿检无蛋白及红细胞，但比重低，仅1.005～1.010，尿蛋白定量为280mg/24h，尿白蛋白及尿β2–微球蛋白有增高，血肌酐波动于140～150μmol/L间，脉细弦，苔薄，结合肾病理改变，辨证为正虚邪郁，痰瘀互结的肾内微癥积，治宜消补兼施，痰瘀同治，予加味积雪草方，并嘱宜坚持优质低蛋白饮食。

处方：生黄芪30克，炒党参10克，炒白术10克，怀山药15克，金樱子10克，菟丝子10克，当归10克，桃仁10克，积雪草30克，炒三棱15克，炒莪术15克，制大黄3克。14剂，每日1剂，煎2汁，上下午分服。

并予α–酮酸4粒/次，3次/日，在进餐中间吞服；碳酸氢钠1.0g/次，3次/日；别嘌呤醇片0.1g/次，1次/日。

二诊：但感困乏，夜尿已减为1次，血压正常，脉细弦，苔薄，前方服后无明显不适反应，继服28剂。生黄芪增量为每剂45克。

三诊：除易感疲乏外，余无不适，复查血肌酐122μmol/L，脉细弦滑，苔薄，原方黄芪剂量增至60克。但1剂煎2汁，每天服1汁，其他药物不做更动，继服28天后复诊。

四诊：一般情况改善，夜尿0～1次，无明显困乏之感，无关节痛发生，血肌酐116μmol/L，脉细弦滑，苔薄，继服原处方。14剂，仍1剂煎2汁，每天服1汁。

五诊：一般状况好，但当出差在外时有早醒及疲劳感，复查血肌酐105μmol/L，尿素氮7.6mmol/L，尿酸452μmol/L，血甘油三酯2.67mmol/L，血压105/70mmHg，脉细弦滑，苔薄净，仍拟虚、痰、瘀同治。但可减其制。

处方：生黄芪30克，当归10克，积雪草30克，桃仁10克，制大黄3克，炒三棱15克，炒莪术15克。

另予α-酮酸2粒/次，分3次于每餐中间吞服，碳酸氢钠0.5g/次，3次/日；脂必妥（红曲制剂）3片/次，3次/日。

六诊：一般情况好，体重增加2kg，尿常规示蛋白阴性，红细胞1～4/HP，血肌酐92～102μmol/L，血压115/72mmHg，已恢复日常工作，且甚忙碌，饮食管理亦有放宽，中药常因出差时有停服，已予批评。脉细弦，苔薄。

处方：百令胶囊3粒/次，3次/日；α-酮酸片2粒/次，2～3次/日；碳酸氢钠片0.5～1.0g/次，2～3次/日，别嘌呤醇片0.1g/次，每晚 1次，坚持低盐及优质低蛋白饮食。有不适，及时就诊。

【按】本案例为硬化性肾小球肾炎、慢性肾功能衰竭（CKD3期），继发性痛风，经复方积雪草为主的中西医综合疗法治后，取得显著疗效。在继后随访观察的12年内，保持了病情的基本稳定。仅在2009年出现一次血压增高（140/100mmHg），经加用科素亚50mg/日后控制。2010年3月因工作劳累，且饮食放宽，多吃荤腥、海鲜，出现尿蛋白（++），红细胞（++），低密度脂蛋白5.4mmol/L，胆固醇7.62mmol/L，尿酸518μmol/L，血肌酐又升至142μmol/L，经再次应用复方积雪草方加雷公藤多苷片及降脂治疗后控制。目前患者尿蛋白阴性，红细胞（+），尿比重1.015，血肌酐113μmol/L，尿酸454μmol/L，白蛋白41.2g/L，血常规正常。仍在继续随访观察中。

复方积雪草方是王永钧教授治疗慢性肾脏病早、中期的基本方，曾经做过大量的动物实验，证实该方的肾保护作用，能延缓慢性肾衰竭的进程。近期由王永钧教授牵头完成的国家"十一五"科技支撑计划"慢性肾脏病中医临床证治优化方案的示范研究"是由全国13家单位共同进行的多中心、双盲、随机、对照试验，结果亦证实该方具有肾保护作用。

（整理：陈洪宇）

陈文伯

陈文伯，男，一九三六年生于河北省永清县。大学学历。现任北京鼓楼中医医院顾问，京城名医馆馆长。北京市第十届人大代表，北京市有突出贡献专家，国家级中医专家和优秀导师等称号。获国务院颁发政府特殊津贴，兼任全国、华北、北京市男科专业委员会主任委员，中医内科专业委员会副主委。

陈文伯1939年从师京城名医陈世安先生（原北平国医院董事、平民医院中医科主任）学习。1954年加入北京中医学会预备会员，同年参加中医讲习班。1955—1957年北京中医进修学校第十班学习。1958—1979年任北新桥医院中医内科主治医师、主任、副院长。1979—1981年北京市卫生局中医处负责中医管理工作。1981—1998年任鼓楼中医医院院长。

陈文伯教授从事中医临床、科教研工作60年，在多年的临床实践中逐步形成了自己独到的理论见解，提出肾为十三本，倡“肾为生命之本”，为治疗男性不育症开创了新的理论基础。参加国内外学术交流多次，公开发表论文200余篇，主编、合编专著10余部。指导国际、国家级、市级学生11名，中医研究院研究生3名，硕士、博士论文答辩委员会委员。获国家专利，市、区级科研项目成果奖多项。

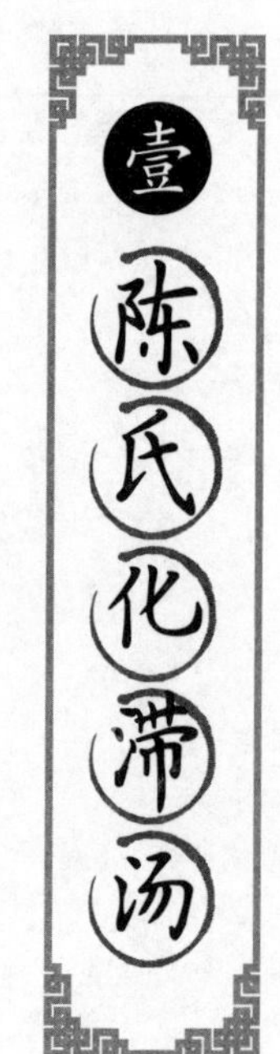

【组成】

生地黄 贰拾克
玄参 叁拾克
麦冬 叁拾克
枸杞子 叁拾克
知母 叁拾克
黄柏 叁拾克
山萸肉 贰拾克
丹皮 壹拾伍克
生甘草 玖克

【功　　效】育阴增液，益肾填精，通淋化滞。

【主　　治】男性不育症中“精滞不育”症，与西医称“不液化”症极为相似。腰膝酸软，头晕目眩，性欲淡漠，畏寒肢冷，耳鸣多梦，阴囊潮湿，或举而不坚，伴早泄，舌红苔白或少津，脉沉细尺弱。

【方　　解】方中用生地黄、玄参、麦冬、枸杞子、山萸肉滋阴补肾；知母、黄柏清热化滞；丹皮活血化瘀，行血化滞；生甘草清热并调和诸药。全方合用，共奏育阴增液，益肾填精，通淋化滞之效。

【常用加减】若精虚精滞者，加熟地黄、何首乌填精化滞；气虚精滞者，加生黄芪、巴戟天、人参大补元气，益肾化滞；阳虚精滞者，加附子、肉桂温阳化滞；肾瘀精滞者，加桃仁、红花活血化滞；气郁精滞者，加郁金、香附理气解郁化滞。

【验案举例】

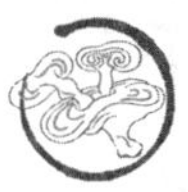

不育症案

2008年11月6日一诊：李某，男，31岁。患者自述婚后3年同居未育，其妻妇检正常。患者自感性欲旺盛，伴腰膝酸软，神疲乏力，头晕，耳鸣。查精子数过少，曾服补肾壮阳药后感全身不适，上述症状现加重，舌红苔白，脉弦细数。实验室检查：精液1小时不液化，精子活率20%，活动能力1级，WBC 0 ~ 1/HP。

处方：生地黄20克，玄参30克，麦冬30克，枸杞子30克，知母30克，黄柏30克，山萸肉20克，丹皮15克，生甘草9克。30剂。水煎服。每日3次，每次100ml。

2008年12月4日二诊：患者服前方1个月后，头晕、耳鸣稍减，性欲有所下降，仍腰酸神疲，舌红苔白，脉弦细。实验室检查：1小时精子液化，精子数1100万/ml，精子活率40%，活动能力2 级。服1个月药后，患者虚火已得到控制，但阴精不足之象尚存。故在前方基础上加以补益阴精之黄精、女贞子以增强滋阴化滞之效。服法如前。

2008年2月5日三诊：患者服前方2个月后，家属来告知其妻已孕。痊愈。医嘱：注意保胎，应分床。

【按】患者婚后3年同居未育，伴神疲乏力，头晕耳鸣等阴虚之象。实验室检查精液不液化。但患者性欲旺盛，属“阳盛而阴不足”，故此滋阴而达阴阳平衡。余临床辨证为：阴液不足，精稠难化的“精滞不育症”，治疗上采用育阴增液之法。一诊后患者虚火已得到控制，但阴精不足之象尚存。故二诊加用补益阴精之黄精、女贞子以增强滋阴化滞之效。服前方后其妻怀孕。

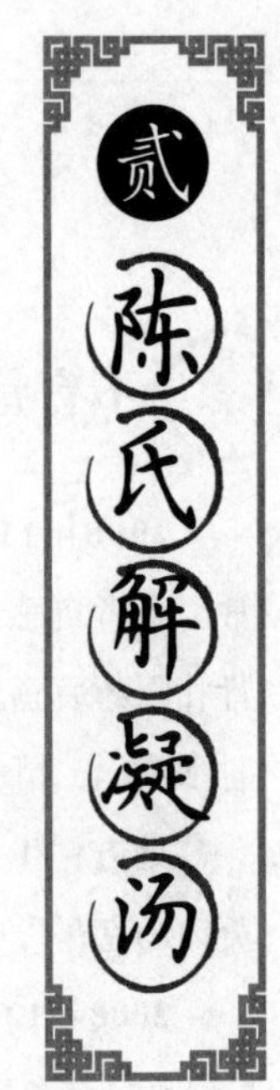

【组成】

当归　壹拾伍克
白芍　壹拾伍克
桃仁　贰拾克
赤芍　壹拾伍克
黄柏　叁拾克
知母　拾克
丹皮　拾克
丹参　拾克
焦三仙（各）　壹拾伍克
生甘草　拾克

【功　效】理气活血，清热利湿，消食导滞。

【主　治】男性不育症中“凝精不育”症，西医称“免疫性不育”症。实验室检查：血清中含有抗精子抗体，精子凝集试验阳性者。临床表现：腰酸不明显，性交较频，身体健壮，二便调，舌质暗有瘀斑，舌淡黄，脉沉弦。或腰酸乏力，尿后余沥不净，会阴不适，舌质暗苔白，脉沉弦细尺弱。或体健，每周性交4~5次，纳食可，喜食肉、蛋类，舌质暗，苔淡黄稍腻，脉沉弦。

【方　解】方中当归、白芍养肝血，使血充而气血相合，丹参、桃仁、赤芍活血通脉，使经脉气血运行通畅而调和，无气滞之虑，五味共为君药；黄柏、知母为臣，坚肾阴，清肾热；佐以丹皮清泄肾热，活血通经，焦三仙消化食滞，解凝助育；使以生甘草调和诸药。

【常用加减】血瘀热郁，凝精不育，可加蒲公英清热解凝；气滞热郁，凝精不育，可加木香行气解凝；血瘀食滞，凝精不育，可加炒谷芽化食解凝。

【验案举例】

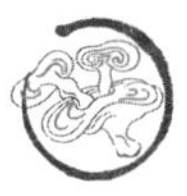

不育症案

2008年12月21日一诊：刘某，男，31岁。患者自述婚后5年同居未育，其妻妇检正常，在当地医院多次精液常规检查，其精子密度、活率、活力、液化时间、畸形率均正常。但抗精子抗体呈阳性，性交尚可，腰酸不明显，纳可，二便调，舌暗红有瘀斑，脉沉弦。查：精液量3ml，精子数19500万/ml，精子活率65%，活动能力3级，白细胞1～3/HP。

处方：当归15克，白芍15克，桃仁20克，赤芍15克，黄柏30克，知母10克，丹皮10克，丹参10克，焦三仙（各）15克，生甘草10克。每日3次，每次100ml。

2009年2月27日二诊：患者服前方2个月后未不适，舌质稍暗红苔白，脉弦。实验室检查：精子数8700万/ml，精子活率60%，活动能力2~3级，白细胞消失。可以看出服2个月药后症状有所好转，查抗精子抗体阴性，继服前方2个月。忌生冷、辛辣、烟酒，节制性生活。

2009年4月29日三诊：患者服前方2个月后，家属来告知其妻已孕。医嘱：注意保胎，应分床。

【按】患者婚后5年同居未育，本证为气滞血瘀兼有热郁精室所致凝精不育。陈氏解凝汤方中当归、白芍养肝血，使血充而气血相合；丹参、桃仁、赤芍活血通脉，使经脉气血运行通畅，无气滞之虑；五药合用，养肝血，通血脉，调和气血，化滞解凝；黄柏、知母坚肾阴，清肾热；丹皮清泄肾热，活血通经；甘草调和诸药，使气血和谐，以达解凝助育。二诊服上方后查抗精子抗体阴性，诸症均减轻，务使气血通畅，凝精得解，守上方继服2个月，其妻已孕。

（整理：陈红）

王焕禄

王焕禄，男，一九三六年生，北京展览路医院主任医师，历任展览路医院中医科主任、门诊部主任等职，至今悬壶近六十载。王焕禄生于河北涞水的一个中医世家，幼承家训，后受业于北京中医研究所伤寒大师陈慎吾门下。一九五六年经考试取得执业资格，悬壶京城及北京展览路医院，其间收录入门弟子多人。一九九〇年被列为第一批北京市级名老中医学术经验继承工作指导老师，二〇〇八年被列为第四批全国老中医药专家学术经验继承工作指导老师。

王焕禄从医近60年，兢兢业业于临床实践，孜孜不倦于理论探索，汲汲博采于前贤精要，久经历炼，积累了丰富的临床经验。擅长治疗内、妇、儿、皮科疑难杂症，主治心脑血管病、慢性肾炎、慢性肾衰、慢性胃炎、胃溃疡、糖尿病、哮喘、甲亢、抑郁症、小儿厌食、小儿多动症、月经失调、妇科炎症、子宫腺肌症、肿瘤（康复治疗）、类风湿性关节炎、骨性关节病、痛风性关节病、牛皮癣、痤疮、顽固性湿疹等。

王焕禄发表论文多篇，著有《杂病证治辑要》，主持的科研课题《清利搜通汤治疗类风湿性关节炎35例临床观察与研究》获北京市中医管理局科技成果一等奖。参编《陈慎吾伤寒论讲义》《谢海洲中医杂病证治心法》《谢海洲临证妙方》等中医专著。

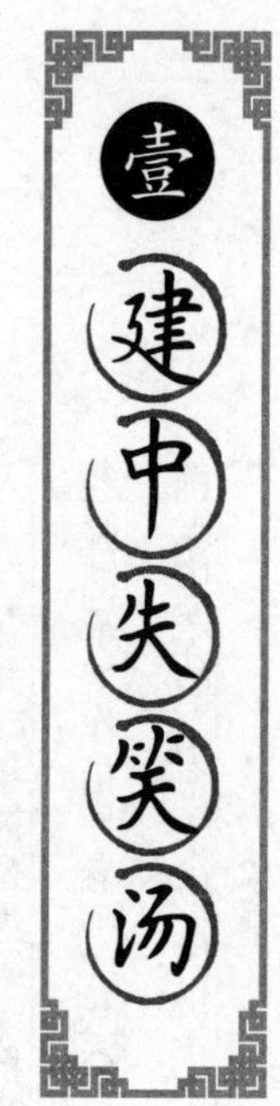

【组成】

炙甘草 壹拾伍克
肉桂 陆克
白芍 壹拾伍克
生姜 叁片
大枣 贰拾克
五灵脂 拾克
生蒲黄（包） 拾克（包）

【功　　效】 补虚缓中，化瘀止痛。

【主　　治】 脾胃虚寒之脘腹疼痛。

【方　　解】 本方由小建中汤合失笑散合方而成。方中重用甘草，取其甘缓补中之意；不用桂枝而改为肉桂，取其温中守而不走之意；大枣、生姜健脾和中；芍药养血止痛；失笑散化瘀止痛，防其病久必瘀之果。现代医学研究，甘草可解除胃肠平滑肌痉挛，对溃疡面有保护作用。凡脾胃虚寒者，皆可化裁应用。

【常用加减】 胃痛重者，加延胡索3克；虚甚者，加炙黄芪15克；口苦苔黄者，加黄连6克。因本方以甘草为君药，如连续服用出现水肿，可加茯苓15克或泽泻15克或减少甘草用量，即可改善。

【验案举例】

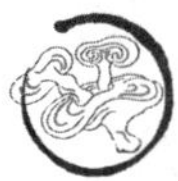

胃脘痛

2009年6月14日一诊：程某，女，28岁。胃脘隐痛，喜暖喜按，四肢欠温，大便稀溏。舌淡，苔薄白滑，脉沉滑。

处方：炙甘草10克，白芍10克，肉桂10克，生姜3片，大枣20克，五灵脂10克，生蒲黄（包）10克，延胡索10克，炙黄芪10克，清半夏10克，三七粉（冲）3克。7剂。水煎服。

2009年6月21日二诊：胃脘隐痛明显缓解，食欲较前增加，大便成形，舌、脉同前，效不更方，继用上方加减调理1个月。随访诸症消失，胃痛痊愈。

【按】本案患者胃脘痛，喜暖喜按，四肢欠温，大便稀溏，责之脾胃虚寒，失于温煦，气行不畅，血行瘀滞，发为胃痛，治当补虚缓中，化瘀止痛。用建中失笑散加黄芪10克，清半夏10克，三七粉3克分冲，元胡10克。由于辨证精准，用药得当，首诊7剂药后患者胃痛大减，食欲增加，大便转实，说明中虚得温，血瘀得化。效不更方，二诊守方继服，调理1个月后，胃痛未作，疾病痊愈。

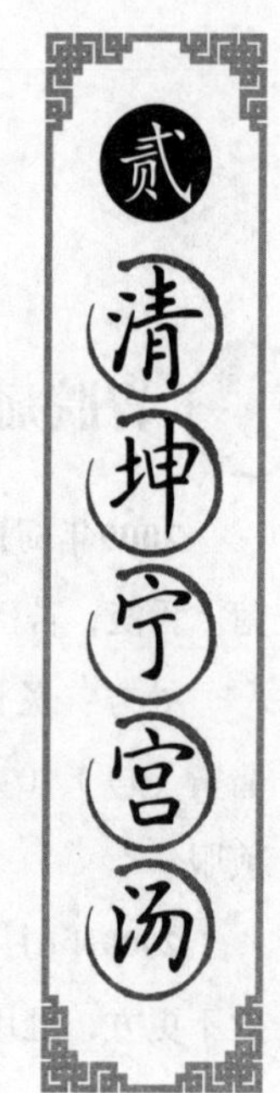

【组成】

大血藤 叁拾克
三棱 拾克
莪术 拾克
三七粉（冲） 叁克
酒大黄 拾克
金银花 壹拾伍克
蒲公英 壹拾伍克

【功　　效】 解毒化瘀，调理冲任。

【主　　治】 妇人冲任瘀阻之少腹痛、月经不调、癥瘕等。

【方　　解】 方中红藤、银花、蒲公英清热解毒，抑菌消炎；三棱、莪术破瘀活血；酒大黄清热解毒，化瘀通下。凡妇人冲任瘀阻之少腹痛、月经不调、癥瘕等，皆可化裁应用。

【常用加减】 月经不调者，加当归10克，香附10克，益母草30克；月经量多者，加荆芥穗10克，炒白术15克；癥瘕者加生牡蛎30克，昆布15克，海藻15克；服用超过1月者，加党参10克，黄芪15克；脾虚者，加党参10克，莲子肉10克，山药15克。

【验案举例】

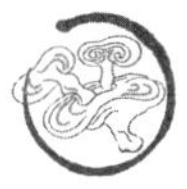

月经量多案

2010年8月7日一诊：王某，女，32岁。月经量多，经色暗黑夹有血块，经来淋漓20余天不净，伴左少腹疼痛，腰疼，此次经行20余天尚未干净，舌质淡暗，舌边有瘀斑，舌苔薄黄，舌下脉络粗，脉细滑。盆腔B超：子宫后位，大小6.8cm×6.2cm×4.6cm，子宫肌层回声欠均匀，内膜厚约1.4cm，内回声欠均匀。

处方：大血藤30克，三棱10克，莪术10克，三七粉（冲）6克，延胡索10克，酒大黄10克，蒲公英30克，柴胡10克，香附10克，益母草30克，荆芥穗10克，炒白术15克。7剂。水煎服。

2010年8月14日二诊：服药后经量增多，排出紫黑血块较多，3天后经量大减，目前出血渐止，下腹痛减轻，腰疼未作，舌、脉同前。

处方：守上方再进7剂。

2010年8月21日三诊：经血已干净，下腹痛微作，舌质淡红，舌边瘀斑颜色变浅，舌脉不似前样粗，脉细滑。B超：子宫前位，大小5.6cm×5.0cm×4.2cm，子宫肌层回声均匀，内膜厚约0.5cm，右卵巢内见囊性回声2.8cm×2.2cm，界限清，内透声好。

处方：大血藤30克，三棱10克，莪术10克，三七粉（冲）6克，当归10克，川芎10克，柴胡10克，香附10克，益母草30克，山药15克，莲子肉15克。14剂。水煎服。

患者于9月10日月经来潮，经量稍多，色暗红，无血块，腰腹轻度不适，带经7天于9月17日出血干净。B超提示：子宫前位，宫体厚径4.0cm，子宫肌层回声尚均匀，内膜厚0.6cm。双侧卵巢可见，未见明显异常回声。

【按】患者以月经量多求诊，来诊时月经淋漓20余天不净，舌质淡暗，舌边有瘀斑，舌苔薄黄，舌下脉络粗，脉细滑。根据舌脉辨证瘀阻胞宫，以活血止血法通因通用，出血反而得止；二诊出血明显减少，守方继续活血化瘀，旨在瘀血去，新血生；三诊减去酒大黄、蒲公英、延胡索、荆芥穗、炒白术，加养血活血之当归、川芎，健脾益气之山药、莲子肉，补虚培元。

（整理：黄莉）

李乾构

李乾构，男，一九三七年生，教授，主任医师，研究生导师，国家级名老中医。一九六四年毕业于广州中医学院医疗系，毕业后一直在北京中医医院从事中医内科临床医教研工作。历任医师至主任医师、大内科主任、院长、国家中医药管理局脾胃病急症组组长、中华中医药学会常务理事、中华医学会理事、中国省会城市中医医院管理研究会会长、北京中医药学会副会长、中华中医药学会脾胃病专业委员会主任委员、北京中医药学会脾胃病专业委员会主任委员、中华中医药学会脾胃病分会名誉主任委员。

2002年李乾构教授被定为全国老中医药专家学术经验继承工作指导老师，作为全国著名的中医脾胃病专家，具有很高的中医学术建树。李乾构教授重视学术的传承，他的学术思想师承于京城名医关幼波。关老强调气血辨证在中医诊疗中的作用，倡导八纲辨证加气血辨证的“十纲辨证”理论，痰瘀学说、络病学说。对李乾构教授学术思想的形成产生了深远的影响。李乾构教授认为中医脾胃学说始于《内经》，运用于仲景，发挥于东垣，故在学习关老经验基础上，勤求古训，并通过临床实践，形成了具有自己特色的脾胃病学术思想。

李乾构教授中医理论基础扎实深厚，临床经验丰富，治疗方法灵活多样，从医近50年，积累了丰富的临床实践经验，尤为擅长肝胆疾病、胃肠疾病和男科疾病的治疗，疗效显著，他尊古而不泥古，继承更重发挥，治病主张健脾和胃、调理气血、平和阴阳、辨病与辨证相结合。临床治愈了大量疑难重症，深受患者欢迎和同业高度评价。他总结多年经验撰写发表了《治泻十法》《治胃十五法》《治脾十五法》《急症胃痛诊断治疗规范》《温中止痛口服液临床与实验研究》《胃胀冲剂治疗功能性消化不良的临床与实验研究》《健脾消胀冲剂治疗动力障碍型功能性消化不良的研究》《四君子汤随证加减治疗慢性胃病》等论文60余篇，先后10次获得部、市、局级科研成果奖，由其主持开发的气滞胃痛冲剂、虚寒胃痛冲剂等新药，目前已广泛运用于临床。主编的著作主要有：《中医胃肠病学》《实用中医消化病学》《中医脾胃学说应用研究》《急症胃痛证治》《药食同源》《常见病的中成药选用》《中国现代百名中医临床家丛书·李乾构》等。

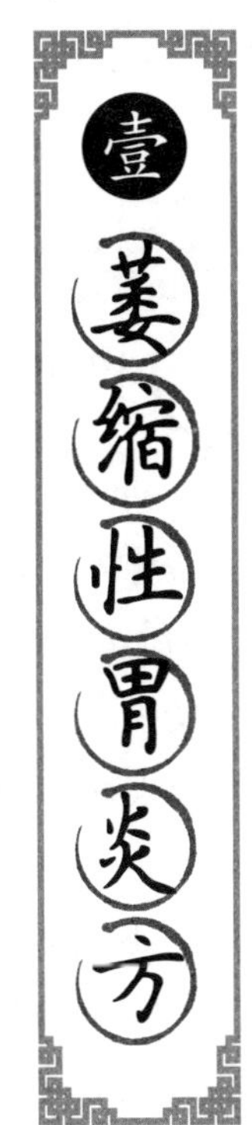

【组成】

党参 拾克
丹参 拾克
莪术 壹拾伍克
白术 壹拾伍克
茯苓 拾克
炙甘草 叁克
柴胡 拾克
郁金 拾克
酒白芍 贰拾克
延胡索 壹拾伍克
鸡内金 拾克
陈皮 拾克
半夏曲 拾克
枳壳 拾克

【功　　效】 健脾益胃，理气活血。

【主　　治】 慢性萎缩性胃炎。属于中医“痞满”“胃脘痛”范畴。症见反复发作上腹部隐痛，腹胀，进食后加重，伴嗳气、恶心、食欲减退、腹泻或便秘等为主要表现，也有病人临床症状不明显。

【方　　解】 李乾构教授临床上以四君子汤健脾益气，扶正固本，脾胃运化功能恢复正常，气血才能生化无穷。同时佐以丹参活血化瘀，莪术健脾行气活血。丹参气味苦、性微寒；莪术味微苦、气微香、微有辛意，为化瘀血之要药，性非猛烈而功效甚速。丹参、莪术相须为用，行气化瘀而散结，共奏“辛以散结”之效。脾气虚者多运化无力，湿邪内生，故常合用二陈汤健脾化湿；气虚者多气行无力，因气虚而气滞，临床上可佐用少量四逆散疏肝和胃，土得木疏运化乃健，使补而不滞。

【常用加减】 若食欲不振，脾胃气虚，加木香、砂仁、鸡内金、焦三仙；若胃痛怕冷，脾胃虚寒，加桂枝、炒白芍、干姜、炮附子；若胃部重坠，中气下陷，加黄芪、升麻、柴胡、枳壳；若两胁胀痛，肝脾失调，加柴胡、白芍、郁金、枳壳。

【验案举例】

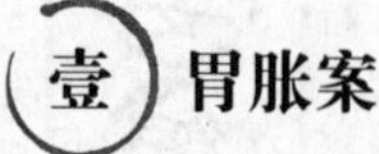

壹 胃胀案

2005年11月27日一诊：陈某，男，67岁。胃脘胀满2年，加重伴疼痛1个月。患者近2年来胃部饱胀反复发作，一直服西药治疗，症状时轻时重。1月前因饮食不慎，胃部饱胀疼痛加重，服西药效果不明显，故来求治。现症见胃脘胀痛，餐后加重，纳食尚可，时时嗳气，无烧心泛酸，大便1日1行，时有口干，体乏无力，夜间入睡困难，易醒，醒后难以入睡。舌质略红，苔薄白，脉细弦。做纤维胃镜检查，诊为慢性萎缩性胃炎。病理活检提示：胃窦部黏膜腺体萎缩，轻度肠上皮化生。

处方：党参10克，丹参10克，莪术15克，白术15克，茯苓10克，炙甘草3克，柴胡10克，郁金10克，酒白芍20克，延胡索15克，鸡内金10克，陈皮10克，半夏曲10克，枳壳10克，炒枣仁20克，夜交藤30克。7剂，每日1剂，水煎两次，取300ml，分3次温服。

2005年12月4日二诊：服前方7剂，胃脘胀痛明显减轻，入睡顺利，但夜半仍易醒，纳食渐馨，怕进食冷物，舌质暗红，苔薄白，脉细滑。前方去柴胡、郁金，加桂枝10克、生黄芪20克，7剂。

2005年12月11日三诊：胃脘胀痛基本消失，多食时仍觉胃部不适，精神体力好转，睡眠较前安稳，不易惊醒，舌脉如前。效不更方，前方加减治疗半年，复查胃镜提示：慢性浅表性胃炎。病理活检提示中度炎症，后改服胃复春片和人参健脾丸巩固疗效。

【按】丹参味苦微寒，入心、肝、心包经，具活血祛瘀、凉血消肿、清心安神之功效；莪术性温，味辛苦，功效行气破血、消积止痛，是治疗瘀血疼痛、癥瘕积聚的要药；莪术少量应用可以开胃进食，中量可以行气消滞，大量可以破血消积。李乾构教授认为丹参、莪术相须为用，行气化瘀而散结，共奏“辛以散结”之效。现代研究莪术既有行气健胃之功，还具有活血化瘀之效，对肠腺化生、异型增生有逆转作用。

贰 胃痛案

一诊：于某，女，58岁。上腹痛半年余。患者半年前无明显诱因出现上腹痛，伴烧心，经抑酸治疗后症状仍时有反复。刻下症见：上腹痛，伴见痞满，矢气多，烧灼感，食欲差，大便1～2次/日，脐周发凉。舌质红，苔薄黄，脉弦。曾行胃镜检查示萎缩性胃炎。

处方：党参15克，莪术15克，茯苓15克，生甘草10克，陈皮10克，半夏曲9克，枳壳10克，厚朴10克，鸡内金15克，降香10克，吴茱萸3克，黄连3克，桂枝10克，酒白芍20克，延胡索15克，三七粉（冲）3克。

二诊：患者诉药后诸症减轻，仍略感胃脘堵闷，时有烧心，大便2日1行，质可，纳眠可，舌质红，苔薄黄，脉细弦。

处方：党参15克，莪术15克，茯苓15克，生甘草10克，陈皮10克，炒半夏曲9克，枳壳10克，厚朴10克，木香10克，焦三仙（各）60克，吴茱萸3克，黄连3克，桂枝10克，酒白芍20克，延胡索15克，三七粉（冲）3克。

【按】脾胃运化功能恢复正常，气血才能生化无穷。根据“久病入络”的中医理论，临床上以四君子汤健脾益气，扶正固本，同时佐以莪术，莪术味微苦、气微香、微有辛意，为化瘀血之要药，性非猛烈而功效甚速。《医学衷中参西录》说：“莪术能治心腹疼痛，胁下胀痛，一切血凝气滞证，若与参、术、芪诸药并用，大能开胃进食，调血和血”。现代研究提示莪术既有行气健胃之功，还具有活血化瘀之效，对肠腺化生、异型增生有逆转作用。脾气虚者多运化无力，湿邪内生，故常合用六君子汤健脾化湿；反酸烧心者合用左金丸，治肝经火郁，吞吐酸水。患者脾虚畏寒，调整两药的比例为等份。延胡索活血行气止痛，三七以增强活血化瘀之效。

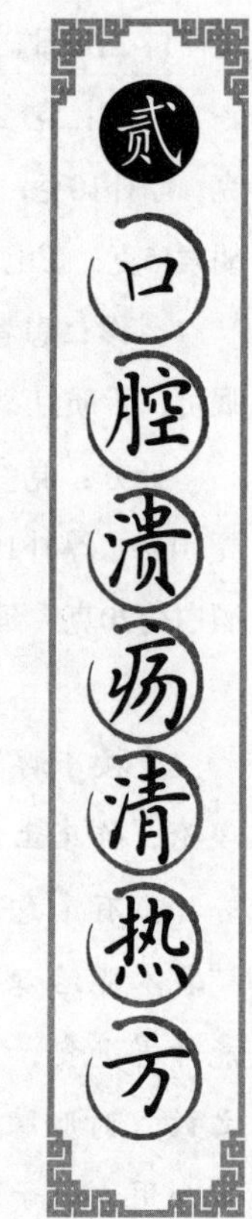

贰 口腔溃疡清热方

【组成】

大黄	拾克
黄芩	壹拾伍克
黄连	伍克
生石膏（先下）	叁拾克
生栀子	拾克
赤芍	壹拾伍克
生黄芪	壹拾伍克
生甘草	伍克
野菊花	拾克
莲子心	叁克

【功　效】 清热泻火，宁疮止痛。

【主　治】 口腔溃疡，属于中医“口疮”范畴，临床表现为口腔黏膜反复出现圆形或椭圆形浅表性溃疡，有明显的灼痛，兼有口干口渴，烦躁纳呆，头痛，小便短赤，大便秘结，舌质红，苔黄，脉滑数。

【方　解】 脾开窍于口，上唇属脾，下唇属肾，心开窍于舌，舌尖属心肺，舌边缘属肝胆，舌根属肾，舌背中央属脾胃，腮、颊、牙龈属胃。所以，从口疮发病部位来看，脏腑经络功能失调，无不反应于口。外邪内伤皆可致病。实性的口疮乃脾气偏盛，心火上炎，心脾火盛所致。方用泻心汤合泻黄散加减。方中黄连泻心火，兼清中焦脾胃之热；生石膏辛寒清脾胃之热；黄芩助黄连清中焦之火；栀子通泻三焦之火；大黄荡涤胃肠积热火毒，导热下行，使火随粪便排出；莲子心助黄连清心火；芍药甘草缓急止痛；野菊花有疗疮解毒之功。诸药合用，共奏清热泻火，宁疮止痛之功。黄芪补气固表，敛疮生肌，为治疗口疮良药，现代药理学研究表明黄芪能增强机体免疫功能，具有促进溃疡愈合的作用。

【常用加减】 小便黄者，加车前草清热利尿，使火从小便排出体外；兼见便秘口臭、牙龈肿痛，胃热炽盛者，加用石膏、知母、虎杖、升麻以清泻胃火；见心烦易怒、胁肋闷痛、经期症状加重的肝经郁热者，加柴胡、郁金、龙胆草、栀子以疏肝泻火；兼见发热咳嗽、咽喉肿痛之风热阻肺者，加桑白皮、苦杏仁、桔梗、连翘以清肺止咳；疼痛剧烈者，加延胡索理气止痛；配合含服西黄清醒丸内外合治，加强清热泻火，宁疮止痛之力。

【验案举例】

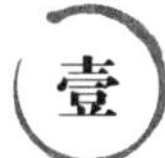

壹 口腔溃疡案

2002年7月18日一诊： 李某，男，38岁。口舌生疮2个月。患者2个月前开始口舌生疮，一直服中西药治疗未愈。刻下症：舌尖和口唇内有溃疡，灼热，疼痛难忍，不能进食，口苦口臭，烦躁易怒，大便5日未行，小便黄，尿有灼热感；舌红苔黄，脉弦滑。检查：舌尖和下唇内侧各有一个0.1～0.2cm大小溃疡，四周红肿，中间基底凹陷，溃疡表面覆盖黄苔。

处方：大黄10克，黄芩15克，黄连5克，生石膏30克，生栀子10克，赤芍15克，白芍15克，生甘草5克，延胡索15克，玄参30克，莲子心3克，车前草20克。水煎2次，共400ml，每日1剂，分4次温服。

并予绿豆大小西黄清醒丸和1粒六神丸交替口含服。

2002年7月25日二诊： 服上方1剂，大便已通，口疮疼痛减轻。服上方7剂，口疮疼痛不明显，饮食如常，急怒现象减半。检查口疮缩小至0.03～0.04cm大小，溃疡表面为白苔；舌苔薄白，脉细滑。受上方去黄芩、黄连、大黄、生石膏，加黄芪、当归、白及、甘草。再服7剂，以补益气血，敛疮生肌。并嘱每天吃绿叶蔬菜一斤和香蕉、鸭梨、苹果、西瓜等新鲜水果半斤以保持大小便通畅。

半年后患者因胃脘痛来诊，寻问口疮情况，愈后半年未再复发。

【按】口疮早期和溃疡期以实火为多，治宜祛邪为主；口疮修复期和巩固期以虚火为多，治宜扶正为主，辅以去邪。纯补纯攻，往往难以获全效。口疮病位在口，但李乾构教授主张内治与外治相结合，辨证与辨病相结合的原则。外用药可直接作用于病灶局部，充分发挥药效，有利于缓解疼痛和促进溃疡愈合。可用锦灯笼10克、生甘草10克煎水含漱，并含服西黄清醒丸或梅花点舌丹或六神丸。

贰 口腔溃疡

2010年1月12日一诊：白某，男，71岁。口腔溃疡反复发作2年余。患者2年前无明显诱因出现口腔溃疡，反复发作，未系统诊治。口疮多发于口颊、唇部及舌部，局部红肿热痛。口干喜饮，纳眠可，大便质干，日1行，舌淡胖有齿痕，苔白，脉沉。

处方：北沙参20克，生白术30克，土茯苓15克，炙甘草10克，黄芩10克，黄连3克，酒大黄5克，野菊花10克，蒲公英20克，连翘15克，生黄芪20克，当归10克。

2010年1月19日二诊：药后口腔溃疡较前减轻，部分愈合，大便不干，1～2日1行，纳眠可，舌淡红，苔薄白，脉沉。

处方：玄参20克，生白术30克，土茯苓15克，炙甘草10克，黄芩10克，黄连3克，酒大黄5克，野菊花10克，蒲公英20克，连翘15克，生黄芪20克，当归10克，白芷10克。

2010年3月9日三诊：停药后偶发小溃疡，便可，纳眠可，舌淡红，苔薄白，脉沉弦细。

处方：北沙参20克，生白术30克，土茯苓15克，炙甘草10克，黄芩10克，黄连3克，酒大黄3克，野菊花10克，蒲公英20克，连翘15克，生黄芪30克，当归10克，白芷10克，延胡索15克，白及10克，丹皮15克，赤芍15克。

【按】口疮为本虚标实，正虚邪盛之病，治疗要分清主次，需标本同治。李乾构教授在临床实践中，强调土虚不能伏火是发病的重要病机。所以无论口腔溃疡属于实火或者虚火，常在治疗口腔溃疡的基础方上合用四君子汤，补土伏火。其中口干渴者，党参改为北沙参；大便秘结者用玄参、生白术；热盛痛甚者，急则治其标，野菊花、蒲公英加重清热解毒之功，连翘为疮家圣药。该患者舌淡红，苔薄白，脉弦细，在祛邪的同时，加用黄芪、当归、白芷、白及可以促进创面愈合。

（整理：朱培一）

侯振民

侯振民，男，一九三七年出生于太原市，现任山西省中医药研究院主任医师，山西中医学院教授，北京中医药大学师承教育硕士导师。从事中医临床、科研、教学工作五十余年，前后任大内科副主任，干部老年科主任，名老专家诊疗中心主任，山西省干部保健委员会中医老年专家，全国优秀中医临床人才研修班指导老师，第三、四批全国老中医药专家学术经验继承工作指导老师，山西省优秀中医临床人才研修班教学指导委员会副主任委员，兼任中国北方老年医学研究会副理事长，中国老年保健医学研究会理事，兼《中国老年保健医学杂志》编委，山西中医学会内科专业委员会常务副主任，山西傅山医学研究会常务副主任，山西省药膳养生学会名誉会长等职。

侯振民教授1958年从师于山西省名老中医张子琳老先生，1961年毕业于山西省中医学校和山西中医研究所中医班，后留山西省中医研究所工作至今，1972年又拜师于北京中医学院印会河、刘渡舟二位教授学习深造2年。

侯振民教授专业从事老年内科研究治疗工作，近20年擅长治疗老年内科疑难杂病，发表论文50余篇，开展研究课题10余项，通过省科委鉴定6项，获山西省优秀成果二等奖2项，获中国老年学优秀成果奖1项。通过山西省药品食品监督局批准应用于临床的成药有治疗老年便秘的“耄塞通丸”、治疗老年脑血管病的“通脑灵胶囊”、治疗老年前列腺肥大的“前列通胶囊”、治疗老年骨质疏松的“骨质疏松胶囊”、治疗老年高脂血症的“复方大蒜油胶囊”、治疗老年糖尿病的“复方苦瓜降糖胶囊”、治疗老年顽固性失眠的“柴芩温胆颗粒”等，其中耄塞通丸曾获1994年山西省十大优秀成果奖之一后改剂型为耄塞通软胶囊，现已被批准为国家准字号中成药，骨质疏松胶囊获中国老年学优秀成果奖。

侯振民教授主编《古今特效单验方》《印会河抓主症经验方解读》《医苑英华》，并参编《印会河中医内科新论》《山西省著名老中医临床经验选粹》等。侯教授曾获山西省优秀科技工作者及山西省“五一劳动奖章”，并获“我为山西立新功”优秀奖，“牟善初教授老年医学”特别奖，“山西省老年科技工作者”“山西省优秀专家”“太原市名老中医”等荣誉称号。

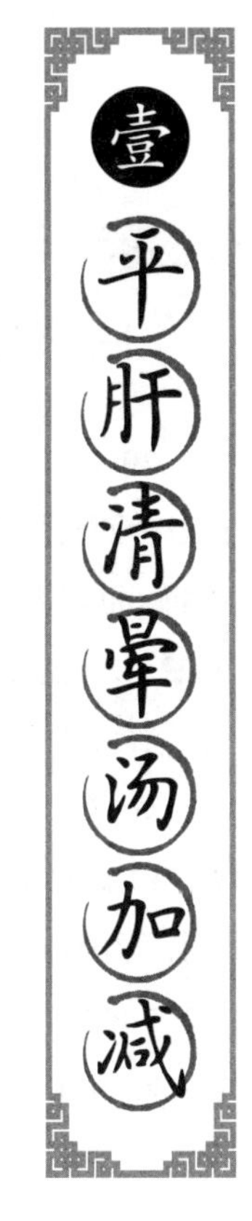

【组成】

生白芍　壹拾贰克
生地黄　壹拾伍克
珍珠母　壹拾伍克
生龙牡（各）　壹拾伍克
菊花　玖克
白蒺藜　壹拾贰克

【功　　效】平肝潜阳。

【主　　治】眩晕。每逢用脑过多，或因心情激动及精神紧张而增剧，伴有急躁易怒，耳鸣目昏，口干少寐，舌红，苔薄黄，脉弦数。可用于现代医学高血压、脑动脉硬化以及一些神经衰弱和脑部疾患等所引起的眩晕。

【方　　解】方中白芍、生地黄滋阴养血；珍珠母乃平肝潜阳，安神魂之要药；生龙骨、生牡蛎重镇潜阳兼有滋阴之功。合而用之，既能滋养肝肾之阴，又可潜镇上亢之阳，为方中治本之品。菊花、白蒺藜清肝明目，而兼祛头风，此为方中治标之药。全方标本兼顾，对肝阳上亢之眩晕，不论其病因如何，皆确中病理。

【常用加减】呕吐较重，加竹茹、代赭石降气止呕；心慌、失眠，加远志、枣仁、夜交藤养心安神；四肢抽搐，加钩藤、桑枝、丝瓜络通络止痉。

【验案举例】

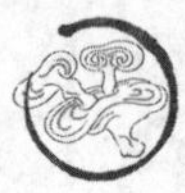

眩晕案

2008年12月10日一诊：李某，女，60岁，曾在山西医科大学二院诊断为梅尼埃病，服各种西药罔效而求治于中医。头晕反复发作3月余，1周来加重。刻下：症见头晕目眩而胀痛，面红目赤，急躁易怒，耳鸣不止，畏光眼糊，喜进冷物，纳可，口干，夜寐差，大便偏干，舌质红，苔薄黄，脉沉弦而硬，Bp 140/90mmHg。证属中医之肝阳上亢，上扰清空。治以平肝潜阳，滋补肝阴，方选平肝清晕汤加味。

处方：珍珠母30克，生龙骨30克，生牡蛎30克，生地黄15克，生白芍30克，麦冬12克，白菊花9克，白蒺藜9克，炙甘草9克，夏枯草10克，火麻仁30克。4剂。水煎服。每日1剂，早晚各服1次。

2008年12月16日二诊：患者头晕明显好转，情绪稳定，夜寐欠安，大便通畅，Bp 138/80mmHg，舌质红，苔薄白，脉沉弦，较前柔和。上方去夏枯草、火麻仁，加夜交藤30克，炒枣仁15克。继服4剂。

【按】平肝清晕汤是名中医张子琳根据《素问·至真要大论》“诸风掉眩皆属于肝”之旨，从张锡纯建瓴汤衍生出的经验方（生石决明、生龙骨、生牡蛎、生白芍、生地黄、菊花、白蒺藜），方中生石决明镇肝潜阳，为治疗阳亢眩晕之要药，生龙骨、生牡蛎重镇潜阳兼有敛阴安神之功，生白芍、生地黄滋阴养血，合而用之滋养肝肾之阴，又可沉潜上亢之阳，乃方中治本之品，菊花、白蒺藜清肝明目而兼去头风，起引经报使作用，乃方中治标之品，全方虽仅七味中药，但药力宏大，标本兼顾，共奏滋阴镇肝，潜阳清晕之功，对于肝阳上亢之眩晕不论其病因如何，皆能效如桴鼓。本案患者头晕而胀痛，急躁易怒，畏光，为肝阳上亢而化火之象，故选用平肝清晕汤为底方，以珍珠母易石决明平肝潜阳，安神魂；加用夏枯草苦寒直折之功，以加强珍珠母、菊花之功用；口干舌红，为阴不足之象，故加用麦冬以滋水之上源。侯振民教授特别提出便秘必须通便，以引热下行，且不可大下，故选用火麻仁润肠通便。二诊头晕诸症明显减轻，故去夏枯草以防苦寒败胃，大便畅去，夜寐仍欠佳故加用酸枣仁、夜交藤养血安神。药证相符，丝丝入扣，故数剂而愈。

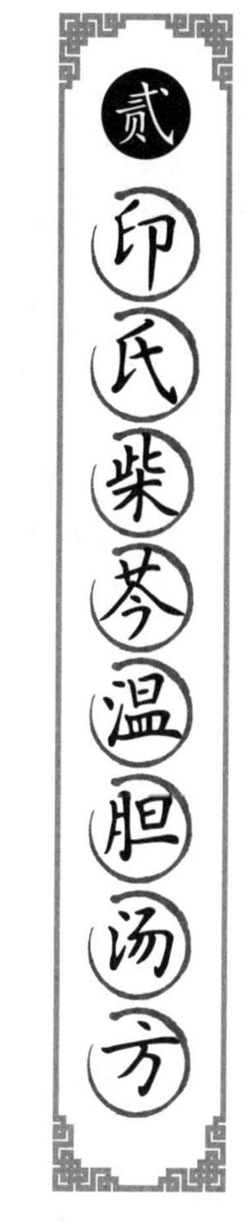

【组成】

柴胡	玖克
黄芩	玖克
半夏	玖克
青皮	玖克
枳壳	玖克
竹茹	玖克
龙胆草	玖克
栀子	玖克
珍珠母（先煎）	叁拾克
夜交藤	叁拾克

【功　　效】 除痰降火。

【主　　治】 睡梦纷纭或睡少梦多，白天心烦易怒，胸脘胀闷，两侧头痛，口苦苔黄，脉弦数。甚则哭笑无常，打人骂人。广泛用于失眠、惊悸、眩晕、癫狂、头痛、夜游、脏燥等症。可用于现代医学之神经官能症、神经衰弱、窦性心动过速、梅尼埃病、精神失常、神经性呕吐、神经性头痛、癔症、植物神经功能紊乱属痰热者。

【方　　解】 方中柴胡、黄芩、龙胆草、栀子，清降肝胆之热，不致炼液为痰；半夏、竹茹清除痰热而和胃；青皮、枳壳下气降火而除痰；珍珠母、夜交藤镇肝潜阳以安心神。

【常用加减】 神志不清或健忘者，加石菖蒲9克，郁金9克，远志6克；若属痰火扰心、哭笑无常、打人骂人，加青礞石30克（先煎），大黄15克（后下），临床应用时以及早泻下为好。惊悸或属窦性心动过速者，加生龙齿30克；痰厥头痛或属神经性头痛者，加胆南星9克，天竺黄9克，生龙齿30克；神经性呕吐者，原方去龙胆草、栀子、珍珠母、夜交藤，加生姜9克；眩晕或属梅尼埃病去珍珠母、夜交藤，加大青叶30克，苍耳子9克，生姜9克，对此中医不主张用镇静药，但神经衰弱或癔症性眩晕者，可用镇静药；夜游者，加胆南星9克，天竺黄9克；痰热引起月经闭阻者，加桃仁9克，大黄9克；大便稀者，青皮易陈皮，去栀子，黄芩减半，枳壳炒用，加茯苓12克；不心烦者去栀子，龙胆草；兼有肝肾阴虚者，加桑椹子30克，枸杞子9克。

【验案举例】

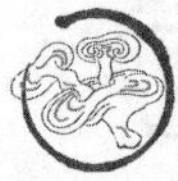

失眠案

陈某，女，56岁，教师。患失眠有数十年之久，并逐年加重，1989年10月来诊。彻夜失眠，或噩梦困扰，头昏脑涨，心烦易怒，胁胀胃堵，大便不爽，口苦，舌质红，苔黄，脉弦。测Bp 180/120mmHg；平时以安定和复方降压片维持。自谓睡眠好则血压自降，睡眠越差血压相对越高。以柴芩温胆汤加桑椹子30克，枸杞子9克，生石决明30克。连服6剂，失眠、心烦、多梦悉退，精神有增，Bp 140/90mmHg。嘱每周服2剂药，一直维持半年，睡眠、饮食、血压均恢复正常。

【按】痰郁化热或肝郁化火耗伤津液则炼液为痰，化为痰热，此为无形之痰，既是机体水液代谢失常的病理产物，又可作为一种病理因素导致多种疾病。古有“奇病属血怪属痰”的论述，本案患者系由痰热引起，痰浊内阻，清阳不升，浊阴不降，故头昏脑胀；痰热扰乱心神，神不守舍，故彻夜失眠，或噩梦困扰，头昏脑涨，心烦易怒；痰浊停留，阻滞气机，气机不畅故胁胀胃堵，大便不爽。由气火所生的无形之痰以及它所导致的多种顽痰怪疾皆可以此方加减治疗。

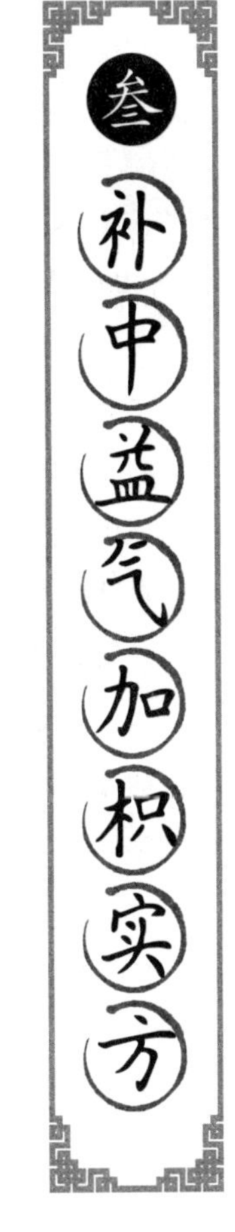

【组成】

黄芪　壹拾伍克
党参　壹拾贰克
白术　壹拾贰克
陈皮　玖克
升麻　玖克
柴胡　玖克
当归　壹拾伍克
炙甘草　陆克
枳实　叁拾克
生姜　玖克
大枣　伍枚

【功　效】 升降脾胃。

【主　治】 纳少腹胀，嗳气脘闷，时有胃痛，食后腹部及脐下胀满，转侧时胁腹有水流声，形体瘦减，大便时干，脉细苔少。可用于现代医学胃下垂、脱肛、子宫脱垂等属中气下陷、脾胃虚弱者。

【方　解】 方中黄芪补中益气，固表升阳；党参、炙甘草、白术益气健脾；当归补血和营；陈皮理气和胃；升麻、柴胡升阳举陷。《本草纲目》谓“枳实，性寒味苦，除胸胁痰癖，逐停水，破结实，消胀满……安胃气”。全方使脾胃升降有序，气机畅顺。

【常用加减】 体虚明显，加鹿角霜15克，紫河车15克以益气养血，补肾益精；胃酸多，加煅瓦楞子30克（先煎）以制酸健胃；遗尿者，加桑螵蛸、益智仁、五味子固肾缩尿；汗多，加山茱萸9克，五味子9克；肢冷者，加肉桂6克，熟附子9克。

【验案举例】

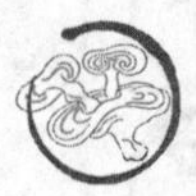

脏器下垂案

某女，14岁，初二年级读书，身高1.68m，面黄体瘦，少气懒言，不思饮食，食则胸脘痞满尤甚。某三甲医院钡餐造影等检查，诊为“胃重度下垂”，西药难取效。以补中益气加枳实方进12剂，食欲增加，痞满减轻。效不更方，连服1月余，面色转润，食如常人，其母治病心切，复查钡餐，下垂已基本恢复正常，众人惊叹不已。

穆某，女，56岁，务农为主。胃下垂16年余，面黄倦怠，步态沉重，四肢冰冷，脘满腹胀，时欲如厕，便则子宫脱垂，卧床半日方可下地。舌体胖大，齿痕明显，苔白厚腻，脉沉无力。四处求治效微，医院诊为：贫血、胃下垂、子宫脱垂、脱肛、腰椎间盘突出症等。下垂久长时，须加补益肾精之药且加大益气升提之力度。

处方：人参15克，黄芪60克，柴胡9克，升麻9克，白术15克，枳实30克，陈皮10克，当归10克，鹿角霜10克，菟丝子15克，补骨脂10克，肉豆蔻10克，麦芽10克，炙甘草6克。

嘱病人1日1剂，餐后2小时口服，药渣煎汤浴足，并勿劳累。连服半月，精神、食欲转佳，内脏下垂诸症仍明显，上方加桔梗10克。每日1剂煎汤服用，另改上方人参10克，黄芪30克，加紫河车10克。研末装胶囊，每日2次，每次5粒空腹服用。半年后病人病情明显好转，面色黄有光泽，精神食欲佳，轻微家务无碍，时欲如厕感消失，脱肛偶有，子宫脱垂减轻。随访2年，病人间断服汤药，胶囊坚持未断，现基本如常人。

【按】补中益气汤出自李东垣《脾胃论》，为治疗脾胃气虚证、气虚发热证、中气下陷证、清阳不升证的要方，具有补中益气，升阳举陷之功。现代医学谓内脏下垂系肌肉组织松弛，故用有收缩平滑肌作用的枳实治疗。《临证指南医案》谓“胃宜降则和，脾宜升则健”，侯振民教授认为治脾之方不失升运，治胃之方不离通降。补中益气汤加大量枳实，使气机升降有序，升中有降，降中寓升，如此脾胃和调，中阳有运，脏器升举有力，下垂诸证可愈。根据经验，临床中凡遇胃下垂病人，率先用补中益气加枳实方连服50剂，可基本获愈。也可广泛用于子宫脱垂、脱肛、尿失禁、低血压属气虚下陷者，均有良效；加补肾之品还可治疗整个内脏下垂症。

本案患者系由脾胃虚弱，中气下陷所致。脾不健运，运化水谷之功减退，故见纳少腹胀，嗳气脘闷，时有胃痛；脾虚而中气不足不能升举胃体而引起胃体下移至脐部，故易见食后脐部胀满，严重者脐下也胀；胃体下移又进一步影响纳谷和运化功能，故见形体消瘦；所谓“胃家”，实包括大肠在内，手足二阳明之间互相影响，故胃体下移，影响大肠，因而大便干燥。

（整理：黄华）

陈宝田

陈宝田，男，一九三七年生，黑龙江齐齐哈尔人，南方医科大学（原第一军医大学）教授、主任医师、博士生导师，享受国务院政府特殊津贴。曾任全军中医内科专业委员会主任委员，军委保健局专家；现任全国中医脑病专业委员会顾问，广东省中西医结合疼痛学会主任委员，国家中医药管理局头痛重点专科负责人，国家中医药管理局中医脑病重点学科学术带头人。

陈宝田教授1976年作为陆军唯一代表被选送至中国中医研究院西苑医院就读全国第一届中医研究班，其功底深厚，尤其注重经方修养，在近半个世纪的医疗实践中勇于探索，形成了独特的医疗风格，学术上建树颇丰，在军内外中医界具有很高的知名度。

陈宝田教授长期坚持在临床第一线已近半个世纪，擅长诊治中医内科疑难杂症，包括慢性头痛、眩晕、癫痫、颈椎病、脑血管疾病等，对风湿疑难疾病、腹泻等疾病的治疗也有卓越的疗效。尤擅长治疗头痛，在全国中医脑病界享有崇高的地位。自1976年开始主攻慢性头痛的病因病机及防治研究，并开设头痛专科门诊，每年诊治慢性头痛患者5000人次以上，愈人无数。陈宝田教授注重实践与临床相结合，每遇疑难杂症必深入研究，从不敷衍了事，对待病人，谨遵《大医精诚》医训，不论职务高低、富贵贫穷、显赫卑贱，均一视同仁；以其执着的敬业精神和待病人似亲人的慈善之心，近半个世纪来诊治了无数患者。

陈宝田教授在大量临床基础上勤于

著书立说，传道解惑。陈宝田教授穷毕生精力，研读中医四大经典《内经》《伤寒论》《金匮要略》《温病学》，孜孜不倦，医典经方倒背如流，临床运用得心应手，及时总结临证经验，热心“传帮带”，弟子遍及国内外，已培养硕士、博士研究生50名，在许多医疗机构担负重任。出版了《头痛的鉴别诊断与治疗》《头面部疼痛诊断治疗学》《头痛防治问答》《经方临床应用》《时方的临床应用》等专著，其中《经方临床应用》已再版两次，成为许多院校教科书。

在科研方面，陈宝田教授也获得了丰硕的成果。曾承担省“五个一工程”重点项目“慢性头痛的系列研究”、全军重点课题“脾本质的研究及其在军事医学上的应用”、国家自然基金“番石榴叶抗轮状病毒肠炎有效成分及其机理研究”等研究获军队科技进步二等奖2项，三等奖3项，广东省科技进步三等奖1项。陈宝田教授研制有正天丸、连番止泻胶囊等新药，其中1988年主持研制的“正天丸”，已获新药证书，并由三九药业有限公司（原南方制药厂）正式投产，广泛用于各类头痛的治疗，投产20余年，总产值在20亿元以上，并销往国外，取得了巨大的社会和经济效益。连番止泻胶囊也转让给惠州九惠制药厂，正式投产，是目前唯一对细菌有效、对轮状病毒也有效的中成药，必将更好地造福社会。在研制连番止泻胶囊的同时，陈宝田教授还首次提出番石榴叶有效成分槲皮素的抗腹泻作用及机制。他的这些成果为社会作出了巨大贡献。

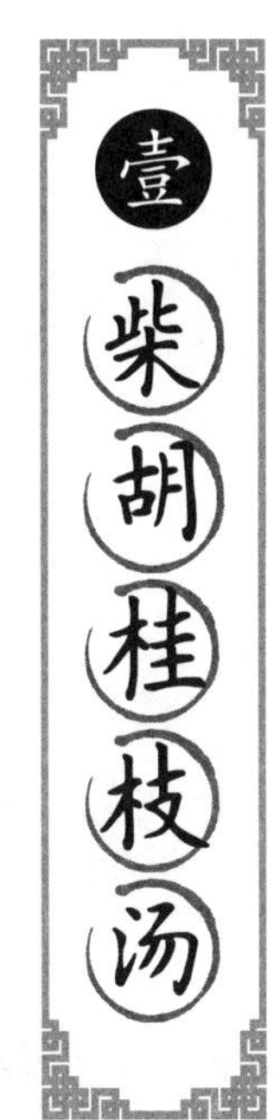

【组成】

柴胡 贰拾肆克
黄芩 拾克
人参 拾克
芍药 贰拾克
桂枝 拾克
生姜 伍片
甘草 拾克
半夏 拾克
大枣 陆枚

【功　　效】和解少阳，调和营卫。

【主　　治】本方以小柴胡汤证和桂枝汤证作为辨证要点，即以小柴胡汤证为基础，加上残余的表证（微恶风寒，肢节烦痛），这主要针对外感而言。柴胡桂枝汤也多广泛应用于内科杂病中，常以心下痞满、时腹痛、腹肌紧张、胸胁苦满作为辨证要点，此外，由七情所致的诸症也属于柴胡桂枝汤证。凡是体内有半活动性感染灶的患者，或素有植物神经功能紊乱的患者，或是疾病随情绪而诱发和增剧者，皆可化裁应用。

【方　　解】本方为小柴胡汤与桂枝汤的复方。以桂枝汤发散表邪，调和营卫，小柴胡汤和解少阳，因两经证候较轻，故各取原剂量之半，以解太少两经之邪。

【常用加减】若有疼痛等症者，多合四物汤等活血化瘀药；若合并睡眠不佳等情况者，不拘病名，多合酸枣仁、远志、生龙骨、生牡蛎等；若肝气暴亢，多合钩藤、玄参、生龙骨、生牡蛎等；如化热明显，出现心烦等，常合百合、地黄、黄连等。

【常用合方】1. 柴胡桂枝汤合甘麦大枣汤

本合方加生龙骨、生牡蛎，治疗癫痫小发作疗效卓著；此外，对癔症、神经衰弱也有较好疗效；对小儿夜惊症、夜啼症，疗效也满意。

2. 柴胡桂枝汤合生四物汤

黄褐斑（为黄褐色的斑片），多生于面颊呈蝴蝶形（青年女性居多），伴有胸胁苦满，或痛经，或舌质暗者，宜投本方，疗效优于归脾汤和六味地黄丸。

【验案举例】

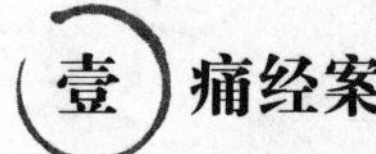

壹 痛经案

1980年1月24日一诊：李某，女，21岁，本院护士。痛经3年，每次月经来潮前腹痛难忍，甚则翻身打滚，肌注杜冷丁方可止痛。月经净则痛缓解，经血色暗有血块，量适中，素有少腹凉，脉弦有力，舌质稍暗，苔薄白。投柴胡桂枝汤。

处方：柴胡12克，半夏10克，党参12克，甘草12克，黄芩10克，生姜3片，大枣7枚，白芍12克，桂枝10克。4剂。水煎服。

二诊：服上方4剂后，此次来月经腹痛减十分之八九，连续调治3个周期（即每次月经来潮前服4剂柴胡桂枝汤）后痛经完全消失，追访1年多未复发。

【按】本案患者痛经，经量适中，故无明显气血亏虚；月经来潮疼痛，月经净后缓解，且疼痛较甚，故有瘀滞，“足厥阴肝经沿大腿内侧中线进入阴毛中，绕阴器，至小腹，足少阳胆经其支者络肝、属胆，循胁里，出气街，绕毛际”，二经均过少腹，内有瘀滞，则少阳经气不通，病虽关气血，然本在少阳；脉弦有力，舌质稍暗，苔薄白亦是少阳之脉。故治疗用和解少阳的小柴胡汤，合“外证得之，为解肌和营卫，内证得之，为化气和阴阳”的桂枝汤，且方中桂枝、白芍均有较强的和营止痛之功。方与证合，故4剂之后，痛减十分之八九；并按周期调理3个疗程，亦是陈宝田教授对本病的治疗经验。

贰 高血压病案

1975年11月15日一诊：张某，男，48岁，本校家属。患高血压病4个月，因事心情不畅，自觉胸闷，酷似有一股郁气不出，以长呼气为舒，夜间时做噩梦，有时惊醒，血压常波动于190～150/120～100mmHg，未发现阳性体征。投加味柴胡桂枝汤。

处方：柴胡12克，桂枝10克，黄芩10克，半夏10克，甘草6克，党参6克，生姜3片，白芍12克，大枣7枚，生龙骨30克，生牡蛎30克，夏枯草30克，夜交藤30克。5剂。水煎服。

二诊：服上方5剂后，夜间噩梦消失，安然入睡，精神明显好转，自觉胸中舒畅，血压150/98mmHg，食欲也好转。连服20剂，血压恢复正常，并带药20剂返回，追踪5年未复发。

【按】高血压常见眩晕，传统的辨证方法多认为与“肝阳上亢”有关，本病虽未提示明显眩晕，然夜寐欠佳，心情不畅，自觉胸闷，郁气不出，以长呼气为舒，显然肝胆气郁，故予小柴胡汤疏肝和胆，予桂枝汤平调阴阳，生龙骨、生牡蛎、夏枯草、夜交藤清热重镇安神，且寒热并用，如此“气机和畅，阴平阳秘”，则虽不专治肝阳上亢，而血压自平，诸症自除。此外，不少学者认为，柴胡可作用于大脑边缘系，其边缘系为内脏脑，边缘系统对心血管系统有一定调节作用，这也为本方起到疗效提供一定理论依据。

叁 癫痫案

1980年1月10日一诊：张某，女，73岁，本校家属。发作性左侧面肌和手抽搐1周。每次发作均从左侧口角开始抽搐，随之左拇指、手、臂抽搐，持续约2分钟，24小时内发作13～16次。发作时神志清楚，无尿失禁，无肢体麻木。检查：神志清楚，语言流利；眼底视网膜动脉变细，反光强，交叉征（+），视网膜动脉硬化；发作间歇期神经系统检查均正常。诊断为局限性运动性癫痫，原因可为动脉硬化所致。某医院曾予抗癫痫药治疗1周，症状未改善而来诊。经检查，其症同上，但有胸胁苦满、少寐、口苦、时腹痛、脉弦。投加味柴胡桂枝汤合甘麦大枣汤。

处方：柴胡12克，桂枝10克，半夏10克，白芍12克，党参10克，黄芩10克，甘草6克，生姜3片，大枣7枚，浮小麦30克，生龙骨30克，生牡蛎30克，钩藤（后下）30克。6剂。水煎服。

二诊：连服6剂，其症有减。再投4剂，其症大减。连服26剂而愈（在服中药期间停西药），追踪2年未复发。

【按】陈宝田教授认为癫痫的病机是“肝气暴郁，引动肝风”，肝主筋则出现抽搐。其治疗应以疏肝为主，其次以化痰、祛痰、活血、息风降逆。疏肝应以小柴胡汤为主，“余以一方治木郁而诸郁皆解，小柴胡汤是也”。因郁而生痰，宜半夏、南星之类；因郁可引动肝风，肝为风木之脏，故宜投钩藤以镇熄肝风；因郁可出现气上逆，夹痰上冲，宜用生龙骨、生牡蛎镇肝气上冲；合桂枝汤平调阴阳，甘麦大枣汤在《金匮要略》中治疗妇人脏躁病，此师其意以养肝，方证相符，故效如桴鼓。

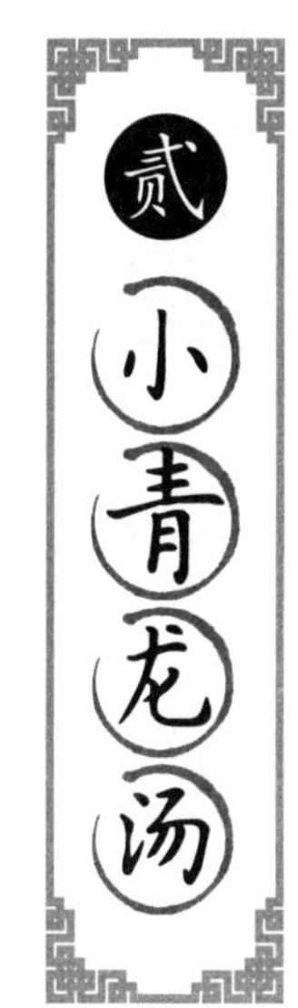

【组成】

麻黄 拾克
芍药 拾克
细辛 拾克
干姜 拾克
甘草 拾克
桂枝 拾克
五味子 拾克
半夏 拾克

【功　　效】 外解风寒，内散水饮。

【主　　治】 外有风寒，内有水饮诸症。出现咳嗽频作、时时咳出白色泡沫样痰、喘鸣、呼吸困难等痰饮证，或胁下有水饮(悬饮)，或水饮溢于四肢而出现的心悸、胸闷以及皮肤瘙痒、关节疼痛等，甚或水饮上攻出现眼睛充血者。

【方　　解】 麻黄发汗平喘，桂枝助麻黄增强发汗解表之力，芍药配桂枝调和营卫，干姜、细辛温散水饮，半夏降逆化饮，五味子敛肺止咳，甘草和中，为外散风寒，内除水饮之剂。《金匮要略》用本方治溢饮及咳逆倚息不得卧等证，可见本方重点在治寒饮喘咳，不论表征有无，皆可酌情用之。

【常用合方】 1. 小青龙汤合玉屏风散

急性支气管炎迁延数月，反复咳嗽、咳少量白痰、遇冷则重、易患感冒、多汗者，宜投本合方，疗效卓著。

2. 小青龙汤合神秘汤（神秘汤乃《外台秘要》方，药物组成：麻黄、杏仁、甘草、厚朴、陈皮、柴胡、紫苏叶）

本方对支气管哮喘，有胸部闭塞感、恶风寒，或对鱼虾过敏者，尤有良效。

3. 小青龙汤合四逆散、小青龙汤合半夏厚朴汤

这两个合方对慢性支气管炎有咳嗽、咳痰清稀、胸胁苦满者，可明显缓解症状。

4. 小青龙汤合二陈汤

本方用于慢性支气管炎、肺气肿，以咳嗽、痰多色白黏稠、纳少、胸闷作为投药指征。

5. 小青龙汤合皂荚丸

本方用于慢性支气管炎、肺气肿、支气管扩张时，以痰色白胶黏、难以咳出、胸闷作为投药指征，有明显的排痰作用。

6. 小青龙汤合麻杏石甘汤

本方用于肺炎或麻疹后合并肺炎，以咳嗽、呼吸困难作为投药指征。本方用于喘息型支气管炎也颇有疗效。

7. 小青龙汤合五苓散

本方用于急性肾炎、慢性肾炎、肾病综合征时，以咳嗽、喘鸣、恶寒发热、浮肿明显作为投药指征。

8. 小青龙汤合小柴胡汤

陈宝田教授称之为二小汤，以有表征或无表征、咳痰清稀或黏稠或黄白相兼、胸胁苦满、纳少、舌质暗、苔薄、脉弦为投药指征，但不必悉具。本方亦可用于治疗感冒、急性支气管炎、慢性支气管炎、喘息型支气管炎、支气管哮喘、肺炎、胸膜炎、急性肾炎、肋间神经痛等。

9. 小青龙汤合小柴胡汤、小陷胸汤

陈宝田教授称之为三小汤，以二小汤证中咳痰黄稠者作为投药指征，可用于治疗急性支气管炎，慢性支气管炎急性发作、支气管肺炎、肺脓肿、慢性支气管炎合并胆囊炎、慢性支气管炎合并肝炎。

【验案举例】

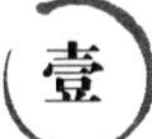风寒型哮喘案

1980年1月1日一诊：李某，女，34岁，本院家属。患者哮喘反复发作2年，遇冬天或天气变化发作，近3天又发作，曾用过氨茶碱、强的松。检查：舌质暗，苔薄白；两肺可闻及对称的哮鸣音。投小青龙汤以祛寒暖肺止喘。

处方：干姜10克，桂枝10克，麻黄10克，白芍10克，细辛10克，半夏10克，甘草10克，五味子10克。7剂，水煎服。

1980年1月8日二诊：服7剂，哮喘缓解，续进15剂治愈。再连服小柴胡汤20剂，以巩固疗效，善其后。追踪2年未复发。

【按】小青龙汤是治疗哮喘的名方，治呼吸系统诸病，有“呼吸一方”之称，关于哮喘病，《证治汇补》说：“内因有壅塞之气，外有非时之感，膈有胶固之痰，三者相合，闭拒气道，搏击有声，发为哮喘病”，观此，先予小青龙汤去在外之感，内消痰浊，症减后，续予小柴胡汤疏调壅塞之气，故效果不凡。

此外，陈宝田教授认为小青龙汤用之得当，效如桴鼓，奏效的关键是用张仲景的原方、原量。现在有些中医生，受“细辛不过钱”之说影响很大，细辛量不敢用3钱（原方3两即3钱或10克）。今观《伤寒论》和《金匮要略》中有关细辛的条文，其细辛用量均在2～6两（即2～6钱或6～18克）之间，多数用3两（即3钱或10克）。这个经验值得借鉴。

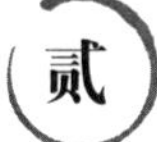迁延性急性气管炎案

1981年5月6日一诊：黄某，女，37岁，本院家属。患者咳嗽、痰少色白、短气汗出、遇冷则加剧，已4个月，经中西医各种治疗，咳嗽仍不缓解而来诊。检查：舌质淡，苔薄白，脉浮缓；两肺可闻少许干啰音；胸部X线摄片未发现异常。此乃表气虚，风寒客肺；宜固表、温肺、祛风寒。方用小青龙汤合玉屏风散加味。

处方：干姜10克，麻黄10克，白芍10克，细辛10克，半夏10克，五味子10克，甘草10克，桂枝10克，白术10克，防风10克，车前子10克，百部10克，生黄芪30克。5剂。水

煎服。

1981年5月1日二诊：连服5剂后，咳嗽缓解。继投4剂而愈。再服小柴胡汤4剂以善其后。追踪1年未复发。

【按】患者汗出短气，舌质淡，苔薄白，脉浮缓，可知为表气虚；咳嗽有痰，病已四月，此为内有寒饮，故用小青龙汤温肺化饮，用玉屏风散固表，百部不温不燥，用于久咳最宜，加车前子增强祛痰功效，配合诸药，能起到“寒热并用，其气和平”之功，对肺部有湿啰音久久未能消除者，有较好疗效。

叁 慢性阻塞性肺气肿案

2011年12月16日一诊：张某，男，72岁，职员。原在医院食堂工作，因油烟等熏蒸，长期慢性咳嗽，退休后逐渐加重，在南方医院诊断为“慢性支气管炎，慢性阻塞性肺气肿”。10余年来反复发作，每气候变化诱发感冒则急性发作，常迁延数月，抗炎、化痰、止咳等治疗效果均不明显。近4天又发作，发作时咳嗽明显、痰多，有明显胸胁苦满、腹胀、纳少。检查：桶状胸、肋间隙增宽，呼吸音粗，两肺可闻湿啰音，舌质稍暗，苔薄白，脉弦。投小青龙汤、小柴胡汤、小陷胸汤合方。

2011年12月23日二诊：连服7剂，咳嗽明显好转，痰量明显减少，再投本方7剂，基本治愈。追踪2个月未复发。

【按】慢性阻塞性肺气肿，是老年一大难治性疾病，属于中医学的“肺胀”范畴。陈宝田教授认为，《伤寒论》条文第40条“伤寒表不解，心下有水气，干呕，发热而咳，或渴，或利，或噎，或小便不利，少腹满，或喘者”，与老年性肺气肿急性发作表现非常相似。因此，本病治以三小汤，是陈宝田教授经过多年摸索得出的经验，以小青龙汤温化内在顽痰，小柴胡汤对明显胸胁苦满有明显的缓解作用，小陷胸汤清郁热，宽胸化痰，三方合用，虽非如常法之化痰理气活血，但效果更胜一筹。对某些急性感染患者，尚可加鱼腥草、黄芩。

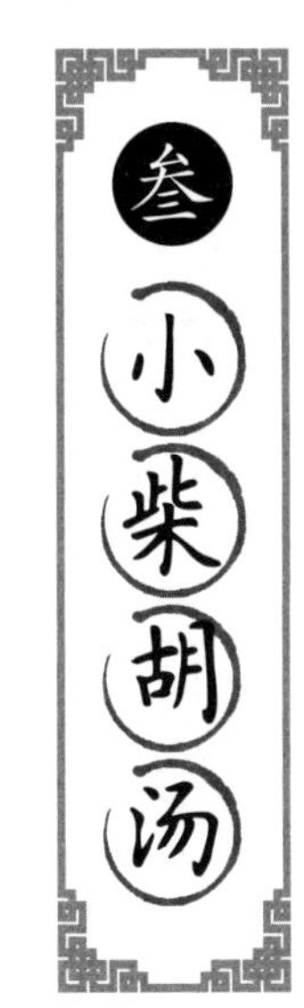

【组成】

柴胡　贰拾肆克
黄芩　拾克
人参　拾克
半夏　拾克
甘草　拾克
生姜　拾克
大枣（擘）　柒枚

【功　　效】　和解少阳。

【主　　治】　症见“往来寒热，胸胁苦满，神情默默，不欲饮食，心烦喜呕，口苦，咽干，目眩，苔薄白，脉弦”的内外妇儿诸病。

【方　　解】　柴胡苦平，气质轻清，疏解少阳郁滞；黄芩苦寒，清在里之郁热，柴芩合用，能透达邪热，和解表里；生姜、半夏和胃降逆止呕；人参、大枣、甘草益气调中。本方有疏利三焦，调和脾胃，宣通内外，畅达气机的作用，气机畅达则邪从汗解，即所谓“上焦得通，津液得下，胃气因和，身濈然汗出而解”之意。

【常用加减】　若胸中烦而不呕者，去半夏、人参，加瓜蒌实；若渴，去半夏，加人参之量，并加瓜蒌根；若腹中痛者，去黄芩，加芍药；若胁下痞硬，去大枣，加牡蛎；若心下悸，小便不利者，去黄芩，加茯苓；若不渴，外有微热者，去人参，加桂枝，温覆微汗愈；若咳者，去人参、大枣、生姜，加五味子、干姜。

【常用合方】　1. 小柴胡汤合桂枝茯苓丸

本合方对非肿瘤性乳房肿块，触之柔软而疼痛，常伴有胸痛或月经来潮时加剧者，有良好疗效，服后肿块和疼痛均可消失，尤以乳房疼痛消失最快；若肿块消失后再复发或变硬，应考虑为乳腺癌，有必要找专科医生就诊。腮腺炎所继发的睾丸炎或结核性睾丸炎，其红肿热痛不明显者，宜投本合方。此外对面部粉刺（青年痤疮）呈暗红色或黄褐色的隆起，伴有胸胁苦满或下腹部有压痛者，长期服用，有较好疗效。

2. 小四五汤

小柴胡汤、四物汤、五苓散的合方，取三方的字头简称为小四五汤。本合方适应病证很广，疗效亦佳。尤其对于急性肾炎、慢性肾炎，疗效优于越婢加术汤、防己黄芪汤、五苓散、真武汤、春泽汤、实脾饮、六味地黄丸、八味地黄丸、济生肾气丸等；对消肿、消除尿蛋白和红细胞，以及改善全身状态，有疗效快而效果持久的特点。本合方对肾病综合征的疗效也优于其他方剂。

陈宝田教授常将本方与强的松并用治疗肾病综合征，多数于2个月左右得到完全缓解，即蛋白尿消失，血清蛋白正常，临床诸症消失。本方常用于特发性浮肿，本病的特点是颜面浮肿，以眼睑为重，四肢浮肿以下肢为重，尤以劳动后和立位最明显，清晨浮肿轻或不浮肿，下午浮肿重，常伴有头痛、恶心、发绀、口渴、小便不利、舌质暗、苔白、脉沉弦。

对急性肾盂肾炎、慢性肾盂肾炎、膀胱炎、尿道炎，投以小四五汤，能较快消除膀胱刺激症状，尿常规和尿培养转阴性，同时能改善全身症状。尤其对长期用抗生素，而尿常规和尿培养仍未转阴性，全身状态差的患者，用本合方具有明显疗效。

小四五汤对于眼科疾病，也颇有疗效，常用于中心性视网膜炎、慢性轴性视神经炎、虹膜炎、硬化性角膜炎、角膜实质炎等。此外，小四五汤对于青壮年前列腺炎，也有较好的疗效。

3. 柴苓汤

小柴胡汤与五苓散的合方。可用于治疗慢性肝炎及肝硬化腹水，对AST、ALT、γ-GGT等多项肝功指标均有明显改善，能减少肝腹水，且无明显副作用，可作为治疗慢性肝炎的有效方剂。对肾病综合征及糖尿病性肾病也有较好的疗效。另外，激素和柴苓汤并用于系统性红斑狼疮（SLE）获效满意，可使血清总补体效价（CH50）恢复正常的时间明显缩短，尿蛋白完全消除率较高；对由于肾上腺皮质激素引起的AST上升，柴苓汤也有明显预防作用，还可减少激素用量的20%左右。

4. 小柴胡汤加桔梗、石膏

本合方于五官科最常用。急性化脓性中耳炎、流行性腮腺炎，均表现有发热恶寒、脉浮、舌苔薄白或薄黄，但以胸胁苦满、脉弦作为投药指征。虚弱患者的鼻渊也常投本合方，在改善体质的同时，治愈此病。此外，急性甲状腺炎，其症有红肿热痛、寒热往来者，投此方2~3天，可治愈。

5. 小柴胡汤合半夏厚朴汤

本合方常用于百日咳、慢性支气管炎、哮喘、更年期综合征、神经官能症，均以胸胁苦满、腹胀、精神抑郁作为投药指征。

6. 小柴胡汤合麻杏石甘汤

本合方对喘息型支气管炎，尤其对小儿的喘息型支气管炎，疗效显著。

7. 柴陷汤

这是小柴胡汤与小陷胸汤的合方。常用于治疗急性支气管炎、慢性支气管炎、支气管扩张、支气管哮喘、胸膜炎、肋间神经痛、肝炎、胆囊炎、慢性胃炎、胃溃疡、十二指肠溃疡、十二指肠郁积症。

用于急性支气管炎、慢性支气管炎、支气管扩张症、支气管哮喘时，以胸胁苦满、胸痛、心下痞满、少食纳减、咳痰黄稠作为投药指征。

用于胸膜炎、肋间神经痛，以胸胁疼痛、心下痞满作为投药指征。

用于肝炎、胆囊炎、胆道功能紊乱，以胸胁苦满疼痛、心下痞满按之则痛、脉弦、苔薄黄、转氨酶升高作为投药指征。

用于慢性胃炎、胃溃疡、十二指肠溃疡、十二指肠於积症时，其症的特点必须是寒热错杂，虚实并见，方可投药。

其中支气管扩张症，若伴有咳血时，应再合千金苇茎汤；若痰难以咳出者，应合皂荚丸。

8. 小柴胡汤合马齿苋合剂

马齿苋合剂为中医研究院广安门医院的协定处方，由马齿苋、当归、大青叶组成。投药指征是局部红肿热痛、舌质红、苔黄、脉有力。

9. 小柴胡汤合茵陈蒿汤

本合方常用于胆囊炎、胆石症，以胸胁苦满、心下痞痛、大便秘结、舌质红作为投药指征。

【验案举例】

壹 慢性胆囊炎案

1979年7月15日一诊： 李某，女，34岁。素患慢性胆囊炎，近日因饮啤酒1瓶后，心窝部胀痛明显加剧，腹胀尤甚，欲呕吐，2天未解大便；舌苔薄黄，脉弦。体温37.7℃。此属少阳兼阳明证，宜和解少阳兼通阳明之实。投小柴胡汤加大黄3剂。

1979年7月18日二诊： 服2剂后大便通，其他诸症随之而减。再进1剂体温正常，诸症消失。续投上方去大黄3剂，以善其后，叮嘱按胆囊炎的饮食治理，即不饮啤酒，少食或不食芋类和大头菜、韭菜等。

【按】患者心腹间胀痛，恶心，发热，脉弦，知病在少阳；舌苔黄，大便未解，知已兼阳明，故治疗予小柴胡汤为主，和解少阳，加用大黄内清阳明，方证相对，故诸症随之而解，此诚如《伤寒论》条文230条所言，“上焦得通，津液得下，胃气因和，身濈然汗出而解”。

贰 急性肾小球肾炎案

1977年6月18日一诊： 徐某，女，11岁，学生。患急性肾炎已11个月。现眼睑浮肿，胸胁苦满，纳少乏力，口渴，小便不利；舌暗，苔薄白，脉沉弦。血压140/95mmHg。尿常规：红细胞（+~++），蛋白（+~++）。宜疏解少阳，通利三焦，淡渗利水，活血养血之法。投小四五汤。

1977年6月23日二诊： 服上药5剂后，小便通利，浮肿消失。又连服20剂，血压正常，尿常规转阴，同时诸症消失，追访5年未复发。

【按】肾炎之治疗，常法以疏风活血，健脾利水，补肾强精，而陈宝田教授从少阳入手施治，方法独树一帜。患者病已11个月，而仍眼睑浮肿，小便不利，口渴，知膀胱气化不利，仍内有水气，用五苓散温阳化气，利水渗湿；舌暗，苔薄白，脉沉弦，并有明显胸胁苦满，则提示气机不畅，瘀血内阻，故用小柴胡汤和解少阳，四物汤活血化瘀。《灵枢·根结》云“少阳为枢”，本病诸多见症虽貌似一派阳虚水饮内停，但治予小四五汤，少阳枢纽之职得以恢复，三焦通利，虽未着意于血尿蛋白尿等症，而诸症自愈，药虽不神奇，而疗效令人叹服，此皆得力于陈宝田教授经方修养之功。

（整理：黄仕营）

陈镜合

陈镜合，男，生于一九三七年农历十月二十九日，籍贯广州市。一九九一年十二月评聘为广州中医药大学教授、主任医师、博士研究生导师；一九九八年十二月聘为首席教授、大学首个博士后科研流动站合作导师；前国家级重点学科中医内科学学科带头人及心血管研究方向学术带头人；前国家中医药管理局、全国中医急症诊疗中心主任；国家中医药管理局、省市科技专家评审成员；中华中医药学会、内科学会常委；广东省中医药学会终身理事、广东省内科专业委员会主任委员；被人事部、国家卫生部、国家中医药管理局确定为全国老中医药专家学术经验继承工作指导老师；承担国家中医药管理局、国家财政部二〇一一年全国名老中医传承工作室建设项目。

1988—1990年，陈镜合教授以高级访问学者资格，在日本京都大学医学部、循环内科留学，主攻心脏内科急救与经皮冠状动脉成形术(PTCA)，师从世界著名心血管专家河合忠一教授、鹰津良树博士。陈镜合教授从医51年，多次出席国际性医学会议，承担省部级科研课题多项。主攻“心脏内科急救中西结合临床与实验研究”。曾获卫生部科技进步二等奖、中华中医药学会学术著作三等奖、省部级科技进步三等奖、国家科技图书奖、省科委著作三等奖、大学科技突出贡献奖、大学科技进步二、三等奖；被评为广东省高教系统先进工作者、全国中医急症先进工作者、新南方教育基金优秀教师。目前培养在读博士研究生4人；已培养学术继承人6人，已毕业博士42人，已出站博士后3人。

陈镜合教授治学严谨，富于开拓创新，极力主张以“古为今用”与“洋为中用”的原则进行科学研究，他一向认为现代科学技术是现代人所共有的，西医可以学，中医也可以学。现代中医要攀登高峰，必须敢于正视现实，敢于不断挖掘自身之不足，只有这样，才能不断引进，不断补充新的诊治手段，才能使自身不断发展壮大，在竞争中永远立于不败之地。“故步自封”“互筑门墙”，在中医“宝库”面前沾沾自喜的结果是自我消灭。特别值得注意的是，1995年底在《中国中医药报》上其代表作“现代中医急诊内科学”中，首次在国内提出“现代中医”“现代急症中医”与“现代心脏急症中医”的“现代”概念。它指出“现代中医”是指中医学西医或西医学中医而以中医为主的中西医结合医学。它既不同于以西医为主的中西医结合，更不同于不懂西医的传统中医，是具传统又超出传统，源于中医又超出中医，与现时代的科学潮流同步或基本同步，具有两者的优势，对某些难治甚至不治的疾病蕴藏着可望突破的无限潜能与广阔前景，它是世界医学的重要组成部分，又是现代中国独有的新型医学，这一论述为现代中医指出今后发展的方向。

陈镜合教授还勤于笔耕，其主编的书籍有：1987年广东科技出版社出版的《当代名老中医临证荟萃》；1991年广东科技出版社出版的《中西医结合内科急症手册》；1996年广东科技出版社出版的100多万字的《现代中医急诊内科学》；1995年广东高校重点规划教材、供7年制硕士班用的100多万字的《中医急诊学》由广东高教出版社出版；1998年由广东高教出版社出版的《中西医结合内科危急重症诊疗手册》；1998年人民卫生出版社出版的《中医内科学》，供硕士班专用；2002年由辽宁科技出版社出版的《内科急症中西医汇通》；2003年由人民卫生出版社出版200多万字的《中西结合急症诊治》。另参与1994年中美合编《现代心脏内科学》的编写工作，是其中25篇“心脏病的中医治疗” 主编。此外1997年主编内部出版的《中西医结合急诊内科讲义》，供全国中医急症班专用；《全国中医高级研修班教材》供全国中医内科高级研修班专用。发表《心脏内科急症现代中医思维》《急性心肌梗塞现代中医思维》《内科急症现代中医思维》等40余篇论文以及30多篇心血管方面的科普文章。

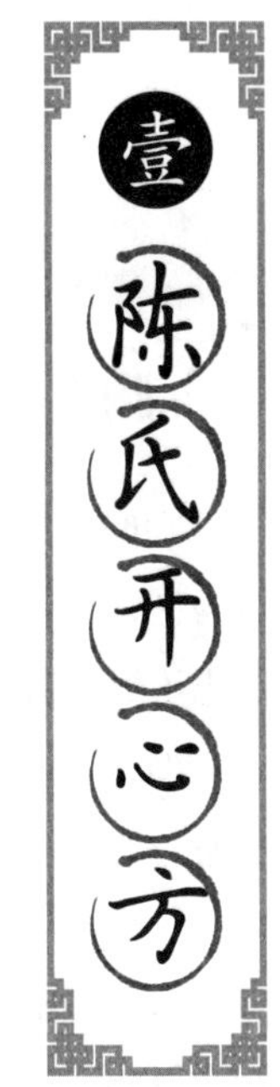

【组成】

神曲　壹拾伍克
法半夏　拾克
香附　拾克
川芎　拾克
苍术　拾克
五灵脂　拾克
蒲黄　拾克
党参　贰拾克
白豆蔻（后下）　拾克
桂枝　壹拾贰克

【功　　效】　除痰理气开郁，通阳导滞逐瘀。

【主　　治】　胸痹、郁证、胃痛。

【方　　解】　香附、川芎理气解郁；法半夏、苍术燥湿除痰；桂枝宣通胸阳；白豆蔻、神曲行气导滞；五灵脂、蒲黄活血祛瘀。

【常用加减】　血瘀不显者去蒲黄、五灵脂；兼有脾虚者加茯苓10克，苍术改白术10克；反酸或胃烧灼感者加海螵蛸15克，浙贝母10克。可辨证参考用于冠心病、心血管神经官能症、神经衰弱、慢性胃炎、返流性食道炎。

【验案举例】

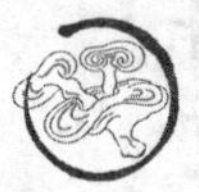

胸痹案

2008年2月4日一诊：黄某，女，50岁，广州人。患者症见胸痛呈游走性，以胸胁闪痛为主，与劳累无关，伴失眠、心悸、梦多、嗳气、反酸。时轻时重，反复2年。来诊自诉患了冠心病、心绞痛。十分恐惧，害怕心肌梗死。

经查：Bp130/85mmHg、HR67次/min；动态心电图除偶发房早、偶发室早外，ST-T正常；心脏彩超除左房稍大外，余正常；心五酶、血脂、血糖、肝肾功能、电解质均正常；心肺正常；冠脉螺旋CT正常。舌苔白厚腻，脉弦涩。

诊断：中医：胸痹；西医：心血管神经官能症。因肝气郁结兼气滞血瘀所致，宜解郁理气兼活血去瘀。

处方：香附10克，素馨花10克，法半夏10克，苍术10克，桂枝10克，白豆蔻（后下）10克，神曲15克，蒲黄10克，川芎10克。

7剂，每日1剂，用300ml水，慢火煎取大半碗，日分2次服。

2008年2月12日二诊：胸胁痛基本消失，失眠、心悸、嗳气、反酸好一半，苔白，已不腻，脉弦不涩，但气短微晕。再拟上方去蒲黄加党参以扶正，并嘱每天坚持慢跑20分钟，打羽毛球、乒乓球、跳舞等娱乐。

处方：香附10克，素馨花10克，法半夏10克，苍术10克，桂枝10克，白豆蔻（后下）10克，党参20克，川芎10克，神曲10克，龙齿（先煎）30克。7剂，煎服法同前。

2008年2月19日三诊：前诸症已愈，为巩固疗效，继拟上方。

【按】本例是心脏神经官能症无疑，多因惊恐所致。其出现诸脉症，属肝郁气滞血瘀所致。首诊以“实”为主，故去党参；二诊实症部分已除，气虚显露，故去蒲黄，加党参。另此类病人多因静多动少，喜欢看保健书，对医学一知半解，疑这疑那致成郁，故必须解郁为主，鼓励其适当运动。

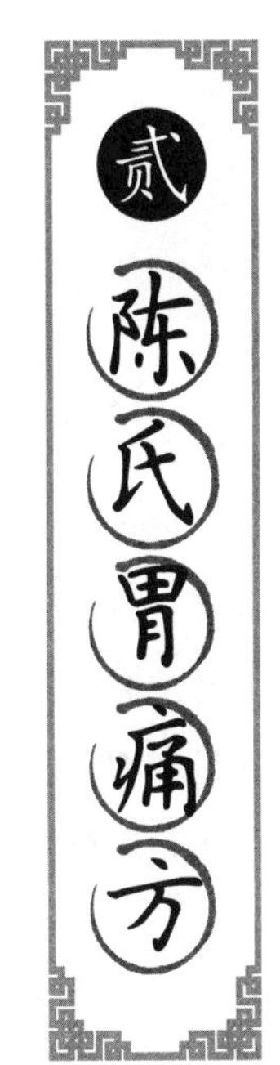

【组成】

党参　叁拾克
白术　壹拾贰克
高良姜　拾克
丁香（后下）　陆克
白豆蔻仁（后下）　拾克
海螵蛸　壹拾伍克
浙贝母　拾克

【功　　效】　温中健脾，行气降逆。

【主　　治】　虚寒型胃痛。症见上腹闷痛，反酸，喜按，喜热饮，寒凉生冷饮食可诱发，舌质淡，苔薄白，脉迟或大而无力。

【方　　解】　党参、白术、高良姜温中健脾；丁香、白豆蔻仁行气降逆；海螵蛸、浙贝母制酸和胃。

【常用加减】　兼腰酸脚软、畏寒肢冷，肾阳虚者，加肉桂、熟附子（先煎）；气短懒言、面色无华者，加黄芪、当归；无反酸者，可去海螵蛸、浙贝母；痛连两胁者，加柴胡、川楝子。

【临床运用】　用于慢性胃炎、糜烂性胃炎、返流性食道炎、胃十二指肠溃疡等。

【验案举例】

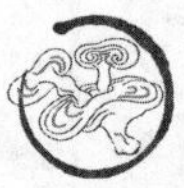

胃痛案

2008年5月7日一诊：陈某，女，47岁。主诉上腹闷痛反复2年，伴嗳气吞酸、口淡吐涎沫，胃镜示糜烂性胃炎，HP阳性。曾经中西医诊治效不显，症反复，且近2个月有痛增趋势。面色萎黄，舌质淡白，脉弱。查看前医记录，西药有用洛赛克；中药多在益气健脾基础上加消炎杀菌、清热解毒的中药。察其脉证属脾胃虚寒所致，宜温中健脾、行气降逆为主，兼补气养血。拟方如下。

处方：白术12克，高良姜10克，白豆蔻仁（后下）10克，丁香（后下）7克，海螵蛸15克，浙贝母10克，黄芪15克，当归15克，党参10克。

3剂，每日1剂，清水3碗煎至1碗，早晚分2次服。

2008年5月10日二诊：服药后前症减轻大半，继拟上方7剂，煎服法同前。

2008年5月17日三诊：前诸症消失，面色转红，舌淡红，苔薄白，脉缓。按上方再服1个月复诊未见再发。以后隔2天服前方1剂。3个月后复查胃镜，与前对比明显好转，为浅表性胃炎，HP已转阴。

【按】该例证属脾胃虚寒兼气血不足明显，宜温中降逆为主，兼补气血无疑。而前诸医只平补脾胃，或加上所谓具消炎、清热、杀菌的中药。实用西医思维指导用中药，用圣经改造佛经，不是洋为中用，而是中为洋用，故无效。

西医治病目的性很强、靶点明确；中医治病重在调整机体之阴阳、表里、寒热、虚实偏胜，使原适应致病微生物寄居的环境，变为不适应，而消灭之。中医通过平衡整体而达治病目的。

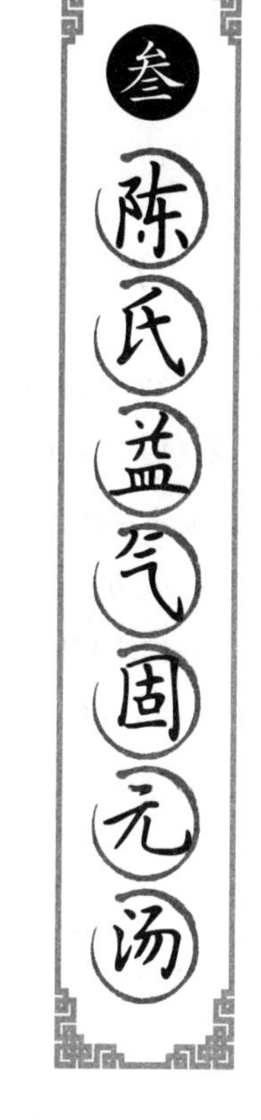

【组成】

五指毛桃　陆拾克

当归身　壹拾伍克

生姜　壹拾伍克

羊肉　壹佰克

大枣　拾枚

【功　　效】 益气养血，固元益精。

【主　　治】 因气血亏虚、元气大伤所致头晕，心悸，气短，懒言，纳呆肢困；或产后、手术后出血较多者。

【方　　解】 五指毛桃又叫五爪龙、土北芪，能益气兼有除湿之功；当归补血；生姜与大枣醒胃补脾；羊肉性温，固肾益气。全方大补元气，益气养血，健胃醒脾。

【用　　法】 上肉及药洗净后加水500毫升，煮沸后改文火再煎1小时左右，去掉汤表之油即可食用。阳气虚衰患者，症见畏寒肢冷，手足麻痹，头晕目眩，心悸气短，面色无华，脉沉细，舌质淡白；产后、手术后表现阳虚兼气血不足者，可每周2次服用，乃药膳食疗良方也。经常喉痛口苦咽干，症属实热或阴虚有热者均当慎用。

【验案举例】

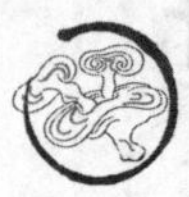

产后病案

2011年3月5日一诊：朱某，女，32岁。2个月前，产后出血过多。今见头晕目眩，心悸气短，伴手足麻痹，纳呆肢乏来诊。症见面色萎黄，精神不振，舌质淡白，脉芤。属气血不足所致，宜大补气血，固肾益精，醒脾健胃。

处方：当归15克，生姜30克，五指毛桃30克，大枣20克，羊肉100克。煲汤，隔日1次，连服1月。

2011年4月5日二诊：按上法连服1个月后复诊。只见精神倍增，食欲大进，面色红润，已无头晕，苔薄白质淡红，脉缓。继拟八珍汤调治之。

【按】此实属食疗方，凡气血两虚的多种慢病均可随证加减。例如慢性胃炎可加砂仁；关节痛者可加桑寄生等。

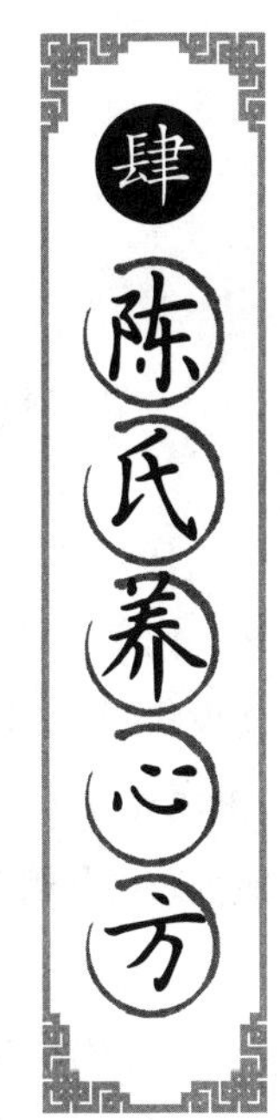

【组成】

党参 壹拾伍克
麦冬 壹拾伍克
五味子 拾克
玉竹 壹拾伍克
益智仁 贰拾克
柏子仁 贰拾克
龙齿（先煎） 叁拾克
牡蛎（先煎） 叁拾克
浮小麦 叁拾克
陈皮 拾克

【功　效】 益气养心，安神定志。

【主　治】 因气阴两虚所致心悸，心神不宁，失眠多梦，心烦多疑；或神经衰弱、更年期综合征；或因气阴两虚所致，无明显合并症的病毒性心肌炎。舌质红少苔，脉细数者。

【方　解】 党参、麦冬、玉竹、浮小麦、五味子益气养阴；益智仁、柏子仁、龙齿、牡蛎镇慑安神；陈皮宽胀，制麦冬、玉竹之滞。

【用　法】 上药用清水500毫升，先煎龙齿、牡蛎约30分钟后，加入其余诸药，用文火再煎30分钟，即可用。

【常用加减】 神经衰弱或更年期综合征，可加白芍15克，素馨花10克；无合并症的病毒性心肌炎，在充分休息的基础上加丹参10克；属气阴两虚所致的冠心病、风湿性心脏病，在以西医治疗为主的基础上，加用该方效果更佳；有急慢性胃肠症状者适当加砂仁、陈皮制其滞腻之性。

【验案举例】

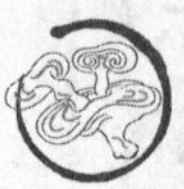

病毒性心肌炎案

2011年1月4日一诊：李某，男，16岁。主诉月前患感冒后出现心悸，自汗盗汗多，疲乏，低热，舌质尖红，脉细数。查白细胞总数及中性分类均正常，心电图示：偶发房早，偶发室早，ST-T改变，符合心肌损害。风湿组合正常，但心酶均偏高，HR125次/分，心律不齐，第一心音低钝，偶发早搏，未闻杂音。初步考虑为病毒性心肌炎。属气阴两虚所致，拟益气养阴为主。建议住院，但家属暂不同意。先拟下方。

处方：党参15克，麦冬15克，五味子10克，牡蛎（先煎）30克，浮小麦30克，玉竹15克，益智仁20克，柏子仁20克，龙齿（先煎）30克，陈皮5克。

嘱充分休息、早睡早起、晨散步、不劳累。7剂，每日1剂，水煎温服。

2011年1月11日二诊：服药1周后复诊，自汗盗汗、心悸明显减轻。尚手心热，近2天大便烂，日2～3次，腹微胀，有嗳气。照前方去柏子仁、浮小麦，加白术、神曲，倍加陈皮，加强健脾消滞之功。再拟下方。

处方：党参15克，麦冬15克，五味子10克，牡蛎（先煎）30克，白术20克，龙齿（先煎）30克，益智仁15克，陈皮10克，玉竹15克，神曲15克。

7剂。水煎温服。

2011年1月18日三诊：7天后再诊，腹泻止，尚手心热。继用前方去神曲，加白薇15克，地骨皮15克。7剂。水煎温服。

2011年1月25日四诊：复诊手心热已除，前诸症未再现。改拟方如下。

处方：党参15克，麦冬10克，五味子10克，地骨皮10克，牡蛎（先煎）30克，龙骨（先煎）30克，白术15克，陈皮5克，益智仁10克，玉竹10克。

嘱照方再服3周。

3周后诸症消失，心电图、心肌酶、心律、心率均正常。

【按】该方可治无明显合并症急性心肌炎，但必须在绝对休息下进行；对有明显合并症如心律失常、心功能不全、心源性休克等必须中西结合，针对不同证型辨证施治。

（整理：陈镜合）

王灿晖

王灿晖，男，汉族，一九三七年生，江苏如东人。『十一五』国家科技支撑计划项目『名老中医临床经验、学术思想传承研究』指导老师，全国著名中医药专家工作室指导老师，南京中医药大学教授、博士研究生导师，曾任国家中医药管理局及江苏省政府重点学科温病学学科和中医临床基础学科带头人，国务院学位委员会中医学科评议组成员，国家中医药管理局研究生工作专家指导委员会成员，中华中医药学会感染病分会主任委员，江苏省中医药管理局专家咨询委员会委员，南京中医药大学专家咨询委员会及校学术委员会副主任委员，第八届、第九届全国政协委员。享受国务院颁发的政府特殊津贴，是人事部、卫生部、国家中医药管理局确定的全国老中医药专家学术经验继承工作指导老师，全国著名中医学家、中医温病及内科学专家。

王灿晖教授出身于江苏如东的中医世家，幼承家学，研习医药，后师从南通名医欧阳福保先生，修业四载，悬壶济世。两年后考入江苏省中医进修学校医科进修班学习，1958年毕业并留校任教，从事温病学的教学、科研和内科临床工作。

王灿晖教授主持了10多项国家级、省部级科研课题的研究工作，编撰出版了《温病学》《温病学之研究》《辨证学》《温病学理论与实践》《实用中医内科学》等学术论著30余部，发表学术论文60余篇，培养博士研究生20余名，硕士研究生30余名。同时还兼任浙江中医药大学、江西中医药大学、天津中医药大学等高等中医药院校客座教授，曾获江苏省科技进步奖、江苏省教育教学成果奖，曾被评为“江苏省优秀研究生导师”“江苏省优秀学科带头人”等。

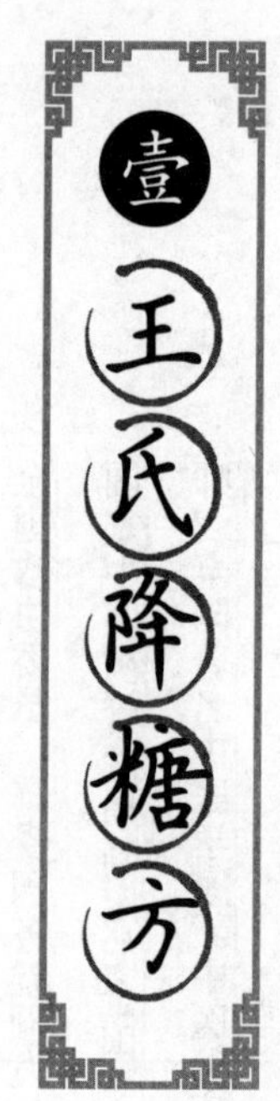

【组成】

黄连　伍克
知母　拾克
地骨皮　壹拾伍克
山茱萸　壹拾贰克
凤尾草　贰拾克

【功　　效】 清热泻火，养阴润燥。

【主　　治】 Ⅱ型糖尿病及其并发症。

【方　　解】 王灿晖教授对糖尿病及其并发症的诊断和治疗，是建立在“以病为纲”的基础上进行论治的。根据糖尿病及其并发症的发生、发展、转归的一般规律，总结出“阴虚为本，邪热为标”这一基本病机，确立“养阴清热”大法。方中黄连苦寒，善清中焦脾胃之火热，用量虽小，但苦寒之性甚烈，有“四两拨千斤”之效，为君药。知母、地骨皮苦寒，主治“消渴”“热中”（《神农本草经》），助黄连清除邪热，又可滋阴生津，润燥止渴，为臣药。山茱萸酸涩微温，敛阴精，补肝肾，合知母滋养阴液以“补北泻南”，兼制黄连苦燥伤阴之偏；凤尾草苦寒，加强君、臣药清热泻火之力，均为佐药。诸药相伍，清热、养阴并举则诸症皆却。

【常用加减】 若兼见肢体皮肤疼痛感如针刺状，四肢末端常感寒冷，夜间症状加重，舌紫暗或有瘀点，舌底静脉怒张，脉沉细，趺阳脉细弱等血瘀证者，酌加当归、皂角刺、红花、桃仁、白芥子、桂枝、鸡血藤等；兼见神疲乏力，纳谷不香，时自汗出，易外感，胃脘有饱胀感，大便时干时稀，舌胖苔薄，边有齿痕，脉细弱等气虚证者，酌加焦白术、茯苓、黄芪、炒枳壳、川朴花等；兼见雀目、耳聋、头晕目眩、腰膝酸软，甚有阳痿、早泄，舌体瘦薄，脉弦细等肝肾不足证者，酌加杜仲、巴戟天、怀牛膝、肉苁蓉、枸杞子、川续断、金樱子等；兼见疮疡溃烂久不收口，皮损处红肿硬结，肢体末端皮肤温度降低，甚则肢节发黑脱落，趺阳脉弱，沉取不应等瘀毒证者，酌加银花、黄芩、蒲公英、黄芪、桂枝、皂角刺、白芥子、当归、炮山甲等。

【验案举例】

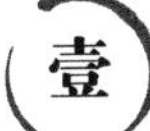

壹 糖尿病周围神经病合并下肢静脉炎案

2010年12月18日一诊： 查某，男，60岁，有糖尿病史4年。曾因“上肢尺侧及下肢内侧灼痛”在江苏省中医院就诊，诊断为“糖尿病周围神经病”“下肢静脉炎”。刻下：上肢尺侧及下肢内侧灼痛明显，趺阳脉弱，口干，平素酒食不节，舌质紫暗，苔黄，脉弦。辨证为阴虚里热，瘀血阻络，治以滋阴清热，活血通络。

处方：黄连5克，知母10克，地骨皮15克，山茱萸12克，凤尾草20克，忍冬藤20克，骨碎补10克，全蝎5克，黄精15克，鸡血藤15克，葛根20克，怀牛膝12克。共14剂，1日1剂。

2011年1月1日二诊： 药后肢体疼痛感减轻，近来血糖控制可，空腹6.8mmol/L，餐后10.2mmol/L，肢末温度可，酒食不节，舌暗，苔薄黄，脉弦细。

处方：黄连5克，知母10克，地骨皮15克，山茱萸12克，凤尾草20克，怀牛膝12克，鸡血藤15克，皂角刺10克，地龙10克，丹参12克，拔葜20克。共14剂，1日1剂。

【按】初诊时，患者主诉肢体疼痛较为明显，当为平素烟酒不节，酒毒化热，烟毒成瘀，积于血脉所致。故在降糖方基础上加忍冬藤、鸡血藤清热通络，全蝎逐瘀剔络止痛，葛根清热止渴兼解酒毒，骨碎补、怀牛膝补肝肾、强筋骨。二诊时，患者疼痛已有明显缓解，考虑到血管并发症可能会导致预后不良，故加入皂角刺、地龙、丹参、拔葜以加强清热通络之力。

糖尿病周围神经病合并慢性肾功能不全案

2011年5月8日一诊：陈某，女，70岁，有Ⅱ型糖尿病病史多年。患者曾因“双下肢内侧麻木”及“尿液泡沫偏多”于江苏省中医院就诊，诊断为“糖尿病周围神经病变”“慢性肾功能不全”。自服拜糖平控制血糖，空腹血糖6.0mmol/L，餐后血糖12.0mmol/L。刻下：下肢内侧麻木，尿液泡沫偏多，时口干，神疲乏力，纳可，舌红，苔薄，脉细弱。辨证为阴虚里热，肾气亏损，治以养阴清热，补肾益气。

处方：黄芪20克，太子参20克，黄精12克，玄参10克，山茱萸12克，地骨皮15克，黄连6克，拔葜20克，丹参12克，怀牛膝12克，制首乌12克，知母10克，凤尾草20克。共14剂，1日1剂。

2011年6月8日二诊：患者诉药后口干现象明显减轻，双下肢内侧仍有麻木，舌红，苔薄，脉细。复查肾功能示：蛋白尿（+）。

处方：黄芪20克，太子参15克，麦冬10克，玄参10克，葛根20克，全蝎5克，丹参12克，地骨皮15克，山茱萸10克，黄连6克，川芎12克，知母10克，拔葜20克。共14剂，1日1剂。

【按】慢性肾功能不全是糖尿病的主要并发症之一，在治疗本病时，仍应在降糖方基础上进行加减。本案辨证为阴虚里热，肾气亏损，故加黄精、制首乌填补肾精，黄芪、太子参补气升清，丹参活血通络，怀牛膝引药下行。二诊时，患者诸症及生化指标明显好转，但从舌脉分析阴液亏损之象仍在，而双下肢内侧麻木仍示病在经络为患，故予前方去黄精、制首乌、怀牛膝，加全蝎、葛根、川芎以舒经活络。

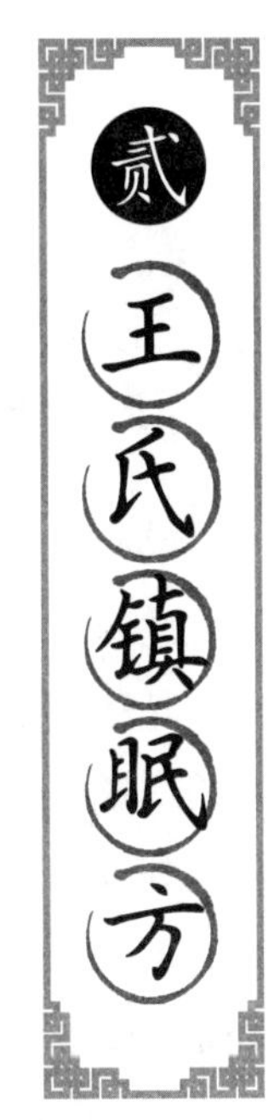

【组成】

天麻 拾克

代赭石 叁拾克

延胡索 拾克

石菖蒲 捌克

广郁金 拾克

远志 捌克

茯神 壹拾贰克

夜交藤 贰拾克

【功　效】 平肝潜阳，养心安神。

【主　治】 顽固性失眠。

【方　解】 王灿晖教授治疗各种原因的失眠，除了按照“阳不入阴”的基本病机进行治疗外，还根据现代药理研究成果，选取具有镇静安神作用的药物进行组方配伍。方中天麻平肝潜阳，其有效成分天麻素（天麻甙）能抑制咖啡因所致的中枢兴奋，还有加强戊巴比妥钠的睡眠时间效应作用，为君药。代赭石潜降肝阳，因其重镇之性，并有安神之功，可促进患者进入深度睡眠；延胡索活血行气，其有效成分延胡索乙素有明显的催眠作用，同为臣药。郁金清心解郁，行气化瘀；石菖蒲、远志交通心肾，安神定志；茯神、夜交藤养心安神，均为佐药。诸药相伍，共奏潜阳安神之效。

【常用加减】 若兼见烦热口渴，入睡困难，脉细数，舌红苔干薄或无等阴虚火旺证者，酌加知母、百合、生地黄、丹皮、焦栀子等；兼见神疲乏力，自汗出，口干形瘦，脉弱，舌淡等气阴两虚证者，酌加太子参、碧桃干、糯稻根等；兼见心悸时作，时惊恐，入眠浅，纳差，脉细弱，舌淡胖等心脾两虚证者，酌加黄芪、山药、炙甘草、淮小麦、酸枣仁等。

【验案举例】

壹 顽固性失眠合并围绝经期综合征案

2011年4月27日一诊： 俞某，女，47岁，失眠2年。曾因“长期失眠”于江苏省中医院就诊，诊断为“围绝经期综合征”。刻下：难以入眠，时自汗烦热，神疲乏力，易饥，月经前后不定期，舌红苔薄而干，脉细数。辨证为气阴两虚，心神失养，治以补益气阴，养心安神。

处方：天麻10克，代赭石30克，延胡索10克，生地黄12克，酸枣仁20克，当归10克，碧桃干30克，夜交藤20克，石菖蒲8克，知母10克，太子参15克，茯神12克，牡丹皮10克，百合12克。共7剂，1日1剂。

2011年5月4日二诊： 患者诉药后睡眠状况改善，偶有不寐，但自汗烦热较前无明显变化，舌红苔薄而干，脉细数。

处方：熟地黄15克，当归10克，紫草10克，怀牛膝12克，太子参20克，焦白术10克，茯苓12克，碧桃干20克，糯稻根20克，山药12克，知母10克，酸枣仁20克，百合12克，五味子6克。共7剂，1日1剂。

【按】围绝经期综合征的症状多样，常以“反复失眠，烦热，自汗”为主症。本案患者年近七七，天癸近竭，地道不通，肾水亏少，虚火外浮，故初诊时以镇眠方合补气阴、清虚热药予以调治。二诊时，失眠得以改善，故去天麻、代赭石、延胡索等镇静之品，而将组方思路的重心偏向于益气养阴、补益脾胃。

贰 顽固性失眠合并脑部腔隙性梗死案

2011年6月22日一诊： 刘某，女，67岁，反复失眠40余年。刻下：失眠，入睡困难，入眠不深，易惊醒，时气短头晕，纳差，舌淡胖，脉弱。自服思诺思10mg，qd，有脑部腔隙性梗死史3年。辨证为气血两虚，心神失养，治以补益心脾，促眠安神。

处方：天麻10克，代赭石30克，延胡索10克，酸枣仁25克，石菖蒲8克，远志8克，夜交藤20克，黄芪20克，太子参20克，五味子6克，菟丝子10克，黄精12克，丹参12克，灵芝10克。14剂，1日1剂。

2011年7月6日二诊： 患者诉睡眠质量略改善，气短减轻，头晕偶作，舌淡胖，脉

缓。思诺思减量至5mg，qd。

处方：天麻10克，代赭石30克，酸枣仁25克，石菖蒲8克，肉苁蓉10克，夜交藤20克，黄芪20克，太子参25克，五味子6克，灵芝10克，远志8克，丹参12克，茯神12克。14剂，1日1剂。

【按】本案患者反复失眠导致长期休息不足，脾虚而气血生化乏源，加之年迈而罹患卒中之疾，心脑失养严重。故在施治时，以镇眠方为基础，加用枣仁、五味子、灵芝、丹参增强养心安神之力，并加黄芪、太子参、黄精益气健脾助运，菟丝子、肉苁蓉养肾精以充脑髓。

（整理：王贾靖　刘涛）

高忠英

高忠英，男，汉族，一九三八年六月生于北京中医世家，十四岁秉承家学，研习经典，继祖业四世为医。现任首都医科大学中医药学院教授，主任医师，博士生导师，全国第二、三、四批老中医药专家学术继承工作指导老师。

高忠英20岁经北京市卫生局考试合格，入北京市中医医院内科任中医师，1962年拜京师名宿魏舒和为业师，先后专题研治呼吸及消化道疾病，收效颇丰。后调入首都医科大学中医药学院，先后任方剂学、温病学教研室主任，兼任北京中医药学会基础理论学会委员。1997年被确定为国家级名老中医。事迹先后被收入《中国人才库·医学分卷》《世界医学界名人录》《中国专家大辞典》《世界文化名人辞海·华人卷》等10余部辞书。

高忠英集从医50年丰富的临床经验，结合临床用药配伍规律的研究，提出五脏补益基本法则，强调整体观念，倡导治疗慢性病以补益为主，着重提高自身免疫机能，治疗各种疑难病症有丰富的经验，每收佳效。高忠英从事方剂学教学20余年，重点从事方剂理论及临床运用的研究，以寻求方剂配伍规律。教学中创造一套方剂组成解析图表，突出方剂君臣佐使组成原则的理论分析，直观性强，易学易记，受到各层次学生的称赞，1991年将其整理为专著《方剂图析》出版，成为方剂学领域里极具创意和有个人特色的专著。晚年集带徒临床验案编著《高忠英医案精选》，每例验案后附注按语，提示辨证和方药要点，便于学者深刻理解。发表专业论文10余篇，如《五脏补益法》《引火归原法的实质与运用》《中医临床用药配伍规律》（此文入编《中国当代跨世纪医学论丛》）等。此外，还参与编写了《实用中医学》（获部级特等奖）、《实用中医营养学》以及《徐大椿医书全集》注释工作。

1987年主持国家级课题之子课题“脾胃病证中药方剂知识库”，针对脾胃诸病证，搜集历代医籍中相关的药物与方剂，形成计算机数据库，搜索窗口菜单，可了解药物的性味功能及不同版本本草书籍的记载；方剂出处、组成、主治及同名方剂的差异；并可按病证的类型（如胃痛虚寒型），筛选出一组常用的方药，以供学者参考，获市中医局科技进步一等奖。其后将其补充为“五脏病证中药方剂知识库”，在国际传统医学大会上获得金奖。

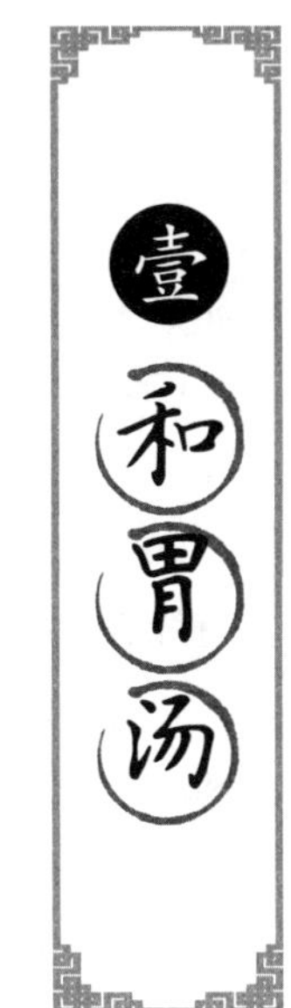

【组成】

太子参	贰拾克
白术	壹拾伍克
海螵蛸	贰拾克
浙贝母（或川贝母）	贰拾克
天花粉	贰拾克
鸡内金	拾克
连翘	拾克
半夏曲	拾克

【功　效】 益气健脾，安胃和中。

【主　治】 脾虚胃燥，运化失健之胃脘痛。上腹部灼痛、胀痛、钝痛或胀满、痞闷，尤以食后为甚，食欲不振、恶心、嗳气、便秘或腹泻，舌淡，苔薄黄，脉沉滑。

【方　解】 方中太子参、白术健脾益气，助脾运化为君，使脾阴化生有机，源源不绝，阴液充足而润其胃燥。天花粉、海螵蛸养阴润燥，收敛止酸，为臣药；川贝母、连翘清热散结，消痈止痛，为佐药。胃为受纳腐熟水谷之所，与来源于外部自然界的食物相接触，故将用于外科疮疡的川贝母、天花粉、连翘等用于胃溃疡及糜烂的治疗，此为高忠英教授用药特点，旨在加强生肌敛疮的功效，注重辨证与辨病相结合。

【常用加减】 若中阳不振，便溏日久，用党参代替太子参，因党参性温，可温中补气，并用炮姜配合，以温中止泻；泛酸明显者还可加瓦楞子制酸；伴胃食管反流，加吴茱萸、黄连，反流严重者加瓦楞子、旋覆花、代赭石；伴糜烂或溃疡者加白及、白芷；伴胆汁反流者加柴胡、郁金、枳实（或枳壳）、白芍；伴胃寒重，舌淡者加炮姜、砂仁；泄泻者加补骨脂、芡实、莲子肉；如属于慢性萎缩性胃炎，加沙参、麦冬、玉竹、山药、石斛、黄芪。

【验案举例】

壹 胃脘痛（慢性萎缩性胃炎）案

2009年5月19日一诊： 焦某，男，34岁，公司职员。胃痛，偶反酸，呃逆，胃胀满，时有烧心，口干咽燥，不欲食，纳后堵闷，大便偏干，睡眠不佳，舌暗淡，苔薄黄，脉弦滑。胃镜检查为慢性萎缩性炎症伴糜烂，病理组织学检查腺体萎缩、轻中度肠上皮化生和局部异型增生。

处方：黄芪25克，太子参20克，白术15克，山药15克，沙参15克，海螵蛸20克，浙贝母20克，天花粉20克，莪术10克，莱菔子10克，半夏曲10克，砂仁10克。7剂。

2009年6月2日二诊： 胃痛有明显好转，睡眠转佳，诸症皆减，仍便干，舌淡暗稍胖苔少，脉沉弦滑。

处方：黄芪25克，太子参20克，白术15克，海螵蛸20克，浙贝母20克，天花粉20克，莪术10克，莱菔子10克，砂仁10克，肉苁蓉25克，枳壳10克，麦冬15克。7剂。

2009年6月9日三诊： 药后基本无胃痛，现稍胃胀，纳可，便调，近日咽干，牙龈肿痛，舌淡，苔薄白，脉沉弦滑。上方去肉苁蓉、砂仁，加酒黄芩、连翘。12剂，水煎服。患者服药月余后病证大为好转，临床症状消失，3月后胃镜复查为慢性浅表性胃炎，肠化和异型增生均已消失。

【按】高忠英教授对于慢性胃炎的诊疗特色可概括为两个方面，一是在病机上强调脾虚胃燥，辨证与辨病（胃镜检查结果）结合，标本兼治，不可偏废。二是在选用的方药上，治燥以甘凉清润药物为主，选用极具特色的消痈肿药物如川贝母、天花粉。本为散结消痈的药物，多用于外痈，高忠英教授将二味药用于慢性胃炎中，实际也是应用在痈证的治疗，起到很好的消痈作用。临床疗效证明，川贝母、天花粉的配伍，可修复受损的胃黏膜（或糜烂或溃疡），并能养阴生津，改善胃燥诸症。

高忠英教授在诊治过程中，不仅养胃阴清热，更注重补脾气、补脾阴，以参、术为君，补中益气、助脾运化贯穿始终。阳明为多气多血之腑，脾虚日久，鼓动气血无力，血行迟缓，气虚血瘀，胃络瘀滞，即“久病入络”之说。西医病理初为浅表黏膜受损，日久则为腺体萎缩，继而发展为重度肠上皮化生及异型增生，加大癌变的可能。因此，血瘀对胃病影响甚大，后果亦严重，应用活血化瘀药对此症治疗的重要性也就毋庸置疑了。莪术具有活血化瘀、行气止痛之效，是治疗慢性胃炎的常用药物。

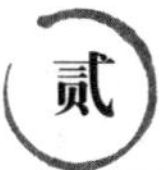

贰 胃脘痛（胃食管反流病）案

2008年12月25日一诊：罗某，女，40岁。胃脘闷痛伴泛酸、烧心间断发作3年余，现胃痛堵闷，食后及夜间痛甚，喜热食，食管中段隐痛，有烧灼感，嗳气泛酸频作，月经错后，量少色暗红，二便可，舌暗淡苔少，脉沉滑。胃镜示：慢性糜烂性胃炎，胆汁反流性食管炎。中医诊断：胃脘痛。辨证为脾虚胃燥，胃失和降。治法：补脾益胃，和中降逆。

处方：太子参30克，白术15克，吴茱萸5克，黄连5克，海螵蛸20克，浙贝母15克，天花粉15克，莪术10克，丹参20克，木香10克，山柰10克，白芷10克。

服上方7剂后，胃痛减轻，后自按上方又进14剂。

2009年2月17日二诊：服药后胃痛稍作，泛酸、烧心症状已无，眠不安，胃堵闷，仍月经错后，舌淡红苔少，脉沉滑。上方去吴茱萸、黄连，加砂仁、神曲。服14剂。

药后胃痛消失，后追访症状无反复，且经期已准，色红量中。余无不适，临床基本痊愈。复查胃镜示慢性浅表性胃炎。原胆汁反流性食管炎已愈。

【按】高忠英教授提出，胃食管反流病的基本病机为脾虚胃燥，运化失健。在治疗中，突出了辨病与辨证相结合的思想，辨病即结合胃镜下黏膜红肿、糜烂等现状，有针对性地选择临床用药；辨证即按照中医辨证论治的思路进行治疗。最终拟订出益气健脾，和胃降逆为治疗本病的基本治法。众药相伍，共使中焦健运、气机调畅、胃气和降，燥热得清而反流自止，食管黏膜破损得以修复。临床实践证明，益气健脾和胃降逆法治疗胃食管反流病有良好疗效。

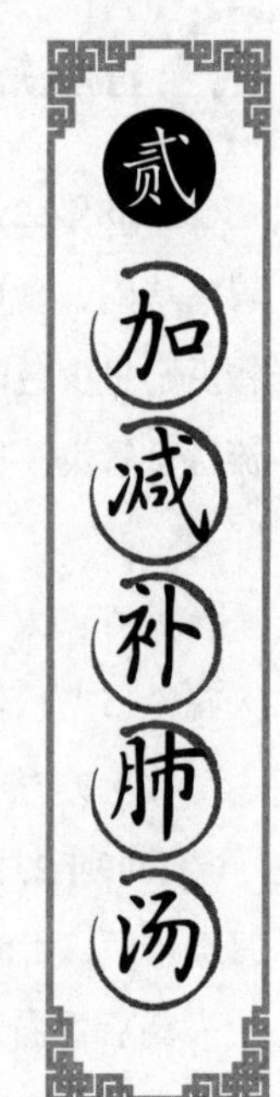

【组成】

太子参　贰拾伍克
黄芪　贰拾伍克
熟地黄　壹拾伍克
五味子　拾克
桑白皮　拾克
紫菀　拾克
桔梗　拾克

【功　　效】补肺益肾，清火化痰。

【主　　治】肺肾两虚之劳嗽。日晡发热，自汗盗汗，痰多喘逆；虚劳短气自汗，时寒时热，易于感冒，舌淡，脉软无力者。

【方　　解】方中太子参甘温微苦，补益脾肺，益气生津，黄芪甘温，善入脾胃，为补中益气之要药，参芪合用，甘温益气实卫固表，直补脾肺已虚之气，共为君药；熟地黄善滋补肾阴，填精益髓，为补肾阴之要药，用肾药先滋其水，兼以壮水润肺，济上源之虚燥。如朱丹溪所言“补水以制相火，其痰自除也”，五味子酸温，敛肺滋肾，共为臣药；桑白皮、紫菀、百部清热润肺，下气降逆，化痰止咳，为佐药，桔梗作为使药，宣肺祛痰，载药上行，有培土生金之效。诸药合用，可健脾土、补肺金、滋肾水、润肺燥、敛肺气，土旺生金，金水相濡，宜其所利；又能泻肺中水火之气，且祛邪而不伤正，故曰补肺。

【常用加减】若肺燥甚者，加麦冬、沙参；喘作甚，加葶苈子；喉间有痰鸣音，可加射干；舌苔黄者，可加黄芩。

【验案举例】

壹 咳喘案

2009年4月16日一诊：患者，男，81岁。反复咳喘6年，近日加重。患者曾因吸入性肺炎（双肺）住院治疗。就诊时患者由家属推轮椅进入诊室，目微睁，口不能自主张开，不能言，鼻饲、吸氧，家属代诉，夜间咳喘重，痰量少，难以咯出，动则喘甚，喉中痰鸣有声，无力大便，舌淡润，脉弦沉取无力。中医诊断为咳嗽，证属肺脾气虚、肾不纳气、痰饮不化，治以补益肺脾肾、化痰止咳。

处方：黄芪25克，太子参30克，熟地黄20克，五味子10克，紫菀12克，百部10克，桑白皮10克，瓜蒌20克，肉苁蓉30克，木蝴蝶10克，射干10克，桔梗10克。7剂。水煎服。

2009年4月23日二诊：药后体力增加，精神转好，痰易咯出，现仍咳嗽，夜甚，憋气，痰稀泡沫状，午后始咳，大便不爽，原方去射干、桔梗，加枳壳行气化滞，加款冬花化痰止咳，加干姜温肺化饮。14剂。药后咳喘大减，精神很好，痰可自主咳出，大便通畅。

【按】高忠英教授紧抓咳喘的病机，以补肺之气阴为主。此方补中有泻，泻中有补，寒热并用，标本兼顾。即补肺而充卫气，健脾而燥湿痰，益肾而养根本。诸药合用，共奏补肺健脾益肾之功。

贰 咳嗽案（外感后咳嗽）

2010年3月27日一诊：患者，女，50岁。因外感后咳嗽10天就诊。咳嗽有痰，色黄，口渴纳可，眠因咳嗽而不安，抗生素已用多日，效果不显，大便干燥，舌淡红，苔黄，脉弦滑。

处方：黄芪25克，太子参30克，熟地黄20克，五味子10克，紫菀12克，牛蒡子10克，桑白皮10克，瓜蒌20克，半夏10克，枳实10克，黄芩10克，桔梗10克。7剂，水煎服。

患者服药5剂后病证大为好转，继服2剂，痊愈。

【按】高忠英教授临床应用加减补肺汤治疗呼吸系统常见病不仅用于慢性病的治疗，而且用于素体肺气不足者外感后咳嗽病证。用黄芪、太子参、熟地黄、五味子益气养阴，补肺、脾、肾虚以固其本，用桑白皮、紫菀、半夏、百部、桔梗以化痰止咳治其标，标本兼治，相得益彰。

（整理：赵宇昊　史成和）

魏执真

魏执真，女，现年七十四岁，主任医师、教授、博士研究生导师。二〇〇二年、二〇〇八年分别被人事部、卫生部、国家中医药管理局确定为第三、四批全国老中医药专家学术经验继承工作指导老师。享受国务院政府特殊津贴。曾任北京中医医院（现首都医科大学附属北京中医医院）心血管科主任及内科副主任、中央保健局会诊专家、中华中医药学会内科心病分会常务委员、中华中医药学会急诊胸痹分会常委、中华中医药学会糖尿病分会顾问、副主任委员、北京市中医药学会糖尿病委员会顾问、副主任委员、世界中医药学会联合会糖尿病分会顾问，入选北京医学会医疗事故技术鉴定专家库。

魏执真教授1962年8月毕业于北京中医学院（现北京中医药大学）中医系，是新中国培养的第一批接受现代中医药学高等教育的专业人才。毕业前特经选拔，拜我国著名的当代中医学临床家、教育家、学者秦伯未先生为师，1963年9月作为主编之一编写出版了《中医临证备要》一书，现仍为临床及中医基础理论研究的重要文献资料。毕业后就职于北京中医医院，从事内科及心血管疾病的医疗、科研和教学工作近50年，取得了突出成就。

魏执真教授在心脑血管病和糖尿病临床中，特别对心律失常、糖尿病性心脏病、脑动脉硬化、脑供血不足等做了非常深入的研究，取得了优异成绩。建立了心律失常独特的“以脉为主，四诊合参”“两类、十型、三证候”的辨证思路和方法，对快速型心律失常，提出了“益气养心，理气通脉，凉血清热”的创新性的治疗方法。曾以“调脉饮治疗快速型心律失常”为题于北京市立项进行科研观察，其成果属国内外领先水平，获北京市中医局科技进步一等奖。在20世纪80年代初以“糖心宁治疗糖尿病性心脏病的临床及实验研究”为题于北京市立项进行科研观察，获北京市科技进步二等奖。魏教授投身中医科学研究几十年，成绩斐然，先后荣获卫生部、国家中医药管理局、北京市科委及北京市中医管理局颁发的重要科技成果奖项11项。

魏执真教授行医近50载，临证之得，秘不自珍，笔耕不辍。迄今为止，魏教授以第一作者身份在国内外重要学术期刊发表论文30余篇，其文章多次获优秀论文奖。魏教授的专著共17部，她所著的《心律失常中医诊治》一书，专门阐发了她对于各型心律失常的中医辨证诊疗规律的独特认识，是其毕生治疗心律失常经验的总结，获北京市中医管理局科技著作一等奖。

壹 清凉滋补调脉汤

【组成】

太子参	叁拾克
麦冬	壹拾伍克
五味子	拾克
丹参	叁拾克
川芎	壹拾伍克
香附	拾克
香橼	拾克
佛手	拾克
乌药	拾克
丹皮	壹拾伍克
赤芍	壹拾伍克
黄连	拾克

【功　　效】 益气养心，理气通脉，凉血清热。

【主　　治】 阳热类之心悸，证属心气阴虚，血脉瘀阻，瘀而化热。见于现代医学之窦性心动过速，阵发性室上性心动过速，心室率偏快的各种早搏、阵发性室性心动过速等。主要症见：心悸，气短，疲乏无力，胸闷或有疼痛，面色少华，口干欲饮，舌质暗红、碎裂，苔薄白或薄黄，脉数或疾或促或兼见细脉。

【方　　解】 方中太子参、麦冬、五味子益心气养心阴；丹参、川芎活血通脉；香附、香橼、佛手、乌药理气以助通脉；丹皮、赤芍凉血清热；黄连厚肠清心。全方共奏益气养心、理气通脉、凉血清热之功，使心气阴足、血脉通，而瘀热得清，数、疾、促脉平，心悸止。

【常用加减】 若患者为阵发性室上性心动过速，其脉为疾脉，热盛与阴虚都较数脉更为严重，出现阳极而阴液欲竭之势，此时需更重用填补心阴及凉血清热的药物，丹皮、赤芍常重用至20克甚至30克，并加沙参、玄参。玄参苦甘咸寒，长于养阴，泻无根之火，与沙参、麦冬配伍共奏滋阴降火之功。若患者阴虚明显，或内热明显，则太子参易为沙参，防止太子参补气助热。

若患者外感，出现风热化毒证候，症见咽痛、咽干、咳嗽、咯痰等症，此时当分别治之：若风热之邪较轻，则于方中加板蓝根、锦灯笼、薄荷、连翘、金银花、青黛、贝母等药，并改太子参为沙参；若风热之邪重，则暂停原方药，先用疏风清热之方，待风热消退后再继续用原治疗心律失常之方药。

若患者夜难入寐，常加莲子心、连翘清心泻火，除烦安神；若兼见肝胆湿热，口苦、心烦，此类患者多伴有高血压，常以栀子、龙胆草清肝胆之热；若患者口中黏腻，苔白厚腻，为痰湿之邪偏重，则远志、菖蒲共用，辛散温通，散郁化痰，交通心肾，宁心安神；若患者早醒，则为阴虚有热，常用百合15～30克，养阴清心安神；若患者多梦，多为心肝血虚所致，常以炒枣仁养心阴、益肝血而宁心安神。

【验案举例】

壹 数脉案

2010年4月22日一诊：刘某，男，58岁，北京人。时觉心悸，心悸时自测脉搏100余次/分，午饭后心慌明显。口干喜饮，时头晕头胀，舌红苔薄黄，脉弦细。HR 84次/分。2009年12月31日Holter：心率最快116次/分，最慢45次/分，平均72次/分。超声心动图未见异常。既往有糖尿病、高血压病史，现血压、血糖控制欠佳。

处方：沙参30克，麦冬15克，五味子10克，香附10克，香橼10克，佛手10克，乌药10克，丹皮15克，赤芍15克，黄连10克，白芍15克，川牛膝15克。10剂，水煎服。

2010年5月21日二诊：服药10剂，患者心悸减轻，大便软，时头晕，舌脉如前。自测Bp 130/90 mmHg，80次/分。前方川牛膝改为30克，加诃子10克。

2010年5月9日三诊：服药7剂后，诉午饭后无心慌发作。觉胃胀，仍大便软。HR 76次/分，Bp 125/90 mmHg。加乌梅10克、枳壳10克。

2010年5月16日四诊：服药7剂，大便软改善。无自觉心悸。平日自测脉搏72~76次/分。守方服药一个半月，病情平稳。复查Holter：心率最快104次/分，最慢50次/分，平均77次/分。

【按】该患者阵发心悸，脉数。根据辨证要“以脉为主，四诊合参”的经验，辨证时，首先抓住数脉这一主症，因数脉主热，故可考虑热为该患者发病的关键因素，再结合患者心悸、口干喜饮，舌红苔薄黄所显示出的“心气阴虚”“血脉瘀阻”及“瘀而化热”的表现分析，患者热的产生是由于血脉瘀阻，因血脉瘀阻而瘀郁化热，而血脉瘀阻，乃因心气阴虚所致，所以热是该患者发病的关键，血脉瘀阻是其必要环节，心气阴虚是发病的根本原因。总之，本证为心气阴虚，血脉瘀阻，瘀郁化热。治以益气养心，理气通脉，凉血清热，其中凉血清热是该患者治法中之关键，选用丹皮、赤芍，佐以黄连厚肠清心，防止丹皮、赤芍寒凉致泻。因患者口干明显，乏力不著，舌苔薄黄，且患“消渴病”，故未用太子参，而选用沙参，与麦冬、五味子配伍滋养心阴。且沙参虽以养阴为主，亦有益气之功，《本经》载其可“补中，益肺气”；香附、香橼、佛手、乌药理气以助通脉，加白芍养血柔肝，川牛膝活血引血下行，二药为针对患者头晕头胀而设。二诊时根据患者大便软，加诃子涩肠；头晕，血压偏高，川牛膝加量以增强引血下行之力。后又随症加入乌梅涩肠、枳壳宽中。服药20余剂后，患者已无心慌心悸。

贰 促脉案

2010年1月14日一诊：陈某，女，71岁，北京人。心律失常，频发房早、室早病史5年余，曾服心律平、倍他乐克，效不显著。2010年1月7日Holter示心率最快250次/分，最慢38次/分，平均58次/分，房早1252次，64个阵发室上速，室早4134次，326个二联律/三联律，194个窦性心动过缓。曾查超声心动图、冠脉CTA未见异常。就诊时情况：时觉心悸、乏力、气短，口干喜饮，早醒，有时入睡难，舌红暗苔薄黄中少苔，脉细促，HR 62次/分，律不齐，早搏9次。

处方：太子参30克，沙参30克，麦冬15克，五味子10克，香附10克，香橼10克，佛手10克，乌药10克，丹皮15克，赤芍15克，黄连10克，百合15克。7剂。

2010年1月21日二诊：服药1周，心悸减轻。曾发作几次心率快，自测80~90次/分。二诊时心电图示：HR 72次/分。窦性心律，频发房早，部分伴室内差传，ST-T改变。舌脉如前。服药1个月后，患者自觉早搏减少，心悸、乏力、气短均明显减轻，睡眠改善。HR 77次/分，律不齐，可及早搏3次。守方加减服药2个月，患者诉偶有心悸，舌红暗苔薄白，脉细。HR 70次/分，律齐。复查Holter示偶发室早，21次。

【按】该患者频发房早、室早，所见脉当为促脉。促脉为脉时有一止而脉率不慢。《濒湖脉学》中有如下记载："促脉数而时一止，此为阳极欲亡阴。三焦郁火炎炎盛，进必无生退可生。"因此，促脉主病是主阳、主热、主火，为阳热极盛，阴液欲亡，故可考虑热为该患者发病的关键因素。患者并有阵发室上速，阵发二联律、三联律，发病时脉当见疾脉、代脉，疾脉主阳热极盛，阴液将竭；代脉乃是气虚甚而致衰的表现。再结合该患者气短、乏力、口干喜饮，舌红暗苔薄黄中少苔，脉细的症状及舌象分析，辨证当属心气阴虚，血脉瘀阻，瘀而化热，治以益气养阴，理气通脉，凉血清热。方中太子参、沙参、麦冬、五味子益气养阴，香附、香橼、佛手、乌药理气以助通脉，丹皮、赤芍凉血清热，黄连厚肠清心，百合养阴安神。药后心悸减轻，加减服药2个月后，诸症减，偶有心悸，自感早搏明显减少，由初诊时HR 62次/分，早搏9次，至末次就诊时查体HR 70次/分，律齐；初诊时Holter示频发室早、房早，阵发室上速，治疗后复查Holter示偶发室早，取得较好的疗效。

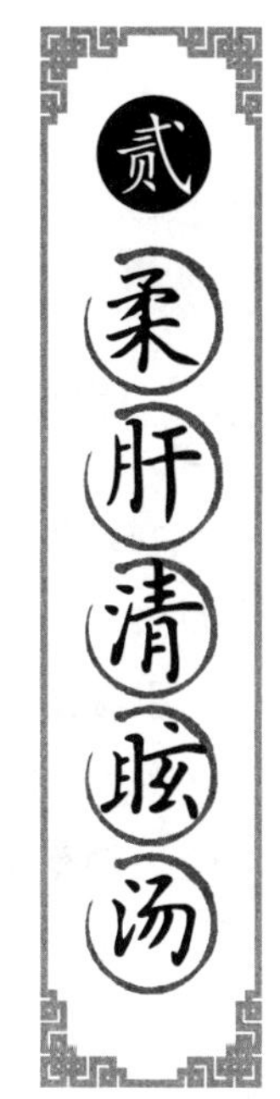

【组成】

白芍 叁拾克

桑叶 拾克

菊花 拾克

生石决明（先煎） 叁拾克

珍珠母（先煎） 叁拾克

钩藤 拾克

天麻 拾克

川牛膝 叁拾克

丹参 叁拾克

川芎 壹拾伍克

香附 拾克

乌药 拾克

【功　　效】养阴平肝降逆。

【主　　治】眩晕，证属阴虚肝旺，肝阳上亢。见于脑动脉硬化、脑供血不足及高血压病。主要临床表现：头晕、头胀，因烦劳恼怒而加剧，急躁易怒，口干口苦，大便欠畅，舌质红，苔黄，脉弦细。

【方　　解】方中白芍养阴柔肝以制亢阳；生石决明、珍珠母、钩藤、天麻平肝潜阳息风；桑叶、菊花清肝热利头目；重用川牛膝活血引血下行，与上述诸药配伍，可增强潜阳镇慑之力；丹参、川芎、香附、乌药理气活血通脉；诸药共用，具有养阴平肝降逆之功，使亢阳得降，清窍得利而眩晕止。

【常用加减】若耳鸣加磁石、蝉衣、龙胆草；若头晕甚，便秘加草决明、潼白蒺藜；若腰酸膝软加桑寄生、续断、杜仲；若心烦失眠，入睡难加莲子心、黄连、连翘、栀子、黄芩、龙胆草；早醒加百合；多梦加炒枣仁、夜交藤。

【验案举例】

壹 耳鸣案

2010年4月22日一诊：亓某，女，67岁，北京人。3年来耳鸣，间断头晕头胀，面部烘热，口干喜饮，心悸，脘胀，大便欠畅，舌红暗苔薄黄，脉弦细。既往有高血压病史。服药后Bp 120～130/60 mmHg。脑超示脑动脉硬化。

处方：白芍30克，桑叶10克，菊花10克，生石决明（先煎）30克，珍珠母（先煎）30克，钩藤10克，天麻10克，川牛膝30克，地龙30克，香附10克，乌药10克，沙参30克，麦冬15克，五味子10克，枳壳10克，磁石（先煎）15克，生赭石（先煎）15克。7剂。

2010年4月29日二诊：患者即感耳鸣、头晕、脘胀等症减轻，诉近日夜难入寐，舌红暗苔薄略黄，脉细弦，右脉弦甚。前方去枳壳，加莲子心1.5克清心安神。7剂。

2010年5月6日三诊：诉近日症状有反复，觉头晕头昏蒙，耳鸣如闻心跳之声，腹胀，大便不畅，口干，心烦，舌暗苔淡黄，脉弦细。磁石、生赭石各改为20克，加玄参30克、草决明10克。14剂。四诊时诉诸症均减。

【按】该患者耳鸣，并见头晕头胀，面部烘热，此乃肝阳上亢之象。口干喜饮，脉弦细，舌质红暗苔薄黄，为阴液不足、兼有肝热之征。辨证当为“阴虚肝旺，肝阳上亢”，治以养阴平肝降逆。方中白芍养阴柔肝以制亢阳；生石决明、珍珠母、钩藤、天麻平肝潜阳息风；桑叶、菊花清肝热利头目；川牛膝、地龙活血引血下行；香附、乌药调畅气机；磁石平肝潜阳，聪耳明目；生赭石镇肝潜阳；沙参、麦冬、五味子养阴，为心悸而设；枳壳行气宽中除胀。诸药合用，使阴血得养，上亢之肝阳得以平逆，方药对症，服药1周即获效。后虽患者症状有反复，随症加减，又服药2周后，诸症均减。

贰 眩晕案

2009年4月9日一诊：邓某，男，52岁，北京人。患者诉一个半月前开车颠簸时突觉头晕欲仆，当即停车，由同车人开车送至当地医院就诊，当时查血压高压170mmHg，头颅CT、头颅MRI均未见异常。脑超示椎-基底动脉供血不足。就诊时情况：诉头晕间作，伴头胀，目胀痛，心悸，气短，口干不多饮，无脘腹胀闷，纳可，大便偏干，舌红暗有裂纹，苔白稍厚，脉弦细。既往有高血压、糖尿病、颈椎病史。现血糖控制可，血压120～130/70～90mmHg。窦性心动过缓。曾查超声心动图、冠脉CTA未见异常。就诊时情况：时觉心悸、乏力、气短，口干喜饮，早醒，有时入睡难，舌红暗苔薄黄中少苔，脉细促，HR 62次/分，律不齐，早搏9次。

处方：白芍30克，桑叶10克，菊花10克，生石决明（先煎）30克，珍珠母（先煎）30克，钩藤10克，天麻10克，川牛膝30克，香附10克，乌药10克，草决明10克，沙参30克，麦冬15克。7剂。

2009年4月16日二诊：患者头晕明显减轻，目胀、心悸除，大便干好转。舌苔较前转薄。血压125/75～85 mmHg。继服前方14剂。

2009年4月30日三诊：诉偶有头晕，自觉气短、乏力，加太子参30克以益气。14剂。

2009年5月7日四诊：诉头晕未作。继服药14剂巩固之。

【按】该患者头晕头胀，目胀痛，口干，脉弦细，舌质红暗有裂纹，为“阴虚肝旺，肝阳上亢”的特点，故治以养阴平肝降逆，以“柔肝清眩汤”加减。需注意的是，该患者舌苔偏厚，乍看之下，易辨证为湿邪内蕴，清阳不升，但该患者之头晕，并无头重如裹，且患者纳食可，无腹胀，大便偏干，口干，饮水虽不多，但尚喜饮，且饮后无胃脘胀堵。故以湿邪立论有欠妥当。因此，综合症舌脉全面分析，辨证仍属“阴虚肝旺”为主，其苔厚考虑为气机不畅湿阻，综合其他症状，湿邪并非主要矛盾。

方中白芍养阴柔肝以制亢阳；生石决明、珍珠母、钩藤、天麻平肝潜阳息风；桑叶、菊花清肝热利头目；川牛膝活血引血下行；香附、乌药理气调畅气机，使气机调畅，气化则湿化；草决明清肝且可通便；沙参、麦冬乃为心悸而设，且沙参养阴并不滋腻，于气滞之湿阻亦无大碍。二诊时患者头晕明显减轻，舌苔较前转薄，从临床上印证了“气化则湿化”之理，也证实了之前辨证立法的正确性。

（整理：戴梅）

张炳厚

张炳厚，男，七十四岁，首都医科大学附属北京中医医院主任医师、博士生导师，全国中医药传承博士后合作导师，国家中医药继承工作第二、三、四批指导老师。一九三七年出生于北京，一九五八至一九六四年就读于北京中医药大学。毕业后长期从事中医临床、教学、科研及行政管理工作，先后担任首都医科大学附属北京中医医院肾病科、国家中医药管理局肾病重点专科学术带头人，北京市中医管理局局长、北京中医药学会会长、中华全国中医药学会常务理事、中华医学会北京肾病专业委员会委员、北京医师协会常务理事、《北京中医》杂志副总编、中华老教授协会医学分会常委、北京同仁堂股份有限公司独立董事、北京同仁堂中医医院名誉院长。

1997年获批“全国老中医药专家学术经验继承工作指导老师”称号。著有《中医内科概要及形象图解》《中成药入门及形象图解》等专著，由日本东洋医学临床出版社出版，并被引入日本作为专业教材使用。在国内外医学刊物上发表《川芎茶调散类方治疗偏头痛虚证168例》等60余篇论文。“清胆利湿汤（丸）治疗肝胆湿热型胆囊炎临床观察与实验研究”“川芎茶调散类方治疗血管性头痛虚证临床观察与机理研究”“益肾通脑宁机理研究”等多项科研成果获国家中医药管理局科技成果奖、北京市科学技术委员会成果奖。《中医内科学题解》荣获1990年北京联合大学教育奖。2007年出版《神医怪杰张炳厚》一书，详尽地总结了张炳厚教授独特的学术思想和丰富的临证经验。

张炳厚教授酷爱中医事业，刻苦钻研医术，谙熟中医经典，博览古今医籍。1964年大学毕业后响应党的号召支援边疆，在新疆生产建设兵团工作15年，1979年调回北京中医医院工作，曾先后跟随宋向元、刘渡舟、王文鼎、祝谌予等著名中医专家学习，从医50年，奠定了扎实的中医基础，积累了丰富的临床经验。形成了独具特色的以“脏腑辨证”为核心，重视补肾的辨证论治规律，在治则治法上提出“顺其性即为补”“补其正即为顺”的观点；方剂的使用从简驭繁，擅用类方、成方，选方新颖；用药方面，君臣佐使配伍有序，轻重缓急主次分明，擅用活血化瘀、涤痰滚痰，尤其是虫蚁之品、毒麻之剂，遣药奇特，治疗内、外、妇、儿各科疾病均疗效卓著，尤擅长治疗痛证、肾脏病及各种疑难杂症，被誉为“治痛名家”。“借以岐伯仁德术，康复五洲伤病人”是张炳厚教授信奉的中医格言。

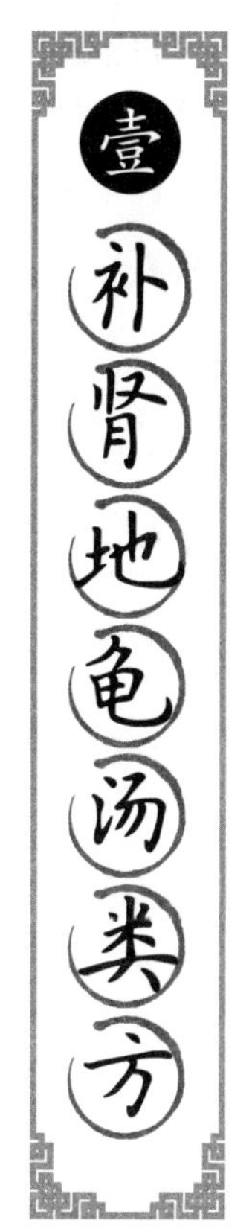

【组成】

熟地黄 叁拾克

龟板 贰拾克

黄芪 壹拾伍克

当归 壹拾伍克

泽泻 贰拾克

【功　　效】 滋补肾阴，益气通阳。

【主　　治】 肾阴亏虚证。腰痛，腰膝酸软，头晕耳鸣，目眩，尿频，夜半咽干，盗汗，舌红少苔或根有脱苔，脉细数等肾阴虚证，也适宜于各种慢性肾病及泌尿系感染的治疗。

【方　　解】 方中以熟地黄为君药补肾阴，生肾血，得阴气最全；龟板补肾阴，敛虚火潜阳，得阴气最厚，滋阴力最强，为臣药，二者相辅相成；当归补血活血，为血中之气药，也是血病之要药，常用全当归，既能补血又能活血，可攻可补，亦为臣药；黄芪益气升阳行阳以实表，泽泻利水道清湿热，二者共为佐药。当归补阴血可助熟地黄生精血之力，黄芪伍熟地黄能大补气精，黄芪配当归为旺气生血，即当归补血汤之意，黄芪又能助阳通阳，使全方活而不滞。泽泻安五脏，伍地黄增强补肾之功，佐地黄补而不腻，清相火而利尿，取其通也。

【常用加减】 治疗各种慢性肾病，均加入大剂量土茯苓甘淡渗利、解毒化湿，土大黄清热解毒、凉血。气精两虚者予峻补地龟汤：地龟汤基础方加人参、鹿角胶；阴虚火旺者予清补地龟汤：地龟汤基础方加黄柏、知母；命门火衰，脾肾阳虚者予温补地龟汤：地龟汤基础方加肉桂、附子、补骨脂；肾虚滑精、尿浊者予涩补地龟汤：地龟汤基础方加沙苑子、莲肉、莲须、金樱子、炒芡实；肾虚水肿者予通补地龟汤：地龟汤基础方加车前子、茯苓，并重用牛膝；肾阴阳两虚者予阴阳双补地龟汤：地龟汤基础方加附子、肉桂，方剂组成同于温补地龟汤，但桂附用量更大；脾肾两虚者予脾肾双补地龟汤或四君地龟汤：地龟汤基础方加苍术、白术、茯苓、党参。

【验案举例】

壹 腰痛案

2009年7月2日一诊：张某，男，36岁。2年前发现尿中泡沫多，高血压，外院查尿常规：蛋白（++），红细胞：15个/HP；血生化：尿素氮为7.22mmol/L，肌酐为151μmol/L，尿酸为570μmol/L。现症：腰酸痛，尿中泡沫多，夜半咽干，手足心热，易疲乏，时有鼻衄，纳食正常，大便稀溏，日1行，无水肿，舌苔薄黄，脉细滑。实验室检查：肾功：BUN 7.5mmol/L，Cr 150μmol/L，UA 536μmol/L。尿常规：PRO（++），BLD（++）。西医诊断：慢性肾功能衰竭。

处方：熟地黄20克，生地黄20克，龟板30克，怀山药20克，石韦50克，土茯苓30克，土大黄20克，炙黄芪40克，泽泻40克，炒白术20克，党参30克，补骨脂30克，茯苓30克，白茅根30克，败酱草30克，炙甘草15克。14剂。

2009年7月16日二诊：药后患者尿中泡沫有所减轻，无明显腰酸腰痛，无水肿，鼻衄好转，口干口渴，大便调，纳食可，夜尿1～2次，偶有足跟痛，舌脉同前。

处方：前方减茯苓；加萆薢15克，改补骨脂为20克。14剂。

2009年7月30日三诊：药后患者尿中仍有泡沫，无下肢水肿，无腰痛，劳累后足跟痛，夜半咽干，喜热饮，大便干，日1～2次，纳食正常，舌苔薄白中厚，脉沉细数。实验室检查：肾功：BUN 7.0mmol/L，Cr 127μmol/L，UA 621μmol/L。尿常规：PRO

（++），BLD（+）。

处方：前方减炒白术、败酱草、白茅根，加生杜仲30克、煅牡蛎30克、益智仁15克加强固涩之功，以减少蛋白尿。

2009年8月27日四诊：患者尿中泡沫减少，乏力，夜半咽干减轻，纳食、大便正常，舌苔薄白，脉沉细。实验室检查：肾功：BUN 6.5mmol /L，Cr 114μmol/L，UA 590μmol/L。尿常规：PRO（+）。继予前方加减治疗，随访至今，肾功能正常，24小时尿蛋白定量<0.5g。

【按】慢性肾功能衰竭的中医病机属本虚标实，虚实夹杂之证，以本虚为主。本虚证包括肾阴虚、肾阴阳两虚、肝肾阴虚、脾肾气虚、脾肾阳虚等，以肾阴虚最为常见，标实证包括下焦湿热、水湿内停、瘀血阻滞、浊毒内蕴、风邪浸淫等，以下焦湿热最为常见。治疗多以补肾地龟汤加减。本例患者以脾肾气虚为本，兼有下焦湿热、膀胱气化失常，精微不固而下泄，治以健脾补肾基础上，加土茯苓、土大黄、石韦清热解毒，化湿利尿。

贰 不寐案

2008年7月12日一诊：王某，女，47岁。主诉失眠2年余。患者入睡尚可，偶需服用镇静安眠类药物入睡，伴多梦易醒，醒后不易再入睡，夜尿频多，尿热、尿急，腰酸腿软，耳鸣心烦，健忘脱发，夜半咽干，行走时足跟痛，舌尖红，舌前少苔，中根淡黄，根有脱苔，脉沉细。中医诊断：不寐；西医诊断：神经衰弱证。 辨证：肾阴虚，肾关不固，心神失养。治法：滋补肾阴，养心安神。拟涩补地龟汤加减。

处方：生地黄20克，熟地黄30克，龟板30克，生黄芪20克，全当归15克，泽泻30克，炒芡实30克，金樱子30克，沙苑子30克，桑螵蛸10克，淡竹叶10克，炒枣仁60克，柏子仁30克，珍珠母30克，紫贝齿30克，生甘草15克。

2008年7月26日二诊：患者服药14剂，夜尿多明显减轻，腰酸腿软、尿频、尿热、尿痛等症减轻，后保持每天夜尿1～2次，睡眠随之正常，仍有足跟痛，舌苔薄黄，脉沉细。予上方加桑寄生40克补肝肾，强筋骨，治疗足跟痛。

【按】本例患者失眠是因夜尿多而影响睡眠，兼有腰酸腿软，耳鸣心烦，健忘脱发，夜半咽干等，纵观诸症，乃为肾阴虚、肾关不固，拟以涩补地龟汤加减。服药后，夜尿多、腰酸腿软、尿频、尿热、尿痛等症明显减轻，最终夜尿1～2次，睡眠随之正常。本例前医未细究病情，不明该病人失眠与夜尿多孰因孰果，所以医而无效。审病求因，此乃肾阴虚，肾关不固证。上方证药合拍，故取良效。

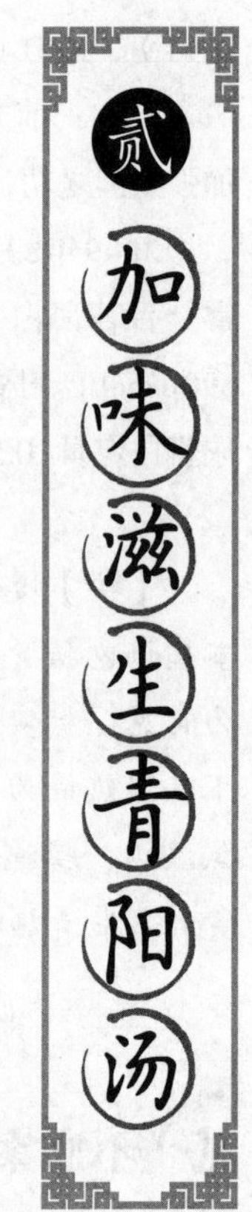

贰 加味滋生青阳汤

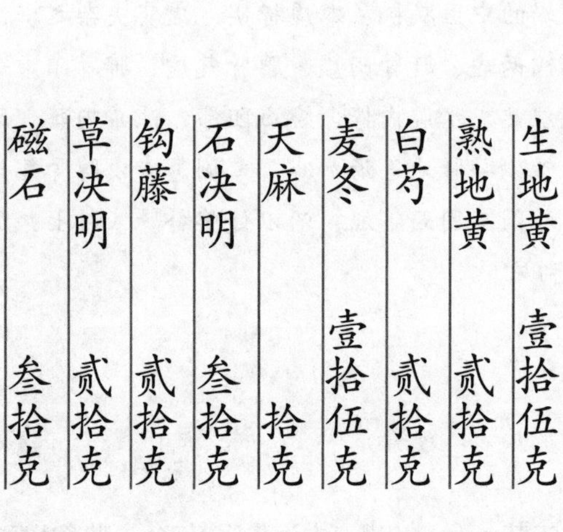

【组成】

生地黄	壹拾伍克
熟地黄	贰拾克
白芍	贰拾克
麦冬	壹拾伍克
天麻	拾克
石决明	叁拾克
钩藤	贰拾克
草决明	贰拾克
磁石	叁拾克

【功　　效】 滋补肝肾，平肝息风。

【主　　治】 肝肾阴虚、肝风上扰证。原方主治“头目眩晕，肢节摇颤，如登云雾，如坐舟中”。现主治头目眩晕，或头痛、面痛、中风等症，舌质红，苔黄，脉弦细。

【方　　解】 方中白芍养血敛阴，柔肝止痛，平抑肝阳；熟地黄滋补肾阴；石决明、天麻、钩藤、草决明平肝潜阳，息风止痉；生地黄、麦冬清热凉血，养阴生津；磁石重镇潜阳，且可补肾益精。

【常用加减】 血虚者加当归，取其“治风先治血，血行风自灭”之意。治疗三叉神经痛必用葛根，因其病变脏腑虽然在肝，但常常累及阳明之络，而葛根入阳明经，上走颈面，可引诸药直达病所，使疗效增强，并多加入全蝎、蜈蚣等虫蚁药；肝风上扰者重用钩藤、草决明；风痰阻络者加半夏、竹茹，并重用天麻。

【验案举例】

壹 面痛案

2010年8月2日一诊：周某，男，48岁。主诉：右侧头面痛3年。现症：右侧头面部刺痛、电掣样痛，痛时发热，右面部发紧，抽搐感伴有下牙痛，头胀，偶有头晕，双目干涩，口干，腰酸，心烦易急，纳食正常，眠差多梦，大便干，2日1行，小便黄。现服卡马西平3片，日3次；针灸治疗，日1次。既往有高血压病史5年，服用降压药，血压平素在140/80mmHg左右，舌质红，苔薄黄，脉弦细。诊断，中医：面痛；西医：三叉神经痛。辨证：肝肾阴虚，肝风上扰，流窜阳明，经脉不通。

处方：白芍30克，麦冬15克，生地黄15克，钩藤25克，天麻10克，石决明30克，草决明15克，僵蚕10克，葛根20克，白芷10克，全蝎6克，蜈蚣5条，血竭粉（包煎）6克，川芎20克，三七粉（冲服）3克，白花蛇 3条（另煎兑服）。7剂。

2010年8月9日二诊：药后患者三叉神经痛程度减轻，发作次数稍有减少，大便不干，余症同前，舌脉同前。

处方：上方加蝉蜕10克，野菊花15克。

2010年8月16日三诊：药后患者头面痛程度明显减轻，次数明显减少，现西药卡马西平已减少一半用量，针灸从原每日1次减为1周2次，偶有头晕、头胀，右面发紧、抽搐均好转，眼已不干，仍口干，大便干，小便黄。舌脉同前。

处方：一诊处方去川芎，全蝎改为9克，草决明改为25克，加竹茹12克，法半夏15克，防风12克。7剂。

2010年8月23日四诊：药后头面痛未发作，卡马西平已减至1天2片，仍有面部发胀、灼热，口干，头晕减轻，大便干。舌边尖少苔中黄厚，脉浮弦滑。

处方：上方去竹茹、半夏、防风，加生石膏15克，枸杞子15克，石斛20克。

患者三叉神经痛经以上四诊，症状有明显好转，后继以前方加减治疗4月余，患者痊愈，经随访2年余，未再发作。

【按】三叉神经痛多属本虚标实之证，其病因病机主要为肝肾阴虚，肝风上扰，或脾胃虚弱，阴火上行，与肝经风火相夹，流窜经络，上攻头面，阻滞头面经络，不通则痛，发为三叉神经痛，每每挟瘀、挟痰、挟火、挟寒，病证复杂，张炳厚教授将三叉神经痛分为肝风上扰、风痰阻络、肝风夹痰三型。治疗以滋补肝肾，息风通络化痰为主。张炳厚教授在20世纪60年代以滋生青阳汤治疗高血压病属肝血不足、肝风上扰者，无意中治愈三叉神经痛。随后对该方加以研究后临证应用，发现该方加入虫蚁药治疗三叉神经痛效果倍增，有痰者加天南星、白附子，最近在该方中加入血竭粉，活血止痛通络，效果尤佳。有时考虑三叉神经痛与病毒感染有关，常加入鱼腥草、草河车之属。临证加减，效果均十分满意。

贰 眩晕案

2010年1月28日一诊：王某，女，54岁。主诉：头晕反复发作3年。现症：头晕阵作，伴有头胀，血压高，Bp：160/95mmHg，心烦易怒，面赤，双目胀涩，腰酸膝软，夜尿频作，夜半咽干，时有耳鸣，自汗盗汗，舌质红，苔薄黄，脉弦细。中医诊断：眩晕；西医诊断：高血压病。辨证：肝肾阴虚，肝阳上亢。治法：滋补肝肾，平肝潜阳。方药：滋生青阳汤加减。

处方：生地黄20克，熟地黄20克，白芍20克，麦冬（青黛拌）15克，钩藤20克，天麻10克，生石决明40克，石斛30克，丹皮20克，菊花15克，醋柴胡10克，全当归12克，磁石20克，生牡蛎20克，怀牛膝15克，炙甘草15克。7剂。

2010年2月4日二诊：处方：前方减醋柴胡、炙甘草，加黄连9克，酒黄芩6克，浮小麦20克清热敛汗。

【按】本例眩晕乃肾水不足，肝阳上升。故以生、熟地黄壮水，麦冬、石斛养胃阴助之，且石斛亦入肾养阴，麦冬青黛拌可清心肝之热。白芍柔肝，丹皮清肝活血，裘沛然云："清热必兼活血。"重用石决明潜阳息风，费伯雄认为介类还可益精生髓，取同类相求意，介类质重像骨，而肾主骨生髓。磁石重镇潜阳且可补肾益精，《本草纲目》言"磁石入肾，镇养真精"，《本草经疏》言"磁石性禀冲和，无猛悍之气，更有补肾益精之功"。菊花明目息风，小量天麻息风止眩。东垣云："眼黑头旋，风虚内作，非天麻不能除。"柴胡疏肝郁，宣散上焦风火，故逍遥散用之，全方共奏滋补肝肾之阴，平肝潜阳之功。

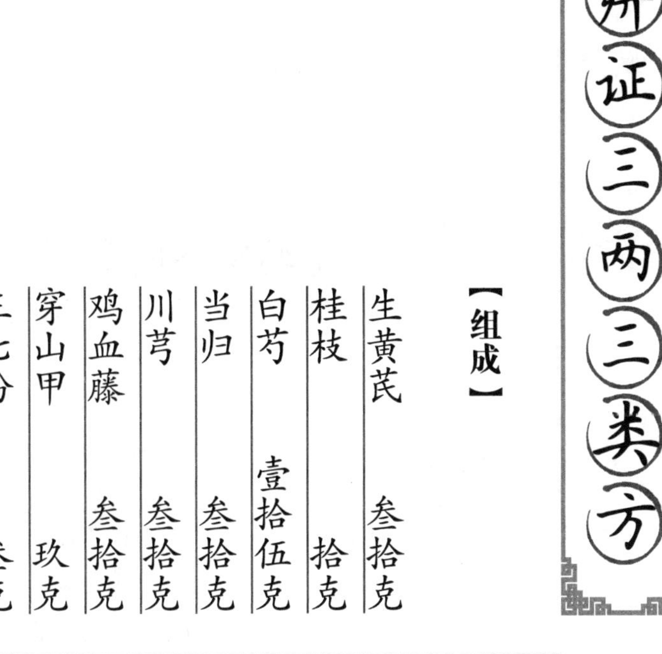

叁 痹证三两三类方

【组成】

生黄芪　叁拾克
桂枝　拾克
白芍　壹拾伍克
当归　叁拾克
川芎　叁拾克
鸡血藤　叁拾克
穿山甲　玖克
三七粉　叁克

【功　　效】 和血祛风，通络蠲痹。

【主　　治】 风寒湿痹证。周身肌肉、筋骨、关节疼痛、麻木、重拙、屈伸不利或关节肿大等为主要表现的病证。

【方　　解】 痹证三两三类方自疼痛三两三类方化裁而来，方中首选当归，甘温而润，辛香善走，既能补血，又能行血；二用川芎，辛温香窜，走而不守；诚如《本草求真》云“养血行血无如当归，行血散血无如川芎”，两者均重用30克，其功效倍增。又选鸡血藤以通经脉、调气血；穿山甲性善行散，能活血化瘀，搜风通络，软坚散结，透达关窍，通行十二经，引药达病所；三七可通脉行瘀，活血止痛，有时以血竭面代替三七粉，其活血止痛之力更强。方中血分药之多，用量之大，充分体现了“治风先治血，血行风自灭”的宗旨。另加黄芪、桂枝、白芍治疗风寒湿痹，即名痹证三两三，加黄芪配桂枝益气通阳；桂枝配芍药调和营卫、缓急止痛，共奏和血祛风，通络蠲痹之功。

【常用加减】 偏风胜者，加防风、秦艽；偏寒重者，加川乌、草乌、附子、细辛；偏湿胜者，加白术、苍术、防己、蚕沙；上肢痛甚者，加桂枝、羌活；肩关节痛甚者，加麻黄、伸筋草；下肢痛甚者，加独活、牛膝；足跟痛者，加桑寄生；腰背痛者，加杜仲、续断、鹿角片；久病体壮实而无热象者，可重用附子、草乌，佐以甘草。

【验案举例】

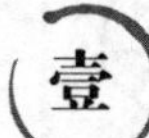

壹 产后关节痛案

2010年11月8日一诊：赵某，女，33岁。主诉：产后关节痛2年。现症：双手指关节、腰背及髋关节、双膝关节疼痛，时轻时重，劳累及受凉后尤甚，伴关节僵硬、活动不利，畏风畏寒，阴雨天加重，疲乏无力，时有尿热，无明显尿频、急、痛，月经量少，色暗红，舌苔前薄白，中根黄白厚，脉沉弦滑。在外院查关节片及免疫学指标均未见异常。中医诊断：痹证；西医诊断：产后关节痛。辨证：气血两虚，风寒湿痹。治法：益气养血，和血祛风。拟痹证三两三加减。

处方：生黄芪50克，酒当归30克，川芎30克，鸡血藤30克，青风藤20克，海风藤20克，穿山甲10克，滑石15克，炙甘草15克，血竭粉（同煎）6克，制乳没（各）10克，桂枝10克，白芍15克，全蝎3克，蜈蚣3条。7剂。

2010年11月15日二诊：患者服药1周后，双手、腰背及髋关节疼痛明显减轻，仍小腿前肌肉、双膝关节疼痛，尿痛，夜半咽干，舌苔白中微黄，脉细滑。

处方：前方加川怀牛膝各10克，生地黄20克。

后患者未再复诊，电话随访患者自服上方1月，病情基本缓解，故未再复诊。

【按】痹证多由机体正气虚在先，营卫不调，经络空虚，风、寒、湿、热邪乘虚而入，气血运行不畅所致。辨证上要辨寒热，治疗上针对气血凝滞，以调理气血为要，盖气为血帅，气行则血行，气虚则血行不畅而凝滞，因此调气当以补气，调血当以和血为主。风寒湿痹分为风痹、寒痹、湿痹，但临床以三痹单独出现的较为少见，往往都是风寒湿三气杂至合而为痹，故临证当分清风、寒、湿邪轻重而用药。治疗风寒湿痹，经脉不通型，用痹证三两三加减治疗。张炳厚教授治疗痹证善用虫类药，认为虫类药活血化瘀，通经活络，搜剔诸邪，力专效宏，治疗时可分为2类：风寒湿痹选用全蝎、蜈蚣、白花蛇，尤以白花蛇搜风通络化瘀，追骨搜风力最强，能和缓因神经病变而引起的拘急、抽搐、麻木等症。并特别强调用全蝎，因为全蝎足尾头翅俱全，更能活血通络。风湿热痹证宜选用清热祛风通络的地龙、僵蚕、蜂房、蚕沙等。

贰 风寒湿痹案

2011年2月10日一诊：王某，女，32岁。主诉：周身关节肌肉疼痛3年。近3年出现周身关节肌肉酸痛，肢体痉挛麻木，四肢厥冷，畏风畏寒，阴雨天关节痛加重。当地医院诊为类风湿性关节炎，多医叠治，屡进温经散寒、和血祛风、利湿之品，均告无效。来诊时关节疼痛剧烈，已不能行走，以轮椅推入。双手关节X线片提示：类风湿性关节炎性改变。诊其脉弦细，舌质淡而苔白。诊断：中医：风寒湿痹；西医：类风湿关节炎。辨证：营血大亏，血不养筋，经脉不通。治法：益气养血，和血祛风，通经活络止痛。拟痹证三两三方加减。

处方：酒当归30克，川芎30克，鸡血藤30克，炒穿山甲6克，血竭粉（包煎）6克，生黄芪40克，桂枝12克，白芍10克，炒白芥子15克，炙麻黄6克，北细辛5克，三七粉（冲服）3克，白花蛇3条（另煎兑服）。7剂。

2011年2月17日二诊：药后患者关节疼痛有所减轻，但上肢肌肉走窜胀痛麻木，夜间尤甚，舌脉同前。

处方：前方加炒白术15克、桑枝15克、制马钱子0.6克（冲服），并嘱其有效可长服。1年后随访，关节疼痛缓解，血沉正常，类风湿因子阴性。

【按】风寒湿三气杂至合而为痹，故临证当辨风、寒、湿轻重而用药。风气胜者为行痹，风为阴中之阳，中人最速，其性善走，窜入经络，故发病范围广，往往全身尽痛。治宜养血荣筋为主，通络祛风为次。祛风当选防风，而上例以血虚血瘀为主，未用防风，充分体现了治风先治血的思想。寒气胜者为痛痹，寒为阴中之阴，乘其肌肉筋骨之间，营卫闭塞，筋骨拘挛，不通则痛。治宜温经散寒，应首选附子、川乌、草乌、干姜。而本例虽四肢厥冷而未用姜附之品，是因患者阴血大虚，恐其辛热重劫阴血，而用黄芪代之。湿气胜者为着痹，其症见重着难移，湿从土化，病在肌肉而非筋骨。本例因有肌肉走窜胀痛，故重用白术健脾以祛湿痹而行津液。

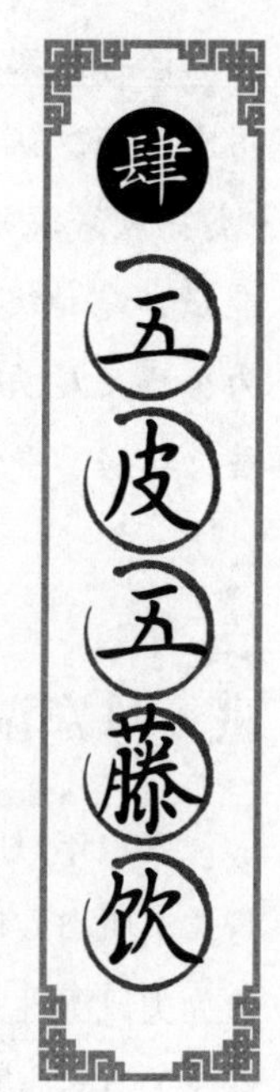

【组成】

丹皮　叁拾克
白鲜皮　贰拾克
海桐皮　贰拾克
桑白皮　贰拾克
地骨皮　贰拾克
青风藤　贰拾伍克
海风藤　贰拾伍克
夜交藤　贰拾伍克
钩藤　贰拾伍克
络石藤　贰拾伍克

【功　效】祛风胜湿，清热解毒，通络和血。

【主　治】血热夹风夹湿之皮疹，包括湿疹、荨麻疹、带状疱疹、痤疮、过敏性紫癜等。

【方　解】方中丹皮性寒、味辛，清热凉血、活血祛瘀，使血热清而不妄行，血行畅而不留瘀；白鲜皮为治疗皮肤病之要药，清热燥湿、泻火解毒、祛风止痒；地骨皮具有清热凉血，退虚热，清肺火之功；桑白皮清肺热、利水消肿，二者都归肺经，而肺主皮毛，可引药力直达病所；海桐皮祛风湿，通经止痛，杀虫止痒。青风藤、海风藤苦燥辛散，可祛风燥湿止痒，又可温通经络气血；夜交藤养血安神，祛风湿止痒，善止夜间皮肤瘙痒；钩藤清肝与心包之火，即清血分之热、解血分之毒、轻清透热，达邪外出，以绝疹源；络石藤祛风通络，凉血消肿。全方共奏祛风胜湿，清热解毒，通络和血之功。

【常用加减】凉血五皮五藤饮：热象明显，症见口渴喜饮，便干溲赤，心中烦热者，以五皮五藤饮合用犀角地黄汤，基础方加生地黄、赤芍药、玳瑁粉，加强清热解毒、凉血化瘀之功。止痛五皮五藤饮：用于治疗带状疱疹及神经痛，五皮五藤饮基础方加白芍养血柔肝，血竭粉、醋元胡、制乳没活血止痛，丹皮、赤芍清热凉血，白花蛇祛风通络止痛，痛剧者加罂粟壳镇痛。化斑五皮五藤饮：用于治疗过敏性紫癜，五皮五藤饮基础方加紫草、赤芍清热凉血，蝉蜕、蛇蜕疏风透疹。消疮五皮五藤饮：用于皮疹有大面积皮损，红、肿、热、痛明显者，以五藤五皮饮合用五味消毒饮，基础方加野菊花、蒲公英、紫花地丁、冬葵子、金银花以加强清热解毒，消散疔疮之功。

【验案举例】

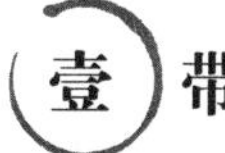

壹 带状疱疹案

2010年10月11日一诊： 王某，女，32岁。主诉：右侧季肋部疱疹伴疼痛7天。现症：右侧季肋部连及右腰部成簇疱疹，色红，无破溃及渗出，伴有灼痛，疼痛剧烈，夜间明显，心烦热，有时头痛，口干喜饮，大便偏干，尿黄，舌质暗红，苔薄黄，脉弦细，平素喜食辛辣食物。诊断：中医：蛇串疮；西医：带状疱疹。辨证：血热夹风酿毒，流窜经络。治则：清热凉血解毒，通经活络止痛。方药：五皮五藤饮合犀角地黄汤加减。

处方：丹皮30克，白鲜皮20克，海桐皮20克，地骨皮20克，桑白皮15克，青风藤25克，海风藤25克，钩藤25克，络石藤20克，夜交藤25克，血竭面（包煎）6克，玳瑁粉（分冲）6克，生地黄20克，赤芍药20克，生甘草30克，罂粟壳6克。7剂。白花蛇3条，另煎兑服，分7天服用。

2010年10月18日二诊： 药后带状疱疹疼痛明显减轻，无新发疱疹，皮损面积缩小，心烦头痛减轻，疱疹结痂处瘙痒明显，仍皮色发红，有烧灼感，双手掌粟粒状水疱，有少量脱屑，夜间瘙痒，大便通畅，舌红，苔薄黄，脉弦细。

处方：前方白鲜皮、海桐皮加量至25克，桑白皮加量至20克，加蝉蜕12克透疹止痒。7剂。

2010年10月25日三诊： 药后带状疱疹疼痛基本消失，皮损面积进一步缩小，结痂处瘙痒、烧灼感减轻，双手掌仍有水疱，瘙痒减轻，纳食、二便正常，舌淡红，苔薄白，脉弦细。

处方：前方加大青山灵芝6克扶正，提高免疫力。7剂。

【按】五皮五藤饮由五种皮类药和五种藤类药组成。以皮类药达皮，利水消肿，驱邪有出路；以藤类药通络，行气活血，通经活络，通行十二经脉，达到调和阴阳之功，络通则风祛痒止、血行疹消，皮藤相合，既可透风于热外，又可渗湿于热下，使清中有行，行中有清，相得益彰。本方比较平和，不寒不热，加入热药可治寒疾，加入寒药可疗热证。

贰 荨麻疹案

2011年8月4日一诊： 李某，女，51岁。主诉：周身皮疹伴瘙痒1年。患者近3年来患更年期综合征，夜间烦躁，怕热汗出，开窗而寐。1年前受风后胸部骤发瘙痒，抓之皮肤潮红，随即出现形状不一、大小不等、鲜红色的皮疹，泛及全身，此起彼伏，瘙痒难忍，越抓越多，每于傍晚发作，午夜后逐渐消失，消失后不留痕迹。伴有烦热，胸闷、憋气，舌苔黄白而滑，脉浮弦而数。诊断：中医：瘾疹；西医：荨麻疹。辨证：阴虚内热夹风夹湿。治法：清热祛风利湿。以五皮五藤饮加减治疗。

处方：丹皮30克，白鲜皮20克，海桐皮20克，桑白皮20克，地骨皮15克，海风藤20克，青风藤20克，钩藤25克，夜交藤15克，蝉蜕10克，蛇蜕10克，玳瑁粉（分冲）6克，生地黄20克，黄连9克，酒黄芩10克。7剂。

2011年8月11日二诊： 药后患者皮疹明显减少，瘙痒减轻，仍有怕热盗汗，舌红，苔薄黄，脉弦细数。

处方：前方加秦艽15克，制鳖甲20克，滋阴清热以杜疹源，随访半年，未再复发。

【按】本例患者阴虚内热，迫汗外出，汗出当风，风热相搏，气血壅滞而发瘾疹，故先用五皮五藤饮直达病所，使风祛、热清、络通、痒止、瘾疹自消，继以秦艽鳖甲散滋阴治本，以澄疹源。

（整理：赵文景）

赵立诚

赵立诚，男，一九三八年出生，广东台山市人，广州中医药大学教授、主任医师、博士研究生导师、内科主任医师，二〇〇二年被人事部、卫生部、国家中医药管理局确定为『第三批全国老中医药专家学术经验继承工作指导老师』。一九九三年享受国务院政府特殊津贴，同年荣获广东省人民政府授予的『广东省名中医』称号。

赵立诚教授1964年毕业于广州中医学院（现广州中医药大学）医疗系本科，毕业后以优异成绩留校任教并兼附属医院内科医生，从事教学、医疗、科研工作迄今已48年。1973年师从国医大师邓铁涛教授，深得其传，尤其在心血管系统与脾胃疾病方面，较全面地集成和总结了邓老的临床经验，并深刻地体会到中医带徒是一种良好的传统教育模式，它能优化中医院校的教育，更好、更快地促进人才培养，中医院校学生应该重视跟师学习的实践。

赵立诚教授出身于医学世家，自幼受家庭教育的熏陶，热爱医学，医德医风好，毕业数十年来，临床崇尚“四季脾旺不易受邪”及“正气存内、邪不可干”的学术思想，力倡“辨证与辨病相结合”，长期致力于心脑血管疾病和脾胃疾病的临床与研究，擅长治疗高血压病、冠心病、血脂异常、缺血性中风、心悸眩晕、胃痛等症，临床都取得较好疗效。

40多年来，赵立诚教授历任中华医学会广东分会心血管病专业委员会委员、广东省中西医结合学会虚证与老年病专业委员会常委、广东省中医药学会心血管病委员会顾问、《广州中医药大学学报》常务编辑及编委等职。他先后发表论文30余篇，参编和主编著作13部，计有《实用中医内科学》（第一版）、《中医预防医学》《中医内科五脏病学》《中西医结合老年病防治学》《中医名言录》等。赵立诚教授曾荣获广东省中医药科技进步二等奖、广州中医药大学科技进步一等奖、教学成果特等奖及广东省中医药学会授予的特殊贡献奖等。他共培养硕士研究生16名，博士研究生10名，学术经验继承人1名，有的学生已成为学术骨干、教授、科室主任，其中一位越南博士生毕业回国后已成为越南传统医药大学领导。为表彰赵立诚教授在培养研究生方面所作出的努力，1997年他被广州中医药大学授予“优秀研究生导师”称号。1992年作为该校领队到香港进行学术交流和讲学，深受好评。被香港新协和中医研究院聘为客座教授，被美国加利福尼亚州中国医学研究院聘为技术顾问。

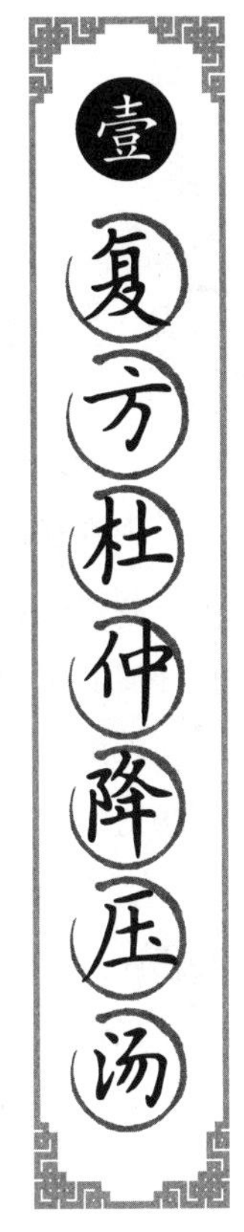

【组成】

杜仲　壹拾贰克
桑寄生　壹拾贰克
女贞子　壹拾贰克
白芍　壹拾贰克
钩藤　壹拾贰克
牛膝　拾克
石决明　贰拾克
熟酸枣仁　壹拾贰克
丹参　壹拾贰克
橘红　陆克
龟板（先煎）　贰拾克

【功　　效】 调理肝肾，平肝潜阳。

【主　　治】 高血压病之肝肾不足，阴虚阳亢型。

【方　　解】 方中取杜仲、桑寄生、女贞子养肝滋肾以治其不足；钩藤、白芍、石决明、龟板平肝潜阳治其阴虚阳亢；牛膝活血降逆；酸枣仁宁心安神；虑其久病多兼痰瘀，乃以丹参、橘红等平正之品，通其瘀滞、理气化痰，使本方避免过寒过温，偏攻偏补之弊，性质平和，利于久服，且方中之杜仲、桑寄生、钩藤、丹参、石决明、酸枣仁等药，经现代药理研究表明，均有降低血压作用，确有良效。

【常用加减】 气虚倦怠，加太子参15克；肝阳亢盛致头痛，加杭菊花12克，夏枯草12克；血脂异常、胆固醇或甘油三酯偏高者，加山楂12克，草决明12克；胃纳欠佳，加春砂仁10克，布渣叶12克。

【验案举例】

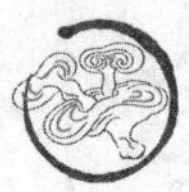

高血压案

一诊：梅某，男，56岁，广州人，干部，于1986年6月10日因出现眩晕及下肢无力来诊。患者有高血压病史多年，但疏于药物治疗，就诊时血压180/110mmHg，并见心悸失眠、耳鸣健忘等症状，舌质嫩红而少苔，脉象弦细。证属高血压病肝肾不足、阴虚阳亢型。治予调理肝肾、平肝潜阳，遂用复方杜仲降压汤治疗。

处方：杜仲12克，桑寄生12克，女贞子12克，白芍12克，钩藤12克，牛膝10克，石决明20克，熟酸枣仁12克，丹参12克，橘红6克，龟板20克。水煎服4剂，每日1剂。

二诊：一周后复查，血压降为168/100mmHg，但仍有眩晕及下肢乏力、走路有头重脚轻感觉，乃于上方加入牡蛎20克。每日1剂。

三诊：一个月后眩晕症状明显改善，血压基本稳定在150/90mmHg左右。此后数年来，患者为巩固疗效，间歇服用此方。若偶因劳累或情志因素致血压波动时，按上方加减配药煎服，均能获效。本案治疗加入牡蛎后眩晕得到明显改善，此法乃遵崇清代名医王旭高经验，王旭高谓肝风头目昏眩，用息风和阳法不效，当用息风潜阳，如牡蛎等，亦属“病于上取于下”之义，一药之师，足见古人经验之宝贵。

【按】高血压疾病属中医眩晕、头痛范畴，由于辨证水平的提高，高血压病已较早进入分型论治阶段，并且从临床研究向药理研究相结合的方向发展，使中医选方用药更有针对性和科学性，本方是在这个基础上考虑制订的。考虑到高血压病属于慢性疾病，又是老年常见病，对肝肾不足者，既要滋肾养肝，又须防止滋腻碍脾；对阴虚阳亢者治宜平肝潜阳，但不宜苦寒伐肝。兼痰瘀者酌加活血除痰之品，使气血运行、化其痰浊，但不宜峻利破瘀，耗损元气，故处方用药务求降不伤气，补不燥肝，滋不碍脾，从本案治疗亦体现这一原则，反映出高血压病调理肝肾的规律。用中药降血压有时效果较慢，但血压的下降多少只是疗效的根据之一，不是判断疗效的唯一标准。倘若服药之后能使肝肾阴阳平衡之失调逐渐恢复正常，这是中医判断高血压病治疗效果的一个重要方面。

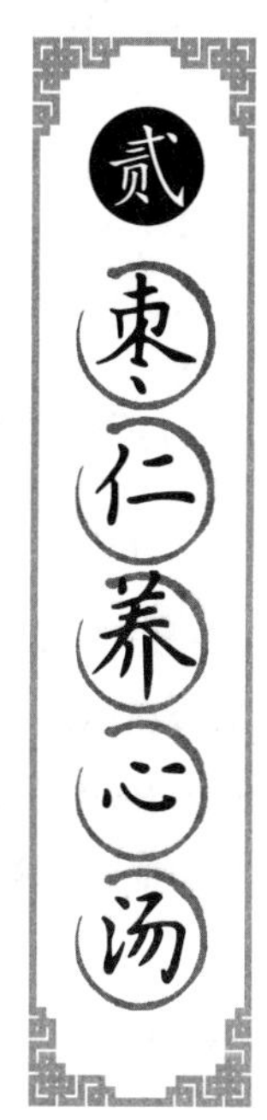

【组成】

熟酸枣仁　壹拾贰克
党参　壹拾伍克
白术　壹拾贰克
茯苓　壹拾贰克
远志　陆克
浮小麦　叁拾克
大枣　壹拾伍克
龙眼肉　拾克
枸杞子　壹拾伍克
炙甘草　陆克

【功　　效】 补养心脾，宁心安神。

【主　　治】 心气虚弱，心血不足之心动悸，脉结代等症。

【方　　解】 本方将酸枣仁与四君子汤、甘麦大枣汤等融为一体。方中酸枣仁质润甘酸，滋养安神，《千金要方》称它为治悸之圣药，现代药理学研究亦表明它有较好的调整心律作用。四君子汤是中医补气健脾方剂中的基础和核心，与酸枣仁配伍，甘温益气，健脾安神，治其心气虚弱；酸枣仁与龙眼肉、枸杞子配伍，养血安神，可治其心血不足。方中不用当归者，是避其温燥也。《金匮要略》立甘麦大枣汤，其治属情志之病，但甘草、小麦、大枣三药，尚有补养心脾之功，国医大师邓铁涛教授亦认同甘草、小麦、大枣三药确有补养心脾的作用，凡遇心脾不足之失眠者，亦多用此方。远志宁心祛痰，《别录》称它“定心气、止惊悸”，与酸枣仁为伍，增强其益智安神作用。诸药配伍，共奏益气养心、补血宁神定悸功效。尤其适用于老年人之心气虚弱，心血不足所致心动悸，脉结代，气短倦怠，失眠健忘诸症。

【常用加减】 兼痰浊者，去龙眼肉，加胆南星6克，橘红6克；胸闷不适，心胸作痛，舌质紫暗，脉涩者，加丹参12克或田七末3克（冲服）；心跳而口干舌燥，舌质偏红者，去远志，加麦冬12克，五味子6克，取生脉散益气复脉之意；心跳缓慢而脉弱者，加黄芪15克，桂枝9克，补气温阳。

【验案举例】

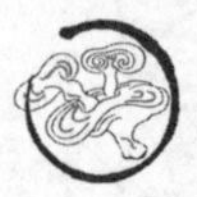

心悸案

2010年8月12日一诊：刘某，男，59岁，教师，2010年8月12日因感心跳胸闷不适来诊。数天前患者上完课后便觉心跳气短，胸翳胸闷，眩晕乏力，乃在附近医院就诊，当时查血压：130/88mmHg，心率86次/分，心律不齐。心电图示频发室性早搏，曾服维生素B1、B6及谷维素等未效，要求转服中药。患者就诊时症状同前，诊其舌质淡润，脉细时结，证属气虚不足，心失所养之证，予补养心脾，宁心安神法治疗。

处方：党参15克，柏子仁12克，熟酸枣仁12克，白术12克，茯苓12克，远志6克，浮小麦30克，大枣15克，龙眼肉12克，枸杞子15克，炙甘草6克。7剂。

2010年8月19日二诊：服药1周后自觉精神体力有所恢复，但早搏感觉未除，于是将党参改为上等边条参12克（另炖和药冲服），1周后再复查，自觉早搏和症状有明显改善，复查心电图，示偶发室性早搏，嘱患者继续用本方调理，以巩固疗效。

【按】心悸一证，其病因有虚实之分，但临床所见，以虚证偏多，实证偏少，也有虚实相兼者，故凡心悸日久，致使心气心血不足而悸动不宁者，应从本论治。本案是一位长期从事教育工作者，工作压力使身心俱疲，其心气耗损可想而知，故投枣仁养心汤以求心脾同治、宁心安神，唯服药1周后仍未取效，可能是党参补心气之力不够之故。乃用上等边条参易党参，此加减法之运用，亦得益于古人的经验启示，张仲景对气血虚弱者，以人参补之。在清代汪石山医案中，曾有过这样一个案例，其诊治一位年近五十的妇人，诊其两脉微弱，似有似无，有时脉动一二次就停一下，有时脉动三五次就停一下，此是阳气大虚之证，用独参汤五钱（15克），陈皮七钱（21克），煎服10余剂而获愈。本案改用上等边条参12克，另炖和药煎服，效果显著，可见古人不欺我也。

（整理：赵瑞红）

王会仍

王会仍，男，一九三八年七月二十四日出生于海南省琼海市，幼时随父母移居新加坡，早年曾就读于当地华校新民小学和南洋华侨中学。一九五四年辞别双亲归国学习。一九五九年杭州第四中学毕业后考入浙江中医药大学（原浙江中医学院）医疗系就读。大学毕业后一直在浙江省中医院工作。曾为肺功能室主任。历任浙江省中医学会理事，浙江省中西医结合学会理事，浙江省第六、七届政协委员，浙江省第二、三、四、五届侨联委员及中国民主同盟浙江省第七、八届委员会委员。曾被聘为《中医临床与保健》和《现代应用药学》等杂志的特约编委。一九八六年应邀在新加坡中医公会及新加坡同济医药研究学院做中医学术讲座，深获好评。

王会仍教授在1996年被评为浙江省名中医，同年被确定为第二批全国老中医药专家学术经验继承工作指导老师。王会仍教授从事中医内科临床工作40余年，对中西医结合防治慢性阻塞性肺病、支气管扩张和支气管哮喘等呼吸系疾病尤为擅长，对胆道及胃肠道等疾病也有极为丰富的临床经验。在临床上主张中医优化选择的原则来治疗疾病，重视中医益气活血化瘀在改善肺功能中的作用。

在长期临床实践中，王会仍教授十分注重科研工作，曾主持完成了“肺气虚与慢性阻塞性肺病关系及其本质的研究”和“益气活血法治疗慢性肺心病低氧血症的临床研究”等省自然科学基金及省卫生厅等多项课题研究，并荣获“浙江省中医药科技进步三等奖”等。其思维活跃，善于思考，擅长总结，勤于耕耘，参与了《实用中医手册》及《中西医结合内科研究》等书的编写工作，先后撰写了《中西医综合疗法在慢性气管炎临床应用中的初步体会》《肺气虚与肺功能变化规律的初步探讨》《参麦针对慢性肺心病低氧血症及酸碱失衡的影响》《中西医结合治疗42例慢性阻塞性肺病的疗效观察》和《益气活血法对慢性阻塞性肺病患者肺功能及动脉血气分析的影响》等60多篇论文和综述，分别在《中医杂志》《中国中西医结合杂志》《中国医药学报》《浙江中医杂志》和《浙江中医药大学学报》等刊物上发表。

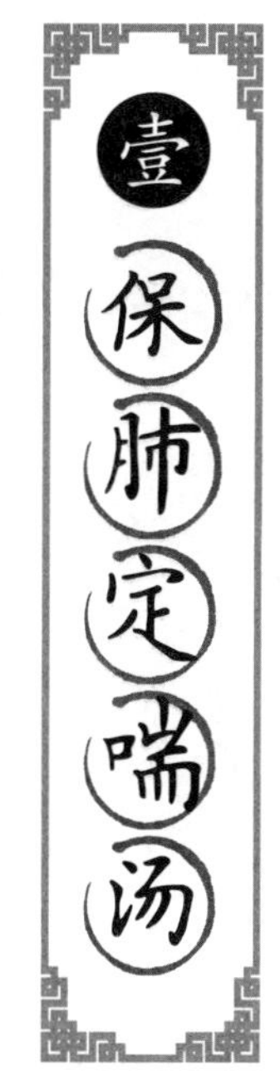

【组成】

党参　壹拾伍克
生黄芪　壹拾伍克
丹参　拾克
当归　拾克
麦冬　拾克
熟地黄　拾克
淫羊藿　拾克
地龙　壹拾伍克
桔梗　陆克
生甘草　陆克

【功　　效】　益气活血，润肺止咳，化痰平喘，补肾固本。

【主　　治】　慢性阻塞性肺疾病稳定期（肺胀），肺肾两虚，气虚血瘀。症见慢性咳嗽，咯痰，痰少，气短或呼吸困难，活动后喘息，胸闷，神疲乏力，语音低微，或有腰腿酸软，头晕耳鸣，舌暗红，脉沉细弱者。

【方　　解】　本方以党参、生黄芪补益肺气、健脾助运，当归、丹参活血化瘀，四者益气活血，共为君药；熟地黄、麦冬滋阴养肺为臣药，君臣相伍，共奏益气活血养阴之效，气足则血行，阴滋则血运，瘀化则脉道通畅，从而使慢性阻塞性肺疾病（肺胀）气虚血瘀这一关键的病理环节得到改善；地龙性寒、味咸，能清热化痰，舒肺止咳平喘，淫羊藿性温、味辛，温肾纳气，两者一阴一阳以燮理阴阳；桔梗开宣肺气，宣通气血，利咽喉，祛痰排脓，甘草润肺止咳，补益肺脾，而为佐使。诸药相伍，既能益气活血养阴，又能化痰利咽平喘，宣通气血，又能兼顾脾肾，清肺化痰止咳，切中慢性阻塞性肺疾病（肺胀）的病理环节，起到良好的扶正固本祛邪作用。

【常用加减】　在临床上可广泛应用于慢性阻塞性肺疾病（肺胀）稳定期患者，也可应用于支气管哮喘和慢性支气管炎缓解期等见肺肾两虚，气虚血瘀证候者。临证可酌加2~3味如桑白皮、野荞麦根、炙枇杷叶、虎杖、三叶青、冬凌草等清肺化痰药物，一则可使邪去瘀消，二则可起到防止体虚易感的作用；若有口干、舌红少苔或剥苔、脉细数等阴虚征象明显者，加南北沙参、石斛、制黄精等加强养阴作用；若有脘腹胀满、纳呆、大便溏烂等脾虚征象，酌加2~3味白茯苓、白术、川厚朴、绞股蓝、制半夏、陈皮、制香附、炒谷麦芽等理气健脾，和胃消导之品；若伴有焦虑、失眠等，加用玫瑰花、合欢皮等疏肝解郁安神之品；若血氧分压降低，可加用红景天；若胸闷显著者，可加用瓜蒌薤白半夏汤。

【验案举例】

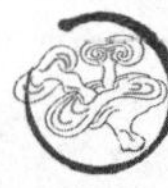

慢性阻塞性肺疾病案

2009年3月20日一诊：胡某，男，79岁。反复咳嗽咳痰20年，气急5年，再发1周余。患者20年前感冒后出现咳嗽咳痰，在当地治疗后好转，之后每因感冒或天气变化后再发，5年前开始出现活动后气急，外院诊断为慢性阻塞性肺疾病。1周前无明显诱因下上述症状再发，咳嗽痰少色白，胸闷气急以活动后加重，伴有咽痒流涕，皮肤瘙痒，时有头晕。查体：双肺呼吸音稍低，两肺底可闻及湿性啰音，舌暗苔白腻，脉弦细。西医诊断：慢性阻塞性肺疾病；中医诊断为肺胀，痰瘀阻络，肺肾两虚型。治以补肺益肾，化痰通络，宣肺平喘，保肺定喘汤加减。

处方：太子参30克，黄芪30克，熟地黄15克，淫羊藿12克，地龙15克，桔梗10克，甘草6克，炙枇杷叶15克，七叶一枝花12克，炙苏子12克，葶苈子9克，野荞麦根30克，川芎10克，虎杖根20克，穿山龙15克，茯苓20克，红景天15克，地肤子12克，白鲜皮15克。水煎服，日服1剂，共服14剂。

2009年4月24日二诊：服药1周后，咳嗽咳痰明显减轻，活动后有气急。上方去炙枇杷叶，加前胡15克。再服14剂。后电话回访患者，其病情稳定，气急有所好转。

【按】慢性阻塞性肺疾病临床上以反复咳嗽，咳痰，喘息，甚则胸部膨满，胀闷如塞，喘咳上气，烦躁，心慌，肢体浮肿等为主要表现，根据其临床表现特点，应归属于咳嗽、喘证、肺胀范畴。王会仍教授指出肺气虚是慢性阻塞性肺病发生和发展的内在条件，吸烟、六淫外邪是导致慢性阻塞性肺病发生和发展的主要外因，痰瘀内阻贯穿慢阻肺病程始终。并认为，气虚与瘀痰阻肺气机不利是慢性阻塞性肺病的基本病机。此外，本病虽然表现一派肺系症状，但本质与脾、肾关系颇为密切，尤其以肾阳不足为关键。先天禀赋不足或后天失养，而致脾肾亏虚，肺气根于肾，肾虚失于摄纳，动则气促；脾土为肺金之母，脾土虚弱，不能生肺金，则卫气不足，易感外邪，肺虚失于宣肃，肺气上逆而久嗽不愈，并咳而兼喘。故在治疗慢性阻塞性肺病时重在益气培元固本。“久病必瘀”，病久经脉瘀阻，痰浊瘀血互结，导致疾病缠绵难愈，反复发作，王会仍教授指出临床上慢性阻塞性肺病无论在急性期或缓解期都存在着程度不同的瘀血，故无论瘀血症状明显与否，均酌加益气活血药，如红景天、黄芪、党参、桃仁、红花、川芎、当归、丹参、地龙等。

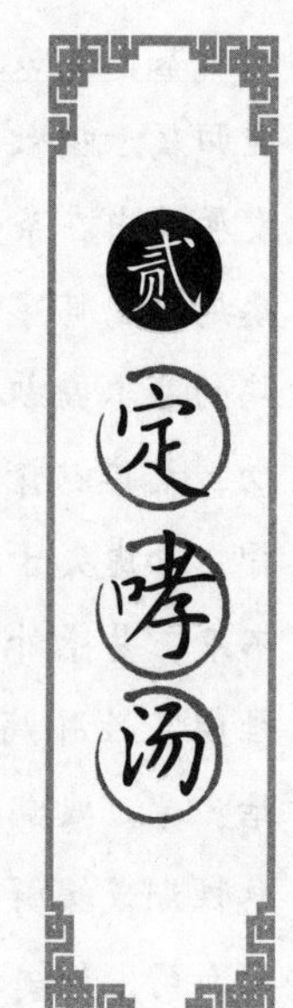

【组成】

炙麻黄	玖克
苦杏仁	拾克
黄芩	壹拾贰克
七叶一枝花	壹拾贰克
浙贝母	贰拾克
苏子	壹拾贰克
川厚朴	拾克
炙枇杷叶	壹拾伍克
穿山龙	壹拾伍克
当归	壹拾贰克
蝉蜕	拾克
地肤子	壹拾贰克
生甘草	陆克

【功　　效】 宣肺降气，祛痰平喘。

【主　　治】 哮病（支气管哮喘）发作期，不论寒哮、热哮均可作为基本方加减应用。症见呼吸急促，喉中哮鸣有声，胸膈满闷，咳嗽，舌淡红苔腻，脉滑。

【方　　解】 炙麻黄宣肺平喘，苏子、杏仁降气祛痰，止咳平喘，三者相合，一宣二降，调节恢复肺的宣肃之职，符合哮病的痰气交阻，肺气上逆的病机，故共为君药。“哮病专主于痰”，故以穿山龙祛痰平喘，炙枇杷叶清肺降气化痰，黄芩、七叶一枝花清热化痰，浙贝母苦寒散结化痰，五药相合，化痰平喘之功尤著，共为臣药。腑气不通，则肺气不降，故不论有无便秘，均应使腑气通畅，故佐以川厚朴通腑气降肺气；蝉蜕、地肤子祛风止痉，缓解气道痉挛，抗过敏；当归活血养血，生甘草调和诸药，共为佐使。

【常用加减】 在临床上可广泛应用于支气管哮喘（哮病）发作期患者，也可应用于咳嗽变异性哮喘者。表征明显，恶寒发热身疼者，配桂枝、生姜辛散风寒；痰多者，合三子养亲汤祛痰降逆；大便秘结者，加全瓜蒌、制大黄、枳实通腑以利肺；胸闷唇暗者，加瓜蒌皮、川芎、延胡索、丹参宽胸行气，活血化瘀；寒痰内蕴，症见咳痰清稀，口淡不渴，形寒怕冷者，加干姜、细辛温化寒饮；肺热壅盛，痰黄稠难咳，口渴喜饮者，加野荞麦根、鱼腥草、三叶青、地龙等清热化痰；痰壅喘急，不能平卧者，加葶苈子、皂角刺泻肺涤痰；若伴有焦虑、夜寐难安者，加淮小麦、玫瑰花、合欢皮等清心疏肝解郁安神。

【验案举例】

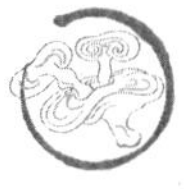

支气管哮喘案

2009年10月14日一诊：陈某，男，36岁。反复咳喘30年，加重3年。30年前患者反复咳嗽，喘息，曾被诊断为“支气管哮喘”。3年前由于外界不良气味刺激咳喘再次发作，并有所加重，此后每遇气候突变或外界不良气味刺激易作，夜间为甚。3天前症状又有发作，喉间有喘鸣音，鼻塞流浊涕，咳嗽咳痰，痰黄质黏稠，咽痒时作，两肺呼吸音粗，未及明显干湿啰音，舌红苔薄，脉滑。既往有浅表性胃炎病史。肺功能检查示：（1）舒张前中度阻塞性通气功能障碍；（2）支气管舒张试验阳性。西医诊断：支气管哮喘；中医诊断：哮证，属痰热蕴肺，肺失肃降之热哮。治予清热化痰，止咳平喘，佐以祛风通窍。定哮汤加减。

处方：炙麻黄6克，杏仁10克，甘草6克，黄芩12克，浙贝母15克，川厚朴10克，桔梗10克，地龙12克，川芎10克，辛夷10克，淫羊藿10克，地肤子12克，木蝴蝶9克，野荞麦根30克，三叶青15克，蒲公英30克，八月札12克，太子参20克。水煎服，连服7剂。

2009年11月11日二诊：患者服药后咳嗽喘息缓解，略有神疲乏力，口干咽痒，无明显胸闷气急。查体：两肺呼吸音尚清，未闻及明显干湿啰音。予以前方加减。去川厚朴、桔梗、淫羊藿、蒲公英，加桑白皮15克，玄参15克，板蓝根15克。水煎服，连服7剂。

2009年11月18日三诊：7剂后无明显咳喘等不适。宿痰内伏于肺，肺络不畅，反复久发，肺、脾、肾渐虚。改予膏方益气养阴，健脾补肾，化痰通络以巩固疗效，方选人参养营汤加减：太子参300克，黄芪300克，西洋参片60克，白术100克，防风60克，麦冬120克，天冬120克，甘草60克，桑白皮150克，白芍120克，茯苓150克，当归120克，生熟地黄各120克，川芎100克，炙桂枝50克，远志筒60克，山药150克，山茱萸150克，陈皮60克，丹皮120克，泽泻120克，枸杞子150克，竹沥半夏100克，灵芝150克，绞股蓝150克，制黄精250克，生玉竹150克，鲜铁皮石斛150克，薏苡仁300克，地龙120克，淫羊藿150克，野荞麦根300克，三叶青150克，滕州阿胶250克，鹿角胶250克，冰糖250克，黄酒250克。

【按】在哮喘临诊中，王会仍教授在重分型辨治的同时，主要抓住祛邪、补虚两个关键环节，即“发时治肺”“缓时治肾”。在应用清热化痰，止咳平喘，佐以祛风通窍治疗热哮症状缓解后，即在哮证缓解期，善于予膏方益气养阴，健脾补肾，化痰通络，徐徐调治，以防复发。在哮证缓解期，主张扶正固本应从肺脾肾三脏着手方为正途，正如《理虚元鉴》曰：“理虚有三本，肺脾肾是也”“肾为先天之本”“脾为后天之本”，而肺则是“气之本”也。从哮喘的发生与发展看，这是一个从实（肺气未虚）开始而逐渐转虚（肺气虚），以至累及于脾和肾的过程。因此，王会仍教授应用膏方治疗哮证缓解期在重补肾的同时注重适当配伍黄芪、党参、白术、甘草、茯苓、怀山药、薏苡仁、红枣等健脾益气的药物，借以旺盛其生化之源，此既有助于促进肾虚的尽快康复，又可杜绝“脾虚生痰”和“肺虚贮痰”之弊端，只有这样，才有利于提高机体的防御及改善肺功能，进而制止和减少哮喘的发作。

（整理：徐俪颖）

肖汉玺

肖汉玺，男，汉族，一九三九年七月出生，山西省太谷县人，山西省中医院主任中医师。曾担任山西省中医院消化科主任。一九九三年十月起享受国务院政府特殊津贴。一九九七年一月被中华人民共和国人事部、卫生部、国家中医药管理局确定为全国第二批老中医药专家学术经验继承工作指导老师。二〇一〇年被山西省卫生厅评为山西省名中医。任山西省中医学会常务理事，山西医学会消化专业委员会副主任，山西省中医药学会内科专业委员会副主任，《山西中医》《中医药研究》杂志编委，二〇〇六年十月起被聘为山西省干部保健委员会专家小组成员。曾连续四届担任山西省中医药高级职务评审会委员。

肖汉玺出生在六代中医世家，幼年即受到肖通吾（民国山西四大名医）的影响，耳濡目染，酷爱祖国医学，热爱中医事业，为了继承“不为良相，便为良医，良相者能治天下，良医者能救一方”的父业，从14岁起便走上了弃学从医之路。肖汉玺主任从事临床工作50余年来，经过父亲的言传身教，本人的刻苦努力，不仅具有广博的医学基础理论，而且积累了丰富的临床工作经验和较高的疑难重症治疗水平，擅长于治疗中医内科疑难杂症，尤其对消化专业有更深的造诣，在本学科领域有较大的影响，是山西省消化专业带头人之一。在山西省医疗界和群众中享有较高的社会声誉和广泛的社会影响。

1987年以来由肖主任主持并作为主要完成者通过省级鉴定的科研成果5项，均达国内先进水平，分别荣获山西省科技进步一等奖、二等奖、三等奖。他应用疏肝和胃法研制的“胃逆康胶囊”治疗反流性食管炎，功能性消化不良，填补了国内空白，并转让给深圳龙泰药业有限公司。1998年荣获山西省科技进步一等奖，1999年获国家中医药管理局科技进步三等奖。在国家级和省级杂志发表论文20余篇，论著有《肖通吾脉诀及脉案》，由山西人民出版社1981年出版，深受广大读者的欢迎，1986年再版；《肖通吾脉诊与临床经验》于2011年4月由山西科学技术出版社出版。肖通吾学术经验介绍分别收载于《山西省名老中医经验汇编》和《中医精粹汇集》两本书中，1992年由山西科技出版社出版。其业绩由山西省卫生厅推荐收载于香港中华儿女出版社《疑难病寻名医指南》，发行于海内外。

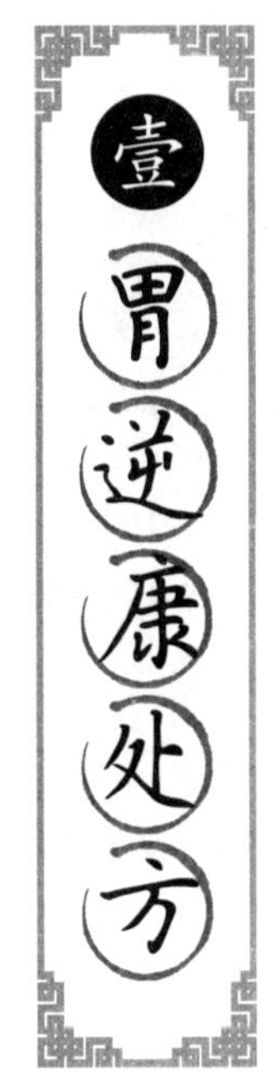

【组成】

醋柴胡 拾克
白芍 叁拾克
枳实 拾克
黄连 拾克
吴茱萸 叁克
半夏 拾克
陈皮 拾克
川楝子 拾克
莪术 拾克
煅瓦楞子 叁拾克
蒲公英 叁拾克
甘草 拾克

【功　　效】疏肝泄热，和胃降逆。

【主　　治】用于肝胃不和，肝胃郁热证引起的胸脘胁胀痛，嗳气呃逆，吐酸嘈杂，恶心呕吐，口干口苦，舌红苔黄，脉象弦滑或弦数等症。西医的反流性食管炎、反流性胃炎及功能性消化不良，见上述证候者。

【方　　解】方中柴胡为君，其性凉散，疏肝解郁清热，理肠胃气滞。白芍酸寒，养肝阴，补肝血，清肝热，又有缓急止痛作用。枳实泻脾胃气机壅滞，与柴胡同用可加强疏肝理气，消除胀满之功。黄连苦寒，入心经泻火，助柴胡疏肝泄热，即“实则泻其子”之义，配吴茱萸名左金丸，能泻热制酸。川楝子苦寒性降，助柴胡疏肝泄热，并有良好的理气止痛之效。陈皮、半夏和胃降逆并止呕。煅瓦楞子能制酸化瘀，配莪术行气破血，消食开胃，为血中气药。蒲公英苦甘而寒，功能清热解毒，有消炎之功。甘草能调和诸药。本方寒温并用，以寒制热，一散一收，共奏疏肝泄热，和胃降逆，制酸止痛之功。

【常用加减】若肝热更甚者再加栀子、丹皮；烧心吐酸严重者，再加乌贼骨、生牡蛎；呃逆不止者，加代赭石、旋覆花；舌红少津伤阴者，加生地黄、麦冬配白芍柔肝养阴。

【验案举例】

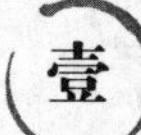

壹 反流性食管炎（烧心、胸痛）案

1992年6月5日一诊： 高某，男，57岁。太原市广播局干部，1991年2月1日一诊。间断胸骨后疼痛5年，并有嗳气，吐酸，恶心，心烦，曾两次胃镜检查确诊为反流性食管炎（糜烂、溃疡型），曾内服雷尼替丁、吗丁啉等药效果欠佳。于1992年6月5日求诊于我院。查舌红苔黄，脉象弦数。中医辨证属于肝胃不和，肝胃郁热证，治以疏肝泄热、和胃降逆，给予胃逆康胶囊，每次4粒，每日3次，饭前服，4周后症状基本消失，胃镜复查食管糜烂、溃疡消失，病理检查，活动性炎症基本消退，以后间断服用胃逆康胶囊巩固治疗，随访半年，一切均正常。

贰 反流性食管炎（烧心、胸痛）案

1988年4月一诊： 张某，男，46岁，山西临县人。平素饮食不节，又加烟酒无度，3年来，心情郁闷，失眠，常感烧心吐酸，伴胸胁疼痛，口干口苦，食欲不振，大便秘结。1988年3月8日，胃镜诊断示反流性食管炎。左关脉弦数，右脉滑大，舌苔黄厚。此乃中焦郁热，肝胃不和证。治以清泄肝胃。

处方：柴胡10克，白芍30克，大黄（后下）10克，黄连10克，吴茱萸3克，煅瓦楞子30克，川楝子10克，延胡索10克，陈皮10克，郁金12克，合欢花12克，玫瑰花10克，麦冬10克，甘草10克。7剂。水煎服。

1988年4月15日二诊： 烧心吐酸，明显好转，大便已畅，口干苦轻，睡眠改善。舌苔薄黄，左脉已不见数象，右脉弦滑。守上方去大黄，加蒲公英以清热解毒，再加枳实、鸡内金开胃消食。再服14剂，继服胃逆康胶囊，每次4粒，每日3次，饭前服，并忌烟酒。1988年5月3日复查胃镜，食管炎症消失，诸症痊愈。

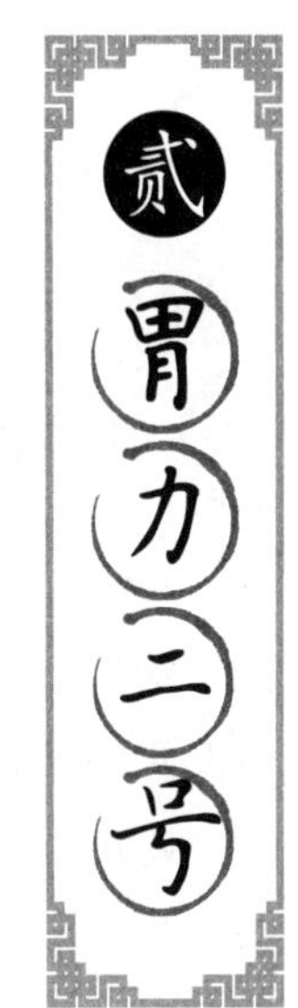

【组成】

太子参 壹拾贰克
沙参 叁拾克
麦冬 壹拾伍克
玉竹 壹拾贰克
石斛 拾克
陈皮 拾克
白芍 壹拾捌克
乌梅 壹拾贰克
生山楂 壹拾伍克
蒲公英 叁拾克
三棱 拾克
甘草 拾克

【功　　效】 益气固本，养阴益胃，活血止痛。

【主　　治】 用于慢性萎缩性胃炎，慢性浅表性胃炎，功能性消化不良引起的胃脘隐痛，口燥咽干，饥而不欲食，大便干结，消瘦乏力等证。

【方　　解】 本方以沙参麦冬汤为主方加减而成。沙参麦冬汤为清代温病学家吴鞠通《温病条辨》中治疗风温恢复期肺胃阴伤而导致的诸证。方中沙参、麦冬、玉竹、石斛、太子参皆能甘寒养阴，益胃生津，更用山楂、乌梅、甘草酸甘化阴，以助养阴之效，再用蒲公英清热解毒，三棱活血化瘀，以助胃黏膜修复之功。

【常用加减】 若属于肺阴不足，干咳少痰，口燥咽干，声音嘶哑，手脚心热，舌红少苔，脉细数者，上方去太子参、乌梅、山楂、三棱，加桑叶、扁豆、川贝母、杏仁、桑白皮、地骨皮疗效亦佳。

【验案举例】

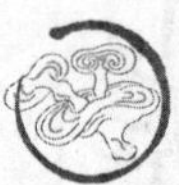

萎缩性胃炎（胃痛）案

2000年4月6日一诊：马某，女，40岁。胃脘隐痛，反复发作2年，加重1周。胃痛隐隐，口燥咽干，食欲不振，大便偏干，脉象细数，舌红少津。2000年3月胃镜示慢性萎缩性胃炎，证属胃阴不足，治以养阴和胃，方用沙参麦冬汤加味。

处方：沙参30克，麦冬15克，玉竹12克，石斛12克，天花粉15克，山药12克，白芍18克，甘草10克，火麻仁30克，川楝子10克。水煎服，1日1剂。

2000年4月12日二诊：患者经服6剂后，胃痛明显好转，大便已通，效不更方，守前方继服2周，患者已无胃痛，食欲增进，口燥咽干减轻。

2000年5月8日复查胃镜示慢性浅表性胃炎，继服胃力二号胶囊巩固治疗。

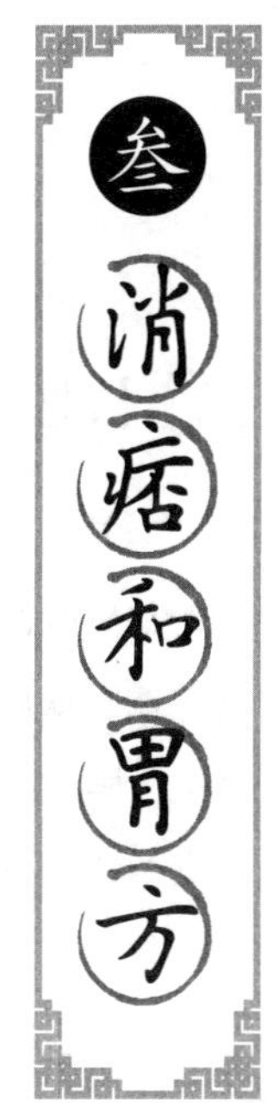

叁 消痞和胃方

【组成】

柴胡 拾克
白芍 壹拾捌克
枳实 拾克
半夏 拾克
陈皮 拾克
苍白术（各） 拾克
厚朴 拾克
黄连 拾克
干姜 拾克
党参 拾克
槟榔 拾克
鸡内金 拾克
川楝子 拾克

【功　　效】 辛开苦降，和胃除满。

【主　　治】 胃脘痞闷，消化不良，恶心呕吐或胃脘胀痛，口干口苦，不欲冷饮。

【方　　解】 柴胡疏肝和胃，芍药调理肝脾，则土木得和而气机流畅，同时，柴胡与枳实同用升清降浊。黄连苦降泄热，干姜、半夏辛开散痞。更用党参、苍白术、槟榔、陈皮、厚朴以健脾除满，再加鸡内金以助消化。

【验案举例】

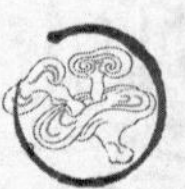

慢性胃炎，功能性消化不良（痞满）案

金某，男，48岁，1999年3月6日初诊。有慢性胃炎病史5年，痞满胃痛常作，近周来又发，胃脘部痞满不适，继而胃痛复作，又增呕吐，时时泛恶，食欲不振，口干苦而拒食冷饮，饮后胃痛痞满加剧，胃镜检查示慢性胃窦炎。舌质偏红苔白，脉象弦滑，中医辨证为脾虚寒热错杂证。投以消痞和胃方7剂，胃痛痞满明显减轻，效不更方，照上方加陈皮、代赭石和胃降逆，呕吐泛恶现象消失。继服消痞和胃胶囊1个月后，诸症消失而临床告愈。

（整理：肖汉玺）

关宝莲

关宝莲，女，满族。一九三九年九月九日生于沈阳市。山西省中医院主任医师，教授。曾任山西省中医药研究院心肺科主任，山西中医学院、山西省职工医学院兼职教授，曾多次被国家中医药管理局聘为科技成果评审委员。兼任中华中医药学会内科学术委员会委员，第三、四、五届山西省中医药学会常务理事，心血管学术委员会负责人，《山西中医杂志》《中医外治杂志》编委。

关宝莲教授1964年毕业于内蒙古医学院中医系。1976年后在山西医学院进修3年有余。关宝莲教授是著名中医心血管专家，精于辨证论治，临床经验丰富，中医理论造诣高并兼通现代医学新知，对疑难杂症，特别是心、肺疾病的治疗有独到见地，疗效显著。1983年以来，对冠心病、高血压、高脂血症进行临床与实验研究，“冠心病系列中药的临床与实验研究”等数项成果获山西省科技进步三等奖，先后发表论文20余篇。1994年她被山西省卫生厅评为“山西省优秀科研工作者”，曾多次被国家中医药管理局聘为“全国科研成果评审专家”，1999年被山西省中医药研究院授予“名老专家”称号。2008年被评为第四批全国老中医药专家学术经验继承工作指导老师，北京中医药大学硕士生导师。

关宝莲教授自大学毕业一直在临床工作，擅长治疗中医内科疾病，尤以呼吸系统和心血管系统疾病为优势。通过40多年的临床经验，不仅能熟练运用历代名方辨证论治，还能与现代医学相结合，灵活变通，创制新方，在临床上取得了较好的效果。

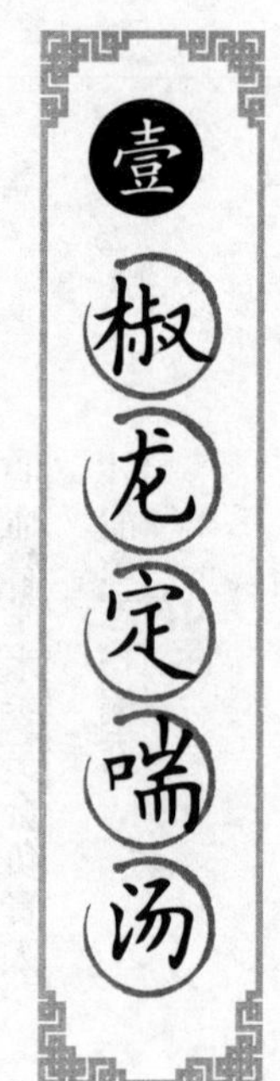

【组成】

炙麻黄　拾克
姜半夏　拾克
款冬花　壹拾伍克
桑白皮　壹拾贰克
苏子　壹拾伍克
苦杏仁　拾克
黄芩　拾克
甘草　拾克
白果仁　捌克
地龙　壹拾伍克
椒目　叁克
瓜蒌　壹拾伍克
葶苈子　壹拾伍克

【功　　效】止咳化痰，清热定喘。

【主　　治】风寒外束，痰湿内蕴，哮喘咳嗽，痰多气急，舌苔厚腻，脉象滑数。过敏性哮喘、咳嗽；支气管哮喘。

【用　　法】上13味，加水煎药，开后微火煮30分钟，取汁内服，1日1剂，早晚服。禁忌生冷、油腻、辛辣之品。

【方　　解】本方以地龙、炙麻黄、杏仁、桑白皮、甘草泻肺解表，辛温发散为君；黄芩清肺热，半夏化痰为臣；款冬花温润，能治肺虚，白果仁收涩，定喘清金为佐；苏子、瓜蒌、葶苈子降肺气，地龙清热通络，利尿平喘，椒目行水平喘为使。以上诸药相辅相成，共达升降开合扶正祛邪之功，清肺利痰化瘀定喘之效。

【常用加减】口干舌燥，阴虚甚者，加增液汤，即生地黄、玄参、麦冬；舌质淡，心悸动者去麻黄，加重椒目至5～6克。

【验案举例】

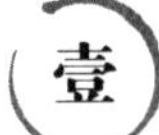

壹 哮喘伴窦性心律不齐案

2003年10月8日一诊：赵某，女，35岁，太原液压机械厂干部。主诉咳嗽，胸憋，气短，喘息已2年，近4日加重。因感冒后，未及时治疗，经常遇冷即发咳嗽，气短，喘促，胸憋，反复发作已2年，近日由于气候突变，又感风寒，颈痛，咽痛，鼻塞流涕，咳而微喘，经用西药输液治疗，头痛，咽痛，鼻塞流涕大减，而出现怕冷，遇冷空气则咳嗽，气喘，胸憋加重。有时心慌，动则气喘更甚，喉间有嘶声，二便正常，舌苔白滑，脉细。心电图报告：窦性心律不齐，大致正常。胸片显示：右下肺野纹理增重，心膈未见异常。临床诊断：哮喘。以椒龙定喘汤加减扶正祛邪，清肺化痰治疗。

处方：金银花20克，连翘15克，辛夷10克，苍耳子10克，椒目3克，地龙15克，炙麻黄10克，白果仁8克，蝉蜕6克，款冬花15克，桑白皮12克，炒牛蒡子10克，川厚朴10克，苏子15克，葶苈子15克，前胡10克，浙贝母8克，茯苓10克，丹参15克。

水煎，日服1剂，早晚服。连服7剂。禁忌食生冷、油腻、辛辣之品。

2005年10月16日二诊：服药后咳喘大减，但仍有鼻塞，怕冷，上楼气喘加重，咽红，苔薄白，脉细。因仍有鼻塞，怕冷等症，邪未尽。故仍用原方7剂。

2005年10月22日三诊：鼻塞大减，但怕冷，遇冷空气仍咳嗽气喘，喉间时有嘶嘶痰声，咽稍红，苔薄白，脉细滑。外邪已解，改用椒龙定喘汤原方治疗咳喘。

处方：地龙15克，炙麻黄10克，半夏10克，款冬花15克，桑白皮12克，苏子15克，苦杏仁10克，黄芩10克，甘草10克，白果仁8克，椒目3克，瓜 蒌15克，葶苈子15克。

水煎服，日服1剂，再服7剂。忌生冷、油腻、辛辣之物。

2005年11月13日四诊：经1个月调治，近10来天已未再咳喘，上班活动自如，身无怕冷之感，其脉仍细，为巩固其疗效，改服益肺胶囊，每日3次，每次4粒，服1周后停药。

贰 感冒诱发哮喘案

2005年10月6日一诊：张某，男，68岁，太原日报社干部。主诉咳嗽，胸憋，喘气1年余，近3天加重。咳嗽，气短，胸憋，喘促时有发作，经用抗生素等治疗病情好转。近日由于工作忙，又由于天气突然变冷，偶感风寒，开始咳嗽，鼻塞流涕，经服用治疗感冒药鼻塞流涕大减而咳嗽加重，胸憋，气短，喉间嘶嘶作响，咳痰黏黄不利，动则心悸，气喘加重，大便正常，小便稍黄，舌苔滑腻，脉细数。胸片显示：两肺门纹理增重，肺间质性改变，肺气肿。诊断：哮喘。以扶正祛邪，清肺利痰之法治之，方以椒龙定喘汤去麻黄，加重椒目，加沙参、麦冬、五味子等益气养阴之品。

处方：地龙15克，椒目5克，姜半夏10克，款冬花15克，桑白皮12克，苏子15克，苦杏仁10克，黄芩10克，白果仁8克，瓜蒌15克，葶苈子15克，甘草10克，沙参12克，麦冬10克，五味子6克。

上药水煎30分钟，取汁分2次服，日服1剂，连服7剂。忌辛辣、生冷之物及烟酒。

2005年10月13日二诊：服药后咳喘减轻，咳痰较前利，他症同前，仍以原方7剂加浙贝母10克以增强利痰止咳之效。

2005年10月21日三诊：服药后，咳痰停，气喘大减，呼吸自觉畅通，舌苔滑，脉细数，故仍以13日方7剂。

2005年10月28日四诊：胸稍觉憋闷，很少咳，喉间偶有痰声，上楼则气喘，平时少发作，时仍有心悸，舌苔薄白，脉细，上方加丹参20克以活血化瘀。

经1个月治疗，咳喘停，自觉症状痊愈，胸片显示肺间质性改变，肺气肿。

【按】哮喘在临床上是常见病，多发病。以上所举两则病案，因发病时间、病程长短、伴随症状的不同，故治疗用药有异。案一因感风寒，且伴窦性心律不齐，故在椒龙定喘汤基础上加茯苓、丹参以宁心；案二患者因咳痰黏黄不利，脉细，故又加沙参、麦冬、五味子等养阴清肺之后，且去温燥之麻黄，示人临证当圆机活法，随证治之。

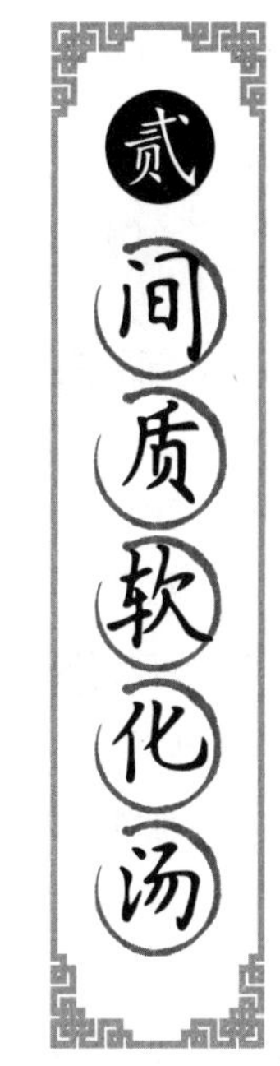

【组成】

银柴胡　拾克
炙鳖甲　壹拾伍克
地骨皮　壹拾伍克
青蒿　壹拾伍克
丹参　壹拾伍克
知母　拾克
红花　拾克
丝瓜络　拾克
川厚朴　拾克
桑白皮　拾克
浙贝母　拾克
当归　拾克
紫菀　拾克
款冬花　壹拾伍克
苏子　拾克
乌梅　拾克
炙龟甲　贰拾克
夏枯草　壹拾伍克
甘草　陆克

【功　　效】滋阴清肺，活血软坚。

【主　　治】咳嗽伴喘，胸憋气急，痰少难咳，五心发热，口干苦，怕风，胃纳不健，喜凉，舌质红，苔黄，脉象弦细。现代医学主要用来治疗弥漫性间质性肺纤维化。

【用　　法】上药加水煎至400毫升，早晚服，每日1剂。30天为一疗程。

【方　　解】本方所治为内热郁久伤阴，内热久煎真阴，使阴血凝滞阻碍气机而形成病症。方中运用银柴胡、地骨皮清肺降火，凉血退蒸；青蒿芳香清热透络，引邪外出；知母清热泻火，滋阴润燥；鳖甲、龟甲同用有滋阴潜阳，软坚退热散结之效，并引药入络搜邪；当归活血养血；丹参、红花活血祛瘀通络；丝瓜络活血通络，祛风除湿；运用川厚朴、桑白皮、紫菀、款冬花、浙贝母等，理气止咳，润肺化痰；苏子降气化痰，止咳平喘，润肠通便，用此有攻破顽痰之效，也有软坚之效；夏枯草有散结消肿，清肝泄热之效；乌梅有生津止咳，滋阴敛阴的作用；甘草调和诸药。诸药合用，共奏滋阴润肺，止咳化痰，软坚散结，活血通络之效。

【验案举例】

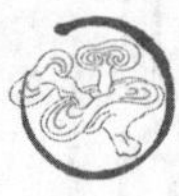

弥漫性间质性肺纤维化案

2010年8月17日一诊：李某，男，55岁。主诉胸憋，气短，咳嗽3年余。3年前由于感冒，咳嗽有痰，经多次治疗，时好时坏，近期加重，经用大量消炎药治疗效果不佳，曾在北京协和医院检查，诊断为肺间质病变，干燥综合征，肺纤维化。用西药无效，特来请中医治疗。目前主要症状为胸憋气短，咳嗽伴喘，痰多，关节疼痛，五心发热，口干苦，恶风，胃纳一般，喜凉饮，二便调，牙痛，舌质红苔黄，脉弦细。

听诊：两肺呼吸音粗。

胸片：两肺有结节状、网状阴影。

化验：ESR 80mm/h。IgG 16.3g/L，IgA 3.16g/L，IgM 2.5g/L。

西医诊断：弥漫性间质性肺纤维化。

中医诊断：咳嗽。

病机：肺阴亏耗，痰浊瘀滞。

治则：养阴清肺，化瘀软坚。

方药：间质软化汤加减。

处方：银柴胡10克，炙鳖甲15克，地骨皮15克，青蒿15克，丹参15克，知母10克，红花10克，丝瓜络10克，川厚朴10克，桑白皮10克，浙贝母10克，当归10克，紫菀10克，款冬花15克，苏子10克，乌梅10克，炙龟甲20克，夏枯草15克，甘草6克。

医嘱：上药加水煎至400毫升，早晚服，每日1剂。30天为一疗程。

2010年8月30日二诊：服药后咳嗽好转，手足心发热稍有减轻，口干苦好转。仍用原方治疗。

2010年9月17日三诊：服药后患者自觉症状均大减，精神好转，但手足心仍发热，脉弦细，舌质红，苔薄，药症相符，不宜更改。建议休息1周后进行第二疗程治疗。

2011年12月9日四诊：经过1年时间用中药治疗，患者症状基本消失。精神较好，偶有工作劳累时发现胸憋气短。经胸片检查，两肺纹理清晰。血沉正常。

【按】中医认为肺为娇脏，与外界直接相通，故易受外邪侵袭。在治疗中必须谨慎从事，祛邪必须干净彻底，万不可留邪在体，更不能采取闭门留寇的治疗方法。关宝莲教授认为造成咳嗽、哮喘、痰多之症为治疗不彻底，肺内留有余邪，邪气郁于肺内，而产生痰湿，痰湿瘀久则造成气血的郁滞，气道受阻而引起咳嗽哮喘之症。痰湿瘀久易于化热，火热之邪又易于伤阴，而致肺阴亏耗，导致邪盛正虚。肺为相傅之官，治节出焉，与心脏同居上焦，肺有邪热，心脏也受其害，从而出现口苦、心烦之症。肺为清肃之脏，在治疗肺脏疾病时宜用清轻宣散之剂，且不可过用苦寒而燥之药，应以养阴清肺为主要治则。青蒿鳖甲汤原治以“风劳”为主的肺部疾患。其所指“风劳”是感受风邪之后，因没有及时治疗，以致风邪传里，变生内热，消耗阴血，日久成劳。之所以用鳖甲，是因为病属风邪入里；用秦艽、柴胡驱风邪外出；用乌梅之酸涩能引药入骨，敛汗清热；青蒿苦寒有芬芳之气，能引诸药入肝而清热除蒸。本方系以治疗骨蒸盗汗、肌肉消瘦、唇红颧红、午后潮热、咳嗽、体倦乏力、脉细数为主要表现，以阴虚内热为主症的方剂。因其主治之病机与“弥漫性间质性肺纤维化”病机相同，所以关宝莲教授直接用此方来加减治疗。

弥漫性间质性肺纤维化，在肺部已有实质性的病变——肺纤维化。其形成原因多为炎症反复发作，组织自我修复而形成。中医则认为是因气血瘀滞而发，而现代医学研究认为，活血化瘀的确有改变组织微循环、促进纤维化组织吸收的功效。

（整理：王家仁）

周乃玉

周乃玉，女，生于一九三九年，主任医师，辽宁省辽阳人。一九六四年毕业于内蒙古医学院中医系，毕业后到北京中医医院工作，拜著名老中医王大经为师，专攻『痹病』治疗。历任痹症科主任、中国中西医结合学会风湿病专业委员会委员、北京中医药学会理事兼风湿病学会主任委员，二〇〇二年被确定为全国老中医药专家学术经验继承工作指导老师。

周乃玉主任从事中医临床、科研、教学工作近50年，刻苦钻研，深究医经及前贤医著，积累了丰富的临床经验，理论造诣深厚，结合西医学理论及研究方法对风湿类疾病的病因、病机及治疗用药规律和有效方药进行了攻关，取得了突破性成果。她博采众方，多方融会，逐渐形成了自己独到的风格及学术思想，在杏林医坛独树一帜，享誉不衰。她研制的“类风湿2号”“痹玉康”等特色中成药制剂，为临床一线治疗提供了便捷有效的方法手段，在广大患者中享有很高的声望。在教学工作中，她耐心细致，诲人不倦，讲课生动，结合实际，受到学员高度评价。她还多次担任涉外教学任务，将中医介绍到了拉美欧亚各大洲，为中医走向世界做出了贡献。她总结实践经验，撰写了多篇学术论文，并参加了《痹病论治学》《实用中医风湿病学》《实用中医养生历书》等医著的编写，为中医痹病学科的发展做出了突出的贡献。

周乃玉主任出身书香门第，自幼酷爱中国传统文化，深爱中医学，立志学医做一名中医医生。1964年自内蒙古医学院中医系毕业后，分配至北京中医医院工作，拜著名名老中医王大经为师，得其真传，主攻痹病的诊治。白天随师抄方诊病，晚间研究病机药理，遇到疑难不解之处，随时向恩师求教。王老精湛的医疗技术，及严谨的治学态度，使其获益良多。

周乃玉主任的授业恩师王大经教授，是四大名医之一施今墨的得意门生，学贯中西，临床诊治疗效显著，是20世纪70年代“北京市名老中医”。

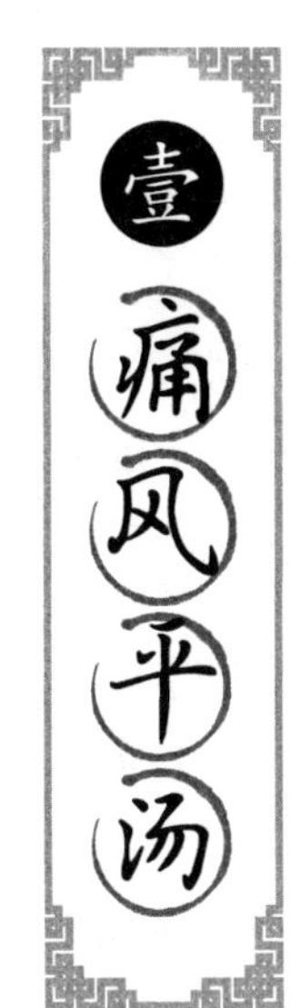

【组成】

酒大黄	拾克
芒硝	拾克
土鳖虫	陆克
地丁	壹拾伍克
蒲公英	壹拾伍克
土茯苓	叁拾克
萆薢	贰拾克
秦艽	拾克
青风藤	贰拾克
车前子	叁拾克
苍术	拾克
黄柏	拾克
白花蛇舌草	叁拾克

【功　　效】 泄浊化瘀。

【主　　治】 痛风亚急性期，中医辨证属湿热浊毒痹阻者。

【方　　解】 周乃玉主任认为痛风病机为瘀浊凝滞不得泄利，闭阻关节，是痛风发病病机之关键。周乃玉主任治疗痛风强调“泄浊化瘀”，同时要审证权变、标本同治；强调分期用药，在急性期，湿、浊、瘀、热在血脉，治疗以清热利湿解毒为主。祛湿包括利湿、燥湿和化湿。方以酒大黄、芒硝清热泄浊；且酒大黄还可助土鳖虫活血化瘀；苍术、黄柏、青风藤、秦艽、萆薢、地丁、蒲公英、土茯苓、车前子、白花蛇舌草清热解毒，利湿消肿。

【常用加减】 合并高血压者，加生石决明、豨莶草；合并高脂血症者，加决明子；合并尿路结石者，加金钱草、海金沙、路路通。

【验案举例】

壹 痛风案

刘某，男性，30岁，近2年反复发作足趾、踝关节红肿灼热疼痛，多次查血尿酸>500μmol/L。2天前饮酒食肉，夜间突发右踝红肿灼热，痛不可触，口苦，大便干，舌红，苔黄厚，脉滑数。辨证：湿热蕴毒，瘀浊凝滞，闭阻关节。

处方：酒大黄（后下）10克，芒硝（后下）10克，苍术10克，黄柏10克，地丁15克，蒲公英15克，甘草10克，银花藤30克，虎杖20克，萆薢20克，白花蛇舌草30克，秦皮15克，全蝎6克。

服药3剂，关节肿痛已经明显缓解，1周后复诊，症状消失。此后以利湿泄浊，化瘀通络法加减，治疗3个月，患者无关节炎发作，复查血尿酸370μmol/L。随诊2年，病情稳定，始终未复发。

【按】痛风的常见病因有：先天禀赋不足，脾肾两虚，气化失职，水湿不化，湿浊内生，凝滞经脉，痹阻关节；饮食不节，饮酒嗜食肥甘，致使脾失健运，痰浊内生，凝滞关节；“所以膏粱之人，多食煎炒炙煿，酒肉、热物蒸脏腑，所以患痛风，恶疮痈疽者最多”。痛风急性发作，关节走痛如虎咬之状，夜则痛甚，多为赤肿灼热，足跗肿甚，稍有动其痛非常，治疗宜迅速截断病势。本方以大黄、芒硝清热泄浊，攻下之力峻猛；苍术、黄柏、银花藤、虎杖、萆薢、地丁、公英、白花蛇舌草等清热解毒利湿消肿，全虫通络止痛。紧扣病机，辨证准确，用药得当，疗效迅速而明显。

贰 痛风案

贺某，男性，55岁，多关节红肿热痛反复发作18年，双下肢肿1年半。患者自18年前扭伤后出现踝、膝关节交替红肿热痛，疼痛24小时达高峰，可自行缓解。此后间断发作膝、踝、足趾、手指、腕、肘关节红肿热痛，发作次数逐渐频繁。16年前发现左肾结石，13年前化验查血尿酸升高，血尿酸最高>700μmol/L，确诊为“痛风”。曾予保泰松、秋水仙碱治疗，后因肾功能异常停用。近10年多关节出现多发痛风石，近6年肌注地塞米松（5mg，qod）治疗，近1年半出现尿蛋白及双下肢水肿，减量地塞米松为1.5mg。

现右踝关节红肿热痛，腰酸痛，双下肢水肿，低热，体温多在37℃左右，眼睛怕光，迎风流泪，心悸头晕，纳眠可，大便正常，尿频，夜尿约6次，舌紫暗，苔黄腻，脉细弱。

处方：酒大黄9克，白花蛇舌草30克，蒲公英10克，地丁10克，川牛膝20克，当归10克，路路通10克，秦艽10克，地龙10克，茯苓15克，陈皮10克，车前子30克，法半夏10克，生甘草10克，苍术10克，黄柏10克。

经治右踝红肿热痛缓解。

【按】痛风的治疗，周乃玉主任指出“自始至终，均要泄浊化湿”。痛风急性关节炎期，当利二便。痛风病机以“瘀浊凝滞”为本，因此治疗应以“泄浊化瘀，通利关节”为法。通过祛湿化浊、活血逐瘀，使经络畅通，气血调和，痹病自除。痹者，闭也，不通则痛，治痹以“通”为要。通法有多种，在痛风急性期以邪实为主，祛邪即为“通”；在痛风慢性期，本虚标实，标本同治，“祛邪即所以安正”，使邪有出路，脏腑功能恢复，则湿热瘀浊不生，故祛邪扶正亦为“通”也。

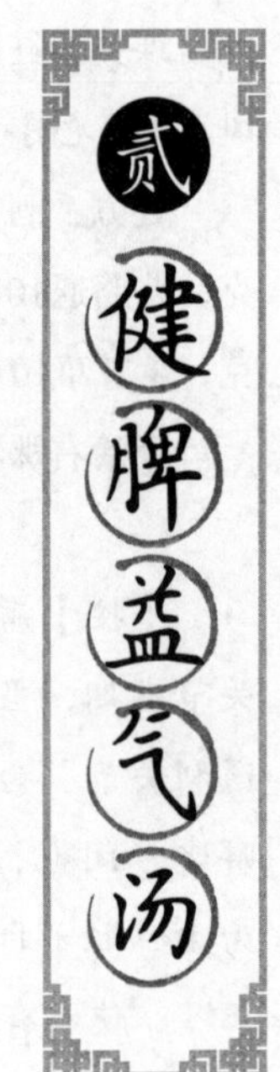

贰 健脾益气汤

【组成】

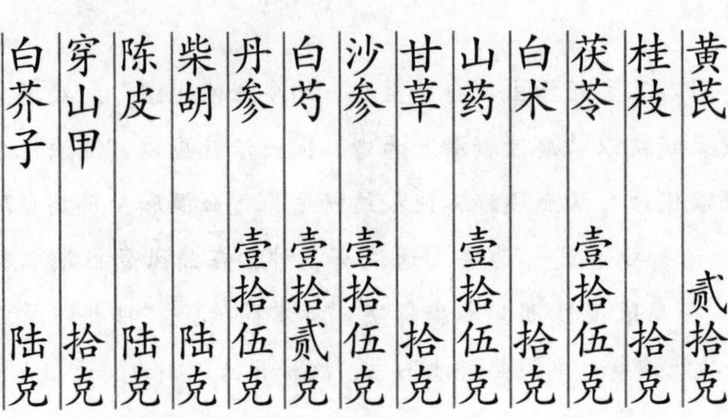

黄芪 贰拾克
桂枝 拾克
茯苓 壹拾伍克
白术 拾克
山药 壹拾伍克
甘草 拾克
沙参 壹拾伍克
白芍 壹拾贰克
丹参 壹拾伍克
柴胡 陆克
陈皮 陆克
穿山甲 拾克
白芥子 陆克

【功　　效】 健脾益气，化生津液，理气活血，化瘀通络。

【主　　治】 用于类风湿关节炎继发干燥综合征，常见脾肾亏虚、气虚津亏者。

【方　　解】 继发于类风湿关节炎的干燥综合征患者，证候表现常为脾肾亏虚、气虚津亏者，究其原因，乃脾肾气虚，运化失司，津液不能外发宣达、上承清窍之故。健脾益气汤中黄芪、茯苓、白术、山药、甘草健脾益气，化生津液，濡润清窍；桂枝温通阳气；沙参、白芍滋养阴液；丹参活血化瘀；陈皮、柴胡理气通络；穿山甲、白芥子祛痰通络止痛。

【常用加减】 口干加石斛、玉竹；眼干涩加决明子、菊花、密蒙花；口腔溃疡加凤凰衣；咽痛加藏青果、桔梗；腮腺或淋巴结肿大加皂刺、百部、连翘、全蝎、白花蛇舌草；肾阳虚合二仙汤。

【验案举例】

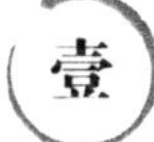 干燥综合征案

女性，37岁，干燥综合征3月余。症见口干口苦，口中有味，进干食需水送。无牙齿片状脱落，无腮腺肿大，眼略干涩，有眼泪，手指关节疼痛无肿胀，纳食不佳，夜眠安，二便尚调，舌淡少苔，脉细。

处方：生黄芪20克，炒白术10克，茯苓15克，生甘草10克，丹参15克，北沙参15克，黄精15克，石斛10克，桂枝10克，片姜黄10克，全蝎6克，穿山龙30克，熟地黄20克，玉竹20克。

服药14剂后口眼干、关节痛均明显减轻。

【按】周乃玉主任指出，干燥综合征治疗必须从脏腑入手，尤其以健脾为主，因为脾开窍于口，涎为脾液，脾主升清。脏腑功能正常，气血阴阳平衡，经络血脉通畅，才能使机体保持正常免疫功能，减少异常免疫反应给机体带来的损伤。该患者病史较短，辨证属脾虚津亏型，故治以健脾益气，生津通络。

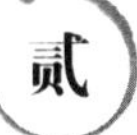 干燥综合征案

女性，45岁，干燥综合征5年。症见口眼干，关节疼痛，颈部淋巴结肿大，右侧腮腺肿大，舌暗苔白，脉沉细。

处方：生黄芪20克，茯苓15克，炒白术10克，生甘草10克，丹参15克，桂枝10克，石斛20克，熟地黄20克，玉竹20克，浙贝母10克，白芍30克，白花蛇舌草30克，沙参15克，全蝎6克，百部10克，金银花15克。

服药7剂，淋巴结及腮腺肿痛即减轻。

【按】此例患者辨证属脾虚毒盛型，治疗在健脾生津基础上加强解毒散结力量，白花蛇舌草、金银花解毒邪，全蝎、百部、浙贝母散瘀结，使病情得以减轻。

（整理：张秦）

徐志瑛

徐志瑛，女，一九三九年出生于浙江杭州，主任中医师、教授。一九六五年毕业于浙江中医学院中医系。一直从事临床、教学、科研工作五十七年。曾任浙江省中医院院长，浙江中医学院中医系主任，浙江中医学院附属医院、浙江省中医院、浙江东方医院大内科副主任、中医内科教研室主任、硕士生导师。历任浙江省中医药学会常务理事，中国中西医结合呼吸病学会常务理事、浙江省老年科技学会常务理事、浙江省老年卫生工作者协会常务理事，被聘为《浙江中医杂志》等多家杂志的特邀编委。一九九七年被评为浙江省名中医，同年被确定为浙江省名老中医药专家学术经验继承指导老师，二〇〇二年被确为全国老中医药专家学术经验继承工作指导老师，二〇一一年获得『首届中医药传承特别贡献奖』。

徐志瑛教授擅长运用中西医结合防治急慢性支气管炎、支气管哮喘、支气管扩张、慢性阻塞性肺病和肺间质纤维化等呼吸系统疾病，对病毒性肝炎、肝硬化、脂肪肝、急慢性胆囊炎等肝胆疾病，高血压、高血脂、冠心病、心律失常等心血管系统疾病，胃肠道等疾病，肥胖等内分泌病及妇科病均有较为丰富的临床经验。在医疗实践中，善于针对各类疾病的临床表现特点，制定切实有效的治疗方案，极力主张中西医结合优化选择治疗以发挥其所长；在辨证施治的基础上，注意吸收现代研究成果，合理用药，也特别强调扶正固本法在缓解病情中的重要作用。主张遵循《内经·素问》的“春夏养阳，秋冬养阴”的原则，在治疗和调摄相结合的基础上，采用清中带补、寒温相并、动静结合、急则治标、缓则治本、标本兼治的法则，从1983年以来，利用慢性呼吸

系疾病发作期与缓解期的时间差，首举“冬病夏治”“冬令调治”，按整体和阶段的调理，使该病的发生、发展达到缓解，甚至达到临床痊愈，提高了患者的生活质量。

徐志瑛教授对科研一向孜孜以求，在20世纪80年代初，主持“慢性肺心病缓解期冬病夏治临床研究”课题，获得浙江省医药科学技术进步奖二等奖。从慢性阻塞性肺病发作期和缓解期的病理特点研究，提出慢性肺源性心脏病阴阳转化的机理，完成“慢性肺源性心脏病阴阳转化征的研究及清热养阴的应用”课题，获得浙江省教育委员会科学技术进步奖三等奖。嗣后在“冬病夏治”的“夏治一号”基础上组成肺心固本冲剂，集益气、温肾、清热、活血诸法于一体，“益气温肾清热活血法对COPD肺功能保护作用的研究”获浙江省中医药技术创新二等奖。历年来共主持和参加省级课题10项，获论文奖3篇，参编《实用中西结合呼吸病学》《呼吸系病理学和治疗学》，出版《徐志瑛膏方经验》共60万字，在学术上有较深的造诣。

壹 徐氏抗纤组方

【组成】

第一阶段方

肺形草 叁拾克
野荞麦根 叁拾克
炒黄芩 贰拾克
藤梨根 叁拾克
桑白皮 壹拾贰克
白桔梗 壹拾贰克
浙贝母 贰拾克
生炒薏苡仁（各） 壹拾贰克
天竺黄 壹拾贰克
寒水石 壹拾贰克
山慈菇 壹拾贰克
海蛤壳 壹拾贰克
皂角刺 玖克
苏梗木（各） 壹拾贰克

第二阶段方

西党参（太子参） 壹拾伍克
生白术 壹拾贰克
防风 玖克
肺形草 叁拾克
野荞麦根 叁拾克
炒黄芩 贰拾克
藤梨根 叁拾克
白桔梗 壹拾贰克
浙贝母 贰拾克
生炒薏苡仁（各） 壹拾贰克
山慈菇 壹拾贰克
莪术 壹拾贰克
皂角刺 玖克
苏梗木（各） 壹拾贰克

第三阶段方（一剂 浸膏）

生黄芪 叁佰克
生白术 壹佰贰拾克
防风 玖拾克
肺形草 叁佰克
云雾草 贰佰克
炒黄芩 贰佰克
老鹳草 壹佰伍拾克
白芥子 玖拾克
香白芷 壹佰贰拾克
石见穿 壹佰贰拾克
白桔梗 壹佰贰拾克
桑白皮 壹佰贰拾克
浙贝母 贰佰克
生薏苡仁 叁佰克

（未完，转下页）

（接上页）

制首乌 叁佰克
天竺黄 壹佰贰拾克
海浮石 壹佰贰拾克
覆盆子 壹佰贰拾克
皂角刺 玖拾克
藤梨根 叁佰克
苏梗木（各） 壹佰贰拾克
山慈姑 壹佰贰拾克
鬼箭羽 壹佰伍拾克
生枳壳 叁佰克
莪术 壹佰伍拾克
橘络 壹佰贰拾克
鸡血藤 叁佰克
淫羊藿 叁佰克
枸杞子 叁佰克
淡竹叶 玖拾克
灵芝草 壹佰贰拾克
桃仁 壹佰贰拾克
白蔹 壹佰贰拾克
女贞子 壹佰贰拾克
潼白蒺藜（各） 壹佰贰拾克
炒杜仲 壹佰贰拾克
川续断 壹佰贰拾克
菟丝子 壹佰贰拾克
鹿角片 壹佰贰拾克
化橘红 壹佰贰拾克

（二剂研粉）

铁皮石斛 壹佰贰拾克
桑椹子 贰佰克
川贝母 贰佰克
三七 壹佰贰拾克
西洋参 壹佰贰拾克
蛤蚧 贰对
冬虫夏草 叁拾克
生晒参 叁拾克

【功　效】益气固表，健脾益肾，清肺祛痰，软坚散瘀。

【用　法】（1）以上浸膏与粉末共制成胶囊，每日3次，每次5粒。

（2）若为冬令时节，上药去冬虫夏草，水煎浓缩加入龟板胶500克，百令孢子粉100克，冰糖500克，大胡桃肉250克，黄酒500克收膏备用。早晚各1匙，开水冲服。

（3）遇外感或腹泻时停服膏方，请医师治疗后再服。

【主　治】肺间质纤维化。症见咳嗽、咯痰，痰色黄白相间或少痰，面色晦暗，口唇青紫，动则气急，甚则坐卧气急，胸闷心悸，神疲懒言，少气无力，腰膝酸软，舌质紫红苔白，脉细弱。

【方　解】本方由三个组方构成，三个方剂有递进关系，用于治疗的不同阶段。徐志瑛教授认为：痰字训为胸上痰液者，本为人身之津液，因“肺气热则煎熬津液，凝结为痰”（《本草经疏》），

《医统》亦谓之："痰则一因于热而已，加之寒不得"，提出"痰因热成"之说，形成一套治痰之基本方剂。第一方中黄芩、桑白皮以清肺热，更伍大剂肺形草、野荞麦根、藤梨根清热解毒之品，以清肺解毒，消生痰之因。浙贝母、桔梗、皂角刺、天竺黄、海蛤壳、寒水石祛痰、豁痰以除气管肺络之痰，皂角刺配山慈姑软坚散结以化顽痰，薏苡仁甘淡微寒，生者利水渗湿、清热化痰排脓，炒者健脾渗湿以杜生痰之源。治痰先治气，重用桔梗12克，与紫苏梗、苏木相伍，调畅气机，以宣肺理气化痰，全方共奏清热解毒，软坚祛痰之效，用于治疗初期患者咳嗽痰多或痰少难咯，胸闷气促之际，寓"急则治其标"之意。第二方在第一方的基础上加用玉屏风散，以党参（或太子参）替黄芪，防早中期痰盛之时，留邪滞痰，并用莪术，破血散瘀，以通肺络之瘀滞。第三方用于治疗中后期，痰热渐化，咯痰渐少，表现为肺虚不固，脾肾两亏。用膏或丸剂缓缓图之，以缓则治其本。即在第二方的基础上，加黄芪、生晒参等益气健脾，固表调营，杜仲、续断、菟丝子、蛤蚧、冬虫夏草、淫羊藿、鹿角片等补肺温肾，铁皮石斛、西洋参、首乌、枸杞子等滋补肺肾之阴，三七、莪术、桃仁、鬼箭羽等活血化瘀，全方体现徐氏在呼吸系统疾病调补中的三个原则："补中不忘祛痰""养阴需加清热""益气必参活血"。

【常用加减】 鼻塞者，加苍耳子、辛夷、鹅不食草；咽痒不适者，加木蝴蝶、蝉蜕、地肤子、白鲜皮、浮萍；阴虚明显者，加南沙参、麦冬、芦根。

【验案举例】

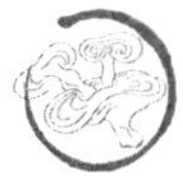

干燥综合征案

2006年4月10日一诊： 邢某，女，39岁。患者于2001年被诊断为肺间质性肺炎伴纤维化。CT片及肺功能检查均符合诊断。肺功能提示：中度限制性肺通气功能障碍，肺弥散功能重度降低（浙江大学医学院附属二院）。目前咳嗽咯痰明显，痰色黄白相间，面色晦暗，色素明显沉着，坐位时有气急感，上楼梯更为明显，胸闷心悸，神疲懒言，少气无力，舌质紫红苔白，脉细弱。右肺背部可闻及干湿性啰音，左呼吸音明显减低。脉症合参：痰湿互结，气虚血瘀，气道被阻，痰贮于肺，胸阳难振，及脾涉肾，影响心阳，血不养心等。先拟法：清肺热，祛痰浊，软痰栓，宽胸阳，健脾气。

处方：肺形草30克，野荞麦根30克，炒黄芩20克，藤梨根30克，白桔梗12克，桑白皮12克，浙贝母20克，生炒薏苡仁（各）12克，天竺黄12克，寒水石12克，山慈菇12克，海蛤壳12克，皂角刺9克，苏梗木（各）12克。7剂。

嘱预防感冒，忌海鲜、辛辣、蟹。可能药后咳嗽、痰量反增多。

服上方稍加减近2个月后，病情稳定，咳嗽咳痰减少。

七诊：病情开始稳定，咳嗽已少，痰量不多，时有胸闷，鼻塞除，舌质红紫苔薄白，脉细缓。

处方：西党参15克，生白术12克，防风9克，肺形草30克，野荞麦根30克，炒黄芩20克，藤梨根30克，白桔梗12克，桑白皮12克，浙贝母20克，生炒薏苡仁（各）12克，山慈菇12克，莪术12克，皂角刺9克，橘络12克，香白芷12克。7剂。

加金水宝。自制夏治1号冲剂，1包/次，2次/日。

继续服上方加减2个月。

十二~十五诊：病情一直稳定，近日来突然咯出大量黄白相间痰，咽稍痒，胸闷气急反而明显改善，舌质红紫苔薄白，脉细缓。（因此时病人无外感过敏等现象，能咳出大量痰，表明来自肺之深部贮结在内的老痰。）

处方：生黄芪20克，生白术12克，防风9克，肺形草30克，鱼腥草30克，野荞麦根30克，藤梨根30克，白桔梗12克，桑白皮12克，浙贝母20克，生薏苡仁30克，山慈菇12克，莪术12克，石见穿12克，橘络12克，白蔹12克。7剂。

继服金水宝。另加本院自制夏治1号冲剂，1包/次，2次/日。共21剂。同时开出制胶囊处方：

生黄芪300克，生白术120克，防风90克，肺形草300克，云雾草200克，炒黄芩200克，老鹳草150克，苍耳子90克，香白芷120克，石见穿120克，白桔梗120克，桑白皮120克，浙贝母200克，生米仁300克，制首乌300克，天竺黄120克，海浮石120克，寒水石120克，皂角刺90克，藤梨根300克，苏梗木（各）120克，山慈菇120克，鬼箭羽150克，生枳壳300克，莪术150克，橘络120克，鸡血藤300克，淫羊藿300克，枸杞子300克，淡竹叶90克，灵芝草120克，桃仁120克，白蔹120克，女贞子120克，潼白蒺藜（各）120克，炒杜仲120克，川续断120克，菟丝子120克，化橘红120克。1剂，浸膏。

铁皮石斛120克，桑椹子200克，川贝母120克，参三七90克， 西洋参120克，蛤蚧2对，冬虫夏草30克，生晒参30克。1剂，研粉。

以上浸膏与粉末共制成胶囊，每日3次，每次5粒。遇外感或腹泻时停服，请医师治疗后再服。

经以上汤剂及胶囊交替服药2年余，病情稳定，天气变化稍咽喉不适，其无他症。舌质淡红偏白，脉细。于2009年1月开出膏方：

生黄芪300克，制黄精300克，生白术120克，防风90克，肺形草300克， 云雾草200克，炒黄芩200克，生晒参60克，白芥子90克，香白芷120克， 石见穿120克，白桔梗120克，桑白皮120克，浙贝母200克，生薏苡仁300克，制首乌300克，天竺黄120克，海浮石120克，覆盆子120克，皂角刺90克，藤梨根300克，苏梗木（各）120克，山慈菇120克，冬瓜仁300克，生枳壳300克，莪术150克，橘络120克，鸡血藤300克，淫羊藿30克，枸杞子300克，淡竹叶90克，灵芝草120克，桃仁120克，白蔹120克，女贞子120克，潼白蒺藜各120克，炒杜仲120克，川续断120克，菟丝子120克，鹿角片120克，铁皮石斛120克，桑椹子300克，三七120克，干芦根300克。1剂，水煎浓缩，加入龟板胶500克，百令孢子粉100克，冰糖500克，大胡桃肉250克，黄酒250克收膏备用。早晚各1匙，开水冲服。

外感或腹泻时停服。即来医师处另开方药，待调整后再服，若天气热或膏滋出现霉变时，用纱布抹去霉点，盖上盖隔水蒸，等药沸后取出冷后再盖，备服。

经胶囊、膏方及汤剂反复治疗4年，感冒明显减少，病情稳定，无明显症状，纳便正常，时有汗出，舌质转红苔薄白，脉细缓。胸部CT复查：肺间质性炎症明显吸收，纤维增殖存在。肺功能复查：轻度限制性通气功能障碍，中重度肺弥散功能降低，均比原来改善。

【按】肺间质纤维化对中西医来讲多属疑难之症，中医属“肺痿”“肺痹”等范畴。肺痿是指肺叶痿弱不用，反复咳吐浊唾涎沫，甚则颜面青紫，喘咳难续，与肺纤维化的主症相似，发展变化符合《内经》“病之舍于肺，名曰肺痹，发咳上气”，《金匮要略·肺痿肺痈上气病》“寸口脉数，其人咳，口中反有浊唾涎沫者……为肺痿之病”等论述。本病病位在肺而与五脏相关，以肺脾肾虚或气虚或阴虚或气阴两虚为本虚一面，痰浊、瘀血、热毒为邪实一方，正虚与邪实相互影响，互为因果，形成因虚致实，因实致虚，虚者更虚，实者更实的病理特点，病机总以虚、瘀、毒为关键，是需长期治疗的病种。根据病情的缓急，采用分阶段实施治疗策略，故先急则治标，宜清热解毒，软坚祛痰，再拟固表调营，清肺祛痰，软坚活血，最后拟清肺涤痰，健脾助运，温肾纳气，活血散瘀之法，逐步达到临床痊愈。此组方中始终不忘清肺，保持气道通畅，同时活血必用软坚散瘀之品，使损伤的肺络逐步修复，才能达到临床痊愈。

贰 徐氏哮喘方

发作期方

【组成】

炙麻黄 壹拾贰克
野荞麦根 叁拾克
炒黄芩 贰拾克
鹅不食草 肆克
苍耳子 壹拾贰克
辛夷 壹拾贰克
香白芷 壹拾贰克
生炒薏苡仁（各） 壹拾伍克
桃仁 壹拾贰克
桔梗 壹拾贰克
皂角刺 玖克
海浮石 壹拾贰克
炒白芍 壹拾伍克
川芎 壹拾伍克
地肤子 壹拾贰克
紫背浮萍 壹拾贰克
木蝴蝶 玖克
苏木梗（各） 壹拾贰克
黄荆子 壹拾贰克
紫草 壹拾贰克

缓解期方（一剂 浸膏）

生黄芪 叁佰克
生白术 壹佰贰拾克
防风 玖拾克
生熟地黄（各） 壹佰贰拾克
山茱萸 壹佰贰拾克
白茯苓 壹佰贰拾克
怀山药 叁佰克
牡丹皮 壹佰伍拾克
泽泻 壹佰克
炒杜仲 壹佰贰拾克
川续断 壹佰贰拾克
淫羊藿 叁佰克
菟丝子 壹佰贰拾克
制首乌 叁佰克
女贞子 壹佰克
枸杞子 叁佰克
灵芝草 壹佰贰拾克
炙麻黄 壹佰克

缓解期方（二剂 研粉）

移山参 拾克
西洋参 壹佰贰拾克
冬虫夏草 叁拾克
蛤蚧 贰对
川贝母粉 壹佰克
铁皮石斛 壹佰贰拾克
桑椹子 贰佰克

【功　　效】 清肺祛痰，通窍利咽，祛风平喘。

【用　　法】 （1）以上浸膏与粉末共制成胶囊，每日3次，每次5粒。

（2）若为冬令时节，上药方去冬虫夏草，水煎浓缩，加入龟板胶400克、鹿角胶50克、冰糖500克、黄酒250克收膏备用，早晚各1匙，开水冲服。

（3）遇外感或腹泻时停服，请医师治疗后再服。

【功　　效】 益气固表，健脾助运，温肾纳气，清肺祛痰，祛风通窍。

【主　　治】 支气管哮喘。发作期症见咳嗽，咳剧气喘加剧，痰白量少，难以咯出，喉间哮鸣，鼻塞咽痒，耳朵发痒，胸闷气急，夜间难以平卧，乏力头昏，大便偏干，舌质红淡紫苔白或腻，脉弦滑。缓解期症见易外感，恶风汗出，鼻塞咽痒，神疲乏力，或腰膝酸冷，时有胸闷气急，舌质红苔薄白，脉细缓。

【方　　解】 哮证临床分发作期和缓解期。遵循“未发以扶正气为主，既发以攻邪为急”的治疗原则，治疗方剂分为二方，即发作期和缓解期方，当然在二者之间有过渡期，也可标本同治，当邪渐去扶正力量逐渐加强。发作期方以炙麻黄为君，配白芍解痉平喘，野荞麦根、黄芩、桔梗、皂角刺、寒水石清肺祛痰。本方特点是大量使用通窍利咽药，《医学心悟》说:“肺有两窍，一在鼻，一在喉，鼻窍贵开而不闭，喉窍宜闭而不开，今鼻窍不通，则喉窍将启，能无虑乎?”故药用鹅不食草、苍耳子、辛夷、香白芷、木蝴蝶。本方另一特点是徐志瑛教授认为哮喘患者的过敏现象，是位于内在的上皮细胞，而皮肤过敏疾病也是上皮细胞病变，故以大量的皮肤科药物用在哮喘病中，并取得奇效，如地肤子、紫背浮萍、白鲜皮、紫草，而不用动物类祛风药，这是其用药的独特之处。桃仁、川芎活血化瘀，紫苏子、紫苏梗与桔梗一升一降，调畅气机，黄荆子补肾纳气，全方共奏清肺祛痰，通窍利咽，祛风平喘之效。缓解期方以玉屏风、六味地黄丸为基础方，加杜仲、川续断、淫羊藿、菟丝子、蛤蚧、紫河车、冬虫夏草温肾益精纳气，在温补同时，不忘清肺化痰，祛风通窍，以浸膏与粉末共制成胶囊或熬成膏滋约服，取其缓则缓治之意。

【常用加减】 发作期时，表寒明显，恶寒身疼者，加桂枝、生姜；痰热重者，加鱼腥草、重楼；痰多气涌者，加葶苈子；大便秘结者，加大黄、全瓜蒌、枳实；阴虚者，加天花粉、沙参、知母。咳喘逐渐缓解时，加白术、防风。缓解期，阴虚明显者，加麦冬、玉竹、黄精；阳虚明显者，加附子、细辛、干姜；有瘀血者，加丹参、三七、当归等。

【验案举例】

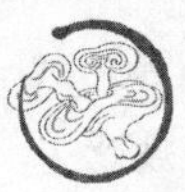

哮喘案

2002年11月11日一诊：殷某，女，51岁。患者哮喘史已40余年，近2年来发作频繁，以天热为主。2001年10月20日因大发作入当地医院住院抢救后缓解，常用氨茶碱、强的松20mg控制。目前咳嗽明显，咳剧气喘加剧，痰白量少，难以咯出，鼻塞咽痒，耳朵发痒，胸闷气急，夜间难以平卧，心悸心慌，乏力头昏，纳食一般，大便偏干，舌质红淡紫，苔根厚，前少，脉弦滑。两肺呼吸音稍粗，未闻及哮鸣音，面肿胀（激素引起），面色暗紫带灰，端坐呼吸，讲话气喘明显。脉症合参：痰热蕴结，阻于气道，痰气相搏，日久肺脾肾三脏阳气俱虚，肺络瘀滞，急则治标，先予清肺祛痰，通鼻利咽，祛风平喘之法。

处方：炙麻黄12克，野荞麦根30克，炒黄芩20克，鹅不食草4克，苍耳子12克，辛夷12克，香白芷12克，生炒薏苡仁（各）15克，炒莱菔子12克，皂角刺9克，寒水石12克，炒白芍15克，川芎15克，地肤子12克，紫背浮萍12克，天花粉12克。7剂。

肺功能示：中度阻塞通气障碍，支气管舒张试验阳性，暂不停强的松，待用中药后病情稳定再慢慢撤除。平喘剂用舒利迭100μg，2喷/日。

服上方加减1个月余，病情开始稳定。

四诊：哮喘一直缓解，鼻稍有塞，痰白，量极少，纳便正常，寐安，舌质淡紫苔薄白根厚，脉弦缓。继续巩固，等待膏滋煎好后接上。

处方：生白术12克，防风9克，野荞麦根30克，炒黄芩12克，苍耳子12克，香白芷12克，生炒薏苡仁（各）12克，炒莱菔子12克，白桔梗12克，桑白皮12克，浙贝母20克，皂角刺9克，地肤子12克，紫背浮萍12克，炒白芍15克，桑椹子30克，川芎15克。7剂。

舒利迭2喷/日。已撤除强的松。

处方：生白术12克，防风9克，野荞麦根30克，炒黄芩20克，白桔梗12克，桑白皮12克，浙贝母20克，生炒薏苡仁（各）12克，苏梗木（各）12克，人中白15克，海浮石12

克，皂角刺9克，桑椹子30克，紫背浮萍12克，淫羊藿30克。14剂。

同时开出膏滋药方。

哮证已成夙根，经年益气固表，清肺化痰，健脾调治后，咳嗽已解，气逆喘息未发，痰量减少，体质增强，目前仍动则胸闷，时有气急，纳便正常，夜寐安，舌质红苔薄白，脉细缓。此乃肺气渐复，卫气渐固，宿痰仍然留驻气道，胸阳不能如常伸展，肾气尚未充盈摄纳，今正值冬令，再予益气固表，健脾助运，宽胸理气，温肾纳气。制成膏滋缓缓调治。

处方：生黄芪200克，炒白术120克，防风90克，野荞麦根300克，炒黄芩150克，云雾草150克，白桔梗100克，桑白皮120克，浙贝母150克，苍耳子120克，地肤子120克，紫背浮萍120克，皂角刺90克，菟丝子120克，补骨脂120克，淫羊藿200克，灵芝草100克，制黄精200克，怀山药200克，山茱萸120克， 西党参200克，白茯苓100克，生炒薏苡仁（各）150克，紫苏子梗（各）120克，炒白芍150克，川芎150克，苏木120克，化橘红100克，佛手片120克，钟乳石120克。1剂。

水煎浓缩加入龟板胶400克，鹿角胶50克，紫河车粉50克，冰糖500克，黄酒250克。收膏，储藏备用，早晚各1匙，开水冲服。遇感冒、腹泻停服。

服膏滋方3月余，病情一直稳定，故服完膏方后，以上药去龟板胶、鹿角胶、紫河车浸膏，加移山参10克，西洋参120克，冬虫夏草30克，蛤蚧2对，川贝母粉100克，铁皮石斛120克， 桑椹子200克。1剂，研粉。浸膏和研粉共打粉，制成胶囊。每日3次，每次5粒，凡遇外感引发咳喘停服，即改发作期方加减，服汤剂稳定后再服。2年后停用舒利迭，已治疗8年，膏滋和胶丸交替巩固治本后一直未再发哮证，感冒明显减少和减轻，复查肺功能：中度阻塞性通气功能障碍，弥散功能正常，支气管舒张试验阳性，与2002年对比通气功能已有明显改善。

【按】虽然近20年来现代医学对支气管哮喘的认识有了跨越式的进步，认识到支气管哮喘是气道的慢性炎症，采用吸入性糖皮质激素治疗，特别是近年来采用联合制剂（吸入性糖皮质激素+吸入性长效β2受体激动剂），并采用先进的干粉吸入技术，支气管哮喘得到了良好的控制，但据文献报道仍有接近40%的支气管哮喘未控制，特别是那些发病时间长，伴有过敏性鼻炎的患者，单用西药治疗仍不能取得满意的疗效，而采用中西医结合治疗是一种重要的选择。中医认为哮证的病机关键是“痰饮内伏”，《丹溪心法》说：“哮喘必薄滋味，专主于痰”，而痰饮的产生是由于肺、脾、肾三脏阳气虚衰，水液运化失常。而病久者阳气虚衰，血运不行则瘀血内生，最终“痰瘀互结”，是哮喘的“夙根”，而且哮喘患者往往伴有“过敏性鼻炎”， 在缓解期，咳喘已平，但大多数患者常留有鼻塞，故“鼻炎”是哮喘的“夙根”之一。该患者病已40余年，又近2年加剧，伴有鼻塞耳痒，吸入制剂加口服激素仍不能缓解，故治疗必须要求患者做好长期治疗，先按急则治标原则，待缓解后，再拟扶正固表，健脾益气，温肾纳气，活血化瘀，祛风通窍之法，达到长期缓解，甚至临床痊愈。故从2002年开始治疗，长达8年，服药的形式，则用膏滋和胶丸为主，也符合“丸者，缓也”的原则。

（整理：王新华）

陈福如

陈福如，男，一九四〇年出生，广东省丰顺人，广州中医药大学附属深圳市中医院教授、主任中医师。中华中医药学会老年医学分会原副主任委员，广东省中西医结合学会虚证与老年病专业委员会原副主任委员，中华中医药学会老年脑病专业委员会原常务理事，广东省中西医结合学会脾胃消化系病专业委员会原常务委员，中华中医药学会内科脾胃病专业委员会深圳分会原主任委员，深圳市医药行业协会中医药专家委员会主任委员，深圳市中医药学会原会长，深圳市中西医结合杂志编委会原副主任委员等。

陈福如教授2002年被人事部、卫生部、国家中医药管理局确定为“第三批全国老中医药专家学术经验继承工作指导老师”，并已带教出教授、主任医师1名，正在带教副主任医师2名。

陈福如教授从事中医临床40余年，潜心研究中医老年病，脾胃病以及疑难病症，擅长治疗中医内科疾病；对老年病及脾胃病的诊治经验丰富。对慢性萎缩性胃炎的病因病机进行深入研究，取得重大突破，对该病的本质概括为：其乃由脾胃升降紊乱、运化功能失职所致，与脏腑功能失调有关。他在研究中发现，该病在低酸或无酸时，细菌和病毒易于繁殖而合并HP感染，致病情迁延难愈。其治疗的关键是根治病因，恢复脾胃的运化功能使其升降协调，燥湿相济，营造胃内酸碱平衡等，杜绝HP繁殖的内环境。陈福如教授对老年病的研究中揭示老年病是本虚标实，本是脏器虚弱，多脏腑功能紊乱，标是痰瘀交阻，导致脏腑代谢紊乱，精微传输失职，气血运行失其常道。其治疗老年病的总则是：辨其虚实，调补脏器，祛痰化瘀，畅通络脉，实遵“疏其血气，令其调达，而致和平”之旨。在长期的临床研究中倡导病症结合，病症与体质结合的诊治模式和学术观点；坚持辨证论治，突出中医特色，医术精湛；临床中十分重视继承与创新，刻苦研读历代名医的宝贵经验为魂，创制不少新方，有出奇制胜之效，每起沉疴，在中医界有很高的声望。2001年被广东省人民政府授予广东省名中医称号，在深圳市被评为深圳市名中医。长期从事中央领导、省市领导以及部队首长的医疗保健工作，成绩突出，曾被中央保健委员会评为先进个人，出席在北京人民大会堂的表彰大会，得到胡锦涛总书记等中央领导同志的亲切接见。

陈福如教授先后任广东省深圳市中医院副院长、党委书记28年，然而仍40余年如一日坚持临床。他重视对历代名医经验的继承与创新，主持“萎胃散治疗慢性萎缩性胃炎、胃癌前期病变的研究”等多项课题；撰写的《胃炎灵治疗慢性萎缩性胃炎178例》论文在澳洲召开的国际学术大会宣读，获“优秀论文奖”；主编《脾胃与针灸学术研究》等论著；撰写学术论文100余篇，发表论文40余篇。曾多次在国际和中国港、澳、台地区作专题学术演讲，获得高度评价。

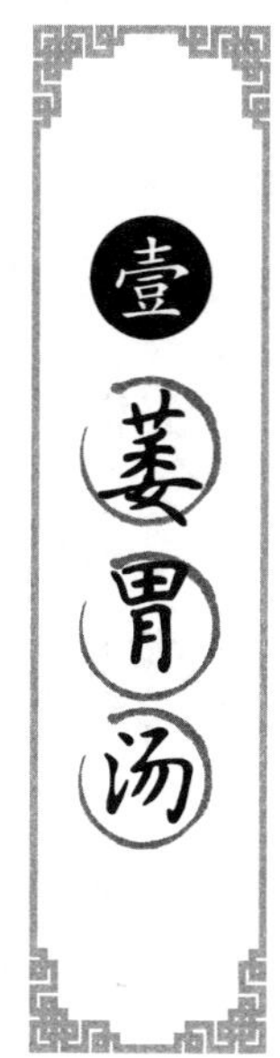

【组成】

黄芪　贰拾至叁拾克
白术　贰拾克
山楂　贰拾克
茯苓　叁拾克
法半夏　贰拾克
延胡索　贰拾克
灵芝　贰拾克
莪术　拾克
陈皮　陆克
炙甘草　叁克

【功　　效】健脾益气，和胃降浊，祛瘀通络。

【主　　治】脾虚健运失职，湿浊内聚，气滞血瘀，舌质淡胖，苔白腻，脉缓弱之胃痛证，属慢性萎缩性胃炎或合并肠上皮化生及不典型增生。

【方　　解】方中用黄芪、白术以健脾益气；茯苓、半夏以化湿降浊；莪术、延胡索以祛瘀通络，改善病灶的微循环；灵芝和黄芪、白术以增强免疫功能；灵芝和莪术以抗癌，逆转肠化生和不典型增生，为胃癌前期病变的截断疗法。

【常用加减】胃癌前期病变是世界公认的难治病，应以病人为本，即以提高病人的免疫功能为本，灵活加减，标本并治。若湿浊重，见便溏，苔白厚腻者，加苍术、藿香以苦温燥湿、芳香化湿；若脾胃虚寒者则益肉桂、良姜温中散寒，或合理中汤；若肾气不足，五更雷鸣腹泻，怕冷，脉微细，合四神丸或附桂理中汤；若大便软或溏而难排量少，可以加炒莱菔子20～30克。

【验案举例】

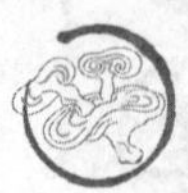

胃脘痛案

1991年6月15日一诊：张某，女，46岁，工人。胃脘痛病史15年，屡经中西药治疗，终未治愈。近3年胃痛发作较频，失去治疗信心，疑为癌变。分别于1987年3月和1990年5月在某市人民医院经胃镜和病理活检诊断为慢性萎缩性胃炎（中度）合并肠上皮化生、中度不典型增生。刻诊：胃脘胀痛，嗳气频作，纳呆，神疲乏力，大便烂而量少，苔白腻，舌质淡红而暗，舌边有瘀斑，脉弦细。辨证为脾胃虚弱，湿瘀内蕴，胃络瘀阻，升降失职。治以健脾益胃、祛湿化瘀、升清降浊。

处方：黄芪20克，白术20克，山楂20克，茯苓30克，厚朴15克，法半夏15克，延胡索15克，莪术10克，木香（后下）6克，陈皮6克，炙甘草3克。15剂，每天1剂，水煎2次，分2次内服。

1991年7月4日二诊：服上方15剂后胃脘胀痛诸症明显减轻，纳食增加，药已中病，宗上法增损或增苍术燥湿醒胃，或益肉桂、良姜之属温中散寒，或加左金丸降逆化浊，或合香砂六君子汤、黄芪建中汤之辈调治半年。胃脘胀痛诸症悉除，体重由48kg增至54kg。1992年2月在某市人民医院经纤维胃镜检查和病理活检，诊断为慢性浅表性胃炎，肠上皮化生和不典型增生已消失。继上方增损研成细末，每次6克，用温开水调服，每天3次。服3个月后，于1992年5月28日在某市人民医院再次经胃镜检查诊断为轻度慢性浅表性胃炎，病理活检未见异常。随访年余，一切正常。

【按】慢性萎缩性胃炎（CAG）病情缠绵，反复发作，经久不愈，是为难治性疾病之一。本病与胃癌的发生密切相关。有关报道CAG伴有肠上皮化生、不典型增生者，胃癌的发病率为9%～10%。而陈福如教授以中医理论为基础，辨证论治为核心，现代医学相关检查为依据，对CAG的病因病机及证治进行深入的探讨，对CAG的治疗取得了可喜的临床疗效。临床实践证明中医治疗可以使CAG病情逆转，充分体现了中医治疗CAG的优势，表明中医对CAG及癌前病变的治疗具有广阔的前景。

辨证论治是中医治病的核心，病因病机是制定治则的根据，治则是选方遣药的准绳。根据CAG的病因病机，其基本治则是：健脾益胃，祛湿化瘀，升清降浊。它对CAG的辨证能驭繁执简，论治切中病机而获得理想的疗效，对CAG的研究具有指导意义。与分型论治比较，后者只是辨证的一种思维框架，难于抓住在疾病中起主导作用的病机，影响疗效的提高。前者从疾病的主要病机出发，治疗切中疾病的本质，从而提高了疗效。

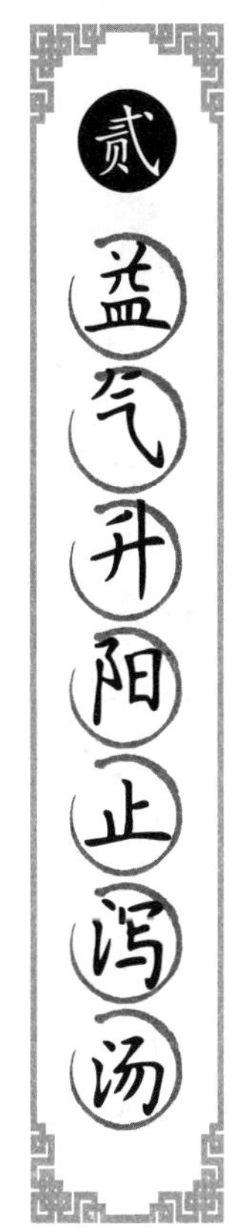

贰 益气升阳止泻汤

【组成】

黄芪　贰拾克
白术　壹拾伍克
苍术　壹拾伍克
益智仁　壹拾伍克
升麻　伍克
柴胡　伍克
炙甘草　伍克
红花　叁克
川黄连　壹至贰克

【功　　效】健脾益气，升阳止泻。

【主　　治】脾气虚而阳气下陷所致的慢性腹泻，迁延难愈，纳呆，肠鸣，舌质淡，苔白润，脉缓无力。

【方　　解】黄芪、白术以健脾益气；苍术以苦温燥湿；益智仁以祛浊止泻；升麻、柴胡以升脾阳；红花以祛瘀通络，改善肠道微循环，对慢性泄泻有止泻之效；用川黄连少量以健胃厚肠。

【常用加减】若脾胃虚寒则合理中汤以温中益气止泻；若脾肾阳虚则增肉桂、制附子、补骨脂等以补火暖土而止泻；若大便溏泄、频作量多，可益石榴皮或赤石脂以收敛止泻；若年老体弱而久泻不止，可服独参汤：高丽参20克，水150毫升，另炖服。

【验案举例】

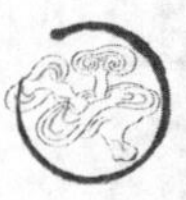

慢性泄泻案

1987年6月12日一诊：张某，男，46岁，工人。患者因慢性泄泻3年，更医多人，但不外健脾、燥湿、收敛、温肾、暖脾诸法，叠进参苓白术散、附桂理中汤、胃苓汤、四神丸等，收效甚微，甚或加重。刻诊：大便溏薄量少，每日3～4次，肠鸣，腹胀，纳呆乏力，舌淡红，苔白微腻，脉缓。辨证为清阳不升，湿浊内蕴。

处方：黄芪20克，苍术15克，益智仁15克，升麻5克，柴胡5克，炙甘草5克，红花3克。

【按】一见泄泻，辄以湿热、寒湿、脾虚印定眼目，套方治疗，实与刻舟求剑无异。盖因即使同一疾病，因人、因时、因地的不同，疾病的性质也有霄壤之别。何况疾病又有虚中挟实、寒热错杂诸多变化，以及病程的不同阶段等，都反映不同的主要矛盾，使疾病的性质病理机制处于动态的变化中。因此必须审证求因，对因施治，才是辨证论治的内涵。本例患者之泄泻因湿浊蕴聚，清阳不升所致。宗李东垣"寒湿之胜，助风以平之。……下者举之，得阳气升腾而去矣"，故投以益气升阳止泻汤，曲尽其情，效如桴鼓。

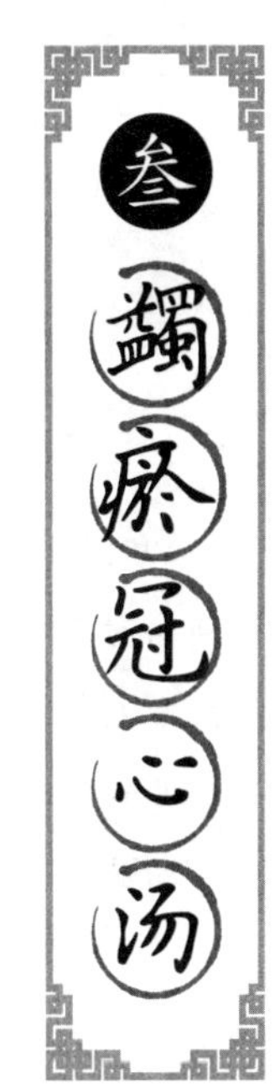

【组成】

红参（另炖兑服）　贰拾克
白术　贰拾克
茯神　贰拾克
法半夏　贰拾克
当归　壹拾伍克
川芎　壹拾伍克
淫羊藿　壹拾伍克
石菖蒲　壹拾贰克
桂枝　拾克
炙甘草（冲服）　拾克
田七粉　叁克

【功　　效】 补益心肾，温阳强心，蠲瘀通络，健脾化痰。

【主　　治】 心血虚弱，心阳不振，心脏冠脉瘀阻所致心悸，或心绞痛，头晕气短，舌质淡暗，苔白腻，脉细滑，或见代脉者。

【方　　解】 方中用红参以补益心气；当归以补血通络；淫羊藿以补肾阳，温通心气；川芎、田七粉以蠲瘀通络，白术、半夏、石菖蒲以健脾化痰浊；桂枝和炙甘草为桂枝甘草汤以温通心阳；桂枝合白术、茯神、炙甘草系苓桂术甘汤以温化痰浊。全方补中兼通，对本虚标实的冠心病很为合拍。

【常用加减】 本方对心血亏虚，心阳不振，痰瘀内阻，冠状动脉闭塞之冠心病见心绞痛、心悸等症颇为效验。若心绞痛明显则加制附子15～30克（先煎40分钟），延胡索15克；脉结代则炙甘草增至20～25克，加泽泻20克，以防钾潴留；胸闷则加瓜蒌皮20克，薤白15克（后下）；血脂高者则加丹参、泽泻、制首乌各20克；失眠者则加炒枣仁30克；头晕、高血压者则加天麻20克，葛根20～30克；大便不畅者则加炒莱菔子30克或草决明30克。

【验案举例】

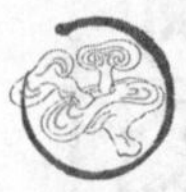

心悸、心绞痛案

1991年4月8日一诊：曾某，男，63岁。心悸6年，因心绞痛急诊入某医院住院治疗，诊断为冠心病。心绞痛缓解后出院，中西药双管齐下，从未间断。但心悸反复发作，伴见头晕失眠，胸闷气短，指端时有麻痹，夜尿多，舌质淡暗，苔白腻，脉细滑，偶见代脉。证属心肾两虚，痰瘀内阻，血脉痹阻。治以调补心肾，祛瘀通络，健脾化痰，用自拟“蠲瘀冠心汤”。

处方：红参（另炖）20克，桂枝10克，白术20克，法半夏20克，川芎15克，淫羊藿15克，石菖蒲12克，田七粉（冲服）3克，炙甘草6克。

上方增损调治3个月，心悸诸症缓解，超声心动图复查，心肌缺血劳损明显改善。嗣后患者坚持调理，至1995年3月经检查心功能基本正常。

【按】该患者冠心病多年，久治罔效。经辨证属心脾肾虚，痰瘀内停，血脉痹阻。治疗原则能切中病因病机，药能中病，用药能如声应响而获佳效。概言之，对冠心病的治疗关键在于审察病因病机，制定正确的治则，选用力专显著的药物，治疗就能达到预期的效果。

（整理：陈福如）

黄丽娟

黄丽娟，女，一九四〇年出生，首都医科大学附属北京中医医院主任医师，博士研究生导师，第三、四批全国老中医药专家学术经验继承工作指导老师。黄丽娟教授一九六五年毕业于首都医科大学医疗系，后留校任教。因教学工作需要在职学习中医，一九七二年毕业于北京西学中班，至今已在北京中医医院从事中医、中西医结合内科、心内科的临床、科研和教学工作四十余载，拥有扎实的中西医理论基础和丰富的临床经验。

曾任北京中医医院大内科主任兼心内科主任，历任北京中医药学会内科分会委员、北京中西医结合学会理事、心血管专业委员会副主任委员、北京市科技成果评审委员会专家组成员、北京市卫生系统高级职称评审委员会专家组成员、北京市自然科学基金项目评审专家组成员、北京市中医医院学术委员会成员。2001年获中国中西医结合学会颁发的“中西医资深贡献专家奖”，2002年被人事部、卫生部、国家中医药管理局批准为“全国老中医药专家学术经验继承工作指导老师”。作为突出贡献专家，享受国务院颁发的政府特殊津贴。多次被卫生局评为北京市先进工作者。

黄丽娟教授从医40余年，不仅学术造诣精深，而且临床经验十分丰富。她博览群书，师古而不泥古，重视学术传承但思想毫不保守，主张兼收并蓄，中西汇通，在学习前辈经验基础上，独立思考，潜心研究，并通过多年的临床实践，总结出对冠心病、高血压病、心力衰竭、心律失常、动脉硬化、高脂血症、糖尿病及并发症、脑血管病等病的独特临床经验，在继承和研究前人学说的基础上，在理论上提出了自己的独到见解，在用药方面形成了自己的特色，疗效显著，深受国内外患者的好评。日常工作之外，黄丽娟教授总结自己多年的经验，发表论文，著书立说。曾发表《益气活血温阳利水法治疗慢性充血性心衰》等20余篇论文，并参与多部中医论著的编写，如《中医脾胃学说应用研究》《临床中药研究进展》《胸痹心痛诊治与研究》《中医养生历书》等。

作为心血管科的学术带头人，黄丽娟教授为医院的学科建设及心内科专业技术人才培养做出了重大贡献，带领科室完成并获得市科委科技进步三等奖3项，分别是："三参通脉口服液治疗冠心病的临床及实验研究"，"三黄消脂片治疗高脂血症的临床及实验研究"，"醒脑清眩片治疗原发性高血压的临床及实验研究"。荣获市中医局科技成果奖一等奖、二等奖共4项，如"化瘀丸治疗冠心病心绞痛的药理及临床研究""中药强心栓治疗慢性充血性心衰的临床及实验研究"等。

黄丽娟教授为人正直，医德高尚，时至今日她仍然信守着老中医袁鹤侪"为医者以活人为先，断不可以商贾之为"的名言。黄丽娟教授对待患者，不论贫富贵贱，均一视同仁，深受患者好评。

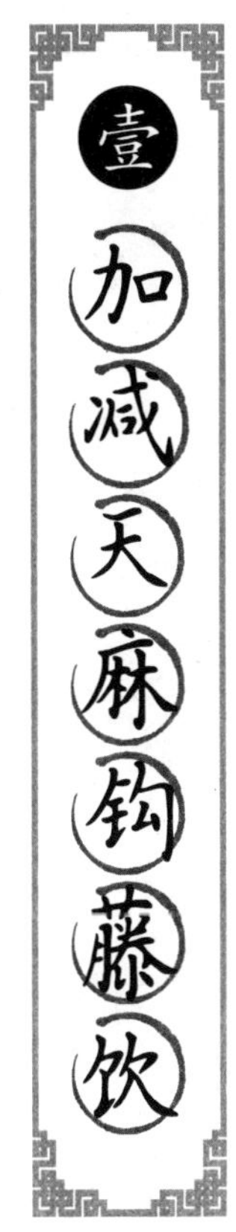

【组成】

天麻	壹拾伍克
钩藤	贰拾至叁拾克
生石决明	叁拾克
白蒺藜	壹拾伍至叁拾克
炒栀子	拾至壹拾伍克
怀牛膝	壹拾伍至叁拾克
白芍	壹拾伍至叁拾克
龟板	壹拾伍至贰拾克
桑寄生	叁拾克
生杜仲	壹拾伍克
酸枣仁	叁拾克
首乌藤	叁拾克

【功　效】补益肝肾，平肝潜阳。

【主　治】肝肾阴虚，肝阳上亢证。症见头痛，头晕，失眠多梦，耳鸣，或口苦，腰膝酸软，舌红苔黄，脉弦或弦细。

【方　解】方中天麻甘平，归肝经，息风止痉，平抑肝阳；钩藤甘微寒，归肝、心包经，息风止痉，清热平肝；石决明咸寒，归肝经，平肝潜阳，清肝明目；白蒺藜苦辛平，归肝经，平肝潜阳，疏肝解郁，祛风明目；四药均有平肝息风之效。栀子苦，寒，归心、肺、胃、三焦经，清热泻火，使肝经之热不致偏亢；白芍苦酸微寒，归肝、脾经，养血敛阴，平抑肝阳；牛膝苦酸平，归肝、肾经，补肝肾强筋骨，引血下行；龟板甘咸寒，归肝、肾、心经，滋阴潜阳，益肾健骨；杜仲甘温，归肝、肾经，补肝肾强筋骨；桑寄生苦平，归肝、肾经，补肝肾强筋骨。以上六药合用，补益肝肾，起到滋水涵木之功。酸枣仁酸甘平，归心、肝经，养心安神；首乌藤甘微苦平，归心、肝经，养心安神。二药均可养心安神。诸药合用，补益肝肾，平肝息风。

【常用加减】 如肝火盛，口苦面赤，烦躁易怒，大便干，小便黄，舌红苔黄，脉弦滑，可酌加羚羊角、菊花、夏枯草等，以加强清肝泻火之功；如阴虚偏重，腰膝酸软，头重脚轻，舌红苔少，脉弦细，可酌加生地黄、何首乌、玄参、女贞子等，以加强滋补肝肾之功；如兼有肝风内动，头晕目眩，目胀耳鸣，脑部烘热，或肢体渐觉不利，酌加僵蚕、蜈蚣、全蝎、生牡蛎、生龙骨息风定痉；如兼有瘀血证，伴胸闷，舌暗，酌加丹参、丹皮、赤芍、郁金等凉血活血；如兼有肝郁气滞，胸闷，烦躁，可酌加元胡、佛手、玫瑰花、枳壳等疏肝解郁。

【验案举例】

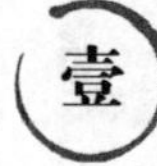

壹 眩晕案

2008年11月7日一诊： 陈某，女，60岁。主诉：间断头晕10余年。现病史：患者10余年前因头晕发现血压升高，血压最高180/100mmHg，诊断为高血压病，间断服用降压药物治疗，未规律监测血压。目前用药：卡托普利25mg，tid，氨氯地平5mg，qd，倍他乐克25mg，bid，血压维持在140～150/70～80mmHg左右。近期血压波动，头晕症状加重，遂来我院。就诊时症见：头晕，失眠，腰酸腿软，耳鸣，胸闷，烦急，纳可，二便调，舌红苔薄黄，脉弦细。查：血压160/70mmHg。

处方：天麻15克，钩藤30克，生石决明30克，白蒺藜30克，酸枣仁30克，首乌藤30克，生牡蛎30克，僵蚕10克，白芍15克，女贞子15克，旱莲草15克，桑寄生30克，佛手10克，郁金12克，石菖蒲10克。

2008年11月18日二诊： 服药后头晕、耳鸣明显减轻，仍失眠，时有胸闷、心悸，舌尖红苔薄黄，脉弦细。查体：Bp 140/70mmHg，HR 72次/分，律齐。上方酸枣仁加至40克，加丹皮12克，龟板15克，黄连8克，玫瑰花10克，以加强安神、清热、理气之力。

2008年11月25三诊： 服药后诸症明显好转，血压平稳，舌略红，苔薄白，脉弦细。查体：Bp 135/70mmHg，HR 70次/分，律齐。继以上方加减治疗。

【按】患者老年女性，年老肾亏，肾水不足，水不涵木，以致肝阴不足，肝阳上亢，化火生风，而发为眩晕。治疗上针对病因病机，一方面补益肝肾治其本，一方面平肝潜阳治其标，标本兼顾，并辅以养心安神，取得了很好的临床疗效。

贰 头痛案

2009年3月9日一诊：张某，男，76岁。主诉：间断头痛30年，加重1月。患者30年前头痛、头晕间断发作，诊断为高血压病，血压最高190/100mmHg，间断服用降压药物，未监测血压。1月前患者无明显诱因头痛加重，伴头晕，头重脚轻感，自服牛黄清心丸、愈风宁心片后症状略有好转，今为系统诊治遂来我院。既往2001年患急性脑梗塞，遗有右侧肢体活动不利。就诊时症见：头痛，头晕，头部发空感，记忆力减退，腰酸腿软，口干，气短，烦急，眠欠安，大便干，夜尿频，舌红，苔薄白干，脉沉细。查体：Bp 160/100mmHg，神清，双肺（－），HR 70次/分，律齐，腹软无压痛，双下肢水肿。

处方：天麻15克，钩藤30克，生石决明30克，白蒺藜30克，怀牛膝15克，白芍20克，龟板15克，生地黄30克，山萸肉15克，山药15克，茯苓15克，生杜仲15克，桑寄生30克，枳壳10克，蜈蚣2条，全蝎5克，百合30克，炒枣仁30克。7剂。水煎服。

2009年3月16日二诊：服药后患者头痛减轻，仍感口干，气短，大便偏干，舌红苔薄白，脉沉细。继以上方加减治疗，上方白芍加至30克，同时加北沙参30克、黄精20克以加强益气养阴之力。7剂。

2009年3月23日三诊：服药后患者诸症明显减轻，无明显头痛、头晕，二便调，舌质偏红，苔薄白，脉沉细。效不更方，继以上方加减治疗。14剂。

【按】《灵枢·海论》认为“脑为髓海”，“髓海不足，则脑转耳鸣，胫酸眩冒，目无所见，懈怠安卧。”患者老年男性，本病的病机重点在于肝肾亏虚，髓海失养，阴虚阳浮，肝阳上亢，而发为头痛。治疗上以补益肝肾为主，兼以平肝潜阳，标本兼顾。同时因为患者头痛日久，久病入络，故酌加虫类药蜈蚣、全蝎，性善走窜，有良好的通络止痛功效。

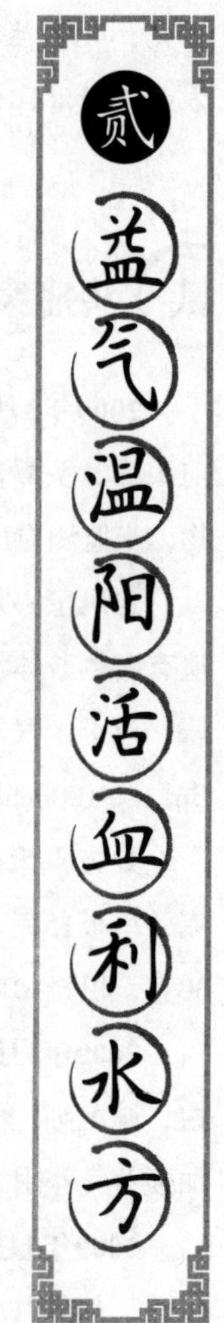

【组成】

生黄芪 叁拾克
太子参 壹拾伍克
仙灵脾 拾克
炮附子 拾克
葶苈子 叁拾克
益母草 叁拾克
水红花子 贰拾克
茯苓 贰拾克
泽泻 叁拾克
桂枝 陆克
炒枣仁 叁拾克
枳壳 拾克

【功　效】 益气温阳，活血利水。

【主　治】 心力衰竭之气(阳)虚血瘀水饮证。主要临床表现：心悸，气短、气促，乏力，汗出，肢冷畏寒，水肿，咳嗽痰多稀薄，口唇青紫，小便少或大便溏，舌暗淡、紫暗或有齿痕、瘀斑，苔薄白腻或白厚腻，脉沉弱、沉弦、弦紧或沉涩。

【方　解】 方中生黄芪、太子参益气，仙灵脾、附子温阳。黄芪甘微温，补气升阳，益卫固表，利水退肿；太子参甘平，补气生津；仙灵脾辛甘温，归肝、肾经，温肾壮阳；附子辛热，归心、肾、脾经，能上助心阳以通脉，下补肾阳以助火，中补脾阳，《本草汇言》谓其能“回阳气，散阴寒，逐冷痰”。益母草辛苦微寒，《本草纲目》谓其“活血破血”，可治

"大便小便不通"；水红花子咸微寒，散血消积，《滇南本草》谓其"破血""消年深坚积"。葶苈子苦辛，归肺、膀胱经，泻肺利水；茯苓甘淡，归心、脾、肾经，泽泻甘淡，归肾、膀胱经，二者能淡渗利水。桂枝辛甘温，既可温阳以化饮，又能化气以利水；炒枣仁养血安神，因神安则气正，神惊则气乱，而心乃神之居，故宁心安神则心气得正，阳气来复，有利于心衰的纠正；枳壳行气，调畅气机。诸药合用，有益气温阳、活血利水之功。

【常用加减】 如兼有阴虚证，口舌干燥，舌苔薄白少津，可酌加麦冬、五味子以养阴；如脾虚证明显，可酌加炒白术、山药、薏苡仁等健脾益气；如肾虚证明显，可酌加生杜仲、桑寄生、续断、狗脊等温肾壮阳；如瘀血证明显，可酌加丹参、红花、鸡血藤等活血化瘀；如兼有气滞，可酌加细辛、娑罗子、元胡、木香、砂仁等理气。

【验案举例】

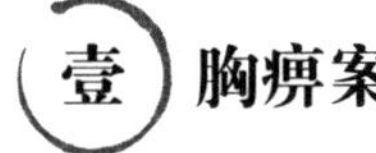

胸痹案

2008年10月10日一诊： 宋某，女，55岁。主诉：间断胸闷喘憋3年。现病史：患者3年前出现活动后胸闷喘憋，活动耐量减低，诊断为"心力衰竭"，长期服用地高辛、武都力等药，症状时有反复。就诊时症见：活动后胸闷喘憋，乏力，心悸，自觉头面部肿胀，下肢畏寒，纳差，大便调，不服用利尿剂则尿量偏少，舌淡暗苔薄白略干，脉结代沉细无力。既往史：风湿性心脏瓣膜病史20余年，1996年于协和医院行二尖瓣、主动脉瓣置换术，术后长期服用华法林抗凝治疗。2005年因房颤伴长R-R间歇行永久起搏器植入术。查：Bp100/60mmHg，HR90次/分，心律不齐，双下肢轻肿。

处方：生黄芪30克，仙灵脾10克，炮附子10克，麦冬10克，五味子10克，葶苈子20克，茯苓20克，猪苓30克，泽泻30克，水红花子30克，桂枝10克，生牡蛎30克，木香6克，丹参15克，白芍15克，枳壳10克，炒枣仁30克。7剂。

2008年10月17日二诊： 服药后患者诸症明显减轻。效不更方，继以上方加减治疗，上方生黄芪加量至40克，以加强健脾利水之力。

【按】慢性心力衰竭是各种严重器质性心脏病的终末期表现，基本病机为：本虚标实，本虚以气虚、阳虚为主，标实以瘀血、水饮、痰湿居多，临床表现多为虚实夹杂。心衰的病位在心，但在心衰发展过程中常会累及到肺、脾、肾。心衰早期主要表现为心肺气虚证，主要症见乏力，心悸，气短，动则尤甚，自汗，咳吐泡沫痰涎等。心气不足则血行不畅而致瘀血内生，表现为气虚血瘀之证，可见心悸胸闷，胁下痞块，口唇紫绀，舌紫暗或有瘀斑，脉涩等症。心衰后期影响脾肾，以心脾肾气（阳）虚为主，并伴有不同程度痰饮、瘀血证表现。水湿内停，凌心射肺或外溢肌肤而见心悸气短、动则尤甚，汗出，咳嗽痰多，喘息不得卧，胸腹胀满甚至有胸水、腹水，畏寒肢冷，大便溏薄，尿少，水肿，苔白腻等症；瘀血内停则见胁下痞块，舌暗或有瘀斑。心脾肾气（阳）虚之极，可出现阳气虚脱于外，阴寒弥漫于内，阴阳相互离决，症见心悸喘促，张口抬肩，面色青灰，大汗淋漓，四肢逆冷，脉微欲绝，是心衰发展的严重阶段。根据心衰后期的病机特点，虚、瘀、水是心衰发生发展的三大病因病理因素，因此，治疗的关键主要是益气温阳，活血利水。患者久病，正气不足，心脾肾阳气亏虚，痰湿、瘀血内停，故见胸闷喘憋，乏力，心悸，畏寒，水肿，舌淡暗，脉沉细无力等症，治疗上采用益气温阳，活血利水之法，取得了良好的效果。

贰 心衰案

2008年10月10日一诊：韩某，男，67岁。主诉：间断胸闷、喘憋10年，加重1天。患者10年前患急性心肌梗死，行冠脉搭桥术，后逐渐出现活动后胸闷、喘憋，下肢水肿，严重时夜间不能平卧，诊断为心力衰竭，曾经多次住院治疗，但病情时有反复。目前用药：地高辛0.125mg qd，速尿20mg qd，螺内酯20mg qd，欣康20mg bid，拜阿司匹林100mg qd。1天前因家中来客，患者较为劳累，夜间即觉胸闷憋气加重，吸氧及含服速效救心丸后症状略有缓解，今日遂来我院求治。既往糖尿病、高脂血症史，现应用诺和灵30R治疗。就诊时症见：活动后胸闷、喘憋，夜间不能平卧，乏力，水肿，纳差，胃脘胀满，自汗恶风，大便干，尿少，舌淡暗，苔薄白，脉沉细。查体：Bp 105/60mmHg，神清，双肺（-），HR 90次/分，律齐，腹软无压痛，双下肢水肿。

处方：生黄芪40克，太子参15克，麦冬10克，五味子10克，桂枝10克，仙灵脾15克，桑寄生30克，葶苈子20克，茯苓30克，猪苓30克，丹参30克，白芍15克，木香6克，砂仁10克，元胡15克，郁金12克，娑罗子10克，瓜蒌30克，炒枣仁30克。7剂。水煎服。

2008年10月17日二诊：服药后患者胸闷、喘憋明显减轻，夜间可平卧入睡，乏力、水肿，胃脘胀满亦减轻，纳食增加，大便日3～4次，不成形，尿量增多，舌淡红，苔薄白，脉沉细。继以上方加减治疗，上方生黄芪加至50克，加水红花子30克，以加强益气、活血利水之力，因患者药后大便稀，去瓜蒌30克。7剂。

2008年10月24日三诊：服药后患者无明显胸闷、喘憋，乏力好转，有时口干，大便日1次，成形，舌淡红，苔少，脉沉细。继以上方加减治疗，患者口干，苔少，为阴伤之征，上方麦冬加至15克，加百合15克以加强滋阴之力。7剂。

【按】心衰的基本病机为本虚标实，本虚以气虚、阴虚、阳虚为主，标实以瘀血、水饮、痰湿居多，临床表现多为虚实夹杂。心衰患者往往应用西药利尿剂治疗，过度利尿治疗会伤及阴液；益气、温阳药物多为辛温之品，大量、久用有伤阴之弊；利水渗湿药也有伤阴的可能，从而出现口渴、咽干、舌红少苔等阴伤表现。根据阴阳互根之理，阳以阴为根，阴损太甚，无阴以涵阳，则阳易浮越而散；据阴阳互生之理，阴损太过，则必致阳气化生不足，终致阴阳俱虚。所以心衰的治疗必须在补虚驱邪的同时，注意顾护阴津。阴液不虚，阳气才能内守不外散，才能注血脉以促血行。所谓“留得一份真阴，便有一份生机”。心气阴两虚者，常用李东垣《内外伤辨惑论》生脉散，无明显阴虚者，在益气温阳的同时，也应稍佐养阴收敛之药如麦冬、五味子等，既可收敛心气，使阳气内守，又可防益气温阳药辛温伤阴散气。另外，宜尽量选择车前子、茯苓、猪苓等利水而不伤阴之品。此外，还要注意顾护后天之本脾胃功能，因此常加用木香、砂仁等健脾开胃之品。各种不同疾病导致的心衰常有其各自不同的病机特点，因此心衰的治疗，既要重视心衰共同的病机规律，又要重视原发心脏病自身的病机特点，注意辨病与辨证相结合。冠心病常伴有胸闷、胸痛等症，治疗时宜酌加娑罗子、元胡、郁金等理气活血之品。

（整理：安海英）

余绍源

余绍源，男，一九四〇年生，广东惠州市人，一九五七年至一九六三年毕业于广州中医学院（现广州中医药大学）六年制本科。一九六三年后任职于广东省中医院。一九八六年广州中医药大学建制，任广州中医药大学第二临床医学院内科教研室主任，广东省中医院大内科主任。一九九三年被确定为『广东省名中医』。历任广州中医药大学硕士生导师、博士生导师、博士后导师。二〇〇二年被确定为『全国老中医药专家学术经验继承工作指导老师』，并被授予『优秀导师』称号。

余绍源教授历任广东省中医药学会消化专业委员会主任委员，广东省中药新药评审委员，全国中药新药评审委员，国家食品药品监督管理局药品评审中心专家。

余绍源教授主编有《中西医结合治疗内科常见病》《专科专病——消化科专病中医临床诊治》《面向21世纪，高等院校教材——中西医结合内科学》《现代疑难病中医治疗精粹》《脾胃续论——名中医余绍源传薪录》等书。他在职期间主持科研项目并获奖多项。

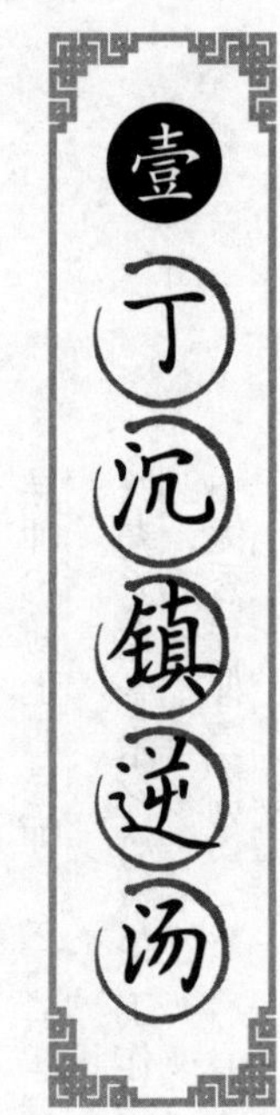

【组成】

丁香（后下）伍克
白豆蔻（后下）伍克
党参 壹拾伍克
白术 壹拾伍克
干姜 拾克
吴茱萸 叁克
沉香（后下）拾克
法半夏 拾克
柿蒂 壹拾伍克
炙甘草 拾克

【功　效】 温中散寒，降气镇逆。

【主　治】 脾胃阳虚，呃声低弱无力，气不得续，面色苍白，手足不温，食少困倦，舌淡苔白，脉滑细弱。

【方　解】 呃逆总由胃气上逆而成，临床多见于中焦虚寒，寒气蕴蓄，引起胃失和降所致。故治以温中散寒，降气止呃。本方以理中丸温中祛寒，补气健脾为君；吴茱萸、法半夏散寒降逆为臣；集合丁香、柿蒂降逆止呃为佐；而沉香辛苦温，降气温中，暖肾纳气，凡一切不调之气皆能调之以为使，用于脾胃阳虚之呃逆，屡见奇效。

【常用加减】 若久病及肾，肾阳亦虚，形寒肢冷，腰膝酸软，舌胖嫩，脉沉迟等，加附子、肉桂以助阳温肾。

【验案举例】

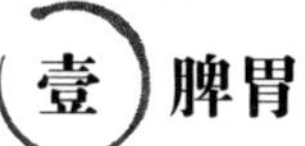

壹 脾胃阳虚案

董某，男，56岁，因患肺部感染发烧入住某大医院，退烧后2天，突然于子夜时呃逆连连，气不接续，遍用西药，甚至冬眠方法亦未能抑止。病者痛苦不堪，欲跳楼解脱，得家人劝止，无奈求诊我处，是时已发作3天。观其呃声低弱无力，气不接续，坐卧不宁，烦躁欲死，面色苍白，舌淡白嫩胖，苔白薄润，脉沉细。即以丁沉镇逆汤，嘱煎后趁热啜服，1剂缓解，2剂痊愈。

【按】热病后突发呃逆，病势危重，用丁沉镇逆汤温中降气，中阳回复，而得痊愈。

贰 肾阳虚衰案

陆某，男，67岁，因患前列腺癌术后，正待化疗，在家中调养，一天进食时突感吞咽不利，随后即呃逆发作，立即到医院急诊治疗，2天发作不能抑止。来诊时困倦颓丧，精神萎靡，呃声低微，气不接续，畏冷瑟缩，虽大热天时，亦厚盖毛毡，舌淡嫩多水，苔白润，脉沉细迟。盖年老体衰，病久入肾，肾阳亏虚。立以丁沉镇逆汤加附子、肉桂助阳温肾，1剂去毡被，呃减，2剂痊愈。

【按】重病突发呃逆，预后多不良，幸及时予以丁沉镇逆汤加附、桂，使得肾阳回复而呃止。

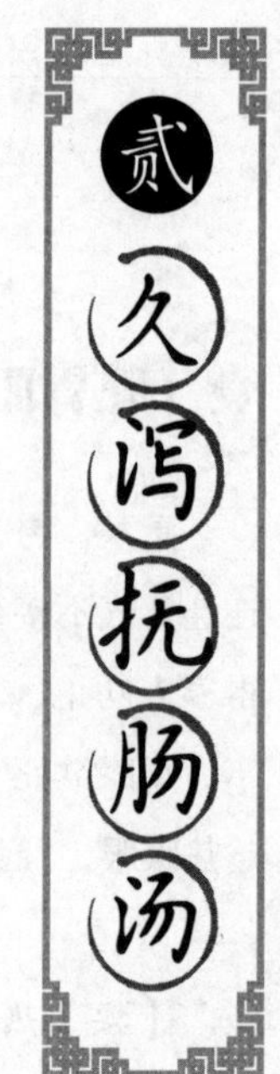

贰 久泻抚肠汤

【组成】

党参 壹拾伍克
白术 壹拾伍克
干姜 拾克
苍术 拾克
茯苓 壹拾伍克
煨肉豆蔻 拾克
草果（后下） 伍克
怀山药 壹拾伍克
石榴皮 壹拾伍克
乌梅 拾克
炙甘草 拾克

【功　效】 健脾化湿，温中涩肠。

【主　治】 久泻，大便时溏时泻，甚则水谷不化，进食油腻之物更甚。脘腹胀满，面色萎黄，食欲减少，肢倦乏力。

【方　解】 本方以理中汤温中祛寒，补气健脾为君；以煨肉豆蔻、苍术、草果之辛温燥湿除寒，暖脾胃，固大肠为臣；山药、茯苓二药甘平，健脾渗湿，治脾虚之久泻为佐；乌梅、石榴皮酸涩，涩肠止泻为使。全方温中健脾，固肠止泻，宜于久泻者。

【常用加减】 脾阳虚衰，阴寒内盛，腹中冷痛，手足不温，宜加附子、肉桂以温中散寒。

【验案举例】

壹 脾虚久泻案

张某，男，65岁。自诉从小胃肠虚弱，稍进食过量或油腻食物则易腹泻，近3年大便时溏时泻，每天3～4次，无腹痛，食少纳呆，面黄肌瘦，神疲乏力，舌胖嫩，苔白厚，脉细弱。治以久泻抚肠汤，1周后复诊，大便已成形，日2次，2周后大便正常，食欲旺。

【按】此乃脾肾阳虚之久泻，用本方补脾肾佐以泻肠止泻，获效迅捷。

贰 脾胃阳虚案

陈某，女，45岁。10年前因患肠易激综合征，常便秘4～5天一行。经常服泻药通便，如此持续6～7年之久，转便秘为腹泻，日2～3次，粪溏，自诉腹中如有冷气逼迫，需以护腰带护腹，夜间需盖被于腹，如此已3年矣，舌淡，苔白厚，脉沉细迟。诊为脾肾阳虚久泻。以久泻抚肠汤加附子、肉桂，1个月后，腹泻愈，腹中冷气亦无。

【按】阳气大虚者，当用久泻抚肠汤加附、桂，且须久服，方克有济。

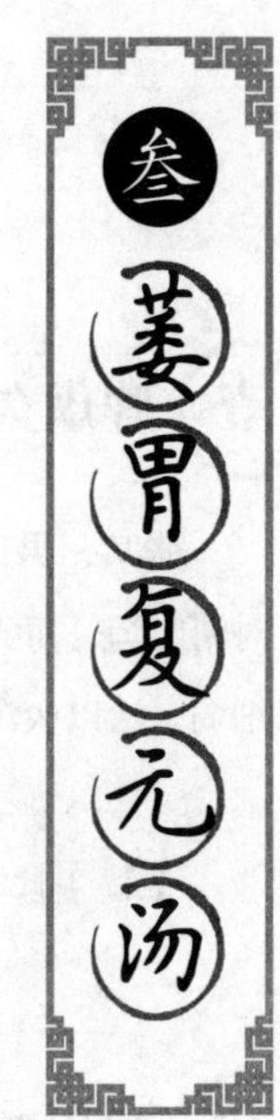

【组成】

黄芪 叁拾克
太子参 壹拾伍克
白术 壹拾伍克
砂仁（后下） 伍克
陈皮 拾克
半枝莲 壹拾伍克
白花蛇舌草 叁拾克
三七末（冲） 壹点伍克
稻麦芽（各） 叁拾克

【功 效】 补益脾胃，解毒散结。

【主 治】 经胃镜确诊为萎缩性胃炎，或伴有不典型增生，肠上皮化生者。证见胃脘胀满，进食稍多尤甚，时有嗳气，食欲不振，大便溏或泻。

【方 解】 萎缩性胃炎的形成有其较为漫长之过程，不论何种原因都造成了久病失治，正气亏损，而瘀毒交结，正虚邪恋，补虚则碍邪，攻邪则伤正，本方扶正祛邪，两者兼顾。本方以黄芪、太子参补气为君；益以白术、砂仁、陈皮、稻麦芽健脾醒脾，和胃消导为臣；半枝莲、白花蛇舌草清热解毒，散瘀定痛，以解瘀毒之交结为佐；久病入络，胃络受伤，藉三七止血、消肿、散瘀之作用为使。全方扶正祛邪，治萎缩性胃炎或伴不典型增生、肠上皮化生者效果显著，屡试不爽，特名“萎胃复元汤”。

【常用加减】 本方从病论治，故临床时如无特殊偏热偏寒者皆用本方，不事加减。但确有偏热者，加竹茹、蒲公英；偏寒者，加台乌药、香附。

【验案举例】

壹 脾虚久泻案

李某，男，73岁，广州人。有“慢性浅表性胃炎”多年，近年来觉胃脘胀满，进食后加重，嗳气，无泛酸，食欲不振，逐渐消瘦，大便正常，自感有病变可能，月前做胃镜检查结果为：胃窦部炎症重度，活动度重度，萎缩重度，肠上皮化生重度，不典型增生重度。HP（－）。医生告知有胃癌可能，建议手术治疗。投访数家医院回答大致相同，无奈求治于中医。诊见：消瘦，神疲，面色稍苍白，舌淡嫩，苔白厚，脉细沉弱。处以萎胃复元汤。并嘱坚持3个月复查。3个月后胃镜结果各项均由重度转为轻度，转危为安矣。嘱再服3个月，胃镜复查结果仅为慢性浅表性胃炎。病者与10年前比较，无胃痛，无嗳气，食欲正常，体重增加，精神焕发，笑逐颜开，抚今追昔，大赞中医药之神奇。

【按】萎胃复元汤乃标本兼顾之剂，既补脾胃，又散瘀毒。辨病与辨证相结合，宏观辨证与微观辨病相结合，组方方解如此精炼。

贰 脾胃阳虚案

高某，男，56岁，河南人，有20多年嗜酒史，平素无胃痛，无嗳气，无泛酸，食欲正常。但半年前渐觉进食后胃脘胀满，不能多食，食后嗳气频频，至今只能三餐食粥，且食量锐减，人渐消瘦，半月前检查胃镜为：胃窦部重度炎；肠上皮化生中—重度；不典型增生中—重度。HP（＋）。来诊时消瘦，语声低微，精神不振，焦虑忧郁，舌淡嫩，苔白厚，脉沉细。予萎胃复元汤。3个月后复查胃镜：胃窦部炎症中度，不典型增生中度，肠上皮化生中度。HP（±）。便再坚持服3个月。复查胃镜：胃窦部慢性浅表性胃炎，肠上皮化生无，不典型增生轻度，HP（－）。病者食欲正常，无食后胃脘胀及嗳气，语声清朗，精神振奋，一扫焦虑忧郁状态。

【按】本案患者服用萎胃复元汤后，胃镜检查一次次好转起来，所以该方是深得临床实践经验的良方。

（整理：余绍源）

彭胜权

彭胜权，男，生于一九三九年，广州中医药大学首席教授、博士生导师、主任中医师、全国优秀教师、广东省名中医，国家级重点学科、精品课程及优秀教学团队学术带头人，享受国务院政府特殊津贴。一九九七年被确定为全国老中医药专家学术经验继承工作指导老师。曾任中华中医药学会感染病分会副主任委员、广东省感染病专业委员会主任委员、《广州中医药大学学报》副主编及主编，现为广东省中西医结合学会终身理事、广东省感染病专业委员会名誉主任。目前主要从事中医药防治病毒性感染疾病的临床与实验研究，临床擅治热病、肝病、脑病、咳喘病、肠胃病等疑难病症。

彭胜权教授在中医研究中针对宋代陈无择的三因论，提出中医内、外病因主张，重新确立伏气温病学说的应有地位等观点，得到同行广泛认同。1990年主编的中医院校系列教材《温病学》获国家中医药管理局优秀教材三等奖，1996年主编全国普通高校中医药规划教材《温病学》。彭胜权教授注重临床，1988年建立全国第一个温病临床基地，就如何发展温病学在全国同行中树立了典范。主持的“大胆改革，回归临床，首创温病学教、医、研三位一体新体制”获1993年“广东省普通高等学校优秀教学成果二等奖”，“中医类专业课程优化整合的研究与实践”获2005年广东省优秀教学成果奖一等奖、第五届高等教育国家级教学成果奖二等奖。

自1986年起，彭胜权教授首倡研究岭南温病，该研究不仅对气候条件类同的热带、亚热带地区和国家的温病防治有直接的指导作用，并且丰富和发展了祖国传统医学。主持的“岭南温病理论与临床应用研究”获1999年广东省科技进步二等奖，其团队曾主持“十一五”国家自然基金委—广东省政府自然科学联合基金重点项目“岭南常见病毒性疾病的湿热特征及证治机理研究”。

彭胜权教授积极参与公共卫生突发事件防治。1978年带队支援广东佛山登革热和登革出血热治疗并获得明显疗效。2003年至2004年，作为广东省防治非典专家，积极参与其中，获抗击非典的全国优秀科技工作者及全国优秀共产党员、广东省抗击“非典”一等功等称号。彭胜权教授教书育人，培养研究生22名，其博士生获南粤优秀研究生一等奖、香港“求是研究生奖学金”等。

彭胜权教授对中医的挚爱促使他不断改革创新，为该校《温病学》课程及学科的可持续发展做出了卓越贡献。他主编、参编著作26部，成果获国家级奖励等16项，发表论文70余篇。应邀赴日本及芬兰、港澳台地区进行学术交流和教学，在国内享有较高知名度，获该校“先进工作者”“受学生欢迎的好老师”，广东省“教学优秀奖”“高教战线先进工作者”“南粤优秀教师特等奖”，1993年被评为全国优秀教师，2008年被确定为“第三批全国老中医药专家学术经验继承工作优秀指导老师”。

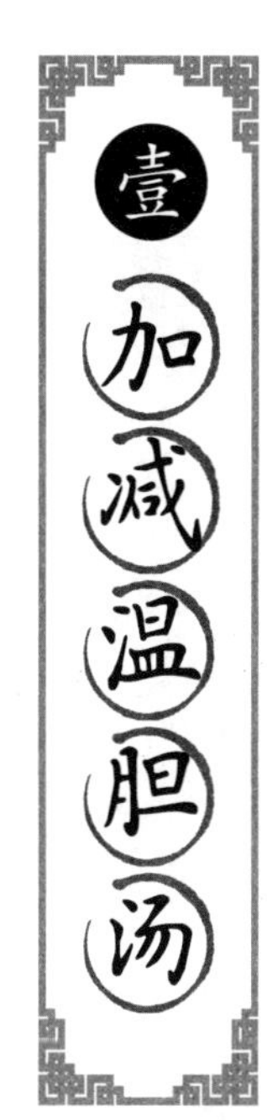

【组成】

半夏　拾克

茯苓　贰拾克

甘草　拾克

陈皮　伍克

枳实　拾克

竹茹　拾克

生姜　叁片

大枣　拾克

【功　　效】 理气和胃，清胆化痰。

【主　　治】 胆胃不和，痰热内扰证。胆怯易惊，头眩心悸，虚烦不眠，或呕恶呃逆，癫痫，癫狂等，苔白腻或苔腻微黄，脉弦滑。

【方　　解】 方中半夏、陈皮性辛温，有理气和胃、燥湿化痰之功效；茯苓、甘草性甘平淡，有健脾益气和中的功效；竹茹、枳实具甘凉苦微寒之性，有清热化痰之功。全方二温、二平、二凉均以治痰见长，被医家誉为治痰鼻祖方。历代多以此平和之方加减，衍生许多方剂。临床上无论外感或内伤所致肝胆疏泄条达失职，脾胃运化升降失司，导致湿聚生痰，痰阻气机，气滞血瘀；或痰阻经络，经脉不畅；或痰浊蒙窍；或痰火扰心；或痰热化火等均可在本方基础上临证加减应用。

【常用加减】 岭南地区气候湿热，脾胃受饮食所伤，起病常见痰湿、湿热证候，彭胜权教授临证常用此方加减。若痰浊偏盛，蒙闭清窍者，去大枣、生姜，加地龙、僵蚕、川芎、白芷等涤痰开窍，通络止痛；若痰热偏盛，加黄连清热化痰，和胃安神；暑湿或湿热郁阻半表半里，恶寒发热，日轻暮热，缠绵日久，舌苔腻或黄腻，脉弦滑者，加青蒿、黄芩、碧玉散（包煎），清泄少阳，分消湿热；特别是使用过多抗生素而热不退者，用本方合小柴胡汤扶正祛邪，效果甚佳；若肺脾气虚，加党参、黄芪，益气健脾，化湿除痰；气阴两虚兼有湿热者，合生脉散以益气养阴，清热除湿；若气虚痰阻喘逆者，加紫苏子、白芥子、莱菔子、葶苈子、五味子，以理气降逆，燥湿化痰；若肝郁气滞者，本方加四逆散以疏肝理气，化痰和胃。

【验案举例】

头痛、眩晕案

2010年4月23日一诊：梁某，女，58岁，广州人。主诉：头痛、眩晕5年余。患者于2004年10月起，因头痛眩晕到某市级医院求医，当时因绝经仅半年，诊为绝经期综合征，用西药治疗1年余罔效。近两三年来，多次住院排除颅脑、内耳、颈椎等病，诊为脑部供血不足，脑动脉硬化，用过中西药，针灸等治疗效果均不明显。现患者时眩晕，行走不稳，两侧太阳穴处疼痛。见患者体形较胖，面色苍黄，胸痞，脘胀，欲吐，舌淡红，苔腻微黄，脉弦滑。证为痰阻经络，痰蒙清窍。治宜燥湿祛痰，通络止痛。方用温胆汤加味。

处方：法半夏10克，茯苓20克，甘草6克，陈皮5克，枳实10克，竹茹15克，大枣15克，生姜（自备）三片，川芎10克，白蒺藜15克，干地龙10克，僵蚕10克，白芷10克，苍耳子10克。7剂，水煎服，每日1剂。

2010年4月30日二诊：头痛除，眩晕减轻，胸痞脘胀呕恶减，效不更方，守本方再服，共服药1个月，诸症均除，5年痛苦豁然而解。

【按】患者痰湿表现明显，眩晕是痰蒙清窍所致，中医有“无痰不作眩”之说。头痛乃痰阻经络，不通则痛之故。胸闷是痰阻气机，脘胀呕恶是胃失和降。用温胆汤理气和胃，燥湿祛痰，用干地龙、僵蚕除痰通络，川芎、白芷、苍耳子有祛风止头痛之功，药症相符，故疗效明显。

贰 彻夜难寐案

一诊：熊某，女，40岁，江西南昌人，广州个体户，于2009年10月入住广州中医药大学附属医院。主诉：彻夜难寐半年余。患者于2009年春节后来广州，和丈夫在一起个体经营，对广州潮湿天气无法适应，时有失眠而发脾气。自2009年4月起整晚不能睡，多处求医不效。诊为抑郁症。住院期间，除用舒乐安定可稍睡一个多小时，多半时间睁眼至天亮，往往在护理室找护士聊天，护士不胜其烦，遂邀彭胜权教授前往会诊。见其面苍黄，形体矮胖，语声洪亮而急促，自诉天气潮湿，身体很不舒服，常胸痞，脘闷纳呆，又担心家庭生活，心里很急，常发火，整夜无法入睡，舌质暗红苔滑微黄，脉滑数。此乃外湿伤脾，脾湿久聚生痰，因情志焦虑，遂成痰火扰心，心神不宁，故心烦不寐。方用黄连温胆汤合栀子豉汤加味。

处方：黄连10克，法半夏10克，茯苓20克，甘草6克，陈皮5克，枳实10克，柴胡10克，白芍15克，酸枣仁15克，栀子10克，淡豆豉（后下）10克。7剂。

二诊：上药七剂后睡眠改善，每天可入睡4～5个小时，脾气亦好转，继用本方去栀子、淡豆豉加夜交藤15克、合欢皮15克，连续服用半个月。

三诊：每晚能睡6～7小时，心情亦好，出院后回江西老家。2010年7月其丈夫来门诊告之其妻在南昌已完全康复。

【按】患者因不适应岭南气候，致脾失健运，胃失和降，生湿成痰，加之担心丈夫生意，导致痰火扰心的失寐症。四诊见其形体矮胖，面色苍黄，说话声高语促，舌苔滑微黄，脉滑数，均为痰热扰心所致，用黄连温胆汤合栀子豉汤，方症合拍，取效明显。

叁 高热不退案

舒某，女，38岁，教师，哈尔滨人，2009年9月 25日就诊。主诉：高热2周余。2009年9月11号因感冒发热，T39.2℃，在广州中医药大学附属医院门诊服药3天热未退。9月14号入急诊室，静滴抗生素3天仍未退热。收入病房运用中西药1周，仍未见热减，遂出院找彭胜权教授诊治。就诊时在25日晚六时许，患者体温39.1℃，而早晨3～4点汗出热退，自下午起又复发热，多在38.0℃左右，入夜逐渐体温上升，最高39.6℃，入院1周来均是如此。自诉胸闷，脘痞，欲吐，腹胀，胃呆，大便3天未解，口臭，口苦，舌红，苔白腻微黄，脉沉实有力。询问中得知从外省调来仅半年余，中秋节临近，对广东月饼特别喜欢，得病前每日吃一个，连吃了两个星期。此为过食油腻甜品，积滞胃肠，生湿生痰成为本病内因，加之岭南暑气当令，复感暑湿之邪，郁于少阳，故见暮热早凉；胸闷，脘痞，腹胀乃食滞令脾胃升降失司。用蒿芩清胆汤清热燥湿祛痰，合用升降散升清降浊，调和气机，通便祛邪。

处方：青蒿（后下）10克，黄芩15克，法半夏10克，茯苓20克，甘草6克，陈皮5克，枳实10克，竹茹15克，蝉蜕5克，僵蚕10克，姜黄10克，大黄（后下）5克。

上药2剂，当晚10时服药后，腹痛剧烈，欲吐不能，大汗出。准备电话咨询，考虑已深夜，未敢打扰，下半夜2点多，大便通，量多而臭，便后胸腹舒适。第2天未见发热，电话咨询，中药可否再服，嘱其再服1剂，又下大便2次，入夜不再发热，第3天除大黄，再服2剂，未见发热，特来门诊告之病已除。

【按】患者乃北方人，来岭南工作，对饮食、气候均有一个适应过程，此次过食油腻之品，脾胃受损，聚湿生痰，复外感暑湿，导致发热不退，方用青蒿透解暑热，黄芩、枳实、竹茹清热化痰，法半夏、甘草、陈皮、茯苓健脾渗湿，燥湿祛痰。用升降散升清降浊，荡涤积滞，外内因均有顾及，故收效迅速。

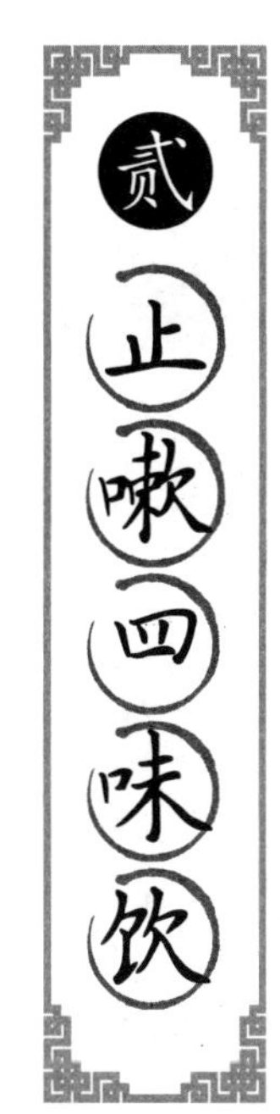

贰 止嗽四味饮

【组成】

紫菀 拾克

白前 拾克

百部 拾克

款冬花 拾克

【功　效】润肺下气，化痰止咳。

【主　治】诸证咳嗽，尤其是风痰咳嗽。外感或内伤引起的咳嗽，咳声作闷，胸痞，或咽痒，咯痰不爽，或微有恶寒发热，舌苔薄白，脉滑或濡。

【方　解】方中紫菀苦甘，微温，具有润肺下气，化痰止咳之功；白前辛苦，微温，具有降气消痰，止咳平喘之效；两者合用，温润而不燥，共奏化痰止咳，并调理肺气之效。百部可润肺止咳，杀虫，是治疗肺痨咳嗽、久咳虚咳的要药；款冬花止咳力强，与紫菀相须为用，有增强其止咳之功。四味合用，性味平和，可润肺下气，止咳化痰，而无燥伤肺津之虞。正如清代程国彭所云“温润和平，不寒不热，既无攻击过当之虞，大有启门逐贼之势，是以客邪易散，肺气安宁”。临证凡咳嗽痰多，肺气壅实，咳喘气短者，无论新久，寒热虚实，皆可在此方基础上，化裁用之。

【常用加减】本方源自《医学心悟》止嗽散，结合自己多年临证经验而成。若外感风邪，证见咽痒咽痛，每因咽痒作咳，咯痰不爽等，可在此方基础上，加用过敏煎（银柴胡，防风，乌梅，五味子）御卫固表，祛风化痰；若邪热怫郁，清浊不分，证见咳嗽气急，甚作咳喘，咽喉肿痛，胸膈满闷，可加升降散（蝉蜕，僵蚕，姜黄，大黄）以升清降浊，表里双解；若咳嗽气促，咯痰黄稠量多，兼见口干口苦，口舌生疮，舌质红干者，可加鱼腥草、黄芩清泄肺热，化痰止咳；若久嗽难愈，头昏头重，脘痞纳呆，苔浊腻者，可合温胆汤，共奏化痰逐邪，调畅脏腑气机，标本兼治之功。

【验案举例】

壹 风痰咳嗽案

2010年11月6日一诊：李某，女，27岁，广州人。主诉：咳嗽1周。患者1周前不慎受凉，始作咳嗽，咯白色泡沫痰，鼻塞，咽痒，稍痛，每因咽痒而咳剧，难以自止；夜寐不安，常因咽痒作咳而醒，曾到西医院就诊，诊断为咽炎，予抗生素等口服未效，舌淡红，苔薄黄而干，脉浮滑略数。证为风痰袭肺，肺气失宣。治宜御卫固表，祛风化痰。方用止嗽四味饮合过敏煎加减。

处方：紫菀10克，白前10克，百部10克，款冬花10克，银柴胡10克，防风10克，乌梅10克，五味子10克，咸竹蜂3克，岗梅根30克，苍耳子10克，薄荷（后下）6克。7剂。每日1剂，水煎服。

2010年11月13日二诊：咽痛鼻塞除，咽痒咳嗽大减，寐可，守本方去咸竹蜂、岗梅根、苍耳子、薄荷，加苦杏仁10克、芒果核20克，再服3剂告愈。

【按】《症因脉治》云："风痰之因，外感风邪，袭人肌表，束其内郁之火，不得发泄，外邪传内，内外熏蒸，则风痰之证作矣。"所谓"无风不作痒"，患者咳嗽咽痒，每遇咽痒咳剧，咯白色泡沫痰，乃风痰阻肺，风稽咽喉；鼻塞乃风痰壅肺，肺气失宣。用止嗽四味饮宣通肺气，化痰止咳；过敏煎疏风散邪，御卫固表，岗梅根、咸竹蜂、薄荷清热利咽，苍耳子开窍，标本兼治，可收良效。

贰 咳嗽气急案

2010年9月8日一诊：王某，男，49岁。主诉：咳嗽气急1周。患者1周前咳嗽，咳嗽声不扬，胸闷气急，自觉有气自胸中上逆，咳剧时作喘状，痰黄稠，声嘶，咽干而痛，大便干结难解，2～3日一行，舌淡红，苔黄，脉弦细。考虑当时正处季夏，气候炎热，患者乃外感暑热毒邪，闭郁肺气，乃郁热为患之故。治宜透热达邪，调畅气机，化痰止咳。方用止嗽四味饮合升降散加减。

处方：紫菀10克，白前10克，百部10克，款冬花10克，蝉蜕5克，僵蚕10克，姜黄10克，大黄10克，芒果核30克，海浮石30克，海蛤壳15克，黄芩10克。7剂。

2010年9月15日二诊：诉3剂药后咽痛声嘶除，胸闷气急减，7剂后复诊咳嗽咳痰大减，大便顺畅，胸闷气急除，守上方改大黄为5克，继服7剂，咳嗽告愈。

【按】清代杨栗山在《伤寒瘟疫条辨》中首创升降散，“一升一降，内外通和”“温病总计十五方……而升降散，其总方也，轻重皆可酌用”。本方虽为瘟疫而设，然其应用已超出瘟疫范畴。彭胜权教授以此方治疗外感杂气及火郁之证，每可获良效。本案患者咳嗽气急，咽干痛，大便干结，乃感受暑热之邪毒，火性炎热，邪热充斥内外，闭郁表气，灼伤肺津，酿热生痰，与肺胃郁热相结。予止嗽饮宣肺止咳，合升降散升清降浊，透达郁热，调畅气机，使阳升阴降，内外通和，流毒顿消，表里三焦之热全清而告愈。

叁 肺热咳嗽案

2011年10月17日一诊：莫某，男，35岁，广西人，住广州，2011年10月17日就诊。主诉：咳嗽咽痛3天。患者3天前饮酒后咽痛，吞咽时痛甚，咳嗽，咯痰黄稠，不易咳出，鼻塞，口腔溃疡，口干欲饮。咽部检查：咽红而干，咽后壁可见滤泡，双侧扁桃体未见肿大及化脓，舌红，苔薄黄，脉细滑。余见其咳声不扬，咽痛明显，咯黄稠痰。考虑为肺热咳嗽，治宜清肺化痰，宣肺止咳。予止嗽四味饮加黄芩、鱼腥草等。

处方：紫菀10克，白前10克，百部10克，款冬花10克，黄芩15克，鱼腥草15克，浙贝母10克，瓜蒌皮15克，岗梅根30克，山豆根10克，玄参20克，辛夷花10克。7剂。

服药7剂后患者咳嗽咳痰、鼻塞咽痛均除，疾病告愈。

【按】患者咳嗽，咳黄稠痰，咽干而痛，乃肺热伤津，痰热内阻，肺气失宣所致。用止嗽四味饮止咳化痰，开宣肺气，黄芩、鱼腥草合用清泄肺热，涤荡痰热，加上浙贝母、瓜蒌皮化痰理气，全方在清肺化痰止咳的基础上，加用岗梅根、辛夷花等佐药，既可增强原方的功效，又可治疗标证，药证相符，疗效明显。

肆 痰湿久咳案

2010年10月11日一诊：谭某，男，30岁，浙江人。主诉：感冒后咳嗽2月余。现咳嗽，痰多易咯，胸闷脘痞，纳呆，大便溏，舌淡红边有齿印，苔黄腻，脉沉细滑。患者咳嗽缠绵难愈，曾就诊于多家医院，照肺部X光见肺纹理稍增粗，余未见异常，经过中西医结合治疗2月余症状未见缓解，到彭胜权教授处求诊。见其咳嗽较久，咳声沉闷，神疲少气，结合舌脉，考虑证为痰湿内阻，郁久化热，上犯娇脏。治宜清化痰热，理气止咳，方用止嗽四味饮合黄连温胆汤。

处方：紫菀10克，白前10克，百部10克，款冬花10克，黄连10克，茯苓20克，法半夏10克，甘草6克，枳实10克，淡竹茹10克，陈皮5克，生姜（自备）3片。7剂。

2010年10月18日二诊：精神转佳，咳嗽咯痰减半，胸闷脘痞除，原方再服7剂，诸症均除。

【按】患者感冒后咳嗽2月余，时轻时重，缠绵难愈，就诊时神疲少气，咳声沉闷，乃痰湿阻肺之象。四诊合参，考虑其乃脾虚痰湿体质，感冒后外邪引动，内外合邪，郁久化热，浊邪干肺，正如薛生白所述“太阴内伤，湿饮停聚，内外相引，故病湿热”。浊邪内蕴，阻滞气机，诸症可见。治以黄连温胆汤合止嗽四味饮清化痰热，理气止咳，正本清源，疾病告愈。

（整理：谢丽英）

沈英森

沈英森，男，一九四一年出生，广东潮州人，暨南大学医学院教授，主任医师。广东省中医药学会常务理事。二〇〇二年被人事部、卫生部、国家中医药管理局确定为『第三批全国老中医药专家学术经验继承工作指导老师』，并已带出副教授、副主任医师高徒各一名。二〇〇八年又被人事部、卫生部、国家中医药管理局确定为『第四批全国老中医药专家学术经验继承工作指导老师』，又带出主任医师高徒二名。

沈英森教授出生于广东潮州的一个中医家庭，为广东现代中医临床家和教育家。他早年参与暨南大学医学院中医专业的筹建工作，任暨南大学医学院中医系第一任系主任。在国内中医教育界具有很高的知名度，得到国内同行的公认。

沈英森教授出生于中医家庭，其父沈卓然悬壶潮州，医术医德皆著，深受病者敬仰。其幼承庭训，耳闻目染，立志中医事业。1967年毕业于广州中医学院，被分配到广东韶关南雄县白云公社栏河卫生所工作。初到山区，沈英森教授就遇到一位因患坐骨神经痛在卫生所简易病房彻夜呼号的病人，次日经征得接诊医生的同意为他做了针灸治疗，一针环跳穴而痛立止，病者即刻出院回家。此后，沈英森调至县卫生局业务组，1973年春节前夕，他参与抢救县人民医院蔡姓职工的女儿，该女8岁，已昏迷3天，体温没有明显升高，当时该院院长组织了院外会诊，广州中医学院南雄“五七”干校派有专家，沈英森也参加了会诊，该院传染科主任介绍了患儿的病情，初步诊断为“亚急性肝炎肝昏迷”，会诊中有的专家认为该病为脱证，须急用独参，但沈英森在向患儿的家长及该科了解时发现，患儿在发病前3天，已经出现异常症状，喜饮冷，不时惊叫，大便已6日未解。再细查患儿，双手握拳，牙关紧闭，用压舌板撬开其口，口臭异常；舌红绛，苔黄厚干，脉沉紧。此时沈英森回忆起1963年回家照料病危的母亲时，曾随父亲诊视过一个病情类似的女孩的情形，当时父亲认为是里热内盛所致，用清泄里热的治法取效。因此他认为该患儿证属《伤寒论》所谓"胃家实"之证，必须立刻应用泻下的方法，并征得所有参与会诊的医生同意，处以大承气为主的药方，即：大黄6克（后下）、枳实10克、厚朴10克、芒硝3克（冲服）、银花10克、连翘10克、生地黄10克等，但当日患儿牙关紧闭，至次日中午沈英森复诊时仍未服药，即告之以鼻饲。次日凌晨4点，排出半盆恶臭烂便，并出现发热、面目身黄、尿黄，再诊时加服安宫牛黄丸、猴枣散，患儿苏醒后调治1月，完全康复。此后，沈英森在当地声名鹊起。

1978年9月，暨南大学复办，创立医学院，沈英森作为第一批调入暨南大学医学院附属医院（即广州华侨医院）工作，由于当时医院尚未建好，所以随科主任前往中山医第二附属医院临床，也曾参加该院抢救一例急性病毒性脑膜炎患者获得成功。此后他参与1983年创建华侨医院中医病房。沈英森教授从事中医临床40余年，临床经验丰富，他还常用一些广东当地药材比如溪黄草、鸡骨草治疗各种原因引起的肝转氨酶升高证，蕤仁肉治疗各种内外眼症，鸡蛋花、木棉花治疗腹泻以及青果、木蝴蝶、岗稔根来治疗咽喉肿痛。这些均得自家传。此外，沈英森科班出身的临床专家，熟谙中医四大经典，对于一些经方、时方加以发挥、妙用，扩大了方剂的临床应用范围。在中医临证范围日渐缩小的今天，仍然以传统的汤剂为主，治疗常用病、疑难杂症，并得到了众多患者和西医同行的肯定。

沈英森立志中医事业，不仅热爱中医，实践中医，而且积极投身中医的教育事业。暨南大学是一所华侨大学，港澳台及东南亚的华侨及子弟要求到暨南大学学习中医、针灸，因此，大学于1988年8月决定成立中医针灸培训中心，沈英森出任副主任。为了培养中医接班人和扩大中医对世界的影响，沈英森不断向暨南大学有关领导和部门反映国内外中医发展情况，促进暨南大学学术委员会对成立中医专业可行性、必要性得以论证，得到与会专家的认同和支持。终于在1999年由暨南大学批准并报国务院侨办同意成立暨南大学医学院中医系，由沈英森出任第一任系主任，实现了当年建系，当年招生，当年开课，第一届中医学系学生中有70%的港澳台及外籍学生。沈英森在2001年获评为广东省南粤优秀教师，同年获得广东省名中医称号，2007年从工作岗位退休，至今仍坚持每周4个半天门诊，并帮助对部分研究生的临床带教工作。

沈英森从事中医临床和教学工作近50年，有丰富的临床及教学经验。擅长治疗内科杂病，尤其对老年病、慢性肾炎、阻塞性肺病、消化系统疾病及肿瘤等有较深的研究和独到的见解。他培养了包括美国、德国、新加坡等国在内的数十名外籍进修人员，誉满海外，曾多次应邀到印度尼西亚、泰国、德国、马来西亚等国及我国香港地区讲学。他主编《岭南中医》《叶天士临证指南医案发挥》《常见肿瘤的中医防治》《四季进补》《果蔬治疗》等专著，参与由陈可冀主编的《中国宫廷医学》《新编抗衰老中药学》著作及《中医基础理论研究进展》《中医老年病临床研究》《实用中医老年病学》《病毒性肝炎的基础与临床》等20余部著作的编写。沈教授在国内外公开杂志上发表论文30余篇。先后主持教育部子课题1项，指导及参与国务院侨办课题1项及省中医药管理局课题多项。1997年获广东省中医药优秀科技工作者称号。1998年获广东省中医药科技进步奖三等奖；2004年获中华中医药学会科技著作优秀奖。

沈英森认为：50年的中医历程，除了为患者治疗之外，只做了两件较为有益的事，一是在学校、学院领导的支持之下，积极促进并创造了暨南大学中医学系；二是于同事的支持下，于2001年主编了《岭南中医》，比较系统地总结了有史记载以来岭南中医药的发展概况及其特点，并且首次明确提出了“岭南中医”这一具有鲜明岭南特色的名称。

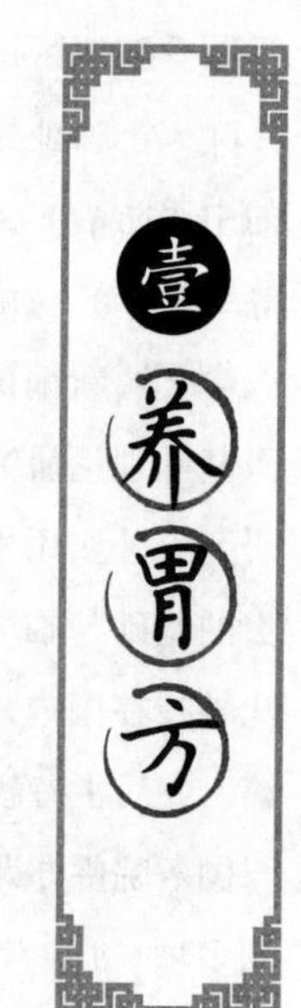

壹 养胃方

【组成】

鳖甲 壹拾伍克
北沙参 叁拾克
麦冬 壹拾伍克
茯苓 壹拾伍克
厚朴 拾克
石斛 拾克
砂仁（后下） 拾克
怀山药 壹拾伍克
鸡内金 拾克
谷芽 叁拾克

【功　效】软坚散结，益气养阴。

【主　治】各种肿瘤，临床多表现为疲乏，气短，咽干口燥，大便干，皮肤干燥或发痒，纳差以及舌暗红，少苔或无苔，脉多弦细，或细而无力或细而略数。

【方　解】方中鳖甲滋阴潜阳，软坚散结，《神农本草经》记载其“主心腹癥瘕坚积，寒热，去痞息肉，阴蚀，痔（核），恶肉”。现代药理学研究表明，鳖甲多糖能通过增强小鼠的特异性免疫功能和非特异性免疫功能，从而明显抑制小鼠肿瘤的生长。北沙参、麦冬、石斛皆养阴之品，北沙参、麦冬擅长养肺胃之阴，石斛既养胃阴，又养肝肾，且清热生津，低热不退者加至15～20克。茯苓、怀山药健脾益气，促气血化生；砂仁、厚朴使补而不滞，纳食尚可者，可二者选其一；鸡内金、谷芽助胃消食。

【常用加减】对于不同部位的肿瘤，沈英森教授在养胃方的基础上，有针对性地合用其他方药。如肺癌者，合千金苇茎汤。千金苇茎汤原治肺痈。《成方便读》载：“肺痈之证，皆由痰血火邪互结胸中，久而成脓所致。”肺癌与肺痈有异，但痰血火互结于胸中乃其病机相通之处。咳嗽明显者，再合泻白散，以清利肺气；痰多者，加桔梗5克，浙贝母10克，瓜蒌皮15克，丝瓜络10克。对于肝癌，可在养胃方的基础上加丹参10克，赤芍药15克，三棱15克，莪术15克。转氨酶高，面目身黄者，加茵陈30克，溪黄草15克，鸡骨草15克；腹水明显者，加白茅根30克，大腹皮10克，茯苓15克，猪苓10克，酌情添加桂枝5～10克。前列腺癌患者多小便失禁，宜行利涩兼施法，可在养胃方的基础上加车前子10克，牛膝10克，桑螵蛸10克，益智仁10克，刺蒺藜10克，芡实10克。胃癌患者多纳差甚、易呕，可予养胃方加法夏10克，柿蒂10克。

【验案举例】

 卵巢癌术后案

2006年3月23日一诊：周某，女，63岁。患者去年4月腹痛，按结肠炎治疗无效，去年9月27日在中心医院检查确诊为卵巢癌，合并肠转移。于9月22日手术。术后以化疗巩固疗效，曾因贫血输血两袋，昨晚右胸痛，喜按，头晕，目痛，2月14日曾验白细胞数为$1.8\sim3.6\times10^9$/L，纳差，口干，舌红苔薄，脉细弦滑。

处方：鳖甲（先煎）15克，北沙参30克，麦冬10克，茯苓10克，怀山药15克，厚朴10克，砂仁（后下）10克，石斛10克，炙黄芪30克，鸡内金10克，生谷芽30克。7剂。

2006年3月30日二诊：上症仍在，目痛减，昨晚起腹痛，双下肢紫癜。

2006年4月5日三诊：白细胞数为1.5×10^9/L，HGB为72g/L，凝血酶原低，双下肢紫癜已吸收，舌脉同前。守上方，加当归10克，阿胶10克，熟地黄20克。7剂。

2006年4月12日四诊：症状稍减，腹痛、腹胀两日，舌脉同前。守上方，加厚朴10克。7剂。

2006年4月20日五诊：上症缓解，自觉服药后精神佳，仍有轻微腹痛，上唇糜烂，舌红苔薄，脉细弦。守上方，加天冬15克，玄参10克，枳壳10克。14剂后，患者诸症均明显缓解，精神良好（该患者于2年后病情复发而逝）。

【按】沈英森教授认为热毒乃肿瘤致病原因之一，日久则耗伤阴津，另外，肿瘤发展之并发症，如高热等，又易损伤阴液，故肿瘤病后期多表现为气阴两虚的证候特点。沈英森教授指出，中晚期恶性肿瘤患者或经手术、放疗、化疗治疗后的患者当以益气养阴为主，兼顾邪气，不忘祛邪，重视后天脾胃的调养。本病在化疗后

合理应用益气养阴、软坚散结的药物后，明显改善患者放疗及化疗的毒副反应，提高了临床疗效，延长生存期。

贰 非霍奇金淋巴瘤案

2005年8月5日一诊：卢某，女，60岁。患者于2004年9月无意中发现左颈部多处无痛性淋巴结肿大，伴有耳鸣症状，淋巴结大如蚕豆大小，小如绿豆大小，经淋巴结活检后，诊断为“非霍奇金淋巴瘤”。经手术和化疗多次后，病情稳定。刻诊：耳鸣，睡眠较差，疲乏，纳呆，大便正常，口干，唇干，手足心热，舌淡红，苔薄边有齿印，脉细。西医诊断非霍奇金淋巴瘤；中医诊断：痰毒。辨证属气阴不足，痰毒残留。治以益气养阴，软坚散结。

处方：牡蛎（先煎）30克，鳖甲（先煎）15克，女贞子15克，旱莲草30克，白芍30克，石斛10克，沙参30 克，麦冬15克，地骨皮15克，鸡内金10克，谷芽30克，茯苓15克，浙贝母10克，灯芯草5克，厚朴10克。

用法：水煎，每日1剂，分3次服。服药7剂后，上症稍减，仍有耳鸣，疲乏，偶有心悸，舌淡苔薄，脉弦细。

2005年8月13日二诊：守方，去厚朴、鸡内金，加知母10克，蔓荆子10克，谷精子10克。14剂。

2005年8月30日三诊：自觉疲乏，守上方加党参15克，黄芪30克，又服药14剂后，症状明显改善，守上方，随证加减半年余，患者症状稳定，随访至今，患者无复发。

【按】沈英森教授认为在本病化疗中合理运用软坚散结汤具有对化疗药物增效、解毒和减少副反应的作用，特别是在改善患者食欲和减轻骨髓抑制等方面有较好的效果。化疗结束后运用中药，能消除或减轻并发症，增强免疫力，促进骨髓复苏，减少肿瘤复发几率，提高患者生存质量，延长其生存时间。临床上沈英森教授认为“攻邪即扶正”“扶正即祛邪”，运用中药配合化疗对非霍奇金淋巴瘤患者进行治疗，均能有效地提高该类患者的治疗效果，延长其生存期，提高其生存质量。

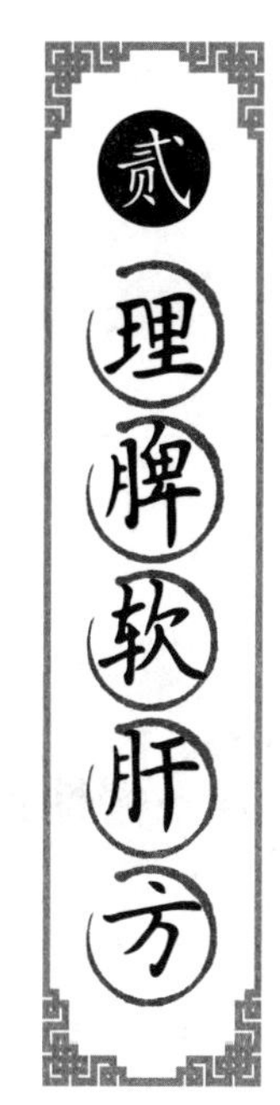

【组成】

法半夏	拾克
陈皮	拾克
泽兰	拾克
当归	拾克
厚朴	拾克
鸡内金	拾克
北沙参	贰拾克
白芍	贰拾克
茯苓	贰拾克
麦冬	壹拾伍克
山药	壹拾伍克
白花蛇舌草	叁拾克
半枝莲	叁拾克
枳壳	陆克
红花	陆克
甘草	陆克

【功　　效】 健脾活血，解毒散结。

【主　　治】 肝硬化属脾虚血瘀者。

【方　　解】 沈英森教授根据历代医家对肝硬化病证的认识，如李中梓《医宗必读》载：“脾土虚弱，清者难升，浊者难降，留中滞膈，瘀而成痰。”“百病皆因痰作祟”“怪病责之于痰”等，结合个人的临床体会，认为在岭南地区，肝硬化之成因，乃因感受湿毒，或是饮食不节，饥饱失宜，或嗜酒过度，损伤脾胃，脾气虚衰，健运失常，不能输布水谷精微，清气不升，浊气不降，湿浊凝聚，成痰成瘀，痰瘀阻滞气机，致血行不畅，瘀血滞留，着而不去，瘀血与痰湿蕴结，阻滞血络则成痞块，进而凝缩坚硬而成本病。本病与肝亦有关系，因为肝主疏泄，肝气条达，则脾升胃降正常，若肝气郁滞，失其条达而横逆乘土，脾失健运，导致津液输布代谢障碍，聚而为痰。治疗时往往从痰论治，并兼顾气血，气顺则痰消，活血则痰化，痰化则痞消。法半夏燥湿化痰散结，陈皮理气燥湿、芳香醒脾，助法半夏化痰，使气顺则痰降，气化痰亦化；脾为生痰之源，以茯苓健脾益气，脾健则湿无所聚，痰自不生；北沙参、麦冬、当归、白芍养血柔肝；白花蛇舌草、半枝莲、鸡内金化痰解毒，散结消瘀；枳壳、厚朴行气消胀；红花、泽兰活血化瘀，血活则痰化结散。

【常用加减】 胁痛甚者，加柴胡10克，金铃子10克；兼有腹水，苔腻者，去麦冬，加苡仁30克，泽泻20克；肝功能不正常者，加大青叶30克，连翘15克。

【验案举例】

壹 慢性乙型肝炎案

1994年2月11日一诊：李某，男，65岁。右上腹饱胀半年，加剧1周。患者半年前始有右上腹饱胀感，饭后尤甚。近1周来，症状加重，伴胸胁闷痛，口苦，尿黄。既往有“慢性乙型肝炎”病史近10年，并有烟酒嗜好。检查：胸颈部可见10余个蜘蛛痣，有明显的朱砂掌，腹软，肝在右锁骨中线上肋缘下3厘米处可扪及，中等硬度，轻压痛，表面光滑，边缘锐，腹部叩诊无移动性浊音。实验室检查：血常规、肝功能正常，HBsAg（+），AFP（-），B超示：肝表面结节状改变，光点增强，肝静脉狭小，不清晰。CT扫描示：早期肝硬化。舌淡红，边尖红，无苔有裂纹，中后部苔薄黄干燥，脉弦细。西医诊断为慢性乙型肝炎，肝硬化。中医诊断为积聚，证属痰瘀湿蕴结型。治以化痰散瘀祛湿，柔润养肝。

处方：法半夏10克，陈皮10克，泽兰10克，当归10克，厚朴10克，鸡内金10克，北沙参20克，白芍20克，茯苓20克，麦冬15克，山药15克，白花蛇舌草30克，半枝莲30克，枳壳6克，红花6克，甘草6克。

每天1剂，水煎服。服9剂后，症状明显好转。守上方加神曲10克，每天1剂。

共服药2月，饱胀感消失，饮食正常。B超示：肝脏光点细小，均匀。嘱其戒烟酒，随访5年未复发。

【按】沈英森教授认为慢性肝炎病机虚实夹杂，病情复杂多变，易于反复，临床须以顺脏腑特性、外邪病性等方面着手，体用同调，阴平阳秘，肝脾同治，气血平调。在治疗上，认为治痰必先顺气，气顺则痰自去。正如朱丹溪言“善治痰者，不治痰而治气，气顺则一身之津液亦随气而顺矣”。方中厚朴、半夏、陈皮行气化痰；茯苓健脾利湿，使痰湿消散无阻；红花、泽兰活血化瘀；北沙参、麦冬、当归、白芍养血柔肝；白花蛇舌草、半枝莲、鸡内金化痰解毒，散结消瘀；全方配伍严谨，疗效显著。

贰 肝硬化案

1990年12月17日一诊：李某，男，62岁，干部。住院号：094361。因右上腹饱胀感，加剧1周，于1990年12月17日前来就诊。患者月前始有右上腹饱胀感，饭后尤甚，自服“酵母”等药无效。近周来上症加重，伴胸胁闷痛，口苦尿黄，患者既往有“乙肝”病史近 10年，有烟酒嗜好。查：胸颈部共有10余个蜘蛛痣，有明显朱砂掌，腹软，肝在锁骨中线右肋缘下3cm处可扪及，质中等，轻压痛，表面无结节，边缘尚锐，腹部叩诊无移动性浊音。实验室检查：血常规正常，AFP（-）。B超示：肝脏光点增粗，血管走向不清。意见为早期肝硬化。CT检查示：“早期肝硬化”。舌质无苔有裂纹，中后部薄黄干燥，脉弦细。西医诊断：慢性乙肝，肝硬化。中医诊断：积聚。治则：柔润养肝，散结化瘀。

处方：当归10克，北沙参20克，茯苓20克，麦冬15克，山药15克，厚朴10克，白花蛇舌草30克，白芍20克，法半夏10克，陈皮10克，枳壳6克，甘草6克，半枝莲30克，鸡内金10克，红花6克，泽兰10克。每日1剂。

服药2月，饱胀感消失。饮食正常。B超示：肝脏光点细小、均匀。嘱其忌烟、酒。随诊5年。未复发。

【按】沈英森教授认为痰瘀互结是慢性肝病的重要病机所在。肝病及脾，运化失常，水湿聚而为痰，日久化热，湿热内盛，痰阻脉络，“久病入络”“久病成瘀”。故沈英森教授认为化痰活血祛瘀尤为重要，且痰瘀同治。但需辨明祛邪、扶正何者为主。沈英森教授认为临床上多见血瘀与气虚之症并见，故在消痰化瘀的过程中侧重补气与调气。“气行则血行”“气为血之主”。认为治痰首先要调气，气顺则痰消，活血则痰化，痰化则痞消。脾为生痰之源，故方中取二陈汤以健脾化痰，脾健则湿无所聚，痰自不生；红花、泽兰活血化瘀，血活则痰化结散。并配伍养血柔肝、解毒化痰之品，诸药合用，使肝脾同治，气血平调。

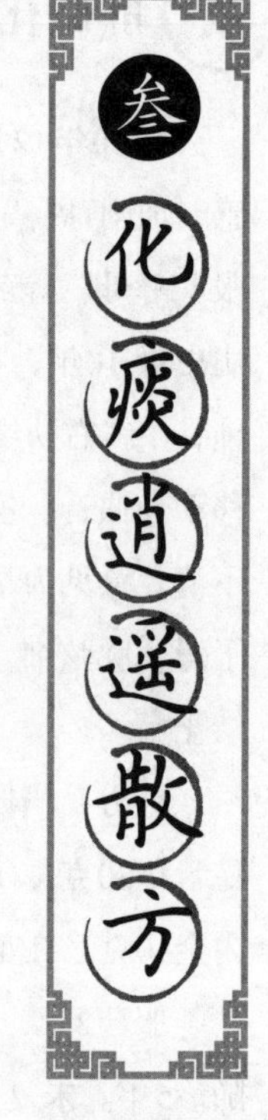

【组成】

柴胡	拾克
当归	拾克
白芍	拾克
白术	拾克
茯苓	拾克
薄荷（后下）	叁克
丹皮	拾克
栀子	拾克
陈皮	拾克
法半夏	拾克
枳壳	拾克
甘草	叁克

【功　效】 疏肝理气，除湿化痰，清热散结。

【主　治】 妇科积聚属肝气郁结痰阻者。

【方　解】 积聚之病，原因颇多。《景岳全书·积聚》说："凡饮食血气风寒皆能致之。"患者初起因于寒湿，这是十分明显的。继则出现胸、胁、腋、肋下多处肿块及胁痛隐隐，且有口苦咽干，烦躁不安，舌红脉弦等症。当是寒痰湿邪搏结于经络脏腑之间，致使全身气机不畅，血运受阻之故。而肝藏血主疏泄，其性喜条达，故气机之畅达、血运之流通与肝的关系至为密切。若气滞血瘀当先累及肝脏及肝经，故其肿块多在胸、胁、腋、肋下等处；又因气滞血瘀，使肝气不得疏泄，遂使肝郁化火，火势上炎，故口苦咽干，烦躁不安，舌红等，而脉弦更是肝脉无疑。治疗上采用丹栀逍遥散合二陈汤以疏肝清热，理气化痰而取效。正如《景岳全书》所说："凡属有形之证，亦无非由气之滞，但得气行，则何聚不散。"

【验案举例】

壹 嗜伊红细胞增多症案

1980年9月22日一诊：郭某，女，42岁，银行职员。因右乳房内上方长一肿块，且有微痛，于1980年9月22日前来就诊。患者于本月3日外出工作时遇雨，双下肢浸水，坚持工作至傍晚六时多始回家，此后第三天，即出现全身酸楚疼痛，两胁胀痛，旋于右胸处可摸及3cm×4cm肿块，有微痛感，继而肿块消失，右腋下及右肋下相继摸及花生大小的肿块，不久肿块消失，如此反复不已，曾服用苯海拉明及抗炎等类药物未见效。自诉肿块表面不红，但有轻度灼热感及隐痛瘙痒感。发病以来，兼有口苦咽干，烦躁不安，胃纳不佳等症，但无咳嗽气喘，大便稍结，数日一解。月经近年不调，此次已有2月未来潮。查体：身体一般情况尚好，浅表淋巴腺未扪及。心肺正常。腹软，肝肋下可及，脾未扪及。右乳房左上象限有约3cm×4cm皮下浸润肿块，质实不坚，触之无热感，皮肤不红，压痛不显。实验室检查：X光胸部透视：心肺（-）；超声波：肝上界七肋间，肋下1.5cm，最大厚度9.5cm，剑突下2cm，波型为稀疏微波。周围血检查：血红蛋白：11.3g/L，红细胞：4×10^{12}/L，血小板：1.86×10^{9}/L，白细胞：1.48×10^{9}/L，中性分叶：22%，淋巴细胞：33%，嗜酸性粒细胞：45%，嗜伊红细胞直接计数：9850/mm^3。查血丝虫阴性。粪检：蛔虫卵（+），鞭虫卵可见。尿常规：蛋白（±），上皮（±），白细胞1～2/HPF，红细胞1/HPF。舌红苔白微黄，脉弦。西医诊断：嗜伊红细胞增多症。中医辨证：肝郁气滞、痰湿相搏而为积聚。治则方药：疏肝理气，除湿化痰，清热散结。方用化痰逍遥散。

处方：柴胡10克，当归10克，白芍10克，白术10克，茯苓10克，薄荷3克，丹皮10克，栀子10克，陈皮10克，法半夏10克，枳壳10克，甘草3克。

服上药加减1个月左右，至10月27日肿块已消失，他处未再出现肿块，其他症状也好转。查周围血，白细胞：6.05×10^{9}/L，中性分叶：63%，淋巴细胞：31%，嗜酸性粒细胞：5%，大单核：1%；嗜伊红细胞直接计数：590/mm^3。随访1年多未复发。

【按】沈英森教授认为本病属于"积聚"范畴，在本病案中，湿邪阻滞气机致肝气郁滞，不得宣通，则经气阻滞，气郁日久则火旺，肝火亢盛，必伤气阴，肝火内炽则烦躁易怒，口苦口干，两胁胀痛；痰气搏结于胸胁部及腋下则见肿块。故以疏肝解郁，消痰散结为主要治法。方中柴胡、薄荷疏肝解郁；当归、白芍养肝柔肝，茯苓、白术健脾化湿，杜绝生痰之源；陈皮、法半夏理气化痰，陈皮用量稍大，有报道单用大量陈皮治疗乳腺增生病，栀子、丹皮清热活血散结；甘草调和诸药。诸药合用，具有疏肝清热，理气化痰之功。

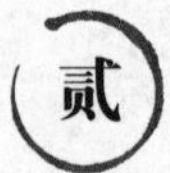

嗜伊红细胞增多症案

1981年4月27日一诊：钟某，男，30岁，广州外贸车队司机。因口苦咽干，腰酸胀痛于1981年4月27日前来就诊。自诉1个多月前因头痛发热，颈项不适，于1981年4月1日前往某军医院门诊，作上感处理。于同月11日到某院西医门诊，疑为风湿，查周围血发现嗜酸性粒细胞达40%，其他检查如下。谷丙转氨酶：300单位，脑磷脂胆固醇絮状：阴性，HBsAg：阴性，血沉：21mm/h，抗“O”：500单位。白细胞：1.85×10^9/L，嗜伊红细胞直接计数：11880/mm^3。曾服海群生等，症状未获改善而转来服中药。除口苦咽干，腰酸胀痛外，且觉烦躁不安，睡眠多梦，胁肋不舒，神疲体倦，小便黄赤等，胃纳、大便正常，无咳嗽气急。查体：全身浅表淋巴腺未扪及。腹软，肝脾未扪及。胸透：心肺（－）。实验室检查：周围血：白细胞：1.82×10^9/L，中性分叶：20%，淋巴细胞：15%，嗜酸性粒细胞：65%。嗜伊红细胞直接计数：12160/mm^3。谷丙转氨酶：171单位，脑磷脂絮状：阴性；硫酸锌混浊度：5单位；HBsAg：阴性。小便正常，大便黄软，血球、虫卵均未发现。骨髓穿刺：粒系：原始粒：0.4，早幼粒：0.6，中幼粒：3.2，晚幼粒：9.4，杆状：17.2，中性分叶：12.4，嗜酸晚幼：3.8，嗜酸杆状：4.4，嗜酸分叶：13.4，骨髓象符合嗜酸性粒细胞增多症。舌边红体胖有齿印，苔黄而干，脉弦细。西医诊断：嗜伊红细胞增多症。中医辨证：肝郁化火，耗伤津液而致阴虚火旺。治则方药：疏肝解郁，清热养阴为主，兼以甘淡渗湿。方用丹栀逍遥散加减。

处方：丹皮10克，栀子10克，当归10克，柴胡10克，生地黄15克，白芍10克，白术10克，茯苓10克，麦冬10克，苡仁30克，芦根30克，甘草3克。

治疗一个月后，上述症状好转。查周围血：白细胞：0.82×10^9/L，中性分叶：28%，淋巴细胞：24%，嗜酸性粒细炮：48%，嗜伊红细胞直接计数：4280/mm^3。患者因出差，不能坚持正常服药，有时一个月只服药 6 剂。如口苦咽干甚，则本方加知母 10 克，黄柏 10 克，玄参 15 克，花粉 12 克，茵陈 15 克等灵活变通。至 8 月 10 日复诊时，口苦咽干症大减，余症亦消失。查周围血：白细胞：0.89×10^9/L，中性分叶：56%，淋巴细胞：32%，嗜酸性粒细胞：12%，嗜伊红细胞直接计数：820/mm^3。可见经本方加减治疗后周围血之嗜酸性粒细胞及其直接计数均较服中药前有明显改善。

【按】沈英森教授认为本例患者多因五志失宜，肝气郁结，火郁于内，日久耗伤阴津所致。《丹溪心法·六郁》中说：“气血冲和，万病不生，一有怫郁，诸病生焉，故人身诸病多生于郁。”治病必求于本，沈英森教授辨证为肝郁化火，津液亏虚之阴虚火旺，治疗当以疏肝解郁，养阴清热为主。因予逍遥散疏肝解郁，兼能健脾助运。更加丹皮、山栀清泄肝火，麦冬、薏苡仁、芦根养阴生津兼清热，诸药合用，疏肝理气，滋阴清热，疗效显著。

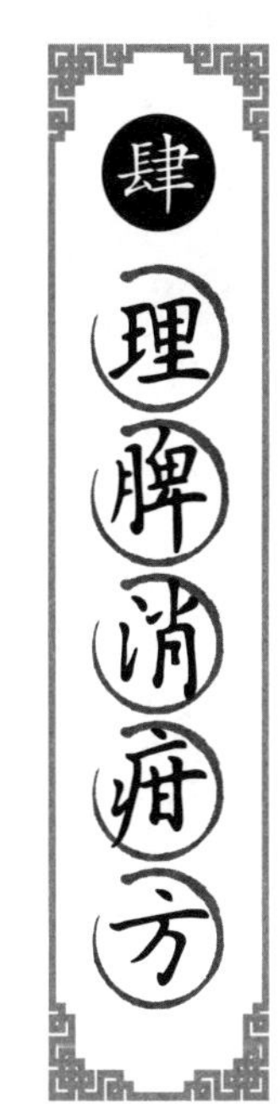

【组成】

炒鸡蛋壳　肆只
炒大米　壹小撮
五谷虫　陆克
焦白术　陆克
茯苓　拾克
炒谷芽　陆克
鸡内金　陆克
党参　陆克
陈皮　叁克
甘草　叁克
灶心土　壹小团

【功　效】健脾消疳，消食导滞。

【主　治】小儿疳积属脾虚有火者。

【方　解】方中用灶心土炒鸡蛋壳及大米，加上焦白术，取其入脾、胃经，温中燥湿收敛，且补脾阳，用党参、茯苓、陈皮补气行气以健脾，使脾阳得复，脾气得健，此外，用炒谷芽、五谷虫、鸡内金消食去滞，因小儿完谷不化，除脾胃虚寒外，饮食不节也是重要原因。由于饮食不节，积滞日渐，脾胃之气必定受损，故用消积导滞以达到健脾之目的也是一个重要的治疗方法。至于甘草，则为调和之品。完谷不化，是指大便解出未消化食物的一种症状。在中医辨证中，历来归在泄泻证中论治。《黄帝内经》中并无完谷不化的提法，不过有关于“飧泄”“食不化”等症状的论述。历代医家亦没有单独立“完谷不化”这个证，只是在泄泻病这个证候群中列入完谷不化症状。沈英森教授曾在基层工作，接触这些病例较多，特别是小孩，因为营养失调或治理失当，出现消化不良乃至腹泻，常见有完谷不化这个症状，故在临床中将完谷不化作为泄泻的一个主要症状加以注意，治疗上按“辨证施治”处方用药，仍以脾胃虚寒为立法依据。

盖泄泻病名、病因、证型等虽多，但总不越寒热虚实四者，而泻下完谷不化，每于脾胃虚寒之证为多。如：

《素问·太阴阳明论》："食饮不节，起居不时者，阴受之。……阴受之，则入五脏。……入五脏则胀满闭塞，下为飧泄……"《灵枢·百病始生》："虚邪之中人也……留而不去，传舍于肠胃，在肠胃之时，贲响腹胀，多寒则肠鸣飧泄，食不化……"《素问·脏气法时论篇》："脾病者，身重，善饥，肉瘦……虚则腹满肠鸣，飧泄食不化。"都说明"飧泄食不化"与脾胃虚寒的关系。所谓脾胃虚寒乃由脾气不足，不能温化水谷，输布精微，再加上饮食无节，失于调理，伤害脾之健运，如此反复，致脾阳衰弱，水谷无以化生，故症见完谷不化，腹满肠鸣等；脾主运化，脾主四肢、肌肉，脾的运化功能障碍，水谷精微等营养物质不能输送到全身组织器官，血脉无以充盈，所以出现面色萎黄，肌肉萎而不实等症状。在治疗上，沈英森教授从异功散治疗呕吐泻下及民间用炒大米治疗腹泻得到启发，用温补脾阳为主，兼以行气补气，健胃消滞的治疗原则，自拟异功散加味一方，在临床中用于脾胃虚寒而引起的以完谷不化为主症的泄泻，收到一定疗效。

沈英森教授于1975年、1976年曾先后治疗数例久积成疳的患孩，因疳疾伤脾作泻完谷不化，俱用此方10余剂获愈。考其病皆始于不欲食或食无定时，或嗜食泥沙之类异物数月以至半年以上，初时家长大意，失于调治或治之不当致病情变化。来诊时患孩均已出现腹泻完谷不化，或泻下清稀，日数次至十数次不等，且见腹胀大如鼓，腹部青筋怒张，躯干四肢消瘦，两眼乏神，甚则眼睑糜烂，反应迟钝。从症状看，与上述病例不尽相同，腹胀大如鼓，似是实证，其实主症仍为腹泻完谷不化或泻下清稀，本质仍是脾气素虚，饮食失调致运化失职，渐积渐聚，久而造成腹胀大如鼓，青筋暴露以及躯干四肢消瘦，皮毛憔悴，面色青黄，眼目乏神，反应迟钝。其脾虚之象，明显可见，故投本方适应。当然，疳疾病因、病情不尽相同，治疗上亦应加减变化。如见眼睑糜烂，眼目赤涩，口渴者，是脾疳化火，则上方去炒鸡蛋壳、灶心土、炒大米，代之以连翘、地骨皮、枳壳、知母、乌梅、莱菔子等药，随证加减，使上方不致过燥，而又加强了清虚热、生胃津以及行气化滞的功效，因为久积化火，虽有热象，仍属虚热之象，必须通常达变而用药。

【验案举例】

壹 小儿疳积案

陈某，男，5岁半。于1975年5月中旬由其母带来求诊。代诉该患孩半个多月来进食物时，每次食后不到半小时就解大便，解出大便均如新鲜食物，即食大米饭，则排出大米饭，食鱼、肉、蛋品，则排出鱼，肉、蛋品。每天排便次数，由饮食次数而定，如饮食3次，则排便3次，余类推。曾服中西药未见效。查患孩面色萎黄，肌肉虚胖不实，腹稍满无所苦，按之平软。肝脾无肿大，可闻肠鸣音。精神尚佳，语言声音清晰，肢体活动自如，舌淡体胖有齿印，苔白，脉弱。从整个病情分析，本病属泄泻证，其主症为完谷不化，引起本病的原因主要是脾胃虚寒，治疗上应温补脾阳为主。故予理脾消疳汤加味3剂。再诊时，其母诉患孩大便已成形，无完谷解出，惟每日仍有2～3次。再给上方3剂而愈。1年后患孩又来门诊就诊，其母谓旧病复发，无其他症状，又给上方共6剂而愈，且嘱其母要控制小儿饮食，注意不宜给食难消化及寒凉之食物。此后追踪年余未见复发。

【按】该患者诊断为小儿疳积半月余，沈教授认为小儿因过食生冷之物间接导致脾胃虚寒，致使脾胃不能克化而形成积滞。《诸病源候论》所谓："小儿宿食不消者，脾胃冷故也。小儿乳哺饮食，取冷过度，冷气积于脾胃，脾胃则冷。"视其一派脾胃虚寒、脾虚不运之状，治疗当遵温补脾阳为主，兼补气行气，健胃消滞的治疗原则。在遣方用药方面，沈教授取灶心土炒鸡蛋壳及大米，加上焦白术温补脾阳，兼燥湿收敛，用党参、茯苓、陈皮补气行气以健脾，使脾阳得复，脾气得健，此外，用炒谷芽、五谷虫、鸡内金消食去滞，诸药合用，共奏温补脾阳、健脾化滞之功。

贰 小儿腹泻案

2004年7月5日一诊：夏某，男，1.5岁。平素喜食生冷瓜果及冷饮。1个月前开始出现腹泻，完谷不化，每日7～8次，甚至10余次。曾住院用中西药对症治疗20余天效果不佳。刻诊：日泻下4～5次，多食后作泻，色淡不臭，夹杂不消化食物。面色苍白，肌肉虚胖不实，纳差，手足欠温，神疲倦怠，舌淡胖有齿印苔白，指纹黯淡。诊为泄泻，证属脾胃虚寒。治以温补脾阳为主，异功散加味。

处方：炒鸡蛋壳4只，炒大米1小撮，灶心土1小团，五谷虫6克，焦白术6克，茯苓10克 ，炒谷芽6克，鸡内金6克，党参6克，陈皮3克，甘草3克。日1剂。水煎服。

2004年7月8日二诊：其母诉患儿大便已成形，无完谷解出，但每日仍有2～3次。再给上方3剂而愈。半年后患儿又来门诊就诊，其母诉久病复发，无其他症状。又给上方6剂而愈，且嘱其母要控制小儿饮食，注意不宜让小儿过食寒凉难消化之食物。此后追踪1年余未见复发。

【按】该患儿诊断为泄泻，小儿“脾常不足”，患儿平素喜食生冷瓜果及冷饮，必将损伤脾胃之阳，脾阳不振，运化失司，导致泄泻。且经中西医对症治疗20余天无效，沈英森教授认为服西药过多必将损伤脾胃之气。小儿脾胃虚寒之泄泻以温补脾阳为主要的治疗手法，以异功散加味取得良好疗效，并且沈教授在治疗小儿泄泻方面很强调灶心土、炒鸡蛋壳及炒大米之作用。

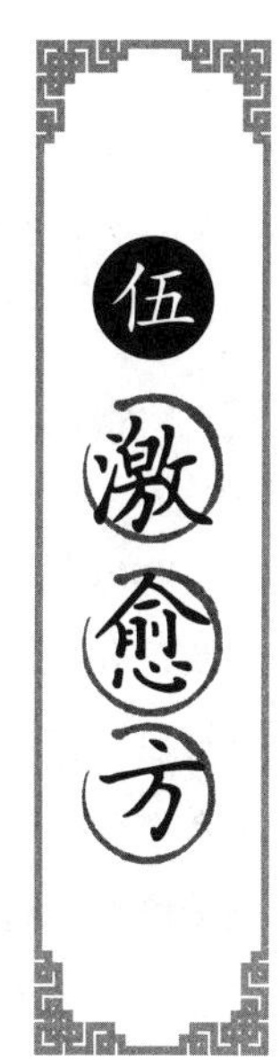

【组成】

陈皮	拾克
防风	拾克
白术	壹拾伍克
白芍	壹拾伍克
木香	伍克
香薷	拾克
厚朴	拾克
扁豆花	拾克
川连	叁克
地黄榆	拾克
槐角	壹拾伍克
田七末（冲服）	壹拾贰克

【功　　效】 理气健脾化湿，止血敛疮。

【主　　治】 溃疡性结肠炎。属肝脾不和，湿热蕴结者。

【方　　解】 溃疡性结肠炎是一种慢性非特异性结肠炎症，病位主要在结肠黏膜层，以溃疡病变为主，其主要症状为腹痛、腹泻、里急后重及脓血便，病程长，病情反复发作。本病可归属于中医学“腹痛”“腹泻”“痢疾”范畴，中医古籍谓之“大瘕泄”。《难经·五十七难》曰：“大瘕泄者，里急后重，数至圊而不能便，茎中痛。”沈英森教授认为本病病位在大肠，与肝脾肾均有关联，其中与肝、脾联系更为密切。病机主要是湿热蕴结肠道，以致气血壅滞，气机阻滞则大肠通降不利，故有里急后重；不通则痛，而见腹痛；湿热蕴滞，清浊不分，混杂而下，可见肛门灼热、烂便或泄泻；湿郁热蒸，气血凝滞，腐败肠间以致血络受伤而出血。治疗当以通利肠道，调和气血为主，同时配以疏肝健脾，祛湿清热，化瘀止血等多种方法，方可奏效。方中应用木香、厚朴、陈皮理气，气畅则痛止；白芍柔肝缓急止痛；扁豆花、香薷清热化湿；黄连燥湿泻火解毒，药理证实其具有抗病原微生物、保护胃黏膜损伤与溃疡等作用；白术、防风健脾燥湿；槐角、地榆、田七清肠止血。诸药合用，共奏理气和中止痛、清热化湿止泻之功。药证相符，则邪去正安。

【验案举例】

壹 溃疡性结肠炎案

2005年8月12日一诊：黄某，男，48岁。患者反复腹痛、腹泻半年，时有泄泻或脓血便，有里急后重感，排便后可缓解，腹痛腹泻无规律性。近1周上述症状加重，大便伴有鲜血，脘痞纳少，自诉排便时肛门有少许灼热感，舌红有瘀点，舌苔薄黄，脉弦滑。患者患糖尿病5年，长期药物治疗。体查：左下腹部压痛，无反跳痛。2005年6月行电子肠镜检查诊断为溃疡性结肠炎；中医诊断：大瘕泄。西医经柳氮磺胺吡啶（SASP）治疗后症状缓解不明显，医生本建议行激素治疗，但因患者有糖尿病史，遂考虑先行中医治疗。治以理气健脾化湿，止血敛疮。予以激愈方化裁。

处方：陈皮10克，防风10克，白术15克，白芍15克，木香5克，香薷10克，厚朴10克，扁豆花10克，川连3克，地榆10克，槐角15克，田七末（冲服）12克。水煎服，每日1剂。

2005年8月19日二诊：服用7剂后症状明显缓解，自诉无血便，尚有腹痛不适。上方去川连、地榆、槐角、田七末，加怀山药15克、茯苓15克、枳壳10克，继服7剂后症状基本控制。

【按】肠易激综合征(IBS)是临床上最常见的一种功能性肠道疾病，临床上以腹痛、腹胀、大便习惯改变和大便性状异常等为主要特征。西医主要以应用泻剂或止泻剂、抗肠痉挛药、促胃肠动力药、调整饮食及心理辅导等治疗为主。由于西药多为对症治疗，且多伴副作用，加之本病以脏腑功能紊乱为主，故沈英森教授临床喜用中医药治疗。认为该病病位虽在肠道，但与肝脾功能失调有密切关系，病机以肝郁、脾虚、湿阻为主，因而强调以疏肝健脾、化湿止泻为法。腹痛、腹泻、便后缓解为肝脾不和，脾虚木乘痛泻之征。《医方考》有云："泻责之脾，痛责之肝，肝责之实，脾责之虚，脾虚肝实，故令痛泻。"方中陈皮、防风、白术、白芍四药为痛泻要方原药，其中白术补脾燥湿以治土虚，白芍柔肝缓急止痛，配以陈皮理气燥湿，防风散肝郁、舒脾气，四药合用使脾健肝和，痛泻自止。

贰 慢性腹泻案

2005年6月7日一诊：钱某，男，36岁。患者反复腹泻2月余，时为泡沫、黏液状，时为烂便，含食物残渣，矢气频作，偶伴有腹痛。情绪紧张时或饮食稍不注意就出现腹泻，发病以来体重下降3～4kg，舌淡红，苔白，脉弦细。体查：腹软，无压痛或反跳痛，肝脾未及。1周前行电子肠镜检查示无异常，大便常规未发现有病原体。西医诊断：慢性腹泻；中医诊断：久泄。治以健脾化湿止泻为主，兼以疏肝理气。予以激愈方化裁。

处方：陈皮10克，防风10克，白术15克，白芍15克，木香5克，香薷10克，厚朴10克，扁豆花10克，川连3克，木棉花10克，鸡内金15克，薏苡仁15克，茯苓15克。水煎服，每日1剂。

2005年6月12日二诊：服用5剂后症状明显好转，继服7剂而愈。

【按】慢性腹泻的病程多在6~8周，以脂肪性、水样性及炎症性腹泻为主，病因复杂，大多疾病均可引起慢性腹泻，本病可归属于中医学“泄泻”“久泻”范畴。沈英森教授认为本病病机为脾虚肝郁。患者起病缓、病程长，反复泄泻，导致脾虚，脾主运化升清，脾气虚弱，清气不升，化生内湿，则生泄泻；脾失健运，水谷难化，精微运化失常，则见纳呆、消瘦；肝气郁结则矢气频作，情绪紧张而发腹泻。本案治疗以健脾化湿止泻为主，兼以疏肝调节气机，恢复脾气的正常升降状态。方中白术、防风、陈皮、香薷、扁豆花舒脾健运，脾健湿化，则泄泻自止；木香、厚朴疏肝调达气机，协助脾之运化功能恢复；木棉花、鸡内金、薏苡仁、茯苓补脾和中，祛湿止泻。全方辨证准确，故药到病除。

（整理：厉启芳　李恩庆）

吴良村

吴良村，男，一九四一年九月出生于山区贫农家庭，浙江省永嘉县人，中共党员，父亲为红十三军战士。一九五九年就读于浙江中医学院医疗系，学制六年，并在浙江医科大学学习西医，中西医理论基础扎实，是国内科班出身、从事中医肿瘤最早、影响最大的少数专家之一。现为教授，主任中医师，博士生导师，浙江省名中医，全国老中医药专家学术经验继承工作指导老师，享受国务院政府特殊津贴。

吴良村教授自1965年分配到浙江省中医院工作以来，历任医院党委书记、肿瘤科主任、国家中医药管理局中西医治疗肿瘤重点专科、浙江省医学重点学科带头人、中华中医药学会肿瘤学会常务理事、中国抗癌协会传统医学和中国中西医结合肿瘤学会全国委员、省抗癌协会常务理事、中西医结合疼痛学会副主任委员、浙江省中医肿瘤专业委员会主任委员、浙江省中医药高级技术职称评审委员会和新药评审委员，《浙江中医药杂志》《实用肿瘤杂志》《浙江中医药大学学报》《浙江临床医学》和《中华中西医结合杂志》编委等职。

吴良村教授在近50年的医疗教学科研实践中，融贯中西，博采众长，注重临床与理论相结合，擅长用中医药治疗内科疑难杂症；专长用中西医结合方法治疗各种肿瘤，取长补短，临床经验丰富，理论造诣精深，疗效满意，奇迹频生。在国家级、省级杂志上发表学术论文50余篇，参加编写《肿瘤学基础与临床》等3部著作。参加20余项省部级课题的研究工作，其中获省部级、厅局级科研成果奖近20项，培养博士、硕士研究生40余名，其中国家“七五”“八五”攻关课题“康莱特注射液”治疗癌症研制取得成功，该药获国家二类新药证书，该成果获国家中医药管理局中医药科技进步一等奖、国家发明奖三等奖、国家科技进步奖二等奖，为国家科委“九五”国家科技成果重点推广项目。创立了“中医三步梯级止痛疗法”，并将“益气养阴法”在肿瘤治疗领域加以深化扩展，尤其擅长肝癌、肺癌、胃癌、肠癌、乳腺癌、卵巢癌等的治疗。

吴良村教授对中医药事业的发展做出了重大贡献，在国内享有很高声誉，并先后应邀赴日本、澳大利亚、新加坡、美国、德国、荷兰等国及香港讲学和学术交流、会诊。1996年被浙江省人民政府确定为浙江名中医，1997年被人事部、卫生部、国家中医药管理局确定为第二批全国老中医药专家学术经验继承工作指导老师，1998年享受国务院政府特殊津贴。

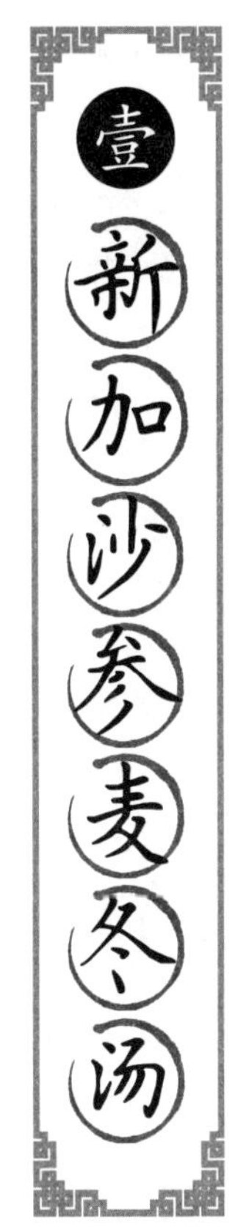

【组成】

北沙参	壹拾伍克
麦门冬	壹拾伍克
太子参	壹拾伍克
炒薏苡仁	叁拾克
白花蛇舌草	叁拾克
白毛藤	叁拾克
三叶青	壹拾伍克
山豆根	陆克
浙贝母	壹拾伍克
枇杷叶	壹拾伍克
苦杏仁	壹拾贰克
广陈皮	壹拾贰克
炒谷芽	壹拾伍克

【功　　效】　养阴清热，祛瘀消瘤。

【主　　治】　肺积—阴虚内热证。咳唾涎沫或干咳少痰，咽干，舌干红少苔，脉细数。

【方　　解】　祖国医学认为肺癌多为本虚标实证，虚以气阴两虚为主，实则多伴热毒、痰凝、血瘀为主。吴良村教授在肺癌的临床实践过程中发现，肺癌患者无论术前术后，化放疗前后多有燥热伤肺致肺阴虚痰热的表现，新加沙参麦冬汤正是以此为主要理论基础而组方的，其又名安体优1号——肺积方。方中重用麦冬、沙参甘寒清润，入肺胃两经，养阴生津，滋液润燥，以清虚热，共为君药；臣以白花蛇舌草、白毛藤、三叶青、山豆根清热解毒消积；佐以浙贝母、枇杷叶、苦杏仁化痰平喘，兼有润肠通便之效，相应于肺与大肠相表里的理论；太子参、炒薏苡仁健脾，脾运则水谷精微输布正常，肺得以养，又应培土生金之意，陈皮理气化痰，使药性灵动而不呆滞，炒谷芽和中消食，使滋阴而不滞腻。诸药合用，可达养阴而不恋邪，清热化痰而不伤正之功效。

【常用加减】 咳嗽明显加桔梗、地龙；咳痰较多加炒黄芩、山海螺；久咳则浙贝母易川贝母、五味子、海浮石；胸痛加延胡索、郁金、陈皮易枳壳；咳血加白及、藕节炭、侧柏炭；发热加黄芩、蚤休、鱼腥草、野荞麦根；胸水加猪苓、茯苓、葶苈子；脑转移头痛加明天麻、蛇六谷、全蝎；气阴两虚甚者加怀山药，重用太子参；化疗期间呕恶者加姜竹茹、姜半夏。

【验案举例】

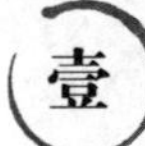

壹 左肺癌姑息术后案

2004年1月7日一诊：陈某，男，51岁。因“左上肺癌术后3月”入院。患者2002年上半年开始反复咳嗽咯痰，痰少黏稠，未见咯血，迁延渐重，并出现胸闷气急，2003年10月检查明确诊断为左上肺癌，同年11月8日在省肿瘤医院手术，术后病理报告为“左上肺中央型鳞状细胞癌，ⅢA期，T3N2M0，切缘阳性”，因患者原有风湿性心脏病史，心功能不全而未接受补救放疗，转浙江省中医院就诊。来时形体消瘦，面色无华，咳嗽，有痰不多，色白质稠，气急，心慌，易汗，舌偏暗红苔薄腻，脉沉细。诊其为肺积—气阴两虚，夹有痰瘀型。

处方：南北沙参（各）15克，天麦冬（各）15克，生玉竹15克，太子参15克，怀山药20克，茯苓15克，炒薏苡仁30克，苦杏仁15克，枇杷叶15克，浙贝母15克，三叶青15克，白花蛇舌草15克，猫爪草15克，仙鹤草15克，紫丹参12克，鸡内金12克，炒谷芽15克，炒麦芽15克。每日1剂，连服14剂。

2004年1月11日二诊：服药1周后，咳嗽咳痰明显减轻，活动后有气急。上方去枇杷叶。

2004年3月24日三诊：患者面色少华较前好转，咳嗽减轻，气促心悸基本缓解，但见纳呆，咳痰较前增多但畅，舌偏红，苔薄白，脉细弱。前方加淡附片3克。再服2周，诸症十去八九。

【按】吴良村教授认为患者吸烟多年，此乃热毒之邪。肺乃娇脏，热毒熏肺，伤及肺气，阴津被耗，灼津成痰，热毒痰瘀阻肺，清肃失司，肺失宣降，故见咳嗽少痰质稠，胸闷气促，肺气亏虚，心悸易汗，舌脉皆为肺阴不足，夹痰湿之象，久病必瘀，舌偏暗这一症状不可忽略，方中必佐以紫丹参之类活血化瘀之品。又因其刀圭之术未能尽去其病灶，消瘤之品必兼用。综观其证，治当养阴清热，祛瘀消瘤。复诊时考虑其痰热减轻，阴液稍复，子病犯母，久咳伤及脾肺，故见纳呆；肺为贮痰之器，脾为生痰之源，脾肺共病，则见咳嗽有痰，经前方治疗后，诸症好转。前方加淡附片3g，一则有阳中求阴之妙，再则取其温化痰饮之用，连服2周，诸症十去八九，病情稳定。

吴良村教授认为治疗肺癌应在中医辨证理论具体指导下，辨明虚实邪正，以整体观念为依托，采用个体化治疗。扶正与祛邪不可偏废，辨证与辨病需当兼顾。在用药上应强调精简灵活，一味多用，尤其不可取用那种不讲究辨证，靠堆砌药物以“广络原野，冀获一兔”的方法。但针对特殊的急危重病人也不苛求药味数量，因为肿瘤病证庞杂多变，尤其是晚期病人更是多脏腑并损，此时“双管齐下”甚或“多管齐下”，方能取得较好疗效。本患者因有心脏病，无法放疗，亦未行动静脉化疗，术后残余之肿瘤全赖中药治疗。本案例方药融益气养阴，化痰散结，解毒抗癌，清肺止咳等治法于一方，其实质就是以中医辨证为依托，量证拟方。

贰 右肺癌术后案

1997年10月6日一诊：沈某，男，65岁。右肺癌术后半年余入院，术后伴咳嗽咯痰，胸闷气急，痰色稀白，形体肥胖，大便溏，舌淡胖苔滑腻，脉滑数。有嗜烟史30年。证应属脾肾阳虚，痰热蕴肺，治法：先行益气养阴，清肺化痰，后期再佐温补脾肾。

处方：南北沙参（各）15克，太子参15克，麦冬15克，炒黄芩15克，薏苡仁30克，茯苓15克，陈皮12克，厚朴12克，枇杷叶（包）15克，车前草30克，苦杏仁10克，浙贝母15克，山豆根6克，桔梗12克，炙甘草10克。7剂。

1997年10月13日二诊：服上方7剂后，咳嗽、咳痰明显减少，胸闷减轻，气急依然，大便转常。上方加用菟丝子15克，紫河车6克（分服），再服60余剂而安。

【按】初诊时众学生皆以为此病当直接从温补脾肾，清肺化痰而治，分析以为患者嗜烟多年，肺乃娇脏，邪热之毒久熏，或灼津成痰，或灼伤肺络，终致痰热瘀之邪相互搏结，发为肺积。虽行刀圭之术，积块已去，但正气亦伤大半，确系肺脾肾俱虚，肺失宣降则胸闷气促，脾肾虚弱则水湿无以化，湿聚成痰，且肥人多痰湿，痰湿上贮于肺，阻遏气机，则见咳嗽咯痰，痰色稀白，甚者久郁化热。舌淡胖为脾肾阳虚之象，脉滑数多为痰热，故本病当为虚实寒热错杂之证。

但吴良村教授临证思路迥异，而且在辨证施治理论上多有创见。他认为肿瘤之病多为各种因素长期演变而成，因阴阳相互依存互根，故少有阴阳单纯病变。此患者嗜烟，邪热踞内日久，耗伤阴液，必有阴虚的基础体质。若直接温补脾肾，一则虚不受峻补，二则易于助火伤阴，阴阳失衡，故当补益脾气先行“开路”，有利于药物的吸收，同时避免直接温阳助火；依据“阴在内，阳之守也；阳在外，阴之使也”之理，兼以养阴，以助阳气行使其功能，又合“善补阳者，阴中求阳”之理。本虚标实，夹杂之证，攻补兼施，以免闭邪留寇，故前法之中兼予清热宣肺，化痰消瘤。故拟新加沙参麦冬汤为基本方加减，先行益气健脾，养阴清肺，化痰祛湿。服7剂后，咳嗽、咯痰明显减少，胸闷减轻，气急依然，大便转常，此痰湿渐去，唯肺脾气虚未复之象也。前方虽有太子参、茯苓、薏苡仁健脾益气，沙参、麦冬益气养阴，但有其功而力不足，所以初服症状虽有缓解，但气喘依然，遂在前方基础上加强温补脾肾，加入菟丝子、紫河车以补肾纳气，症状始得平复，但仍不选用峻补大热之药，2周后症状即明显改善，60余剂后即安。

《内经》云：“阴平阳秘，精神乃治”“察色按脉，先别阴阳”，从阴阳平衡的根本出发分阶段辨证施治，是吴良村教授与寻常医者迥然不同之处，少用大温大热，峻补之品，避免打破肿瘤患者脆弱的阴阳平衡，也是吴良村教授用药特色之一。

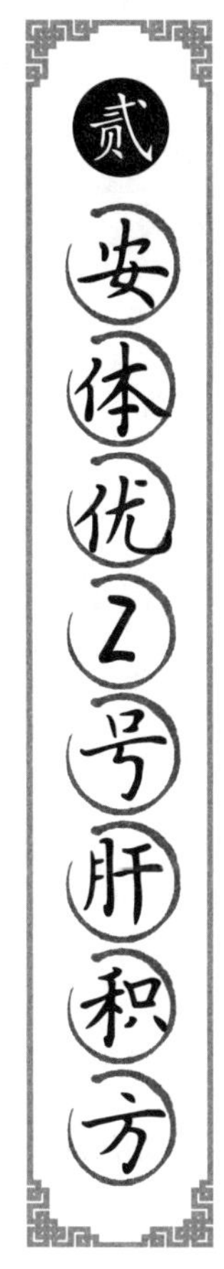

【组成】

枸杞子 壹拾伍克
石斛（先煎） 壹拾贰克
北沙参 壹拾伍克
麦冬 壹拾伍克
炒薏苡仁 叁拾克
茯苓 壹拾伍克
绿萼梅 玖克
八月札 壹拾伍克
白花蛇舌草 壹拾伍克
全蝎 伍克
生麦芽 壹拾伍克
青蒿 壹拾伍克
水牛角片（先煎代水） 叁拾克

【功　　效】 养阴疏肝，解毒散结。

【主　　治】 肝积—肝肾阴虚，肝郁毒结证。颜面晦暗，形消体瘦，肝掌或蜘蛛痣，低热心烦，尿少便秘，胸脘胁痛，腰膝酸软，舌干红少苔，脉细数或虚弦。

【方　　解】 吴良村教授认为肝癌属本虚标实之证，属中医学肝积、肥气、积聚、黄疸、鼓胀等范畴，在诸多病因病机中，肝郁脾虚，阴虚热毒是最重要的病机。肝癌患者多有情志抑郁，肝郁气滞，化热伤阴，而肝癌晚期，日久亦伤阴液，为肝癌病程中最常见的阶段，也属疗效最差的一种证型。以此为主要理论基础，在多年临证中根据一贯煎的方义思路衍生而成安体优2号方。安体优2号方中改用枸杞、石斛为君，两者共奏滋补肝肾，养阴清热之效。“肝体阴用阳”，臣以北沙参、麦冬配合君药以补肝体，育阴而涵阳。若瘤不得抑，则阴液消耗过速，故佐药中以白花蛇舌草清热解毒，全蝎解毒散结，但“苦寒伤阴”，故苦寒之品不宜过甚；佐以炒薏苡仁、茯苓渗湿健脾，脾运则水谷精微输布正常，肝得以养，亦符合“见肝之病，当先实脾”之理，且两者皆为淡渗利湿之品，又不致有利水伤阴之弊；另佐绿萼梅、八月札理气疏肝，条达气机，理气而不破气，避免香燥伤阴；生麦芽疏肝消食，可防滋阴碍胃。吴良村教授认为阴虚生内热，青蒿苦寒芳香，禀春生肝木之气入肝胆经，长于清肝胆及血分之热，使阴分伏热透出阳分，而不伤脾胃，水牛角清热凉血，解毒定惊，共为使药。诸药合用，使肝阴得以滋养而不致肝气壅滞，清热解毒散结而不伤阴。一贯煎原方重用生地黄为君，而吴良村教授认为肝癌患者多兼脾虚，生地黄味甘苦性寒，脾虚不宜使用，即便使用也必用砂仁配伍。枸杞味甘性平，石斛味甘性微寒，两者共奏滋补肝肾，养阴清热之效，较生地黄不易伤及脾气。去除当归，防性温燥热，考虑川楝子虽性寒行气不易耗液，但现代医学证实有一定的肝脏毒性，不宜久服，换用八月札、绿萼梅理气而不伤阴之品，加入麦芽之类防止滋阴之品腻滞碍胃，更伤脾胃之气。

【常用加减】 若患者有乙肝病史，常加三叶青、蚤休、金银花、大青叶清热解毒；若患者肝功能异常，加垂盆草、五味子；肝区疼痛者，加延胡索、川楝子、白屈菜等；伴黄疸，加金钱草、茵陈蒿、焦山栀、肿节风；阴虚发热者，用银柴胡、地骨皮；便溏脾虚甚者，加炒白术、太子参、炒扁豆健脾止泻，并适当减少或减量养阴药；伴腹水者，加龙葵、泽泻、蟋蟀、车前子利尿消肿；腹水兼伴便秘者加黑白丑、大腹皮，但要注意避免峻利伤阴；若患者有呕血便血，则加用生地黄、地榆凉血止血，仙鹤草、白及、血余炭收敛止血，三七粉（吞）化瘀止血，但出血量较大者，宜采用现代医学止血更为合理，而不应拘泥于中医；伴肝性脑病，轻者加石菖蒲、郁金、水牛角，重者神昏谵语，惊厥动风者，加用安宫牛黄丸、至宝丹之类。

【验案举例】

壹 右肝癌晚期案

一诊：邹某，男，72岁。发现右肝占位20天入院，患者因肝区隐痛，2004年9月16日查CT发现肝右叶8.8cm×7.7cm肿块，血AFP 1560ng/ml，9月29日复查CT提示肝肿块14.2cm×10.1cm。血AFP 2432ng/ml，病情进展迅速，拒绝西医治疗，10月6日就诊于吴良村教授。刻下症：胸胁胀痛，纳差，口干口苦，腹胀尿少，寐劣，舌红，苔白腻，脉弦细。辨证为肝郁脾虚，阴虚毒蕴。治拟疏肝健脾，养阴清热，解毒散结。

处方：枸杞15克，铁皮石斛（先煎）12克，北沙参15克，怀山药30克，炒薏苡仁30克，猪茯苓（各）15克，白花蛇舌草30克，全蝎6克，山慈菇20克，猫爪草15克，夏枯草15克，半边莲20克，半枝莲20克，车前子（包）30克，柴胡10克，八月札15克，青蒿15克，酸枣仁20克，夜交藤30克，红枣30克，炙鸡内金10克，炒谷麦芽（各）15克。

二诊：同年11月24日，主诉胁痛消失，胸腹水和双下肢水肿明显缓解，舌质转为淡红，苔薄白腻，脉细弦。CT复查示：右肝肿块4cm×5cm，肿块缩小明显，血AFP 891ng/ml。症状改善，阴液不足已得缓解，脾气得健，“养正积自消”，目前可加强祛邪之力，遂于前方去夜交藤，加水蛭3克，长期服药，病情稳定，疗效佳。

【按】吴良村教授认为痰瘀毒虚病机共致“肝积”；肝经失于疏泄，故胸胁胀痛，胆气上逆，上扰清阳，则见口苦，寐劣；肝盛犯脾，则脾气更虚，见纳呆，乏力，腹胀；脾不化湿，水湿内聚，水性趋下，可见腹水肢肿尿少；肝气郁积，日久伤阴犯脾，则可见舌红苔白腻，脉细弦。初诊时本病虚中夹实，病情复杂，湿毒之邪内聚日久，肝失疏泄，进而郁而化热，伤及阴液，故以安体优2号方为基本方加减，疏肝健脾，养阴清热，解毒散结。吴良村教授治肝癌，强调君臣佐使。方中枸杞子、北沙参、铁皮石斛养阴，共为君药；白花蛇舌草清热解毒，猫爪草、全蝎、山慈菇、蚤休、夏枯草解毒散结，皆为臣药；柴胡、八月札疏肝理气，“见肝之病当先实脾”，怀山药、薏苡仁、猪茯苓健脾益气，炙鸡内金、炒谷麦芽消食和胃，共为佐药；青蒿入肝胆经，使阴分伏热透出阳分，为使药。诸药相合，既能祛邪又不伤正气，平稳中见奇效。守方月余，胁痛消失，腹胀少尿明显缓解，舌象退为淡红。复诊之时阴液不足已得缓解，脾气得健，“养正积自消”，后期对原方略为加减，继续守方。

肝癌是本虚标实之证，肝郁脾虚，阴虚热毒是其关键，在肿瘤发病的不同阶段，有不同的临床特点，吴良村教授遣方用药侧重又有所不同，该患者初治月余阴液不足已得缓解，脾气得健，后加强祛邪之力，前方去夜交藤，加水蛭3克破血祛瘀。根据不同时期采取不同治法是吴良村教授治疗肝癌的一大特点。

贰 晚期肝癌案

2006年1月9日一诊：张某，男，49岁。患者乙肝病史20余年，因“上腹部疼痛1月余”在当地医院检查，B超、CT均发现肝脏巨块型占位，AFP＞500ng/ml，因肿块位肝门部无法手术切除，拟行肝动脉介入化疗加栓塞（TACE）治疗；由于ALT 265U/L，转本院治疗。就诊时诉身倦乏力，午后低热，右胁胀痛，夜间明显，甚则影响睡眠，口苦口干，纳差，心烦易怒，大便细烂而不畅，日数次，稍有腹胀，舌红少津，苔薄白，脉象细弦。证属肝郁脾虚，阴虚内热。治拟疏肝健脾，养阴清热。

处方：枸杞子12克，铁皮石斛（先煎）12克，北沙参30克，麦冬15克，太子参15克，白术15克，猪苓15克，怀山药30克，豆蔻仁（后下）10克，杭白芍12克，醋柴胡10克，延胡索15克，炒川楝子10克，八月札12克，青蒿15克，地骨皮12克，焦山栀9克，淡豆豉15克。7剂。

2006年1月16日二诊：上方常规煎服7剂后右胁胀痛，午后低热，口苦口干，纳差，心烦易怒等症状减轻。但身倦乏力，大便细烂而不畅，日数次等无明显好转。原方减地骨皮、麦冬、枫斗等甘凉滋腻之品，加草豆蔻6克温脾止泻。再服7剂。

2006年1月23日三诊：服药7剂后诸症明显缓解，大便成形通畅，腹痛腹胀缓解，纳食增加；半月后肝功能转为正常。行肝动脉介入化疗栓塞术（TACE），中药继以上方加减服用，同时配合金龙胶囊、西黄丸等加强祛邪治疗。随防1年，病情稳定。

【按】吴良村教授认为该患者肝癌成因与长期肝炎不愈，邪毒内蕴，肝气郁结有关。依据肝体阴而用阳，肝火易炽的肝生理病理特点，肝郁日久，郁而化热，肝阴渐耗，午后低热，肝阴不足兼有肝经气滞，右胁胀痛，夜间明显，口苦口干，心烦易怒，肝郁横逆犯脾，脾运化失常，大便细烂而不畅，舌红少津，脉象细弦，属于阴虚内热。以铁皮石斛、枸杞、北沙参、麦冬、白芍等以养肝柔肝，青蒿、地骨皮以滋阴退虚热；柴胡、淡豆豉、焦山栀疏肝清心除烦；川楝子散理气止痛；太子参、白术、山药以健脾益气，豆蔻理气化湿消胀。

吴良村教授认为肝癌病因病机很复杂，治疗肝癌要注重分期论治，临证思辨，证与病、整体与局部，如何与西医配合等复杂关系全面考虑。多药协力，要多用复方，单方力弱，不能胜任。

该患者所服处方药味较多，也是出于其肝病日久，长期服药，轻剂恐难以奏效的角度考虑。患者长期慢性乙肝不愈，肝郁脾虚，就诊时肝功能异常，应以养肝柔肝疏肝健脾为先；此时如过分强调祛邪消瘤，可能正气愈虚，邪气更不能祛。患者肝癌，肿块巨大，单用中药消肿瘤效慢时长，恐生变症，此时急则治其标，当肝功能正常后，应充分利用肝动脉介入加栓塞术治疗，控制肿瘤生长，再继以中医药治疗。

（整理：沈敏鹤　王彬彬　阮善明　林胜友）

汤金土

汤金土，男，生于一九四二年二月二十八日，浙江湖州人，中共党员，浙江中医药大学教授，博士研究生导师，当代著名中医药学家。一九五九年就读于浙江中医药大学，一九六五年作为首届毕业生留校至今。毕业实习期间跟师浙江省名中医史沛棠、潘澄濂及著名儿科医师宋鞠舫；毕业后跟随中医血液病专家吴颂康及罗鸣歧抄方学习，深得其辨证、治疗经验。一九八四年任浙江中医药大学教务处处长，一九八七年赴日本讲学。曾先后发表中医内科及血液病治疗的论文十余篇，参加编写的著作有《医宗金鉴·杂病心法白话解》《中医内科手册》《实用中医内科学》《金匮要略校注》《金匮要略语译》及主编《张山雷医籍》《中医内科学》教材。

在汤金土教授众多论著中，《金匮要略语译》获国家中医药管理局科技进步二等奖；《张山雷医籍》获浙江省科技进步三等奖和浙江中医药管理局科技成果一等奖。其论文《二仙温肾汤治疗再障的临床研究》获1992年省中医药科技进步三等奖，论文《加味生脉二至汤对免疫介导再障模型微循环的实验研究》获1999年浙江省教委科技进步三等奖。汤金土教授亦被聘为卫生部第三届、第四届国家药品监督管理局药品审评委员，第三届、第四届浙江省卫生厅药品监督管理局药品评审委员，浙江省中医药学会理事。1995年晋升为教授，1998年评为浙江省名中医，2002年被确定为第三批全国老中医药专家学术经验继承工作指导老师。

汤金土教授从事中医教学、临床40余年，治学严谨，对经典医著有较深的造诣。擅长以中医整体观，辨证施治的思路，结合现代医学理论与科学检测方法治疗血液病，特别是对急慢性再生障碍性贫血、急慢性白血病、血小板减少性紫癜等均有着丰富的临床治疗经验。

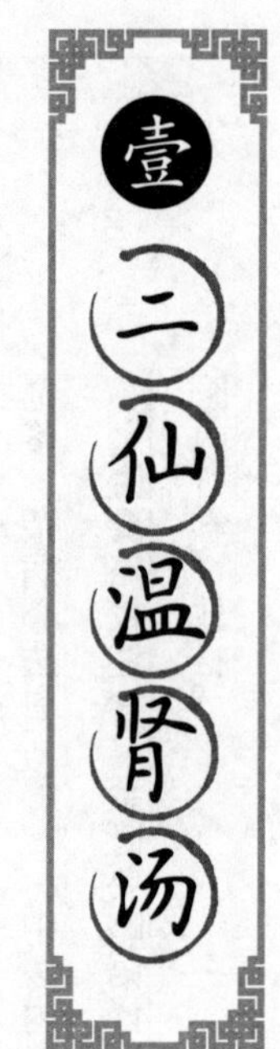

二仙温肾汤

【组成】

仙茅	贰拾克
淫羊藿	贰拾克
巴戟天	贰拾克
补骨脂	壹拾伍克
胡芦巴	贰拾克
鹿角片	贰拾克
北五味子	拾克
制首乌	叁拾克
党参	贰拾克
炙黄芪	伍拾克
炙甘草	拾克
大枣	叁拾克

【功　　效】温补脾肾，益气养血。

【主　　治】再生障碍性贫血。症见：面色苍白，形寒肢冷，唇甲苍白，乏力气短，头晕耳鸣，胸闷心悸，腰酸膝软，遗精阳痿，食少便溏，皮肤紫癜，舌质淡胖，脉芤。

【方　　解】再生障碍性贫血大多表现为气血两虚，实验室检查：血三系下降，骨髓造血功能低下。方中仙茅、淫羊藿、巴戟天、补骨脂、胡芦巴、鹿角片温补肾阳，强筋壮骨；五味子、首乌、党参、炙黄芪大补元气，益气生津；炙甘草、大枣甘温益气，调中和胃；肾主骨生髓，为先天之本，脾胃为气血生化之源，后天之本；诸药合用，温补脾肾，益气养血。

【常用加减】有瘀血征象者，加用鸡血藤、丹参、三七粉等；伴大出血，可用生脉散合花蕊石散加减：别直参、花蕊石、麦冬、五味子、炒阿胶珠、三七粉（吞）；高热或伴出血，可用犀角地黄汤合白虎汤加减：水牛角片、鲜生地黄、丹皮炭、赤芍、生石膏、知母、连翘、麦冬、鲜石斛、鲜芦根、别直参。

【验案举例】

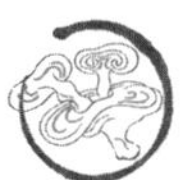

再生障碍性贫血案

2000年12月10日一诊： 陈某，女，44岁。因月经过多至医院检查而发现本病。来诊时：畏寒肢冷，头晕耳鸣，时时昏厥，腰膝酸软，神疲乏力，夜尿频多，达五六次之多，面色苍白，遍体乌青，经行量多，历时十天干净，舌淡，苔薄，脉芤。实验室检查：BTR：WBC 1.3×10^9/L，Hb 38g/L，PLT 3×10^9/L；骨髓片：无骨髓小粒，巨核细胞全片未见，追问病因：患者住在堆满橡胶的房间里，因家中制造鞋子。治拟温补脾肾，益气养血。

处方：仙茅20克，淫羊藿20克，炒巴戟天20克，胡芦巴20克，淡肉苁蓉15克，菟丝子20克，鹿角片20克，女贞子20克，制首乌30克，鸡血藤20克，炒酸枣仁15克，山茱萸12克，炙黄芪50克，防风10克，太子参20克，炙甘草10克。

2001年1月25日二诊： 药后病情好转，血象上升，今检：WBC 2.9×10^9/L，Hb 54g/L，PLT 21×10^9/L；诸症稍减，药后未发生昏厥现象。夜尿频多，腰酸乏力，下肢仍有乌青，舌淡，苔薄，脉虚大。治守原法。

处方：仙茅20克，胡芦巴20克，巴戟天20克，淫羊藿15克，枸杞子20克，补骨脂15克，山茱萸12克，制黄精15克，白芍15克，菟丝子20克，女贞子20克，清炙黄芪50克，人参叶20克，制首乌30克，鸡血藤20克，炙甘草10克。

2001年3月3日三诊： 病情稳定，皮肤乌青减少，胃纳一般，月经5天干净，耳鸣仍存，腰酸，夜尿2次，今检：WBC 3.1×10^9/L，Hb 60g/L，PLT 51×10^9/L，舌淡，苔薄，脉虚大。治守原法。

处方：仙茅15克，胡芦巴15克，巴戟天15克，菟丝子20克，枸杞子20克，鹿角片20克，女贞子20克，淡肉苁蓉15克，山茱萸10克，绞股蓝30克，太子参20克，制首乌30克，炙黄芪50克，防风10克，炙甘草10克，厚朴花10克。

患者用以上各方反复服用2年余，症状基本消失，血象基本恢复正常。

【按】再生障碍性贫血系由多种病因引起，以造血干细胞数量减少和质的缺陷为主所致的造血障碍，导致红骨髓总容量减少，代以脂肪髓，骨髓中无恶性细胞浸润，无广泛网硬蛋白纤维增生，临床上以全血细胞减少为主要表现的一组综合征。汤金土教授认为：本病的发生主要在脾肾，因脾主运化，一身营卫气血均由脾胃而资生。“中焦受气取汁，变化而赤是谓血”，肾主骨生髓，五脏之阳又赖于肾阳的振发而活动，肾阳充盛则振奋脾阳，使脾的生化功能正常，则能化生气血而输布营养全身，肾阳衰微，则可使脾阳亦虚，则生化无力，气血不生，而导致本病的发生。故治疗宜温补脾肾，益气养血为主。张景岳有“善补阳者，必于阴中求阳，则阳得阴助而生化无穷”之至理名言，故处方中不但有温补肾阳之品，亦有滋养元阴之属。

汤金土教授认为在辨证时应注意以下几点：

（1）再障病人，一般疗程长，无论中西药，一般疗程至少在3个月以上，所以一般辨证明确，不要轻易改方。

（2）如挟感冒，一般发热在38℃以下，不要停药，另服抗感冒中成药，否则影响疗效，如发热高达38℃以上，则应停药。

（3）出血不是一般止血药所能奏效的，大出血时可加别直参。

（4）妇女月经问题：一般再生障碍性贫血者有月经量多，但用刺激造血功能药物（如十一酸睾酮）后停经，若经量多，应在行经前加重补气药，经行即用止血药如蒲黄炭、小蓟炭、炒阿胶珠等，一般不会影响行经。

（5）关于输血问题：输血不是治疗手段，如贫血症状能耐受，血红蛋白在40g/L以上，一般不必输血。

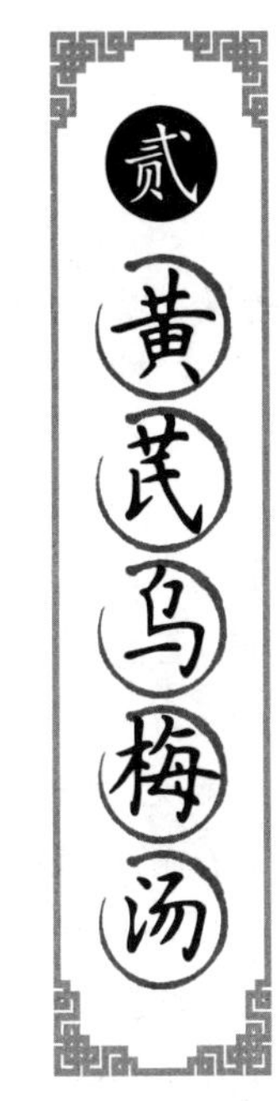

【组成】

黄芪 叁拾克
乌梅 拾克
党参 贰拾克
白芍 壹拾伍克
桂枝 拾克
制首乌 叁拾克
五味子 拾克
炙甘草 陆克
醋煅代赭石 叁拾克

【功　　效】 健脾益气，养血和营。

【主　　治】 缺铁性贫血。

【方　　解】 党参、黄芪补益元气，健脾生血；乌梅、五味子、白芍、首乌滋阴养血；桂枝温阳气，导心火，以助化赤为血；炙甘草甘温养气，既助参、芪益气，桂枝温中，又合乌梅、五味子、白芍等酸甘化阴而滋脾；用代赭石者，张锡纯认为“色赤，性微凉，能生血……养气纯全，大能养血”。全方具有健脾益气，养血和营之功。

【常用加减】 脾阳虚者，加小建中汤；脾肾阳虚者，加仙茅、淫羊藿、巴戟肉、赤小豆；中气不足者，加补中益气汤；肾阳虚者，加右归饮。湿邪中阻时，当先利气化湿，方用平胃散、温胆汤之类，待湿浊化后再用本方。有胃痛时（多为胃溃疡），用酸味药容易引起胃痛复发，故需减轻乌梅剂量，并以白芍代替五味子。若经济允许者，加用复方皂矾丸（皂矾，又名绿矾、青矾、绛矾，有补血作用。本品为含硫酸亚铁的矿石，故可治缺铁性贫血）。心脾两虚者，可合归脾汤；气阴不足者，可合生脉散；纳谷不馨者，可加行气健胃药，如白豆蔻、砂仁、木香、陈皮等；经行量多者，可加蒲公英、煨木香、阿胶珠等；肠道枯燥，大便秘结者宜加火麻仁、郁李仁、柏子仁等润肠通便之品。

【验案举例】

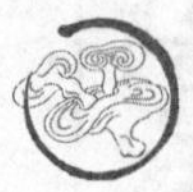

缺铁性贫血案

2003年8月5日一诊：袁某，女，45岁。患者因面色苍白，眩晕乏力，月经量多，皮肤乌青而发现血色素低下，多次血常规均提示小细胞低色素性贫血，血检铁蛋白：6ng/ml，骨髓检查：内铁不足，也支持缺铁性贫血的诊断。来诊时：面色萎黄，头昏眩晕，神倦乏力，皮肤乌青，纳谷不香，月经量多，经色淡红，夜寐不安，苔薄，舌淡，脉沉细，血常规：WBC 4.5×10^9/L，Hb 75g/L，PLT 65×10^9/L。证属气血不足，清阳不升。治拟益气养血，佐以补肾。

处方：炒党参20克，炙黄芪30克，制首乌30克，乌梅10克，淫羊藿15克，胡芦巴15克，炒巴戟天15克，生山楂30克，鹿角片15克，鹿茸草20克，赤小豆30克，炒当归12克，五味子10克，大枣30克，炙甘草6克。14剂。

并嘱合理饮食，多食煲类食材。

2003年8月19日二诊：药后自觉症状稍有改善，皮肤乌青明显减少，胃纳稍开，血常规：WBC 4.9×10^9/L，Hb 83g/L，PLT 68×10^9/L，舌脉同前，治守原方原法。

上方去赤小豆、生山楂；加熟地黄12克，鸡血藤30克。14剂。并烊服阿胶250克。

用上方加减治疗3月后，查血常规：WBC 5.6×10^9/L，Hb 105g/L，PLT 87×10^9/L。嘱继服中药3月。追踪病人1年，无明显不适，病情也无反复。

【按】缺铁性贫血是一种因体内缺乏影响血红素合成导致小细胞低色素性贫血，是贫血中最常见的类型。本病临床表现有头晕眼花、疲乏耳鸣、心悸气短等一般贫血症状，此外还可有营养障碍如指甲扁平不光整、脆薄而易裂、反甲；皮肤干燥、发皱、萎缩及毛发干燥和脱落等。婴儿可发生肝、脾、淋巴结肿大和四肢浮肿。妇女常有月经不调。消化系统常有食欲减退、嗳气恶心、腹胀和腹泻等，严重者可有吞咽困难、舌尖及口角皱裂等。引起缺铁的原因有长期慢性失血：如痔疮出血、月经过多、肠胃道出血、钩虫病等；儿童生长发育或妇女妊娠期铁质需要量增加；日常饮食中缺乏铁质，以及早产儿的先天性铁质贮存不足等。

本病在中医学中属“血虚”“虚劳”“黄胖”等范畴，与脾、肾关系最为密切。脾胃为后天之本，能运化水谷精微，脾虚失运可导致气血俱虚，血不濡养头身而头晕眼花、疲乏耳鸣；血不养心而出现心悸气短。脾与肾关系密切，如肾阳不足，命火衰微，则火不生土，不能运化，反之，脾土虚衰，亦会加重肾脏亏损，脾肾阳虚，精血不能濡养全身，而出现指甲脆裂，皮肤干燥发皱和萎缩，毛发干燥和脱落。治宜培补脾肾，养血益气。

（整理：叶风）

王裕颐

王裕颐，男，一九四二年十月出生，山西大同市人，山西省中医院、山西省中医药研究院教授、主任医师。现任山西中西医结合学会会长，中国中西医结合学会常务理事，中国中西医结合学会心血管专业委员会委员，山西省卫生系列高级专业技术职称任职资格评审委员会委员，国家食品药品监督管理局保健食品审评专家，山西省药品审评专家，《中西医结合心脑血管病》杂志编委，《山西中医》杂志编委。二〇〇二年被人事部、卫生部、国家中医药管理局确定为『第三批全国老中医药专家学术经验继承工作指导老师』，二〇〇八年被人事部、卫生部、国家中医药管理局确定为『第四批全国老中医药专家学术经验继承工作指导老师』。

王裕颐教授1960年考入山西长治医学院学习医疗专业，1963年毕业后分配到山西省阳方口煤矿医院工作。1967年在山西医科大学第二临床医院师从顾兆农老中医学习中医1年，1976年、1986年两次在山西医科大学第一临床医院进修3年，1980年参加山西省西医离职学习中医班师从贾得道等名医系统学习中医2年，毕业后留山西省中医药研究院从事中西医结合临床、教学、科研工作，1985年担任山西省西医离职学习中医班副主任，1991年担任山西省中医药研究院副院长，分管医疗和教学工作，1993年晋升为中西医结合主任医师，先后被聘为山西职工医学院教授、山西中医学院教授、山西医科大学中西医结合专业硕士生导师、山西省中医药研究院硕士生导师，2005年退休。

王裕颐教授从事中西医结合医、教、研49年，中西医理论扎实，临床经验丰富，擅长心脑血管病、内科疑难病症的诊治，临床坚持中西医结合原则，临证辨证与辨病相结合，对病、症、证三者认识深刻，抓主证、抓病机，重视痰饮、瘀血、湿浊、食积等病理产物的影响，遣方用药善于灵活应用经典方剂，重视调理气血，祛除病理产物，同时又不断将现代医学科学最新进展、新理论、新知识、新技术掌握运用，强调处方用药既要符合中医的治则治法，保持中医理法方药一致性，又要结合现代药理研究成果筛选药味，使药物作用更加具有针对性。在教学中将中西医理论融会贯通，主讲中医诊断学、温病学、内科学等。科研方面，在深入研究中医气与气化理论的基础上提出中医理论中的神也是一种特殊的气；对伤寒与温病之争提出了自己的看法；临床研究中，应用中医药防治高脂血症、高血压病、心律失常、缺血性心脑血管疾病等取得了一定的成果。

王教授发表论文30余篇，出版著作4部，其中任《中华效方汇编》主编，该书被评为1995年度北方十省市（区）优秀科技图书二等奖；科研成果颇多：其中主持及参与研究的“龙菊降压胶囊治疗高血压病的临床及实验研究”“宁心定悸胶囊”“化瘀祛痰法干预心脑血管事件危险因素的研究”均获山西省科技进步三等奖，山西省科委鉴定为国内领先水平；研制的“龙菊降压胶囊”获新药证书。1998年入选“东方之子”，2001年获中国中西医结合学会颁发的中西医结合贡献奖。

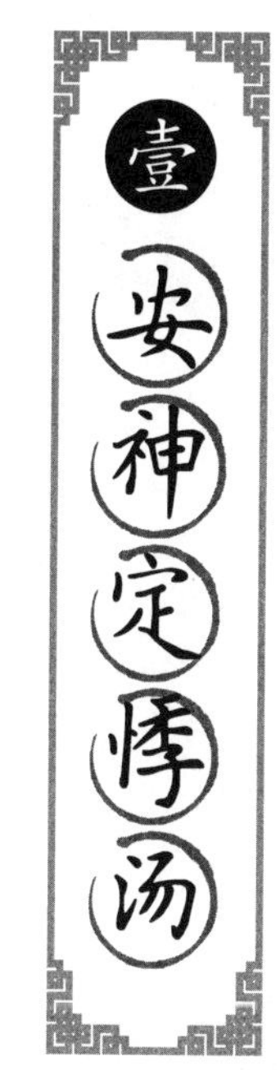

【组成】

桂枝	拾克
炙甘草	拾克
生龙骨（先煎）	叁拾克
生牡蛎（先煎）	叁拾克
党参	拾克
麦冬	拾克
五味子	拾克
炒酸枣仁	叁拾克
大枣	肆枚
生姜	贰片

【功　　效】益气养阴，定悸安神。

【用　　法】上方生龙牡与诸药分泡半小时后，先纳生龙牡2味，水煎20分钟后入其余9味，再煎25～30分钟后去滓，二煎水煎半小时后去滓，两煎相混，早晚分服，每日1剂。

【主　　治】心气阴不足，心神浮越之心悸失眠。症见心悸怔忡，心烦失眠多梦，心神不宁，惶恐不安，自汗盗汗，注意力不集中，甚者精神恍惚，神疲倦怠，舌淡苔薄，脉虚细数、促或结代。用于各种期前收缩（室性、室上性期前收缩），心脏神经症，更年期综合征等引起的上述症状辨证属心气心阴不足，阴阳失调者。

【方　　解】安神定悸汤由桂枝甘草龙骨牡蛎汤合生脉散加炒酸枣仁、生姜、大枣而成。其中桂枝甘草龙骨牡蛎汤方具有育阴潜阳，镇心安神之功。方中桂枝质轻，辛香温通属阳，龙骨、牡蛎质重属阴，育阴潜阳，镇心安神，合则一阴一阳，一升一降，以交通阴阳；中焦为阴阳升降之枢，炙甘草培补中州，以化生阴阳，使阴复阳潜，阴阳相交则神明自安，四药共收调和阴阳，潜镇安神之功，以治阴阳两虚，心神浮越之心下动悸，心烦失眠多梦，自汗盗汗，遗精遗尿等症。生脉散益气养阴，敛汗生脉。方中人参（党参）甘温，补元气固脱生津，宁心益神以复脉；配麦冬之甘寒养阴生津，清热除烦；更以五味子之酸温，敛肺固表、敛阴生津以止汗止渴，五味子合麦冬酸甘化阴以生津，合人参补敛同施以固脱，三药合用，一补一润一敛，补中寓敛，主治气阴两虚，症见肢体倦怠，气短懒言，虚热喘促干咳，自汗，口干舌燥，脉虚或脉微细弱。

该方取桂枝甘草龙骨牡蛎汤潜阳敛阴、定悸安神，生脉散益气养阴之功，而炒酸枣仁有宁心安神、敛汗作用，治疗虚烦不得眠，惊悸怔忡，烦渴虚汗之症，生姜、大枣调和中焦，诸方药合用，使阴阳失调气阴不足之心悸诸症得以恢复。用于治疗气阴不足，心神浮越所引起的心悸心烦，失眠多梦，心神不宁，注意力不集中，自汗盗汗诸症。

【常用加减】 失眠严重者，可加柏子仁、茯神、灵磁石宁心安神；心悸严重者，可加琥珀粉、灵磁石、远志、菖蒲以宁心定悸；严重自汗、盗汗者可加白芍、黄芪、浮小麦、麻黄根、糯稻根以固表止汗。

【验案举例】

壹 心悸、失眠案

2003年3月10日一诊：李某，女，15岁。1周前考试紧张而失眠，心悸，伴有乏力，自汗。心电图示：频发室性期前收缩。心肌酶正常，舌质淡舌苔薄白，脉代。西医诊断为心律失常，原因待查。证属气阴两虚，心神不宁。给予安神定悸汤加琥珀治之。

处方：桂枝10克，炙甘草10克，生龙骨（先煎）30克，生牡蛎（先煎）30克，党参10克，麦冬10克，五味子10克，炒酸枣仁30克，琥珀（冲）2克，生姜2片，大枣4枚。

依法煎成，早晚2次冲琥珀粉服。依方禁忌。

6剂后，心悸、失眠症减轻，效不更方，12剂后症状全消，心电图提示：窦性心律。

贰 心肌炎案

2003年11月6日一诊：王某，男，9岁。心律失常、房性期前收缩2个月，曾在儿童医院诊断为心肌炎，服心律平治疗，每日100mg仍时有期前收缩出现，纳呆，自汗，便溏，乏力来我院就诊。观其面色㿠白，舌淡苔白，脉数而不齐。证属气阴两虚，心失所养。予以安神定悸汤加减。

处方：桂枝6克，白芍6克，炙甘草6克，党参6克，麦冬6克，五味子6克，黄芪15克，生姜2片，大枣4枚。

并嘱其逐步减停心律平。前后服药20余剂，期前收缩全部消失。

【按】心悸在《伤寒论》《金匮要略》均有记录，历代医家在辨治心悸时，从气、血、阴、阳、痰、饮、瘀方面论治均有，辨证有本虚邪实诸证，其中心虚胆怯、心血不足、阴虚火旺、心肾不交证常伴失眠症状出现，治疗上多以调理阴阳气机为大法。桂枝甘草龙骨牡蛎汤源自《伤寒论·辨太阳病脉证并治中第六》118条“火逆下之，因烧针烦躁者，桂枝甘草龙骨牡蛎汤主之”。火逆阴伤，阴津不能上承；下之阳损，则心阳不能下潜，致使阴阳水火不得相交，阳气浮越，元神失守见烦躁之证。药物作用见《别录》载“龙骨疗心腹烦满……汗出，夜间自惊”，“养精神，定魂魄，安五脏”“白龙骨疗梦寐泄精，小便泄精”；《神农本草经百种录》载“龙骨最黏涩，能收敛心气”；牡蛎能敛阴潜阳，《海药本草》载“主男子遗精，虚劳乏损，补肾正气，止盗汗，去烦热，能补养安神”。本方具有潜阳、镇惊、补心、摄精之作用。生脉散处方源于《医学启源》卷下，功专补肺益气，养阴生津。

现代药理证实：龙骨、牡蛎均有镇静安神作用；桂枝甘草龙骨牡蛎汤可降低大鼠下丘脑促肾上腺皮质激素释放激素（CRH）、血浆促肾上腺皮质激素（ACTH）及血清皮质酮（CORT）的含量，脑电图测试证明该方有镇静、调节中枢神经、植物神经作用；而生脉散有镇静作用外，还可以提高心肌耐缺氧能力，有抗休克、抗冠心病、强心作用，减轻心悸症状。炒酸枣仁具有镇静、催眠、抗惊厥作用：炒酸枣仁煎剂给大白鼠口服或腹腔注射均表现镇静及嗜眠，口服酸枣仁可使防御性运动性条件反射次数显著减少，条件反射消退，抑制猫由吗啡引起的躁狂现象。临床实践也证明，安神定悸汤治疗心阳不振、气阴两虚型心悸疗效明显。

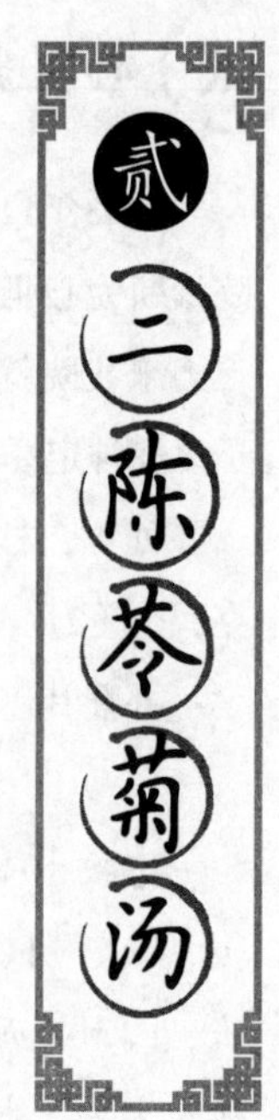

【组成】

陈皮	拾克
半夏	拾克
茯苓	贰拾克
菊花	拾克
钩藤	拾克
生龙骨（先煎）	叁拾克
生牡蛎（先煎）	叁拾克
猪苓	拾克
泽泻	拾克
白术	壹拾伍克
桂枝	拾克
甘草	陆克

【功　效】 化痰利水，升清阳，降浊阴。

【用　法】 上方生龙牡与诸药分泡半小时后，先纳2味，水煎20分钟后入余10味，再煎20分钟后去滓，第二煎水煎半小时后去滓，两煎相混，每日1剂，水煎，早晚分服。

【主　治】 痰饮阻滞，风阳上扰之眩晕。症见头晕以昏沉为主，目视恍惚，神疲困倦，肢体困重，口干不喜饮，小便不利，舌质淡，舌体胖，舌苔腻或滑，脉弦或缓或滑。用于高血压病，特发性低血压病，贫血，缺血性脑血管病，椎–基底动脉供血不足，梅尼埃综合征，前庭神经元炎，内耳水肿，植物神经功能紊乱，胆系感染等临床表现见眩晕，辨证属痰浊内蕴，痰湿中阻，肝阳风火上扰清窍者。

【方　解】 二陈苓菊汤由二陈汤合五苓散加菊花、钩藤、生龙牡，去乌梅化裁而成。其中二陈汤燥湿化痰、理气和中，主治痰湿所致之咳嗽痰多，恶心呕逆，头眩心悸等症。方以半夏为君药，辛温燥湿化痰；陈皮为臣，辛苦而温，燥湿祛痰，与半夏相配，共祛湿痰，调畅气机，使胃气得和，清阳得升，眩悸得止；佐以茯苓健脾渗湿，湿去痰除，煎加生姜降逆化饮，既能制半夏之毒，又能助半夏、陈皮行气消痰；

以甘草为使药，既助茯苓健脾和中化湿消痰，又调和诸药而兼润肺。诸药配伍严谨，为化湿祛痰之要方。五苓散具有化气利水，健脾祛湿的功效，用于外感风寒，内停水饮所致的小便不利，或水湿停聚所致的水肿身重，心悸、吐涎沫而头眩等症。其中茯苓、猪苓甘淡入肺，而通膀胱为君；泽泻甘咸入肾、膀胱，通利水道为臣；白术苦温，健脾去湿为佐，益土所以制水；桂枝辛热为使，热因热用，引入膀胱以化其气，使湿热之邪，皆从小便而出也。二陈苓菊汤方将以上两方合用加重化痰除湿作用，兼温阳化气利水之功，加上清热平肝、息风定惊之钩藤，散风清热、平肝明目之菊花，敛气逐湿、重镇安神、涩精止血之龙骨，平肝息风、养阴收敛、重镇安神之牡蛎。全方化痰利水除湿，使清阳得升，浊阴得降，脑海得养，眩晕得止。

【常用加减】 兼气血亏虚者，合当归补血汤；兼头痛加川芎、白芷；肝郁合四逆散；项僵、颈部活动加重者，合桂枝加葛根汤；血压偏低者，合补中益气汤。

【验案举例】

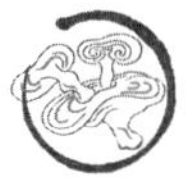

前庭神经炎案

2006年4月12日一诊：董某，男，36岁。主诉：头目眩晕3天。3天前自觉感冒，微恶风寒，身体不适，服感冒药后畏寒减而出现头目眩晕，耳鸣如潮，头昏沉，坐立不稳，行走身体不能平衡，颈项僵直，疲乏倦怠，入睡困难，纳可，二便调。于山西省人民医院诊断为：前庭神经炎。观其舌质暗胖有瘀斑，舌苔水滑，脉细缓，辨证属痰湿中阻，上扰清窍，拟以化痰利水之法。处方用二陈苓菊汤加味。

处方：钩藤10克，菊花10克，生龙牡（各）30克，陈皮10克，半夏10克，茯苓20克，猪苓10克，泽泻10克，白术15克，桂枝10克，甘草6克，葛根10克，川芎15克，地龙10克。

水煎服，每日1剂，分早晚温服。服上方4剂后，头目眩晕大减，耳鸣消退，但颈项仍僵，颈椎X线片示：无颈椎骨质增生。上方加石菖蒲10克，远志10克，继服6剂后痊愈。

【按】眩晕者，升降失常，脑海失养故也。脑为髓海，赖阳气精血濡养之，清升浊降，脑乃得养。如清阳不得升，浊阴不得降，脑海失养，眩乃作。祖国医学认为眩晕病在清窍，与肝、脾、肾三脏功能失调密切相关，古代医家刘河间主风火，朱丹溪主痰，张景岳主虚，因而有“诸风掉眩皆属于肝”“无痰不作眩”“无虚不作眩”等病因学说。综合历代医家观点，该病病因归于痰、风、火、虚、瘀。辨证有痰湿中阻、肝阳上亢、气血亏虚、肾精不足、瘀血阻窍等分型。本虚标实是眩晕发作的基础，治疗眩晕应祛痰化饮，平肝潜阳息风，升清降浊，补虚泄实。现代医学认为：眩晕是人体的主观症状，是患者对于空间关系的定向感觉障碍或平衡感觉障碍。其特点是：发作突然，可在任何时间发生，常伴恶心、呕吐、耳鸣、耳聋或耳堵感，或有幻视、幻听、肢体麻木出现等。引起眩晕的疾病种类大约有上百种，常见的内科疾病有高血压病、低血压症、椎—基底动脉供血不足、贫血、甲状腺功能减退、变态反应异常、维生素缺乏及精神因素等引起植物神经紊乱，导致血管神经功能失调而出现眩晕。

中医治疗眩晕以化痰祛湿，补益肝肾，平肝息风。《伤寒论》中以温化水饮功效的茯苓桂枝白术甘草汤为主方施治，以温阳利水，健脾定眩。西医则首先强调病因治疗，如调整控制血压、调节自主神经功能紊乱、减低颅内压、补充维生素等，使周围小动脉扩张，缓解血管痉挛，改善内耳微循环及前庭器官功能；同时改善脑缺血，合理补液脱水治疗等使眩晕症状缓解乃至消失。

王裕颐教授通过多年的灵活运用经方、辨证加减治疗眩晕的过程中，总结出痰湿阻滞与肝风内动是导致眩晕的主要病邪，只有痰湿得以化，肝风得以平，方能清阳得升，浊阴得降，眩晕乃随之而去。二陈苓菊汤方基于宋代《太平惠民和剂局方》二陈汤和《伤寒论》五苓散，又加用了清肝息风、重镇潜阳的菊花、钩藤、龙骨、牡蛎，重用化痰利湿，兼以平肝息风潜阳，使阳升阴降，脑海与清窍得养。

综观全方有利尿、镇静抗惊厥、改善缺血、促进代谢、增强免疫之功效，能攻补兼施，调达上下，调和气机，使得痰饮阻滞、风阳上扰之眩晕收到预期效果。

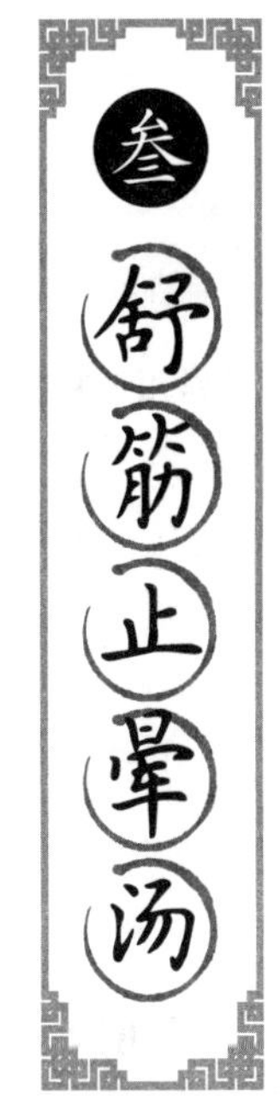

【组成】

桂枝	拾克
白芍	拾克
甘草	拾克
葛根	壹拾伍克
威灵仙	壹拾伍克
川芎	壹拾伍克
泽泻	拾克
白术	拾克
地龙	拾克
丹参	壹拾伍克

【功　效】 解肌祛湿，升津散寒，活血通络。

【主　治】 寒湿痹阻型头晕。西医诊断为椎动脉型颈椎病。临床表现为头晕，与头颈部活动或体位有关，后枕部痛不适，颈肩部酸困不适，动则加剧，偶伴恶心，呕吐，视物模糊，饮食二便正常，舌淡红苔薄白，脉弦细。

【方　解】 椎动脉型颈椎病属于祖国医学“眩晕”的范畴，基本病机为太阳经气不利，寒湿外侵，邪入血脉，痹阻不通。颈椎病多“项背强几几”，故以桂枝汤滋阴养阳，白芍、甘草、大枣缓急止痛，可缓解肌肉痉挛引起的疼痛，桂枝、甘草、生姜，辛甘化阳，温通太阳经络。葛根秉性轻清，赋体厚重，轻可去实重而镇动，其生津舒筋之功尤殊，现代药理研究表明，葛根含葛根黄酮苷，能缓减肌肉痉挛，舒张血管，降低阻力，改善患部的血液循环，解除因气血不畅引起的颈部疼痛。威灵仙祛风除湿，活络止痛，对筋骨劳损、关节不利、骨质增生有明显治疗作用。川芎、地龙、丹参活血化瘀通络，川芎辛温活血行气，祛风止痛，引药上行于头，《日华子诸家本草》谓：“川芎治一切风、一切气、一切劳损、一切血，补五劳，壮筋骨，调血脉”，现代药理研究川芎嗪能扩张心脑血管，降低血管阻力，显著增加其血流量，改善微循环，配伍咸寒之地龙成为治疗缺血性脑血管病常用对药。“心下有微饮，其人苦冒眩，泽泻汤主之”，加泽泻、白术利水除湿，诸药合用，共奏解肌祛湿，升津散寒，活血通络之效。

【常用加减】 恶心呕吐加小半夏汤，视物模糊加枸杞子、菊花。

【验案举例】

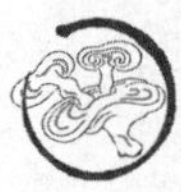

眩晕案

2010年7月20日一诊：赵某，男性，62岁。来诊时主诉：间断眩晕3年，加重3天。病史：患者3年前开始出现发作性眩晕，头痛、恶心、呕吐，转动头部、体位多诱发，后枕部痛不适，颈肩部酸困，曾在山西某医院做头颅MRI（-），颈椎MRI示：颈椎病，经颅多普勒（TCD）示：脑供血不足。3年来每遇劳累多诱发，曾输液、按摩、牵引、针灸等，时好时坏，3天前因玩电脑时间过长（空调房），头晕再次发作，恶心、呕吐，转动头部诱发，遂来诊。头晕，恶心、呕吐，视物模糊不清、不愿睁眼，失眠、多梦，健忘、记忆力减退，二便调，舌质淡红，苔薄白，脉弦细。诊断：中医诊断：眩晕（寒湿瘀痹阻型）；西医诊断：椎动脉型颈椎病。治以：解肌祛湿，升津散寒，活血通络。

处方：桂枝10克，白芍10克，甘草10克，葛根15克，川芎15克，泽泻10克，白术10克，菊花10克，地龙10克，丹参15克，半夏10克，生姜2片，枸杞子10克，威灵仙15克。7剂，水煎服，每日1剂。嘱卧床休息。

2010年7月27日二诊：仍头晕，偶恶心，后枕部痛不适，颈肩部酸困，不愿睁眼，纳食不香，二便调，舌质淡红，苔薄白，脉弦细。辨证为寒湿入侵，太阳经气不利，故仍后枕部痛不适，颈肩部酸困，上方葛根加为30克，延胡索15克。7剂，水煎服，每日1剂增解肌祛湿散寒之效。

2010年8月3日三诊：头晕减轻，恶心基本消失，后枕部不适及颈肩部酸困亦减轻，纳食不香，大便不畅，舌质淡红，苔薄白略腻，脉弦细。上方改生白术为30克，泽泻加为20克，加莱菔子15克。7剂，水煎服，增利湿、健脾、消食之效。

2010年8月10日四诊：头晕恶心消失，后枕部痛不适，颈肩部酸困，纳可，二便调。舌质淡红，苔薄白，脉弦细。继守原方不变，嘱加强颈部、背部肌肉锻炼，做颈椎操、燕子飞、玩空竹等锻炼。随访3年未再复发。

【按】椎动脉型颈椎病（CSA），又称椎动脉压迫综合征。据报道，椎动脉型颈椎病约占颈椎病的10%~15%，临床常见有眩晕、头痛、耳鸣、眼花、颈后伸或侧弯时眩晕加重，甚至猝倒、昏厥等。因其以眩晕为主要症状，故又称“颈性眩晕”。随着使用电脑或开车的人增多，颈性眩晕的患者越来越多，由于颈椎生理曲度变直或消失，甚至反弓，椎体后缘骨质增生，上下钩椎关节增生，椎间盘变形、膨出或突出，韧带钙化等因素压迫或刺激椎动脉使其变窄或痉挛，产生椎—基底动脉的供血不足。相关研究表明只要颈椎有轻微的旋转就可以引起颈总动脉和(或)椎动脉的血流减少，治疗应降低颈部肌群和韧带的压力，调节肌群的代谢，调整颈椎的生理屈度。

该病病机为太阳经气不利，寒湿外侵，邪入血脉，痹阻不通，组方时以桂枝加葛根汤为基本方，川芎、地龙、丹参活血化瘀通络，泽泻汤利水除湿，共奏解肌祛湿，升津散寒，活血通络之效。临床实践中一定要辨证辨病治疗，因为辨证论治针对的是证，而证是疾病发展变化过程中某一阶段的病理概括。只针对证而忽视了病因这一始动因素之存在，由于病因的存在，旧的病理变化缓减或修复了，而新的病理变化又出现了，这就是疾病缠绵难愈、反复发作之原因。所以在强调辨证论治的同时，提出绝不能忽视辨证求因，审因论治，即辨病论治。在治疗时中西药合用。在选择方药时，坚持理、法、方、药一致性，“有是证，用是药”。既要符合中医的治则和治法，又要结合中西医结合研究成果，特别是中药现代药理学研究成果选方择药，从而保持了理、法、方、药的一致性。所以在椎动脉型颈椎病的治疗过程中，既遵循中医理法方药原则，亦结合现代药理研究，在长期的临床实践过程中逐渐形成了辨病与辨证有机结合的思维模式。另外，该方中汇集了桂枝加葛根汤、泽泻汤、枳术丸等，王裕颐教授在组方时，多采用合方（经方与经方，经方与时方，时方与时方）的形式治疗各种疾病，尤对疑难杂症，充分体现了王裕颐教授遣药用方特点。

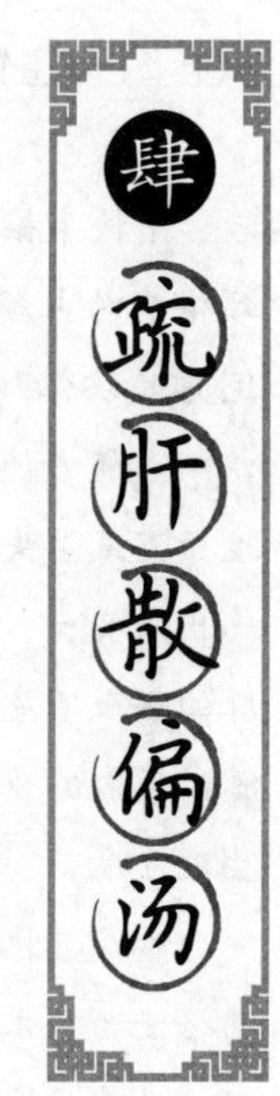

【组成】

川芎	壹拾伍克
白芷	拾克
薄荷（后下）	拾克
延胡索	拾克
柴胡	拾克
白芍	拾克
甘草	陆克
香附	拾克
菊花	拾克
地龙	拾克
细辛	叁克

【功　效】疏风理气化瘀。

【主　治】风痰瘀阻络型头痛。西医诊断为血管神经性头痛。临床表现：头痛发作频繁，痛时从右太阳穴放射至眼眶、头后部，痛如针刺，痛甚则胸闷、恶心，饮食二便正常，舌淡红苔薄白，脉弦细。

【方　解】偏头痛病位在少阳肝胆，病因病机为“风”“痰”“瘀”入络阻滞，不通则痛。“高巅之上，唯风可到”，各种邪气均需挟风，才能上达于头。肝胆主疏泄，失于疏泄，则气机不畅，进而生出痰浊、瘀血，乘内风或外风上升于头，阻滞经络。其痛或偏或正，时发时止，休作有时，治疗应以祛风活血通络之法，常以疏肝散偏汤治之。疏肝散偏汤系在清代陈士铎《辨证录·头痛》篇中散偏汤的基础上加减化裁，主要由川芎、白芍、柴胡、香附、白芷、薄荷、甘草、细辛、菊花、地龙、延胡索等组成。方用川芎辛温香窜，为血中之气药，活血行气，其上行头目，下行血海，能散肝经之风，善于祛风活血而止头痛，长于治少阳、厥阴经头痛，为治头痛之要药。细辛性升，气清而不浊，善降浊气而升清，可使头目清爽。白芷气温力厚，通窍行表，长于治阳明经头痛（前额及眉棱骨痛）。柴胡为少阳厥阴药，善治本经头痛，非此药不能止。香附味辛能散，疏气解郁，二药相伍，共奏疏肝解郁理气之功。白芍合甘草，酸甘化阴，柔肝缓急止痛，加延胡索行血中气滞、气中血滞。薄荷、菊花均具轻清疏泄之性，均能疏散风热，平肝行气。全方共具疏风理气化瘀之功。

【常用加减】 在治疗时可随证加减。头痛伴恶心、呕吐加吴茱萸汤，痰湿重合半夏白术天麻汤加减，瘀血重时合通窍活血汤，疼痛顽固可加虫类药通络。

【验案举例】

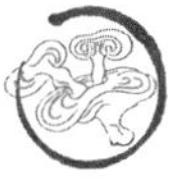

偏头痛案

2010年5月19日一诊：王某，女性，32岁。来诊主诉：发作性右侧偏头痛3年，加重1周。病史：患者10年前开始出现右侧偏头痛，每次持续数小时，每年发作1～2次，自行缓解，逐渐加重。发作次数增加，程度加重，曾服去痛片、西比灵等，时好时坏。1周前生气后头痛发作，右侧太阳穴至眉棱骨，呈跳痛，伴恶心，欲吐，遂来就诊。现症：右侧太阳穴至眉棱骨，呈跳痛，伴恶心，欲吐，胸闷，气紧，纳可，眠差，二便调，舌质暗，有瘀斑，苔白腻，脉弦涩。家族史：其母有偏头痛病史。

诊断：中医辨证属风痰瘀阻络，西医诊断为偏头痛。治则：疏肝解郁，化痰通络。

处方：川芎15克，白芷10克，薄荷10克，羌活10克，柴胡10克，白芍10克，甘草6克，香附10克，菊花10克，地龙10克，细辛3克，延胡索10克，半夏10克，陈皮10克，夜交藤30克。5剂，水煎服，日1剂。

2010年5月24日二诊：头痛发作次数减少，但疼痛程度未见明显减轻，持续时间缩短，恶心呕吐基本消失，偶胸闷、气紧，睡眠好转，纳可，二便调，舌质暗，有瘀斑，苔薄白，脉弦细。上方去半夏、陈皮、夜交藤，加全蝎6克，蜈蚣2条。5剂，水煎服，日1剂，以增搜风通络之效。

2010年5月28日三诊：偶有头痛发作，余无不适，为巩固其疗效，改为散剂继服1个月。

处方：川芎60克，白芷30克，钩藤30克，白蒺藜30克，僵蚕15克，全蝎10克。共研细末，每服3克，每日2次。

【按】偏头痛是一种由于血管舒缩功能障碍引起的发作性头痛，一般人群发病率高达5%，为临床常见病，多由精神紧张，情志失调，疲劳过度等因素诱发。其特点是起病急骤，头痛剧烈，反复发作，久而难愈，属中医“头痛”范畴。七情不舒而致肝气失于疏泄是本病最重要的病因病机，强调“郁气不宣”在偏头痛发病中的重要作用，治疗时重视“解其肝胆之郁气”，肝胆郁气得以舒展，则风、痰、瘀邪无处可藏。

（整理：孙小红）

尹翠梅

尹翠梅，女，一九四三年出生。山西文水人，山西省中医药研究院、山西省中医院中西医结合主任医师。曾任山西省中医院肾病科副主任、内分泌科主任、糖尿病研究所所长，兼任中国中西医结合学会糖尿病专业委员会委员、世界传统医学糖尿病专业委员会常务理事、中华中医药学会糖尿病专业委员会委员、山西省内分泌专业委员会糖尿病专业委员会委员、山西省职称晋升高评委委员并中西医结合组组长。

尹翠梅主任自幼读书，喜好学医。1962年考入山西医学院（现山西医科大学）医疗系，1966年加入中国共产党，五年制毕业后一直从事中西医结合临床一线，至今45年。工作后曾参加山西省卫生厅举办的西医离职学习中医班二年。2002年尹翠梅主任被人事部、卫生部、国家中医药管理局确定为“第三批全国老中医药专家学术经验继承工作指导老师”；1991年及2001年获得两届省职工委优秀党员；2002年获得省“三八红旗手巾帼建国标兵”；2003年其领导的科室被授予团中央、卫生部“全国青年文明”称号；2011年荣获中国中西医结合学会“第二届中西医结合贡献奖”。1990年尹翠梅主任组建了省中医院独立的内分泌科，填补了山西省中医院的中医内分泌科空白，并连续15年当选医院先进科室；1994年又成立了糖尿病研究所，个人多次被评为优秀共产党员及先进工作者。

在职期间曾主持科研项目5项，其中“泌感散治疗泌尿系统感染临床与实验研究”1995年7月获省科技进步二等奖（编号952078），1997年完成二期临床，改名为泌感胶囊，获新药证书，转让给山西中药厂并载入《中医特技经典》，由中医古籍出版社出版。“降糖胰复康胶囊治疗糖尿病临床观察与实验研究”1997年获省科技进步三等奖并载入《中国中医药优秀学术文库》，由中医古籍出版社出版。“糖痛平胶囊治疗糖尿病周围神经病变临床观察与实验研究”及“糖淋清胶囊治疗糖尿病尿感和肾盂肾炎临床观察”均由省科委组织专家鉴定为国内先进和领先水平，因退休未报奖。此外还有糖眼康、糖肾康胶囊、消瘿胶囊、甲减胶囊等均为本院制剂，为本院增加了社会和经济效益。

1994年至2006年共撰写论文54篇，分别刊登在国家与省级杂志，参编《医学论文精粹》一书由四川科技出版社出版。

2003年尹翠梅主任继续延聘3年任科主任、主任医师。2006年她正式退休，在本院名医和特需门诊坚持出诊，特长为防治糖尿病及其并发症、甲状腺疾病及其他内分泌疾病的治疗。

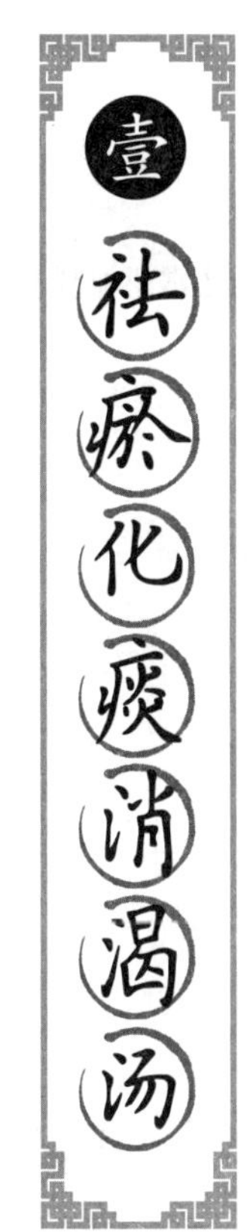

【组成】

玄参	拾克
天冬	拾克
麦冬	拾克
生地黄	壹拾贰克
太子参	叁拾克
山药	壹拾伍克
丹参	叁拾克
葛根	拾克
天花粉	叁拾克
陈皮	拾克
茯苓	壹拾伍克
清半夏	拾克
苍术	壹拾贰克
川芎	拾克
浙贝母	拾克
知母	拾克
黄柏	拾克

【功　　效】 益气养阴，祛瘀化痰。

【主　　治】 气阴虚痰瘀互结症。口渴善饥，身倦乏力，四肢酸困，小便频多，舌体胖大，苔白厚腻，舌质红或紫暗，脉沉细。

【方　　解】 方中生地黄、玄参、天冬、麦冬配太子参、山药，益气养阴；又用陈皮、茯苓、清半夏、苍术燥湿和胃，健脾化痰；丹参，葛根、川芎行气祛瘀，升提脾气；佐天花粉、知母、黄柏清胃火，养胃阴，降虚火；以浙贝母增强清热化痰散结之功，共奏益气养阴，祛瘀化痰，生津止渴之功。适用于糖尿病之阴虚燥热、气阴两虚证。本方实由增液汤和二陈汤加减化裁而成。因糖尿病属中医学的“消渴”范畴，其多以多饮、口渴为主，故历代医家多以“阴虚燥热”论之。现代大量临床资料验证本病多以肥胖体质、嗜食肥甘厚味，生活节奏加快，思虑过多伤脾为主。因胖人多虚，必痰湿内蕴或营养过剩，长期蓄积不耗，酿生痰浊。痰郁化热，热郁化火，火热内蒸胃腑，消谷善饥；火热消谷耗津伤阴，则发消渴。

另脾虚运化不力，痰湿自生并阻遏脾气，水湿布散不力下注膀胱，加之痰易致瘀致使脉络凝滞，痰瘀互结变生他病，因而在消渴基础上的糖尿病又变生许多新的并发症。

【常用加减】 此方以益脾气、化痰浊、祛瘀血、增阴液为思路，疗效满意，但结合糖尿病人个性化的不同，用药应有所不同。如肝火旺者，需加平肝降火的枸杞子、菊花之类；心火重者，加竹叶、黄连之类；气虚重者，需改西洋参加用黄芪、黄精之类；血瘀重者，需加红花、桃仁、鸡血藤之类。

【验案举例】

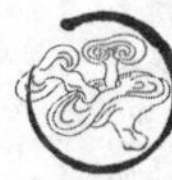

消渴案

1999年7月17日一诊：白某，女，54岁，教师。患者素日嗜好甜味食品，口干欲饮，喝不解渴，多尿3个月。当地医院查FBG 11.4mmol/L，尿糖（++++），诊断糖尿病。经用“优降糖”治疗2月，FBG降至7.8mmol/L，尿糖降至（++），但仍有口干欲饮，乏力倦怠，小便频数，腰困，大便溏而不爽。查体：体型肥胖，腰围三尺，面色微黄虚浮，精神萎靡，舌体胖大，边有齿痕，舌质暗淡，苔黄厚腻，脉沉滑。属脾虚痰湿，郁而化热，内蒸胃腑，耗津伤阴，阴虚血燥，气虚血瘀之证。治宜益气健脾，燥湿化痰，清热活血。

处方：祛瘀化痰消渴汤方10剂，嘱患者忌食麻辣肥腻，注意饮食结构，适度锻炼。

1999年7月28日二诊：自觉口干欲饮消失，大便正常，但仍有倦怠乏力，腰困，小便量少并频数。

处方：上方为宗，间加益智仁10克，川续断12克，女贞子10克。14剂。

1999年8月16日三诊：上症皆无，FBG 6.0mmol/L，但舌体胖大，苔转白，舌质仍暗，脉沉细。

唐容川云：“瘀血在里则渴。”庞安时云：“善治痰者，不治痰而治气，气顺则一身之津亦随气而顺矣。”故在原方中加延胡索15克，黄精10克，30剂后再续诊，全身无不适，血糖正常，嘱患者坚持锻炼，注意饮食结构，观察血糖。

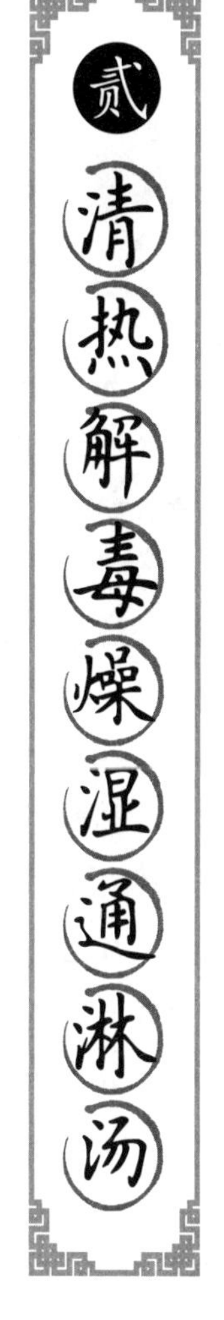

【组成】

苦参 贰拾克
土茯苓 叁拾克
白头翁 叁拾克
黄连 拾克
黄柏 拾克
秦皮 拾克
生甘草 陆克

【功　　效】 清热解毒，燥湿通淋。

【主　　治】 湿热内蕴，下注膀胱。症见尿频，尿急，尿痛，小便黄，舌质红，苔黄厚腻，舌下系带紫蓝，脉弦滑或细滑。

【方　　解】 本方实由白头翁汤加味。白头翁汤为历代治疗菌痢的有效名方，尹翠梅主任考虑泌尿系感染和菌痢中医辨证同属湿热下注，粪和尿培养的菌株均同为大肠或副大肠杆菌，且互为前阴后阴。中医尤长于异病同治，故加苦参、土茯苓清热除湿，治疗湿热下注之泌尿系感染、肾盂肾炎均有满意疗效。

【常用加减】 若症见气短懒言，脾虚湿瘀者，加党参30克，茯苓15克，白术12克，泽兰12克；若症见口苦咽干者，加柴胡10克，黄芩10克；若症见腰膝酸软，肾虚腰困水肿明显者，需加川续断12克，桑寄生12克，淫羊藿10克，车前子30克。

【验案举例】

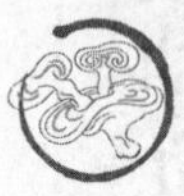

泌尿系感染案

2002年6月1日一诊：谢某，女，72岁，从事自由职业。素日因家事烦恼，思虑过甚，形体腹形肥胖，尿频、尿急、尿痛10年，反复发作，痛苦难忍，曾多次输注庆大或卡那霉素，疗效不满意。查体FBG 7.0mmol/L，2 h BG 12.4mmol/L，乏力口干不欲饮食，尿频、尿急、尿痛，肾区叩击痛阳性，舌质红，舌体胖大，苔黄厚腻。B超双肾轻度积水。

处方：清热解毒燥湿通淋汤原方7剂。

2002年6月8日二诊：药后尿频、尿急、尿痛症明显减弱，但腰困腰痛明显，下肢微肿，FBG 6.7mmol/L，2 h BG 10.0mmol/L。舌苔黄厚腻转白，脉细滑。

处方：原方去苦参，加川续断12克，桑寄生12克，淫羊藿10克，延胡索10克，石韦30克。7剂。嘱患者忌服麻辣、辛腻食品。

2002年6月16日三诊：尿路刺激症尿频、尿急、尿痛消失，浮肿不显，腰困痛止，B超轻度肾积水未现，苔白，脉细沉，舌下系带紫蓝。

处方：原方去苦参、黄连，加党参30克，黄芪30克，川续断12克，以健脾补肾使病患恢复体力，巩固疗效，再隔日服药20剂。

（整理：尹翠梅）

李济春

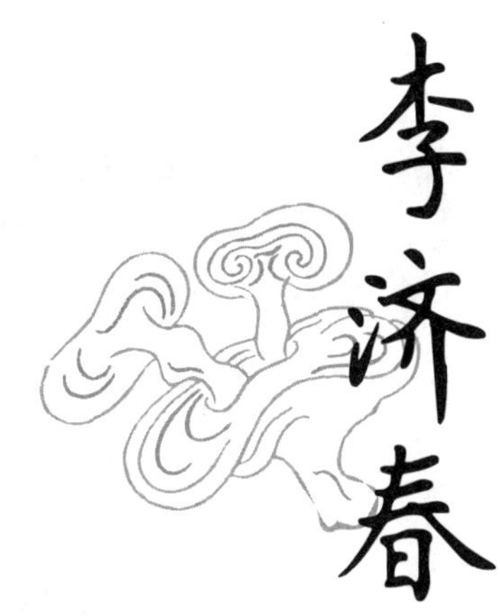

李济春，男，生于一九四三年，河北邢台人，主任医师、教授。曾任太原市北城区中心医院院长，太原市中风医院院长，山西中医学院附属医院院长，山西中医学院副院长，省人大第八、九届常委，中华中医药学会内科分会顾问、脑病分会顾问，山西省卫生厅中医高级顾问，第二批全国老中医药专家学术经验继承工作指导老师。一九九三年经国务院批准享受政府特殊津贴。

李济春教授出生于中医世家，幼承家学，研习岐黄，熟读经典，旁览百家，耳濡目染，医技渐熟。高中毕业后通过卫生部门考核，获中医医师资格，领取行医执照，悬壶并州，济世活人。行医50余载，擅长内科和妇科疑难、急重病症的诊治，特别是对中风病(脑血管病)的研究颇深，在发表的《益气化瘀治疗中风300例临床观察》论文中，提出“无论出血性中风，还是缺血性中风，均应以益气化瘀法为主治疗”，在“补阳还五汤”基础上自创“补气活血汤”，从而使中风病的治疗在理论和实践上得到发展和突破。临床上倡导针药结合，家传“乾坤针”法更为神州一绝，用于治疗各种疑难杂症，往往立竿见影，疗效卓著。精湛的医术和高尚的医德享誉海内外，曾应邀先后出访苏联、波兰、匈牙利、日本、美国、加拿大等国家和中国香港地区进行学术交流和讲学。1993年曾代表中国出席了在日本东京召开的第三届世界针灸学术大会，1996年又出席了在美国纽约召开的第四届世界针灸学术大会，被日本、美国、加拿大等多所大学聘为客座教授。

艺高才能人胆大，针对西医临床上的顽固血管性头痛、面神经麻痹等，自创头风饮、口眼正饮等方屡试不爽，并相继被录入《全国老中医药专家学术经验精选》《国家级名医秘验方》。

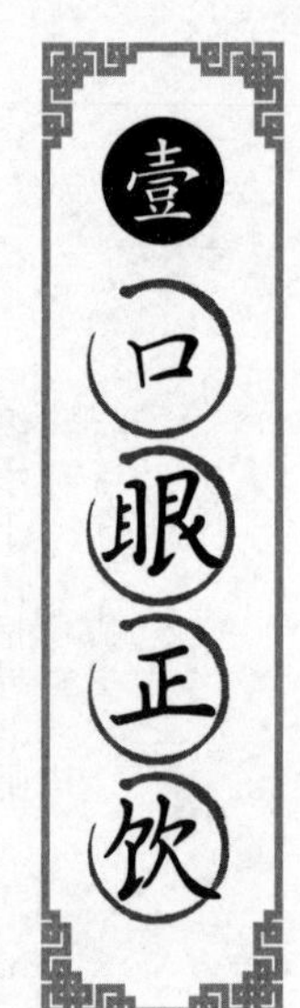

【组成】

白附子 陆至壹拾贰克
全蝎 陆至拾克
僵蚕 拾克
防风 拾克
赤芍 壹拾贰克
橘络 拾克
川芎 拾克
丝瓜络 拾克

【功　效】祛风化痰，活血解痉。

【主　治】面神经麻痹，动眼神经麻痹，属风痰阻于头面经络者。症见口眼㖞斜，或复视重影等。

【方　解】方中白附子入经络祛风痰，解痉挛为君；全蝎、僵蚕、防风温经散寒，祛风通络，共为臣药；佐以橘络、丝瓜络化痰通络；赤芍、川芎活血通络，祛血中之风。全方诸药合用，能化痰通络，活血解痉，使风去痰消，经络通畅则病症可愈。

【常用加减】病程短伴耳后疼痛，加金银花10克，连翘10克；病程长者，加蜈蚣1条，地鳖虫6克，白芥子9克。

【验案举例】

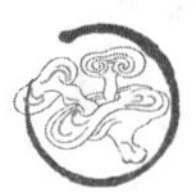

口僻案

2005年6月8日一诊：王某，男，35岁。主诉右侧面瘫15天。患者15天前晚上受凉出现右侧面瘫。现症：右侧面瘫，右侧额纹完全消失，右眼睑不能完全闭合（约0.3cm），鼓腮时漏气，刷牙时漏水，龇牙肌肉歪向健侧，右鼻唇沟变浅，不能吹口哨，伸舌歪向健侧；伴耳后疼痛，纳可，眠可，二便正常，舌尖红，苔薄黄，脉浮数。中医诊断：口僻(外风袭络、风痰瘀阻)。西医诊断：面神经麻痹(周围型)。治法：祛风化痰，活血解痉。方药：口眼正饮加减。本方加减治疗18天后，面部肌肉恢复正常，额纹正常，眼闭合完全，能吹口哨，鼓腮不漏气。

【按】本案右侧面瘫，乃风痰阻络所致，故口眼正饮祛风化痰，活血解痉，药中病机，故获效迅捷。

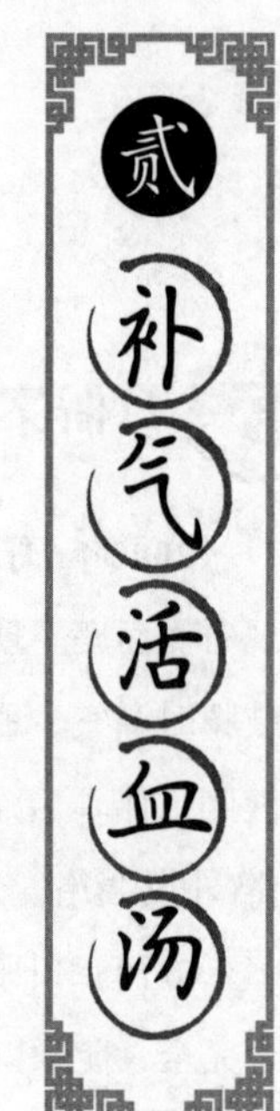

【组成】

黄芪 捌拾至壹佰贰拾克
当归 拾克
赤芍 壹拾伍克
丹参 壹拾伍克
水蛭 拾克
红花 拾克
桃仁 拾克
怀牛膝 叁拾克
豨莶草 叁拾克
僵蚕 拾克
石菖蒲 拾克
地龙 拾克

【功　　效】　益气化瘀，化痰通络。

【主　　治】　各型、各期中风病，属气虚瘀阻者。症见半身不遂，口眼㖞斜，语言謇涩，肢体麻木，舌淡或伴齿痕或舌边有瘀点，苔白，脉沉细弱或大而无力。

【方　　解】　方中重用黄芪，峻补元气，以助运血之功力，使气旺而血亦行，祛瘀而不伤正，为方中君药；当归、赤芍、豨莶草、丹参、水蛭、地龙、桃仁、红花破血逐瘀，活血通络，共为臣药；佐以僵蚕、石菖蒲化痰通络；牛膝活血化瘀，引血下行为使。全方君臣有序，佐使有节，共奏益气化瘀通络之功。

【常用加减】　口眼㖞斜，加白附子6克，全蝎4克，白芥子6克；失语或言语謇涩，呛咳者，加丝瓜络10克，橘络10克，皂角刺6克；下肢瘫软无力，加桑寄生18克，杜仲10克，山茱萸15克等补肾壮腰；头晕，头闷胀，舌红，脉弦数，加菊花15克，天麻10克，钩藤15克以平肝息风。

【验案举例】

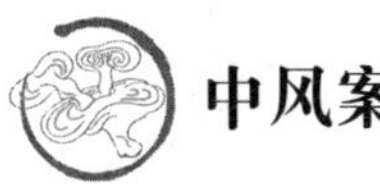

中风案

2004年11月30日一诊：安某，男，64岁。主诉左侧肢体瘫痪，伴失语80天。患者患高血压7年，80天前，于晚间出现左侧肢体瘫痪，失语，当即到平遥县人民医院，经CT确诊为脑出血，经用药(药物不详)治疗无明显改善，遂来本院就诊。现症：神志清楚，左侧肢体瘫痪，左侧上肢肌力0级，左上肢不能抬起，手指不能伸屈，左侧下肢肌力0级，肌张力高，失语，左口角略低于右侧，且流涎，伸舌歪向健侧，喝水反呛，左巴氏征（+）；Bp 140/80mmHg。食欲尚可，眠可，大便稀，小便黄，舌淡，胖大舌，舌左边前缘有瘀点，脉沉细涩。中医诊断：中风，络破血瘀，气血亏虚。西医诊断：脑出血。治法：益气活血，化瘀通络。方药：补气活血汤加减。按本方加减服用26天后，肌力恢复至Ⅳ级，肌张力正常，上下肢均可正常活动。

【按】李济春教授宗“气行则血行”的治疗原则，主张无论是出血性还是缺血性中风，均应针对气虚血瘀这一主要矛盾，以益气化瘀为主要治疗法则，不必一味区分两者，而分别治之。对脑出血后，络破气泄，气泄致虚，络破成瘀的本质，在治疗上大胆应用本方。李济春教授在用药中曾强调黄芪峻补元气治其本，其用量宜重不宜轻，活血祛瘀药也须加重用量而勿过轻。此方在补阳还五汤的基础上大胆增加化瘀药物和用量。

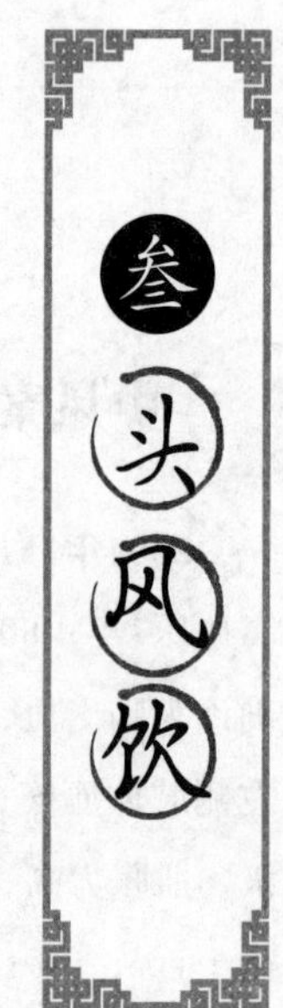

【组成】

羌活　拾克

白芷　拾克

蔓荆子　拾克

川芎　拾克

细辛　陆至壹拾伍克

丹参　壹拾伍克

【功　　效】祛风止痛，活血化瘀。

【主　　治】头痛。

【方　　解】羌活、蔓荆子、白芷相须为用，散风通窍，除湿止痛，善治各种头痛；川芎是血中之气药，能上行头目，下行血海，旁通经络，外彻皮毛，行血活血，搜风止痛，伍丹参以化血中之瘀；细辛祛风散寒止痛，上走清窍。诸药合用，共奏祛风止痛，活血化瘀之功。

【常用加减】外感风热者，减羌活、细辛，酌加桑叶10克，菊花10克，荆芥9克；血管性头痛，加生地黄12克，当归10克，丹皮9克，桃仁6克，红花6克；头痛兼见不寐、眩晕者，加胆南星10克，半夏9克，磁石15克；顽固性头痛，加全蝎4克，地鳖虫10克。

【验案举例】

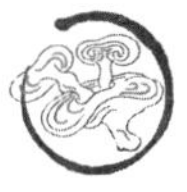

头痛案

2005年7月29日一诊：张某，女，41岁。主诉右侧偏头痛10年，加重4天。患者10年前无明显诱因引起右侧偏头痛，现症见右侧偏头痛，以右侧太阳穴处为主，呈针刺样，手不能触摸，畏风甚则伴恶心，劳累或情绪紧张后加剧，休息可缓解，经CT、脑电图、脑血流图等检查，均未见异常。食欲尚可，眠差（不易入睡），大便干（2天/次），舌苔薄白，脉濡。中医诊断：头痛（瘀阻阳窍）。西医诊断：血管性头痛。治法：祛风，止痛，活血化瘀。方药：头风饮加减。治疗15天后，头痛完全消失。

【按】本方是治疗头痛的基本方，以此为基础灵活加减，临床上屡奏奇效，李济春教授在应用本方时，重用细辛，取其散寒与止痛功用，常从6克起用，若心肺功能正常，逐渐加大剂量，此所谓“有病则病受之”，有一分寒象，用一分热药，则祛一分寒邪，但应中病即止。

（整理：闫润红）

卢桂梅

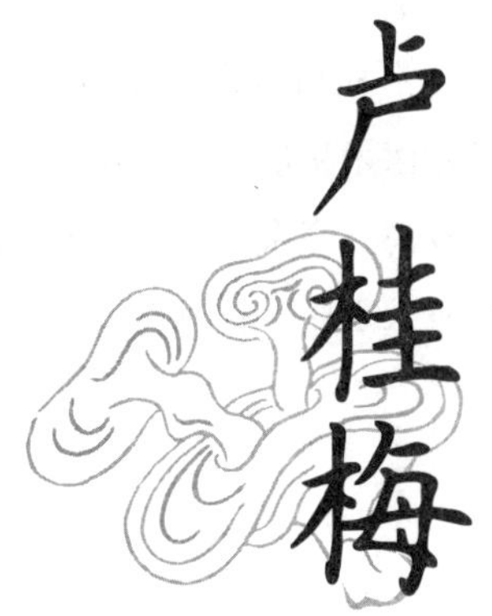

卢桂梅，女，一九四四年十一月生，广东佛山人，中共党员，广东省名中医，广州中医药大学附属广东省第二中医院教授，主任中医师。中华中医药学会脑病专业委员会常务委员，广东省中医药学会内科专业委员会副主任委员，脑病专业委员会副主委。二〇〇八年被人事部、卫生部、国家中医药管理局确定为『第四批全国老中医药专家学术经验继承工作指导老师』，已带教主任医师（教授）、副主任医师（副教授）各一名。

卢桂梅教授1962年以优异成绩考入广州中医学院（现广州中医药大学）中医医疗系就读，1968年毕业后长期从事临床工作43年，积累了极其丰富的临床、教学经验。擅长治疗中医、中西医内科疾病，尤以中医脑病和其他神经内科疾病为优势，如中风、眩晕、头痛、面瘫、血管性痴呆、帕金森病、重症肌无力等临床疗效尤为突出。先后在国内外医学杂志上发表论文20多篇，如《蛛网膜下腔出血的中医辨证治疗》《芎芪醒脑汤治疗脑萎缩》等文章被评为国际或国内优秀学术论文。同时参与中医学著作编著3部。由于对中风病研究突出，个人独创的“健脑安神颗粒”和“脑灵颗粒”已成医院制剂，广为应用。所在中风专科被评为省级中医重点专科并通过验收，其时卢桂梅教授为该中风专科学科带头人和大内科主任。开展的血压健治疗高血压等科研课题曾获省级科技成果和科技进步奖。

1994年被卫生部派往泰国曼谷参加天华医院庆典和义诊，受到当地民众热烈欢迎；2000年受广东省卫生厅委派前往欧洲瑞士驻诊逾年，同样大受瑞士民众欢迎，对方意欲挽留在瑞士长期工作，被卢桂梅教授婉言谢绝。

卢桂梅教授对中医工作作出较大贡献，医术精湛，医德高尚，在群众中知名度较高，多次被评为先进工作者，1999年被省人事厅、省卫生厅、省中医药局评为先进工作者，《广州日报》《羊城晚报》《南方都市报》等多家著名报刊媒体经常刊载和报道其事迹和临床治病经验。2001年被广东省人民政府授予“省名中医”光荣称号，2002年当选为中国共产党广东省第九次代表大会代表。

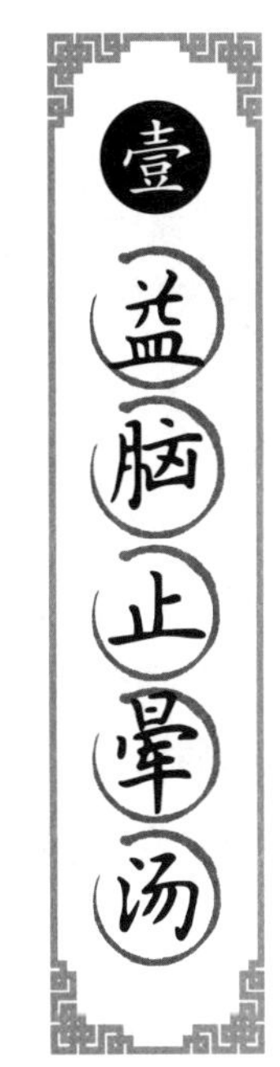

【组成】

法半夏 壹拾贰克
厚朴 壹拾贰克
白蒺藜 壹拾贰克
白芍 壹拾贰克
白术 壹拾贰克
陈皮 捌克
白豆蔻（碎去油后下） 捌克
钩藤 壹拾伍克
紫苏梗 拾克
大枣 拾克

【功　　效】 祛痰息风，益脑止晕。

【主　　治】 体质虚弱，中气不足，脾失健运，痰湿内生，痰浊上扰之头目眩晕，视物旋转以及痰浊中阻，胃失和降导致的恶心呕吐等症。

【方　　解】 方中法半夏、陈皮、白术健脾燥湿化痰，白豆蔻、紫苏梗、厚朴，行气开胸，化痰止呕，钩藤、白蒺藜、白芍平肝息风定眩，大枣调和药性，诸药合用，理气息风定眩，改善脑血液循环和脑部供养，达到益脑止晕的目的。

【常用加减】 兼头痛者，加蔓荆子20克；兼呕吐者，加藿香12克；气虚者加党参15克；血虚者，加当归12克，川芎10克；有热者，加黄芩12克。

【验案举例】

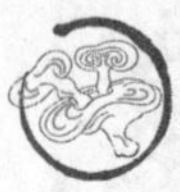

眩晕案

2008年3月4日一诊：罗某，女，65岁，广东人。头目眩晕，不能睁眼，伴恶心呕吐，面色苍白，冒汗，转侧活动头颈部位则眩晕加剧，舌质淡红，苔白腻，脉弦滑。其他生命指征正常。经西医诊断为脑动脉硬化，椎—基底动脉供血不足，中医诊为眩晕。证属痰浊中阻，风痰上扰清窍，治宜理气祛痰，息风定眩，用益脑止晕汤加减治疗。

处方：法半夏12克，厚朴12克，白蒺藜12克，白芍12克，白术12克，陈皮8克，白豆蔻（碎去油后下）8 克，钩藤15克，紫苏梗10克，大枣10克，藿香12克。5剂，每日1剂，水煎分2次温服。

2008年3月9日二诊：已无恶心呕吐，且眩晕大减。守上方，7剂，每日1剂如上煎服。

2008年3月16日三诊：症状已基本消失，继续守上方7剂调理巩固。每日1剂，水煎分2次温服。随访2年未见复发。

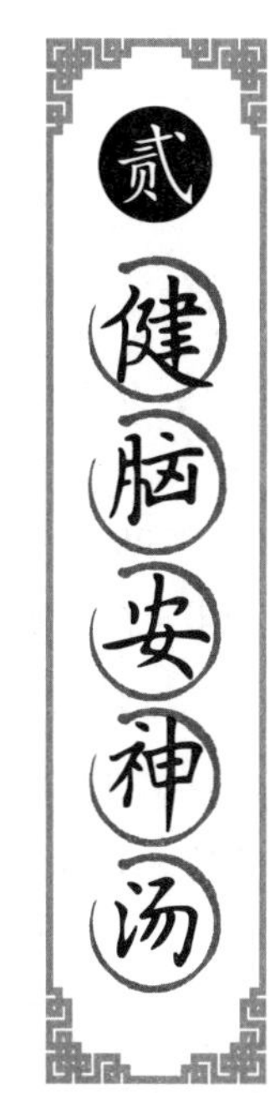

贰 健脑安神汤

【组成】

枣仁	壹拾伍克
柏子仁	壹拾贰克
黄连	陆克
麦冬	壹拾贰克
百合	壹拾贰克
夜交藤	贰拾克
白芍	壹拾贰克
丹参	拾克
栀子	壹拾贰克
远志	伍克
珍珠母（先煎）	叁拾克
龙骨（先煎）	叁拾克

【功　　效】 清热安神，育阴潜阳。

【主　　治】 心肾不交，心火上炎，肾阴不足引起的失眠，多梦，夜睡不宁，心悸，怔忡等症。

【方　　解】 酸枣仁、柏子仁养心安神，为君药；远志、夜交藤益智安神，为臣药；珍珠母、龙骨重镇安神，育阴潜阳，黄连、麦冬、百合、白芍药、丹参、栀子，清热养阴安神，共为佐使药。全方共奏清热养阴，宁心安神之效，适合心火上炎、肾阴不足所致的各类证侯，尤其对睡眠不宁，心悸者，颇为适合。

【常用加减】 热盛加连翘15克，黄芩12克，头痛加钩藤15克，蔓荆子20克；腹胀便秘去龙骨、珍珠母、白芍，加枳实12克，郁金12克，火麻仁20克。

【验案举例】

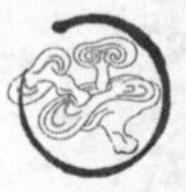

失眠案

2008年9月12日一诊：李某，女，66岁，广东人。睡眠差，反复发作半年多。患者于半年前出现入睡困难，晨起神疲乏力，伴大便干结，心烦，服西药舒乐安定似有所改善。近期未有服药，又出现眠差多梦现象，遂就诊。经诊仍眠差，入睡困难，多梦易醒，精神怠倦，心烦易躁，纳差，大便干结，小便正常，舌质淡红，苔薄黄，脉弦细。查体无特殊。综合分析，诊为“不寐”症，乃中焦蕴热，影响水谷运化，阴津伤灼，“胃不和则卧不安”，阳不入阴，阴阳不相交济，心神失养，故入睡困难，多梦易醒，心烦易躁；阴津不足不能濡润大肠，故大便干结，治宜清热养阴，安神定志，用健脑安神汤加减化裁。

处方：柏子仁15克，酸枣仁15克，首乌藤15克，远志6克，茵陈15克，栀子10克，黄芩10克，沙参10克，麦冬10克，枳实12克，郁金10克，麦芽15克，甘草3克，火麻仁20克。7剂，每日1剂，水煎服。

2008年9月19日二诊：比以前易入睡，每晚可睡5个小时，大便通畅，仍见梦多，心烦易躁。守上方7剂，每天1剂，水煎服。

2008年9月26日三诊：每晚能入睡6个小时，梦减少，精神好转，继续照上方去火麻仁7剂，每日1剂水煎服，巩固疗效。经追踪病已痊愈。

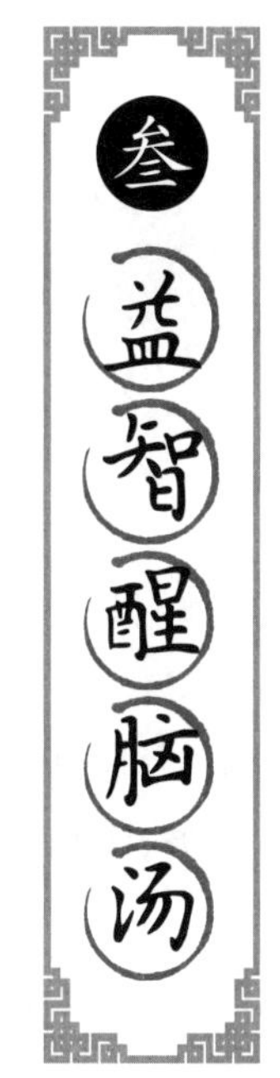

【组成】

肉苁蓉 壹拾贰克
仙灵脾 壹拾贰克
黄芪 壹拾贰克
党参 壹拾伍克
川芎 陆克
三七 陆克
丹参 壹拾贰克
石菖蒲 壹拾贰克
远志 陆克
地龙 拾克
僵蚕 拾克
全蝎 陆克

【功　　效】 补肾填精，益气活血，化痰通窍。

【主　　治】 脑髓失养、肾精亏虚、痰瘀阻滞脑髓而致迷蒙，表情呆滞，记忆力衰退之老年痴呆症。

【方　　解】 肉苁蓉、仙灵脾益肾填精；黄芪、党参补气健脾；川芎、三七、丹参活血化瘀；石菖蒲、远志、地龙、僵蚕、全蝎通窍活络，全方标本兼顾，共奏益智醒脑之功。

【常用加减】 舌红脉数加黄芩、菊花；眩晕加钩藤、天麻；手足乏力加鸡血藤；心悸加柏子仁；口干加麦冬。

【验案举例】

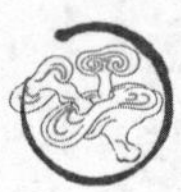

呆病案

一诊：黄某，男，68岁，美籍华人，2006年11月回国省亲发现口齿不清，动作反应迟钝，前来就诊。精神萎靡，发音说话不清，动作迟钝，舌质淡红，苔白厚腻，边有齿印及瘀点，脉弱无力，间有结代脉。经头颅CT检查，诊为脑萎缩并伴有腔隙性脑梗死，属血管性痴呆。中医诊为“呆病”，为本虚标实之证。本虚乃肾精亏虚，气血不足；标实乃痰浊阻窍，气滞血瘀，治宜补肾填精，益气活血，化瘀通窍，用益智醒脑汤。

处方：肉苁蓉15克，仙灵脾12克，黄芪12克，党参12克，川芎6克，三七6克，丹参12克，石菖蒲12克，远志6克，地龙10克，僵蚕10克，全蝎6克。10剂，每日1剂，水煎分2次服。

二诊：精神转佳，说话较清楚，动作也较灵活，继续上方服药1个月，病已痊愈，准备返回美国，遂由医院按上方配成脑灵颗粒剂，带药服用巩固。

（整理：卢桂梅）

吴维城

吴维城，男，一九四四年出生，广东佛山市顺德区黄麻涌人，主任中医师。原任广州市中医医院院长，广州市中医中药研究所所长，广州市中医医院技术顾问，广州市干部医疗保健专家，广州中医药大学教授。曾任中华中医药学会前列腺专业委员会委员，广东省中医药学会男科专业委员会、呼吸专业委员会、内科专业委员会副主任委员。现任广州市中医药学会副理事长，内妇儿急专业委员会主任委员，广州市医学会医疗事故技术鉴定专家库成员，广州市非物质文化遗产保护工作专家委员会委员。

吴维城教授1996年被广州市政府授予“广州市先进中医工作者”荣誉称号，2000年被广州市人民政府授予“广州市名中医”称号，2001年被广东省人民政府授予“广东省名中医”称号，2008年被人事部、卫生部、国家中医药管理局确定为“第四批全国老中医药专家学术经验继承工作指导老师”。

吴维城教授出生于中医世家，从晚清时期的曾祖起已经四代行医。其自幼跟从父亲——1962年首批获广州市名老中医荣誉称号的吴灼燊学习中医。1962年考入广州中医学院，1968年完成六年制本科学习，被分配至广东省信宜县洪冠公社卫生院工作，1971年调回广州市中医医院。毕业至今他已从医44年，积累了丰富的临床经验，精通中医基础理论和各家学说，擅长治疗男科疾病、恶性肿瘤、中医杂病等。主持中医男科专家门诊工作，对男性不育、性功能障碍及急慢性前列腺炎、精囊和睾丸疾患疗效显著；对中晚期肿瘤，如肺癌、肝癌、胃癌、乳腺癌等采用系列扶正抑瘤中药对症治疗，能达到缓解或减轻症状，提高生活质量，延长带瘤生存时间之目的。在临床工作的同时还积极参与及指导中医科研，并撰写了多篇学术论文在各级中医杂志上发表；其“乳核消结汤病灶导入治疗乳腺增生病临床与实验研究”的科研课题获广州市科技进步三等奖。他在继承整理名老中医学术经验和发展中医学术及教学工作方面亦取得显著成绩，主编和整理出版了《广州市中医医院名医临床精要》《吴灼燊医论医案选析》等书籍。此外，他对中医各类养生保健理论和方法有深刻的研究和独到的见解。吴教授还努力推广中医科普工作，曾在香港《大公周刊》《广州日报》《羊城晚报》等发表多篇中医方面的科普文章；并应邀在省市电视台“晚霞金辉”“生命源”“政务之窗”“今日报道”等节目中作中医保健知识专题介绍及赴港讲学；其人其事在《南方都市报》“发现广州·广州脸谱之名中医”版、“名门望族”版，《广东科技报》“广东中医药”版等均有专题报道。

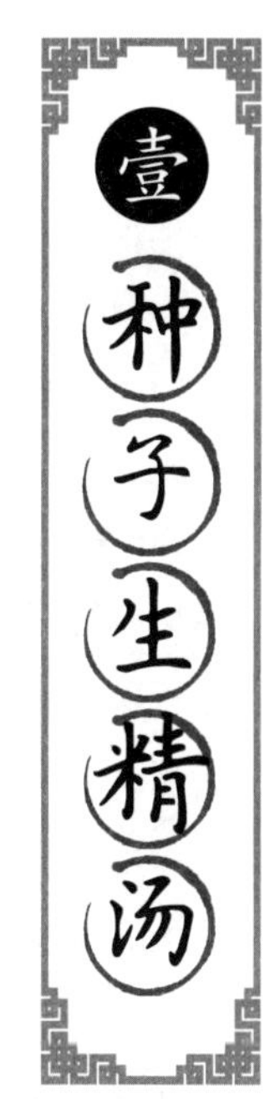

【组成】

太子参 壹拾伍克
当归 陆克
白术 拾克
沙苑子 壹拾伍克
山萸肉 拾克
菟丝子 壹拾伍克
酸枣仁 拾克
枸杞子 拾克
熟地黄 壹拾伍克
龟板 壹拾伍克
麦冬 壹拾伍克
杜仲 壹拾伍克
淫羊藿 壹拾伍克
茯苓 壹拾伍克

【功　效】 固肾生精。

【主　治】 男性少弱精子症。

【方　解】 方中熟地黄、枸杞子、山萸肉补肾精，为君药；太子参、杜仲、淫羊藿、沙苑子、菟丝子、龟板、麦冬益气生精，调理阴阳，阴阳互助，为臣药；当归、酸枣仁、茯苓补益气血，滋养心脾，加强后天生精血之源，共为佐使。凡属肾亏无子者，皆可试用本方。

【常用加减】 本方为滋阴温阳之剂，临证之时如需加强滋阴力量，可用生地黄易熟地黄，并可酌情配阿胶、女贞子、旱莲草、桑寄生；如需加强助阳之功，则加用巴戟天、锁阳、鹿角胶等；脾虚不运者以酸枣仁代熟地黄。

【验案举例】

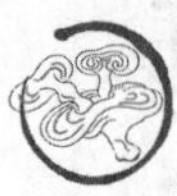

少精症案

2009年4月27日一诊：黄某，男性，42岁，广州某机关干部。已婚12年未育。曾在市内多家医院行精液检查均提示精子数量不足，活动力下降伴畸形。现伴有阳痿及早泄，尿频，无夜尿，睡眠好，胃纳正常，舌淡苔薄白，脉缓，双尺弱。拟固肾益精，养阴助阳之法。

处方：太子参15克，茯苓15克，龟板（先煎）15克，淫羊藿15克，酸枣仁10克，山茱萸10克，菟丝子15克，桑寄生15克，沙苑子15克，女贞子10克，旱莲草15克，杜仲15克。11剂。

2009年5月8日二诊：诉服药后无口干口苦，阳痿及早泄等性功能情况有改善，舌淡红苔薄白，脉缓。治法：滋阴生精。

处方：太子参15克，白芍15克，龟板（先煎）15克，淫羊藿15克，酸枣仁10克，山茱萸10克，菟丝子15克，桑寄生15克，沙苑子15克，枸杞子10克，旱莲草15克，杜仲15克。

上方嘱长期服用，每日1剂。2009年7月13日来电，喜诉妻子已怀孕。

【按】本例患者正当中年，有尿频腰酸等肾虚之象，治疗当以固肾益精之法，以旺命门之火，改善精子活力。患者体质尚好，无特殊不良嗜好，经过治疗，较快取得疗效。

本例病人处方中用酸枣仁代熟地黄使用，一者可以养心血以通心肾，二可润肠通便，三无熟地黄滋腻之患，能长期服用。太子参配淫羊藿、菟丝子、杜仲可温肾壮阳，益气养阴，能提高精子活力；白芍配山萸肉既能补肝肾，亦能敛肝气，肝肾同源，固肾不宜忽视肝气的调养。

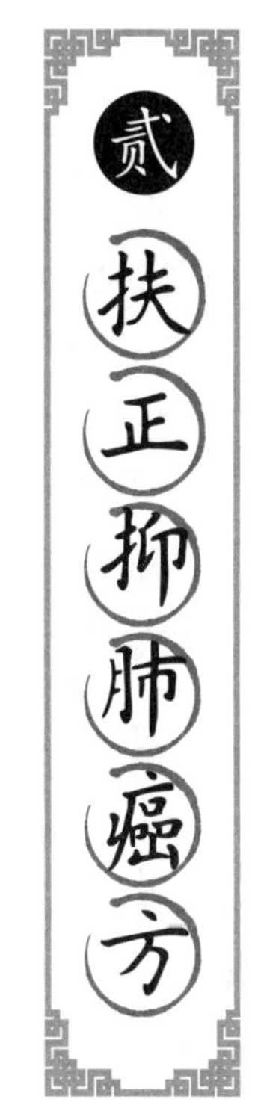

【组成】

石上柏	壹拾捌克
太子参	壹拾捌克
紫菀	壹拾贰克
猪苓	壹拾捌克
浙贝母	壹拾伍克
生薏苡仁	贰拾肆克
丹参	壹拾伍克
白花蛇舌草	壹拾伍克
三七	拾克
青天葵	拾克
蒲公英	拾克

【功　　效】 清肺解毒，降气化痰，兼以扶正。

【主　　治】 中晚期肺癌。咳嗽胸痛、发热、痰多、气喘，并有纳呆消瘦等。

【方　　解】 太子参益气健脾以扶正，为全方之君。猪苓养阴利水，具有抗癌作用，石上柏、浙贝母、生薏苡仁、丹参、白花蛇舌草抑制肺癌，其药性平和，久服无特殊副作用，共为臣。紫菀止咳不伤正；三七、丹参止癌痛效果好；清热的青天葵、蒲公英于邪实者可用；诸药同为佐使。

【常用加减】 痰多、咳嗽加法半夏12克，桔梗、前胡各10克，瓜蒌仁、款冬花各15克；胸水、气促加葶苈子、苏子各10克，桑白皮、旋覆花各15克；头痛、胸痛加桃仁12克，郁金10克，薤白15克；骨痛加乌蛇12克，桑枝18克，地骨皮、延胡索各15克；干咳无痰加沙参18克，玉竹15克，明党参12克，麦冬、五味子各10克；咯血痰加地榆、阿胶（烊化）、仙鹤草各15克，乌梅炭12克；癌性发热加连翘12克，天冬10克；气短纳呆加白术、黄芪各15克，鸡内金10克，麦芽18克。

【验案举例】

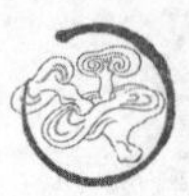

肺癌案

2008年12月22日一诊：梁某，男，70岁，广州人。因反复咳嗽至我院肿瘤科住院治疗，行CT检查示右上肺癌并双肺、纵隔淋巴转移并右上肺阻塞性肺炎，因体质差不能忍耐化疗拟用中药治疗。来诊时症见发热38.5℃，气促不能平卧，频咯血痰，胸痛咳嗽，消瘦乏力，纳呆便秘，脉细数，舌质红干。本病属痰热瘀毒，阻遏肺经，致肺逆咳嗽。

治法：清肺解毒，降气化痰。

处方：石上柏18克，太子参18克，紫菀12克，款冬花15克，猪苓18克，葶苈子10克，浙贝母15克，生薏苡仁24克，白花蛇舌草18克，青天葵（先煎）10克，白茅根15克，丹参15克。

连服2周，咯血止，已能平卧，热退，胸痛减轻，再服2周，已能起床，生活自理。复查胸片，右上肺原发病灶由6cm×4cm缩小至5cm×3cm。

【按】肺癌是全身疾病的一种局部体现，治疗上既要针对肿瘤局部特殊性症状，根据肺癌为浊、瘀、热、毒邪盛而脾肺两虚的证候特点，除必须用化痰泄浊、宣肺通阳、宁血散结、活血化瘀等攻的办法治疗外，还要使用扶正固本、调理脾胃、益气养阴等补的方法攻补兼施，这是治疗晚期肺癌的重要手段，需用中药缓以图之。本案患者症状明显，故在基础方上用款冬花、葶苈子加强降肺气止咳之效，白茅根则能养阴利水止血。

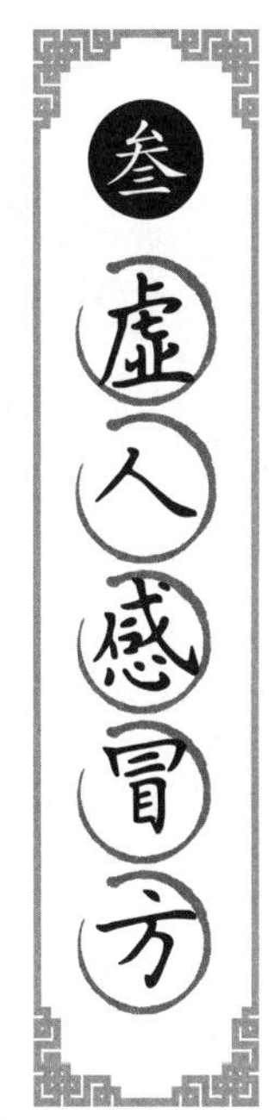

【组成】

太子参 壹拾伍克
白术 拾克
茯苓 壹拾伍克
苏叶 陆克
菊花 拾克
冬桑叶 拾克
银花 拾克
前胡 拾克
款冬花 拾克
紫菀 拾克
甘草 陆克
防风 拾克

【功　　效】 健脾益气，解表止咳化痰。

【主　　治】 感冒反复发作，并经久不愈者。

【方　　解】 太子参、白术、茯苓、甘草为四君子汤，有补肺益气健脾之功效，共为方中之君药。防风、苏叶、菊花、冬桑叶、银花等是解表常用辛凉轻剂，解表而不伤正气，是为臣药。前胡、款冬花、紫菀善能治疗各类表证咳嗽，协同解表药达止咳之功，起辅佐之效。甘草既能健脾，又可止咳，兼能调和诸药，是为方中之使。

【常用加减】 伴痰多稀白者，加陈皮、桔梗等；咳嗽痰甚者，用3～4天川贝母；有气逆咳嗽者，加用枳壳行气；痰浊黏稠者，可加用生薏苡仁祛湿化浊。

【验案举例】

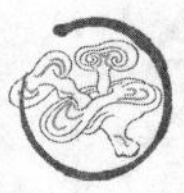

虚人感冒案

2010年7月15日一诊： 吴某，女，45岁。自诉平素身体较弱，时常感冒，每次感冒往往持续10余日，甚至月余。有时经治疗症状略有好转，稍有不慎，偶感风寒，复又发作，已经反复多年。来诊时诉此次感冒已持续3周，虽经治疗，症状时轻时重，诊查见患者精神不振，恶寒发热，无汗，体温37.2℃，头稍痛，鼻塞无流涕，咳嗽，偶吐白痰，体倦乏力，懒动懒言，舌淡苔薄白，脉沉细。拟益气补肺，解表散寒。

处方：太子参15克，茯苓15克，紫菀10克，防风10克，菊花10克，桑叶10克，金银花10克，款冬花10克，白术10克，甘草6克，前胡10克，川贝母10克，苏叶6克。4剂。

2010年7月19日二诊： 无发热，无头痛，无咳嗽流涕，白痰少，体倦较前轻，睡眠欠佳，舌淡苔薄白，脉沉细。拟健脾固本化痰，佐以安神。

处方：党参15克，白术10克，怀山药15克，白芍15克，陈皮3克，茯苓15克，酸枣仁10克，桑寄生15克，生薏苡仁15克，山萸肉10克，麦芽15克，鸡内金10克。7剂。

2010年7月26日三诊： 上述诸症消失，精神好，患者半年内未再出现感冒。

【按】虚人感冒临床上较为常见，是指素体虚弱者常常感冒，或感冒反复发作，经久不愈者。此类患者，服用一般的感冒中药疗效不佳，甚至毫无疗效。体虚感冒的本质特征为正虚邪恋，以虚为主，正虚是主要矛盾，有不同于其他感冒的特殊性，所以根本治则为扶正祛邪，重在扶正为主，解表次之，以扶正促解表以祛邪，表里同治。清代李用粹在《证治汇补·伤风》中所言："如虚人伤风，屡感屡发，形气病气俱虚者，又当补中，而佐以和解，倘专泥发散，恐脾气益虚，腠理益疏，邪乘虚入，病反增剧也。"吴维城教授认为体虚感冒者往往病程较长，或反复发病，此类病者每年感冒次数较多，感冒持续天数少则十天半月，多则月余，缠绵难愈，常影响正常工作；感冒日久，正气暗耗，伤及脏腑，每每出现变证、坏证，故应及早治疗，不能掉以轻心。

（整理：嵇玉峰）

王伯章

王伯章，男，一九四四年出生，广东南海人，广东医学院附属医院主任医师、研究生导师、中医内科专家，一九九六年被湛江市人民政府授予『市名中医』荣誉称号，二〇〇〇年被广东省人民政府授予『省名中医』荣誉称号，二〇〇二年被人事部、卫生部、国家中医药管理局确定为全国第三批老中医药专家学术经验继承工作指导老师。中华中医药学会仲景学说分会常委、广东省仲景学说专业委员会副主任委员及广东省中医药学会呼吸专业委员会副主任委员。

其父王挚峰老先生是曾受卫生部表彰的湛江地区名中医。王伯章幼承庭训，1961年于中山大学附中高中毕业后即到湛江地区人民医院，跟随父亲学中医7年，1968年出师后获得广州中医学院补发相当于大专毕业的证书。1979年考上了广州中医学院伤寒论专业的硕士研究生，导师何志雄，1982年毕业后分配到广东医学院工作，先后晋升讲师、副教授、主任医师、教授，并任中医学教研室主任、附属医院中医科主任10多年，他对中医病房提倡“中西结合，西为中用”的指导思想，把病房过去只收治慢性病、轻病，改造成能收治急慢性病、重病并常常住满的病区，后期连续6年被评为先进科室。在此期间，他开展了大量的临床基础科研实验，带出了一批研究生，并收同科的青年医生黄泽辉为徒，3年出师，传授了多年的临床经验，将其培养成学验俱丰的主任医师。其科研论文60多篇，其中《〈伤寒杂病论〉基本临床思维及范例与实验研究》荣获湛江市科学技术进步一等奖。他获厅级科研课题4项，市级科技成果一等奖、二等奖各1项，个人专著2部：《六经辨证与方技新析》《中医临床思维学导学》。临床医疗长于呼吸、神经系统及肝肾疑难疾病。

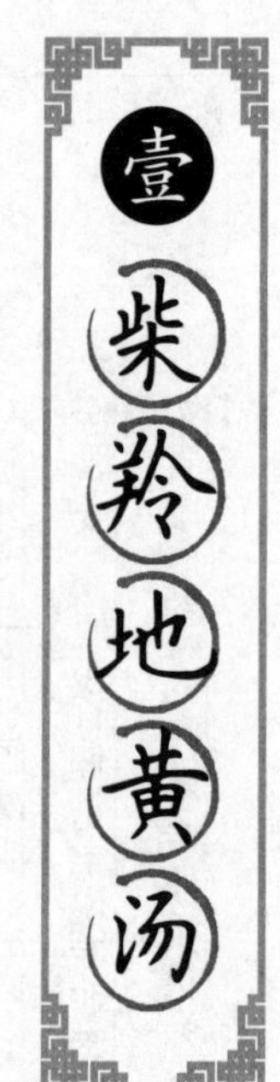

【组成】

柴胡 贰拾伍克
黄芩 拾克
法半夏 拾克
生姜 拾克
甘草 捌克
红枣 肆枚
党参 壹拾贰克
羚羊角（先煎） 肆克
生地黄 壹拾伍克
丹皮 拾克
白芍 壹拾伍克
葛根 壹拾伍克
桔梗 壹拾伍克

【功　　效】　解肌退热，凉血平肝。

【主　　治】　外感高热不退，尤其小儿外感高热数天不退，入夜热甚，或稍高热即易抽搐的小儿，可伴咽痛、流涕，少咳嗽，少许身疼等。

【方　　解】　方用小柴胡汤加桔梗、葛根解肌退热，对少阳邪热，或肺胃外感邪热迁延数日于肌表不解，用柴胡、黄芩、葛根、桔梗清解达表；半夏、生姜安胃和里；党参、红枣、甘草扶正，合方能调动机体阳气津液的调燮机能，透表达邪外出。犀角地黄汤是温病治热入营血，动风动血之方。不用犀角，改为羚羊角，是“犀角解乎心热，羚羊清乎肺肝”之谓。配丹皮、白芍、生地黄滋阴凉血平肝，可内助营阴，外协同柴胡、葛根达邪解表，犹如滋水行舟、表里协同而解热矣。

【常用加减】　咳加杏仁10克，浙贝母10克。

【验案举例】

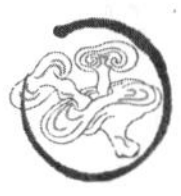

小儿发热案

一诊：叶某，男，2岁。发热、少纳、流涕2天。初诊医生作上呼吸道炎用金银花、连翘、板蓝根等及注射穿琥宁等热稍退，隔2天又热，如此迁延诊治20多天来诊：体温39.4℃，咳嗽少许，流涕，唇红，舌苔白干，脉浮数。

处方：羚羊角（先煎）2克，生地黄10克，丹皮5克，白芍5克，柴胡8克，黄芩5克，法半夏5克，生姜5克，党参5克，甘草3克，桔梗6克，甘菊4克，葛根8克，荆芥（后下）2克。

服药1剂，次晨热退，再服1剂。不再热。后改四君子汤加陈皮、桔梗、葛根、牛蒡子等善后。

【按】此方是小柴胡汤合犀角地黄汤化裁而来。本案患儿外感邪热迁延数日于肌表不解，用柴胡、黄芩、葛根、桔梗清解达表；半夏、生姜安胃和里；党参、红枣、甘草扶正；用羚羊角代替犀角，既可清热解毒，退热效果明显，又可滋阴平肝无劫阴之虑。配丹皮、白芍、生地黄滋阴凉血平肝，可内助营阴，外协柴胡、葛根达邪解表。

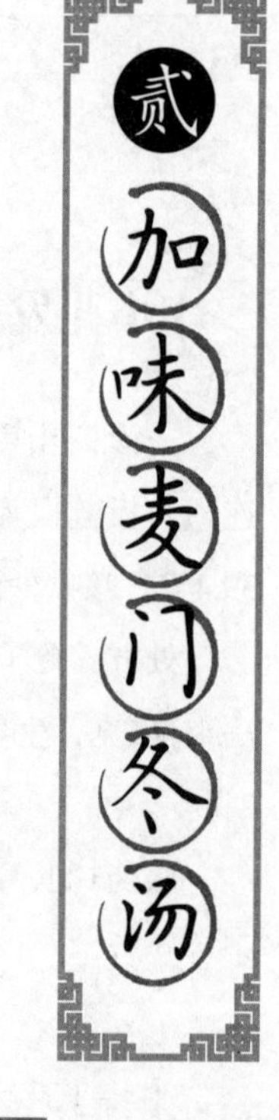

贰 加味麦门冬汤

【组成】

麦冬 贰拾克
法半夏 叁克
党参 壹拾贰克
红枣 肆枚
炙甘草 捌克
怀山药 拾克
枸杞子 拾克
女贞子 拾克
竹茹 拾克
橘红 捌克

【功　效】 滋肾养胃，降逆止呕。

【主　治】 妊娠恶阻。

【方　解】 妇人早孕产生恶阻，应是大量阴血滋养胎元，致胃肾阴分不足，虚火上扰所致。方中重用麦冬为君药，甘寒质润，滋养肺胃，兼清虚火；配少量法半夏为臣药，降逆下气，和胃化痰，君臣相配，有润燥相济之妙。党参、怀山药、红枣、炙草益气健脾，调和脾胃，培土生金。竹茹配法半夏化痰止呕；橘红行气化痰；枸杞子、女贞子滋补肾阴，制约相火，防其动胎元。全方共奏滋肾养胃，清虚热，降逆下气止呕之功，气阴两补，调整阴阳，巩固胎元。

【验案举例】

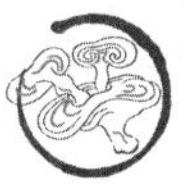

妊娠恶阻案

一诊：周某，女，30岁，孕3个月。1周前出现恶心呕吐，6～8次/天，咽干，胃纳欠佳诸证，无腹痛及腹泻，无嗳气及反酸，无咳嗽，二便正常，曾输液3天症状未见好，食卧不安，深为所苦，遂来求诊。观其精神不振，面色欠红润，舌淡红苔白干，脉弦细滑。中医辨为肾阴不足，虚热上扰，胃气上逆，施以滋肾养胃，降逆止呕，方选加味麦门冬汤。

处方：麦冬20克，法半夏3克，党参10克，红枣4枚，炙甘草8克，怀山药10克，竹茹10克，枸杞子10克，女贞子10克，橘红10克，生姜10克，枇杷叶10克。

二诊：上方服用3剂后，复诊诉呕吐次数减少，3次/天，精神好转，胃纳渐进，仍觉咽干，舌淡红苔白干，脉弦细滑。仍守上方再服4剂。

三诊：诉恶心呕吐消失，但口淡，胃纳尚可，睡眠正常，舌淡红苔白，脉细滑，遂改用陈夏六君子汤以善后。

处方：麦冬20克，法半夏3克，党参10克，红枣4枚，炙甘草8克，怀山药10克，竹茹10克，枸杞子10克，女贞子10克，橘红10克，生姜10克，枇杷叶10克。

随访2周未见复发。

【按】中医把本病归属于“妊娠恶阻”的范畴，传统认为脾胃虚弱及肝胃不和是本病的病因病机，常用陈夏六君子汤及苏叶黄连汤加减治疗，不少病例也取得疗效。本孕妇妊娠期间，因为既要自己需要吸收营养，又要供给胎儿营养物质，消耗大量阴液，容易出现下元阴亏，虚热内生，上炎于胃，以致胃气上逆，出现恶心呕吐，肾水不足故咽干，符合《金匮要略》虚热肺痿篇“火逆上气，咽喉不利，止逆下气，麦门冬汤主之”之条文，故治疗当滋肾养胃，降逆止呕，方选麦门冬汤加味。

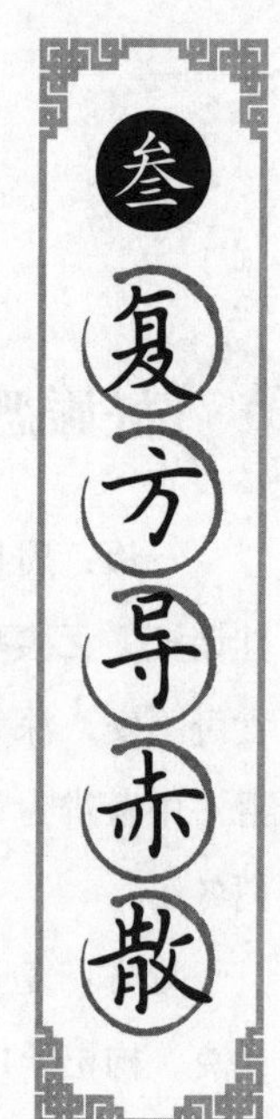

【组成】

生地黄	壹拾伍克
通草	伍克
竹叶	陆克
灯心草	壹克
女贞子	贰拾克
牛膝	拾克
夏枯草	拾克
酸枣仁	贰拾克
生甘草	陆克
柏子仁	贰拾克
丹参	贰拾克
夜交藤	贰拾克
郁金	贰拾克

【功　效】 清心利尿，滋阴降火，交通心肾。

【主　治】 失眠、口疮。

【方　解】 方中生地黄、通草、竹叶、灯心草清心利尿，女贞子滋补肾阴以制阳，夏枯草泻肝火，牛膝配灯心草导热下行，柏子仁、丹参、郁金、夜交藤养心活血通神。如此则心火得泻，阴液得滋，心肾交通，心神得安。

【常用加减】 本方宜于无情志诱发不能入睡者；有情志抑郁者，加合欢花、柴胡、白芍；若仅是多梦易惊醒者，改用黄连温胆汤加女贞子、牛膝、夏枯草等。

【验案举例】

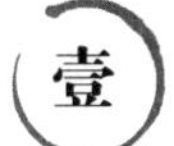

壹 失眠案

一诊： 陈某，男，41岁。失眠2年，深为所苦，近2周来睡眠较少，甚至整夜不能入睡，心烦，口苦，胃纳尚可，大便调，小便稍黄，舌红苔白，脉细弦。辨为心火炽盛，心神不安，治拟清心利尿，养心安神，投予加味导赤散。

处方：生地黄15克，通草5克，竹叶6克，灯心草1克，女贞子20克，牛膝10克，夏枯草10克，酸枣仁20克，生甘草6克，合欢花10克，柏子仁20克，丹参20克，夜交藤20克，郁金20克。

二诊： 上方服用7剂后，患者睡眠好转，心烦、口苦消失，小便正常，守上方加党参10克，改生甘草为炙甘草8克，以益气养心，补益和中。再服10余剂后，患者睡眠渐佳。

【按】本案患者整夜不能入睡，心烦，口苦，小便稍黄，舌红苔白，脉细弦。辨为心火炽盛，心神不安，治拟清心利尿，滋阴降火，交通心肾，投予加味导赤散。方中生地黄、通草、竹叶、灯心草清心利尿，丹参活血养血，女贞子滋阴制阳，夏枯草、郁金清肝泻火，合欢花、柏子仁、夜交藤养心安神，牛膝配灯心草导热下行，生甘草调和诸药。

贰 复发性口疮案

一诊： 患者，冼某，女，38岁。口烂舌痛反复发作2年，每因工作紧张及休息不好而诱发，经西医确诊为“复合性口疮”，多方医治疗效欠佳，深为所苦，经人介绍来诊。诉今次发病已1周，进食困难，心烦，睡眠差，大便尚正常，尿黄，观其舌边有大小两个溃疡面，有脓点，舌尖红苔略黄，切其脉象细数。根据患者口烂舌痛，心烦，睡眠差，尿黄诸证，结合舌尖红苔略黄，脉细数，中医辨证为阴虚液亏，虚火上炎，治拟滋阴清热，利尿安神之法，方选导赤散加味。

处方：生地黄12克，通草3克，淡竹叶3克，甘草6克，灯心草1克，牛膝10克，夏枯草10克，女贞子15克，蒲公英15克，乳香5克，牡丹皮8克，白芍10克，黄柏10克，柏子仁15克。

上方连服7剂后，舌痛减轻，睡眠好转，小溃疡面已收口。嘱其续服上方10剂，舌痛基本消失，大溃疡面明显缩小，无脓点，遂改用知柏地黄汤以善后。在服用中药的同时，嘱患者每日用盐水漱口，每天刷牙漱口五次。

【按】本案患者病程迁延日久，火邪灼伤阴液，最终导致阴虚火旺，虚火上炎，加上口腔卫生不良，邪毒乘虚侵入口腔，损伤黏膜，而发口疮。故治疗应滋阴清热，利尿安神，方选导赤散加味。方中生地黄甘寒而润，入心肾经，凉血滋阴以制心火；不用木通而用通草，甘淡，入心与小肠经，上清心经之火，下导小肠之热，两药相配，滋阴制火而不恋邪，利水通淋而不伤阴；淡竹叶配灯心草，甘淡，清心除烦，淡渗利窍，导心火下行；女贞子滋阴补肾，肾水足则能制约心火；白芍酸甘化阴；夏枯草、蒲公英清热解毒；乳香配牡丹皮凉血生肌；黄柏滋阴清热；柏子仁宁心安神；甘草调和诸药，还可防寒凉伤胃，为方中佐使。诸药合用，共收滋阴清热，利尿安神之效。火邪消散，口疮得愈，心神得安之后，再改用知柏地黄汤固本以防微杜渐。用盐水漱口既可以下火，又可以杀菌消炎，加上多刷牙漱口能够保持口腔清洁，防止细菌、病毒入侵，对预防口腔溃疡的发生有积极的意义。

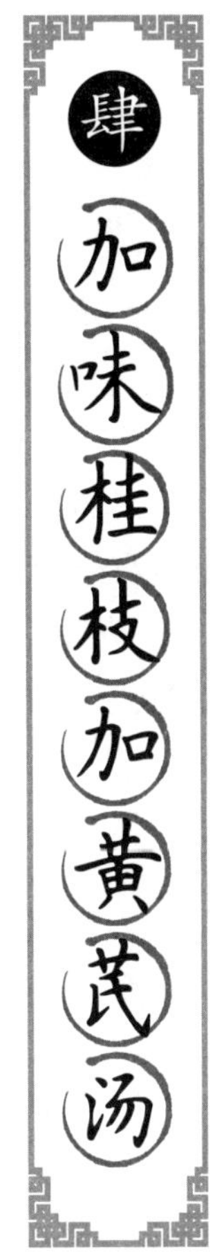

【组成】

桂枝 拾克
白芍 拾克
生姜 拾克
红枣 肆枚
黄芪 叁拾克
炙甘草 捌克
三棱 拾克
莪术 拾克
浙贝母 拾克
土茵陈 叁拾克

【功　效】调和营卫，活血散癥，利湿退黄。

【主　治】顽固性黄疸，色晦暗，属阴黄者。

【方　解】桂枝加黄芪汤治黄疸源于《金匮要略》，历代医家注之不详，而临床上确有些阴黄而每用五苓、逍遥、理中汤等治疗仍顽固不退者，用此方可效。因此，个人体会应属肝脏之表邪瘀郁成黄疸者，即前人所谓“五脏六腑皆有表证”之谓。方中桂枝汤调和营卫，黄芪益气利水消肿，三棱、莪术活血散癥，浙贝母解毒散结，土茵陈利湿退黄。

【验案举例】

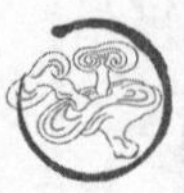

心源性肝硬化黄疸案

一诊：周某，女，50岁。发现风湿性心脏病、二尖瓣狭窄5年，近3年来渐而出现黄疸、浮肿、肝脾肿大，经我院感染内科住院检查确诊为肝硬化脾大，治疗月余黄疸不退，于1999年7月15日转入我科住院治疗。中医诊之：面目黄黯，面浮肿，下肢亦肿，腹胀，胁下癥瘕，饥而少纳，舌稍红无苔而胖润，脉浮细。拟下方调和营卫，活血散癥，利湿退黄。

处方：桂枝10克，白芍10克，生姜10克，红枣4枚，黄芪30克，炙甘草8克，三棱10克，莪术10克，天花粉15克，浙贝母10克，土茵陈30克。

此方进退加减两个多月，中途因外感引起肺炎改变治疗3周外，基本以此方加减调治2个月，黄疸浮肿基本临床治愈。

【按】本案曾先用小柴胡汤、五苓散等调治无效，后细思此证邪出痹证，传变面黄肿，血不行则为水，水不行则发黄，可解释癥瘕黄疸。饥而少纳，舌红无苔为胃阴受损，舌胖而润又面浮足肿肤黄是湿困于络，故施以调和营卫、活血散癥、利湿退黄之法。桂枝加黄芪汤治疗黄疸脉浮、病从血痹而来有古训，但有癥瘕在内，不加三棱、莪术散结则不能助其退黄之效，这是个人的点滴经验，并曾多次用于某些溶血性黄疸、病毒性肝炎黄疸、阻塞性黄疸之晦暗阴黄者。

（整理：王伯章）

畅达

畅达，男，一九四四年生，山西省运城市人，主任医师。现返聘于山西省运城市中医医院，曾任该院副院长。现为山西省中医药学会常务理事，基础理论专业委员会、内科专业委员会副主任委员，运城市中医药学会、中西医结合学会副理事长。《山西中医》杂志编委。

畅达主任幼承庭训，1959年参加工作，即师从于晋南名医畅平、周鼎新、武承斋、葛子柏等学习中医，后又毕业于北京中医学院。从事中医工作50余年，先后在运城地区医院、运县人民医院、运城地区卫校、运城地区中医医院等临床及教学单位任职。

畅达主任于临床长于内科及妇科疾病诊治，于糖尿病、肝胆、泌尿系结石、脑血管疾病及妇女月经不调、崩漏病的治疗有一定经验。他临床主张辨病辨证相结合，内治外治相结合，中西医相结合，处方用药繁简得当，繁则必从理法，简则恰合病机，用药精巧，每获显著疗效 。

理论着力于《伤寒论》研究，重视汤方辨证和中药外治法的总结与探讨。在中医辨证方法上，他提出汤方辨证的概念，并在理论上予以系统整理。在中医学习与传承问题上，他提出应重视中医临床思维的研究与培养。在国家级和省级以上杂志发表学术论文70余篇，其中多篇在全国性学术会议上交流，并在省内外各种专科学习班讲学，一些观点为同人反复引用。其主编和参编的著作有《中医临床思维要略》《汤方辨证及临床》《畅平医论医案选》《脐疗法》《千古名方精华》《历代名医临证经验精华》《中药学教程》《医经难字诠释》《名医看家方》等书，100余万字，并主编乡村医生培训教材《中医学》和《河东地产中药》（内部刊印）的编审工作。

畅达主任参加工作以来，多次被评为优秀工作者，山西省卫生厅授予“优秀教师”“赵雪芳式白衣战士”，地区记二等功，并被地区评为第二、三、四届知识分子拔尖人才，当选运城市第一届市政协委员。1997年被确定为第二批全国老中医专家学术经验继承工作指导老师称号，2012年元月获运城市医学十大功臣称号。

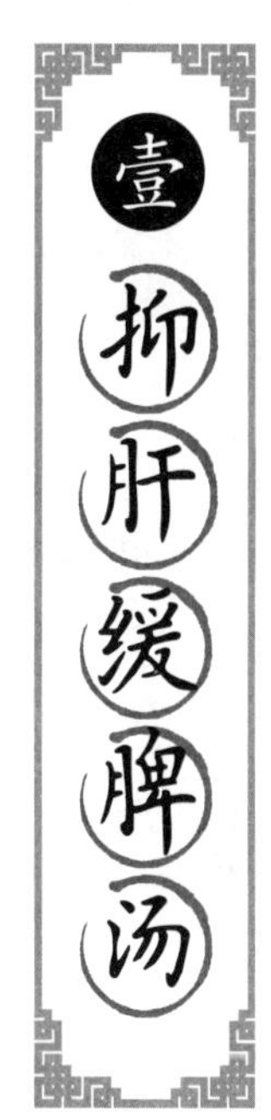

【组成】

- 柴胡　陆克
- 白芍　壹拾伍克
- 枳壳　拾克
- 防风　拾克
- 白术　拾克
- 陈皮　拾克
- 炙甘草　玖克

【功　　效】 抑肝缓脾，祛湿止泻。

【主　　治】 肝脾不调，脾虚肝郁之痛泻。肠鸣腹泻 ，便前腹痛，便后或稍稍缓解，大便不畅，不思饮食，或身乏无力，病情常随情绪变化而波动，舌淡红苔白，脉两关不调，左弦而右缓者。肠易激综合症，胃肠神经官能症，慢性结肠炎见上述证情者，皆可选用。

【方　　解】 本方病证之特点在于腹痛、腹泻兼见，便前腹痛，便后或稍稍缓解。证属肝郁气滞，土虚木乘，肝脾不调，脾运失常。治宜补脾抑肝，祛湿止泻。本方由仲景《伤寒论》中四逆散和《景岳全书》所引刘草窗之痛泻要方合方而成。方中以柴胡、白芍疏肝；以白术、炙甘草益气健脾；枳实、陈皮理气燥湿，醒脾和胃。枳实与柴胡为伍，一升一降，加强舒畅气机之功，并奏升清降浊之效；与白芍相配，又能理气和血，使气血调和。配伍少量防风，具升散之性，与术、芍相伍，辛能散肝郁，香能舒脾气，且有燥湿以助止泻之功。诸药相合，可以补脾胜湿而止泻，柔肝理气而止痛，使脾健肝柔，痛泻自止。

【常用加减】 久泻者，加炒升麻以升阳止泻；舌苔黄腻者，加黄连、煨木香以清热燥湿，理气止泻；水湿下注者，加茯苓、车前子，利湿止泻；脾虚者明显者，加党参、山药，健脾益气；兼见寒湿者加砂仁、炮姜、苍术散寒祛湿。

【验案举例】

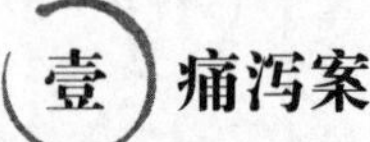

壹 痛泻案

2008年1月11日一诊：赖某，男，36岁，运城市干部。

主诉：腹痛腹泻，大便不畅5年余。

现病史：患者5年来便次频繁，日十数次，且便前腹痛腹胀不适，急欲如厕，进食辣味食品或情绪紧张、抑郁则更明显。大便溏薄，肠镜检查未见异常，西医诊断肠易激综合征，曾用西药及健脾益肠丸、理中丸等取效不著。食纳尚可，夜眠正常。

检查：舌色正，苔白略厚，脉弦。

辨证：肝脾不调。

治法：抑肝缓脾。

处方：柴胡9克，白芍12克，枳壳12克，炙甘草9克，香附10克，广木香9克，防风10克，白术10克，陈皮12克，郁金10克，苏梗12克，砂仁（后下）6克，茯苓15克，生姜6克。7剂。

2008年1月18日二诊：便前腹痛腹胀有所缓解，便次有所减少，但大便仍稀溏，上方加茯苓至18克，白术至15克，再加苍术18克，车前子（包）15克。

2008年1月30日三诊：上方服10剂后，病情明显好转，大便日2~3次，已成形，便前腹部疼痛不适感完全缓解，仍以上方服之。

上方又进10剂，症状完全消失，大便日1次。

2个月后因饮食不节，食辛辣，饮酒，前症复发，仍本前法服药20余剂，告愈。

【按】腹痛即泻，泻后痛减，中医谓之“痛泻”，由肝脾不调所致，正如《医方考》所谓：“泻责之脾，痛责之肝；肝责之实，脾责之虚，脾虚肝实，故令痛泻。”本患者经各种检查，除外各种感染性疾病而诊断为肠易激综合征。病情常因情绪紧张或不遂而加重，腹痛腹泻，正合肝脾不调“痛泻”之证。用本方加香附、郁金以加重疏肝之力；加茯苓、苍术、生姜以健脾渗湿，终使多年之沉疴得以痊愈。

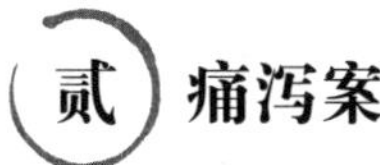

贰 痛泻案

1996年11月8日一诊：李某，男，56岁，临猗牛杜人。

主诉：腹痛腹泻1年余。

现病史：1年来腹痛腹泻，大便日5～6次，便前腹胀腹痛，便后即缓解，夜间症状尤为明显，便中无黏液脓血，曾做结肠镜检未见异常，以中西药治疗无效。

检查：舌淡红苔白厚，脉沉迟，左关脉弦。

辨证：肝脾不调，中焦寒湿。

治法：调肝理脾，温化寒湿。

处方：柴胡6克，白芍12克，枳壳10克，炙甘草9克，白术12克，防风10克，炮姜9克，茯苓24克，苍术12克，乌梅6克，广木香9克，陈皮10克，苏梗10克，生姜3克。5剂，水煎服。

1996年11月14日二诊：服上方后腹泻明显缓解，腹痛亦消，现大便日2次，舌苔明显转薄，效不更方，上方继进5剂。

一年后因咳嗽来诊，询及前症，未再复发。

【按】本案亦符合本方方证特点，所不同者本案夜间症状加重，且脉见沉迟，舌苔白厚，在肝脾不调基础上，寒湿之象亦较明显，故以本方为基本方，加用茯苓、苍术以渗湿，加用炮姜、生姜、苏梗以散寒。肝气舒，脾气健，寒湿得祛，气机畅达，药证相合，故收桴鼓之效。

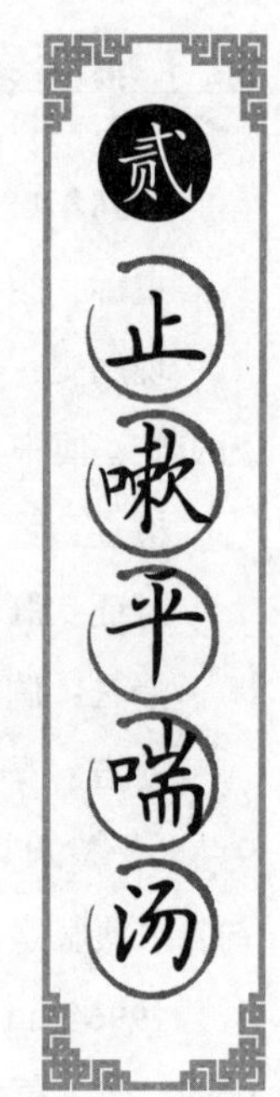

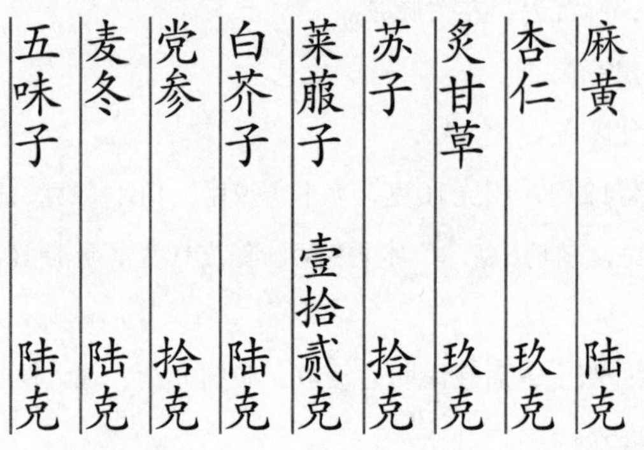

【组成】

麻黄	陆克
杏仁	玖克
炙甘草	玖克
苏子	拾克
莱菔子	壹拾贰克
白芥子	陆克
党参	拾克
麦冬	陆克
五味子	陆克

【功　效】 宣肺平喘，化痰止咳。

【主　治】 风寒束肺，痰湿内盛。咳嗽气喘，喉间哮鸣，痰涎清稀色白或黏稠，冬春发作或常年不休，气短乏力，动则加重，舌淡红苔白厚或腻，脉缓滑。喘息性支气管炎，支气管哮喘，老年慢性支气管炎见上述证情者可选用。

【方　解】 本方由三拗汤、三子养亲汤、生脉散三方相合加减而成。三拗汤宣肺散寒，止咳平喘；三子养亲汤化痰去湿，降气平喘；生脉散益气养阴，共成宣肺化痰止咳平喘之剂。方中麻黄发汗散寒，宣肺平喘；杏仁宣降肺气，止咳化痰；白芥子温肺利气，快膈消痰；紫苏子降气行痰，使气降而痰不逆；莱菔子消食导滞，使气行则痰行。“三子”均系行气消痰之品，合而为用，各逞其长，可使痰消气顺，喘嗽自平。人参益元气，补肺气，生津液；麦门冬养阴清热，润肺生津，人参、麦冬合用，则益气养阴之功益彰。五味子酸温，敛肺止汗，生津止渴。三药合用，一补一润一敛，益气养阴，生津止渴，敛阴止汗，使气复津生。甘草既可协同麻、杏利气祛痰，又能合生脉以益气，各药相配，共奏疏风宣肺，止咳平喘之功。

【常用加减】 咳甚加川贝母、前胡；喘甚加白果；痰黏难咳去白芥子、党参，加瓜蒌、桑白皮、芦根；气逆难平，张口抬肩，配山茱萸、枸杞子补肾纳气，沉香降气止逆平喘；痰瘀化热，痰黄而稠者，加鱼腥草、黄芩、金银花。

【验案举例】

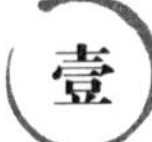

壹 咳嗽度异性哮喘案

2006年9月29日一诊：秦某，男，41岁，新绛县人。

主诉：发作性咳嗽气喘3年。

现病史：患者3年前无明显原因出现发作性咳嗽、喉间唑唑作响，气息喘促不适，有大量白色清稀痰，曾做各种检查，未见明显异常，诊断为咳嗽变异性哮喘，服用强的松类西药虽可缓解，但稍受风寒，症状复又出现或加重。近年来发作频繁，影响劳作，纳食尚可，二便正常。

检查：舌色稍红，苔白而薄，脉缓。

辨证：风寒束肺，肺气不宣。

治法：祛风散寒，宣肺平喘。

处方：麻黄6克，杏仁9克，炙甘草9克，苏子10克，莱菔子10克，白芥子10克，细辛3克，半夏9克，干姜3克，党参9克，麦冬6克，五味子6克，陈皮12克。

2006年10月5日二诊：上方服7剂后，10月5日复诊，咳、喘均明显缓解，舌色转正。上方继服10剂，即可停服激素类药物，亦能维持正常生活。间断服用上方，配服六味地黄丸以巩固疗效。

1年后因其他病症来诊，云其自经前治疗后病情已完全缓解，即使外感，咳喘亦很少发作，遇有咳喘再以上方服用数剂则完全缓解。

【按】慢性喘息性支气管炎是指气管、支气管黏膜及其周围组织的慢性非特异性炎症。临床上以长期咯、咳痰或伴有喘息及反复发作为特征。介于中医咳嗽和哮喘之间，祖国医学认为系由风寒束肺，痰湿内阻引致肺气宣发肃降失常而发病。本案不但具本方证基本特点，而且痰涎多而清稀，显然寒邪痰饮较重，故在原方基础上加半夏、干姜、细辛以散寒邪，祛痰饮。病情缓解后间断服药，配服六味地黄丸补肾以固其本也。

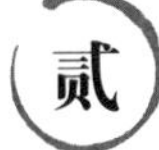

贰 喘息性支气管炎案

2010年11月4日一诊：任某，女，28岁，运城市人。

现病史：患喘息性支气管炎已10余年，咳嗽、气短、咽喉部喘鸣，拘急不适，必须以西药喷雾剂方可缓解，近年来使用喷雾剂次数明显增多，且缓解不如意。病情每于外感风寒后即加重，近因外受风寒病复加剧。刻诊咳嗽喘鸣气急，张口抬肩，夜间不能平卧，痰多色白稀薄，咳唾不利，气短乏力，腰膝酸困，食纳欠佳。

检查：舌淡苔薄白，唇略显绀色，脉沉紧按之无力。

辨证：寒邪束肺，气虚痰盛。

治法：宣肺平喘，化痰止咳。

处方：麻黄6克，杏仁9克，炙甘草9克，苏子10克，莱菔子12克，白芥子6克，党参10克，麦冬6克，五味子6克，熟地黄10克，山茱萸12克，沉香（冲服）3克。

上方服2剂后症状即明显缓解，用药10剂后每日仅需用气雾剂1次即可维持，继以上方进退使用，至1月后气雾剂隔日1次，上方连用2月后，每周只需用1次，即可维持正常生活，之后一直未再反复。

【按】本案病程较长，病情较重，身体虚弱征象较为明显，但因病机恰合本方证，所以用药后病情缓解明显，因病久及肾，所以在原方加熟地黄、山茱萸补肾以纳气，加沉香以降逆平喘。畅达主任在治疗咳喘久久不愈，病情较长，病情较重的患者时，加用补肾的熟地黄、枸杞、山茱萸、核桃肉后，往往病情即有转机。

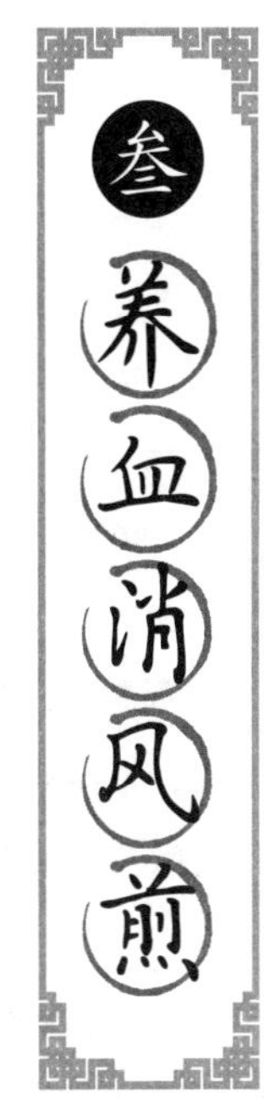

【组成】

当归 壹拾贰克
赤芍 壹拾伍克
生地黄 壹拾贰克
川芎 陆克
桃仁 陆克
红花 陆克
艾叶 陆克
益母草 叁拾克
荆芥 陆克
防风 拾克
地肤子 叁拾克
生甘草 玖克

【功　效】 养血活血，祛风止痒。

【主　治】 慢性荨麻疹。皮肤瘙痒起疹，时隐时发，乍发乍退，不留痕迹，日或反复数次，小如麻点，大如豆粒，为红色或白色扁平风团块，高出皮肤，甚则联结成片，慢性者往往持续数月数年，舌暗苔白，脉弦。

【方　解】 中医认为荨麻疹系由风中皮肤所致，日久不愈则殃及血络，络脉不和致痒疹久久不愈而成慢性荨麻疹。本方用桃红四物汤、益母草养血活血通络，荆芥、防风、地肤子祛风止痒，艾叶祛湿杀虫止痒，生甘草清热解毒，调和诸药，共成养血活血，祛风止痒之剂。本方要在养血活血，所谓治风先治血，血行风自灭是也。

【常用加减】 若风疹团色鲜艳红赤者，重用生地黄，加赤芍、丹皮；而疹色淡或色白者，可重用荆芥、防风、艾叶；若兼见大便秘结，可加用大黄、黄芩，重用生甘草。

【验案举例】

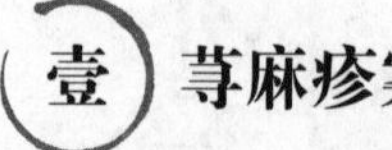

壹 荨麻疹案

2007年10月14日一诊：王某，女，38岁，运城市人。

主诉：全身痒疹3年余。

现病史：3年前浴后受寒全身起痒疹，疹突起，色淡红，甚为瘙痒，入夜则出，白日则退，月经前后尤甚。月经周期正常，唯血色较暗，有少量瘀块，经来腹稍痛。常以西药抗过敏及激素类药物治疗，虽可取一时之效，但停药后旋即复发。

检查：舌暗边有瘀点，脉沉缓。

辨证：血虚血瘀，风中经络。

治法：养血活血，祛风止痒。

处方：当归12克，赤芍15克，生地黄12克，川芎6克，桃仁6克，红花6克，艾叶6克，益母草30克，荆芥6克，防风10克，地肤子30克，桑白皮12克，生甘草9克，丹皮10克，乌梅6克。

2007年10月22日二诊：服上方7剂后，疹出明显减少，瘙痒大减，夜能安睡，又本上方进7剂后再未复发。

【按】患者慢性荨麻疹久久不愈，且夜重昼轻，月经前后病情加重，经色较暗有瘀块，舌色暗而边有瘀点，种种迹象，正合血虚血瘀之征，故用桃红四物汤以养血活血，用防风、荆芥、地肤子以祛风止痒，血得益，络得通，风自祛，痒自除。

贰 荨麻疹案

2011年1月一诊：符某，女，35岁，海口市某单位员工。

主诉：全身痒疹10余年。

现病史：患者全身荨麻疹已10余年，初为产后受风寒后身出痒疹，之后一直不愈，几乎每日均见发作，发则全身出红色风疹团，痒甚，必用抗过敏药方能缓解。因知为过敏疾病，所以终年饮食及生活甚为谨慎，但亦因不能过正常生活而苦恼。

检查：舌暗红可见少量瘀斑，苔白满布，脉见沉细。

辨证：血虚血瘀，风中经络。

治法：养血活血，祛风止痒。

处方：当归12克，赤芍15克，生地黄15克，丹皮12克，桃仁10克，红花9克，防风10克，地肤子30克，益母草30克，艾叶6克，甘草9克。水煎服，每日1剂。

二诊：称其服药3剂后，症状即明显减轻，能缓解2/3，又坚持服药10余剂，春节后来诊，言其病情基本痊愈，未见复发。

【按】凡痒为病，或得之风邪外受，或得之于脉络不通，或二者兼而见之。五官九窍如是，全身皮肤更是如此。所以活血通络，祛风止痒是为大法。本案病因产后受寒而发，病情久治不愈，舌暗红有瘀斑，病入血在络可知。所以用本方养血活血，祛风止痒而得奇功。

（整理：畅立毅）

裘昌林

裘昌林，男，一九四四年五月生，浙江嵊州人。浙江中医药大学附属一院（浙江省中医院）主任医师（中西医结合）、教授、浙江省名中医、第四批全国老中医药专家学术经验继承工作指导老师。一九六四年毕业于杭州卫生学校。一九七一年毕业于浙医大西医离职学习中医班，一九七一年十月起在浙江省中医院工作。曾任浙江省中医院常务副院长、浙江省中西医结合学会常务理事兼副秘书长、浙江省中医药学会常务理事、杭州市上城区第八届人民代表。现任中国中西医结合学会神经内科专业委员会常委、浙江省中西医结合学会神经内科专业委员会主任委员、浙江省中西医结合学会常务理事、《浙江中西医结合杂志》编委、上海中医药大学博士生导师。

裘昌林教授从事临床40余年，对神经系统疾病如重症肌无力、头痛、帕金森病、中风病、癫痫、三叉神经痛、坐骨神经痛、顽固性失眠等中西医结合治疗有丰富的临床经验，对神经系统疑难病如运动神经元病（肌萎缩侧索硬化）、多发性硬化、进行性肌营养不良症以及老年性痴呆等经过多年的临床研究亦取得一定的疗效。尤其对重症肌无力的治疗，有独到的经验。

裘昌林教授从20世纪70年代开始应用马钱子治疗重症肌无力，开创了马钱子治疗重症肌无力的先河，并对马钱子的用法、用量、毒副反应的防治、药物的炮制及量效关系均进行了深入探讨，提出了“小剂量渐加量法，分次服用，单剂量不超过0.4g，密切观察药物有效反应，适时调整剂量”的用药经验，有效预防和减少毒副反应，提高临床疗效。多年来带教外籍学员数十名，撰写和发表学术论文40余篇，参编医学著作4部，省级培养计划培养学生1人，培养临床博士生2人。

裘昌林教授长期从事神经内科范畴的临床研究，学术上一贯倡导中西医结合，强调并铭守两个理念：西医辨病和中医辨证相结合，躯体疾病治疗和心理治疗相结合，从而临床上取得显著的疗效。鉴于他对中医事业的执着，对学术发展的贡献，裘昌林教授2001年被浙江省政府授予浙江省名中医称号，2008年被确定为第四批全国老中医药专家学术经验继承工作指导老师。

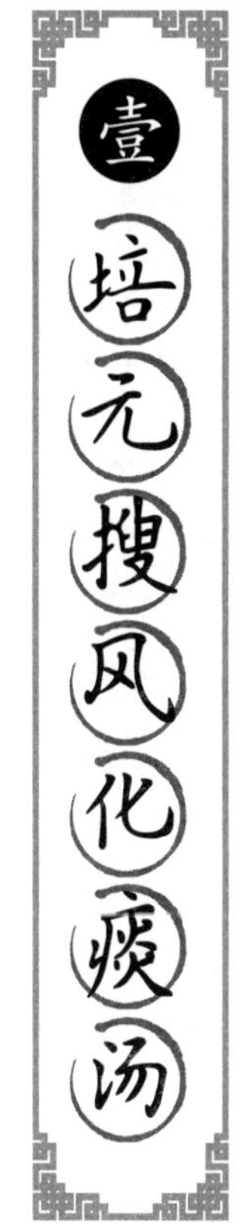

【组成】

熟地黄 壹拾伍克
山茱萸 壹拾贰克
肉苁蓉 壹拾伍克
淫羊藿 壹拾伍克
麦冬 壹拾贰克
五味子 陆克
全蝎 陆克
蕲蛇 玖克
石菖蒲 壹拾伍克
远志 陆克
肉桂（后下） 伍克
淡附子 陆克

【功　　效】 补养下元，搜风化痰开窍。

【主　　治】 肌萎缩侧索硬化主症符合喑痱症者。

【方　　解】 方中熟地黄甘温与山茱萸酸温相配，补肾填精；肉苁蓉、淫羊藿温壮肾阳，四者为君。附子、肉桂辛热之品，以助温养下元，摄纳浮阳，引火归元；麦冬、五味子滋阴敛液，壮水以济火，均为臣药；蕲蛇、全蝎、石菖蒲、远志合用，搜风化痰开窍，交通心肾为佐药。本方系肾阴阳双补之剂，水火相济，化痰开窍，搜风和络，则痰浊除，风阳息，络脉和，诸症渐平。

【常用加减】 兼气虚者，酌加黄芪、人参以益气；阴虚明显者，酌加生地黄、麦冬、女贞子、墨旱莲、川石斛以养阴；痰多火盛者，去附、桂，酌加天竺黄、竹沥、陈胆南星以清化痰热；肌肉瞤动较剧者，酌加僵蚕、蝉蜕、地龙、蜈蚣增加搜风和络作用；大便干结不畅，根据寒热虚实不同情况，可选用知母、生何首乌、桃仁、火麻仁、瓜蒌仁、当归、葛根、郁李仁、锁阳；抬颈无力，酌加葛根、鹿角胶或鹿角霜；肢体疼痛者，酌加豨莶草、炒白芍、木瓜；心血亏虚，睡眠不佳者，加酸枣仁、柏子仁、夜交藤。

【验案举例】

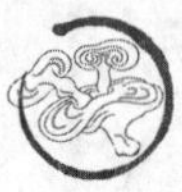

肌萎缩侧索硬化（ALS）案

2004年7月31日一诊：应某，女，41岁。双上肢无力两年半，伴讲话口齿不清、走路活动不利2年。患者自2001年11月份开始右上肢无力感，呈间歇性，不痛，无麻木，约半年后开始讲话口齿不清，当时耳鼻喉科检查无殊，曾做头颅和颈椎MRI均正常，右上肢肌肉跳动感，先后去上海、北京、广州等地医院看病。2002年3月上海华山医院EMG提示：神经源性损害肌电图改变，累及双上肢及舌肌，拟诊ALS，服用力鲁太50mg，2次/日10个月，病情发展未能控制而自动停用。2004年7月31日来本院门诊。体检：神清，口齿不清，舌肌明显萎缩，可见舌肌震颤，双上肢无力，近端肌力Ⅱ～Ⅲ度，下肢肌力Ⅲ～Ⅳ度，双侧鱼际肌、骨间肌肌萎缩，双侧霍夫曼征（+），肌球症（+），上肢腱反射（+），下肢（+++），巴氏征未引出。诊断为ALS。诊见：言语蹇涩，声音低微，饮水有咳呛，肢体少力，双手肌肉瘦削，上肢肌肉瞤动，面色不荣，腰脊酸楚，痰涎频多，大便不畅，三日一度，舌质淡红，舌肌萎缩、颤动。诊断：喑痱，证属肾元亏虚，虚风萌动。拟补肾搜风化痰开窍，予培元搜风化痰汤出入。

处方：熟地黄15克，山茱萸12克，肉苁蓉15克，淫羊藿15克，石菖蒲12克，麦冬12克，知母15克，远志6克，全蝎6克，蕲蛇9克，淡附子6克，瓜蒌仁30克。14剂，每日服1剂。

2004年8月14日二诊：上方服用2周，自觉症状有改善，腰脊酸楚有减轻，而大便仍不畅，余症同前，上方加郁李仁30克、生何首乌15克、地龙9克。

2004年9月16日三诊：上方服后饮水咳呛较前好转，肌肉瞤动自感较前减少，口流痰唾多，腹胀，大便欠畅，纳谷不佳，舌质如前，苔薄腻，脉沉细。仍守前法，上方化裁。

处方：熟地黄15克，砂仁（后下）6克，山茱萸12克，肉苁蓉15克，淫羊藿15克，厚朴12克，枳壳12克，石菖蒲12克，全蝎6克，蕲蛇9克，益智仁12克，瓜蒌仁30克，知母15克，郁李仁30克，地龙9克。

另配马钱子胶囊0.2g×40粒×10瓶，服法：每日3次，每次1粒，1周后每日4次，每次1粒。

2004年11月18日四诊：病情基本稳定，但有轻度焦虑情绪，起卧时背脊酸痛，走路困难较前加重，讲话口齿不清，进食需人喂食，纳谷尚可，大便1～2日一次，舌脉同前。仍以上方出入。

处方：熟地黄15克，山茱萸12克，肉苁蓉15克，淫羊藿15克，怀牛膝12克，全蝎6克，蕲蛇9克，地龙9克，蝉蜕6克，石菖蒲12克，知母15克，淡附子6克，瓜蒌仁30克，厚朴12克，枳壳12克。

另：黛力新1片，早饭后服用。

2005年2月24日五诊：病情稳定，精神尚可，胃纳正常，大便顺畅，口齿欠清，步履不稳，新近自感头颈无力，抬头较困难，吞咽食物较前略差，夜间口舌干燥，舌肌明显萎缩，舌肌震颤，苔薄，脉沉细。拟上方出入。

处方：熟地黄15克，山茱萸12克，肉苁蓉15克，淫羊藿15克，葛根20克，鹿角霜9克，知母15克，全蝎6克，蕲蛇9克，地龙9克，蝉蜕9克，石菖蒲15克，淡附子6克，川石斛12克，麦冬12克。

此后，患者一直坚持服药治疗，辨证治疗药物增减按照培元搜风化痰汤常用加减，历经8年，目前患者神志清晰，肌肉跳动较少，而吐音不清，四肢不同程度肌肉萎缩，活动困难，双手呈鹰爪手，抬颈困难，继续服药随访中。

【按】肌萎缩侧索硬化（ALS）为最常见的运动神经元病（MND），占MND的80%～90%以上，是一种累及上下运动神经元并存损害的慢性、进行性神经系统变性疾病。以肌无力、肌萎缩、肌束颤动、延髓麻痹和锥体束征为主要临床表现，为神经系统难治性疾病。目前尚无特殊治疗药物。中医学中无相关病名，而根据不同临床症状可归纳在相应的病症名中，如表现肌无力、肌萎缩症状可归属于中医的“痿病”范畴；肢体不同部位出现肌肉瞤动（肌束颤动）、下肢僵硬（肌张力增高）或痉挛性截瘫，可分别归属于中医“筋惕肉瞤”“痉病”范畴；当出现吞咽困难、饮水咳呛、构音不清（球麻痹症状）、并走路活动困难时，可归属于中医的“喑痱”范畴。本例患者，可归属“喑痱”范畴。喑者，舌强不能言语，痱者，足废不能行走。肾主骨，下元阴阳虚衰，故筋痿无力，足废不能行走；肾虚则精气不能上承，加之痰浊上泛，堵塞窍道，则舌强不能言语，治当补养下元、化痰开窍的地黄饮子，而本病例（ALS）除上述症状外，尚有筋惕肉瞤，肢体挛急等症状，这与肾阴亏虚，肝肾同源，肝血不足，虚风瞤动有关，故在地黄饮子方意基础上加用血肉之品蕲蛇、全蝎以搜风和络，组成以补养下元、搜风化痰开窍的培元搜风化痰汤来治疗本病。药症相符，迭经8年的本方加减治疗，达到缓解病情，延长病期，改善生活质量的生存目的。

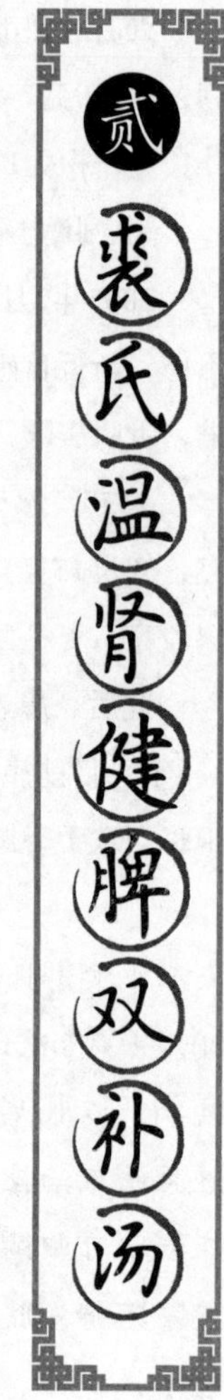

【组成】

熟地黄 叁拾克
山茱萸 壹拾贰克
怀山药 壹拾伍克
巴戟天 壹拾贰克
黄精 贰拾克
淫羊藿 叁拾克
潞党参 叁拾克
炒白术 壹拾伍克
炙黄芪 捌拾至壹佰克
当归 壹拾贰克
鹿角胶（另烊冲） 壹拾贰克
肉桂（后下） 伍克

【功　效】 温肾养元，益气补虚。

【主　治】 重症肌无力，或肌无力危象早期，脾肾两虚型。症见神疲乏力，肢软怕冷，面色苍白，胸闷气短，动则喘促，吞咽困难，食少便溏，舌质淡胖有齿痕，脉沉迟。

【方　解】 方中熟地黄、山茱萸、怀山药补肾填精；重用黄芪、党参以大补中气，当归与黄芪同用补益气血，精血同源，旨在增强化精生髓之功。黄精益气健脾，养阴填精，补而不腻；肉桂、淫羊藿、巴戟天温补肾阳，取其温而不燥之功；鹿角胶乃血肉有情之品，益精填髓。诸药合用，共奏温肾养元，益气补虚之效。

【常用加减】 肢软便溏、畏寒怕冷较重者加淡附子、干姜；出汗多者，加防风，取玉屏风散益气固卫之意；眼睑下垂，脾气不升者，加升麻、柴胡；夜尿频数者，多加紫河车粉（吞）、益智仁。

【验案举例】

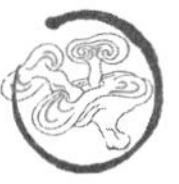

重症肌无力（肌无力危象早期）案

2001年05月07日一诊：患者，男性，43岁。患者因“眼睑下垂半月”在外院就诊，查AchR-Ab（+），CT示胸腺增生，诊为重症肌无力，行胸腺摘除术。术后服用吡啶斯的明120mg，1次/日。半月后出现呼吸困难，不能吞咽，来本院神经内科急诊，查体：高诊卧位，呼吸急促，不停涌吐痰涎，双眼睑下垂，四肢肌力Ⅲ级，腱反射对称，病理征（-）。诊断为重症肌无力危象，收治入院。经血浆置换、激素、免疫球蛋白等综合抢救治疗后，呼吸渐稳，流涎明显减少，进食流质，四肢肌力Ⅴ级，但双眼睑仍下垂，复视，短时间内反复咀嚼无力，动则疲乏、气促、出汗，少气懒言，四肢畏寒无力，便溏尿频，面色无华，舌质淡胖苔薄白，脉沉细。证属脾肾阳虚，拟温肾养元，益气补虚。

处方：炙黄芪80克，炒当归12克，潞党参30克，焦白术15克，怀山药15克，熟地黄15克，山茱萸12克，淫羊藿30克，升麻6克，柴胡6克，陈皮6克，炙甘草6克，仙茅10克，巴戟天15克。

水煎服，上、下午各1次，每次服250ml。炙马钱子胶囊2粒，1日3次。

2001年05月21日二诊：服药15剂后，气促、乏力明显减轻，吞咽好转，流涎已除，尿频减少，前方加鹿角胶12g另烊冲，炙马钱子胶囊原剂量继服。

2001年06月20日三诊：1个月后病人复诊，进食基本正常，呼吸平稳，畏寒、眼睑下垂明显好转，大便软已成形，尚汗出频频，仍守前方，加紫河车粉6g分吞，防风10g，每日1剂，按前服用。3个月后停激素，6个月后停吡啶斯的明，病人症状俱消，正常工作，间歇性中医治疗，随访2年，病情稳定。

【按】重症肌无力一症，裘昌林教授已积累30余年临床经验，认为临床以虚证为多，根据“虚者补之”原则，多以补虚为主。按不同的临床表现可分为中气虚弱型、脾肾两虚型、肝肾亏损、气血两虚型和大气下陷型，尤以前两型多见。本例患者属脾肾两虚型，脾气虚损，无力升清，故眼睑下垂，肾气虚衰，宗气不足，而致舌体痿软、吞咽困难；脾虚及肾，脾肾两虚，故形寒怕冷，便溏尿频，肾不纳气，而气短不足以息，呼吸困难，甚则气息难停，危在顷刻，可呈“大气下陷”症，故本病例治疗着重调补脾肾二脏，温肾养元以补先天，健脾益气以补后天，拟裘氏温肾健脾双补汤加减治疗。

裘昌林教授从70年代末开始应用炙马钱子治疗重症肌无力，1981年研制成炙马钱子胶囊，多年来对马钱子的临床用法、用量、药物的炮制以及量效关系均进行了深入临床研究，病者愈百，收到较满意的临床疗效。裘昌林教授认为马钱子是治疗重症肌无力的要药，可单独应用，也可与中药汤剂同时服用，“其开通经络，透达关节之力，实远胜他药”（张锡纯语）。

本病例即采用汤剂和丸剂相结合，有协同互补作用，从而收到满意疗效。

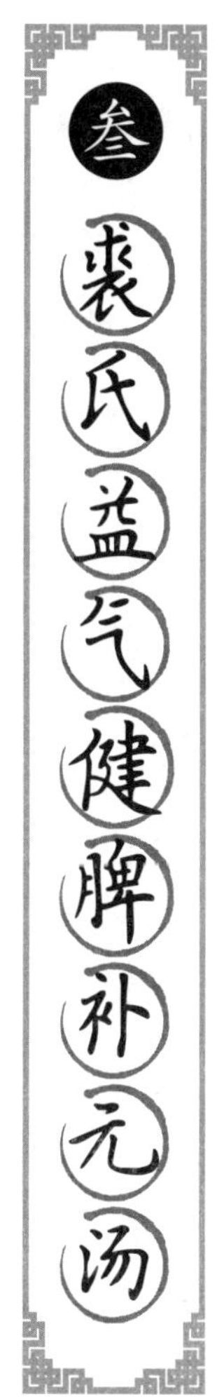

【组成】

炙黄芪 陆拾至壹佰克
炒当归 壹拾贰克
炒白术 壹拾伍克
怀山药 壹拾伍克
陈皮 陆克
甘草 陆克
升麻 陆克
柴胡 陆克
淫羊藿 叁拾克
黄精 叁拾克
潞党参 叁拾克

【功　　效】补中益气，健脾培元。

【主　　治】重症肌无力，症见上睑下垂，或视一为二，倦怠乏力，晨轻暮重，语声低微，面色少华，胸闷气短，舌质淡红，边见齿印，苔薄白，脉细弱。

【方　　解】方中黄芪，味甘性微温，入脾肺经，补中益气，升阳固表，为君药；裘昌林教授重用黄芪60～100克，且多炙取，以大补中气；党参、白术、怀山药、炙甘草补气健脾，与黄芪合用，以增强补中益气之功，并用当归养血和营，协参、芪以补气养血，以上五味均为臣药；黄精益气养阴，淫羊藿温补肾阳，但补而不燥，每每与益气健脾、养阴填精、补而不腻的黄精合用，以达健脾培元之功；升麻、柴胡益气升阳，陈皮理气运中为佐药。合而成方，补中益气，健脾培元。

【常用加减】 脾虚便溏明显者，酌加炒薏苡仁、炒白扁豆、干姜；气虚卫外不固，易感外邪者，加防风，取玉屏风散之意，以达到益气固卫，标本兼顾之用；夜寐不安者，酌加茯苓、酸枣仁。

【验案举例】

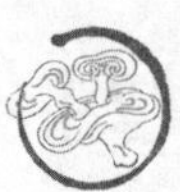

重症肌无力案

2009年9月17日一诊： 患者，女，37岁。患者于3年前无明显诱因下出现左侧上眼睑下垂，伴有复视，晨轻暮重，劳则尤甚，休息后可缓解，自觉乏力，精神困倦，无饮水咳呛，无吞咽困难，无肢体活动不利等，曾在当地医院就诊，查新斯的明试验（+），乙酰胆碱受体抗体（+），胸腺CT未见明显异常，甲状腺功能正常，诊断为“重症肌无力—眼肌型”，予溴化吡啶斯的明片60mg 每天3次口服，服药后时常感腹痛，大便频多，1日2～3次，质溏。病来胃纳欠佳，夜寐欠安，转而求助中医。症见面色萎黄，精神困顿，左睑下垂至瞳孔中线水平，眼球活动尚可，侧视时眼球露白2mm，四肢肌力正常，舌淡，苔薄白，脉细。证属脾气亏虚，拟补中益气，健脾培元。

处方：炙黄芪80克，炒当归12克，炒白术15克，陈皮6克，淫羊藿30克，酸枣仁30克，茯苓15克，防风9克，党参30克，炒白扁豆15克，升麻6克，柴胡6克。每日服用1剂。

另每日开水送服炙马钱子胶囊，每次1粒，每日3次，嘱其若无不适，3天后增至每日4次，每次1粒。

2009年9月24日二诊： 7剂后患者乏力感减轻，劳累后仍有眼睑下垂，视一为二，大便较前为实，每日1～2次，睡眠转安，胃纳渐馨，舌质淡红，苔薄，脉细弱。拟上方化裁。

处方：炙黄芪80克，炒当归12克，炒白术15克，党参30克，陈皮6克，升麻6克，柴胡6克，炒白扁豆15克，防风9克，炙甘草6克，芡实15克，怀山药15克，淫羊藿30克。每日1剂。

并嘱同时服用炙马钱子胶囊每次2粒，每日3次，如有肌肉瞤动，则保持原剂量服用。

2009年10月8日三诊： 患者自觉症状明显缓解，左睑下垂次数大为减少，劳累后仍有，经休息后可缓解，复视出现次数极少，精神状态较前改观，面色渐润，胃纳可，大便转实，每日1次。效不更方，治守前法。

处方：炙黄芪80克，炒当归12克，炒白术15克，党参30克，陈皮6克，升麻6克，柴胡6克，炒白扁豆15克，防风9克，淫羊藿30克，炙甘草6克，芡实15克，怀山药15克。每日1剂。

继服炙马钱子胶囊每次2粒，每日3次。

其后配合马钱子胶囊及上方出入，患者精神状态较前明显好转，乏力及眼睑下垂、复视基本消失。随访半年，已上班工作。

【按】中医历代医著对重症肌无力未见较完备而系统的记载，目前亦无特定的中医病名与之对应，根据其临床表现不同，分属不同的中医病证，如眼睑无力或下垂属“睑废”，复视属“视歧”，四肢瘫软无力属“痿症”，而总的多以痿证论之。

《素问·太阴阳明论》指出：“脾病而四肢不用，何也？……今脾病不能为胃行其津液，四肢不得禀水谷气，气日以衰，脉道不利，筋骨肌肉皆无以生，故不用焉。”这一段经文与现代重症肌无力的临床表现及病理机制颇为吻合。盖脾与胃相表里，为后天之本，处中焦，司运化，主升清，为气血生化之源；脾主肌肉、四肢，胞睑属脾；胃主受纳，主通降。若脾失健运，脾虚气陷则胃气亦弱，故运化失职，气机升降不利，胃受纳失权，则见肌肉、四肢无力，上睑下垂，四肢倦怠，少气懒言，纳呆食少，大便稀溏，脉细弱。脾胃气虚，气血生化乏源，肝血亏虚，肝窍失养，肾精匮乏，精明失濡，“精散则视歧，视歧见两物”，故见斜视、复视，目睛转动不灵。

裘昌林教授潜心研究重症肌无力数十年，认为痿证以虚证居多，尤以脾胃亏虚最为多见，虚则补之，补虚是治疗本病的根本大法。《素问·太阴阳明论》中提出其治法为“治痿独取阳明”。裘昌林教授认为“独取阳明”其意有二，一是补益后天，即健脾益气之法，二是针灸取穴时，往往取足阳明胃经以达到益气健脾之功效。若脾胃健旺，饮食如常，气血津液充足，脏腑功能正常，筋脉得以濡养，有利于痿病的恢复。同时在补中益气汤的基础上加参苓白术散化裁，共奏健脾益气，芳香化湿之效。而人之元气，根基于肾，培之于脾，故方中参入淫羊藿、制黄精等益肾培元之品，以达从本而治。故创益气健脾补元汤治之。

马钱子(又名番木鳖) 是卫生部规定的毒性药品管理品种之一，其性寒味苦，有毒，归肝脾经，具有通络散结，消肿定痛的功效。裘昌林教授认为，马钱子是治疗重症肌无力的要药，其性虽有毒，但“其开通经络，透达关节之力，实远胜他药”，只要经过严格的炮制、合理的用药，中毒完全可以避免，他总结出“小剂量逐渐加量法；分次服用，单剂量不超过0.4克；密切观察药物不良反应，适时调整剂量”的用药经验，临床实践证明安全有效。其可单独应用，也可与中药汤剂同时应用。

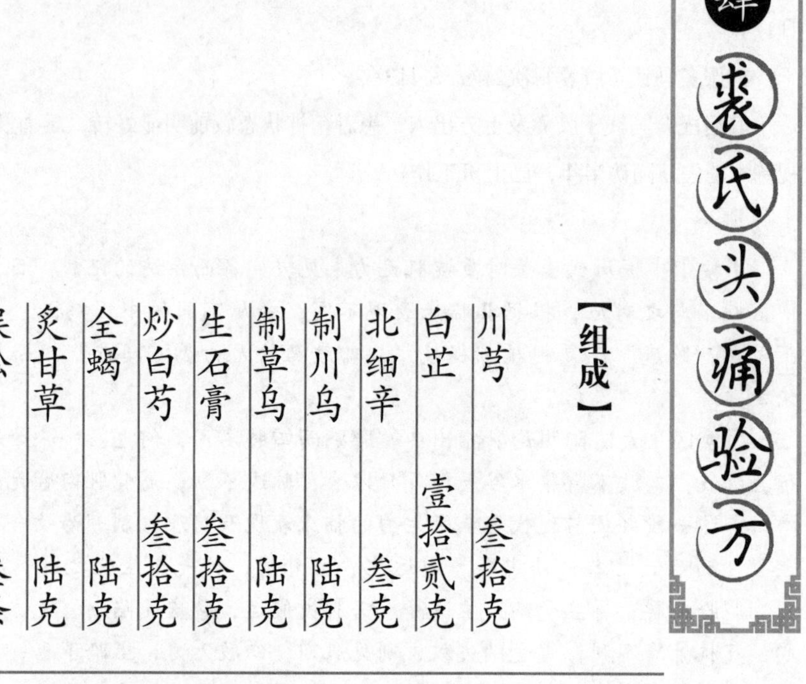

肆 裘氏头痛验方

【组成】

川芎 叁拾克
白芷 壹拾贰克
北细辛 叁克
制川乌 陆克
制草乌 陆克
生石膏 叁拾克
炒白芍 叁拾克
全蝎 陆克
炙甘草 陆克
蜈蚣 叁条
地龙 玖克

【功　　效】温经散寒，活血息风通络。

【主　　治】从集性头痛。症见单侧额颞剧痛，夜间易作，连及眼眶，鼻流清涕，舌质淡红，苔薄，舌下瘀筋，脉弦。

【方　　解】方中川芎辛散祛风，长于治少阳、厥阴经头痛（头顶或两侧痛）；白芷祛风通络，长于治阳明经头痛（前额及眉心痛）；细辛散寒止痛，长于治少阴经头痛，三药均能温经祛风止痛，俱为君药。制川乌、制草乌祛风胜湿，助君药温经散寒止痛；全蝎、蜈蚣、地龙搜风和络、息风止痉，以上均为臣药。佐以石膏、白芍清热养阴以监制温药，恐性燥伤阴。甘草和中，与芍药配伍酸甘化阴，具有缓肝和脾，益阴养血，缓急止痛之效，以为使药。诸药相伍，共奏温经散寒，活血息风通络之效。

【常用加减】阴虚口干者，加生地黄、麦冬、川石斛；疼痛甚者，加僵蚕、蕲蛇、蝉蜕、蜂房；舌下瘀筋明显者，加赤芍、红花、桃仁、丹参；大便干者，加知母、葛根、决明子；兼湿者，加姜半夏、川厚朴、藿香、佩兰；便溏者，加炒薏苡仁、炒白术、炒白扁豆；头痛怕冷明显或痛连巅顶者，可酌加桂枝、吴茱萸。

【验案举例】

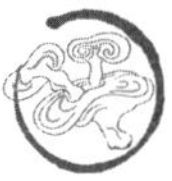

从集性头痛案

2012年2月3日一诊： 戴某，男，34岁。患者5年前出现头痛，以右额、颞为主，每年均在一、二月份发作，每天均在早、晚（凌晨2~3点、夜间10~11点）各发作1次，疼痛严重影响睡眠，伴有右侧流泪、眼红、流鼻涕，痛甚时欲撞墙，疼痛持续2h后可自行缓解，发作时服止痛药（得理多1~2片）后有时可缓解，每次发作持续1个月左右。1周前上症又作，外院头颅CT示正常，予强的松治疗，头痛好转，因担心激素的副作用，在强的松减至每日4片、服用第2天时自行停药，2天后头痛复萌，呈跳痛，以右额颞部、眼眶部为主，发作部位和持续时间与以往完全吻合。刻下口干，疼痛引起难以睡眠，舌质偏红，苔薄，舌下瘀筋，脉弦。证属风邪外袭，循经入络，脑络瘀阻，清窍失养而发头痛。治拟温经散寒，活血息风通络。裘氏头痛验方加减。

处方：生石膏30克，川芎30克，炒白芍30克，制川乌6克，制草乌6克，全蝎6克，蕲蛇6克，炙甘草6克，北细辛3克，白芷12克，僵蚕12克，蜈蚣3条，地龙9克，蝉蜕9克。7剂，每日服1剂。

2012年2月10日二诊： 经上述治疗，药后第6天头痛顿失，唯药后大便不实，日解1~2次，舌质偏红，苔薄，脉弦。药已见效，拟宗前意。上方去蝉蜕、地龙，加炒薏苡仁30g、炒白术12g，蕲蛇加至9g，再服7剂。

三诊： 患者诉头痛未再发，大便已转正常，上方出入，再巩固治疗1周停药。

随访6个月未发作。

【按】本病发病率虽不高，但疼痛异常，严重影响患者的生活质量，西药治疗常有诸多副反应，而中医中药治疗该病有一定的优势。中医学中无丛集性头痛名称，而类似其症状的描述比较多见。明《普济方·头门》所载“夫偏头痛之状，由风邪客于阳经，其经偏虚者，邪气凑于一边，痛连额角，故谓之偏头痛也”。其中描述的疼痛部位与丛集性头痛一致。明代医家方隅在《医林绳墨》中指出：“（头）半边痛者，亦曰偏头风，必眼鼻半边气有不利……”对偏头风症状的描述与丛集性头痛发作时伴随的同侧眼鼻症状极为相似。本病病因病机比较复杂，其病位在头部，而头为“诸阳之会”“清阳之府”，髓海之所在，大凡五脏六腑气血经络功能之失调均可影响到头。根据其头痛发作迅速，时发时止，裘昌林教授认为其病因首先考虑为风邪，盖风性数变，来去无常，头为阳位，非风不到。而肝、脾、肾功能的失调是本病的主要病理基础。肝为刚脏，体阴而用阳，主疏泄喜条达，肝气不行，气机不畅，气血运行受阻，血脉瘀滞，脑络不通，不通则痛而发为头痛；肝阴不足，阳化动风，清窍不利，脉络瘀阻而致头痛；脾主运化，为后天之本，脾虚运化失司，痰湿内生，与风邪互结，风痰瘀阻，脑络不通发为头痛；肝肾精血不足，髓海失养亦可发为头痛。总之，肝、脾、肾功能失调是病之根本，感受风邪、夹痰、夹瘀导致脑窍脉络痹阻，气血不畅，清阳被遏，脑失所养为其主要病机，饮食、情志、过劳亦是本病的诱发因素。

本案患者每年一二月份头痛发作，从季节上属冬末春初，对应的六淫病邪为寒、为风；且疼痛均在早晚发作，此时为一天中阴盛之时，寒性凝滞，主收引，寒胜则痛，疼痛剧烈为寒主收引所致，故病性属寒，此时运用温经散寒祛风止痛法有较好的治疗效果，正如《素问·调经论》所述："血气者，喜温而恶寒，寒则涩不能流，温则消而去之。"临床常用制川乌、制草乌、吴茱萸、细辛、川芎、白芷、桂枝等，辨证正确，效如桴鼓。但温药易伤阴耗液，需中病即止，且配伍时常加石膏、知母、白芍等清热养阴药予以监制；头痛长达5年之久，发作时疼痛剧烈，部位固定不变，舌下瘀筋，与"久病必瘀""久病入络"一致，符合瘀血致病的特点。因此本案以风、寒、瘀为其致病因素，予温经散寒、活血息风通络法治疗，收到满意疗效。

丛集性头痛应用虫类药是裘昌林教授的用药特点，在治疗中每例必用。临证时老师多选用蜈蚣、全蝎、地龙、僵蚕、蕲蛇等。叶天士有言："风邪留于经络，须以虫蚁搜剔"；现代药理证实：诸多虫类药均有解痉和止痛作用，对脑血管收缩有拮抗作用，能调节脑血管的功能，达到治疗目的。

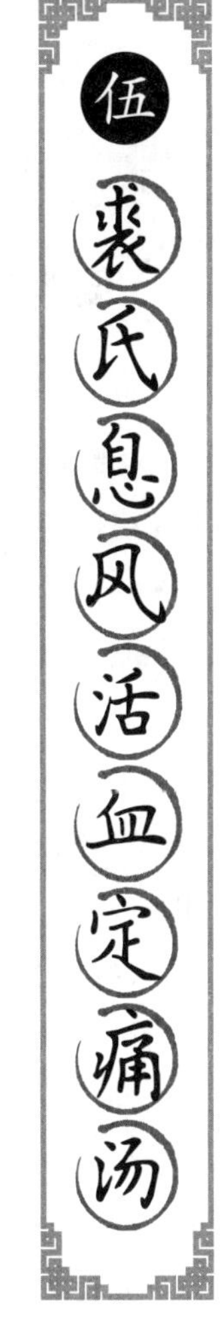

【组成】

川芎 叁拾克
赤芍 壹拾伍克
全蝎 陆克
蜈蚣 贰条
蝉蜕 玖克
白芷 壹拾贰克
白蒺藜 拾克
蔓荆子 拾克
地龙 玖克
防风 玖克

【功　　效】 平肝息风，活血化瘀。

【主　　治】 偏头痛。症见头部一侧或两侧跳痛、胀痛或刺痛，反复发作，痛处不移；妇女月经不调或有血块，舌质暗红或有瘀斑瘀点，舌下络脉青紫，苔薄，脉弦或弦数。

【方　　解】 方中川芎活血化瘀，为君药；赤芍加强活血止痛之功，为臣药；白蒺藜、蔓荆子同用，平肝息风，全蝎、蜈蚣、蝉蜕、地龙搜风通络，为佐药；白芷、防风有使药达到病所的作用，为使药。全方共奏平肝息风，活血化瘀之效。

【常用加减】 面色红润，肝阳偏亢者，加石决明30克，紫贝齿30克，川牛膝12克；口苦心烦，心肝火盛者，加丹皮10克，焦栀子10克，夏枯草9克；舌下络脉迂曲，瘀血明显者，加红花6克，桃仁9克；头重伴恶心，痰湿内滞者，加半夏9克，茯苓15克。

#【验案举例】

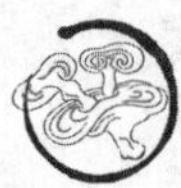 偏头痛案

2011年4月26日一诊： 徐某，女，33岁。20年前出现头痛，以颞侧跳痛为主，反复发作，痛甚时呕吐胃内容物。经期郁闷、睡眠不佳、压力增大时，易头痛发作。病来长期服用头痛止痛粉，此次连续2周发作。痛处固定在右颞部，伴恶心呕吐2次，并有畏光。头颅CT检查无殊。头颅多普勒提示：大脑前、中动脉流速增快。诊查：神清，颅神经（–），证见颞侧跳痛，精神疲惫，夜寐不佳，口干渴不苦，饮食、二便正常，舌暗红苔薄，脉弦细。证属瘀血肝风型偏头痛，拟平肝息风，活血化瘀。拟息风活血定痛汤加减。

处方：川芎30克，赤芍15克，葛根15克，白蒺藜12克，蔓荆子12克，地龙9克，僵蚕12克，白芷12克，全蝎6克，蜈蚣2条，生地黄15克，麦冬12克，合欢皮15克。每日服用1剂。

2011年5月16日二诊： 服药3周，头痛发作次数明显减少，仔细询问2天前的一次发作与情绪不畅有关，头痛较轻，持续几小时即愈。予上方加菊花9克再进。

2011年6月20日三诊： 连续服用前方4周后，头痛无发作，新近排便不畅，腹中肠鸣，无腹痛。舌淡红苔薄。上方去生地黄、葛根、菊花，加木香9克，炒白扁豆15克，神曲9克。

2011年7月19日四诊： 服用前方后，头痛未发，大便顺畅，舌质偏红，苔薄，脉细。上方加生地黄15克，炒白术12克。并以此方续服1个月，随访1年无发作。

【按】偏头痛是一种原发性头痛，根据偏头痛时发时止，反复发作等特征，当属于中医“头风”范畴。由于头为诸阳之会，精明之府，髓海所居处，它既有经络与内脏相连，又有诸窍与外界相通。《素问·脉要精微论》中指出，“头者精明之府”，明·张介宾注解说：“五脏六腑之精气，皆上升于头”，凡能影响脏腑气血、阴阳的诸多因素皆能导致偏头痛的发作。裘昌林教授认为与偏头痛关系最为密切的当属于肝，肝经“上经前额到达巅顶与督脉交会”，而“风气通于肝”，《医宗必读》云：“厥阴之上，风气主之；厥阴头痛，风痛也”，结合偏头痛患者，其痛急骤剧烈，突发突止，具有“风”的特性。说明风、头风、肝脏三者密切相关，头风之证是以肝为中心，故治疗必当平肝息风。而头风属于久痛、顽痛之列，久病必瘀，久病入络，所以偏头痛的根本病机是瘀阻络脉，脉络不通，不通则痛。故患者痛有定处，症状反复发作，病程漫长，舌暗紫或舌下瘀筋等均为瘀阻脉络表现。

治疗头风除平肝息风外，重在活血化瘀。

息风活血定痛汤是裘昌林教授治疗偏头痛临床经验方，君药川芎味辛，性温，归肝、胆、心包经，既为血中气药，又为少阳经引经药。历代不少医家认为川芎性辛温主升散，走窜力强，常作为治疗头痛的要药加以重用。故息风活血定痛汤中川芎作为方中君药，老师经验必须重用至30g才能收到最好的疗效。赤芍味苦，功擅清热凉血、散瘀止痛。《药鉴》描述其“气微寒，味酸苦，气薄味厚……与川芎同用，则能泻肝”。陶弘景曰：“芍药赤者小利，俗方以止痛，乃不减当归。”在对偏头痛患者的治疗中，赤芍与川芎配伍同用具有活血凉血祛瘀止痛的功效。蔓荆子辛、苦，微寒，入足太阳、厥阴经气分。《主治秘要》云其：“苦甘，阳中之阴，凉诸经之血热，止头痛。”《医学启源》认为其能“治太阳头痛，头沉，昏闷，除目暗，散风邪”。《药品化义》则曰：“蔓荆子能疏风，凉血，利窍，凡太阳头痛及偏头风、脑鸣、目泪、目昏，皆血热风淫所致，以此凉之，取其气薄主升。”它与辛散苦泄，“主身体风痒、头痛”（《名医别录》）的白蒺藜相伍，平肝祛风，利窍止痛，相得益彰。由于偏头痛发作缠绵难愈，久病入络，久痛入络，裘昌林教授在息风活血定痛汤中应用诸多虫类药，如全蝎、蜈蚣、地龙、蝉蜕等，达到搜风通络止痛的目的。正如叶天士所谓病“久则邪正混处其间，草木不能见效，当以虫蚁疏逐混处之邪”。《杂证总诀·头痛》亦有“病初在经在气，久病入络入血，气血瘀痹而痛者，用虫蚁搜逐血络，宣通阳气”的论述。虫类药的联合使用不仅有解痉镇痛之力，还可息风通络，又可加强活血化瘀之力，正符合偏头痛病程较长，反复发作，久病入络，久病多瘀之特点。巅顶之上唯风药可至，白芷性温味辛，《本草汇言》：“白芷，上行头目，下抵肠胃，中达肢体，遍通肌肤以至毛窍，而利泄邪气。如头风头痛……”川芎、白芷配伍上至头面，外达肌肤，以白芷升达诸阳，祛风通络而止痛。防风辛甘微温，《本草汇言》谓其：“与芎、芷上行，治头目之风。”防风、白芷均为治疗偏正头风要药。

裘昌林教授还指出：本方由诸多风药和虫类药组成，性多香燥，易耗散阴津，不宜久服，中病即止，尤其阴虚患者当以阴药监制，头痛缓解后宜调和阴阳，补养气血为宜。

（整理：王珏　裘涛　裘辉　莫晓枫）

陈意

陈意，男，一九四五年六月出生，杭州人。主任中医师、教授、博士研究生导师，第四批全国老中医药专家学术经验继承工作指导老师，浙江省名中医。

陈意教授自参加工作以来，历任浙江省名中医研究院副院长、研究员，浙江省名中医研究院学术委员会委员，浙江省中医院学术委员会委员，浙江省中医院中医内科主任，浙江中医药大学中医内科教研室主任，浙江省中医高级职称评审委员会委员，浙江省十届人大常委，浙江省人民政府咨询委员会研究员，中国农工民主党浙江省委会常委，中央保健委员会中央保健会诊专家，浙江省保健委员会干部医疗保健专家，全国中医热病专业委员会委员，浙江省中医药学会理事，浙江省中医老年病专业委员会主任委员，浙江省临床药学专业委员会委员，《浙江中医杂志》编委。2011年8月由国家中医药管理局批准建立全国名老中医药专家传承工作室。

陈意教授业医整五十载，精于中医典籍，旁及诸子百家，博采众长，用药灵活，自成一格，他的诊治特色与临证经验积累于临床、升华于临床、渗透于临床。陈意教授通过长期的临床实践，逐步形成的独特的学术思想，即临证诊疾、辨证为要，遣药组方、调气为先，精神调适、情志为重，八法增涩、以和统之，清热化湿、勿忘苦温，分辨虚实、论治胸痹等；另外，陈意教授临证治病善于调肝，治疗内科杂病如慢性胃炎、慢性结肠炎、胆石症、冠心病、高血压等多从肝论治。临证擅长中医内科疑难疾病的诊治，尤对胃肠病、冠心病、呼吸道疾病、风湿病、肝胆病、糖尿病、顽固性失眠证的中医治疗有显著疗效，尤擅中医养生调理。

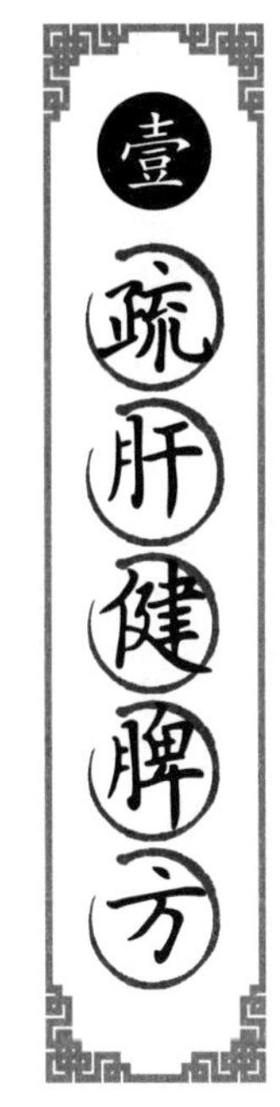

壹 疏肝健脾方

【组成】

党参　壹拾贰克
炒白术　壹拾伍克
茯苓　壹拾贰克
姜半夏　壹拾贰克
陈皮　壹拾贰克
木香　拾克
砂仁　陆克
白芍　壹拾捌克
防风　拾克
炙甘草　陆克

【功　　效】疏肝健脾。

【主　　治】结肠炎。脾虚肝旺证，症见脘腹不适，胁胀胁痛，情绪抑郁，嗳气吞酸，嘈杂口苦，纳呆食少，腹胀欲泻，大便稀溏，舌质淡红苔薄白、脉弦缓等。

【方　　解】本方是由香砂六君子汤合痛泻要方组成。香砂六君子汤是在六君子汤的基础上加木香、砂仁，这两味药都有行气的作用，意在加强其行气化滞，醒脾助运之功。香砂六君子汤组方特点是“静中有动”，补而不腻。所谓“静中有动”意指方中四君子汤（人参、白术、茯苓、甘草，其中人参多用党参代替）健脾益气，四君子诸药配伍平和，虽然是甘温益气，但是温而不燥，故称之为“静”；制半夏、炒陈皮燥湿祛痰运脾，木香、砂仁芳香行气醒脾，四药相合，运脾、醒脾，振奋脾气，故称之为“动”。痛泻要方原名白术芍药散，方中炒白术味甘、苦，性温，甘能补脾，苦能燥湿，温能和中；白芍药味酸性寒，寒泻肝火，酸敛逆气，缓中止痛；陈皮辛能利气，炒香尤能燥湿醒脾，使气行则痛止；防风辛能散肝，香能舒脾，风能胜湿，为理脾引经要药。全方寓升于补，寓散于泻，具有扶土抑木之功。两方相合，共奏疏肝健脾之功，适用于脾虚肝旺之证。

【常用加减】 脾胃虚寒之证严重，症见脘痛喜温喜按，遇冷痛增，得热痛缓，泛吐清水者，合良附丸（高良姜10克，制香附15克），黄芪建中汤（炙黄芪20克，桂枝9克，白芍18克，炙甘草6克，红枣15克）等；肝气郁滞，肝气犯胃者，症见胃脘胀满，嗳气，胸闷不舒，情志不畅者，合柴胡疏肝散（柴胡10克，白芍12克，炒枳壳10克，制香附12克，川芎10克，炒陈皮10克，甘草6克），瓜蒌皮15克，佛手10克，绿萼梅6克等；肝郁化热，症见泛吐酸水，口苦者，合左金丸（黄连6克，吴茱萸1克）、乌贝散（乌贼骨15克，浙贝母15克）、煅瓦楞子30克等；瘀血明显，症见时有刺痛，舌质暗或有瘀点瘀斑或舌下络脉青紫迂曲者，合失笑散15克，丹参10克，延胡索15克等；肠胃气滞，大便不畅者，加厚朴10克，槟榔10克等；大便溏泄，遇冷尤甚，证属脾肾虚寒者，合附子理中丸（淡附子10克，党参12克，炒白术15克，干姜10克，炙甘草6克）；久泻不止，中气亏虚者，合补中益气汤（炙黄芪20克，炒白术15克，党参15克，升麻6克，柴胡6克，当归10克，炙甘草6克）。

【验案举例】

壹 溃疡性结肠炎案

一诊：王某，女，38岁。大便溏泄2年加重1个月。现症见：大便溏泄，日2~3次，每次大便时均有腹痛，泄后痛止，有时大便夹有黏液，面色萎黄，口淡纳呆，畏寒喜暖，舌质淡红苔薄白，脉细弦。肠镜示：溃疡性结肠炎。辨证分析：肝行属木，脾行属土，肝木克脾土属正常之生理现象。如果肝旺或脾虚，就会导致肝木乘脾土，前者称为肝气乘脾，后者称为土虚木贼。本案病例所见之症状大便溏泄，面色萎黄，口淡纳呆等，皆为脾土亏虚之象，而畏寒喜暖为虚寒之证。诊断：休息痢——脾胃虚寒，肝脾不调。治以温胃散寒，扶脾抑肝之法。

处方：香附15克，炒木香12克，砂仁（后下）6克，党参12克，炒白术15克，茯苓12

克，白芍18克，防风12克，陈皮12克，制附子12克，干姜6克，姜半夏12克，乌药6克。7剂。每日1剂，水煎服，日服2次。

二诊：服药半月后大便次数减少，每日1~2次，但仍不成形，大便前腹痛已除，舌质淡苔薄白，脉细弦。脾胃健运之功能好转，阳气得复。效不更法，守原义。上方加怀山药15g健脾止泻，继服14剂。

三诊：服药半月后，大便已成形，日1次，其余诸症均已痊愈，舌质淡红，脉细。嘱病人畅情志，注意饮食，不要过劳。在原方的基础上加减，继服2月余以巩固疗效。

贰 慢性结肠炎案

一诊：吴某，男，25岁。大便溏泄伴腹痛1年。现症见：反复大便溏泄，时好时发，饮食稍有不慎或进油腻食物则大便次数增加，腹痛时作，急躁心烦，神疲乏力，面色萎黄，夜寐欠安；舌质红苔薄白，脉细弱。肠镜示：慢性结肠炎。辨证分析：脾主运化、升清，喜燥而恶湿；大小肠司分清泌浊、传导，脾虚不运，小肠无以分清泌浊，则发生泄泻；脾虚气血生化无源，不能滋养形体，则神疲乏力；脾虚肝旺则急躁易怒；气血亏虚不能上注于面，则面色萎黄无华；血虚不能养神，则夜寐欠安；舌质淡苔薄白，脉细弱均为脾虚之证。诊断：泄泻——脾胃亏虚证。治法：健脾益胃，佐以调肝。

处方：党参15克，白术15克，白扁豆12克，陈皮10克，怀山药15克，炒薏苡仁30克，砂仁（后下）6克，防风10克，香附15克，合欢皮12克，五味子10克，炙甘草6克，芡实15克，莲子15克。14剂。每日1剂，水煎服，日服2次。

二诊：服药半月后大便次数减少，每日1~2次，但仍不成形，大便前腹痛已除，舌质淡苔薄白，脉细弦。脾胃健运之功能好转，阳气得复。效不更法，守原义。上方加怀山药15g健脾止泻，继服14剂。

三诊：服药半月复诊，现大便成形，大便前腹痛未作，心烦易怒，夜寐多梦，舌质淡苔薄白，脉细弱。脾胃亏虚之病机已恢复，但肝气偏旺。上方加柴胡6克、绿萼梅6克疏肝理气，继服14剂。

【按】结肠炎患者多因郁怒忧思太过，心情抑郁；或因生活节奏快，工作紧张，压力大，导致心情不畅；或因担忧疾病恶化等，导致患者情绪易于波动，肝失疏泄，气机郁滞，肝气乘脾，或土虚木贼，致使脾失健运，大肠传导糟粕功能失常而发生腹痛、腹泻或便脓血，这与结肠炎的发生与复发有密切的关系。现代研究表明，精神因素对慢性结肠炎的发病与复发有一定影响，认为精神障碍引起植物神经功能失调，进而产生肠道运动亢进，肠血管平滑肌痉挛、收缩、组织缺血，毛细血管通透性增高等病理改变，最终导致结肠黏膜炎症、糜烂及溃疡。

结肠炎的治疗中，除健脾、运脾外，尚需注重调肝，以保持全身气机调畅，通而不滞，散而不郁之作用。在临诊时医者要耐心地倾听患者的讲述，并应多与患者交流，用语言来安慰、调解患者的心情，在与患者的交流中消除患者的疑虑和顾虑，使之对疾病有正确的认识，从而达到事半功倍的效果。

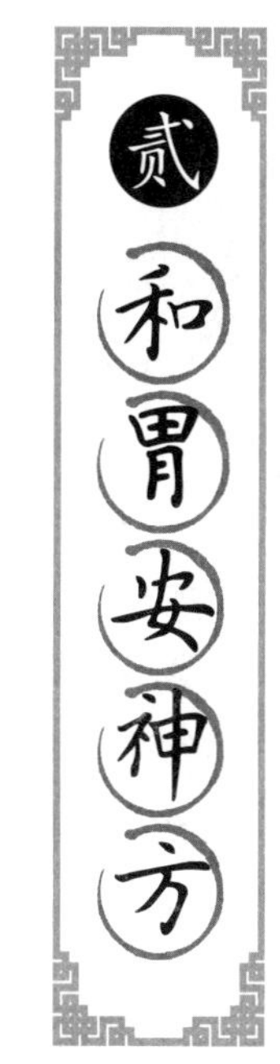

【组成】

黄连　陆克
姜半夏　壹拾贰克
陈皮　壹拾贰克
茯苓　壹拾贰克
姜竹茹　壹拾贰克
枳实　壹拾贰克
酸枣仁　壹拾捌克
炙远志　壹拾贰克
淮小麦　叁拾克
龙齿　叁拾克
甘草　陆克

【功　　效】 清热化痰，和胃安神。

【主　　治】 不寐。痰热内扰证，症见不寐，伴有胸脘痞闷，呕恶吐痰，惊悸不安，心烦口苦，头痛失眠，性情急躁，舌质红苔黄腻，脉弦滑或弦滑数。

【方　　解】 本方由黄连温胆汤加味组成，方中黄连味苦，清热泻火；二陈汤（姜半夏、陈皮、茯苓、甘草）燥湿化痰，理气和中，其中姜半夏与黄连配伍，寓辛开苦降之意；竹茹甘寒降逆和胃，清热消痰；枳实下气导滞消积，更助黄连之苦降；再佐以酸枣仁养心安神，远志宁心化痰安神，淮小麦清心安神，龙齿镇惊安神，诸药配伍，共奏清热化痰，和胃安神之功。

【常用加减】 肝郁化火，心烦易怒者，加丹皮12克，焦栀子12克清肝泻火；肝火亢盛，头晕头痛者，加夏枯草12克，白菊花12克，天麻10克，龙胆草6克清热平肝；脘胀痞满者，加全瓜蒌15克宽胸理气；胁肋胀痛者，加柴胡10克，白芍12克，延胡索15克，川楝子12克疏肝解郁，理气止痛；泛酸多者，加乌贼骨15克，浙贝母15克，煅瓦楞子30克制酸止痛；大便秘结者，加瓜蒌仁15克，火麻仁15克，郁李仁15克润肠通便；久痛入络，夹瘀血者，症见舌暗唇紫，舌下脉络迂曲者，加紫丹参20克，赤芍12克活血化瘀。

【验案举例】

壹 不寐案（痰热内蕴证）

一诊：阮某，男，74岁。主诉：夜寐难安3个月余。现症见：心烦不眠，头晕头胀，痰多体胖，口苦，大便偏干，舌质红苔黄腻，脉弦滑。辨证分析：肝火亢盛，火扰神明，则心烦不寐；肝阳上亢，则头晕头胀；肝火亢盛，灼伤津液，津液不足，则口苦，便干；舌质红苔黄腻，脉弦滑均为痰热内蕴之证。诊断：不寐——肝火亢盛，痰热内扰，心神不宁。治以清肝泻火，和胃安神之法。

处方：夏枯草12克，白菊花10克，黄连6克，茯苓12克，白蒺藜10克，竹茹12克，钩藤（后下）15克，石决明（先煎）15克，半夏9克，陈皮6克，枳实10克，生龙齿（先煎）30克，淮小麦30克，酸枣仁18克，炙远志12克，生甘草3克。7剂。每日1剂，水煎服，日服2次。

二诊：服药1周后，夜寐明显改善，头晕头胀诸症也好转，舌质红苔薄黄，脉弦滑。辨证准确，切中病机，痰热得清，心神则渐安宁。方药对证，效不更方，守原义再服7剂。

三诊：诸症明显好转，夜寐能保证6小时，心情不畅或劳累时则头胀加重，舌质红，脉弦。痰热已清，惟肝阳上亢。原方去白蒺藜、制半夏、陈皮，加蔓荆子9克、代赭石20克。

贰 不寐案（湿热中阻证）

一诊：张某，女，56岁。主诉：失眠2年余。现症见：夜寐难安，心烦易怒，口苦而腻，神疲乏力，大便干结，舌质红苔黄腻，脉细缓。辨证分析：昼为阳，夜为阴；阳则动，阴则静。阴阳平衡，动静有序，则寤寐安也。湿为阴邪，热乃阳邪，两邪相合，湿热留恋，阴阳失序，神明被扰，夜不安寐由来日久，口苦而腻，大便干结，心烦躁扰，疲乏神倦，舌质红苔黄厚腻，脉细缓。诊断：不寐——湿热中阻证。治以清热祛湿，和胃安神之法。

处方：炒苍术12克，陈皮12克，青龙齿（先煎）30克，厚朴12克，白茯苓15克，丹参15克，姜半夏12克，藿香12克，制大黄12克，焦山栀12克，黄连6克，炙远志12克，炒酸枣仁18克，淮小麦30克，生姜三片。7剂。每日1剂，水煎服，日服2次。

二诊：夜寐渐安，大便调畅，舌质红苔黄腻，脉细缓。方药对证，痰热渐清，故诸症好转。原方去制大黄12克，加石菖蒲12克、胆南星6克化痰安神。

三诊：夜寐好转，每夜可以安睡5个小时，大便日1次，舌质红苔薄黄，脉细缓。痰热已清，心神安宁，夜寐好转。守原方继服14剂。

【按】不寐是最常见的一种睡眠障碍性疾病，是以经常不能获得正常睡眠为特征的一类病证，是多种躯体、精神和行为疾病所具有的常见临床表现。临床主要特征为难以入睡，或睡眠不深，或易醒，多梦，早醒，醒后不易再睡，重者表现为彻夜不寐。

和胃安神方所治不寐，多由饮食不节，嗜食油炸烧烤之品，宿食停滞，损伤肠胃，酿生痰热，壅遏于中，痰热上扰，胃气不和，以致不得安寐，即《素问·逆调论》篇说的“胃不和则卧不安。”《张氏医通·不得卧》又进一步阐明了胃不和则卧不安的原因：“脉数滑有力不眠者，中有宿食痰火，此为胃不和则卧不安也。”

（整理：夏永良）

王坤根

王坤根，男，生于一九四五年十月浙江萧山人，中共党员，主任中医师，博士生导师，第四批全国老中医药专家学术经验继承工作指导老师，省级名中医，浙江省中医院国家中医药管理局脾胃病重点学科学术带头人。

王坤根教授，年少时师从范士彦、袁昌益、吴宝森、王永钧等多位老中医，潜心医典，博采众长，治病一方，盛誉当地。1978年，在全国中医招贤选拔考中以全省第一名的成绩考入浙江省中医研究院，从事中医内科临床研究。1984年，调入浙江省卫生厅中医药管理局，从事中医管理工作，政务之余，学业不断，仍悬壶济世，治病救人。1998年，调入浙江中医药大学，在第一附属医院从事中医临床、教学、科研与管理工作。

王坤根教授从事中医工作50余年，有扎实的专业理论基础，对内科常见病、多发病、疑难杂症有丰富的临床实践经验，尤其以诊治消化、心血管系统疾病及肿瘤见长。在临床上，推崇方证对应与辨证论治相结合、中医理论与现代医学理论相结合、辨证与辨病相结合；认为中医药从产生至今，以人为本是其不变的宗旨，所以身为医师，应注重医德为本、病人至上。在科研方面，他主持参与“冠心病中医临床分型客观指标研究”“冠心病介入治疗前后中医证型的变化规律及胰岛素抵抗关系的研究”“霜桑叶抗动脉粥样硬化的实验研究”等多项课题；

撰写学术论文20余篇；主编《现代中医保健丛书》《浙江省中医（中西医结合）单病种诊疗规范》等多部专著；已指导第四批全国老中医药专家学术经验继承人2名，目前正指导第五批全国老中医药专家学术经验继承人2名，每年临床带教本科生、硕博士研究生、留学生30余人。

王坤根教授自参加工作以来，历任浙江省中医药管理局局长，浙江中医药大学副院长、中医系主任，浙江中医药大学附属第一医院（浙江省中医院）院长、书记。现任浙江省名中医研究院副院长，浙江省中医药学会副会长，浙江省中西医结合学会常务理事，浙江省医学会内科分会常务理事，浙江省医学会常务理事，浙江省医师学会常务理事，浙江省医院管理学会常务理事。曾被授予第二届全国优秀医师、浙江省优秀院长等荣誉称号。

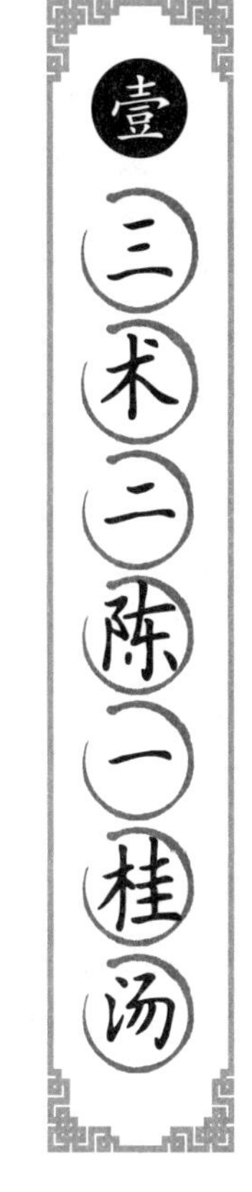

【组成】

苍术 壹拾贰克
生白术 壹拾贰克
莪术 壹拾伍克
制半夏 壹拾伍克
陈皮 拾克
茯苓 壹拾伍克
泽兰 壹拾伍克
泽泻 壹拾伍克
肉桂 叁克

【功　　效】 行气活血，温阳化浊。

【主　　治】 代谢综合征—痰瘀互阻证。症见形体丰腴，脘胀便溏，神疲乏力，舌紫胖大，边有齿痕，苔白腻，脉濡。

【方　　解】 《素问·至真要大论》云：“疏其血气，令其调达”，方中苍术苦温辛烈，燥湿运脾，生白术甘苦微温，健脾燥湿，莪术味辛性烈，专攻气中之血，三术并用，调气和血燥湿，以求其本。痰从湿生，湿去则痰消，故以二陈助苍术燥湿化痰；“天之大宝，只此一丸红日；人之大宝，只此一息真阳。”（张介宾·《类经附翼》）佐少量肉桂，意在鼓舞肾气，取“少火生气”之义，且肉桂伍泽兰、泽泻更有通阳活血利水之功。诸药合用，行气活血，温阳化浊，则痰瘀互阻之证，自可消解。

【常用加减】 脘腹胀满，加紫苏叶、紫苏梗、香附、枳壳、厚朴；夜寐不安，加黄连、竹茹、菖蒲、郁金；腰膝酸软，加川续断、杜仲；食积，加山楂、麦芽；酒客，加枳椇子、葛花；高脂血症，加丹参、荷叶、生山楂、决明子、蒲黄；糖耐量受损，加地骨皮、黄连、玄参；高血压，加益母草、桑叶、夏枯草、生地黄；痛风，加猫人参、黄柏、牛膝、土茯苓；脂肪肝，加茵陈、生栀子、平地木、垂盆草、虎杖根。

【验案举例】

壹 代谢综合征案

2011年12月20日一诊：许某，男，49岁。2011年12月15日浙医二院生化：FPG 6.62mmol/L，2hPG 11.81mmol/L，HBA1c 7.0%，TG 2.8mmol/L，今日本院B超：脂肪肝。刻诊：形体丰腴，倦怠乏力，心烦易怒，目糊，后颈板滞，舌质暗红，苔黄腻，脉弦滑。诊断：代谢综合征—痰瘀互阻证。

处方：苍术12克，生白术12克，莪术10克，制半夏15克，陈皮10克，茯苓15克，柴胡9克，黄芩12克，焦栀子9克，夏枯草15克，葛根30克，片姜黄15克，决明子20克，生山楂20克，丹参15克，桑叶15克，黄连10克。14剂。

2012年1月3日二诊：烦躁、疲乏显减，目糊、项强减而未除，舌暗红，苔薄黄腻，脉弦滑。

处方：苍术12克，生白术12克，莪术10克，制半夏15克，陈皮10克，茯苓15克，柴胡9克，黄芩12克，焦栀子9克，夏枯草15克，葛根30克，片姜黄15克，决明子20克，生山楂20克，丹参15克，桑叶15克，黄连10克。14剂。

2012年1月18日三诊：诸症显减，舌暗红，苔薄黄腻，脉弦滑。守方14剂。

【按】代谢综合征（metabolic syndrome，MS）是多种代谢危险因素在体内并存的状态，可促进动脉粥样硬化和Ⅱ型糖尿病的发生发展。其主要组分有肥胖尤其内脏型肥胖、糖尿病或糖调节受损、血脂紊乱、高血压，同时包括高尿酸血症、微量白蛋白尿，亦涉及持续低度炎症反应及血液凝溶异常。王坤根教授指出，根据MS的发病和临床特征，可归属于中医学中“肥胖”“腹满”“消渴”“眩晕”等病症范畴，本病病位主要在脾胃，与肾密切相关。患者多因素体痰湿内蕴，加之过食肥甘、心动身静，中焦脾胃升降失常，聚湿为痰；痰阻气滞，延及血分，而成痰瘀互阻之证。痰瘀之类，皆属阴邪，易伤阳气，肾阳为诸阳之源，本病多见于40岁以上的男性，“五八，肾气衰”，少火日衰，气血津液周流不利，停滞而为浊邪。因此，王坤根教授提出MS的病机乃脾肾阳气虚衰为其本，痰瘀互阻为其标，治疗当在化痰行瘀的基础上，少佐温补肾气之品，补火生土，处方常以三术二陈一桂汤加减。气滞甚者，合香苏饮；血瘀甚者；合桃红四物汤，痰湿甚者，合五苓散，并按照病证合参的原则要求患者“管住嘴、迈开腿”，并选用针对血脂、血糖、血压等生化指标异常的药物。

本例患者形体丰腴，倦怠乏力，舌质暗红，苔黄腻，脉滑，体检提示代谢综合征，痰瘀互阻之证昭然，故以三术二陈一桂汤行气活血，温阳化浊；心烦易怒，目糊、脉弦，乃肝经郁热之证，取柴胡、黄芩、焦栀子、夏枯草清肝泻火；后颈板滞，以葛根、片姜黄疏经通络；更以决明子、生山楂、丹参化浊降脂，桑叶、黄连清热降糖，诸药合用，而收标本同治之功。

贰 脂代谢紊乱案

2009年12月10日一诊： 卞某，男，47岁。有肥胖症、高甘油三酯血症、空腹血糖受损病史。刻诊：体形略丰，面白欠华，时有便溏，腰膂酸楚，夜寐易惊，口舌生疮，苔薄黄腻，舌质暗红，脉来沉滑。皆因年近五旬、脏腑懈怠，案牍劳心、饮食起居失其常度使然。拟固本培元、化浊和中，膏滋调理。

处方：生熟地黄（各）120克，山茱萸120克，山药300克，丹皮100克，枸杞子300克，菟丝子100克，覆盆子100克，补骨脂100克，川续断100克，杜仲150克，徐长卿150克，千年健100克，紫河车150克，党参150克，生晒参150克，黄芪300克。

处方：苍白术（各）100克，莪术100克，猪茯苓（各）150克，泽兰150克，泽泻150克，肉桂30克，薏苡仁300克，生山楂300克，决明子300克，特二级石斛100克，陈香橼100克，佛手片100克，砂蔻仁（各）60克，龟甲胶250克，鹿角胶250克，木糖醇1袋，黄酒500克。

另嘱每日饮食八分饱，饮水2000ml，运动45min。

2010年8月7日二诊： 药后诸症已除，体检体重指数、血糖、血脂已正常。

【按】患者政务操持，思虑伤脾，加之应酬难辞，痰湿内蕴，故有便溏，面白，形丰，脉沉滑，苔腻等脾虚湿困之象。舌质暗红乃血瘀之征，盖湿阻气机，中州失健，气行既滞且怠，血运遂行不畅。年过四十，阴气自半；起居失常，精血更耗，相火翕然而起，是故腰膂酸楚，夜寐易惊，口舌生疮。方以三术二陈一桂汤运脾化浊，活血通阳，祛邪扶正；四君、六味、五子衍宗脾肾双补，固本培元；佐以川续断、杜仲、徐长卿、千年健强腰通络，陈香橼、佛手片运脾兼疏肝气；生山楂、决明子为王老师治疗脂代谢紊乱之常用药对。药饵之余嘱其饮食适度，劳逸结合，故病愈斯速矣。

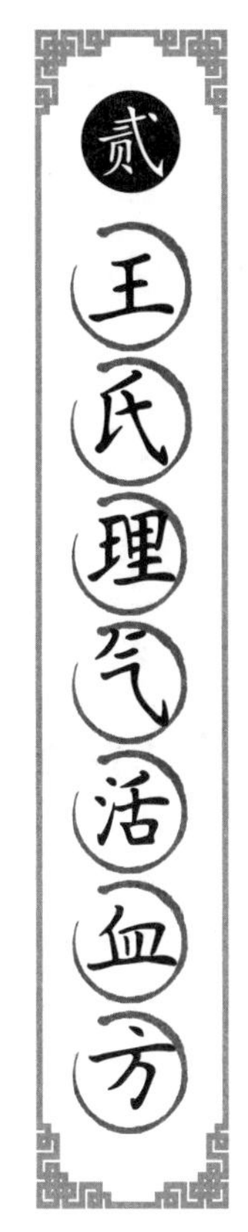

【组成】

桃仁	拾克
红花	拾克
当归	壹拾贰克
生地黄	壹拾贰克
赤芍	拾克
川芎	拾克
丹参	叁拾克
火麻仁	叁拾克
莪术	壹拾伍克
枳实	拾克
大腹皮	叁拾克

【功　　效】　行气活血，消痞通腑。

【主　　治】　胃肠功能障碍（衰竭）—气滞血瘀证。症见腹胀纳呆，腹痛如刺，嗳气便秘，舌淡紫暗，舌底脉络迂曲，苔薄白或薄黄，脉细涩。

【方　　解】　本方化裁于桃红四物汤，现代研究表明，本方具有扩张血管、抗炎、抗休克、调节免疫功能等作用。方中以强劲的破血之品桃仁、红花为主，活血化瘀；以生地黄易熟地黄、赤芍易白芍，并合当归清热凉血，养血活血；更以川芎行气活血，以助行血之力。津亏肠闭，配伍丹参、火麻仁则营阴得养，肠道则滋。另仿厚朴三物汤，以莪术、枳实、大腹皮行气除满通腑，既无破气伤正之虑，更有祛瘀消食之妙，其中大腹皮除下气宽中外，尚有行水消肿之效。诸药合用，而使瘀血祛，新血生，痞满消，腑气畅。

【常用加减】　腹胀殊甚，大便秘结者，加生大黄、厚朴、莱菔子；腹痛较甚者，加延胡索、川楝子；尿少肢肿者，加泽泻、猪苓、车前子；黑便呕血者，加三七、地榆、仙鹤草；胸闷呕恶，湿象较著者，加黄连、苍术、厚朴、砂仁；气血两虚，腹胀不甚者，酌加黄芪、党参等。

【验案举例】

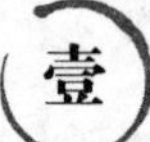

壹 胃肠功能障碍案

2010年9月7日一诊：患者王某，女性，78岁。既往有慢性阻塞性肺病病史，2010年2月因慢性阻塞性肺病急性发作，出现Ⅱ型呼吸衰竭转入ICU有创通气，因肺功能较差，一直未能脱机拔管，气管切开后滞留于ICU。2010年8月出现腹胀纳呆，大便不畅，尝以理气导滞之剂治之，罔效，症状日渐加重，于2010年9月7日请王坤根教授诊之。其时患者腹胀便结，隐有刺痛，不欲饮食，神疲乏力，面色㿠白，舌淡紫，苔薄白，脉沉细。肠鸣音减弱，每分钟仅1~2次，肠内营养每日仅能服米汤。王坤根教授认为患者辨证当属气滞血瘀，气血两虚。急则治标，先当理气活血。

处方：桃仁10克，红花10克，当归 12克，生地黄 12克，赤芍10克，川芎10克，莪术15克，丹参30克，枳实 10克，大腹皮30克，火麻仁30克。上方7剂，日服1剂，浓煎160ml后分3次，温服。

2010年9月14日二诊：患者药后自觉腹胀减轻，腹痛不显，大便基本自解，1周内仅1次开塞露辅助通便，肠内营养增至瑞代500ml/日，因增加偏快，近两日腹胀又稍有加重，舌淡紫，苔薄白，脉沉细。上方中加用厚朴10克、莱菔子30克。日服1剂，浓煎160ml后分2次温服。

2010年9月21日三诊：患者腹胀已不明显，腹痛消失，大便通畅，精神转佳，仍偶有软弱感，面色较前红润，舌质紫气消失，苔薄白，脉沉细。肠鸣音1分钟可及3~4次，较前响亮，肠内营养已增至瑞代1000ml/日，无任何不适。方中酌减行气祛瘀之品，加用益气健脾之品。

处方：桃仁10克，红花10克，当归12克，生地黄12克，赤芍10克，川芎10克，莪术15克，枳实10克，大腹皮30克，莱菔子30克，党参15克，黄芪15克。日服1剂，浓煎160ml后分3次，温服。

该患者继服14剂后停药，半年后因感染再次加重，家属放弃抢救而死亡。此半年间患者未再受胃肠功能障碍所苦。

贰 胃肠功能衰竭案

2010年12月18日一诊：患者徐某，男性，73岁。既往有慢性阻塞性肺病、右侧肺不张、慢性肺心病、心功能Ⅳ级，胃溃疡病史，2009年11月因慢性阻塞性肺病急性发作，Ⅱ型呼吸衰竭，肺性脑病转入ICU有创通气，曾两次尝试脱机拔管，均因形体极度消瘦、肺功能极差未能成功，后气管切开滞留于ICU。2010年12月患者出现肺部感染，严重脓毒症，后查胸片提示右肺不张，予积极抗感染治疗，但患者迅速出现胃肠功能衰竭。2010年12月18日延王坤根教授诊视时，患者腹胀殊甚，大便秘结，胁下痞块，按之疼痛，不思饮食，肠内营养无法进行，食则呕吐，舌质红暗，舌底脉络迂曲，苔心浊腻，脉沉细数。患者肠鸣音消失，腹内压测定为28cmH_2O，床边B超提示肝脾肿大下移。辨证属气滞血瘀，腑气不通。治宜理气通腑，活血化瘀。

处方：生大黄（后下）10克，枳实15克，枳壳15克，厚朴15克，桃仁10克，红花10克，当归12克，生地黄12克，赤芍10克，川芎10克，莪术15克，大腹皮30克，莱菔子30克，槟榔10克。上方4剂，日服1剂，浓煎160ml后分5次，温服。

2010年12月22日二诊：患者腹胀明显减轻，大便已解，肠内营养可尝试瑞能200ml/日，缓慢进食后未再出现呕吐，舌质暗，苔心腻，脉沉细。肠鸣音仍较弱，腹内压测定22cmH_2O。因恐过下伤正，方中去大黄，继服观效。日服1剂，浓煎160ml后分4次温服。芒硝敷脐后出现皮肤破损，已停用。

2010年12月29日三诊：患者腹胀显减，大便基本通畅，本周需开塞露辅助通便1次，胁下痞块仍有，按之疼痛显减，舌质淡暗，苔薄少，脉沉细。肠内营养已增至600ml/日，肠鸣音2～3次/分，偏弱，腹内压测定18cmH_2O。继守理气活血之法。

处方：桃仁10克，红花10克，当归12克，生地黄12克，赤芍10克，川芎10克，莪术15克，枳实15克，枳壳15克，厚朴15克，大腹皮30克，莱菔子30克。日服1剂，浓煎160ml后分3次，温服。

2011年1月12日四诊：患者腹胀已不明显，大便隔日1行，基本不需辅助，肠内营养已至瑞能1000ml/日，近几日尿量偏少，双手轻浮，舌淡暗，苔薄少，脉沉细。方中酌减理气之品，稍加利水消肿之品。

处方：桃仁10克，红花10克，当归12克，生地黄12克，赤芍10克，川芎10克，莪术15克，枳实 10克，厚朴15克，大腹皮30克，泽泻15克，猪苓 15克。日服1剂，浓煎160ml后分3次，温服。

患者继服12剂后停药，目前仍在ICU治疗。此后因存在右肺不张，反复发生肺部感染及胃肠功能衰竭，采取理气活血法治疗均可获效，极大减轻了患者痛苦。

【按】胃肠功能障碍/衰竭是ICU中常见并发症，是MODS（多器官功能障碍综合征）的始动环节和中心器官，尽早纠正胃肠功能衰竭，恢复肠道屏障功能，具有极其重大的意义。遗憾的是，由于胃肠道解剖结构及功能的复杂性，针对胃肠功能衰竭西医尚无特效的药物治疗。因此运用中医中药治疗胃肠功能障碍/衰竭，是当前很值得研讨的课题。

胃肠功能障碍/衰竭至今未有合适的中医病名。今人多将其归为“痞满”或“痞证”范畴。痞证作为一个独立的病证首次出现在《内经》，被称为“痞”“满”“痞塞”“痞膈”，至《伤寒论》中对痞的症状作了较为详细的表述，指出：“心下痞硬而满”，“但满而不痛者，此为痞”，明确了其病位在“心下”，即胃脘部。至明《仁术便览》提出了“痞证”的独立病名，张景岳又提出了“痞满”的病名。值得注意的是，不论仲景所云之“痞”，抑或景岳所云之“痞满”，其部位均在胸膈至心下（即胃脘部），而临床所见胃肠功能障碍/衰竭之腹胀却在全腹，不仅在胃脘部，更不在胸膈，故此用“痞满”来概括胃肠功能障碍/衰竭显然不太合适。

王坤根教授查阅文献，发现胃肠功能障碍/衰竭与《内经》中的肠痹及六腑胀有一定相似之处，但也有不同，朱丹溪曾提出“胀满”的概念，指出“痞满”及“胀满”二者相类似，而痞满轻，胀满重，“胀满内胀而外亦有形，痞则内觉闷，而外无胀急之形”。明·王肯堂《证治准绳·杂病·诸气门》认为：“胀在腹中，其病有形；痞在心下，其病无形”，这就从病位上解决了“痞满”病位与胃肠功能障碍/衰竭腹胀部位不同的不足，因此王坤根教授认为，关于胃肠功能障碍/衰竭的中医病名，或可破除常规，创立“胀满”病名，或可借鉴已有之“痞满”病名，但应强调，其症状表现与胃肠功能障碍/衰竭有所不同，当赋予古病名以新的含义。

针对目前ICU临床治疗胃肠功能障碍/衰竭患者多采用大承气汤通腑泻下，而不强调辨证的现状，王坤根教授结合ICU患者的构成、发病原因及症状特点，将胃肠功能障碍/衰竭患者分为四型，其中气滞血瘀型为临床较为常见的一型。此型患者往往起病较缓，病程较长，气滞日久，“气结则血凝”，可由气及血，形成瘀血之证；瘀血阻滞，气血失和，则脾胃升降失序，传化无由而壅塞成痞。以上两则病案的患者均符合此特点。

治疗方面，诸多医家认为非升降脾胃不能速收良效。然王坤根教授认为如果不化瘀活血而徒理气益气，气机仍难通畅。《试效方论》云：“心下痞，宜升胃气，以血药佐之，若全用气药导之，则其痞愈甚。”王坤根教授指出，临床上一些痞满病人，从气论治，时效时罔效，究其原因，即因医者拘泥于治气，而忽视了理血这一重要环节。李中梓在《医学入门》中亦云：“瘀血结成窠囊下，而心下痞者，用桃仁、红花、香附、大黄等份研末，酒调服利之”，即是从瘀论治的实例。针对瘀血阻滞，升降失常的病机，应在辨证的基础上着重于化瘀活血，升降气机，气血同治，升降并调，相辅相成，疏达开通，使病邪得去而元气自复，清阳得升而浊阴得降，则胀满可除。此外王坤根教授还指出即便临床上患者并未出现四肢水肿等水湿泛滥之象，在方中酌加行气利水化湿之品，如大腹皮、茯苓皮等，往往能收到很好的效果，这可能与胃肠功能障碍/衰竭时存在肠黏膜水肿有关，也体现了王坤根教授临证注重辨证与辨病相结合的特点。

（整理：智屹惠　沈淑华）

白兆芝

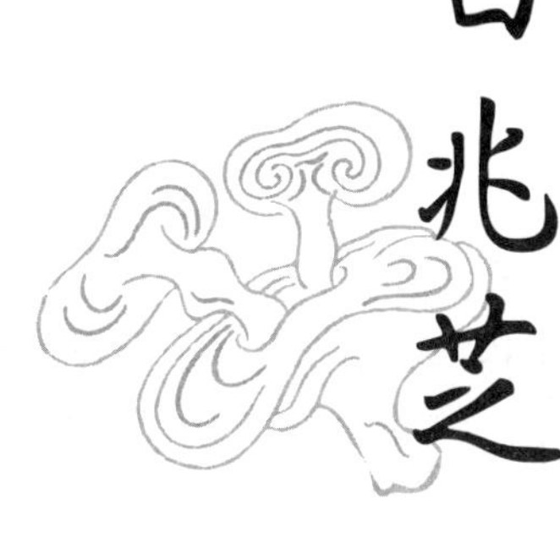

白兆芝，男，汉族，一九四五年十一月生，山西省阳曲县人，中国中医研究院研究生部首届硕士研究生毕业。山西中医学院教授、主任医师、博士研究生导师，第四批全国老中医药专家学术经验继承工作指导老师。兼任中华中医药学会内科分会常务委员、中华中医药学会脾胃病分会常务委员、山西省中医药学会副理事长、山西省中医药学会脾胃病专业委员会主任委员。

白兆芝教授1970年于北京中医学院毕业后，先后在山西省工农兵医院中医科、山西医学院第二附属医院中医科工作。1978年考取中国中医研究院研究生部首届硕士研究生，学习师承了导师施奠邦教授诊治消化系统疾病和内科疑难病的学术思想和临床经验。1981年研究生毕业后回山西医学院第二附属医院中医科工作，任主治中医师。1987年调往山西中医学院工作至今，历任中医内科教研室副主任、主任，中医系副主任、主任，附属医院副院长、院长，山西中医学院副院长等职。

白兆芝教授从事中医内科临床、教学、科研工作42年，重视脾胃后天之本，运用中医传统方法，研究完善脾胃肠病学说，并在实践中系统阐发胃肠病病机理论、证候及证治学说，擅长运用中医药治疗消化系统疾病和中医内科疑难病。

白兆芝教授主持完成省部级科研项目3项。历年在国家和省级核心医学刊物上发表学术论文40余篇，出版论著10余部（其中主编出版中医药专著2部），共80余万字。其代表著作《现代中医小肠病学》，曾获中国国际医学交流基金会林宗扬医学基金奖，所主持的中医内科学系省级重点课程，获省教学成果二等奖。2005年被授予“山西省教学名师”称号，2010年被授予“山西省第三届科教兴晋突出贡献专家”称号。

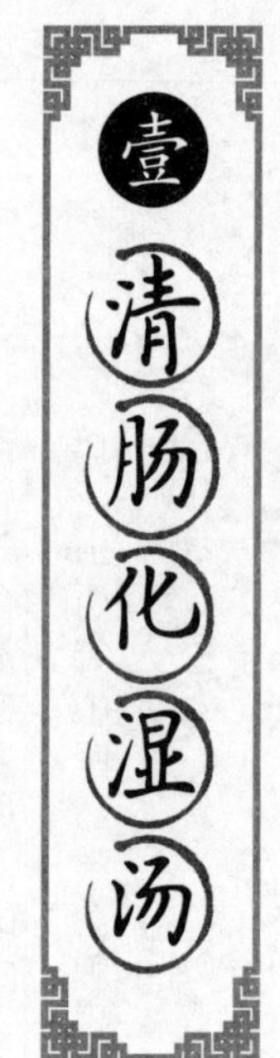

【组成】

广木香 拾克
黄芩 拾克
黄连 陆克
秦皮 拾克
生地榆 叁拾克
生薏仁 叁拾克
苦参 壹拾伍克
川厚朴 壹拾贰克
马齿苋 叁拾克
白芍 壹拾贰克
葛根 壹拾贰克
败酱草 叁拾克
甘草 陆克
生姜 叁片

【功　效】 清肠化湿，行气止痛。

【主　治】 肠腑湿热证。西医诊断为急慢性肠炎、痢疾、溃疡性结肠炎、肠道菌群紊乱、肠神经官能症等。

【方　解】 方中以黄连、黄芩、苦参清热燥湿，秦皮、地榆、马齿苋凉血清肠，广木香、川厚朴理气除满燥湿，更加葛根生津升清，白芍缓急敛阴，败酱草清热解毒，故本方不仅具有清肠化湿之力，而且还有行气消胀，缓急止痛，防湿热伤阴之功。用于肠腑湿热证，则湿邪得化，热邪得清，脐腹疼痛、胀满等症可除。凡属肠腑湿热证，见到腹部胀满疼痛，痛则欲泻，泻而不爽，大便黏稠臭秽，或下利脓血，肠鸣，口苦，口干不欲饮水，或有纳呆，呕恶，肢体沉重，或有发热汗出，口中糜烂，小便短赤，舌质红，苔黄腻，脉滑数，皆可化裁应用。

【常用加减】 如腹痛较甚，可加延胡索、川楝子；腹胀较甚，加大腹皮、槟榔；大便偏干者，去葛根、地榆、马齿苋，加炒莱菔子、熟大黄；纳差者，加焦三仙、鸡内金；脓血便较著者，加白头翁、槐花炭、三七粉。

【验案举例】

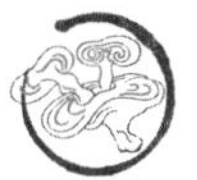

痢疾案

2010年1月5日一诊： 李某，女，35岁。主诉：间断脓血便10年，加重1月。

现病史：患者10年前无明显诱因出现脓血便，伴腹痛，于当地医院行结肠镜检查为“溃疡性结肠炎”，经用药治疗后，症状缓解，此后症状时轻时重。近1月来症状加重，为系统治疗来我院就诊。刻下症见：大便呈脓血便，白多赤少，日行5～6次，黏液多，伴腹痛，腹胀，里急后重，偶有肠鸣，排便不畅，纳食一般，晨起口苦口干，舌红，苔黄根厚腻，脉弦细。

辅助检查：2009年12月8日山医一院肠镜示：“溃疡性结肠炎”。

辨证分析：湿热内蕴肠腑，腑气壅滞，气机受阻，造成气滞血阻，气血与邪气相搏结，挟糟粕积滞进入肠道，脉络受伤，腐败化为脓血而痢下赤白。气机阻滞，腑气不通，闭塞滞下，故见腹痛、腹胀，里急后重。湿热伤津，津液不布，故口干。舌红苔黄根厚，脉弦细乃湿热之象。

诊断：中医诊断为痢疾（湿热蕴结证）；西医诊断为慢性非特异性溃疡性结肠炎（慢性复发型、中度、直肠、乙状结肠、活动期）。

立法：清肠化湿，补气健脾。

处方：清肠化湿汤加减治疗。

广木香10克，黄芩10克，黄连6克，秦皮10克，生地榆30克，生薏苡仁30克，苦参15克，川厚朴12克，马齿苋30克，白芍12克，葛根12克，败酱草30克，甘草6克，生姜3片。

用法：6剂，水煎服，日1剂，早晚分服。

2010年1月15日二诊： 脓血不多，仍有里急后重感，大便不畅，不稀，带黏液，纳可，舌红苔白，脉弦细。继用前法，以清肠化湿汤去葛根、败酱草、苦参，加太子参、炒白术、茯苓，前后11诊，共服药70余剂。期间在内服中药基础上，用中药保留灌肠，至2010年6月22日，患者诸症减，精神好转，大便正常。

【按】患者诊断为“溃疡性结肠炎”达十年之久，迁延不愈，导致脾胃虚弱，此乃病之本，湿热之邪蕴结大肠乃病之标。刻下由于湿热之邪较重，壅阻气机，故大便不得通畅。湿热伤津，津液不布，故口干。湿热之邪熏灼肠道，气血壅滞，肠道传导失司，脂络受损，化为脓血，见到脓血便。舌红苔黄根厚，脉弦细乃湿热之象。在整个治疗过程中，白兆芝教授根据患者具体情况，先以清肠化湿治标为主，用清肠化湿汤加减治疗，待湿热之邪祛除大半，即用扶正之品，合四君子汤、异功散、痛泻要方加减治疗。因瘀热较重，痢下色红，故加生地榆、秦皮、苦参凉血行瘀；加马齿苋增强清热解毒之效；腹部胀满、纳差加焦三仙消食化滞。

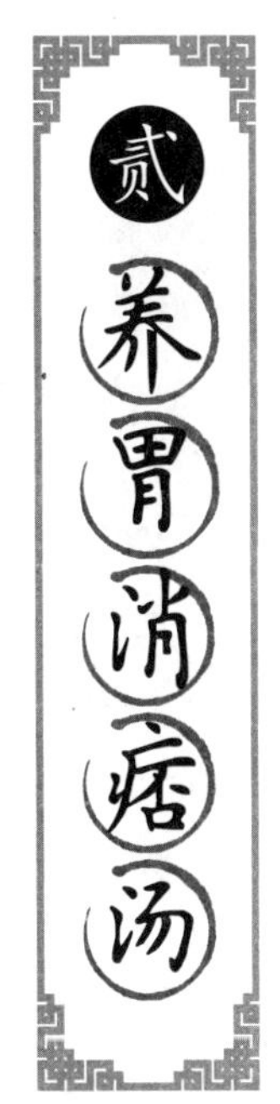

【组成】

太子参 壹拾伍克
百合 叁拾克
乌药 拾克
麦冬 壹拾伍克
白芍 壹拾贰克
丹参 壹拾伍克
莪术 拾克
黄连 陆克
陈皮 拾克
佛手 拾克
浙贝母（捣） 壹拾伍克
鸡内金 壹拾伍克
白花蛇舌草 叁拾克
甘草 陆克
生姜 叁片

【功　　效】 养胃和中，化痰消痞，活血解毒。

【主　　治】 胃阴亏虚证。西医诊断为慢性萎缩性胃炎（CAG）、功能性消化不良（FD）、胃下垂等疾病。

【方　　解】 方用太子参、麦冬、百合滋养胃阴，乌药、陈皮、佛手调气消痞，丹参、莪术活血化瘀，白芍养血缓急止痛，浙贝母、鸡内金化痰消积，与丹参、莪术相伍，痰瘀并消，更用黄连、白花蛇舌草清热解毒，甘草调和诸药，共奏扶正祛邪之功。凡属胃阴亏虚所致脘腹痞闷，嘈杂，饥不欲食，恶心嗳气，口燥咽干，大便秘结，舌红少苔，脉细数者，均可用本方加减化裁之。

【常用加减】 若阴虚胃热可加石斛、丹皮、栀子养阴清胃；若津伤较重者，可加石斛、玉竹加强生津之力；脘痞较著者，加枳实理气消胀；食滞者，加谷芽、麦芽消食导滞；便秘者，加火麻仁、瓜蒌仁、生地黄润肠通便。

【验案举例】

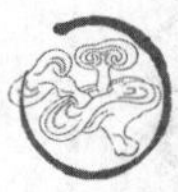

慢性浅表性胃炎案

2008年12月5日一诊： 韩某，女，56岁，干部。主诉：上腹部胀满不适2年，加重1月。

现病史：患者2年前出现上腹部胀满，时轻时重，每于进食辛辣食物后加重，并于2008年11月19日山西太原煤炭中心医院胃镜示：（1）慢性浅表性胃炎；（2）胃息肉。为系统治疗来我院就诊。现症见上腹部胀满，伴烧心，嗳气，脘中畏凉，口苦，纳食一般，平素易"上火"，大便、小便正常，舌胖大质暗，苔黄，中心苔少，根偏厚，脉沉弦细。

既往史：既往体健。

个人史：平素喜食辛辣、肥甘厚味。

辅助检查：2008年11月19日山西太原煤炭中心医院胃镜示：（1）慢性浅表性胃炎；（2）胃息肉。病理诊断：（胃窦）慢性重度浅表性胃炎，部分为轻度萎缩性炎伴肠化，少许腺体上皮细胞轻度非典型增生。

辨证分析：患者由于长期饮食不节，导致脾胃运化失职，清阳不升，浊阴不降，中焦气机阻滞，升降失司，出现上腹部胀满、饮食不节后加重。肝主疏泄，调节脾胃气机，肝气条达，脾升胃降气机顺畅。由于饮食不节、情志失调等原因，导致肝气郁结，日久气郁化热，故见口苦，苔黄等症；烧心乃肝郁化热犯胃所致。肝郁化热，耗伤胃阴，故见舌中心苔少。胃痞治不及时，湿伤脾阳，热伤胃阴，形成脘中畏凉，口苦之上热下寒的表现。该病日久导致血瘀胃络，血瘀则舌少滋润，故舌色紫黯。四诊合参，为胃阴亏虚、胃络瘀阻、寒热错杂之证。

诊断：中医诊断：痞满（胃阴亏虚、胃络瘀阻、寒热错杂证）；西医诊断：（1）慢性浅表性胃炎；（2）胃息肉。

立法：滋养胃阴，活血解毒，平调寒热，和中消痞。

处方：养胃消痞汤加减治疗。

太子参15克，百合30克，乌药10克，丹参15克，莪术10克，半夏9克，陈皮10克，浙贝母（捣）15克，黄连8克，砂仁（后下）6克，鸡内金15克，煅瓦楞子（先煎）15克，吴茱萸3克，甘草6克，生姜3片。4剂。水煎服，日1剂，早晚分服。

2008年12月9日二诊： 烧心减，仍有脘中饱胀感及隐痛，纳稍增，大便可，口干，舌胖质暗苔薄白，稍有裂纹根黄，脉沉弦细。继用前法，以前方加白芍12克，麦冬12克，白屈菜10克。6剂。

2008年12月16日三诊： 自觉痞满减，有时烧心，偶觉脘痛及灼热感，大便可。舌胖质暗，苔白根黄厚，脉沉弦细。继用养胃消痞汤加减治疗。至2009年3月17日，患者一般情况尚好，无烧心，痞满减。2009年3月25日，前后共服药90余剂，再次复查胃镜，胃镜示慢性浅表性胃炎。病理诊断：浅表胃窦黏膜轻度慢性炎。

【按】痞满是由于长期饮食不节，情志失调，脾胃虚弱导致脾胃升降功能失常，气机失调。病机特点乃本虚标实，本虚为脾胃气虚或脾胃阴虚，标实乃气滞、湿阻、火郁、血瘀、食滞为患。该患者胃阴亏虚、胃络瘀阻、寒热错杂，故以滋养胃阴，活血解毒，平调寒热，和中消痞为治则，用养胃消痞汤加减治疗。用太子参、麦冬配合百合、乌药为养阴益胃之主药，取陈修园百合汤之意。陈皮、佛手调气消痞；为防止半夏辛燥伤阴，用生白芍敛阴调肝；左金丸合煅瓦楞子泄热制酸；浙贝母、鸡内金化痰消积，与丹参、莪术相伍，活血化瘀，痰瘀并消，更用白屈菜清热解毒。诸药合用，滋养胃阴，和中消痞，活血解毒，寒热并调，病机与治法丝丝入扣。经过三月多月的治疗，胃阴复，饮食可，最终取得满意疗效。

（整理：王健）

莫通

莫通，男，一九四六年出生，广东省廉江市谭福族排塘村人，毕业于广州中医药大学，至今在广东医学院附属医院工作，主任中医帅、教授。中国医药学会常务副主任，中国保健杂志常务编委，湛江香港科协理事。二〇〇八年被人事部、卫生部、国家中医药管理局确定为第四批全国老中医药专家学术经验继承工作指导老师，带出高徒教授及副教授各一名，先后到韩国、缅甸等国家学术交流，在国内外有一定的知名度，得到同行的公认。

莫通教授长期坚持教学、临床、科研等工作近40年，治学严谨，造诣颇深，对中医骨伤科、中医内儿科为优，对疑难杂症也有独到之处，能很好地继承前人的经验，熟练运用辨证论治，效果显著，临床上继承、发展、创新，提高诊疗水平，对小儿股骨头缺血性坏死、肺结核、溃疡性结肠炎、痛风、不育不孕症、肿瘤等治疗有独特之处，多次被评为广东医学院及附属医院的优秀教师、先进工作者及医德高尚者称号，广东医学院附属医院2010年40周年院庆被评为优秀人梯奖。1976年湛江地区吴川县严重水灾，莫教授任湛江医学院医疗队副队长，带领60多名医疗人员赴吴川县救灾，承担医疗3个月，主持全面工作，成绩显著，受到湛江市人民政府及吴川县人民政府表扬和奖励，先后多次为国家领导、省部级及地区市领导人、奥运会冠军悉心诊疗。他治病以人为本，药用精少廉，效果好，深受广大患者信任，在同行中得到认可，在群众中享有很高的声誉。

莫通教授在广东医学院附属医院工作将近40年，先后任广东医学院附属医院门诊部主任、康复科主任，兼任中华医学会广东省分会中西结合儿科学会委员，中华医学会广东省分会康复物理学会委员，广东医学院职称评审专家、科技评审专家、广东省教学职称评审专家、广东省医疗事故评审专家，中国医药学会常务副主任、《中国保健杂志》常务编委、《中华医护杂志》常务编委、《康复杂志》编委、《美国中华医学杂志》编委。发表论文30多篇，主编及副主编医学著作6部，分别由人民卫生出版社、中国中医药出版社、中国科学技术出版社出版，有关名言及格言被中国文史出版社出版，曾获得中国医学优秀作者奖、湛江医学院（广东医学院前身）科研优秀成果奖。

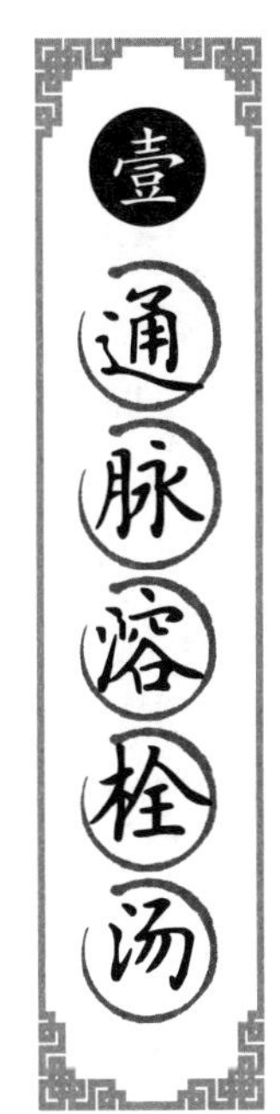

【组成】

黄芪　陆拾克
毛冬青　叁拾克
水蛭　伍克
川芎　拾克
当归尾　拾克
赤芍　壹拾伍克
生地黄　壹拾伍克
栀子　拾克
桃仁　拾克
丹参　拾克
路路通　拾克
甘草　伍克

【功　　效】活血通瘀溶栓。

【主　　治】中风、冠心病、下肢静脉栓塞。

【方　　解】在运用王清任补阳还五汤治疗中风、冠心病、下肢静脉栓塞等疾病过程中，莫氏发现补阳还五汤活血逐瘀力较弱，全方略偏于温燥，易于化火伤津。为此，莫通教授在继承补阳还五汤方义的基础上，进行了创新性的化裁。重用黄芪、毛冬青为君药，以补气通络，清热活血。川芎、当归尾、赤芍、桃仁为臣药，以活血溶栓通脉。以水蛭易地龙以增强活血破瘀之力，达通脉溶栓之效。栀子、路路通清热活血通脉，以防瘀久化热之弊。生地黄和丹参质润多汁，清热活血，补血生津，可防止芎芪温燥伤津。甘草调和诸药。全方以补气活血，通脉溶栓立意，破瘀不伤正，温而不燥，可用于治疗中风、冠心病、下肢静脉栓塞等疾病。

【常用加减】中风患者可加僵蚕、钩藤、蒺藜引药直达巅顶；冠心病患者可加红花、郁金、薤白宽胸理气；下肢静脉栓塞可加地龙、牛膝引药下行；偏热者加丹皮、知母、丝瓜络各 10克；偏寒者加桂枝10克；夹湿者加苍术、防己各10克。

【验案举例】

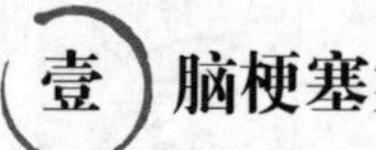

壹 脑梗塞案

一诊：张某，男，55岁。湛江吴川人。因左侧肢体乏力20余天入院。目前患者左侧肢体乏力，行动不便，言语清晰，时头晕头痛，胃纳可，二便尚调，舌暗红，苔薄白，脉弦细。头颅CT示：基底节区脑梗死。既往有高血压病史10余年，一直规范服药治疗。莫通教授认为患者年过五十，气血脏腑机能衰退，气虚不能运血至脑，脑失所养而得病。宜补气活血通脉，方用通脉溶栓汤加减。

处方：黄芪60克，毛冬青30克，水蛭5克，川芎10克，当归尾10克，赤芍15克，生地黄15克，桃仁10克，丹参10克，路路通10克，僵蚕6克，钩藤（后下）10克，甘草5克。

【按】考虑患者病程较短，瘀而化热程度较轻，遂去栀子，加僵蚕6克，钩藤10克（后下）以引药上行直达巅顶。诸药相合，直达脑窍，效若桴鼓，患者头晕头痛症状消失，左侧肢体乏力逐渐恢复。嘱其稳定情绪，清淡饮食，可颐养天年。

贰 双下肢动脉粥样硬化案

一诊：李某，男，78岁，湛江徐闻人。因反复双下肢瘀暗肿胀5年，加重10天。活动后双下肢肿胀明显，晨轻暮重，胃纳可，二便尚调，舌质淡暗有齿痕，苔薄白，脉沉细。平素嗜烟饮酒，喜食肥猪肉。双下肢动静脉B超：双下肢动脉粥样硬化，双下肢静脉血流缓慢。莫通教授认为李老年过七十，气血亏虚，加之平素嗜烟饮酒，喜食肥猪肉，致使双下肢动脉粥样硬化，血脉狭窄，肌肤失养，可见双下肢瘀暗肿胀。本病宜补气活血通脉，补气则可帅血而行，通脉则可畅狭窄之血脉。方用通脉溶栓汤加减。

处方：黄芪60克，毛冬青30克，水蛭5克，川芎10克，当归尾10克，赤芍15克，生地黄15克，栀子10克，桃仁10克，丹参10克，路路通10克，牛膝30克，地龙10克，车前子（包）10克，甘草5克 。

【按】患者病在下焦，重用牛膝30克，地龙10克以引药下行，佐车前子利水消肿。本病重在气虚血瘀，重在补气通脉，切不可一味活血利水消肿，以免更伤正气，则水肿益甚。嘱其清淡饮食，戒烟限酒，少食肥甘厚味之品。

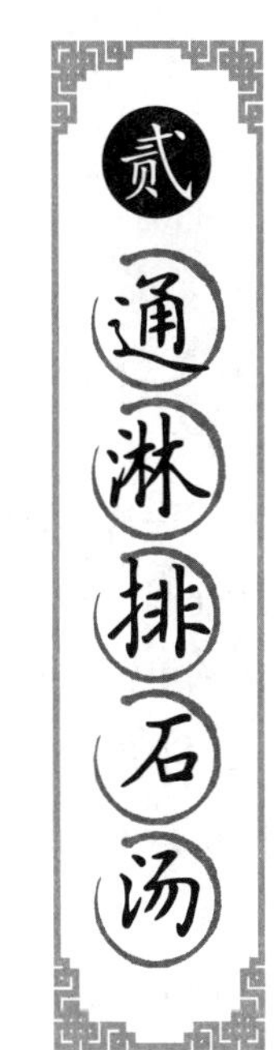

贰 通淋排石汤

【组成】

当归 叁拾至伍拾克
穿破石 壹拾伍至叁拾克
大黄 拾克
鸡内金 拾克
海金沙（布包） 壹拾伍克
车前子（布包） 壹拾伍克
车前草 壹拾伍克
木通 拾克
滑石（布包） 叁拾克
沙牛末（冲） 壹克

【功　　效】 通淋排石。

【主　　治】 尿路结石。

【方　　解】 该方是莫通教授多年来治疗尿路结石的经验总结。方中重用当归为君药，取活血通脉，质润多油，有润滑尿路，促进排石之功，又可避免利尿通淋而伤津。大黄、海金沙、车前子（草）、木通和滑石，清热通淋，走而不守，促进排石。沙牛末乃由生活在沙里，形状类似耕牛，俗称沙牛的软体动物研碎而成，配合鸡内金、穿破石相须为用，有软化结石的功效。诸药协作，则结石可消，易于排出体外。此方应用于临床，疗效显著，屡试不爽。

【常用加减】 偏热者，加黄柏、栀子、竹叶；疼痛剧烈者，加延胡索、蒲黄；尿血明显者，加大小蓟、仙鹤草、茜草。

【验案举例】

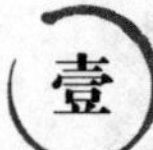

壹 输尿管结石案

一诊：梁某，女，37岁，湛江遂溪人。因反复阵发性腹痛、尿血3天就医。胃纳可，大便调，舌红，苔薄黄腻，脉弦数。泌尿系B超提示，左上输尿管结石。既往有泌尿系结石病史，曾多次体外碎石治疗。莫通教授认为尿路结石与患者地域、体质和饮食习惯有关。治疗宜清热利湿通淋为主。方用通淋排石汤。

处方：当归50克，穿破石30克，大黄10克，鸡内金10克，海金沙（布包）15克，车前子（布包）15克，车前草15克，木通10克，滑石（布包）30克，延胡索10克，沙牛末（冲）1克。

嘱其多喝开水，服中药20分钟后，原地向上跳跃5分钟。1剂痛减，3剂痛消，复查B超未发现结石。

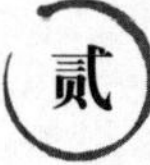

贰 肾结石案

一诊：谢某，男，42岁，湛江遂溪人。因体检发现肾结石5天就医。胃纳可，大便调，舌红，苔薄黄腻，脉弦数。泌尿系B超提示：左肾下盏小结石。患者为IT人士，长时间坐位工作，饮水少，常憋尿。莫通教授认为肾结石与患者工作习惯，饮水少，常憋尿有关。治疗宜清热利湿通淋为主。方用通淋排石汤。

处方：当归30克，穿破石30克，大黄10克，鸡内金10克，海金沙（布包）15克，车前子（布包）15克，木通10克，滑石（布包）30克，竹叶10克，沙牛末（冲）1克。

嘱其多喝开水，服中药20分钟后，倒立5分钟，促进下盏结石排出。5剂后复查B超未发现结石。

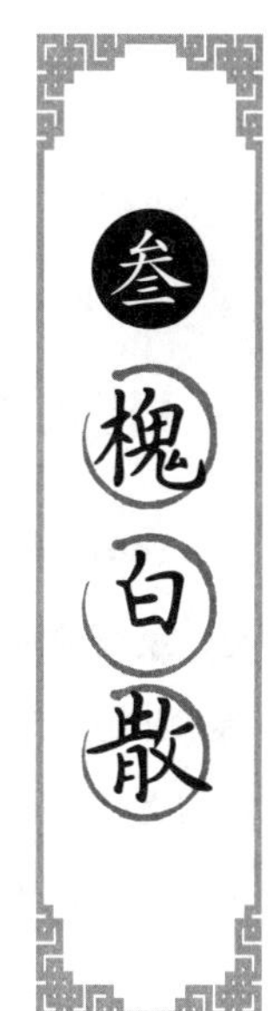

【组成】

槐花 贰拾克
白花蛇舌草 贰拾克
白芍 壹拾伍克
白术 壹拾伍克
柴胡 拾克
木棉花 拾克
鸡蛋花 拾克
甘草 伍克

【功　　效】 清热解毒，调和肝脾。

【主　　治】 急慢性结肠炎，症见腹痛泄泻或便秘 ，舌质红，舌苔黄腻或白腻，脉弦数。

【方　　解】 方中重用槐花、白花蛇舌草清热解毒，凉血止血，为君药，配鸡蛋花、木棉花加强清大肠腑湿热毒之功，柴胡、白芍同用疏肝止痛，白术、槐花同伍，寒燥相济，槐花、柴胡并用起疏肝清肝之用，甘草调和诸药，并能解毒，炙者还可健脾，此方系莫氏集多年临床经验方，用以治疗急慢性结肠炎并随症化裁，颇有良效。

【常用加减】 大便干结，便秘严重者，加杏仁、麦门冬、郁李仁；腹痛及泄泻严重者，加葛根、黄连、火炭母；老年便秘脾胃虚者，加太子参、黄芪、杏仁、肉苁蓉；结核性肠炎者，加百合、百部、蛤蚧、鱼腥草；溃疡性结肠炎者，加白及；高血压肝阳上亢者，加钩藤、黄芩、杜仲。临床化裁运用对慢性结肠炎、溃疡性结肠炎有良效，配合中药灌肠效更佳。

【验案举例】

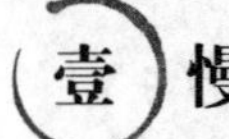

慢性结肠炎案

1993年3月5日一诊：符某，女，31岁，已婚，湛江市工商银行干部。因患慢性结肠炎，反复便秘多年，中西药治疗，服药期间症状缓解，药停后反复，伴有痛经和月经不调，并婚后5年未孕，近来便秘加重，近10天未大便，轻度腹痛，服用大黄苏打片及果导片均无效，遂求诊中医药治疗。患者情绪抑郁，性急，易怒，舌质红，舌苔薄白，脉沉弦。辨证为肝郁脾虚，肠腑湿热毒蕴积，治以疏肝健脾，清热解毒化湿。

处方：槐花20克，柴胡10克，白花蛇舌草20克，白芍15克，白术15克，木棉花10克，鸡蛋花10克，麦门冬30克，杏仁20克，甘草5克。6剂。每日1剂，早晚分2次服用。

1993年3月11日二诊：患者诉大便已解2次，腹痛消除，乏力，遂守上方加用太子参20克、黄芪20克、酒洗大黄10克，服用15剂，配中药灌肠。服后复诊，精神情绪较好，大便基本在每天1～2次，后随访近1年，大便基本正常。

贰 急性胃肠炎案

2010年10月4日一诊：张某，男，36岁，湛江市开发区平乐管区人。因国庆同学聚会，喝酒多后于2日凌晨出现腹痛，腹泻4～5次，自服藿香正气水无效，遂急诊市某医院，诊为急性胃肠炎，口服黄连素、腹可安，静脉点滴用庆大霉素后腹痛减轻，腹泻无缓解，现腹泻每日7次左右，水样便，有臭味，无其他不适感，舌质红，苔黄腻，脉弦滑。辨证：因狂饮暴食，胃肠受损，湿热内生，升降失司所致，拟清热解毒化湿止泄。

处方：槐花20克，白花蛇舌草20克，鸡蛋花15克，木棉花10克，火炭母15克，白芍15克，藿香10克，苏梗10克，葛根15克，黄连10克，苍术10克，木香10克，甘草5克。每天1付，分2次服用。

服上方4剂后复诊，腹泻基本消失，但有乏力，纳差，舌质红，苔薄白，脉平。遂改用四君子汤善后。

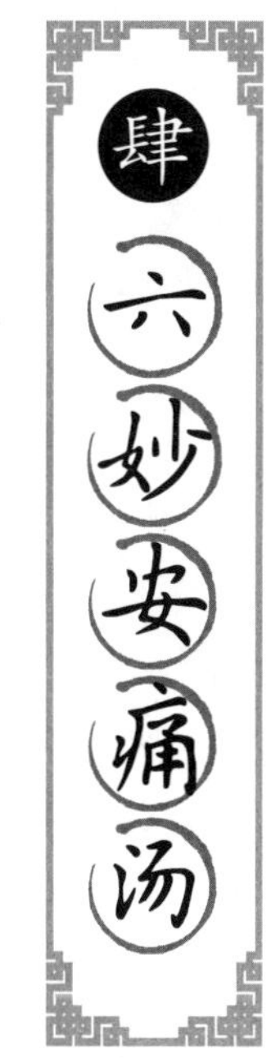

肆 六妙安痛汤

【组成】

寒水石 叁拾克
土茯苓 叁拾克
苍术 拾克
黄柏 拾克
薏苡仁 贰拾克
牛膝 壹拾伍克
甘草 伍克

【功　　效】清热化湿，通络止痛。

【主　　治】痛风性关节炎，症见关节红肿热痛，痛势较剧，舌质红，苔黄腻，脉滑。

【方　　解】本方是以四妙散加寒水石和土茯苓而成。寒水石辛寒，入心、胃、肾经，有清热降火消肿之功，土茯苓味甘，入肝、胃、经，有解毒除湿利关节之效，二者联合，清热除湿利关节，是方中君药，苍术燥湿健脾祛风，黄柏清利下焦湿热，薏苡仁健脾渗湿除痹，牛膝引药下行，甘草为调和药。全方清热化湿，除痹止痛。凡属下焦湿热痹痛皆可用此方加减化裁。

【常用加减】偏湿重者，可加茯苓、泽泻、车前子等；热重者，可加金银花、银花藤、两面针等；局部皮肤红者，可加赤芍、牡丹皮等；舌质偏淡胖者，可加白术、黄芪等；阳虚体质者可加仙茅等。

【验案举例】

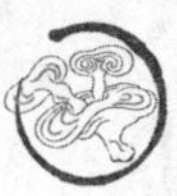

湿热痹痛案

2011年1月2日一诊：张某，男，40岁，湛江市霞山区人。右足大踇趾关节红肿热痛，痛势较剧，舌质红，苔黄腻，脉滑。查血尿酸明显升高。拟清热化湿，通络止痛之法。

处方：寒水石30克，土茯苓30克，苍术10克，黄柏10克，薏苡仁20克，牛膝15克，金银花15克，忍冬藤15克，赤芍10克，牡丹皮10克，两面针10克，延胡索15克，甘草5克。6剂。每日1剂，水煎服。

6剂后复诊，关节红肿热痛明显减轻，去金银花，再服4剂症状消失。

【按】本案患者关节红热肿痛，血尿酸高，西医诊为痛风性关节炎，中医据红、肿、热、痛，舌质红苔黄腻，脉滑，诊为湿热痹症，治疗当以清热化湿，通络止痛为要，方以六妙安痛汤加金银花、忍冬藤、赤芍、牡丹皮而成。金银花清热解毒，忍冬藤通络止痛，赤芍和牡丹皮凉血活血止痛，两面针清热化湿，诸药合用，起清热化湿止痛之功，切中湿热病因病机。二诊后症状明显减轻，遂去金银花以免过于寒凉反伤正气，4剂后症状全消。

（整理：钟志国）

何世东

何世东，男，一九四七年十一月出生，广东东莞人，广东省东莞市中医院主任中医师，广州中医药大学教授，广东省知名中医专科学科带头人，广东省中医药学会肾病专业委员会委员、风湿病专业委员会委员、中国中西医结合学会广东省消化专业委员会委员、广东省中西医结合虚证与老年医学会委员、东莞市老年病研究所副所长。

何世东教授2002年被人事部、卫生部、国家中医药管理局确定为“第三批全国老中医药专家学术经验继承工作指导老师”，并已带教出主任中医师5名，副主任中医师12名，教授4名，硕士研究生1名，言传身教，每年坚持给年轻医师讲授中医课程，在省内中医教育界具有很高的知名度，得到同行的公认。

在学术思想方面，何世东潜心钻研中医著作，同时注重吸收西方医学的精华，为自己打下了坚实的中医理论基础，做到师古而不泥古，并在长期的医疗实践中积累了丰富的临床经验，辨证与辨病相结合，精确辨证施治，灵活遣方用药，逐步形成了自己独特的诊治风格。他主张中西医结合，突出中医特色，中西医结合治疗，多途径给药，取得较好疗效；擅长呼吸道疾病、脾胃病、肾病、肿瘤及疑难病等治疗，强调养生保健治未病；擅长温病治疗，根据温病传变规律，早期截断，或透或下，先证而治，阻止传变；善用经方，扩大经方应用范围；坚持整体观念，强调辨证论治，着重治病求本，重视脾肾根本；提出疑难病从痰瘀论治；擅长中西医结合治疗急重病，或攻下，或清利，灵活运用“三宝”屡起沉疴，推崇“上工治未病”。

何世东教授在东莞市广大群众中有较高的声誉，求医者络绎不绝，在医德修养方面，他尊崇“大医精诚”，以“精诚”二字为座右铭，不仅医技精良，且待人和善，热心应诊，不计较时间、场合，以尽力解救病人痛苦为己任，深得患者的信赖和爱戴。

何世东教授多年来在国内发表论文38篇。他1975年获“东莞市先进工作者奖”，1997年获“广东省优秀中医药科技工作者”称号；1998年主持的“康尔胃抗消化性溃疡复发的临床及实验研究”达国内先进水平，荣获广东省中医药管理局及东莞市人民政府科技进步二等奖；2001年享受国务院政府特殊津贴，同年被评为“东莞市技术专业拔尖人才”；2003年主持“康尔胃Ⅱ号治疗功能性消化不良临床及实验研究”，并获东莞市人民政府科技进步三等奖。

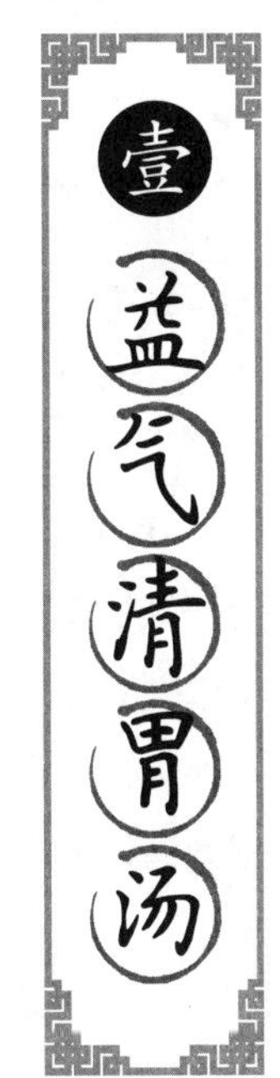

【组成】

黄芪　壹拾伍克
川黄连　陆克
三七　伍克
吴茱萸　伍克
五灵脂　壹拾贰克
白及　拾克
甘草　伍克

【功　　效】 补气健脾，温中清胃，行血祛瘀，生肌敛疡。

【主　　治】 脾胃虚弱，寒热错杂，血瘀气滞。症见：胃脘胀痛，嗳气反酸，腹胀纳差，恶心呕吐，舌淡红，久病或可见舌黯、瘀斑，苔白或薄黄，脉细，或兼弦、涩。常用于顽固性消化性溃疡及溃疡复发证属脾胃虚弱、气滞血瘀的治疗。

【方　　解】 方中重用黄芪补益中土，温养脾胃，能助脾之运化，是为君药；三七甘微苦温，可止血散瘀，消肿定痛；五灵脂甘苦温，能通利血脉，散瘀止痛，善治胃脘寒痛，与三七合用活血化瘀、止痛之力更好而共为臣药；川黄连与吴茱萸苦辛寒热同用，清胃与温中相配，用来调节寒热，辛开苦降，又有泄肝制酸止痛之功，取左金丸之治胃泄肝制其胜之义，白及收敛生肌，能促进溃疡愈合而共为佐药；甘草甘平，补脾益气，又可调和诸药，是为使药。

【常用加减】 如腹胀重，加青皮、郁金、木香行气开郁消胀；痛甚，加川楝子、延胡索以疏肝行气止痛；嗳气、恶心频作，加半夏、旋覆花以降逆止呕；寒重，加干姜温中散寒；夹食滞，加神曲、鸡内金以消食导滞；血瘀明显者，可加当归、蒲黄以活血化瘀；嘈杂泛酸者，可加珍珠粉、牡蛎、海螵蛸以制酸。

【验案举例】

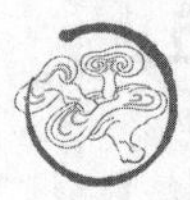

胃痛案

2005年10月16日一诊：黄某，男，50岁，东莞人。诉胃脘痛10余年，曾多次在医院行纤维胃镜检查示：胃十二指肠复合性溃疡，HP（+），间断服用奥美拉唑、洁维乐磷酸铝凝胶等药物并配合抗幽门螺旋菌治疗，症状可缓解，但药停即复发。今日胃脘痛症状加重，故慕名至何世东教授门诊就诊。症见：精神稍疲，面白少华，胃脘嘈杂，上腹部隐痛，饭后胀甚，纳食乏味，口干但不欲饮，舌质淡边有齿痕，苔白，脉细涩。综合脉症，认为此病中医辨病为胃痛，证属脾胃虚弱，气滞血瘀。

处方：黄芪30克，川黄连5克，三七8克，吴茱萸3克，五灵脂10克，白及12克，甘草5克。7剂。

2005年10月24日二诊：诉胃脘部疼痛明显好转，精神佳，但仍诉有餐后饱胀感，舌淡苔白，脉偏弦涩。再拟前方加郁金10克，木香8克（后下）。7剂。

2005年10月31日三诊：患者诉无明显胃脘部疼痛，餐后饱胀感好转，面色稍红润，守一诊方14剂，并嘱其调节饮食，调畅情志，随访半年，症状未见复发。

【按】柯韵伯云：“实则阳明，虚则太阴”，可理解为脾病多虚多寒。何世东教授认为，脾胃虚寒，运化失司，不荣则痛，故患者见胃脘部隐痛不适，故治疗上予黄芪升阳益气健脾，正如叶天士所云：“太阴湿土，得阳始运。”《临证指南医案·胃脘痛》又言：“初病在经，久痛入络，以经主气，络主血，则可知其治气治血之当然也。”脾胃同居中焦，为气机之枢纽，患者久病致气机上下升降失司，气滞血瘀，不通则痛，故见胃脘痛症状加重，何世东教授认为对胃病而言，无论新病旧恙，理气活血应贯穿始终。故本病用三七、五灵脂之血药，郁金、木香之气药以行气活血止痛，又取左金丸之治胃泄肝制其胜之义以泄肝制酸，取白及之收敛生肌，能促进溃疡愈合。辨证准确，组方得当，故获良效。

本方经临床观察及动物实验研究具有治疗消化道溃疡，久服抗消化性溃疡反复发作的作用。

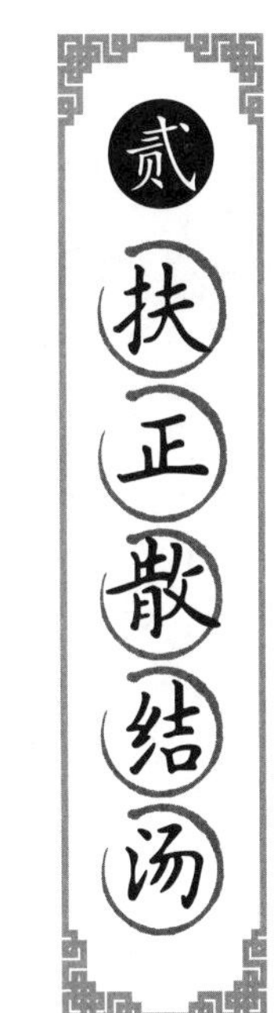

【组成】

海马（另炖） 拾克
三七（另炖） 伍克
边条参（另炖） 拾克
北黄芪 壹拾伍克
云茯苓 贰拾克
怀山药 壹拾伍克
薏苡仁 贰拾克
杜仲 壹拾伍克
山茱萸 拾克
女贞子 壹拾伍克
旱莲草 拾克
炙甘草 伍克
川贝母 壹拾贰克
法半夏 壹拾伍克
猫爪草 壹拾伍克
夏枯草 壹拾伍克
陈皮 陆克
桃仁 壹拾贰克
全蝎 伍克

【功　　效】补脾益肾，化痰散结，活血通络。

【主　　治】脾肾两虚，痰瘀互结。症见：少言懒语，形体消瘦，精神疲倦，面色皖白或晦暗，或咳嗽痰多，恶心呕吐，或身有肿物，纳差，舌淡黯，苔或白腻或黄腻，脉或弦，或滑或涩而无力。常用于恶性肿瘤证属脾肾两虚，痰瘀互结证的治疗。

【方　　解】另炖方中海马味甘咸，性温，有补肾、化痰、散结、消癥之功效；三七味甘苦，性温，有活血化瘀之功；边条参味甘微苦，性温，可大补脾肾之虚。三药相合另炖，共奏补气、补肾、化痰、散结、通络之功。

方中北黄芪、杜仲补脾益肾为君；山茱萸、云茯苓、怀山药、薏苡仁、女贞子、旱莲草助君药补益脾肾，又寓阴中求阳、阳中求阴之义，为臣药；川贝母、法半夏、猫爪草、陈皮化痰通络散结，桃仁、全蝎活血化瘀，是为佐药，炙甘草调和诸药，又有补脾气之功，是为使药。诸药相合，共奏补脾益肾，化痰散结，活血通络之功，凡属脾肾两虚，痰瘀互结之肿瘤患者，皆可用本方化裁运用。

【常用加减】 肾阳虚甚者，可加仙茅、淫羊藿、巴戟天、菟丝子、蛤蚧；肾阴虚甚者，可加龟板、鳖甲；脾虚甚者，可加白术、五爪龙；痰结重者，可加胆南星、天竺黄、牡蛎；血瘀重者，可加红花、当归、失笑散；痰瘀化热者，可加清热解毒药，如白花蛇舌草、穿山甲、蒲公英、半枝莲。

【验案举例】

壹 虚劳案

一诊：梁某，男，54岁，于1994年3月发现肺癌，在广州某医院行手术治疗和术后化疗。1995年2月出现右侧胸痛，胸片提示：右侧第一肋骨肿瘤转移，并病理性骨折。求诊中医，入住本院内科，当时症见右胸痛，咳嗽，纳差，盗汗，疲惫，面色暗晦，形体消瘦，语声低怯，口气秽臭，四肢凉，舌质暗红，舌苔白腻，脉濡。中医诊断为虚劳，证属脾肾两虚，痰瘀互结，治以益气补肾化痰祛瘀为法。

处方：海马10克，三七5克，边条参10克（以上三味另炖），川贝母12克，法半夏15克，猫爪草15克，北黄芪15克，夏枯草15克，陈皮6克，云茯苓20克，怀山药15克，桃仁12克，白术12克，全蝎5克。每日1剂。

随证稍作加减服至半年后，诸症消失，精神振作，胃纳大增，出院。用药至1996年9月20日，面色红润如正常人，能正常上班工作，随访11年情况良好。

【按】何世东教授认为肿瘤的发病原因不外《内经》所云"邪之所凑，其气必虚"，为本虚标实之证，而本虚多为脾肾之虚，标实在于痰瘀互结，如《景岳全书·痰饮》所云："盖痰即水也，其本在肾，其标在脾。在肾者，以水不归原，水泛为痰也；在脾胃，以饮食不化，土不制水也。"气为血帅，血随气行，气行则血行，气滞则血瘀。若气虚无力推动血行，则形成血瘀。痰瘀互结，积聚于机体，发为肿瘤。方中海马、怀山药补肾；边条参、北黄芪、白术、云茯苓大补元气，益气健脾；海马、川贝母、法半夏、陈皮、云茯苓、猫爪草、夏枯草化痰散结；三七、桃仁、全蝎活血化瘀，散结通络。诸药合用，达到补肾益气，化瘀散结，活血通络之功。

贰 喘证案

一诊：林某，男，48岁，2001年9月肺癌术后化疗，2003年3月发现胸膜转移，不能再手术及化疗。曾求诊多家医院肿瘤专家均无效，转而求治中医，当时症见神疲，恶寒，形瘦脱发，面色晦暗，纳差，胸痛，胸闷，疲乏，动则气喘，间有咳嗽，痰白黏少而难出，大便数日一行，口不渴，睡眠差，舌暗淡红、苔白厚腻，脉弦滑无力。中医诊断：喘证，病机为肾脾两虚，痰瘀互结，肾不纳气，肺失宣降。治则：补肾健脾，化痰祛瘀，纳肾气，降肺气。

处方：海马10克，三七5克，边条参10克（以上三味另炖），川贝母15克，紫苏子12克，法半夏15克，云茯苓10克，全瓜蒌12克，款冬花12克，杜仲15克，山茱萸12克，蛤蚧一对，重楼15克，薏苡仁30克，桃仁15克，五灵脂12克，蒲黄12克。每日1剂。

每周诊1次，按上法对症加减。半年后精神焕发，头发乌润，胃纳佳，气喘消失，间有胸痛，舌红润，苔薄白，脉弦细。上方去蛤蚧、紫苏子、款冬花、重楼，加巴戟18克、白术12克、北沙参20克，每日1剂，并随症加减。半年后，可以上班、爬山、旅游。随访至今，一切正常。

【按】方中海马、杜仲、山茱萸、蛤蚧补肾阳，纳肾气。新开河参大补元气，配云茯苓、薏苡仁有补脾化痰之功。海马、川贝母、紫苏子、法半夏、云茯苓、款冬花、全瓜蒌化痰降气平喘。三七、桃仁、失笑散活血化瘀，通络止痛。重楼、全瓜蒌、薏苡仁清热解毒、化痰抗肿瘤。诸药配合，达补肾纳气，益气化痰，活血化瘀，清热解毒之功。复方时，将苏子、款冬花、重楼等清热化痰降气之药改为巴戟天补肾，白术补脾，北沙参养肺阴。现今肿瘤患者多采用手术、化疗及放疗造成正气更虚，或使患者康复难度增加，扶正之品的应用越显重要。

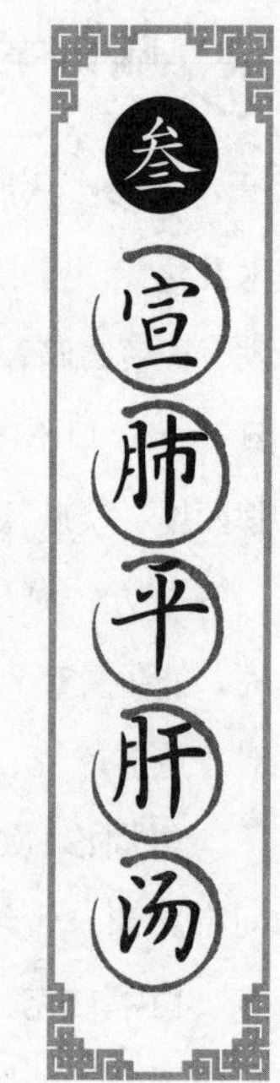

【组成】

麻黄　叁至伍克
苦杏仁　拾至壹拾伍克
石膏　壹拾伍至叁拾克
甘草　肆至陆克
莱菔子　拾至壹拾伍克
紫苏子　拾至壹拾伍克
白芍　壹拾伍至贰拾伍克
瓜蒌皮　拾至壹拾伍克
浙贝母　拾至壹拾伍克
羚羊骨　拾至贰拾克

【功　　效】宣肺平肝，降气化痰。

【主　　治】感染后咳嗽，多为感受外邪后，经十余天或数月余，表邪已罢，余邪留肝肺两脏，肝旺则犯肺而为咳嗽，属肝火上炎，肺失宣降。咳嗽多为阵发性、剧烈性发作，或顿咳气急，或胁胸阵痛；或面红咽干；或气逆上冲咽喉，胸胁胀闷；或夜间咳剧，甚则不能平卧，声嘶，少气，痰少黏稠、色白、难咯；或伴有轻微头痛，鼻塞，遇冷加重，偶遇冷热或异味刺激或大声说话即喉痒咳嗽；或咳前喉痒，甚者呛咳不断。

【方　　解】方中麻黄宣肺降气为君，石膏辛甘大寒，直清里热为臣，石膏用量倍于麻黄，一则制约麻黄性温宣肺而不助热，一则清泄肺中邪热，并使邪热从外而散，两者寒热相制为用。苦杏仁苦降肺气，既助石膏质重而降，又与麻黄一降一宣，相反相成。紫苏子、莱菔子以降气化痰消食；芍药甘草汤中白芍苦酸，甘草甘平，两者合用，酸甘合化，解痉止挛；浙贝母清热润燥，化痰止咳，开痰气之郁结；瓜蒌皮清热润燥，理气涤痰，通胸膈之痹塞；白芍、羚羊骨清泻肝火，使肝火不再犯肺。合方由诸经方化裁，采诸家之长，以达宣肺平肝、降气化痰之效。

【常用加减】 古方麻杏石甘汤石膏倍用于麻黄，何世东教授对石膏倍麻黄用量比例有独特的见解，常取麻黄3~5克，根据寒热轻重定麻黄与石膏的比例分别为1:6、1:8、1:10；气上逆甚者，加用前胡；咳嗽频繁者，加百部；咳引胸胁胀闷者，加钩藤、柴胡、川厚朴；心烦便秘，尿赤或兼感风热，舌红，苔黄等化热者加黄芩、蒲公英、天葵子、金银花、连翘；干咳无痰或少痰者去浙贝母加川贝母、枇杷叶、桑白皮；形体消瘦、舌红少苔或花剥苔等阴虚表现者加麦冬、北沙参；面色少华、汗多、易感冒者加五指毛桃；胸闷、腹胀者加云茯苓 、半夏、川厚朴；大便稀烂者，去石膏加川厚朴。

【验案举例】

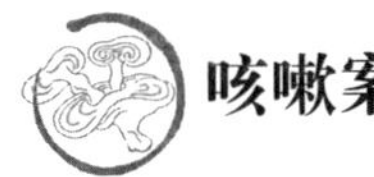

咳嗽案

2010年3月10日一诊：吴某，女性，35岁。患者4月前因感冒后致发热，经治疗后热退，但遗留咳嗽不愈，晨起痰黄，其他时间痰色白黏，难咯，曾间断静脉滴注青霉素、头孢他啶、病毒唑，口服急支糖浆、咳特灵等药，多次以苦杏仁、山药、云茯苓煲猪骨或猪肺汤，炖服川贝雪梨汁，咳嗽缓解不明显而来诊。患者有阵发性咳嗽，声嘶，干咳少痰，夜间明显，咳甚影响睡眠或咳引胸闷，活动后咳嗽加重，时咽痒欲咳，时头痛，纳可，大便每天1次，粒状，质偏硬，舌瘦红、苔薄黄腻，脉细数。查体：咽部轻度充血，双侧扁桃体不大，双肺呼吸音粗，未及明显干湿性啰音。辅查：血常规、胸片未见明显异常。患者证属外邪内伏，肝火犯肺，肺失宣降。治宜宣肺平肝，降气化痰。

处方：生麻黄3克，苦杏仁（打碎、后下）12克，瓜蒌皮12克，浙贝母12克，黄芩12克，石膏24克，甘草5克，莱菔子15克，紫苏子15克，白芍15克，羚羊骨15克，钩藤15克。4剂。每天1剂，水煎分2次服。

治疗期间嘱其注意防寒保暖，规律生活，避免过度劳累，忌辛热厚味肥腻及虾蟹等食品。

2010年3月15日二诊：咳嗽、声嘶好转，有少量白黏痰，口干，汗多，夜间咳嗽减少，可入睡，纳可，大便成条状质变软，舌瘦红，苔薄黄腻，脉细。上方将生麻黄改为炙麻黄，去钩藤，加北沙参12克。7剂。

2010年3月22日三诊：咳嗽痊愈，痰少，较前易咯，大便可，纳可，舌瘦红，苔薄黄，脉细。上方去浙贝母，加川贝母10克。服药5剂后患者咳嗽、咯痰消失，随访2月咳嗽未见复发。

【按】患者里热较甚，麻黄配石膏1:8，并加黄芩一并清泄肺热；苦杏仁、莱菔子、紫苏子共奏降气化痰之效；瓜蒌皮、浙贝母清热润燥化痰；白芍、羚羊骨、钩藤清泻肝火。

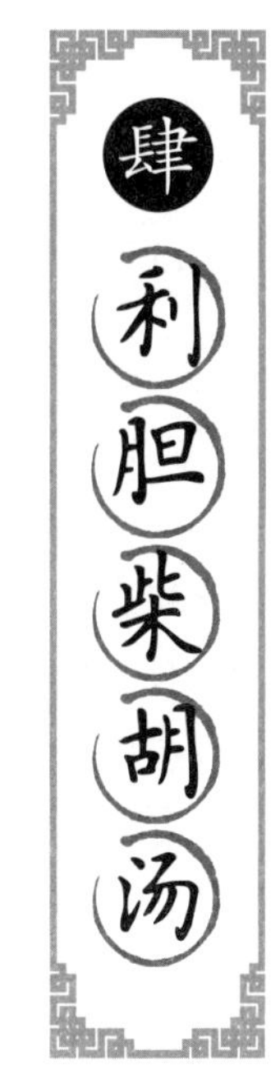

【组成】

柴胡 壹拾伍克
白芍 壹拾伍克
法半夏 壹拾贰克
木香（后下） 壹拾伍克
大黄（后下） 拾克
枳实 壹拾伍克
玄明粉（冲服） 拾克
金钱草 叁拾克
茵陈 叁拾克

【功　效】 疏肝利胆，通便排石。

【主　治】 恶寒发热，右胁不适或疼痛，心下痞或痛，口苦，恶心，伴或不伴呕吐，或有黄疸，尿赤便秘，苔黄，脉弦；B超检查肝胆管结石。

【方　解】 本方为大柴胡汤加减。方中柴胡味苦辛，性微寒，轻清升散，宣透达表，入肝胆二经，为治少阳证的主药，既能疏散退热，又为疏肝解郁之要药；白芍和营止痛，平肝缓急；二药相合，补散兼施，既疏达肝邪，又养阴滋液。枳实辛苦微寒，行滞降泄力强，长于破滞气、行痰湿、消积滞，除痞结；柴胡、白芍、枳实共用以疏肝柔肝。木香辛苦温，行气止痛，合枳实行气利胆；金钱草、茵陈清热化湿，利胆化石；大黄、玄明粉通便利胆，使肝胆之湿热从大小便排出；法半夏、柴胡利胆和胃，枢转少阳。全方可疏肝利胆，通便排石，见有肝郁气滞、肝胆湿热，大便不通，肝胆管结石者，可化裁应用。

【常用加减】 湿热重者，加蒲公英、栀子、郁金行气开郁，清热利湿；纳差，便溏者，去玄明粉；泄泻过甚而损伤脾胃者，并加苍术、川厚朴、陈皮、鸡内金健脾燥湿，下气除痰；痛明显者，木香（后下）加至30克合金铃子散行气止痛；体虚者加太子参、当归补气健脾，养血止痛。

【验案举例】

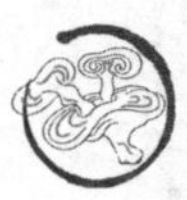

胆总管结石案

一诊：陈某，男，46岁。患者于1993年患胆囊炎、胆石症在某医院行胆道取石术及胆囊切除。1997年复发，再行第2次胆道取石术，以后间有右上腹疼痛、黄疸。2007年8月4日，恶寒、发热，体温达40℃，右上腹疼痛，3天后出现黄疸，在当地应用抗生素治疗后热退痛减，但黄疸加深，于8月11日入我科治疗。当时尿色深黄，大便烂，色如白土。实验室：B超检查：胆总管扩张1.4cm，结石1.1cm×1.2cm。查体：右上腹压痛明显，无反跳痛，舌红，苔黄腻欠润，脉弦。西医诊断为胆总管结石；中医辨证：肝胆气郁，疏泄无权，湿热毒蕴结而成石。治以疏肝利胆，行气通便。

处方：木香（后下）20克，白芍20克，柴胡15克，法半夏15克，郁金15克，丹参15克，黄芩12克，大黄（后下）12克，枳实15克，玄明粉（冲服）10克，鸡内金10克，金钱草30克，茵陈30克，甘草5克。水煎服，每日1剂。

二诊：药后每日大便2次，腹痛减，但尿黄，粪白如前。守上方至8月21日。

三诊：大便转黄，尿稍清。上方去柴胡、玄明粉。日服2剂。

四诊：8月24日，大便色深黄，尿清，黄疸消退，肝功能正常，仍守上方每日2剂。8月30日痊愈出院。出院后再每日服1剂，20天后B超复查：胆总管无扩张，结石消失。

【按】《素问·五常政大论》：“土疏泄，苍气达，阳和布化，阴气乃随，生气淳化，万物以荣。”苍气者，即指肝胆之气也，达，即通达，是指土气(指六腑之气)能疏通排泄无阻，必赖于肝木的通达调畅，则阳和之气得以布化，阴气随阳气而运行，因而生发之气得以和调布化，万物繁荣。若肝胆之气疏泄不利，气机升降出入受阻，则六腑之气疏通排泄被阻而变生诸症。

胆石症是因为肝胆失于疏泄，胆汁滞留于肝胆，致废物代谢失常、湿热内生或瘀血等胶结而成，故治疗以疏肝利胆为主，并常配伍通腑泄热之品，目的是疏通胆道，攻下排石。方中柴胡舒肝清热，木香、郁金散肝郁，行气止痛，金钱草、茵陈除湿利胆，白芍养血调肝止痛，枳实行气消积，黄芩清热燥湿、泻火解毒，丹参祛瘀止痛，上述药物合用既有清热利湿之功，又有理气祛瘀之效；半夏和胃止呕；大黄、玄明粉攻下导滞，利胆排石；鸡内金消食积，化沙石，与金钱草合用以增强排石作用。诸药合用湿祛热清毒解，肝畅胆通，六腑和降，石出黄退。

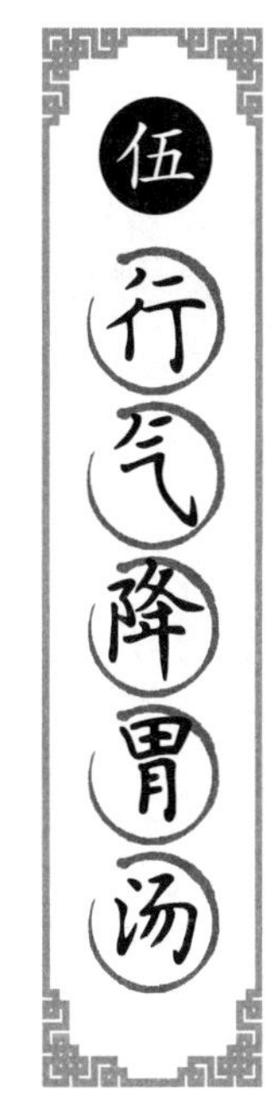

【组成】

川厚朴（后下） 拾克
枳实 壹拾贰克
法半夏 壹拾贰克
蒲公英 壹拾伍克
黄连 捌克
紫苏梗 壹拾贰克
党参 壹拾贰克
黑老虎 壹拾伍克

【功　　效】 行气止痛，降气消胀，清热祛湿，健脾活血。

【主　　治】 长时间、反复发作的上腹部痛，腹胀，早饱，嗳气，泛酸，烧心，恶心，呕吐，胸闷，舌质淡红，舌苔腻，苔色白或黄，脉弦、沉、细或涩。常用于消除功能性消化不良，症状有进食后胀痛加剧者效更佳。

【方　　解】 方中枳实味苦，性微寒，能破气行气除痞，能消心下痞塞之痰，泻腹中滞塞之气，推胃中隔宿之食，消腹内连年之积，为脾胃胀痛之主药；川厚朴味苦辛，能下气除满消胀，加强枳实消胀除满之力；紫苏梗性温，理气宽中止痛，法半夏和中降逆，四药同用，能增强行气除痞之功；黑老虎行气活血散瘀，通利血脉，能治“心腹胁肋诸痛”；黄连味苦性寒，能清泻心胃火热，常与枳实联用治疗热邪结滞于胃脘之“心下痞”；蒲公英甘苦而寒，清热解毒，能清泻胃热而不伤正，为清胃热之要药；党参性味甘平，功能补气健脾，使大量行气降逆之药久用亦不伤正气。全方寒热并用，达到辛开苦降之效，对湿热气滞、中满气逆者甚为合拍，既能行气降气消胀、清泻胃热，又有补气健脾、活血散瘀之功。

【常用加减】 若湿热偏重，进食后胀痛加剧者，可加用鸡内金15克，茵陈15克，消积止痛，清利湿热；若热象明显，口苦，便秘者，可加大黄5克，栀子10克，增加通导泻热之力；若大便溏，四肢乏力，得食则症减者，去蒲公英，加白术12克，云茯苓15克，乌贼骨15克，可实脾止泻，升清阳而降浊阴；若胀轻而痛明显者，加延胡索12克，三七5克以行气活血，化瘀止痛。

【验案举例】

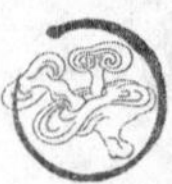

功能性消化不良案

2010年3月18日一诊：李某，男，39岁。患者于2006年开始觉上腹部胀满不适，以食后为甚，嗳气频作，泛酸烧心，乏力，消瘦，焦虑不安，大便溏，每日2次，舌淡红，苔白，脉弦细。经胃镜、肠镜、X线、腹部CT、B超、实验室检查均未发现器质性病变。西医诊断为功能性消化不良，曾连续应用西沙必利、多潘立酮、法莫替丁等治疗，效果欠佳。中医辨证属脾虚气滞，胃失和降；治以健脾和胃，疏肝理气为法；方选用行气降胃汤。

处方：川厚朴（后下）10克，枳实12克，法半夏12克，黄连6克，紫苏梗12克，党参12克，黑老虎15克，白术12克，云茯苓20克。水煎服，1日1剂，早晚分服。

服6剂后症状明显缓解，痞满、嗳气稍减轻，纳食较前有所好转。前方加鸡内金15克以增强开胃消食之力。三诊胀痛止，嗳气、泛酸除，守上方。又服6剂后症状消失，纳食增加。再用6剂以巩固疗效，并嘱保持情志舒畅，清淡易消化饮食。随访半年，患者症状基本消失，胃纳转佳，体重增加。

【按】何世东教授认为功能性消化不良属中医学“胃痛”“痞满”等范畴，其发病原因为邪犯胃肠或脾胃虚弱，致使胃肠运化功能及脾胃气机升降功能失调为主。其病位在胃，但与肝脾密切相关。脾胃为气机升降之枢纽，脾主升，胃主降，脾主运化，胃主受纳，共同完成水谷之受纳、腐熟、运化，胃肠运化功能受损是功能性消化不良发病的关键。气机条达则脾胃升降有序，脾气得升而胃气得降，运化健全。故以理气通降为主要治疗大法。全方紧扣“治中焦如衡，非平不安”之法，消积行气却不伤正，调整气机升降，疏通气血运行。

（整理：宁为民　邓丽娥）

王莒生

王莒生，女，六十五岁，大学本科，首都医科大学附属北京中医医院院长，主任医师、博士生导师、第四批全国老中医药专家学术经验继承工作指导老师。现任中华中医药学会内科学会常务理事、北京中医学会副会长、北京中西医结合学会副会长、北京中医学会医院管理委员会常务理事等职务。一直在北京中医医院从事中医临床、科研和教学工作。

王莒生教授从事中医临床30多年，师从北京中医医院多位名老中医，如关幼波、许公岩、林杰豪、张志礼等。对多种疑难皮肤病及内科杂病均有独到研究，临床善于治疗慢性阻塞性肺病、支气管哮喘、慢性咳嗽、银屑病、白癜风、干燥综合征、湿疹、荨麻疹、糖尿病、失眠、过敏症等多种难治疾病。对这些疾病的治疗不仅效果明显，而且在学术上形成了自己独特的见解。

王莒生教授在皮肤病的治疗中，提出了外病内治、全身调理的重要思想。强调人是一个整体，人体五脏六腑通过经络联络皮肤，都与皮肤的生理、病理密切相关。皮肤病“形势虽出于外，而受病之源实在内也”。从整体出发，外病内治，全身调理是中医治疗皮肤病的优势。在五脏之中，肝气不疏是导致气血失和，肌肤失养的重要原因。调肝法是最应受到重视的治疗方法，治病先调肝，肝气顺则经脉气血畅通，疾病能愈。同时还要特别注意对肝郁患者的心理疏导，对治疗可起到事半功倍的作用。基于“肺主皮毛”的理论，皮肤病应注意从肺论治，可分别应用宣肺、清肺、润肺、补肺等法。

在呼吸病治疗中，认为咳喘病主要是由于肺失宣降所致，而肺失宣降的主要原因是风邪犯肺。故强调祛风宣降法应贯穿咳喘病治疗的始终。其自拟方祛风止咳汤、化痰定喘汤对咳喘病疗效显著。强调呼吸病一定要坚持从五脏论治，在祛风宣肺的同时，还要根据五行生克乘侮的理论，尽量寻找其他脏器是否对肺脏产生影响，只有一并治之，才能恢复肺之宣降，咳喘自止，否则会犯见肺治肺的错误，使咳喘久久难愈。针对内科杂病的治疗注重风邪为患，百病皆由伤风起，且风邪所致疾病变化多端，不可胜数。大凡久治不效、反复发作的重病、顽症、痼疾，或交节发病类疾病，必有六淫外邪深伏。主张“诸症当先解表”，提倡“善治者治皮毛”。因此对于内科疑难杂症，常常用风药治之，并取得较好效果。

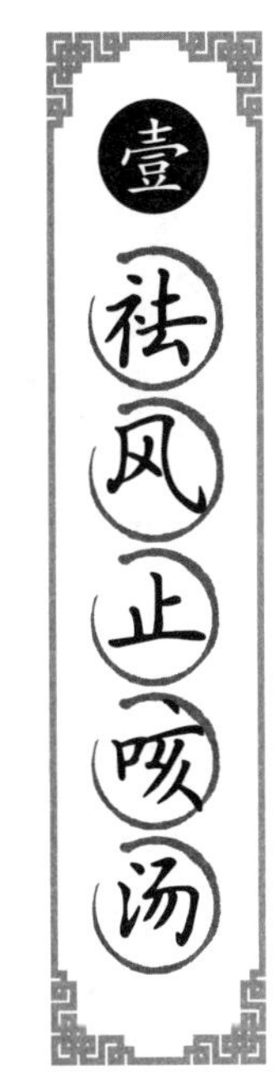

【组成】

炙麻黄 拾克
杏仁 拾克
炙甘草 拾克
防风 拾克
苏子 拾克
黄芩 拾克
桑叶 拾克
白芍 拾克
陈皮 拾克
半夏 拾克
茯苓 拾克
辛夷 拾克
苍耳子 玖克
蝉衣 拾克
僵蚕 拾克
葶苈子 贰拾克
五味子 拾克
细辛 陆克
威灵仙 叁拾克
旋覆花 拾克

【功　效】祛风化痰，宣肺止咳。

【主　治】感受风邪所致咳嗽。症见：咽痒即咳，咳嗽剧烈甚或不能入睡，遇风加重，痰或白或少，不易咳出，鼻塞流涕，喷嚏连连，舌苔或白或腻，脉浮。

【方　解】祛风止咳汤由多方加减化裁组合：三拗汤、桑杏汤、杏苏饮、二陈汤、小青龙汤、过敏煎、苍耳子散等。其中炙麻黄、防风、威灵仙、苍耳子、辛夷宣肺祛风；杏仁、苏子、葶苈子、旋覆花降气止咳；陈皮、半夏、茯苓、细辛化痰止咳；蝉衣、僵蚕祛风通络；白芍、桑叶、甘草润肺止咳；黄芩清肺、五味子收敛肺气，全方集宣肺、温肺、清肺、肃肺、润肺、收敛于一身，使风邪去、肺气宣、痰浊化、肺络通，是治疗感受风邪后久咳、顽咳的有效验方。

【常用加减】痰热较重加桑白皮、浙贝母、白花蛇舌草；痰黏不易出加黛蛤散、海浮石、生牡蛎；肺阴不足加沙参、麦冬、玄参；咽痛加金银花、牛蒡子、射干。

【验案举例】

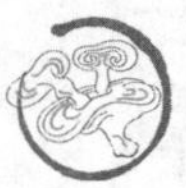

慢性咳嗽

2010年5月8日一诊：王某，男，42岁。间断咳嗽5月余。患者5个月前感冒后出现长期咳嗽，咳少许白痰，咽痒，无喘憋。于某医院诊为上呼吸道感染，予止咳化痰药口服无效，仍长期咳嗽，闻到刺激性气味可加重，曾在某大医院拍胸片未见异常，肺功能激发试验阴性，诊为感冒后咳嗽，与相关药物口服亦无效，遂求治于中医。先后服中药1月余，症状改善不明显，观所服药方均为化痰止咳之剂。其人除咳嗽之外，并无其他不适，舌淡红，苔薄白，脉浮。证属风邪恋肺，肺失宣降，络脉闭阻；治以散风宣肺，化痰通络。

处方：炙麻黄10克，杏仁10克，炙甘草10克，防风10克，苏子10克，黄芩10克，桑叶10克，白芍10克，陈皮10克，半夏10克，茯苓10克，辛夷10克，苍耳子9克，蝉衣10克，僵蚕10克，葶苈子20克，干姜10克，细辛6克，威灵仙30克，旋覆花10克。

先后服上方14剂，咳嗽基本缓解，诸症消失。

【按】本例患者患感冒后咳嗽近半年余，服中西药物无数，皆不效，表明此病治疗颇为棘手。肺司呼吸，外主皮毛，开窍于鼻。清虚之体，不耐客邪侵袭，故谓“一物不容，毫毛必咳。”从长期临床体会到：第一，不论四时，风热犯肺易治；风寒客肺难愈。故咳嗽日久多为风寒恋肺不解，故治疗始终不忘散寒祛风，麻黄一味则成为必用之品，其可宣肺散寒，止咳平喘，为肺家要药。但要注意其配伍应用：表寒配桂枝，肺热配石膏，清肺配桑皮，下气配葶苈，化痰伍射干，理气配厚朴，补气配党参，补肾合熟地黄，化湿伍苍术等，不一一列举。第二，，咳嗽不论新久，宣肺化痰也是重要治法，且不论患者是否有痰咳出。痰有寒痰、热痰、燥痰、湿痰之分，中医所谓“化痰”是从滋生痰液之因素，辨别痰的性质，采取“因势利导”“制源畅流”的方法。“制源”就是减少痰液的来源，表证解表，脾虚健脾，肾虚补肾，从而断绝痰之生成；“畅流”就是对于已生成的痰液，要使气道通畅，促进痰液排除。在治痰时要注意因痰为阴邪，当以温药和之。可多用辛温之品如二陈、干姜、紫菀、杏仁之类，切忌苦寒清热过度，使痰浊寒化，更难清除。第三，久咳要注意疏通肺络，风寒、痰浊日久阻塞经脉，使肺络不通，肺失宣降，发为咳喘，治疗时勿忘通经，常用辛温之品，但以虫类药效果最佳，如僵蚕、地龙、蝉衣、全蝎、蜈蚣等，不仅通络，还可祛风，对久咳有较好疗效。其中王莒生教授治疗咳嗽的特色经验为：（1）感冒后咳嗽多为气道的过敏性炎症，表现为气道反应性增高，遇到风寒、异味、刺激性气味即咳，痉咳、剧咳、顽咳、夜间咳均是常见症状。治疗以祛风通络为主，可选用过敏煎加减，但此方力量偏弱，临床常加用蝉衣、僵蚕、地龙、全蝎等祛风通络药以增加疗效。（2）苏子、黄芩、桑叶、杏仁四味药为必用之品，此四味为杏苏散与桑杏汤的合方，具有宣肺降气、润肺清热之功效，从宣、降、清、润四方面恢复肺之功能。（3）凡遇呛咳剧烈，咳嗽痰多则常用葶苈子30克、生甘草15克，常有明显效果。（4）旋覆花、白芍、甘草为金沸草散主药，此方善治久咳，陈修园《医学从众录》云："轻则六安煎，重则金沸草散。"临床应用，无论新咳久咳，用之皆效。

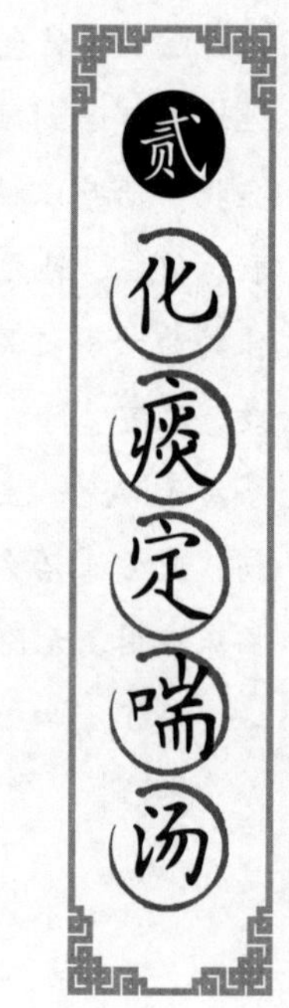

【组成】

炙麻黄 拾克　陈皮 拾克
杏仁 拾克　茯苓 拾克
炙甘草 拾克　辛夷（包） 拾克
厚朴 拾克　苍耳子 玖克
苏子 拾克　地龙 拾克
葶苈子 贰拾克　僵蚕 拾克
干姜 拾克　白芍 拾克
半夏 拾克　生龙骨 叁拾克
细辛 陆克　生牡蛎 叁拾克
五味子 拾克　浙贝母 叁拾克

【功　　效】 祛风散寒，宣肺化痰，止咳平喘。

【主　　治】 感受风寒所致哮喘。症见：咳嗽咽痒，胸闷气喘，喉中痰鸣，严重时夜间不能平卧，遇风或闻到刺激性气味加重，痰白量多，伴鼻塞流涕，打喷嚏，舌苔或白或腻，脉浮滑。

【方　　解】 此方以炙麻黄宣肺散风止喘为君药，葶苈子、苏子、杏仁、厚朴肃降肺气，干姜、半夏、细辛、五味子仿小青龙之意，温肺散寒化饮，使风寒祛、水饮化，陈皮、茯苓、浙贝母、炙甘草增加化痰止咳之力，辛夷、苍耳子、白芍解痉散风抗过敏，生龙骨、生牡蛎化痰降逆，僵蚕、地龙通络止痉平喘。诸药合用，分别从去除诱发哮喘的病因、主要致病因素及病理产物几方面入手，共奏祛风散寒，化痰通络，解痉平喘之功。

【常用加减】 表寒较重加桂枝、防风；痰热内蕴加桑白皮、生石膏；痰黏不易出加黛蛤散、海浮石、生牡蛎；咽痛加金银花、牛蒡子、射干；脾肾不足，虚实夹杂的哮喘可加生黄芪、党参、白术、熟地黄、山萸肉、补骨脂等健脾补肾之品；肺阴亏虚可加沙参、麦冬、百合等养阴润肺。

【验案举例】

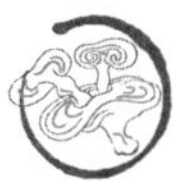

支气管哮喘案

2010年3月18日一诊：孙某，男，32岁。主诉“间断喘憋3年余，加重1周”。患者3年前开始出现发作性喘憋，咳嗽，咳白痰，咽痒。多在感冒或闻到刺激性气味时发作，发作严重时喉中痰鸣，夜间不能平卧，严重影响工作。于某医院经全面检查后诊为支气管哮喘，予吸入激素及支气管扩张剂治疗，症状较前有减轻，但未能完全控制。1周前不慎受寒，再次出现喘憋，咳嗽，咳白色泡沫痰，胸闷，微恶风寒，食纳可，大小便正常，舌淡红，苔薄白，脉弦浮。听诊双肺可闻及哮鸣音，胸片正常，肺功能示重度阻塞性通气功能障碍。

处方：炙麻黄10克，杏仁10克，炙甘草10克，厚朴10克，苏子10克，葶苈子20克，干姜10克，半夏10克，细辛6克，五味子10克，陈皮10克，茯苓10克，辛夷10克，苍耳子9克，地龙10克，僵蚕10克，白芍10克，生龙骨30克，生牡蛎30克，浙贝母30克。

此方连服7剂，咳喘已基本缓解，再服1周以巩固疗效。

【按】哮喘一证，治疗最难，故有“内不治喘”之说，表明哮喘反复发作，缠绵难愈。归根结底，是与患者的过敏性体质有关，也就是中医所说的“宿根”。因为有此“宿根”的存在，故每遇气候改变、环境变化、花粉流行等情况，就会影响患者体内的“宿根”而使哮喘发作。

从对此病长期的研究来看，最主要的致病因素就是“伏痰”为患，可以说哮喘的“宿根”就是“伏痰”，因此，治喘首要化痰。风寒之痰多为白稀痰或带泡沫，亦有痰不多者，但观其舌多见舌苔白或腻而水滑多津，此为痰饮为患，治以温肺化饮，予苓甘五味姜辛汤或小青龙汤加减化裁，盖“饮为阴邪，多以温药和之”，痰饮一去则气道通利，气机调畅，咳喘自平。然而“伏痰”也需有外邪引动方能为患，此外邪多为风寒之邪，且哮喘的发作性症状也与风邪“善行而数变”的致病特点相同。故宣肺散风亦应贯穿于哮喘治疗始终。其中麻黄为喘家要药，不仅能祛风散寒，且能宣肺平喘。风邪不仅使肺失宣降，亦可闭阻肺之经络，使肺之经脉气血不通，从而加重咳喘。虫类药物不仅能疏通经脉，尚可祛风解痉，予麻黄同用，共奏祛邪平喘之效。

总之，针对风寒所致的哮喘，祛风、散寒、宣肺、化痰、解痉、通络是治疗大法，联合应用可使哮喘得以较快缓解。

（整理：周继朴）

周福生

周福生，男，一九五〇年出生，广东惠来人，一九七五年毕业于广州中医学院医疗系，一九八八年广州中医药大学中医内科学专业硕士研究生毕业，获医学硕士学位。现为广州中医药大学教授、主任中医师、博士后合作教授、博士研究生导师、广州中医药大学学术委员会委员，第四批全国老中医药专家学术经验继承工作指导老师。

周福生教授历任广州中医药大学脾胃研究所副所长（主持全面工作），广州中医药大学第一附属医院二内科副主任、内镜室主任；兼任国家自然科学基金评审专家，国家教育部、中华医学会、中华中医药学会、广东省科技进步奖评审专家，国家食品药品监督管理局中药新药评审专家，广东省干部保健局专家，中华中医药学会脾胃病专业委员会委员，广东省肝脏病学会常务理事、中医药学专业委员会主任委员，广东省中医药学会消化专业委员会副主任委员，广东省中西医结合学会脾胃消化专业委员会常委。

教学方面，周福生教授长期致力于中西医结合内科的教学工作，治学严谨，诲人不倦，深受学生好评。他主编专著3部，参编10部；并已培养博士后4名，博士、硕士研究生52名，师带徒8名。他2002年获广州中医药大学新南方优秀教师奖，2010年获广州中医药大学优秀博士后合作教授荣誉称号。

医疗方面，周福生教授医德高尚、医术精湛。他擅长内科、脾胃消化、肝胆胰、消化道肿瘤等疾病的诊治，疗效卓著，在同行及国内外患者中产生了良好而广泛的影响。他首倡“心胃相关”理论及“辨证、辨病、辨质三位一体的辨治模式”，在治疗脾胃消化病证中，取得了令人满意的效果。他研制多种防治脾胃病证的中药成药，如“胃肠宁”“胃炎消”“肠炎灵”“顺激合剂”等广州中医药大学第一附属医院院内制剂；先后研制和开发了“和胃片”“胃热清胶囊”“胃痞颗粒冲剂”“六味顺激胶囊”等治疗脾胃消化疾病的中药新药，并获得国家发明专利1项。

科研方面，周福生教授先后主持国家级课题4项、省部级课题8项、厅局级课题8项，发表学术论文180余篇，获得各级奖励多项：如“脾虚证辨证论治的系列研究”获国家科技进步奖二等奖（2000年），“疏肝健脾安神和胃法治疗肠易激综合征的综合疗效评价及应用研究”获广东省科技进步三等奖（2007年）、中华中医药学会李时珍创新奖（2008年）。

壹 痛泻顺激方

【组成】

白术　壹拾伍克

白芍　壹拾伍克

延胡索　壹拾伍克

陈皮　拾克

夜交藤　叁拾克

木香（后下）　拾克

防风　拾克

【功　　效】健脾柔肝祛湿，安神和胃止泻。

【主　　治】脾虚肝郁，心神不宁之痛泻。腹痛、腹泻时作，常因情绪变化诱发，泻后痛减，伴胸胁痞闷，胁肋胀痛，肠鸣，嗳气，矢气，善太息或易怒，纳呆，心烦，夜寐不安或失眠，多梦，易惊醒，舌淡苔薄白，脉弦细。

【方　　解】本方以痛泻要方加味而成。方中白术苦甘而温，补脾燥湿以治土虚，为君药；白芍养血柔肝缓急，延胡索疏肝活血止痛，与白术相配，于土中泻木，调和气血，共为臣药；陈皮理气燥湿、醒脾和胃，夜交藤养心安神，木香行气止痛和中，共为佐药；防风性升散，辛能散肝郁，香能舒脾气，且有燥湿以助止泻之功，又为脾经引经之药，兼具佐使之用。诸药相合，可以补脾胜湿而止泻，柔肝理气而止痛，养血和胃而宁神，使脾健肝柔神安，痛泻自止。

【常用加减】气虚重者，加用五指毛桃、黄芪、党参益气健脾；腹泻重者，选加藿香、佩兰、薏苡仁利湿醒脾，莲子、芡实、山药收涩止泻；腹胀明显者，可加枳实、紫苏梗、厚朴等理气消胀；腹痛明显者，加用救必应、佛手、郁金等理气止痛；失眠多梦，心烦焦虑甚者，加用合欢皮、浮小麦等调心安神；出现心烦失眠，盗汗等症状时，可选用百合、生地黄等；夹瘀者，加用丹参、赤芍以化瘀；夹湿热者，加绵茵陈、黄连、败酱草等以清利肠道湿热。

【验案举例】

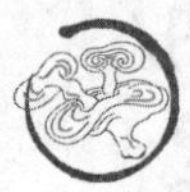

肠易激综合征案

一诊：刘某，女，38岁，因反复腹痛、腹胀1年余就诊。患者近1年来反复腹痛、腹胀，多因情志不遂诱发和加重，腹泻、便秘交替出现，伴心烦，胸闷不舒，纳差，失眠多梦。曾在某医院间断服用中西药治疗，效果不明显。初诊见：精神抑郁，多疑易惊，形体消瘦，腹平软、轻压痛，舌胖质暗红，苔薄黄，脉细弦。检查血、大便常规及培养等均未见异常，肝、胆、脾B超及电子结肠镜检查肠道未见器质性病变。西医诊断：肠易激综合征。中医诊断：腹痛，证属脾虚肝郁，心神不宁，夹湿夹瘀。治宜健脾疏肝，养心安神，佐以理气活血，祛湿止泻。

处方：白术15克，白芍15克，延胡索15克，木香（后下）10克，防风10克，夜交藤30克，陈皮10克，藿香10克，麦芽30克，合欢皮10克，丹参20克。7剂。每天1剂，水煎服。

二诊：腹痛消失，大便次数减少，质成形，纳食、睡眠均可。守方调理1个月。

【按】患者平素体虚，脾失健运，肝木横犯脾土，中焦气机升降失常，脾气不升则腑气不通，故见腹泻便秘交替出现，且因情志不遂诱发使病情加重，心神不宁，失眠多梦，舌胖质暗红，苔薄黄，脉细弦均为脾虚肝郁，心神不安之象。方中白术、白芍、延胡索健脾柔肝，藿香、防风祛湿醒脾止泻，木香、陈皮舒达肝气，调畅气机，合欢皮、夜交藤、丹参补血养心安神。诸药合用，共奏健脾柔肝，宁心和胃之功。防风为必用之药，因防风为风药中之润剂，于此处用之，既可疏散肝郁，又起胜湿、止泻的作用。

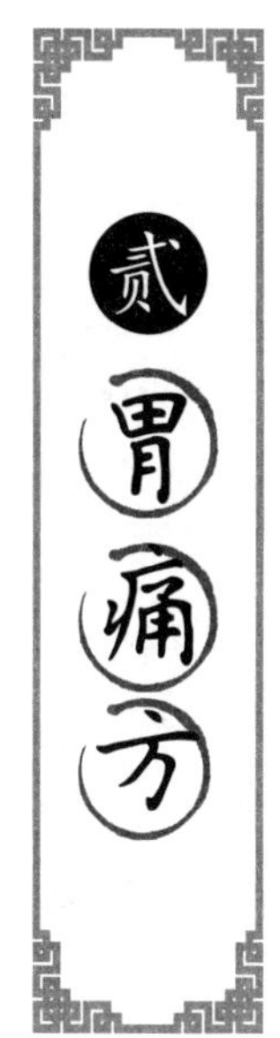

【组成】

救必应　叁拾克
延胡索　壹拾伍克
乌药　壹拾伍克
广木香　拾克
厚朴　拾克
生三七（先煎）　拾克
丹参　壹拾伍克
甘草　陆克

【功　　效】 理气活血，通络止痛。

【主　　治】 气滞血瘀型胃脘痛。胃脘疼痛如针刺，痛有定处，拒按，食后痛甚，或伴黑便，舌质紫黯或见瘀斑，脉涩或弦。

【方　　解】 方中用生三七配延胡索、丹参、木香以活血化瘀、通络止痛，生三七功兼止血，延胡索和木香兼疏肝行气，丹参兼养血安神；佐救必应以清热解毒、祛湿止痛，乌药合厚朴以理气和中；甘草缓急和中；诸药合用，行气活血而不耗血动血，调畅气机而胃痛自止。

【常用加减】 气滞重者，酌加枳实、佛手、紫苏梗等理气止痛；泛酸明显者，加用海螵蛸、浙贝母、白芍等制酸和胃；兼湿热者，选用蒲公英、虎杖、绵茵陈等清热，土茯苓、川萆薢、砂仁等祛湿；兼肝郁者，加郁金、夏枯草、麦芽等疏肝缓急；兼食积者，酌加布渣叶、山楂、谷芽、鸡内金等消食除胀；寒凝者，选加干姜、佛手、荔枝核、川芎等温中散寒。

【验案举例】

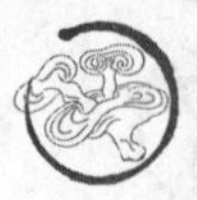

胃溃疡案

2002年9月一诊：方某，男，32岁。主诉反复胃脘刺痛2年余，伴泛酸，嗳气，饱餐后疼痛明显，偶有夜间痛，胃纳差，口干口苦，大便稍干，睡眠欠佳，舌淡暗边有瘀斑，苔薄黄稍腻，脉弦细。电子胃镜示：胃窦溃疡（A2期），曾先后服用雷尼替丁、奥美拉唑，服药期间症状缓解，停药后又复发。患者病属中医“胃脘痛”，脾虚挟瘀热，治疗宜健脾清热化瘀。

处方：太子参20克，白术15克，茯苓15克，法半夏10克，广木香（后下）10克，延胡索15克，救必应30克，生三七（先煎）10克，丹参15克，蒲公英20克，甘草6克。7剂。

二诊：服药后胃脘疼痛缓解，脉仍弦细。守上方加减治疗2月余。跟踪随访半年，患者未复发胃脘痛。

【按】本案患者胃脘刺痛日久，舌淡暗边有瘀斑，苔薄黄稍腻，脉弦细，是气滞血瘀，久病脾虚。用胃痛方加四君子汤健脾理气，化瘀止痛，因夹热象，故去乌药、厚朴，用法半夏降逆和胃，蒲公英清热而不伤胃，两者相伍，寒热并用，辛开苦降。诸药合用，切中脾虚夹瘀热之病机，故效果理想。

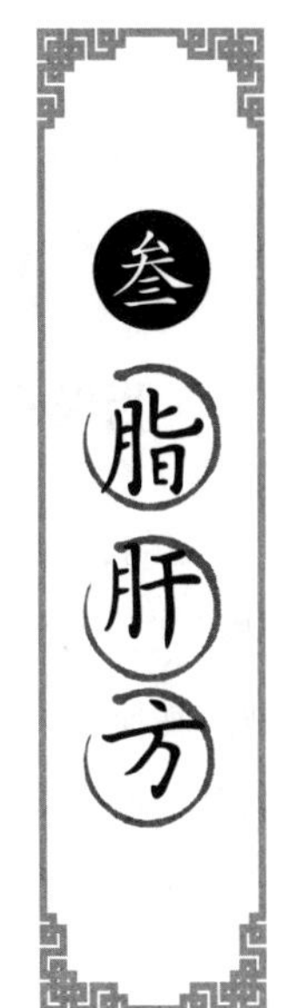

【组成】

炒白术 壹拾伍克
茯苓 壹拾伍克
山楂 贰拾克
法半夏 拾克
佛手 拾克
郁金 壹拾伍克
虎杖 贰拾克
决明子 壹拾伍克
姜黄 拾克

【功　效】健脾除湿，疏肝泄浊。

【主　治】脾虚肝郁湿阻之高脂血症、脂肪肝。形体肥胖，疲倦乏力，头身困重，胁下胀痛，胸闷，纳呆口黏，间有恶心欲呕，大便或溏或结，有排便不尽感，舌淡胖苔腻，脉细弦滑或弦细。

【方　解】方中白术苦甘温，功擅健脾燥湿助运，为君药；配茯苓、佛手加强健脾理气祛湿之功；山楂长于消肉食油腻之积，兼化瘀浊；决明子、半夏则能导泄肠腑中污秽浊滞；伍以郁金、虎杖、姜黄疏利肝胆气机，逐血中湿浊。全方配伍，既从源头上截断湿浊生成的途径，又能消散血中内存之湿浊，是正本清源之法。

【常用加减】肝区疼痛明显者，加青皮、延胡索、白芍等缓急止痛；乏力明显者，加黄芪、五指毛桃；便溏者，加薏苡仁、荷叶。

【验案举例】

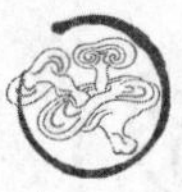

脂肪肝案

2009年3月9日一诊： 梁某，女，27岁。患者近1周出现胃脘胀满，进食后胃脘疼痛伴嗳气，无泛酸，口苦，纳眠差，体倦乏力，便溏日1次，小便调，舌暗红苔薄黄，脉弦细。血脂六项示：甘油三酯升高。B超提示中度脂肪肝。证属脾虚肝郁，湿浊内蕴，治宜健脾祛湿，疏肝理气止痛。

处方：白术15克，乌药15克，云茯苓15克，生薏苡仁30克，姜黄10克，决明子20克，法半夏10克，山楂20克，佛手10克，广木香（后下）10克，夜交藤30克。7剂。

2009年3月16日二诊： 胃脘部胀满感减轻，进食后胃脘仍有少许疼痛伴嗳气，无泛酸，口干口苦，大便日1次，小便调。舌暗红苔薄黄，脉弦细。再予健脾除湿，佐以活血。

处方：法半夏10克，白术15克，云茯苓15克，山楂20克，郁金15克，荷叶10克，虎杖20克，甘草6克，佛手10克，姜黄10克，决明子15克。14剂。

2009年4月11日三诊： 服药后症状减轻，胃脘部无胀满感，稍嗳气，口干，大便质较烂，偶伴肠鸣，小便调，舌暗红苔白腻稍黄，脉弦细。加强行气降浊除湿之功，守上方加紫苏梗15克。7剂。

门诊随访2个月，血脂六项指标均正常，肝功十二项无异常，B超示：轻度脂肪肝。

【按】脂肪肝治疗的重点主要是针对脾虚失健或运化不及以及由此所产生的浊邪污血的病理状况，分别采用补脾助运、消壅散滞、化浊行血等方法，以截断浊生之源或清除已存在的浊邪，扭转已有的病理趋势。同时由于脏腑相关，脾土的功能失调则会出现土失木疏或土壅木郁的病理变化，要适当辅之以疏利肝胆之气的药物。

（整理：陈坚雄）

柴瑞霭

柴瑞霭，男，一九五〇年出生，山西万荣人，教授，主任医师。现任山西省运城市中医药研究院院长，山西省政协常委，中华中医药学会第五届理事会理事，国家中医药管理局《国医杂志》专家顾问、山西省中医药学会副理事长，山西省中医药学会内科专业委员会常务副主委，运城市中医药学会理事长。历任运城地区中医医院院长，运城市中医医院院长，山西中医学院客座教授，山西省第八届、第九届人大代表，第一届运城市政协副主席，第九届、第十届山西省政协常委，运城市第一届、第二届人大常委会副主任。

柴瑞霭教授60年代即师从全国著名中医柴浩然学习中医，考入山西省统招中医学徒班，1978年研修于北京市中医师资班，1984年深造于北京中医学院。其治学渊源《灵》《素》，辨治师宗仲景，用药效法叶吴，并私淑东垣，旁及各家，博观约取，兼收并蓄，临证擅治内科、妇科、外感热病、急危重症及疑难、顽、怪病，善用经方、时方治病。柴瑞霭教授治危重大症，笃信仲景，辨证论治，重抓主证，谨守病机，推崇经方之剽悍迅猛，药专力宏，每使沉疴顿起；救急性外感热病，参合天时，注重季节，审时度势，知常达变，常喜经方之简洁与时方之轻灵同炉共治，可使出险入夷；疗内伤杂病，注重脾胃为本，药少量轻，小剂缓投，忌补碍脾，克伐胃气，寓消于补，轻舟效捷，常获似缓实速之效；愈疑、难、顽、怪之疾，倡导审因仔细，辨证入微，用药丝丝入扣，并主张怪病从痰论治，顽症从血瘀论治等，施之疗效卓著；痊妇科疾病，根据妇女特点，以肝为先天之本，重视调整气血，疏肝气，扶脾气，补肾气，调摄冲任，而且遣方用药独具一格，多收理想效果，形成了自己的学术思想和思辨特点、独到的用药风格和治疗路径。

柴瑞霭教授中医理论基础扎实，中医经典娴熟，临床技能熟练。他始终坚持在临床第一线，先后撰写发表学术论文和临床经验文章60余篇，4篇论文在国际学术会议上宣读或获奖；指导继承人总结发表其学术论文20余篇；出版学术著作有《中国百年百名中医临床家·柴浩然》《著名中医学家柴浩然墨迹》《全国名老中医柴瑞霭临床经验集萃》《柴浩然教授医案医论集》4部。完成“‘十一五’国家科技支撑计划”项目1项、省部级科技成果1项、市级科技成果4项，获国家发明专利1项，在国内中医界具有较高的知名度，得到国内同行的公认。2002年被人事部、卫生部、国家中医药管理局确定为“第三批全国老中医药专家学术经验继承工作指导老师”。2010年11月国家中医药管理局批准其建立柴瑞霭全国名老中医药专家传承工作室。

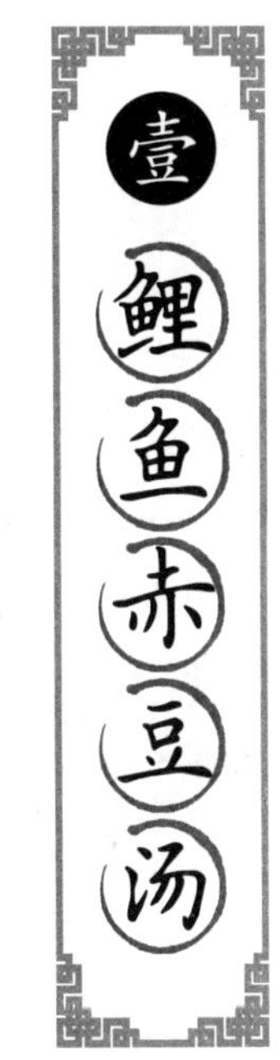

【组成】

鲤鱼　一条约贰佰伍拾克

赤小豆　壹佰贰拾克

白茯苓　叁拾克

陈皮　拾克

茶叶（西湖龙井，纱布包）　壹拾伍克

【用　　法】鲤鱼刮去麟，剖腹去内脏、肠杂后清水洗净，将以上诸药及茶叶（纱布包好）入鱼腹煎煮，煎令相得，去药渣及茶叶纱袋，吃鱼肉喝鱼汤，次数不限，以愈为期。

【功　　效】益气健脾，温补肾阳，利水消肿。

【主　　治】慢性肾炎迁延不愈之水肿。气虚肾惫脾弱，精不固摄，肾阳不振，水气泛溢证。

【方　　解】方中鲤鱼为君，《名医别录》谓其“主水肿腹满，下气”。熟食有利水、消肿、除满之功，且为血肉有情之品，利于水肿消退而无耗伤正气之弊。臣以赤小豆健脾利湿，行水消肿，《本草纲目》谓：“和鲤鱼……煮食，并能利水消肿”，二药相辅相成。茯苓健脾渗湿佐以利水；陈皮理气健脾，以防补药之滞，亦能消肿。使以龙井茶，其气香郁，能启脾醒胃利尿。全方补而不腻，泻不伤正，治疗慢性肾炎顽固性水肿和蛋白尿，可获良效。

【常用加减】兼气虚较甚者，加黄芪益气固元；兼脾虚明显者，加白术健脾制水；兼肾阳虚者，加熟附子温阳补肾，蒸精化气；兼肾精亏虚者，加山茱萸补肾填精。

【验案举例】

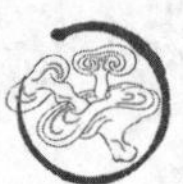

水肿（慢性肾炎）案

1983年8月16日一诊：王某，男，46岁，干部。患慢性肾炎7年，曾先后6次住院，累用中药及西药抗生素及激素等，病情缓解，但水肿始终未能消退，时轻时重，晨起面肿为甚，午后足肿较显，PRO定量在0.2g/L～4.0g/L的范围内波动。近10天水肿加重。症见：神疲无力，全身浮肿，面色虚浮无华，食少，小便短少，大便溏薄，舌体胖质淡，苔白滑，脉沉细而滑。PRO定量>4.0g/L，尿镜检示：RBC-M 3个/HP，WBC-M 10～12个/HP，KLGX-F 1～3个/HP，肾功检查示：BUN 14.3mmol/L。证属：气虚肾惫脾弱，精不固摄，肾阳不振，水气泛溢。治宜：益气健脾，温补肾阳，利水消肿。方用：自拟鲤鱼赤豆汤加味。

处方：鲤鱼约250克，赤小豆120克，生黄芪30克，炒白术15克，茯苓30克，熟附子6克，山茱萸15克，陈皮10克，西湖龙井茶6克，怀山药30克，鸡内金（捣）10克。

煎煮食用方法：将鲤鱼刮去鳞，剖腹去内脏肠杂后，清水洗净，将药及茶叶用纱布袋装好，放入鱼腹内，水开后煎煮1小时，取出装药滓及茶叶之纱袋，每日分数次食鱼喝汤，隔日1剂。患者服食4天后尿量增多。连用10剂，水肿尽消，面转红润，精神转佳，饮食、二便基本正常。继以上方去熟附子、陈皮，减赤小豆为60克，茯苓15克，加金樱子30克，生芡实15克。再用8剂，查尿常规正常。嘱继以鲜山药90克，鸡内金粉6克共煮成粥，冲服紫河车粉3克，每晨食用，连用2月。随访3年未见复发。

【按】本案慢性肾炎水肿缠绵不愈，蛋白尿经久不除，反复出现。其病机为本虚标实，以脾肾两虚为其本，水湿瘀滞为其标。脾虚不运则水液难以蒸化，肾阳不振则开阖不利，膀胱气化失司，水湿停滞泛溢而成水肿；脾气虚弱，不能化生精微，肾不藏精，而使精微下渗，随尿排出，形成蛋白尿久不消退。再者，病程日久，长期使用导湿利水之品，必然损伤正气，继而导致五脏俱损，至此临床治疗颇感棘手。正如张景岳所述："水肿证以精血皆为水，多属虚败。"故当以标本两顾，补泻并举，健脾益气，补肾填精，利水消肿为其治则，对此重证须调理补养为主。故以自拟鲤鱼赤豆汤，方中以鲤鱼为君，熟食有利水、消肿、除满之功，且为血肉有情之品，利于水肿消退而无耗伤正气之弊。伍以赤小豆健脾利湿，行水消肿。二者相辅相成，配黄芪、白术、茯苓益气固元，健脾制水；伍熟附子温阳补肾，蒸精化气；加山茱萸补肾填精。佐陈皮理气健脾，以防补药之滞，亦能消肿。使以龙井茶，其气香郁，能启脾醒胃利尿。补而不腻，泻不伤正，俾七年之慢性肾炎调治两旬，诸证悉除，精神好转，饮食、二便正常。继予食疗调理两月而愈。

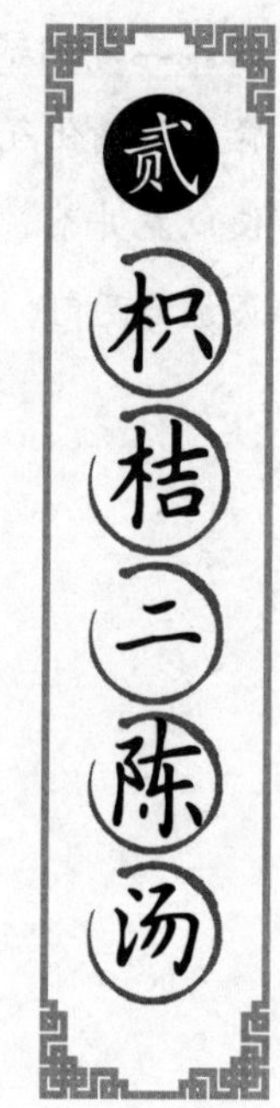

【组成】

- 前胡 陆克
- 炒枳壳 玖克
- 桔梗 玖克
- 炙杏仁（捣） 壹拾贰克
- 陈皮 玖克
- 清半夏 玖克
- 白茯苓 壹拾捌克
- 炙甘草 陆克

【功　效】 宣畅气机，利气开肺，燥湿化痰，止咳平喘。

【主　治】 湿痰咳嗽。咳嗽或咳喘，胸闷气短，咯痰不利，痰稀色白，咽梗不适，舌苔白滑或腻，脉滑。

【方　解】 痰由湿生，湿聚成痰。“二陈汤”本是治疗湿痰之主方。柴瑞霭教授自拟“枳桔二陈汤”是在“二陈汤”（清半夏、白茯苓、广陈皮、炙甘草）的基础上加前胡、枳壳、桔梗、杏仁四味药而成。旨在针对痰湿咳嗽或咳喘而设。临床用于治疗痰湿咳嗽或咳喘效果更佳。方中以桔梗、枳壳一升一降，宣畅气机，利气开肺，共为君药。前胡疏风散邪，降气化痰，苦杏仁理肺化痰，止咳平喘，且助桔梗、枳壳宣畅肺气，同为臣药。半夏、陈皮燥湿化痰，理气行滞；茯苓渗湿健脾以杜生痰之源，是为佐药。甘草调和诸药，合桔梗宣肺利咽，功兼佐使。柴瑞霭教授讲解本方是用桔、枳、前、杏开肺利气，宣畅气道，以排痰湿；夏、陈、苓、草燥湿化痰，健脾利湿，以化痰湿。痰湿排出则咳喘自减，痰湿渗化则生痰无源，故痰湿咳嗽、痰湿咳喘自愈。

【常用加减】 “枳桔二陈汤”是治疗肺贮痰浊，肺气不利，痰湿咯吐不畅形成的咳嗽或咳喘的一个方剂。临床若见痰湿较重，胸脘满闷，纳呆不饥，呕吐恶心，舌苔厚腻，可合平胃散，燥湿和胃以增强燥湿化痰之力，健脾化痰以杜痰湿生化之源；若见不思饮食，精神疲乏，大便不实，脾气虚弱兼有痰湿者，可合六君子汤；若见表虚外感，营卫不调，汗出恶风，鼻鸣干呕兼痰湿咳嗽者，可合桂枝汤；若兼伤风外感，症见微恶风寒，轻微鼻塞，清涕，脉浮滑者可合葱豉汤；若见痰质清稀，咳吐涎沫，受凉咳剧之脾阳不足，肺气虚冷者可合甘草干姜汤，意在“培土生金”；若见痰壅气滞，咳嗽喘逆，舌苔白腻，脉滑者可合三子养亲汤；若兼食积者可加山楂、神曲、麦芽、鸡内金。

【验案举例】

壹 肺痿、痰湿咳嗽案

2010年5月31日一诊：潘某，女，41岁，职工。遇冷咳嗽，咳痰清稀，色白不利1月。患者平素身体较差，畏寒怕冷。宿患慢性支气管炎8年。1月前因咽痛服用草珊瑚含片、阿莫西林胶囊5天，效果欠佳，且又增咳嗽。随即又因洗澡时刮痧，后背受凉，咳嗽加重，痰少色白，咯之不利，受凉咳剧，得热则减，经市某医院诊断为支气管炎，服用头孢氨苄胶囊、阿奇霉素片、枇杷止咳糖浆等药1周，咳嗽微有减轻。停药半月后咳嗽复又加重，以晨起和傍晚较重，中午和入睡后较轻，咳嗽时咯吐少量白痰，痰质清稀。1月来，纳食尚可，晨起便溏，每日1～2次。刻诊症见：咳嗽频频发作，咯痰不利，痰少色白，痰质清稀，甚为涎沫，受凉咳剧，得热则减，咳嗽以晨晚较重，伴有胸闷气短，咽梗不适，手足不温，小便频数，舌质淡红苔薄白，脉沉细滑。西医诊断：支气管炎。中医诊断：肺痿、痰湿咳嗽。证属痰湿阻肺，肺失宣肃，上焦阳微，肺气虚冷。治宜：利气开肺，止咳化痰，温肺散寒。方用：自拟枳桔二陈汤合甘草干姜汤加味。

处方：炙甘草12克，炮姜6克，炒枳壳9克，前胡6克，桔梗9克，炙苦杏仁（捣）12克，清半夏9克，陈皮9克，茯苓18克，炙款冬花12克，炙紫菀12克。

7剂药后，精神好转，咳嗽减轻，咳痰减少，痰质清稀色白，胸闷气短，咽梗不适减轻，手足渐温，二便正常，舌质淡红苔薄白，脉细滑。此时证属痰湿阻肺，肺失宣肃。方选自拟枳桔二陈汤。

处方：前胡6克，炒枳壳9克，桔梗9克，炙苦杏仁（捣）12克，陈皮9克，清半夏9克，云茯苓18克，炙甘草6克，川贝母（捣）9克，炙枇杷叶15克。

再服12剂，药尽诸症痊愈。

【按】患者素有慢性支气管炎，常因冬季天冷，偶感风寒，饮食寒凉后诱发。此次发病1月有余，虽经中西药治疗，效果尚不明显，按照中医辨证论治的原则，根据临床症状分析，咳嗽月余，咯痰不利，痰少色白，痰质清稀，苔白脉滑，说明痰湿阻肺，肺失宣肃；再从素体较差，畏寒怕冷，以及此次发病咳嗽晨晚较重，受凉咳剧，痰质清稀，甚为涎沫，手足不温，小便频数，舌淡脉沉细，说明上焦阳微，肺气虚冷。综上分析，本案的病机当属痰湿阻肺，肺失宣肃，上焦阳微，肺气虚冷。治宜用自拟枳桔二陈汤利气开肺，止咳化痰，合《金匮要略》甘草干姜汤补益中阳，温肺散寒，加炙冬花、炙紫菀性味辛温，温肺止嗽，化痰下气。合方使肺气宣开，痰祛咳止，阳微渐复，肺温寒散，而久咳自愈。柴瑞霭教授在讲述本案时说："本例在辨证治疗时应抓两个重点，一是从本来讲，素体阳虚，肺气虚冷。中阳虚则不能布津，肺气虚冷使津液变为稀痰或涎沫，使肺痿不用，故用《金匮要略》甘草干姜汤药性温热，实际是理中汤不用白术、人参健脾益气，只取甘草、干姜温肺散寒，功用类似理中而逊于理中，以治上焦阳微，肺气虚冷，通过温胃而达到温肺，通过辛甘而达到扶阳，阳虚得扶，肺温寒散，使稀痰、涎沫失其化源。二是从标来讲，寒凉伤胃，化生痰湿，痰湿贮肺，肺失宣肃，肺气不利，肺失开宣，则痰湿潴留于肺不得排出，痰湿不能排出体外，则肺又不能宣发肃降，故咳痰久久难愈，故用自拟枳桔二陈汤，用前胡、枳壳、桔梗、苦杏仁开肺利气，用二陈汤化痰除湿。肺气宣开畅利，痰能排出，湿能宣化，肺气宣肃顺降，则咳痰自然痊愈。"

贰 喘证案

2010年7月19日一诊：阎某，男，72岁，农民。咳嗽、气喘反复发作3年。2007年8月因淋雨着凉后始发咳嗽，时轻时重，反复发作，使用多种西药，疗效欠佳。2008年3月咳嗽加重，伴有气短，经服克咳胶囊、枇杷止咳冲剂后缓解，但停药后咳嗽复作。2008年4月在运城市中心医院以"（1）慢性阻塞性肺病（C型），（2）肺间质纤维化"住院治疗8天（具体用药不详），好转出院，但出院不久咳嗽又反复发作，后经太原等地多处治疗，未有显效。至今咳嗽反复发作，逐年加重，伴有气喘，咳甚时自服克咳胶囊、枇杷止咳冲剂可缓解。发病以来，饮食二便正常，经友人介绍来我院请柴瑞霭教授中医治疗。刻诊症见：阵发咳嗽，晨起明显，呼吸喘促，深呼吸时咳嗽加重，痰白量多，痰质清稀，状如泡沫，咯吐不利，天阴下雨或受风寒后则咳甚，咳时气憋不敢深呼吸，吸气则咳甚，短气不足以息，伴形体略胖，面色晦暗，精神不振，胸脘作闷，舌质深红，苔白厚腻，脉滑。西医诊断：（1）慢性阻塞性肺病（C型），（2）肺间质纤维化。中医诊断：喘证。证属湿滞脾胃，滋生痰湿，上渍于肺，肺失宣降。治宜：开肺利气，燥湿化痰，宣肺平喘。方用：自拟枳桔二陈汤合平胃散、自拟三子养亲汤。

处方：前胡6克，炒枳壳9克，桔梗9克，炒苦杏仁（捣）12克，陈皮9克，清半夏9克，茯苓18克，炒苏子（捣）12克，葶苈子（布包）12克，炒莱菔子（捣）12克，苍术9克，川厚朴9克，川贝母（捣）9克，生甘草6克。

7剂药后，咳嗽明显减轻，痰量减少，晨起偶发咳嗽，历时约1到2分钟即可缓解，精神好转，饮食二便正常，舌质深红，苔白薄腻，脉滑。继守上法加减化裁。

处方：前胡8克，炒枳壳12克，桔梗10克，炒苦杏仁（捣）12克，陈皮10克，清半夏12克，茯苓15克，炒苏子（捣）15克，葶苈子（布包）15克，炒莱菔子（捣）15克，苍术9克，川厚朴9克，焦山楂15克，炒神曲15克，炒麦芽15克。

再服7剂，主症消失而痊愈。

【按】本案西医诊断为慢性阻塞性肺病、肺间质纤维化，病程3年不愈，咳嗽缠绵，时轻时重，反复发作，不仅病程日久，而且属高龄患者，治疗较为顽难。从形体略胖，面色晦暗，精神不振，胸脘作闷，说明患者素为脾虚痰湿体质，形成痰阻湿滞，停郁肺、胃、胸、脘；从阵发咳嗽，晨起明显，呼吸短促，深呼吸时咳嗽加重，咳嗽吐痰时气喘明显，且咳痰量多，咯吐不利，白痰清稀，状如泡沫，苔白厚腻，脉滑，说明湿滞脾胃，滋生痰湿，上渍于肺，肺失宣降。因此，病机当为：湿滞脾胃，滋生痰湿，上渍于肺，肺失宣降。故选用自拟枳桔二陈汤开肺利气，燥湿化痰，合自拟三子养亲汤（苏子、葶苈子、莱菔子）祛痰宣肺平喘，加苍术、厚朴与枳桔二陈汤中的陈皮、甘草相合，即为平胃散，健脾燥湿，以杜痰湿生化之源，加川贝母一味，止咳化痰。由于证机明晰，药证合拍，故如此顽难之疾，一诊显轻，二诊显效。柴瑞霭教授在讲述本案时说："本案的治疗应该牢牢抓住两点，一是咳痰3年不愈，时有加重，并伴喘促，其关键是痰湿黏腻，阻滞肺胃，停聚胸膈，黏滞定着，使肺失宣降，咳痰、喘促难愈。二是脾虚痰湿之体，脾虚弱而不能运湿，胃湿滞而滋生痰湿，痰湿生化之源不杜，则痰湿绵绵上渍于肺，久贮于肺，肺失宣降，使脾虚难复，痰湿不愈。以上两点，前者指的是病标，后者言的是病本。正可谓'脾为生痰之源，肺为贮痰之器'。"

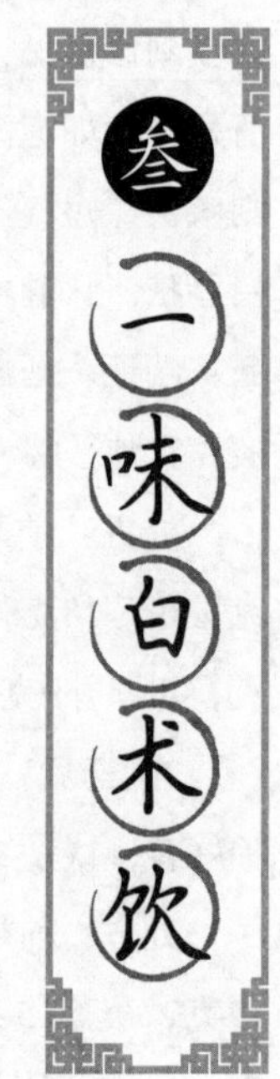

【组成】

生白术 叁拾至玖拾克

【功　效】 健脾益气，和胃生津，转输通便。

【主　治】 脾虚便秘，脾气虚弱，运化无力，脾不能为胃行其津液导致肠燥津枯，转输无力而形成的便秘。

【方　解】 本方白术重用30～90克（根据患者体质、具体病情酌定白术用量）。观历代本草，只述白术健脾燥湿止泻，故临床医家多用其止泻。然张仲景《伤寒论》早有治“大便硬”，“加白术”之法，而张元素谓白术有“除胃中热”“和胃生津液”之功。再考《别录》言白术“益津液”。《本草求真》谓：白术“能缓脾生津”。《本草正义》更加肯定地认为“愚谓术本多脂，万无伤阴之虑”。因此白术有健脾益气，和胃生津，转输通便之功，尤其是一味生白术重用，药专力宏，有健脾益气，和胃生津，转输通便的功用，使脾能为胃行其津液，津液得行则肠枯便燥之势得缓，便秘自通。因此用自拟一味白术饮治疗脾气虚弱，运化无力，脾不能为胃行其津液而形成的便秘效果显著。

【常用加减】 “一味白术饮”可用于脾气虚弱，脾津不布导致的肠燥津枯，转输无力之便秘。本方重用白术主要是增强健脾益气之功，使脾气健运，运化有权，脾健则胃和，脾健津液则生而能为胃行其津液，津液得行则肠枯便燥之势得缓，便秘自畅。

若伴空腹嘈杂者合四君子汤；若纳食不馨，胃积者加鸡内金、枳实运脾助消，导下积滞；兼胃缓（胃下垂）者合枳术丸；兼血虚便秘者合当归五仁汤；若挟肠道积滞者加炒莱菔子；若中焦斡旋失司者加荷叶，取其“荷叶一枚升胃气”，升清降浊，斡旋中焦。

【验案举例】

壹 便秘案

2005年8月10日一诊：尹某，女，65岁。患者便秘20年，常7～8天大便1次，平素自服麻仁丸、番泻叶、芦荟胶囊等，只能奏一时之效。细询病人，虽大便7～8天1行，但干燥无结块，面色㿠白，身体疲乏，纳食不馨，饥不欲食，舌淡苔薄，脉象细弱。仔细辨证此属脾虚不运，不能为胃行其津液。治宜健脾复运，行其津液。予一味白术饮。药用：生白术60克。14剂。每日1剂，水煎服。

2005年8月25日二诊：患者药后，大便稍润而且畅利，面色渐正，疲乏改善，纳食知馨。守方继服14剂而愈。

【按】本案属脾气虚弱，不能布津，转输无力形成的便秘。从临床便秘20年，且7～8天大便1次，虽干燥但无结块，每便必服泻药才能奏一时之效。并伴明显的面色㿠白，身体疲乏，纳食不馨，饥不欲食，舌淡苔薄，脉象细弱，表现出一派脾虚不运，转输无力的证候，再结合病程20年，足以说明其病理机制当为脾气虚弱，不能布津，转输无力，形成便秘。故治疗原则当以健脾益气，扶脾之运，布其胃津，尊张仲景治“大便硬”“加白术”之法，再参张元素谓白术有“和胃生津液”之功，故选用一味白术饮，重用生白术60克，健脾益气，运脾布津，恢复脾胃转输之力，使脾气健运则能为胃布其津液，津液得布则肠枯便燥自愈。

贰 笔管粪案

2008年9月4日一诊：王某，女，42岁，干部。大便无力，排便不畅5年。患者5年前因减肥节食，导致大便无力，排便不畅。自服果导片通便，但大便细如笔管。此后断断续续服用各种通便药，效果均较差，症状逐年加重，近1月症状尤其严重，痛苦万分，经友人介绍，请柴瑞霭教授治疗。刻诊：大便无力，不干不燥，湿润适度，排便不畅，5天一行，2～3天不大便则自觉腹中憋胀，恶心，已 2天未大便，面色㿠白，体倦乏力，动则气短，平素不喜油腻肉食，舌淡红苔白水滑，脉象细弱。西医诊断为：便秘。中医诊断为：脾虚湿滞便秘。辨证属：脾气虚弱，不能健运，兼有湿滞。治宜：健脾运脾，布其胃津，导下湿滞。方选：一味白术饮。

处方：生白术60克，炒莱菔子（捣）15克，炙苦杏仁（捣）15克。7剂。水煎服，日1剂。

2008年11月7日二诊：患者服1剂药后，排大便1次，大便较以往稍畅，此后，2天大便1次，大便较有力，面色稍红，精神好转，气短明显减轻，仍不喜油腻肉食，舌淡红苔白水滑，脉象弱。上方续服7剂。药后诸症皆除，大便正常，每日1次，停药。

【按】本案属脾虚湿滞便秘，本证型在临床上也较少见。从临床大便无力，大便细如笔管，不干不燥，湿润适度，排便不畅，五天一行，面色㿠白，体倦乏力，动则气短，平素不喜油腻肉食，舌质淡红苔白水滑，脉弱细，表现出一派脾虚不运的证候，再结合五年前由于减肥节食损伤后天之本的脾胃，使脾气失去运化，肠道失去蠕动，当属脾虚便秘；但2～3天若不大便则自觉腹中憋胀，恶心，说明尚兼有因脾虚失运，大便不下而导致的大肠湿滞。因此其病理机制当为脾气虚弱，不能健运，兼有湿滞，腑气不降，形成便秘。故治疗原则当以健脾运脾，扶脾之力，脾气健运则能为胃布其津液，津液得布则肠枯便燥自愈。故选用一味白术饮加莱菔子、炙苦杏仁，用药虽然简单，但重用生白术健脾益气，运脾行津；加莱菔子导下湿滞，通降胃肠；因肺与大肠相表里，加炙苦杏仁宣畅肺气，亦能通降大肠。

叁 便秘案

2007年8月15日一诊：郑某，女，15岁，学生。患者排便困难，大便无力，排便时间较长已1年余。1年前无明显诱因出现排便困难，排便间隔时间延长，7～8天1次，但大便不干燥，伴有身体疲乏，纳食减少。曾多处求治于中西医，效果均不明显。经友人介绍慕名请柴瑞霭教授中医治疗。刻诊：大便无力，排便困难，排便时间较长，每次排便间隔7～8天，但大便不干燥，现3天未解大便，面色皖白，身体疲乏，脘腹胀满，不欲饮食，舌红偏淡，舌苔薄白，脉象细滑。中医诊断：便秘，证属脾气虚弱，胃积气滞，运转无力。治以健脾益气，行气导滞，复运通便。方用一味白术饮（自拟方）。

处方：生白术60克，鸡内金（捣）10克，枳实10克，荷叶（后入）10克。3剂。水煎温服。

2007年8月18日二诊：2剂药后大便解，但不利索，疲乏减轻，胃脘胀满减轻，纳食知馨，面色皖白。舌质红偏淡，舌苔薄，脉象细弱。证属脾气虚弱，胃积气滞，运转无力。治以健脾益气，行气导滞，复运通便。继用一味白术饮。

处方：生白术60克，鸡内金（捣）10克，枳实10克，荷叶（后入）10克，炒莱菔子（捣）8克。7剂。诸症痊愈。

【按】本案属脾虚气滞便秘。从临床大便无力，排便困难，排便时间较长，每次排便间隔7～8天，但大便又不干燥，面色皖白，身体疲乏，舌红偏淡苔薄白，脉细弱，表现出一派脾气虚弱，运化无力的证候；再从脘腹胀满，不欲饮食分析，说明本案先有脾胃虚弱，运化无力，继有胃肠气滞，运转无力，而形成大便秘结。因此其病理机制当为脾气虚弱，运化无力，胃肠气滞，运转无力。故治疗原则当以健脾益气，行气导滞，复运通便。故选用一味白术饮，重用生白术60克，健脾益气，运脾行津，以扶久虚之脾气，以恢复脾胃之健运功能，使脾健胃强，运化精微，输布津液；加鸡内金、枳实消胃积，行气滞，除胀满，以助胃之消化，消除胃肠气滞；再加荷叶升举胃之清气，清气得升，浊气即降，脾胃斡旋以复。全方首先使脾气健运，运化复常，此为治病之本。其次使胃消气行，转运恢复。再以荷叶斡旋中焦，升清降浊。如此使脾能健运，胃肠转化，便秘自通。

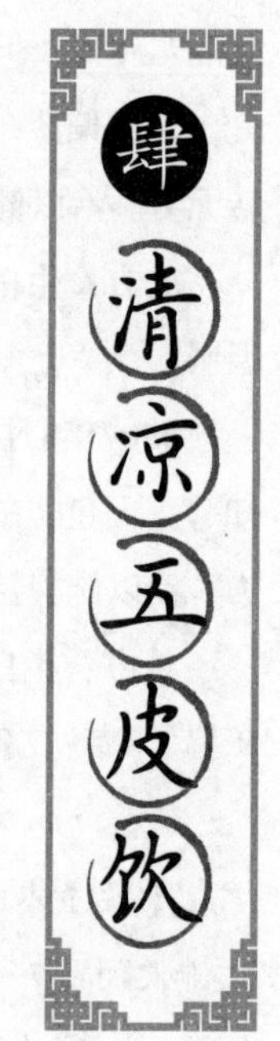

【组成】

桑白皮　壹拾贰克

茯苓皮　叁拾克

冬瓜皮　叁拾克

西瓜皮　叁拾克

带皮丝瓜（去籽，皮络同用）　壹拾伍克

车前子（布包）　壹拾伍克

【功　效】 清热宣肺，利水消肿。

【主　治】 临床用于阴虚有热，肝郁化热导致的水溢皮肤和湿热所致的水肿；以及风热郁表，湿热郁表所致的风瘾疹、皮疹，湿热痹痛引起的关节浮肿等。

【方　解】 清凉五皮饮，是在《中藏经》五皮散的基础上去性味辛苦温燥之陈皮、大腹皮、生姜皮更以性味甘寒之冬瓜皮、西瓜皮、带皮丝瓜、车前子而成，将《中藏经》五皮散利水消肿，理气健脾的作用变成了清热宣肺，利水消肿。方中桑白皮味甘性寒降，入肺经，能清泻肺火兼泻肺中水气而平喘；能泻降肺气，通调水道而利水消肿。茯苓皮味甘而淡，入心、脾、肾经，淡则能渗，利水而不伤正气，尤行皮肤水湿，消皮肤水肿。冬瓜皮味甘性凉，善于利水消肿，走皮肤，行皮间水湿，善消皮水。西瓜皮味甘性寒，能清热利水，利尿消肿。带皮丝瓜味甘性平，入肺、胃、肝经，入药用鲜丝瓜仅去其籽，皮络同用，祛风通络，利水消肿。车前子甘寒而利，善通利水道，利水湿，消水肿。尤其是桑白皮、茯苓皮、冬瓜皮、西瓜皮、丝瓜连皮，诸皮皆味甘，其性或平淡或寒凉，此处取淡渗行皮之湿，寒凉清利皮间之水，合用既能消皮肤之肿，又能行皮间之湿。且药性平和，偏于甘寒，不伤正气，不耗阴液，清热宣肺，利水消肿，使皮表热清而水利，使皮间湿祛而肿消，则浮肿、水肿自愈。

【常用加减】 因肺为水之上源，若浮肿、水肿较甚者可加桔梗、炙苦杏仁宣开肺气，亦可加重车前子用量；若肝郁化热所致的水肿，可合丹栀逍遥散；若风热、湿热所致的浮肿、水肿，可酌加霜桑叶、蝉蜕、木防己、通草；风瘾疹酌加蝉衣、白僵蚕、苦参、白蒺藜、浮萍草、地肤子等清热祛风除湿止痒之品。

【验案举例】

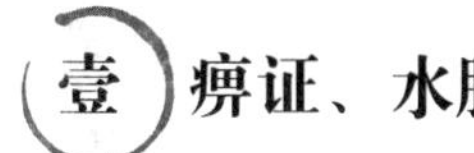

壹 痹证、水肿案

2003年11月29日一诊： 马某，女，62岁，退休。平素身体多病，经常外感，十有九次为少阳失和兼气血两虚，常请柴瑞霭教授诊治，服用中药调理即愈。近又因晨起颜面浮肿，双足十趾热痛来诊。刻诊：晨起颜面浮肿，面色无华，口干微渴，右半身酸困沉重，时有腰痛，双足十趾热痛，以大拇指和中指为甚，小便黄少，舌红苔白黏滑，脉弦细滑。中医诊断：痹证、水肿。辨证属：水液疏泄失司，湿热痹阻关节。治宜：疏泄肝胆，清热利水，宣痹止痛。首诊先以治水肿为主，方用：自拟清凉五皮饮加减。

处方：桑白皮12克，茯苓皮30克，陈皮10克，冬瓜皮30克，带皮丝瓜络15克，炒苦杏仁（捣）12克，木防己12克，柴胡12克，清半夏8克，黄芩8克，车前子（包）12克，鸡内金（捣）8克，5剂。日1剂，水煎服。

2003年12月4日二诊： 药后晨起颜面浮肿消失，小便畅利，口干渴减，舌苔黏滑转白滑，脉象如故。仅双足十趾热痛变化不大，继拟上法减清热利水之药，加宣痹止痛之品。方用：木防己汤合四逆散加减。

处方：木防己15克，桑枝12克，生石膏（捣，先煎）30克，炒苦杏仁（捣）12克，柴胡10克，生枳壳10克，赤芍10克，甘草10克，茯苓皮30克，丝瓜络15克，车前子（包）10克。5剂。日1剂，水煎服。

2003年12月9日患者来告：浮肿巩固，脚趾热痛尽除，苔转薄白，病愈。

【按】本案痹证与水肿相伍出现，柴瑞霭教授在治疗上坚持先易后难，先本后标的原则。因痹证为湿热蕴滞，痹阻经络，水肿又为气化不行，水湿不化，而且平素少阳不和，枢机不利，枢机不利又影响到水湿不运，水湿停留又可以痹着经络关节而加重痹痛。因此，首诊先以自拟清凉五皮饮清热利水，合小柴胡汤中的柴胡、黄芩、半夏疏利枢机，疏泄水湿，加车前子、木防己利水消肿，祛湿宣痹；待水肿消退，水湿渐祛后，二诊再以《温病条辨》加减木防己汤化裁清热除湿，宣痹止痛。有意义的是，经过一诊清热利水，祛湿宣痹后水肿消失，诸症悉愈，仅留双足十趾灼热疼痛不减，因此，遵张仲景辨治疾病的思维方法，合《伤寒论》四逆散疏泄肝郁，宣达四末，使药直达病所。张仲景用四逆散通郁达阳以治四末厥逆，柴瑞霭教授亦用四逆散宣郁通达治四末之热。虽只两诊，一诊五剂水肿得愈，二诊五剂痹痛得除。

贰 经行浮肿、乳癖案

2007年10月24日一诊：薛某，女，24岁，未婚，市民。患者2006年7月始出现双侧乳房胀痛，经前加重，每届经前全身浮肿，随着月经来潮浮肿不断加重，经后即觉乳房胀痛减轻，浮肿消失，此月月经来潮又如故，月经量中，色红，夹血块。曾就诊某市医院并做钼靶示：双侧乳腺增生。嘱其内服增生内消丸和乳块消，外用增生外敷膏，经治2月余，乳房胀痛消失，但每月经潮又现浮肿。2007年10月20日因又出现上述症状1周就诊同一医院，行钼靶示：双乳弥漫性小叶增生，结节形成。嘱服去年之药无效。经友人介绍来我院中医治疗。刻诊：现经行第25天，全身已出现浮肿，重按时凹陷不起，双侧乳房胀痛开始加重，小便短少色黄，并伴有急躁易怒，容易生气。舌质深红少苔，脉弦滑细数。西医诊断：经前紧张综合征、乳腺增生。中医诊断：经行浮肿、乳癖。辨证属：肝气郁结，水湿不化，郁久化热。治宜：养血疏肝，清肝解郁，利水消肿。方用：丹栀逍遥散合自拟清凉五皮饮。

处方：牡丹皮8克，炒栀子（捣）10克，当归12克，柴胡10克，生赤芍12克，郁金（捣）10克，生香附10克，桑白皮12克，茯苓皮30克，冬瓜皮30克，西瓜皮30克，带皮丝瓜（去籽皮络同用）15克，车前子（包）15克，桃仁（捣）10克，血丹参15克，延胡索（捣）10克，玫瑰花（后入）8克。7剂。日1剂，水煎服。

2007年10月31日二诊：10月29日月经来潮，经量中，无血块，浮肿消失，胀痛消失，心情平和，小便色稍黄。继以初诊方再服7剂，水煎服，日1剂。诸症痊愈。

【按】本案两种疾病一种病因，既有双侧乳房胀痛，经前加重，经后乳房胀痛减轻，又有经前全身浮肿，随着月经来潮浮肿不断加重，经行后浮肿消失，从临床表现上看是两种疾病，两个病名，一是乳癖，二是经行浮肿。但通过中医辨证论治，两种疾病确是一个病因，都是由肝气郁结，肝失疏泄所导致，由于肝气郁结，气滞血瘀形成乳癖；由于肝失疏泄，水液潴留，形成经行浮肿；因此本案是两种疾病，一个病因病机，当异病同治。虽然乳癖和经前浮肿同时发病，但是都用丹栀逍遥散为基础方，丹栀逍遥散基本功用是养血疏肝，清肝解郁，因此在逍遥散养血疏肝，清肝解郁的基础上加郁金、香附、桃仁、丹参、玫瑰花、延胡索理气止痛，活血化瘀，散肿消癖，也在逍遥散养血疏肝，清肝解郁的基础上加桑白皮、茯苓皮、冬瓜皮、带皮丝瓜、车前子疏泄肝气，利水消肿。水肿致病，从理论上讲多责之肺、脾、肾三脏，但水液的代谢离不开肝脏的调节，本案即是由于肝气郁结，肝失疏泄，导致的经行水肿。本案利水消肿，用自拟新定五皮饮，是在《中藏经》五皮饮的基础上去性味辛苦温燥之陈皮、大腹皮加性味甘寒的冬瓜皮、西瓜皮、带皮丝瓜、车前子而成，将《中藏经》五皮饮利水消肿的作用变成了清热利水消肿，更有利于本案挟肝郁化热的水肿。

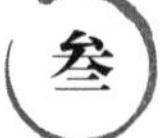

叁 风瘾疹案

2009年9月19日一诊：赵某，女，52岁，退休。每届入冬，天凉瘾疹即出，低热不退，天气转暖后好转，瘾疹退后亦不留痕迹。今年秋季天气变冷之时，复又发作，且病情逐渐加重。患者于今年发病前因“咽喉炎”于某市医院输液（阿奇霉素）治疗3天，症状减轻。5天后复又加重，体温38.7℃，遂又住院输液（青霉素）治疗半月余，咽喉炎痊愈，瘾疹减轻。出院后不久瘾疹复又加重，色红，灼热，瘙痒，反复低热不退。刻诊：全身反复出现瘾疹，疹形如黄豆瓣，发无定处，忽隐忽现，色红，灼热瘙痒。伴低热不退，咽喉红肿微痛，纳食较少，嗜睡（每日睡20小时），精神萎靡，进食时手抖不能握筷，站立不稳，由家人搀扶进入诊室。舌红苔白薄腻，脉滑细数。西医诊断：荨麻疹。中医诊断：风瘾疹。辨证属；风热夹湿郁表，热入营血，脾肺气虚，正气虚惫。治宜：疏散风热，清热利湿，清营凉血。方用：自拟清凉五皮饮合自拟茅根地黄汤。

处方：桑白皮10克，茯苓皮30克，冬瓜皮30克，金银花（后入）30克，净连翘15克，蝉蜕（后入）10克，生赤芍10克，牡丹皮10克，白茅根60克，生地黄15克，白蒺藜30克，地肤子30克。5剂。日1剂，水煎服。

2009年9月24日二诊：精神好转，纳食增加，瘾疹未出，仅存遇冷时皮肤瘙痒。低热已退，咽喉肿痛消失，睡眠正常，大便1日1次。继服方2周，诸症消失，痊愈。

【按】本案患荨麻疹3年，每届入冬，天凉即发，发作时伴反复低热不退。而且此次发病时伴咽喉红肿微痛，说明风热郁表，犯肺客咽。从风疹色红，灼热瘙痒分析，说明风热郁久，深入营血。再从近来纳食较少，嗜睡，精神萎靡，进食时手抖不能握筷，和来诊时站立不稳，需人搀扶分析，反复发作，说明正气虚惫，体质虚弱。综合上证分析，既有风热郁表，热入营血之实象，又有反复发作，正气虚惫之虚候。因此本案治疗较为棘手，其病因病机可归纳为既有风热夹湿郁表引起的瘾疹，又兼风热犯肺客咽导致的咽喉肿痛，更因素体较差，脾肺气虚，风瘾疹发作时反复低热不退。因此临床治疗上要着重把握：既要疏散风热，清热利咽；又要清营凉血，透热外出；还要时时照顾到正气虚惫，体质虚弱。临床用药只宜平和，不宜猛烈。故方选用轻清宣透的金银花、连翘、蝉衣疏散宣透风热；再加上性凉味甘的桑白皮、茯苓皮、冬瓜皮、连皮丝瓜既能清热，又能利湿，且性味平和；再加上清营凉血的赤芍、牡丹皮、白茅根、生地黄清透营热，兼以凉血。再加白蒺藜、地肤子清热除湿止痒。全方看似平淡无奇，选药平和稳健，用药不猛不烈，但切中病机，仅一诊五剂基本痊愈。柴瑞霭教授在讲述病案时说："用桑白皮、茯苓皮、冬瓜皮、带皮丝瓜，用诸皮以治水溢皮肤，因诸皮既能消皮之肿，又能行皮之湿。此处取行皮之湿，且药性平和，不伤正气，脾肺气虚其用之甚宜。配上金银花、连翘、蝉蜕疏散体表之风热，运行皮腠之湿邪，使卫表风热湿郁得祛。再配赤芍、牡丹皮、白茅根、生地黄将营热透转卫气，使血热得以清散。再加白蒺藜、地肤子清热除湿止痒，则瘾疹自然而愈。同时金银花、连翘、蝉蜕亦可使肺卫风热清透宣散，则风热犯肺客咽之红肿微痛及瘾疹期间风热郁表，低热反复不退，随之亦愈，可谓一举三得。"

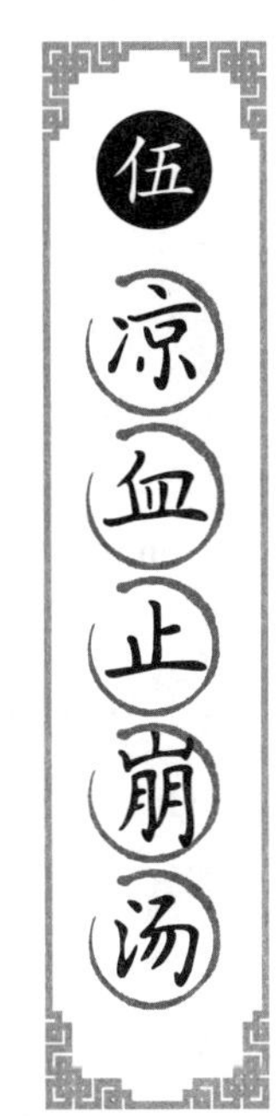

伍 凉血止崩汤

【组成】

霜桑叶 壹拾伍克
牡丹皮 拾克
地骨皮 壹拾伍克
玄参 壹拾伍克
生白芍 壹拾伍克
生地黄 叁拾克
生地榆 壹拾伍克
阿胶 壹拾伍克
北沙参 壹拾伍克
血见愁 壹拾伍克
荷叶炭 壹拾伍克
甘草 陆克

【功　　效】 凉血清热，滋阴固冲。

【主　　治】 血热崩漏。

【方　　解】 方中重用桑叶清肝凉血，润燥止血；丹皮、地榆、血见愁清热凉血，宁血止血；重用生地黄、玄参配沙参、地骨皮养阴清热，生津滋燥；白芍倍甘草酸甘敛阴，养阴柔肝；阿胶养血止血；荷叶炭升发清阳，凉血止血，化瘀生新。合方共奏清热凉血，宁静血海，滋阴固冲，平肝遏流之效。本方仿《傅青主女科》清经汤和清海丸方意，再根据临床经验加减而成。清热凉血而无寒凝之虑，宁血遏流而无留瘀之弊，育阴柔肝以达滋水涵木，养血润燥以使阴血速复。俾子宫清凉，沸热宁静，阴血以复，血海自固。

【常用加减】 实火重者，加生黄芩苦寒直折；伴鼻衄吐血尿血者，加小蓟、白茅根；下血如崩者，重加藕节、仙鹤草和适量丝瓜络炭；血深红夹瘀血块多者，加旱三七和少许大黄炭；兼气虚者，可加西洋参。

【验案举例】

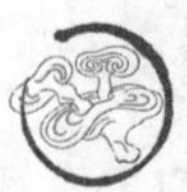

崩漏案

2006年9月22日一诊：周某，女，46岁，已婚，农民。身体清瘦，性情急躁，勤于劳作，体内多热，宿有崩漏病史，西医妇科诊断为功能性子宫出血，经治疗病情曾一度稳定。从去年5月因情志不遂而旧恙复发，月经来潮时骤然大量下血，尔后经潮淋漓，月余不止。刻诊：患者月经从昨天来潮，量多如崩，血色深红，烦躁不寐，头晕口渴，面色潮红，舌质红，苔薄黄，脉大而数。西医诊断为功能性子宫出血；中医诊断为血热崩漏。辨证属肝郁化热，热扰冲任，血海沸溢，迫血妄行。治宜清热凉血，宁静血海，滋阴固冲，平肝遏流。方用自拟凉血止崩汤加味。

处方：霜桑叶（后下）15克，牡丹皮10克，地骨皮15克，玄参15克，生白芍15克，生地黄30克，生地榆15克，阿胶（烊化）15克，北沙参15克，鲜藕节120克，仙鹤草30克，血见愁15克，荷叶炭15克，甘草6克。3剂。水煎2次，分早晚2次温服。

2006年9月26日二诊：服药3剂后经量明显减少，血色转红，烦躁显减，夜能安寐，头晕口渴、面色潮红也随之减轻。舌红苔薄，脉呈弦数。至此血热渐减，冲脉渐固，但仍当清热凉血，以熄余焰，滋阴复血，以固冲任。故在上方的基础上减其制，减其量，继用5剂，服法同前。此次月经至第7天方净。

次月月经来潮再遵以上治则调理而愈。

【按】患者身体清瘦，瘦人多火；性情急躁，肝火有余；勤于劳作，体内多热，均为火热之因，故宿有崩漏病史。再结合疾病因情志不遂而致，以及经来量多如崩，血色深红，烦躁不寐，头晕口渴，面色潮红，舌红苔黄，脉大而数的表现，说明本案患者本为多火之体，肝常有余，又加上情志不畅，肝气怫郁，日久化热，热扰冲脉，血海沸溢，迫血妄行，形成血热崩漏。且属血热崩漏重症，故用自拟凉血止崩汤重加鲜藕节、仙鹤草清热凉血，宁静血海，滋阴固冲，平肝遏流。俾子宫清凉，沸热宁静，阴血以复，血海自固。柴瑞霭教授在讲述病案时说："本案在治疗上要注意两点：（1）虽为血热崩漏，但初因除火郁之体外，还有情志不畅，肝郁化火，然选方不用丹栀逍遥散，是因为肝郁化火，热扰冲脉后，证象以血海沸溢，迫血妄行的血热为主，丹栀逍遥散方中之当归虽养血柔肝，但性味辛温，柴胡虽疏肝解郁，但过于升散劫阴，故方中重用霜桑叶清肝凉血，清肝热而舒肝气，凉血海而止沸溢；用生白芍养阴柔肝，养肝阴而柔肝体，平肝旺而遏妄流。（2）虽为血热崩漏重症，月经来潮下血如注，但要以澄源、复旧为主。凉血海以止沸溢，复阴血以固本元。牢记治病必求于本，切不早用、过用收涩止血之品，以免致留瘀之后患，反使后期因瘀而崩漏绵延。而且凉血之品要静中有动，如选加藕节既凉血止血，又散瘀生新，且凉血之药亦要随血热渐衰而减，掌握凉而勿凝，恰如其分。”

连建伟

连建伟，男，一九五一年生，浙江嘉善人。浙江中医药大学教授，主任中医师。中华中医药学会理事，中华中医药学会方剂学分会主任委员。二〇〇二年、二〇〇八年、二〇一二年先后被人事部、卫生部、国家中医药管理局确定为第三、四、五批全国老中医药专家学术经验继承工作指导老师。

连建伟教授1966年学医，1970年行医，1978年考入北京中医学院（现北京中医药大学），为我国首届中医研究生，专攻中医方剂学，1980年底毕业，获医学硕士学位，至浙江中医学院（现浙江中医药大学）执教至今。自1998年起，任浙江中医学院副院长八年，任浙江中医药大学副校长四年，主管教学工作长达十二年。是教育部国家精品课程《方剂学》负责人，全国高等中医药院校《方剂学》教材副主编，全国案例版《方剂学》教材主编，浙江中医药大学中医临床基础专业、方剂学专业博士生导师，至今已培养中医临床基础博士生21名，硕士生19名，博士后（已出站）1名。连任第七届、八届浙江省政协常委，第十届、十一届全国政协委员。是中国民主促进会中央委员会委员、浙江省委员会副主委，浙江省文史研究馆馆员，享受国务院政府特殊津贴专家。

连建伟教授勤于著述，先后撰写了《历代名方精编》《连建伟金匮要略方论讲稿》《连建伟中医文集》《连建伟中医传薪录》《方剂学》《三订通俗伤寒论》等中医学专著12部，《连建伟国学精要讲稿》

1部，中医方剂学教材10部，以第一作者发表中医学术论文100余篇，在国内中医界产生了巨大的影响。1992年获国家中医药管理局科技进步二等奖1项，并曾3次获得浙江省自然科学优秀论文二等奖。2007年获浙江省科学技术二等奖。2009年获国家教学成果二等奖，并获浙江省人民政府教学成果一等奖。

连建伟教授长期坚持临床，擅长治疗中医内科杂病。能熟练运用历代名方辨证论治，医术精湛，临床疗效好。2001年被浙江省人民政府授予“浙江省名中医”称号，2005年起被浙江省保健委员会聘为“浙江省干部医疗保健专家”，医德医风好，用药少而精，在人民群众中享有很高的声誉。

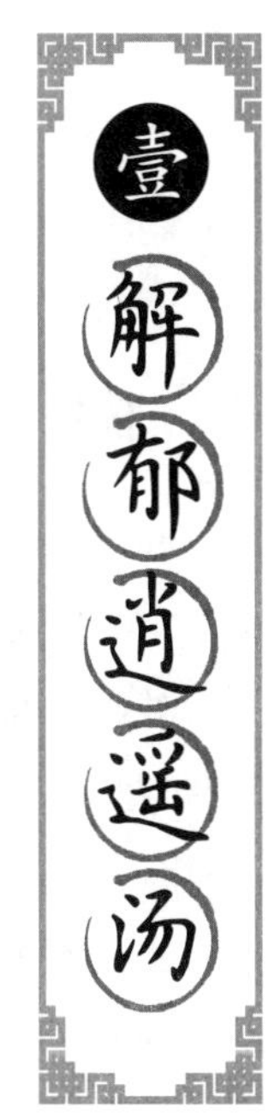

【组成】

柴胡　陆克
当归　拾克
炒白芍　壹拾贰克
炒白术　拾克
茯苓　壹拾贰克
炙甘草　伍克
薄荷　陆克
陈皮　陆克
制香附　陆克
广郁金　壹拾贰克
合欢皮　壹拾贰克

【功　　效】 舒肝解郁，养血健脾。

【主　　治】 肝郁血虚脾弱，脘胁胀痛，神疲食少，口苦咽干，夜不安寐，女子则月经不调，乳房胀痛，左关脉虚弦，右关脉缓弱者。

【方　　解】 方中用柴胡配当归、白芍以养肝血，柔肝木，散肝郁；又用白术配茯苓、甘草补脾气，养心气，和胃气；又佐薄荷、制香附、广郁金、合欢皮以助柴胡以解肝郁，调气机，宁心神；陈皮和中焦。全方补肝体且助肝用，肝脾并治，气血同调。凡属肝郁血虚，脾胃不和者，皆可化裁应用。

【常用加减】 连建伟教授临证运用此方颇为应手。若肝火偏旺者，以本方去薄荷，加牡丹皮、栀子清肝泻火；若舌质偏红，血热偏盛者，赤白芍同用，或更加丹参以助凉血之力；若血瘀明显者，改白芍为赤芍以化瘀滞；湿盛者，配以二陈、薏苡仁、车前子等以祛湿邪；若湿盛伴见夜寐不安者，合半夏秫米汤以和胃安神；反酸者，加浙贝母、乌贼骨、瓦楞子以和胃制酸；若阴血不足明显者，加生地黄以养阴血，取黑逍遥散意；大便溏者，当归炒用或炒炭，或去当归；脾胃不甚弱者，去白术。

【验案举例】

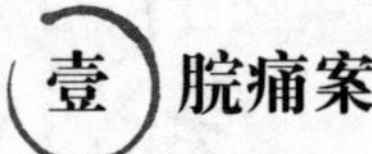

壹 脘痛案

2011年2月26日一诊：童某，男，48岁，杭州人。脘痛，左关脉弦，右关脉缓，舌苔薄腻，拟调和之法。

处方：柴胡6克，炒当归10克，炒白芍15克，炒白术10克，茯苓12克，炙甘草5克，薄荷6克，陈皮6克，制香附10克，广郁金10克，佛手片6克，苏梗10克，延胡索10克，生姜3片。7剂。

2011年3月19日二诊：脘痛大减，左关弦，右关已有力，舌苔黄腻，再守方出入。

处方：守上方，加川楝子6克。14剂。

【按】本案患者脘痛，诊得其左关脉弦，右关脉缓，是肝脾不和，木郁乘土，当调和肝脾。用解郁逍遥汤加佛手片疏肝解郁、理气和中，紫苏梗配香附、陈皮寓香苏散意，功专行气宽中，与“专治一身上下气痛”的延胡相配，善治胃脘疼痛。诸药合用，切中肝脾不调之病机，7剂脘痛基本消失。二诊右关脾胃脉已较前有力，且舌苔黄腻，守方加入苦寒之川楝子合延胡索，是取金铃子散意，以增泄肝行气止痛之力。

贰 阴痒案

2011年2月13日一诊：丁某，女，29岁，杭州人。阴痒，左关脉弦，右关脉大，舌红少苔，拟清肝养阴血。

处方：柴胡5克，当归10克，炒白芍15克，茯苓12克，生甘草6克，牡丹皮10克，黑栀子6克，生地黄20克。14剂。

2011年5月8日二诊：阴痒，服上方即瘥，左关脉弦，右关脉缓，舌苔薄腻质红，守方巩固之。

处方：守方加生白术10g。14剂。

【按】《灵枢·经脉》云：“肝足厥阴之脉……过阴器”。连建伟教授喜用解郁逍遥汤治疗前阴疾患。本案患者阴痒，痛苦不堪。诊得其左关脉弦，舌红少苔，是肝火偏旺兼阴血亏虚，右关脉大，是脾胃之气尚足，故用解郁逍遥汤去薄荷、白术、香附、郁金、合欢皮，加牡丹皮、黑栀子以清泄厥阴肝火，舌质红，故加生地黄养阴血以补肝体。投方应病，患者阴痒立愈，然肝木乘犯脾土，右关脉缓，守方加生白术健脾利水以善后巩固之。

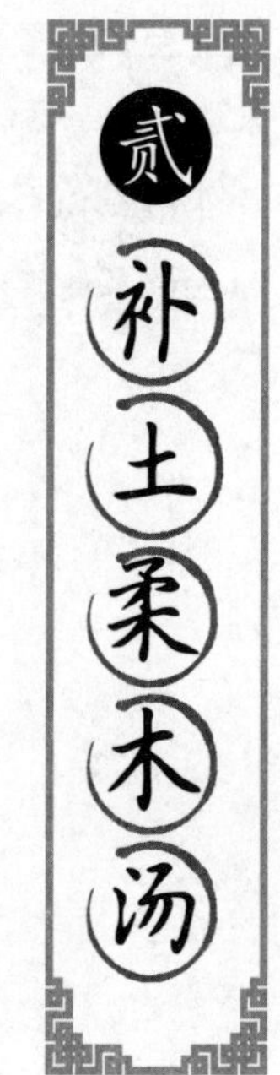

【组成】

党参 壹拾伍克
生黄芪 叁拾克
白术 拾克
炙甘草 陆克
陈皮 陆克
当归 拾克
升麻 陆克
柴胡 伍克
炒白芍 壹拾贰克
茯苓 壹拾贰克

【功　效】补土柔木，升阳举陷。

【主　治】脾胃气虚，兼血虚肝郁。倦怠食少，胃脘胀痛，眩晕乏力，或小便频数、久泻、便血、崩漏、血精，右关脉虚大，重按无力，左关脉虚弦，舌苔薄白。

【方　解】方中重用黄芪配党参、白术、炙甘草益中气，健脾气，升阳气；血为气母，故加当归补营血，和血脉；陈皮善行中焦气滞，使诸补药补而不滞；升麻引阳明胃气上腾、柴胡引少阳清气上升，二药以助补气之药升阳举陷；更加芍药补肝血，柔肝体；茯苓健脾胃，化湿浊。全方补气而无滞气之弊，气虚者得之而能补，气陷者得之而能提，肝郁者得之而能柔；凡属脾胃气虚下陷兼有肝郁血虚所致诸症，均可用本方加减化裁之。

【常用加减】本方融李东垣补中益气汤、局方逍遥散于一炉，乃结合自己多年临证经验，气虚者血必弱，肝郁者脾常虚，故对脾胃气虚下陷兼肝郁血虚者，常用本方，疗效明显。如左关脉不弦者，改柴胡为葛根以专升阳明胃气；气血虚弱者加仙鹤草、大枣以益气养血；脾胃湿盛者加半夏、陈皮以化脾湿；夏至之后，暑热易伤气津，加麦冬、五味子以益气津；兼有下焦湿热盛者更加苍术、川黄柏以清热燥湿；气不摄血者，当归改为当归炭，或酌情加入仙鹤草、大枣以益气摄血；脾虚日久，下焦不固者，加山药、芡实以固脾肾；纳呆者加鸡内金、大枣以运脾气、消食滞；瘀血胃痛者，加丹参、砂仁、降香、延胡索以化瘀滞、理气机、止胃痛。

【验案举例】

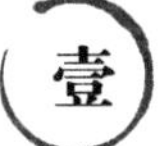壹 小便频数案

2011年1月2日一诊：叶某，女，64岁，杭州人。小溲频数，右关脉虚大，左关脉小弦，舌苔薄腻。拟益气法。

处方：党参30克，生黄芪30克，炒白术12克，炙甘草5克，陈皮6克，当归6克，升麻6克，柴胡5克，仙鹤草20克，大枣20克，山药30克，炙鸡内金10克。14剂。

2011年2月27日二诊：小溲频数已瘥，现食后泛恶，大便正常，右关虚大，左关弦，舌苔腻。拟李氏法。

处方：党参25克，生黄芪25克，炒白术12克，炙甘草5克，陈皮6克，当归炭6克，升麻6克，柴胡5克，炒白芍12克，茯苓15克，制半夏10克，炒薏苡仁30克，仙鹤草20克，大枣20克。14剂。

【按】《灵枢·口问》云："中气不足，溲便为之变。"说明中焦脾气虚弱，将会产生二便病变。本案患者年逾花甲，气血本虚，又因长期饮食劳倦，致使脾胃中气不足，而致小溲频数，故右关脾胃脉现虚大之象。方用李氏法加入两对药：仙鹤草与大枣相配有益气养血之功，山药与鸡内金相配，补而不滞，尤利于脾胃虚弱消化功能弱者。诸药合用，中土足，脾气健，小便自然复常，二诊小便频数已瘥，然其左关脉弦，是肝郁之象，故改用补土柔木汤加味以善后调理而获愈。

贰 血精案

2011年3月24日一诊：孙某，男，55岁，诸暨人。前列腺饱满伴小囊肿（浙江大学附

属邵逸夫医院超声2011年3月16日诊断），时欲小便且遗精有血，左关脉虚弦大，右关脉虚大，舌苔薄白，拟补土柔木汤加味。

处方：党参25克，生黄芪25克，炒白术12克，炙甘草5克，陈皮6克，当归炭6克，升麻6克，柴胡5克，炒白芍15克，茯苓15克，仙鹤草20克，大枣20克，广郁金10克。14剂。

2011年5月19日二诊：血精已无，诊得左关弦，右关虚大，舌苔薄白，再拟前方出入。

处方：党参20克，生黄芪25克，炒白术12克，炙甘草5克，陈皮6克，当归炭6克，升麻6克，柴胡5克，炒白芍15克，茯苓15克，仙鹤草20克，大枣20克，广郁金10克，制香附10克。21剂。

【按】《素问·上古天真论》云："肾者主水，受五脏六腑之精而藏之。"患者右关脉虚大是脾胃气虚，气不摄血；时欲小便且遗精有血是脾胃气虚，不能固摄精血与溲便也，正所谓九窍不和，皆属胃病。左关脉虚弦大是肝用太过，肝血不足，疏泄失常。当急补其中气，佐以养血柔木，方用补土柔木汤加味，加仙鹤草、大枣以益气养血止血，加郁金以解肝郁、清血热。二诊血精已消失，守方加入香附配郁金以增理气解郁之功。

（整理：张卓文）

宋康

宋康，男，浙江杭州人，一九五一年生。中共党员，主任医师，教授，中西医结合呼吸病学硕士生导师，中医内科学博士生导师，第四批全国老中医药专家学术经验继承工作指导老师，浙江省名中医。原浙江省中医院、浙江中医药大学附属第一医院、浙江省东方医院、浙江中医药大学第一临床医学院院长，中华中医药学会理事，中华中医药学会膏方分会副主任委员，中华中医药学会中医内科分会常务委员，中国中西医结合学会呼吸学分会委员，中国中医肺系病专业委员会常务理事，浙江省中医药学会副会长，浙江省中医药学会内科分会主任委员，浙江省中西医结合学会呼吸病分会主任委员，浙江省中医治未病研究中心主任，国家重点学科（中医肺病）学术带头人。

宋康教授1951年2月26日出生于一个医学世家，1978年就读于浙江中医药大学中医系，1983年毕业，获学士学位。

宋康教授长期从事中医内科、中西医结合呼吸内科和“治未病”工作，学验俱丰，德艺双馨。对中医药理论及现代医学有较深入研究，开展临床、教学和科研工作，掌握本学科发展的前沿动态，对呼吸系疾病有较深入的研究和丰富的临床经验，尤其在哮喘、慢性咳嗽、间质性肺炎、肺癌、支扩、慢阻肺、呼吸衰竭、纤维气管镜技术、肺功能等方面有独到之处。强调在疾病缓解期的“固本”治疗和标本兼治，在急性发作期痰瘀并治及注重循序渐进的特点，对中医药防治流感病毒、中医药防治肺纤维化、“冬病夏治”

疗法、哮喘“阶梯疗法”、肺心病“活血化瘀”疗法等方面有深入研究。同时注重养生保健，对“治未病”与体质辨识、体质调理有深入研究，发明了针对九种体质的九种膏方，广泛应用于临床。主持国家“十一五”支撑计划2项，省部级课题4项，厅局级课题若干项。课题获奖10余项，其中2项为省部级奖。发表论文60余篇，主编、参编或主审《中西医结合临床内科学》等专著11部。获得专利1项。已培养博士研究生8名，硕士研究生27名。

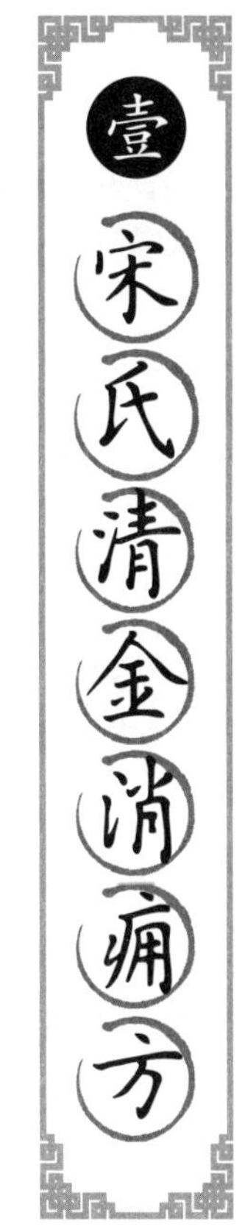

【组成】

鲜芦根 叁拾至玖拾克
生薏苡仁 叁拾至柒拾伍克
冬瓜仁 壹拾伍克
鱼腥草 叁拾克
肺形草 叁拾克
败酱草 叁拾克
桔梗 陆克
浙贝母 壹拾伍克
紫草 拾克
茜草 拾克
生甘草 叁克

【功　　效】清肺化痰，解毒排脓，凉血止血，祛风通络。

【主　　治】肺痈。症见咳嗽、咯吐腥臭浊痰或痰中带血或痰黄浓量多，舌红苔黄腻，脉滑数或弦滑数等。可见于肺脓疡、肺部肿块、肺纤维化、支气管扩张、肺炎、支气管炎等病中，最常见于支气管扩张。

【方　　解】本方取千金苇茎汤意，重用鲜芦根、生薏苡仁，加冬瓜仁清热排脓。鲜芦根与生薏苡仁，宋康教授用量分别可达90克和75克。配合鱼腥草、肺形草、败酱草清肺解毒，即抗炎；桔梗、浙贝母加强化痰排脓之功；紫草、茜草凉血止血，同时祛风抗敏。宋康教授辨证与辨病相结合，中西医结合，运用现代医学理论治疗，经研究发现支扩常有合并哮喘、合并过敏等情况。

【常用加减】本方可加黄芩、重楼，加强清肺解毒即抗炎之力；加地肤子、苦参，加强祛风抗敏之力；伴过敏性鼻炎，加白芷、苍耳子；伴咯血，选用花蕊石、侧柏炭、棕榈炭、紫珠草、阿胶珠；并加女贞子10克、墨旱莲10克加强凉血之功。木火刑金，肝火犯肺，用黛蛤散；纳少痰多，加陈皮、姜半夏、茯苓顾护胃气，健脾化痰。

【验案举例】

壹 支气管扩张案

2011年8月16日一诊：蒲某，男，29岁，工人。反复咳嗽咳痰20余年。患者自幼有咳嗽咳痰，目前痰黄绿量多，晨起乏力明显，做体力活，两腿乏力，上楼梯气急。肺部CT示：支扩伴感染。

辨证：禀赋不足，外邪反复乘袭致病，日久痰热郁肺，蕴积成痈故咳嗽痰黄绿量多。热盛气壅，肺失宣降，肺气奔迫故气喘。

诊断：西医为支气管扩张；中医为肺痈（痰热壅肺）。

治法：清肺化痰消痈。

处方：鲜芦根45克，生薏苡仁45克，冬瓜子15克，鱼腥草30克，败酱草30克，地肤子10克，白鲜皮10克，白芷10克，陈皮10克，姜半夏10克，茯苓10克，浙贝母15克，生甘草5克。

另配，可乐必妥0.4mg，1次/天；沐舒坦30mg，3次/天。

2011年8月23日二诊：咳痰没以前黄，容易咳出，上楼稍有气喘，双腿乏力，大便稀，晨起较前有力。原方加炙麻黄9克、炙百部10克、炙款冬花10克。停抗生素，沐舒坦续服。

2011年8月30日三诊：痰转淡黄，咳嗽较前好转，但腿酸乏力（从事体力活），大便3～4天一次。姜半夏改胆南星10克，加杜仲10克、独活10克、狗脊10克补肾强筋。

经上述治疗3个月，偶有咳嗽咳痰。随访1年未发。

【按】肺痈病名首见于《金匮要略·肺痿肺痈咳嗽上气病》篇。肺痈是肺叶生疮，形成脓疡的一种病症。《金匮要略心典》解释说："痈者壅也，如土之壅而不通，为热聚而肺溃也。"临床以咳嗽，胸痛，发热，咯吐腥臭浊痰，甚者脓血相兼为主要特征。肺痈分期及治则方剂如下：（1）初期——清肺解表——银翘散；（2）成痈期——清肺化瘀消痈——千金苇茎汤，如金解毒散；（3）溃脓期——排脓解毒——加味桔梗汤，桔梗白散；（4）恢复期——养阴补肺——沙参清肺汤，桔梗杏仁煎。其中《金匮要略》中有两方：葶苈大枣泻肺汤治肺痈初起表证已解脓尚未成，而成脓用桔梗汤。实际上，临床最常用的方剂为千金苇茎汤，不论脓将成已成，均可服用。肺痈并不仅指肺脓疡，也可以是肺炎、气管炎、百日咳等，从临床来看，肺脓疡已不常见，而支气管扩张却很常见，且临床症状较肺炎、气管炎与肺

痈更为相似。支气管扩张症主要症状为慢性咳嗽、咳黏痰、反复咳血。分层痰为本病所特有。支扩感染期以实证为主，痰热壅肺，邪热熏灼血络，肉腐血败，瘀结成脓，以致气失宣畅，出入升降失调，故咳嗽、反复咯血、吐大量腥臭脓性痰。故宋康教授认为支扩伴黏痰（即伴感染，急发期）应从肺痈论治。这就是中医辨证论治思想的具体体现。

贰 肺痈（肺部疑似肿瘤）案

2009年3月20日一诊：吴某，男，46岁，农民。主诉：咳嗽伴咯吐腥臭浊痰、脓血痰2月余。现病史：患者因“咳嗽、咳痰5天，伴痰中带血3天”于2009年1月15日入住解放军117医院，并于1月20日出院。经CT等检查诊为：右上肺占位伴周围炎性改变；右上肺节段性不张。怀疑恶性肿瘤。患者自己要求出院。后又去浙江省肿瘤医院就诊，临床诊断为：肺恶性肿瘤。但肺穿等检查未予证实。辅助检查：（1）肺部CT示：右上肺占位6.7cm×5.8cm，怀疑肺部肿瘤；上腔静脉旁淋巴结影；右侧胸膜局部肥厚，右侧胸腔局部包裹性积液首先考虑。（2）气管镜：未见异常。（3）痰找抗酸杆菌阴性。（4）淋巴结穿刺病理：左锁骨上淋巴结慢性炎。（5）肺穿刺病理：大量炎性及成团柱状上皮细胞；排除结核。患者目前咯吐大量腥臭浊痰、脓血痰，描述像鸡血，伴右胸痛。无发热，精神尚好，矢气多，舌苔淡黄腻，脉滑数。

辨证：过食辛辣厚味致使湿热内蕴，复感风热之邪，内外合邪。初则病在肺卫，继则邪热内郁于肺，气分之热毒浸淫及血，热伤血脉，热壅血瘀，酝酿成痈；首诊时已失治2月余，终成血脉阻滞，热盛肉腐，血败成脓，故见咯吐大量腥臭浊痰、脓血痰如鸡血状，即脓血之色鲜浓，虽无明显发热亦足见热毒之壅盛；肺中蓄脓，脉络瘀滞，故胸痛。壮年、平素体健，故精神尚好，正气未衰，为邪盛正未衰之象。舌脉为热毒内壅之象。

诊断：西医为肺部肿瘤（疑似）；中医为肺痈——成痈至溃脓期。

治法：清热解毒，化瘀排脓。

处方：鲜芦根60克，生薏苡仁60克，冬瓜子10克，桔梗6克，鱼腥草30克，肺形草30克，败酱草30克，野荞麦根30克，黄芩10克，墨旱莲30克，紫珠草30克，侧柏炭10克，半枝边莲（各）15克，陈皮10克，姜半夏10克，茯苓10克，枳壳10克，生甘草3克。

2009年3月24日二诊：药后觉舒畅，咳嗽咳痰较前减少，血也减少，诉右胸痛、腰痛，舌偏紫，苔黄腻。鲜芦根加至90克，加猫人参20克、白英20克。

2009年3月31日三诊：咳嗽咳痰较前减少，痰黄有臭味，基本无血，大便稀，舌偏紫，苔淡黄腻。冬瓜子加至12克；去墨旱莲、侧柏炭；加重楼、制胆南星各10克。

2009年4月7日四诊：咳嗽咳痰较前减少，无血，大便稀。痰培养：阴性。加天竺黄10

克、淡竹茹10克。

2009年4月21日五诊：咳嗽咳痰少，痰中少量血丝，纳、寐、二便正常，舌红苔稍黄腻。4月17日增强CT示：右上肺病灶与前片比（2009年1月15日）明显缩小。去败酱草、半枝边莲，加墨旱莲30克、牡蛎30克、浙贝母15克、乌玄参15克。

2009年5月5日六诊：无咳，偶有咯血，右胁仍然牵拉疼痛，舌淡红，苔薄黄腻燥。重楼改花蕊石10克。

2009年5月9日七诊：咽痒不适，少量咳嗽、咳痰，少量血。黄芩改黄芩炭、半夏改竹沥半夏，冬瓜子增至15克，败酱草增至40克，去花蕊石、加木蝴蝶。

2009年6月2日八诊：锻炼太用力，咳嗽增加，痰黄量少，右胸刺痛，曾有腥臭脓血，舌红苔黄腻。去猫爪草、白英，加皂角刺10克；可乐必妥0.5mg，1次/日。

2009年6月16日九诊：精神佳，痰减少，痰中带血丝，偶有血多，咳嗽无，右胸酸痛异物感。痰培养、肺听诊无殊。黄芩炭改黄芩，去木蝴蝶，加虎杖根10克。

2009年6月30日十诊：晨起咳黏痰，偶见血丝，舌红苔白腻。有时大便偏稀。冬瓜子加至20克，加重楼10克。

2009年7月14日十一诊：痰很少，少量血丝，右手牵拉后略有感觉。大便有鲜血，精神佳，体重增加。近期一直吃素菜。舌红，苔中后白腻。鲜芦根减至60克，竹沥半夏改制半夏，去乌玄参、蚤休，加槐米炭。

2009年7月28日十二诊： CT示：右上肺感染性病变较前片比（2009年4月17日）有明显吸收。少量浓痰，偶有微红，右胸牵掣感，精神佳。去槐米炭，加川楝子、延胡索、紫珠叶。

2009年8月11日十三诊：痰厚灰无血，右手动后有一点牵掣感，精神佳，舌胖苔白，脉细缓。病后已戒烟。去墨旱莲、川楝子、延胡索，加丹参15克。

2009年8月25日十四诊：痰黑少、牵掣感，舌淡红边有齿痕，苔薄腻，脉细缓滑。去鲜芦根、天竺黄、淡竹茹，加桑叶15克、白术15克、炒白扁豆15克、山药15克。

2009年9月8日十五诊：外感，痰较前增加。去桑叶、冬瓜子、白术、炒白扁豆、山药，加藿香15克、紫苏子15克、紫苏叶12克、鲜芦根60克。

2009年9月22日十六诊：咳痰除，牵掣感明显好转，舌偏淡，苔薄。临床痊愈。去藿香、紫苏子、败酱草、紫苏叶、鲜芦根，加桑叶、苦杏仁10克、枇杷叶10克、白术10克、白扁豆10克。

2009年10月6日十七诊：肺部CT明显缩小。予善后调理14剂结束治疗。

处方：北沙参12克，薏苡仁60克，鱼腥草30克，黄芩10克，陈皮10克，姜半夏10克，茯苓10克，枳壳12克，牡蛎30克，浙贝母18克，桔梗6克，皂角刺10克，丹参20克，苦杏仁10克，枇杷叶10克，白术10克，炒白扁豆10克，紫草12克，茜草12克，生甘草3克。

随访近3年未发。

【按】该患者西医多方检查，诊断不明，宋康教授运用中医理论，诊为肺痈。用清金消痈方加减清热解毒排脓、凉血止血，同时用枳壳理气、二陈汤化痰和胃，驱邪不伤正。

宋康教授治疗彰显中医优势，长期服用无毒副作用。该患者共治疗近7个月，6月10日后未用过抗生素。宋康教授处方用药特色：前期急则治其标，祛痰排脓止血；后期缓则治其本，疏通气机，活血通络，调理脾胃，以助生化之源，匡扶正气。根据实际情况，该患者就诊时因失治已处于溃痈期，无明显表证期、成痈期。该患者素体强壮，宋康教授先以二陈化痰和胃，后以怀山药、白术、扁豆等调理脾胃，以助生化之源；宋康教授疗疾，强调气机的舒畅，该患者病灶大、病程长、局部疼痛牵掣感一直存在，故后期更应强调疏理气机，这也和西医理论不谋而合（炎症吸收后局部粘连或纤维化）。半枝莲、半边莲、猫人参等经现代医学研究证实有抗肿瘤作用，宋康教授也采用之，毕竟西医诊断不明，恶性肿瘤不能排除。充分体现了辨证与辨病相结合、衷中参西的学术思想。

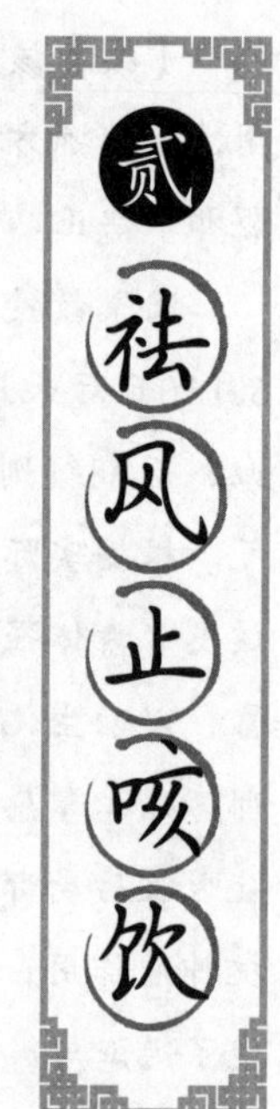

【组成】

前胡 拾克
紫苏子 拾克
苦杏仁 拾克
炙枇杷叶 拾克
蝉蜕 陆克
乌玄参 拾克
桔梗 陆克
木蝴蝶 陆克
紫草 拾克
茜草 拾克
地肤子 拾克
白鲜皮 拾克
制半夏 拾克
茯苓 拾克
陈皮 拾克
生甘草 叁克

【功　　效】 宣肃肺气，祛风止咳。

【主　　治】 咽痒引起阵发性刺激性干咳为主要表现的变应性咳嗽。

【方　　解】 方中前胡、紫苏子、枇杷叶均能降气化痰；苦杏仁主入肺经，味苦能降，且兼疏利开通之性，故降中有宣，配桔梗更可加强开宣肺气之功，以上五味宣肃并用，可调畅肺气。乌玄参、木蝴蝶、蝉蜕清利咽喉，紫草、茜草、地肤子、白鲜皮凉血祛风止痒，制半夏、茯苓、陈皮化痰止咳，甘草调和诸药。诸药合用，共奏宣肺祛风止咳之功。现代药理研究表明，紫苏子、蝉蜕具有抗过敏反应，枇杷叶、白鲜皮有非特异性抗炎作用，紫草、地肤子、白鲜皮、木蝴蝶能够抑制变态反应性炎症，故疗效甚佳。

【常用加减】 风寒证者，加荆芥、防风；风热证者，去前胡、紫苏子，加桑叶、金银花、菊花；鼻塞加白芷、苍耳子、辛夷；咽痛加牛蒡子、薄荷；热甚加鱼腥草、肺形草、重楼；伤阴加鲜芦根、南北沙参等。

【验案举例】

壹 咳嗽案

2011年5月17日一诊：王某，女性，32岁。患者近半年来反复出现咳嗽，痰少色白质黏，夜间剧烈，易咳醒，伴咽痒，无恶寒发热，无胸闷气急，在当地医院多次就治，效果不佳。刻下：咳嗽，咳少量白色黏痰，夜间咳嗽较多，连续说话或闻及油烟时可出现剧烈咳嗽，有鼻痒、鼻塞；胃纳可，夜寐欠安，二便调，舌淡红，苔薄腻，脉弦细。此乃风邪犯肺咳嗽，治拟宣肺化痰，祛风止咳。

处方：前胡10克，紫苏子10克，苦杏仁10克，炙枇杷叶10克，蝉蜕6克，紫苏叶10克，藿香10克，地肤子10克，白鲜皮10克，白芷10克，桔梗6克，木蝴蝶6克，炙百部10克，炙款冬花10克，浙贝母10克，生甘草5克。7剂。每日1剂，早晚煎服。

2011年5月24日二诊：服药7剂，患者咳嗽明显减轻，连续说话或闻及油烟时咳嗽减少，仍有少许白色黏痰，偶有咽痒不适，无鼻痒鼻塞，夜寐安，胃纳可，舌淡红、苔薄，脉弦细。拟原方去紫苏叶、藿香、白芷，加陈皮10克、制半夏10克、茯苓10克，继进14剂，诸症消失。

贰 咳嗽案

2010年11月4日一诊：江某，男性，40岁。患者近7年来反复出现咽痒、咳嗽，痰少，每年冬季天气变冷时发作频繁，入春后能自行缓解。近来又因起居不慎感受风邪后出现咽痒咳嗽，呈阵发性咳嗽，夜间明显，受油烟等异味刺激后可出现异常剧烈咳嗽，痰少色黄白，无恶寒发热，无胸闷气急，胃纳可，二便调，夜寐欠安，舌红、苔薄白，脉弦滑。此乃咳嗽之风邪犯肺，治拟祛风解痉，宣肺化痰。

处方：前胡10克，紫苏子10克，苦杏仁10克，净枇杷叶10克，蝉蜕6克，乌玄参10克，桔梗10克，木蝴蝶6克，陈皮10克，制半夏10克，茯苓10克，鱼腥草30克，肺形草30克，重楼10克，紫草10克，茜草10克，地肤子10克，白鲜皮10克，广地龙10克，生甘草3克。7剂，每日1剂，早晚煎服。

2010年11月11日二诊：服药7剂后咳嗽好转，痰少色白，舌红，苔薄白，脉滑。拟原方出入。

处方：冬桑叶10克，苦杏仁10克，净枇杷叶10克，蝉蜕6克，前胡10克，紫苏子10

克，乌玄参10克，桔梗10克，木蝴蝶6克，陈皮10克，制半夏10克，茯苓10克，紫草10克，茜草10克，地肤子10克，白鲜皮10克，广地龙10克，生甘草3克。14剂，每日1剂，早晚煎服。

2010年11月25日三诊：继服14剂后，咳嗽咳痰基本消失，胃纳欠佳，舌淡红，苔薄白，脉细。继予调补肺脾之剂以巩固疗效。拟原方去前胡、紫苏子，加黄芪15克、炒白术10克、怀山药10克、薏苡仁30克。继予7剂，诸症消失。

【按】变应性咳嗽多为病毒感染后迁延不愈又合并细菌感染引起，并有过敏性因素参与，以咽痒引起阵发性刺激性干咳为主要表现。因症状与急性上呼吸道感染早期表现极为相似，故临床上往往因延误诊断而不能得到及时、正确的治疗。而西医治疗上常选用一些抗组胺类药物和（或）糖皮质激素治疗，有一定效果，但停药后常可复发。

中医学将变应性咳嗽归属于“咳嗽”“风咳”“痉咳”等范畴。本病常以“风邪为患”，《素问·太阴阳明论》曰“伤于风者，上先受之”，故风邪犯肺，肺失宣降，肺气上逆，致咳嗽咽痒；临床上表现出风邪的特点，如“风善行数变”“风性轻扬，易袭阳位”“风胜则痒”等。治疗上若按一般的宣肺化痰止咳法，则疗效常不佳。宋康教授认为，治疗需重视“祛风”，应在辨证论治的基础上加用祛风之品，使风邪外达，肺气得以宣发，清肃之令得行，气道得以通利，故可取得较好的疗效。

（整理：汤军　石亚杰　夏永良）

潘智敏

潘智敏，女，上海人。现为浙江中医药大学附属第一医院中医内科主任医师、教授、博士生导师，浙江省名中医研究院研究员。系全国第四批老中医药专家学术经验继承工作指导老师，潘智敏全国名老中医药专家传承工作室专家，浙江省中医老年病重点专科学科带头人。兼任中国中西医结合学会虚证与老年病专业委员会常委，浙江省中西医结合学会老年病专业委员会主任委员，浙江省医学会老年病分会副主任委员，浙江省老年学会常务委员，浙江省老年学会医学分会会长等职。

潘智敏教授从事中医临床、教学、科研工作近40年，是浙江省中医院中医八大流派之一——杨氏内科嫡传学术继承人。潘智敏教授师从著名中医临床学家、首批全国老中医药专家学术经验继承工作指导老师、原浙江省中医院院长杨继荪教授。杨老临床60余年，学验俱丰，创立了著名的杨氏内科学派，影响甚广。潘智敏随师学习近20年，不仅整理和总结了杨继荪教授的学术经验，并结合临床实践，推崇“继承不泥古，创新不离宗”，在杨老学术经验的继承上，不断创新。潘智敏教授擅长治疗心脑血管病、肝胆胰消化疾病、肿瘤术后疾病及老年人虚、瘀、湿、热、重、顽等疑难病症，尤其对“冬令调补”积累了丰富的临床经验。学术上强调中医整体观，新释“五积”理论，以“瘀、痰、脂、食、气”为纲，运用虚、瘀并理的方法，辨证论治多系统疾病，如高血压、高脂血症、冠心病、中风、糖尿病、肥胖、脂肪肝、支气管炎、肺心病、肿瘤放化疗及术后的中医综合治疗、术后粘连、肠梗阻、老年骨质疏松症及颜面暗斑、热疮、亚健康等慢性病症。针对其中证属血瘀、痰浊、脂毒、食积、气郁所致五积者，研制了

"调脂积冲剂"，经实验与临床研究，疗效显著。

潘智敏教授对中医治疗高血压病首次提出"求本理血"理念，并应用于临床，取得了较好的临床疗效。其中"当归治疗高血压病的机制与临床研究"荣获国务院颁发的国家科技进步二等奖、中国中西医结合学会科技创新一等奖。"康脉心口服液治疗高血压"获浙江省中医药科技创新二等奖。潘智敏教授还研制了"血灵"等成药，其中，康脉心口服液获新药证书及专利证书。

潘智敏教授主持著名中医杨继荪学术思想与临床经验整理研究，获浙江省政府科技进步三等奖；浙江省中医药科技创新二等奖。其主持的调脂积冲剂治疗脂肪肝与肝纤维化的相关实验研究，获浙江省政府科学技术奖三等奖；浙江省中医药科技创新二、三等奖。

潘智敏教授参与国家级课题《中国百年百名名中医临床家丛书》的编著。独立编著了《中医临床学家杨继荪》《杨继荪治疗老年病经验》。主编《杨继荪临证精华》《餐桌上养护心脑血管食品》，前者获第十届华东地区科技出版社优秀科技图书二等奖。参编《中华名医特技集成》——"杨继荪特技绝招"；《全国名中医药专家学术经验集》——"重求本善理瘀的杨继荪"；《长寿的秘诀与途径》——"谈中医的养生之道"，《临证医案集萃——五十年中医经典传承》——"杨继荪、潘智敏部分"。《老年骨折的预防与治疗》——"中医对骨折治疗的见解"等著作。

潘智敏教授主持和参与国家级、省级、厅局级课题30余项，获国家级、省级、厅级以上奖项等20余项。主编及参编著作20余部，发表学术论文150余篇。

潘智敏教授培养硕士、博士研究生、师承博士及学术继承人共30余名。2006年获浙江省首届联邦医学教学奖，2011年获第二届中国中西医结合贡献奖，在浙江省中西医结合学会成立三十周年庆典大会上荣获浙江省中西医结合先进个人奖。2011年获浙江省政府颁发的保健工作先进个人。

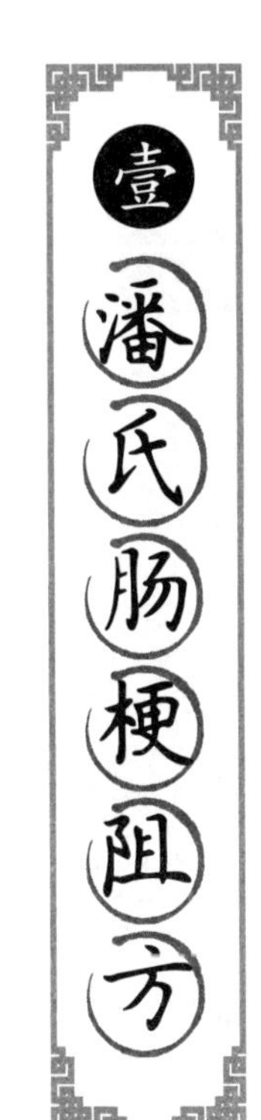

【组成】

生大黄（后下）	壹拾伍至叁拾克
芒硝（冲入）	壹拾伍至叁拾克
川厚朴	壹拾贰至叁拾克
枳壳	壹拾贰至叁拾克
蒲公英	叁拾克
败酱草	壹拾伍克
桃仁	玖克
虎杖根	叁拾克
苦杏仁	玖克
郁金	壹拾贰克
瓜蒌仁	叁拾克
炒莱菔子	叁拾克
大腹皮	壹拾贰克

【功　　效】 理气攻下，清热化瘀。

【主　　治】 粘连性肠梗阻、炎症性肠梗阻等（非机械性梗阻）。症见腹痛，腹胀，呕吐，大便不通，舌红，苔黄或黄腻，脉弦或弦数。

【方　　解】 方中生大黄、芒硝重用为君，攻下去闭；川厚朴、枳壳重用为臣，理气导滞；蒲公英、败酱草清热解毒，以散热积；桃仁、虎杖根、郁金活血化瘀，以祛瘀积；更佐苦杏仁、瓜蒌仁润肠软便去积，炒莱菔子、大腹皮理气消胀。全方共奏理气攻下，清热解毒，活血化瘀之效。

【常用加减】 闭积明显，在使用上方基础上辨证施治，生大黄用量可酌情逐渐增至90克，或加芦荟3～6克加强攻下；热势重则加黄芩30克，黄连6～10克，大血藤30克等；因肝胆系统病变相关导致的肠梗阻，可加金钱草30克等，此为取大柴胡汤之意；老年性肠梗阻，多为气虚推动无力或津亏肠燥所致，气虚者初用参芪，以其虚实夹杂，且早期以实证为主，故剂量宜小，后逐渐增加剂量，常用黄芪6～30克，党参6～15克；津伤者可合用增液汤：生地黄30克、玄参30克、麦冬30克。部分肠梗阻患者往往表现为“热结旁流”，此时当通因通用，大胆攻下。中药起效，需要一定的作用时间，一般需4～6小时，甚至1～3天。如病情允许，须耐心等待。尤其老年人，吸收缓慢，并非一剂起效，有时需2～3剂才能奏效。

【验案举例】

壹 肺癌合并肠梗阻案

一诊：孙某，男，44岁。因左肺腺癌伴肺内转移2个月入院，入院后完善各项检查，符合化疗指征，予盐酸吉西他滨加顺铂静脉化疗，化疗后10天，患者出现恶心呕吐，腹胀，并逐渐出现腹痛，解少量粪水。诊查：腹隆，肠鸣音亢进，全腹可及压痛，未及反跳痛，舌质红，苔黄厚腻，舌下有瘀筋，脉弦滑。腹部X片：肠梗阻。肠镜检查：直结肠未见肿瘤病灶。腹部CT：肠梗阻，未见明显腹腔内肿块。西医诊断：肠梗阻。中医辨证属腹痛：气滞血瘀热结。治拟理气通腑清热化瘀，袁国荣医师拟方。

处方：生大黄30克，枳壳12克，厚朴12克，大腹皮12克，莱菔子12克，赤芍12 克，丹参15克，大血藤30克，甘草6克。3剂。

药后，腹痛便闭未缓解，舌质红，苔黄厚腻同前，请潘智敏教授会诊，认为辨证基本正确，但攻下清热之品力薄，且患者苔黄腻，甘草壅中之品应去之。可增生大黄剂量。

处方：生大黄45克，枳壳21克，厚朴21克，芒硝21克，蒲公英30克，败酱草30 克，金钱草30克，黄芩30克，虎杖30克，地骷髅30克，桃仁12克，赤芍12克，王不留行12 克，大腹皮12克。3剂。

二诊：患者排出大量粪水和大便，腹痛腹胀明显缓解，腹部变平变软，舌质红，苔黄厚腻转为薄黄腻。将生大黄减至30克，余药同前，再予3剂，梗阻缓解。

【按】肠梗阻属中医“腹痛”“呕吐”“肠结”“阳明腑实”的范畴。潘智敏教授认为肠梗阻根据中医理论及临床表现可分为痞结、瘀结、疽结三个阶段。早期为痞结，多为肠腑气机不利，滞塞不通，呈现痛、胀、吐、闭四大症状；中期为瘀结，肠腑瘀血阻滞，痛有定处，胀无休止，甚至瘀积成块或血不归经，导致呕血、便血；后期为疽结，气滞血瘀进一步发展，郁久而化热生火，热与瘀血壅积不散，血肉腐败，热毒炽盛，邪实正虚，甚至正不克邪而产生亡阴亡阳之危象。临床上肠梗阻病情复杂，上述三期并非决然分开，往往相互夹杂。但无论痞结、瘀结、疽结其基本病机均表现为腑气不通或闭绝。根据上述病机潘智敏教授认为治疗当首重理气攻下。气畅则不致化热生瘀，通下则不致腑气闭绝，理气和攻下相得益彰。理气可重用川厚朴、枳壳；攻下可重用大黄、芒硝，尤其是大黄的用量，如用量不足，难以取效。另外，潘智敏教授认为肠梗阻患者，整个病程均可兼有热邪，而且热邪是导致疾病加重或病情反复的重要因素之一。腑气不通或闭绝最易化热，无论痞结、瘀结、疽结均可郁而化热，故清热解毒为常用的治法。潘智敏教授认为热邪煎熬最易致瘀，热与瘀结，可变生败症，故治疗肠梗阻宜及早使用清热解毒之品，以阻截病情向瘀结、疽结阶段发展，这与现代医学使用抗生素治疗肠梗阻十分相合。常选用蒲公英、大血藤、败酱草、黄柏、黄芩等药以解热邪。肠梗阻早期，痞结实为气滞，气滞日久可致血瘀，而瘀结、疽结本有血瘀。潘智敏教授认为瘀阻是肠梗阻的基本病理因素之一，故活血化瘀也为常用的治疗方法；同时还认为肠梗阻患者应及早使用活血化瘀之品，使热无所依，可阻截肠梗阻患者病情向瘀结、疽结阶段发展。

本案患者为气滞血瘀热积于肠腑，导致腑气闭绝，热结旁流，潘智敏教授认为笔者辨证正确，但攻下力薄，并指出凡苔厚腻者，不宜用甘草甘补壅中之品。潘智敏教授认为攻下之法，生大黄配芒硝疗效明显好于单用生大黄，如不应，可加生大黄剂量，潘智敏教授有逐渐用至90克攻下抢救成功的病例，药中病所，未见明显毒副作用。如仍不应，可再加芦荟3～6克加强攻下之力。

贰 胃癌术后合并炎症性肠梗阻案

一诊：张某，男，82岁，因胃癌在某省级医院行全胃切除加横结肠部分切除加右肠造瘘术。术后4日未解大便，咳嗽咳痰，体温升高。B超：腹腔内积液，右侧胸腔少量积液。予禁食、抗感染等治疗，并予大承气汤口服，仍有腹胀。以为术后体虚，予生晒参、黄芪、桂枝等益气温通助运。患者即出现“痛、胀、吐、闭”肠梗阻征象。邀潘智敏教授会诊，诊查：患者表情极度痛苦，腹部膨隆，疼痛拒按，双下肢明显浮肿，舌质红，苔黄厚，脉弦。西医诊断：炎症性肠梗阻。潘智敏教授认为患者属阳明腑实证（瘀结），治拟清热通腑化瘀，阻截病情发展，以防变生为疽结。急拟处方3剂。

处方：生大黄（后下）30克，芒硝20克，苦杏仁9克，炒莱菔子30克，蒲公英30克，败酱草15克，大腹皮12克，川厚朴20克，桃仁9克，虎杖根30克，枳壳20克，郁金12克，芦荟2克，瓜蒌仁30克，决明子30克。

药后患者排便1次，量多臭秽，身轻气爽。

二诊：患者腹痛腹胀已明显缓解，下肢尚肿，予原方基础上加天竺黄12克、猪苓30克。之后患者大便能解，腹痛腹胀消除，水肿消退，随症加减用药，病情好转出院。

【按】患者年高，虽手术伤气动血，但术后必有气滞血瘀，腑气未复或欠畅，此时治当理气通腑活血清热，而反予益气助阳之品，已犯“虚虚实实之诫”，药后助热化火，病情加重，出现肠梗阻的症状。后予清热理气通腑化瘀之剂，取得明显疗效，可见潘智敏教授辨证精确。现代药理实验证实：大黄、芒硝、枳壳、厚朴等药具有增加肠蠕动，促进术后胃肠功能的恢复，改善肠道微循环，减轻肠腔的炎症、粘连，从而缓解肠梗阻的作用。又加败酱草、蒲公英、虎杖根三味增加清热解毒之力，这与现代医学治疗炎症性肠梗阻的方法十分吻合。

贰 潘氏非酒精性脂肪性肝病方

【组成】

莪术 壹拾贰克
郁金 壹拾贰克
莱菔子 叁拾克
半夏 壹拾贰克
生山楂 叁拾克
川厚朴 壹拾贰克
枳壳 壹拾贰克
泽泻 叁拾克
决明子 叁拾克
白豆蔻 壹拾贰克
虎杖 叁拾克
金钱草 叁拾克
茵陈 贰拾肆克
王不留行 壹拾贰克

【功　　效】 祛瘀化浊，消导行滞，疏肝解郁。

【主　　治】 非酒精性脂肪性肝病（脂肪肝或脂肪性肝炎）属五积实证型。症见肝区不适或疼痛，痛处不移，脘腹胀闷，体倦身困，体形肥胖，大便不调，或溏或秘，恶心呕吐，饮食减少，尿黄，舌质暗或有瘀斑瘀点，舌苔白腻或黄腻，脉弦滑数或弦涩。

【方　　解】方中莪术、郁金为君，破瘀消积，行滞解郁，畅通气血，治疗气积、血积；莱菔子、生山楂、半夏为臣，祛痰、导积、理气、消食，治疗痰积、食积；虎杖、金钱草、决明子、茵陈、泽泻等活血开郁，清理肝胆，通利小便，清除郁热，治疗脂积、湿积；佐以川厚朴、枳壳、王不留行、白豆蔻理气行滞，畅通气机，辅助他物，消除诸积。全方合用，可达消积导滞，畅通气血之效。

【常用加减】郁而化热者，可加炒栀子、黄芩、黄连；大便不通，可加生大黄、芦荟；黄疸，可加垂盆草、六月雪、荷包草；合并肝胆结石，加金钱草、海金沙、鸡内金；合并肝硬化，加马鞭草、益母草等；合并高血压者，可加天麻钩藤饮加减。

【验案举例】

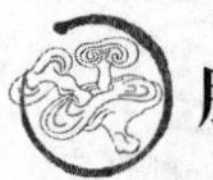

脂肪肝案

一诊：喻某，男，41岁，职员。乏力、纳差2年余，加重2月余。患者2年前起出现乏力、纳差，经B超检查，发现脂肪肝。血脂检查：甘油三酯1.77mmol/L及胆固醇6.93mmol/L，均升高，平时活动极少，营养丰富，2个月来，乏力纳差加重。查：乙肝三系，甲、丙、戊、丁肝抗体均阴性，肝功能：GPT 150U/L，为求中药治疗而就诊。无饮酒史。症见：乏力纳差，大便干结，小便黄，面色偏暗，舌红，舌边瘀斑，舌苔黄厚腻，脉涩。西医诊断：非酒精性脂肪性肝炎。中医诊断：肝积（五积郁而化热）。治疗方法以疏肝解郁，消积导滞，兼以清热为主。处方：五积方加减。

处方：柴胡12克，黄芩15克，制半夏12克，郁金12克，小青皮12克，莱菔子30克，川厚朴12克，枳壳12克，虎杖30克，金钱草30克，垂盆草30克，荷包草15克，六月雪15克，决明子30克，瓜蒌仁30克，泽泻30克，焦栀子9克，莪术12克，白豆蔻12克，王不留行12克，茵陈24克。14剂。

医嘱：忌油腻辛辣，适当活动。

二诊：复查肝功能好转，GPT 75U /L，胃纳好转，大便已通，舌红，苔薄黄腻，脉细。瘀热渐减，去焦栀子、瓜蒌仁、柴胡，加薏苡仁30克、茯苓15克健脾固本，再予

14剂。

处方：黄芩15克，制半夏12克，郁金12克，茵陈24克，小青皮12克，莱菔子30克，川厚朴12克，枳壳12克，虎杖30克，金钱草30克，垂盆草30克，荷包草15克，六月雪15克，决明子30克，泽泻30克，薏苡仁30克，莪术12克，白豆蔻12克，王不留行12克，茯苓15克。14剂。

三诊：复查肝功能恢复正常GPT 42U/L，血脂基本正常，症状消失，故予院内制剂五积方冲剂巩固治疗。

【按】潘智敏教授根据长期的临床观察和实践，对代谢相关性疾病（包括非酒精性脂肪性肝炎）的发病机制，提出了“新五积说”。潘智敏教授认为随着社会的发展，生活条件的提高，饮食结构和生活习惯的改变，发现由于机体代谢紊乱相关导致的各种病证：高血压、高血脂、高血糖、高尿酸血症、代谢综合征、脂肪性肝病、心脑血管疾病、积水、结石、肿瘤等，其产生的中医病机十分相似，可归类于“气、血、痰、食、脂积”五积导致的各种积滞之证，采用祛瘀化浊，消导行滞，疏理解郁之法，运用于临床，异病同治，收到了较好的疗效。潘智敏教授认为肝为将军之官，主疏泄，主藏血。现代之人，生活节奏加快，工作压力增大，大多心情焦虑、抑郁，不良的情志刺激，导致肝气郁积，不得疏达，久之形成气积；脾主运化水湿，输布水谷精微，现代之人，时进食膏粱厚味，损伤脾胃，导致运化失常，饮食不化，则产生食积；或精微物质不能输布，聚为脂质，积于血液，或积于肝中成为瘀积；气能化津，当脾失升清，肝失疏泄，食滞、脂质与胃中浊气相结，聚而为痰，积于肝中，形成痰积；脂质、痰浊与血相结，与气滞并见，积于肝中，形成脂积。总之，气、食、脂、痰、瘀五邪积于肝，是形成非酒精性脂肪性肝炎的主要因素，上述五积之邪均可郁而化热。采用祛瘀化浊，消导行滞，疏理解郁之法，重在调解气血的运行，并兼以清热。本案以五积方加减治疗，取得较好的疗效。其中郁金、莪术、王不留行破瘀消积，行滞解郁，莱菔子、半夏以祛痰、导积、理气，川厚朴、枳壳理气行滞，以疏导瘀、痰、食、脂、气等积滞，虎杖、金钱草、泽泻、决明子、茵陈等活血开郁，通利小便而清除郁热，再加垂盆草、荷包草、柴胡、黄芩、六月雪清热利湿疏肝。

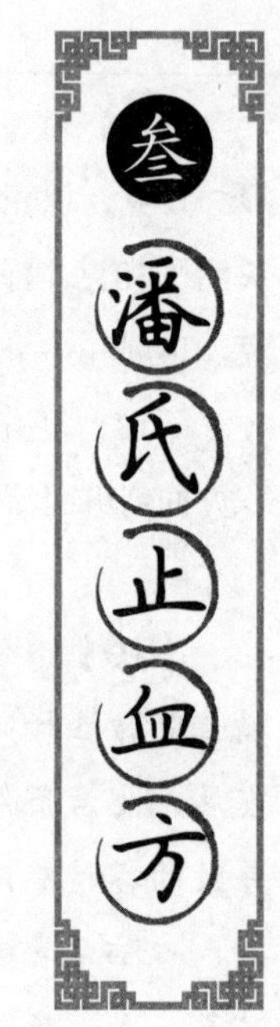

【组成】

茜草炭　壹拾贰克
藕节炭　壹拾贰克
侧柏炭　壹拾贰克
黄连炭　陆克
黄芩炭　壹拾伍克
黄柏炭　壹拾贰克
银花炭　壹拾贰克
蒲公英　叁拾克
焦栀子　壹拾贰克

【功　　效】清热泻火，凉血止血。

【主　　治】各种血证，包括咳血、吐血、便血、尿血等属热盛动血者。症见咳血、吐血、便血、尿血，血色鲜红，舌红，苔黄或黄腻，脉数或滑数。

【方　　解】茜草凉血止血，活血化瘀通经，为治血热诸症之要药，炒炭后寒性降低，性变收敛，止血作用强，功擅化瘀止血。藕节炭有收敛止血之功，收敛之中兼能活血化瘀，止血而无留瘀之弊。侧柏叶凉血止血、收敛止血。银花炭有清热护阴，凉血止血功效。黄芩、黄连、黄柏分别清上焦、中焦、下焦之湿热，山栀、蒲公英统清三焦之热，五药合用加强清热解毒泻火之功。同时蒲公英、银花炭清热不伤阴，藕节炭、侧柏炭、茜草炭止血不留瘀。

【常用加减】热势盛者，可加知母、水牛角、牡丹皮、石膏、大黄清热泻火；阴伤者，加玄参、麦冬、天花粉、石斛、生地黄养阴；阴虚较盛者，可加龟板、女贞子、墨旱莲养阴清热止血；鼻衄，可加桑叶疏散风热，清肺润燥；齿衄，可加石膏、知母、生大黄清热滋阴泻火；咳血，可重用黄芩炭清上焦肺热；吐血，加用檵木清热止血，紫珠叶散瘀止血，消肿止痛，白及收敛生肌止血；便血，加大血藤、败酱草凉血消痈止痛，地榆炭解毒敛疮，凉血止血；尿血，加大蓟炭、小蓟炭清热凉血，白茅根、白花蛇舌草、凤尾草清利下焦湿热。

【验案举例】

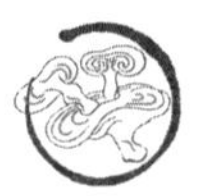

血尿案

2012 年 2 月 14 日一诊：患者袁某，女性，90 岁。因“反复肉眼血尿 3 个月余，加重 1 周”，前来就诊。患者 3 个月前无明显诱因下出现肉眼血尿，尿色深红，稍有尿痛、尿急，伴腰酸，无发热寒战。曾至杭州市某医院就诊，查尿常规：白细胞（+）/HP，红细胞（+）/HP，腹部 CT：左肾实质阳性小结石；左肾盂及输尿管高密度影，结石考虑；左肾盏积水。当时予西药抗感染治疗 1 周，血尿较前好转，尿色较前转清，但仍有反复肉眼血尿出现，尿色时红时清。1 周前出现血尿加重，尿色深红，夹有血块，伴小便热涩刺痛，腰酸膝软，神疲乏力，舌质红苔薄黄，脉细数。患者既往有冠心病史 20 余年，有老年痴呆病史 10 余年。尿常规：隐血（+++），红细胞（++++）/HP，白细胞（+）/HP。泌尿系 CT：左输尿管中上段及左肾盂结石，继发左肾轻度积水，肾功能不全，尿外渗；左肾实质多发结石；右肾多发结石。B 超：左侧肾脏结石伴积水；左侧输尿管中段内结石伴扩张；膀胱内异常实质回声，首先考虑膀胱内血块，占位不能完全排除。予潘氏止血方加减。

处方：金钱草30克，海金沙30克，茜草炭12克，藕节炭12克，侧柏炭12克，花蕊石12克，檵木30克，紫珠叶30克，黄芪15克，当归炭12克，太子参12克，炒麦冬12克，五味子12克，鸡内金12克，铁皮石斛12克，仙鹤草30克，槐米炭12克，猪苓30克，银花炭15克，佛手花12克。14剂。水煎服。

2012年2月28日二诊：患者尿色由深红转淡，自觉乏力、腰酸减轻，舌红苔光，脉细数。继予前方加减。

处方：茜草炭15克，藕节炭30克，侧柏炭30克，太子参12克，炒麦冬12克，铁皮石斛12克，槐米炭12克，猪苓30克，银花炭30克，佛手花12克，紫草30克，白茅根炭30克，猫爪草30克，三叶青30克，连翘15克，白花蛇舌草30克，鲜芦根30克，水牛角片（先煎）30克，大蓟炭15克，小蓟炭15克，当归炭12克，蒲黄炭15克，焦栀子12克，车前子30克，金钱草15克。7剂。水煎服。

2012年3月6日三诊：B超：左肾结石；左侧肾脏集合系统轻度分离；输尿管未见明显扩张；膀胱未见明显异常。尿常规：隐血阴性；红细胞0～4/HP，白细胞阴性。患者血尿消失，无尿频、尿痛，诸症转安。续服前方，以固疗效。

【按】血证以出血为主要表现，可表现为鼻衄、齿衄、咳血、吐血、便血、尿血、紫斑等。根据基础疾病的不同，出血量多少，病程长短，潘智敏教授认为辨证时以火热炽盛、阴虚火旺为多，治宜清热解毒止血、益气养阴止血为大法。临证用药有以下特点：（1）止血药多选用炒炭的炮制方法。中药经炒炭后可以增强药物的止血作用，加强收敛之性，亦能缓和某些峻药的药性，利于中焦脾胃吸收。（2）血证多有瘀，止血当兼顾祛瘀，使止血不留瘀。在重用凉血止血或收敛止血药时，配合使用活血化瘀药，以防瘀滞。临证多选茜草炭、侧柏炭、丹皮炭、地榆炭、蒲黄炭等活血止血药。（3）急则治标，缓则治本。临证时常采用止血、祛瘀、补虚三步法。血证初起，唯以止血为第一要法。血止之后其离经之血则为瘀血，故以消瘀为第二法。止血消瘀之后，又有血虚、阴虚之患，以补虚为收功之法。上述三法并非截然分开，常相互夹杂，灵活运用。

本案综合四诊（指望、闻、问、切），病属中医学“血尿”范畴，为下焦热盛兼气阴两虚型。患者年已耄耋，正气不足，脾肾亏虚致湿浊内蕴，久郁化热，湿热下注膀胱，尿液受其煎熬，日久尿中杂质结为砂石；湿热熏灼脉络，血溢脉外，则见血尿。一诊时该患者在下焦热盛的同时有明显的气阴两虚症状，伴神疲乏力，面色㿠白，夜寐不宁，舌红苔光等，所谓“正气不足，气不摄血，脾不统血”，故在用药时宜扶正为先，以益气养阴、清热凉血止血方，加用黄芪、当归炭、太子参、铁皮石斛、炒麦冬益气养阴生血。同时该患者在血尿的基础上伴有尿频、尿急、尿痛，诊断中需考虑有淋证，同时具有热淋、石淋、血淋的症状，在用药时加强清热利湿、排石缓急通淋药，如金钱草、海金沙、车前子等。二诊时，患者尿血颜色较前转清，神疲乏力好转，表明气血得复，故用药时稍减补气养血药物，予加用猫爪草30克、三叶青30克、蛇舌草30克、水牛角30克，加强清热解毒，凉血止血药物。三诊时，患者血尿消失，诸症转安，复查B超示左输尿管结石消失，尿常规转阴，故续服前方，而后痊愈出院。

（整理：袁国荣　宋文蔚）

王清海

王清海，男，汉族，一九五七年三月出生，河南省唐河县人，中共党员，医学硕士，主任中医师，广州中医药大学教授，博士研究生导师。现任广东省第二中医院副院长，中华中西医结合学会高血压专家委员会委员，广东省中医药学会理事，中医心血管病专业委员会副主任委员，广州市药学会中医名方验方筛选、评价、开发专家委员会主任委员，国家自然基金、国家科技进步奖评审专家。

王清海教授1983年毕业于河南中医学院医疗系，获医学学士学位；1988年毕业于广州中医药大学中医内科心血管专业研究生，获医学硕士学位。

王清海教授酷爱中医学，熟读中医四大经典，勤于临床实践，善于应用仲景经方治疗疾病。攻读研究生期间，师从国医大师、广州中医药大学邓铁涛教授，并跟师临床3年，毕业后因为整理邓老学术经验及研制“邓铁涛高血压中医诊疗系统”软件工作需要，再次跟师1年，深得邓老真传。2004～2006年“全国优秀中医临床人才”研修期间，他再拜国医大师、陕西中医学院的张学文教授为师，多得其指点。王清海教授长期从事心血管疾病的中医药临床，积累了丰富的临床经验。

王清海教授2003年参加第一期“全国优秀中医临床人才研修项目”，2006年获“全国优秀中医临床人才”称号，同年被国务院授予“享受政府特殊津贴专家”称号，2008年被人事部、卫生部、国家中医药管理局确定为“第四批全国老中医药专家学术经验继承工作指导老师”，2009年成为国家级重点学科“中医心病学”学术带头人。他发表专业学术论文40余篇；独立承担省部级以上重点攻关科技项目6项，获得省部级科技进步奖5项；申请中药发明专利1项。

王清海教授创立了独特的学术思想，提出心血管疾病的临床特点为多虚、多郁、多瘀、多痰，以补虚、开郁、活血、化痰为治疗大法，重视先祛其实，后扶其正的医疗策略；在中医药防治高血压、冠心病、心力衰竭、心律失常等方面起到了重要作用；并创建了国家级重点学科“中医心病学”。他研制治疗高血压、冠心病和慢性心力衰竭的中药复方制剂4种，其中“复方芪麻胶囊”“平肝胶囊”“加味参附颗粒”被列为广东省社会医疗保险药物目录中。

王清海教授重视中医人才的培养，通过培养研究生和“师带徒”的方式培养师承弟子2名，博士研究生6名，硕士研究生10余名。他独立举办国家级中医药继续教育项目“高血压中医药防治研究进展学习班”，为全国各地培养了大批高血压病的中医药防治人才。

王清海教授重视健康宣教，创建高血压健康俱乐部，提高患者自我防治意识；重视中医药治疗心血管疾病的科普宣传；在广州各大报纸、电台、电视台及网络发表科普文章和记者专访40余次。

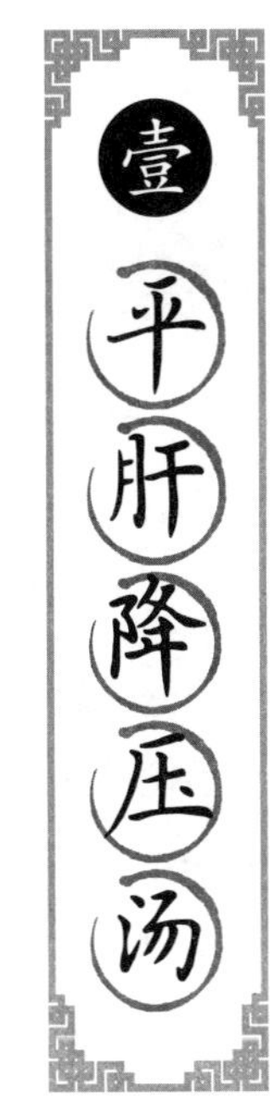

【组成】

天麻　拾克
钩藤　贰拾克
地龙　拾克
川芎　拾克
蝉蜕　拾克
栀子　拾克
枸杞子　贰拾克
白芍　拾克
桂枝　拾克
炙甘草　拾克

【功　效】平肝祛风，降血压。

【主　治】肝阳上亢所致的头晕，头痛，目眩，耳鸣，心烦心悸，少寐多梦，血压升高，舌红，苔黄，脉弦或滑。

【方　解】本方是在《杂病证治新义》天麻钩藤饮的基础上，结合高血压患者的实际情况加减化裁而来。高血压患者早期以及中青年高血压患者，大多由于工作压力过大，生活不规律，引起肝阳上亢，阳化风动，表现为眩晕头痛等症。方中天麻味甘性平，钩藤味甘，性微寒，均入肝经，功能平肝息风，用为君药；地龙、蝉蜕甘寒，入肝经，功能凉肝祛风，栀子苦寒，入肝经，三药合用，助凉肝息风之力，用为臣药；白芍入肝，主滋阴柔肝，枸杞子入肝肾经，主滋肾养肝，桂枝甘温，平肝气，通阳气，反佐诸药之寒凉，共为佐药；炙甘草甘温，主调和诸药，用为使药。

【常用加减】肝火旺而面红目赤，急躁易怒者，去桂枝、枸杞子，加夏枯草20克，黄芩10克，直折其肝火；血压过高者，加石决明30~40克以镇肝降压；伴视物不清者，加决明子10克以清肝明目；伴大便秘结者，加大黄10克（后下）以清热通便；兼阴虚明显，口干舌燥者，加天门冬、生地黄各20~30克以滋阴生津；失眠严重者，加酸枣仁30克，五味子6克以养肝安神。

【验案举例】

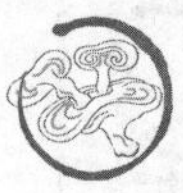

高血压案

2009年8月20日一诊：黄某，男，59岁，广东某集团董事长。主诉眩晕、心悸、血压升高3年。

3年前，出现眩晕，面红，失眠，偶有心悸，头痛，多在熬夜或失眠时明显。到某省级医院检查，发现患有高血压病，最高血压达180/105mmHg，24小时心电图检查发现阵发性窦性心动过速，平均心律80次/分，偶有室上性早搏。诊断为高血压病。遂用降压药物硝苯地平控释片（拜心同）、美他洛尔（倍他乐克）治疗，血压和心律都能控制在正常范围。2010年2月起，上述症状逐渐出现并日益加重，医生将拜心同改为络活喜，倍他乐克改为比索洛尔，治疗半年左右，效果仍不理想，血压一直保持在140～150/90～95mmHg。稍遇紧张或者劳累，即眩晕，失眠，心悸，血压升高。遂经人介绍到我院求治。

诊时见患者面色潮红，舌偏红，苔薄白，脉弦稍数。血压150/100mmHg，心率85次/分，律齐，各心瓣膜未闻明显杂音。

诊断：Ⅱ级高血压病，辨证为肝阳上亢。治以潜阳为法，方用平肝降压汤治疗。

处方：天麻10克，钩藤20克，地龙10克，川芎10克，蝉蜕10克，栀子10克，枸杞子20克，白芍10克，石决明（先煎）30克，炙甘草10克。7剂。日1剂，水煎服。原降压药不变。

2010年8月27日二诊：患者自述眩晕、面红、心悸等症状消失，夜眠可，血压140/85mmHg，心率75次/分。遂守上方再服7剂。

2010年9月2日三诊：患者症状消失，血压130/80mmHg，心率70次/分。遂照上方去石决明，加桂枝10克，用广东生产的配方颗粒配制成冲剂，每天1次，巩固治疗。如此断续治疗1年，至今血压平稳。患者将此方视为秘方保存，如果血压偏高，心律增快，用上方3剂即可消除症状，平稳血压。

【按】本例患者眩晕、失眠、心悸等症状均为高血压所致，诊其脉，属于比较典型的肝阳上亢，其治疗用药，主要针对性使用平肝潜阳之品以对“证”治疗，而非针对高血压治疗。调理阴阳的偏盛偏衰是“治病求本”之法，肝阳得降，阴阳平衡，则血压自降，心神自宁。

贰 温阳通痹汤

【组成】

北黄芪 叁拾克
桂枝 贰拾克
白芍 拾克
当归 拾克
桃仁 拾克
红花 拾克
炙甘草 拾克
鸡血藤 伍拾克
桑枝 肆拾克

【功　　效】 益气养血，活血通脉。

【主　　治】 单侧或双侧肢体麻木。

【方　　解】 该方是在黄芪桂枝五物汤的基础上加减变化而来。经云："营气虚则不仁，卫气虚则不用。"又云："血气者，喜温而恶寒，寒则泣不能流，温则消而去之。"肢体麻痹多因营卫气血失和，血脉流通不畅，筋脉肌肉失于濡养所致。气为血帅，血脉不通多因气虚推动无力，致营血流通缓慢，北黄芪甘温，有较强大的补气之力，重在推动血液运行，用为君药；桂枝温阳通脉，善走肢节，助黄芪以加强通脉之力，用为臣药；当归、白芍养血生血，桃仁、红花、鸡血藤活血通络，以促进血脉流通，鸡血藤还有强筋壮骨、祛风通络、消肿止痛之效，共为佐药；炙甘草调和诸药，以为使。诸药合用，共奏益气活血通脉之效，其要旨在于"温通"二字，故收良效。

【常用加减】 上肢麻木加用桑枝；下肢麻木加用牛膝；冷感加用附子。

【验案举例】

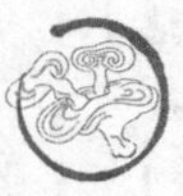

颈椎病案

2006年11月23日一诊：沙某，女，76岁，广州市人。患者左侧上下肢麻木3个月。以夜间睡眠时麻木明显，白天活动后可减轻。查颈椎轻度骨质增生，脑血流轻度异常。舌淡苔薄白，脉细数。诊断为颈椎病。中医诊断为痹证（脉痹），辨证为气血不足，经脉不通。治以养血通脉。

处方：北黄芪30克，当归10克，桂枝20克，鸡血藤30克，白芍10克，红花10克，桃仁10克，水蛭10克，桑枝40克。7剂。日1剂，水煎服。

2006年11月30日二诊：症状明显减轻，再以上方7服21剂，肢体麻木完全消失，病告愈。

【按】本例患者年事已高，气血亏虚，气虚不能推动血液运行而血行瘀滞，血虚则脉道空虚而血流不畅，气血俱虚则脉道不利，气血痹阻，经脉失养，而出现肢体麻木症状。气血不足，血脉不通是该病的病机关键，四肢又为诸阳之末，治疗时应养血活血，使肌肤得养，温通要贯穿治疗的始终。黄芪甘温，可荣筋骨，更擅补气，气足则血旺，血旺则气行有力，用于痹证因气虚血滞，筋脉失养者。当归甘平柔润，长于补血，《伤寒论注解》谓其能“通脉”。《得宜本草》曾云黄芪“得当归能活血”。黄芪、当归相须为用，则补血、生血、活血之效更著，有阳生阴长，气旺则血生之义，以黄芪、当归为药对以治风理血，实乃从化源滋生处着眼。桂枝温通，白芍补血，二者相配，有调和营卫之妙。红花、桃仁、水蛭、桑枝及鸡血藤，增强其活血通痹之力，故收良效。

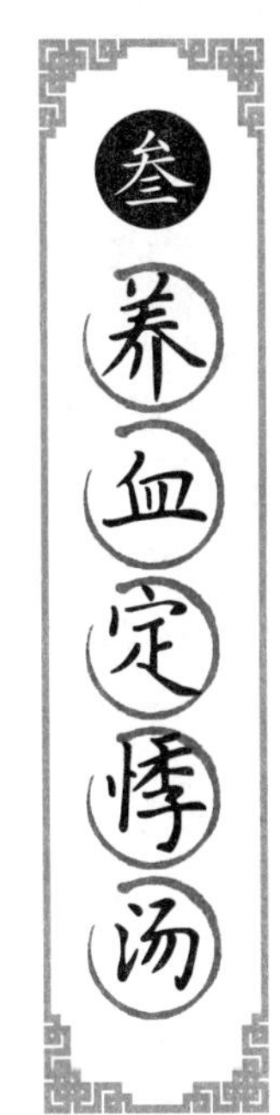

叁 养血定悸汤

【组成】

炙甘草 伍拾克
五味子 拾克
党参 叁拾克
麦冬 叁拾克
地黄 伍拾克
阿胶（烊服） 拾克
桂枝 叁拾克
白芍 拾克
生姜 叁片
大枣 伍枚

【功　效】 滋阴养血，通阳复脉。

【主　治】 血不荣心，虚羸少气，心慌心悸，虚烦少眠，大便干涩，舌质略红少苔，脉象结代不齐。

【方　解】 该方是在炙甘草汤的基础上加味而来。《内经》云："心藏脉，脉舍神"。心血充足，神有所藏则心神自宁。心血不足，神不归藏，则心神不宁。党参甘温益脾，脾属土为心之子，补子而实母，配炙甘草缓心脾之急而复脉，共为君药；生地黄滋阴生血，麦冬益阴养心以利复脉，用为臣药；桂枝助心阳而通脉，白芍养血而和营，阿胶养血滋阴，以加强养血通脉之力，共为佐药；生姜和大枣调和脾胃，共为使药。诸药相合，具有滋阴养血、益气复脉的功能。

【常用加减】 心烦失眠加莲子心3～6克，大便干结加大黄10克（后下），心悸易惊加琥珀粉2克（冲服），伴胸闷加瓜蒌皮20克、延胡索30克，胸痛加红花10克、桃仁10克，纳差加莱菔子20克。

【验案举例】

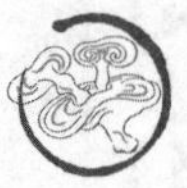

心悸案

2009年10月19日一诊：患者张某，男，45岁，广东番禺人。胸闷、心悸1年余。休息和活动时均可发生，休息时更加明显，不能正常工作。曾到外院检查心电图，诊断为心肌劳累、频发房性早搏、频发室性早搏，呈二联律、三联律、短阵房速。结合患者有高血脂史，诊断为冠心病心律失常，曾用氨碘酮、心律平等治疗，一度好转，1个月后复发，症状和心电图表现均同前，遂来我院求治。诊其神疲乏力，舌质偏淡，苔薄白，脉沉细结代。

处方：炙甘草50克，五味子10克，党参30克，麦冬30克，地黄50克，阿胶(烊服)10克，桂枝30克，白芍10克，生姜3片，大枣5枚。7剂。水煎服。

2009年10月28日二诊：心悸、胸闷等症状明显减轻，听诊早搏明显减少；脉律齐，脉沉细，舌苔白。处方：守上方，去白芍，加黄芪30克。7剂。前后共服药1月，心悸消失，查心电图为正常心电图。

【按】心动悸，脉结代，主因平素气血不足，血液不能充盈脉管，更有病邪阻滞，心脏无力鼓动血脉，故心脏搏动不能依次而致；营血既亏，心失所养，真气虚馁，则脏神不宁，故现心动悸。本案患者心悸，用炙甘草汤，其治疗原则符合《难经·十四难》“损其心者，调其荣卫”之旨。《伤寒论》曰：“脉结代，心动悸，炙甘草汤主之。”炙甘草汤以炙甘草名方，以炙甘草为君，且药物用量较大，原方用四两。笔者原来用10克，总不见效，近年尊仲景之法，炙甘草用至50克，甘温益气以养心，配党参(或人参)以补脾养心；且生地黄亦用至50克，每每收效。始知原来药物用量过小，是用之不效的原因。本例用后效果显著，后经多例验证，均可收良效。

（整理：王清海）

当代外科、皮肤科科名中医

陈彤云

陈彤云，女，一九二一年出生于北京的一个中医世家。父亲陈树人先生以善治温热病而名享京城。陈彤云自幼爱好中医，婚后又随公公——著名皮外科医家哈锐川研习皮外科。一九五一年陈彤云教授响应国家号召，参与创办北京中医学校，积极投身到中医教育、教学工作中，为国家培养了大批中医人才。一九五四年至一九六〇年期间，又先后师从秦伯未、任应秋、陈慎吾、宗维新等人。一九六六年陈彤云调至北京中医院外科，跟随我国中医皮外科著名专家赵炳南教授学习，从事皮肤科临床医教研工作至今。

陈彤云教授一贯治学严谨、精益求精，勤求古训、博采众方，在60余载的行医生涯中积累了丰富的临床经验，逐渐形成了自身在中医皮肤美容方面的临床经验及临证思辨特点。陈彤云教授重视人与自然、气候、环境、四时的协调统一关系，重视皮肤与脏腑、经络、气血的内在联系。认为皮肤病不仅仅是皮毛之疾，它是脏腑、气血的生理、病理在皮肤上的反应，即“有诸内必形诸外”。运用脏腑辨证治疗颜面损容性皮肤病，积累了丰富的临床经验，疗效显著。

陈彤云教授参与编写《简明中医皮肤病学》（中国展望出版社1983年），主编《燕山医话》（人民卫生出版社1984年）、《常见皮肤病性病的中西医防治》（中国农业出版社1999年）。由其组方研制的“痤疮清热合剂”“痤疮除湿合剂”现为首都医科大学附属北京中医医院的院内制剂，均获院内制剂批号。1993年陈彤云教授组方研制的中药“祛斑增白面膜”获北京市中医管理局科技成果一等奖。先后被人事部、卫生部、国家中医药管理局确定为第三批、第四批全国老中医药专家学术经验继承工作指导老师，已带徒4人。

陈彤云教授在中医皮肤美容辨证方面亦有自己的独到理解，她认为头面部为“五脏之镜”，若五脏的功能活动正常，就可通过经络将气血津液输布于头面部，使皮肤得以滋养，亦可抵御外邪，故面部红润细腻，毛发光泽，五官正常；反之则出现面无光泽，皮肤干涩粗糙，毛发干枯，五官不端之象。所以五脏的功能盛衰及病理变化直接关系到人的容貌美。因此，陈彤云教授认为脏腑辨证在颜面损容性皮肤病的辨治过程中占有极其重要的地位。在继承哈氏中医皮外科传统外用制剂的用药经验基础上，陈彤云教授凭借自己掌握的传统中药制剂工艺、方法的优势，依据中药的药理学研究成果，运用现代制药技术工艺，自制多种皮肤病的外用制剂，并在剂型上做了大胆的改革与尝试。其研制的“祛斑粉”“祛斑霜”“祛斑增白面膜”“痤疮面膜”“痤疮霜”等产品，广泛应用于临床，疗效显著。

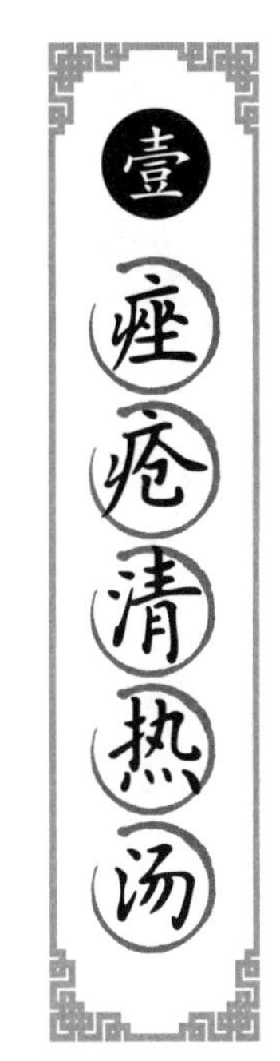

【组成】

生大黄（后下）　陆克
生石膏（先煎）　贰拾克
黄连　拾克
黄芩　拾克
生地黄　壹拾伍克
蒲公英　贰拾克
夏枯草　壹拾伍克
野菊花　壹拾伍克

【功　　效】 清肺胃热，解毒凉血。

【主　　治】 肺风粉刺之肺胃热盛证。颜面潮红，面部脂溢明显，多数红色丘疹、脓疱，间见粉刺等，局部痒痛，伴口渴或口臭，大便干燥，小便黄，舌质红苔黄或腻，脉滑数。

【方　　解】 生大黄苦寒，泻下攻积，泻火利水，清热解毒，活血祛瘀，清化湿热；生石膏味辛、甘，性大寒而质不燥，归肺、胃经，具有清热泻火，除烦止渴之功效，清泄里热亦兼透散，最宜用于热在肺胃气分。二药清泻肺胃积热，荡涤肠胃，解毒泻火，共为君药。黄连大苦大寒而质燥，清热燥湿之力甚强，且兼解毒作用；黄芩清热燥湿，泻火解毒。二药共为臣药。君臣合用，共奏清泻肺胃实热、解毒燥湿之功。生地黄入血分，清热凉血，养阴生津，为佐药，此药在一派大苦大寒药中兼以顾护肺阴，充分体现了陈彤云教授在诊治疾病之中的整体观——驱邪不忘扶正；蒲公英、夏枯草清热解毒，消痈散结，与生地黄共为佐药。野菊花清热解毒，引药上行于面，为使药。

【常用加减】 皮损面部重者，加金银花、菊花以轻清上扬，解毒清热；若见舌红，苔黄，脉数等热象者加连翘、金银花等加强清热之力；湿热较甚者加茵陈、连翘，解毒利湿；皮损痒抓破渗出者，加龙胆、黄柏、六一散清热燥湿；炎性红斑明显者，加白茅根、金银花凉血解毒；有脓疱加地丁；出油多，舌苔厚腻，加生薏苡仁、荷叶利湿去油；大便排泄黏腻不爽，加枳壳、厚朴行气燥湿通便；皮疹肿硬，触痛且坚者可加炒山甲、土茯苓、海藻、浙贝母软坚散结；行经腹痛，胸胀可加乌药、元胡温经止痛；月经后错加益母草、泽兰活血化瘀；月经提前且量少加茯苓、丹参健脾益气和血；如夏季见有痤疮患者湿热并重且舌苔厚腻时，可加藿香、佩兰等芳香化浊之时令之品，以助湿浊的消散。

【验案举例】

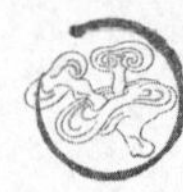

痤疮案

2010年2月9日一诊： 苏某，男，23岁。面部反复起红疹、脓头5年，加重2周。5年前开始面部出油多，前额、鼻周出现红疹，有时有脓头，伴痒痛，未经系统用药治疗，自行外用去油祛痘的护肤品，皮损可短期缓解，每于进食辛辣食物后新生多。近2周，皮损有复发加重。现症见面部脂溢，多数红色丘疹、脓头、小硬结，伴痒痛，纳可，口干，眠安，小便黄赤，大便调，舌质红苔白，脉滑。

处方：茵陈20克，连翘20克，野菊花15克，丹参15克，当归6克，川芎3克，黄柏10克，知母10克，黄连10克，虎杖15克，百部10克，北豆根6克，藿香10克，荷叶10克。14剂。

2010年2月23日二诊： 时症状略改善，面部脂溢仍较严重，颊部少许新生小结节，故加大丹参用量至20克以及泽兰加强活血化瘀之力；另舌质红、皮损亦色红，有血分热盛之象，加用大青叶清热凉血。继服14剂。

2010 年 3 月 9 日三诊： 时症状改善明显，皮损基本无新生，多数色素沉着，仅口角、左颊零星小脓头，面部脂溢仍明显，加大荷叶用量，并加用生侧柏叶以加强利湿去油的作用；皮疹新生少，多数以色素沉着及瘢痕为主，加大丹参以及连翘、虎杖用量以活血化瘀、软坚散结。嘱患者注意面部清洁，严格控制饮食。继服 14 剂。

以上方为主治疗后，病情平稳，面部仍脂溢明显，但已无新生皮疹，部分结节吸收，多以色素沉着为主。

【按】本案患者正处青春期，为机体旺盛之时，阳热偏盛，平素又喜食辛辣、肥甘厚味，致中焦湿热内盛；风邪入侵，蕴阻肌肤，致肺经风热，肺胃热盛，循经外发肌肤致病。治以痤疮清热汤加减清肺胃热，解毒凉血。嘱患者注意面部清洁，严格控制饮食以巩固疗效。

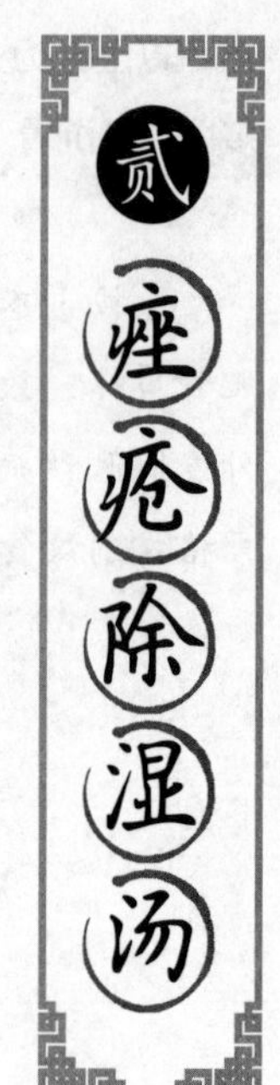

贰 痤疮除湿汤

【组成】

茯苓 壹拾伍克
山药 拾克
连翘 壹拾伍克
茵陈 壹拾伍克
虎杖 壹拾伍克
萹蓄 拾克

【功　　效】 健脾利湿，解毒化浊。

【主　　治】 肺风粉刺之脾虚湿蕴证。面部油脂多，皮疹色淡红，多数粉刺或见暗红色囊性结节；皮疹痒，易困倦，纳呆时有腹胀，小便清长，大便易不成形或排便不畅，舌质淡苔白，舌体胖大有齿痕，脉滑缓。

【方　　解】 茯苓健脾安神，利水渗湿，为君药；山药味甘入脾，补气健脾，益气养阴为臣药；君臣配合以达健脾利湿之效。茵陈清热利湿；连翘清热解毒，消痈散结，前人称之为“疮家圣药”；虎杖清热利湿，凉血解毒；三药为佐，共助清热解毒化湿之功。萹蓄利水，清除湿热，为使药。全方补脾益气以扶正，清热解毒以驱邪，利湿化浊使邪有出路。

【常用加减】 皮疹新生多，有脓疱加地丁、蒲公英清热解毒；口干渴加生石膏清热生津；出油多加枇杷叶、生山楂、生侧柏叶控油；舌苔白厚腻，加生薏苡仁、荷叶利湿；大便黏腻不爽，加冬瓜皮、枳壳、厚朴祛湿行气通便；性急且行经乳房胀痛加白芍、香附、柴胡柔肝止痛；月经提前且量多，加秦皮、椿皮、白头翁凉血止血。痤疮除湿汤既可用于脾虚湿盛型之痤疮，也可用于脾虚湿盛所致之的毛囊炎、脂溢性皮炎、脂溢性脱发及过敏性皮炎等病。

【验案举例】

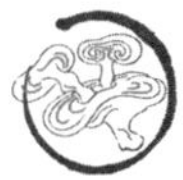

痤疮案

一诊：丁某，女性，31 岁。颜面反复起疹，伴脱发 2 年。患者自 2 年前始于面额部反复起小丘疹、脓头，伴痒，未经系统诊治，皮疹时轻时重，多于经前加重。近半年，皮疹渐增多，伴脱发明显，遂于北京中医院就诊。现症见面部多数红色丘疹，脓头，头油多，头顶部毛发稀疏，伴疲乏，纳呆，白带稀多，夜寐欠安，便溏，舌淡胖边有齿痕，苔白厚，脉滑。

处方：茯苓15克，山药10克，连翘15克，茵陈15克，虎杖15克，萹蓄10克，当归10克，苦参10克，珍珠母（先煎）20克。

二诊：服药3周后，二诊时粉刺、丘疹减少，油脂分泌稍减，同时饮食规律，睡眠好转，脱发减轻。舌淡胖，苔白厚腻，脉滑。继服前方加藿香10克、扁豆12克，用以增强健脾化湿之力。

三诊：患者结节渐消，皮疹色暗，大部消退，未见新发，脱发明显减轻，睡眠安稳，精神情绪俱佳，纳可，大便基本成形，再守法守方 14 剂巩固疗效。

【按】本例患者痤疮伴发脂溢性脱发，证属脾虚湿盛、兼感毒邪。陈彤云教授用补脾益气合清热解毒药，兼利湿化浊。全方既含补法又有清法、消法，驱邪不忘扶正，健脾益气固护根本，清化湿浊不留邪气。在健脾利湿的同时，加当归以养血。全方共奏补气、调气、化湿、清热、解毒、养血生发之效，体现出陈彤云教授在此类病证中巧妙合用补、清、消、解之法则。本方主要为“脾虚湿盛”之证而设，临床上非“脾虚湿盛”者，则非本方所宜。临床应用本方时，患者应注意清洁皮肤、调节起居、戒怒息愤，饮食应清淡均衡、易于消化，忌辛辣刺激、煎炸甜腻鱼腥之品。

（整理：刘清）

禤国维

禤国维，男，一九三七年十一月出生，广州中医药大学首席教授，广东省名中医，享受国务院政府特殊津贴。是人事部、卫生部、国家中医药管理局确定的第二、三批全国老中医药专家学术经验继承工作指导老师，国家中医药管理局确定的第一批名老中医药专家传承工作室专家，曾任广东省中医院副院长兼皮肤科主任，广州中医药大学第二临床医学院副院长。

禤国维教授现任世界中医药学会联合会皮肤科专业委员会会长、广东省中医院皮肤病研究所所长、中华中医药学会皮肤科分会顾问、中国中西医结合学会皮肤性病委员会顾问、广东省中医药学会终身理事、广东省中西医结合学会皮肤病专业委员会顾问、广东省中医药学会皮肤科专业委员会名誉主任委员、广东省中医药专家委员会委员、广州市中医药专家委员会委员。

禤国维教授是广州中医药大学中西医结合临床（皮肤病学）博士研究生导师。1963 年于广州中医学院医疗系本科毕业。48 年来，一直从事中医中西结合外科、皮肤科医疗、教学、科研工作。他对中医补肾法的理论深入研究，并撰写《补肾法治疗疑难皮肤病》等文发表于《新中医》等杂志。在中医外治的研究与运用中“神功沐浴酒的研制”已通过广东省科委主持的专家鉴定，认为达到国内先进水平，并总结了《浅谈中医外治法》《截根疗法治疗瘙痒病 109 例》等一系列论文，在省级以上医学杂志发表。部分文章还在全国性学术会议上进行大会交流并获奖。禤国维教授先后在省级以上医学杂志发表了《皮肤病临证见解》《平调阴阳，治病之宗》等80多篇论文，于人民卫生出版社、广东科技出版社等主编出版了《皮肤性病中医治疗全书》《中西医结合治疗皮肤病性病》《皮肤性病科专病中医临床诊治》《中医皮肤病临证精粹》《中西医结合皮肤性病学》《Acne & Alopecia》《Chloasma & Vitiligo》《Urticaria》《Eczema & Atopic Dermatitis》《Eczema & Atopic Dermatitis》《Scleroderma &Dermatomyositis》，副主编《中医外科学》《现代疑难病中医治疗精粹》。近年来，先后主持"中药疣毒净治疗尖锐湿疣的临床与实验研究"等8个省部级科研课题，已通过专家鉴定，认为达到国内领先或先进水平。先后获国家中医药科技进步奖、广东省中医药科技进步奖、广州中医药大学科技进步奖多项。参与国家自然科学基金、国家中医药管理局科学基金、国家科技部十一五科技支撑课题、广东省自然科学基金等有关课题多个，这些课题正按计划实施或已获得各项科技进步奖。主持广东省中医院皮肤科期间，该科被评为省"五个一科教兴医工程"的重点专科，广东省中医皮肤、性病治疗中心，广州中医药大学重点专科，国家中医药管理局重点学科。

禤国维教授1993年被评为广东省名中医，并享受国务院政府特殊津贴，1998年聘任为广州中医药大学首席教授，同年被评为广州中医药大学"新南方教学奖"优秀教师，1999年获得广东省"南粤教书育人优秀教师"和广东省"白求恩式先进工作者"称号，2001年被评为全国优秀教师，2002年被评为广东省高等学校师德标兵，2006年获得广州中医药大学"三有一好"优秀共产党员和"和谐中国十佳健康卫士"称号，并在"医患携手 共赢健康"活动中被评为先进个人，同年还获得中华中医药学会首届中医药传承特别贡献奖，2007年被聘为广东省中医药科学院学术委员会委员。

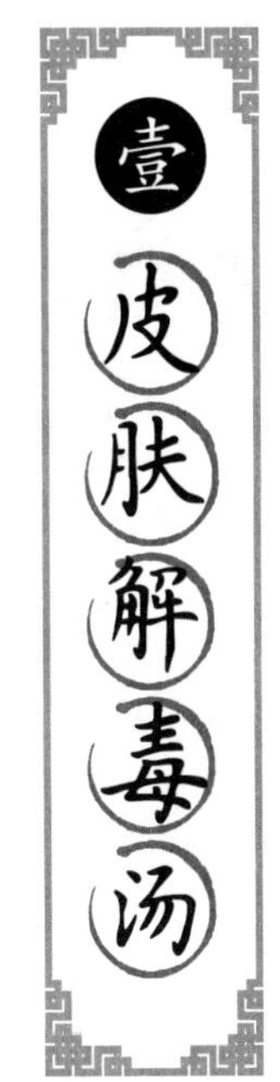

【组成】

乌梅 壹拾伍克
莪术 拾克
土茯苓 贰拾克
紫草 壹拾伍克
紫苏叶 壹拾伍克
防风 壹拾伍克
徐长卿 壹拾伍克
甘草 拾克

【功　效】解毒化瘀，利湿通络。

【主　治】湿疹、荨麻疹、银屑病、结节性痒疹等风湿热毒郁结肌肤导致的皮肤病。症见红斑、丘疹、丘疱疹、渗液、风团、鳞屑，瘙痒剧烈，伴有口干口苦，身热心烦，大便干结，小便黄赤，舌红，苔黄或黄腻，脉浮数或滑数或弦数等。

【方　解】本方主要用于风湿热毒郁结肌肤导致的多种皮肤病，如湿疹、荨麻疹、银屑病、结节性痒疹等属风湿热毒郁结证候者。由于先天禀赋不足，后天保养失调，致风湿热诸邪搏结于皮肤，风盛则痒，湿盛则糜烂渗液，热甚则红肿疼痛，风湿热郁久则成毒，缠绵难愈，如银屑病、湿疹、荨麻疹等难治性皮肤病常与血热毒邪、寒湿毒邪、鱼虾毒、食积毒、酒毒、药毒、风毒等密切相关。临床常见湿疹、荨麻疹、银屑病、结节性痒疹等属风湿热毒郁结证候者均可用本方加减治疗。方取乌梅滋阴解毒，莪术祛瘀解毒，土茯苓利湿解毒，紫草凉血透疹解毒，紫苏叶解鱼虾毒，防风祛风解毒，徐长卿通络解毒，甘草善解药毒。全方关键在解毒，解除外犯之毒和内蕴之毒，兼以利湿通络祛瘀。

【常用加减】 知母配乌梅可加强滋阴解毒；石上柏、九节茶配莪术可加强活血解毒；川萆薢、白鲜皮、绵茵陈配土茯苓可加强利湿解毒；生地黄、重楼、半边莲、鱼腥草配紫草可加强清热凉血解毒；蒲公英、葛花配紫苏叶可加强解食积酒毒和鱼虾毒；苦参、地肤子、白蒺藜配防风可加强祛风解毒；当归、川芎、地龙干、全蝎配徐长卿等可加强活血通络解毒。

【验案举例】

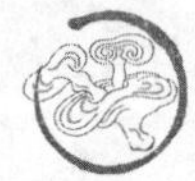

白疕案

2008年12月31日一诊：张某，男，32岁。患者全身反复红斑、鳞屑伴瘙痒3年，3年前先于头皮出现红色皮疹伴瘙痒，表面有少许鳞屑，皮疹逐渐增多，泛发全身，曾外院诊断为“银屑病”，予阿维A等药物治疗后好转，2007年食海鲜后病情加重，皮疹增多，多方诊治效果欠佳，病情时轻时重。诊时见头皮、躯干红色斑疹，上覆多层鳞屑，瘙痒不堪，纳眠可，二便调，舌红，苔黄脉滑。查体：头皮、躯干红色斑疹，上覆多层鳞屑，薄膜现象阳性，露滴现象阳性。诊为寻常型银屑病，证属血热壅滞。治以凉血清热解毒。

处方：乌梅15克，莪术10克，红条紫草15克，土茯苓20克，石上柏15克，白花蛇舌草15克，牡丹皮15克，生地黄20克，水牛角（先煎）20克，赤芍15克，泽兰15克，肿节风15克，甘草10克，徐长卿15克。

服药7剂，头皮、躯干皮疹部分消退，鳞屑减少，加重生地黄、水牛角、肿节风、石上柏继服2月，皮疹大部分消退，散见色淡红斑，鳞屑较少，无明显瘙痒，遂改徐长卿为当归以养血，改土茯苓为茯苓以健脾，以巩固调理。随访半年病情稳定，未见加重。

【按】本案为血热壅滞证，故治以皮肤解毒汤合犀角地黄汤凉血清热解毒而获效。

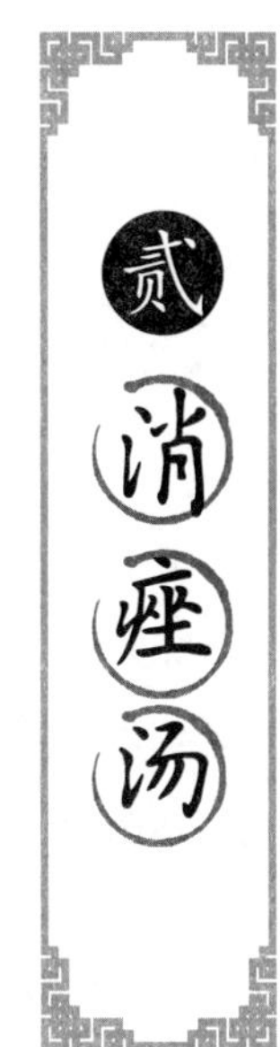

贰 消痤汤

【组成】

知母	壹拾伍克
黄柏	壹拾伍克
女贞子	贰拾克
生地黄	壹拾伍克
鱼腥草	贰拾克
墨旱莲	贰拾克
蒲公英	壹拾伍克
连翘	壹拾伍克
丹参	贰拾伍克
甘草	伍克

【功　　效】 滋肾泻火，凉血解毒。

【主　　治】 痤疮。

【方　　解】 女贞子、墨旱莲二者为君，滋肾阴，清虚热。《本草述钩元》认为女贞子“为入肾除热补精之要品”；知母、黄柏为臣，泄肾火，《本草从新》云：“黄柏能制命门膀胱肾中之火，知母能清肺金、滋肾之化源”，君臣一补一泻，补水与泻火共用，调整肾之阴阳于平衡；鱼腥草、蒲公英、连翘清肺解毒，散结消肿；生地黄、丹参凉血化瘀清热；甘草调和诸药。全方共奏滋肾泻火，凉血解毒之效。

【常用加减】 消痤汤可用于治疗肾阴不足，相火过旺之证。临床常用于治疗痤疮、脂溢性皮炎、毛囊炎等见肾阴虚症者。大便秘结不通，加大黄10克（后下）、枳实15克通腑泄热；大便稀烂不畅，舌苔黄腻厚浊，去生地黄加土茯苓15克、茵陈蒿15克利湿清热解毒；失眠多梦严重者，加合欢皮15克、茯神20克宁心安神；口干口苦明显，肺胃火热盛，加生石膏20克、地骨皮15克清泻肺胃之火；囊肿、结节明显者加夏枯草15克、浙贝母15克清热散结；油脂分泌较多则加桑叶15克、布渣叶15克清热祛脂；脓肿反复发作者合用五味消毒饮加减以解毒散结消痈；合并糠秕孢子毛囊炎，加茵陈蒿15克清热利湿。对于女性患者，在月经前加柴胡10克、香附10克，经期去丹参，或丹参减量。

【验案举例】

壹 痤疮案

2005年5月9日一诊：徐某，男，28岁。患者面部及胸部丘疹、囊肿反复5年余。皮疹无瘙痒，但难以消退，并可于其中挤出豆腐渣样分泌物。患者曾于其他医院诊为“囊肿性痤疮”，予美满霉素、四环素、青霉素、维甲酸等治疗，皮疹好转不明显。也曾服用过清热泻火、凉血解毒之剂，疗效不甚理想。自觉胸闷，口干，纳呆，二便尚调。诊查：面部及胸背部皮肤油腻，散在多个丘疹、脓疱、结节，部分脓疱有波动感，并可于其中挤出豆腐渣样分泌物，皮损间杂有黑头粉刺、白头粉刺等损害，愈后留有凹陷性疤痕，舌淡红，苔白腻，脉弦滑。诊为痤疮（肺风粉刺），证属相火妄动，瘀热交阻。治宜滋肾泻火，凉血解毒。

处方：女贞子20克，墨旱莲20克，黄柏15克，白花蛇舌草20克，紫草15克，侧柏叶15克，生地黄20克，鱼腥草20克，皂角刺8克，紫花地丁15克，野菊花15克。

白头粉刺、黑头粉刺、丘疹等损害予痤灵酊外搽，囊肿结节性损害予四黄膏外敷。并嘱少吃甜食、肥腻燥热之食品，注意调神，尽量不熬夜，不挤压、挑刺患处。

服药7剂，皮损部分消退，囊肿结节缩小变平，皮肤油性分泌物减少，上方减皂角刺、紫花地丁、野菊花，加玄参20克。继服14剂，皮损大部分消退，唯几处囊肿存在。再服14剂，囊肿已基本变平，续以消痤灵口服液调理月余。通过1年的跟踪未见复发。

【按】中医传统认为该病是由肺胃血热上熏头面所致，如《外科正宗》曰：“粉刺属肺，皆由血热郁滞所致。”《医宗金鉴》曰：“此证由肺经血热而成。”目前治疗痤疮主要运用清肺热，泻胃火，凉血解毒等法。禤国维教授在多年的临床中发现，痤疮患者除了有肺胃血热的表现外，而且也不乏肾阴不足、冲任失调或相火妄动者。其提出的肾阴不足、冲任失调、相火妄动、熏蒸头面的痤疮发病机理，临床上确有指导意义。如上方以女贞子、墨旱莲、生地黄滋阴、益肾、凉血，配以黄柏滋阴降火，使肾阴得滋，相火得降；白花蛇舌草、鱼腥草、野菊花、紫草、侧柏叶凉血活血；皂角刺、紫花地丁解毒、软坚、透脓。诸药合用，共奏滋肾阴降相火而调整内环境，清血热并能祛脂解毒，从而达到标本兼治之目的。

贰 脂溢性皮炎案

2000年10月21日一诊：陈某，女，24 岁。患者初起以面部起红斑、丘疹、瘙痒，曾自服维生素B6，外涂氟轻松软膏1月无效来诊。皮肤科检查：前额、面颊、口周可见暗红色斑丘疹，部分融合成片，界限不清楚，其上覆有细薄油腻性鳞屑，脱发明显，伴口干，心烦，失眠多梦，舌淡红，苔薄黄，脉细数。诊断：脂溢性皮炎（白屑风），予二至丸加味。

处方：桑椹子 15 克，女贞子 20 克，墨旱莲 20 克，知母 10 克，黄柏 10 克，生地黄 15 克，丹参（后下）20 克，蒲公英 15 克，合欢皮 15 克，茯神 20 克，白芍 15 克，生甘草 10 克。日 1 剂，水煎服。

配合三黄洗剂（黄连、黄芩、黄柏、苦参）每日外搽1～2 次。7剂后皮脂分泌明显减少，瘙痒明显减轻，脱发减少。二诊去蒲公英，合欢皮改为牡丹皮，加山茱萸更进7剂后皮损恢复正常，皮脂分泌接近正常。

【按】脂溢性皮炎，祖国医学称之为“面游风”“白屑风”。此病的发生与内分泌紊乱有关，要控制皮脂分泌过多，必须调整内环境，调整内分泌。中医对脂溢性皮肤病多限于从风、湿、热、血虚辨治，而禤国维教授据多年临床观察发现，本病以肾阴虚证多见，采用养阴清热之法常取良效，方用加味二至丸。方中桑椹子、女贞子、墨旱莲、知母、黄柏、生地黄、白芍养阴清热泻火；丹参凉血活血去脂，合欢皮、茯神安神解郁；生甘草解毒清热，并能调和诸药。诸药合用，滋肾阴而调整内环境，清血热而祛脂消炎，从而达到标本兼治之目的。

（整理：禤国维）

赵尚华

赵尚华，男，七十二岁，原山西中医学院外科教研室主任、教授、主任医师。从事临床工作四十余年，兼中华中医药学会外科学分会副主任委员，中华中医药学会中医外治分会副主任委员，《中医外治杂志》主编。山西省中医药学会常务理事，中医外科分会副主任委员，傅山医学研究会副主任委员。

赵尚华教授1983年参加山西中医学院筹备领导组工作。1984年以来兼职从事学会工作，1985年与著名中医专家朱仁康等倡议建立全国中医外科分会，并出任委员。这些年来屡次向省政府提出建议，对促进山西中医学院的建立和健康发展做了大量的工作。1989年调山西中医学院工作。1992年曾应马来西亚中医学院邀请赴马讲学3个月，1994年代表山西省中医药学会与马来西亚柔佛州中医师公会结成友好学会，开展双方之间的学术交流，推动山西中医事业向世界发展。1998年受香港、泰国国际传统医学研究会邀请参加了在新加坡等地召开的“跨世纪医学新进展论坛暨世界名医颁奖大会”，发表了“中医治疗血栓闭塞性脉管炎电脑诊疗程序研制报告”，获得广泛好评。

赵尚华教授长期从事中医外科学的教学、临床和科研工作，特别对周围血管病、乳房病和部分肿瘤的中医治疗有独到见解。1994年其主持的“中医治疗血栓闭塞性脉管炎的临床研究”获山西省科技进步三等奖；1995年参与研制的“骨刺停贴膏”获山西省优秀新产品二等奖；1999年成功研制“腧穴治疗仪”获得国家发明专利；“逍遥蒌贝散治疗乳腺增生病的临床研究和实验研究”，经省科委组织专家鉴定，被评为国际先进水平。2004年其研究课题“逍遥蒌贝胶囊治疗乳腺增生病的临床研究和实验研究”获山西省科技进步三等奖。

其著述主要有《中医外科心得集》《乳房病》《中医外科外治法》《中医外科方剂学》《中医外科学》（光明日报出版社）、《中医皮肤病学》（科学出版社）、《中国百年百名中医临床家丛书·张子琳》（中国中医药出版社）、《21世纪课程教材·中医外科学》（人民卫生出版社）等40余种，其中6部荣获国家和省级优秀科技著作奖。《中医外科外治法》《中医外科方剂学》填补了中医外科长期以来缺乏相关专著的空白。《中医皮肤病学》是中医本科成人教育中的第一本正式教材。他拟创的逍遥蒌贝散药方被全国数种高校教材《中医外科学》选为治疗乳腺增生病的主方。他拟创的阳和通脉汤、椒艾洗药等方剂被大型工具书《实用中医外科大辞典》《当代中药外治临床大全》等反复收录，广为推崇。此外他还发表论文约50余篇。2004年经世界教科文卫组织专家学术委员会确定，赵尚华教授正式成为“世界教科文卫组织专家成员”，2008年被确定为第四批全国老中医药专家学术经验继承工作指导老师。

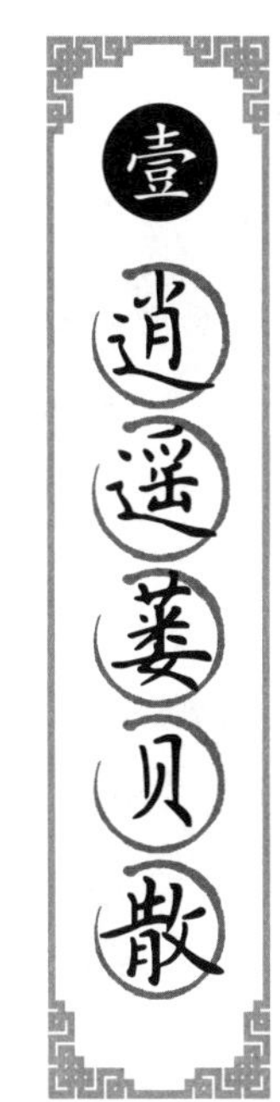

【组成】

柴胡 玖克
当归 玖克
炒白芍 玖克
炒白术 玖克
茯苓 玖克
瓜蒌 壹拾伍克
浙贝母 玖克
半夏 玖克
胆南星 玖克
生牡蛎 壹拾伍克
山慈菇 玖克

【功　　效】 疏肝理气，化痰散结。

【主　　治】 肝郁痰凝之乳癖、乳岩、瘰疬等症。两胁胀痛，心烦易怒，乳房胀痛，结块随喜怒而消长，苔白或薄黄，脉弦滑。

【方　　解】 本方主治证为肝脾两伤，痰气互结，瘀滞互结而成块者，治法当消。方中用柴胡疏肝解郁，当归、白芍以养肝血，柔肝木，肝得条达，气顺则痰消；白术、茯苓健脾祛湿，使运化有权，则杜绝生痰之源，瓜蒌、浙贝母、半夏、胆南星散结化痰，牡蛎、山慈菇软坚散结，共奏疏肝理气，化痰散结之功。

【常用加减】 乳腺增生病乳房胀痛甚者，往往有急躁易怒等化热之象，加蒲公英取效甚捷，蒲公英解热毒，消肿核，散滞气，治乳病内服外敷皆宜；颈部瘰疬久病不消者，加黄芩、百部、丹参；若乳岩形成，加夏枯草、半枝莲、莪术散结攻毒。

【验案举例】

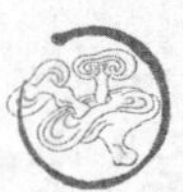

乳癖案

2009年2月27日一诊：程某，女，37岁。主诉：经前期乳房胀痛六月。现病史：月经前期乳房胀痛，情志不畅可诱发加重，伴月经不调，或提前或推后，纳可，眠可，二便调，脉缓，苔白。2008年8月及2009年2月彩超提示：双侧乳腺增生。诊断为“乳癖（乳腺增生病）”，拟以疏肝解郁，化痰散结之法。

处方：柴胡10克，当归10克，白芍10克，茯苓10克，白术10克，瓜蒌10克，浙贝母10克，胆南星10克，生牡蛎10克，山慈菇10克，甘草10克。6剂。水煎服，日1剂，分2次口服。

服用30余剂后，经前期乳房胀痛明显缓解，月经基本规律，改为口服逍遥蒌贝胶囊，3粒，日3次，连服4个疗程后（每疗程1个月），彩超提示：双侧乳腺未见异常。

【按】明·高锦庭《疡科心得集》中论述：乳癖“良由肝气不舒，郁结而成……治法不必治胃，治肝而肿自消矣。逍遥散去姜薄加瓜蒌、半夏、陈皮、人参主之。方中瓜蒌、半夏专治胸中积痰，去肿尤易消也。”在临床上每多加减，疗效颇优，本方主治证为肝脾两伤，痰气互结，瘀滞而成块者，治法当消。《圣济总录》云“妇人以血为本，冲任为气血之海，上行为乳，下行为经”，在临床中观察，女性多见于肝郁脾虚，故选择逍遥散为底方，加减化痰散结的药物。因此赵尚华教授根据多年的临床经验提炼出“逍遥蒌贝散”治疗乳腺增生病。该病若乳房胀痛明显者，往往伴有急躁易怒等化热之象，赵尚华教授常加蒲公英取效。蒲公英清解热毒，消肿核，散滞气，治乳病内服外敷皆宜，可谓乳病圣药。

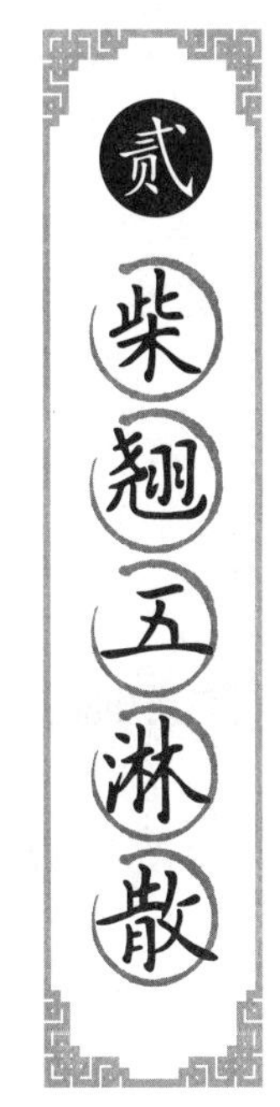

【组成】

柴胡 拾克
连翘 壹拾伍克
五味子 拾克
茯苓 拾克
赤芍 拾克
当归 拾克
炒栀子 拾克
甘草 陆克

【功　效】 益阴清热，通利三焦。

【主　治】 淋证（湿热下注，三焦壅滞，缠绵难愈之淋证），西医为泌尿系感染。临床表现：尿痛、尿急、尿频，咽干，脉细，反复发作者；或久治不愈，用八正散、龙胆泻肝汤等后反复发作者。

【方　解】 赵尚华教授很早就意识到五淋散最为适用于湿热较轻，而阴虚较重，尤其是久病体弱的病例。清·陈修园（1753—1823年）《医学实在易·五淋癃闭》介绍的主方即此五淋散，其文曰："五淋汤：治小便淋涩不出，或尿如豆汁，或成砂石，或热沸便血。赤茯苓三钱，白芍、生山栀各二钱，当归、细甘草各一钱四分，水煎服。此方用栀、苓治心肺，以通上焦之气，而五志火清；归、芍滋肝肾，以安下焦之气，而五脏阴复；甘草调中焦之气，而阴阳分清，则太阳之气自化而膀胱之水府洁矣。"其《时方歌括·通可行滞》卷上再选此方，总结出流行甚广的五淋散歌诀，其文曰："五淋散用草栀仁，归芍茯苓亦共珍，气化原由阴以育，调行水道妙通神。" 略细分析，虽然五淋散针对的病机是湿热较轻，阴虚较重的淋证，但客观上来说，其方滋阴的力量是不足的。针对原方的这一不足之处，赵尚华教授果断地选用了五味子一味作为加强其方滋阴力量不足的药物。当然，我们不能忘记柴翘五淋散证主治病证是阴虚与湿热并存。一味滋阴，必然碍湿。赵尚华教授首选了更加切合病机的柴胡、连翘二味以弥补这个大法的不足，此二味不但可以解肌发表，并且属于辛凉解表之大类，同时加强了原方的清热之力，共同达到清热解毒、表里双解的作用；选择柴胡，也是考虑到“柴胡为风药，风能胜湿故也”（缪希雍《神农本草经疏》）。

【常用加减】 如热甚者，加金银花、白花蛇舌草；若小腹胀满者，加乌药、香附；若局部疼痛症状明显者，加川楝子、石韦、瞿麦等；若伴有尿血者，加地龙、川牛膝、仙鹤草、三七等；若伴有腰困者，加杜仲、川续断、枸杞、狗脊等；若会阴部不适者，加王不留行、地龙、川楝子、川牛膝等。

【验案举例】

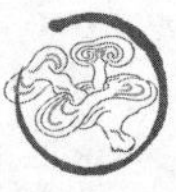

泌尿系感染案

2008年12月21日一诊： 邢某，男，67岁，山西原平市轩岗镇人。主诉：前列腺经尿道电切术，术后尿血14天。现病史：患者于2008年11月做“前列腺经尿道电切术”。术后出现尿道出血，尿痛、尿急等症状。经当地医院以泌尿系术后感染治疗，静脉输注菌必治、左氧沙星、头孢哌酮苏巴坦等约3天，查尿常规示：BLU（++++），WBC（+++），继续使用以上相关抗生素治疗21天后，为求根治，电话寻求中医治疗。诊断：术后阴血不足，湿热下注。拟以益阴清热，通利三焦。

处方：柴胡10 克，连翘15克，五味子10克，车前子10克，金银花30克，赤芍10克，茯苓10克，炒栀子10克，白花蛇舌草30克，甘草梢6克。水煎服。

2008年12月26日二诊： 服用上方6剂后，患者观察小便前段仍有血，后段无血，尿常规示：WBC（++），BLU（++）。仍电话求诊。上方继服加地龙10克、生薏苡仁30克、生蒲黄10克。水煎服。

2008年12月31日三诊： 上方加减续服，9剂后尿常规示：BLU（±），WBC（-），患者尿痛、尿血症状消失，仅有尿急、夜尿多症状，脉滑，苔白有瘀斑。

诊断：脾肾气虚不摄。

治法：益气温肾，缓急缩尿。

处方：用补中益气汤加桑螵蛸、益智仁等9剂而愈。

患者服用上方6剂后症状很快控制，无其他不适。继以上方3剂以巩固疗效。

【按】淋证以小便频急，淋沥不尽，尿道涩痛，小腹拘急，痛引腰腹为主要表现。多见于急慢性前列腺炎、尿道炎等诸多疾患之中。因为是临床多发病、常见病，所以历代以来衍化的处方、治法甚多。急性期八正散、龙胆泻肝汤多可取效，但慢性期则取效困难，分析该病慢性期取效困难的根由是病机中的正邪并存，具体而言，多数是阴虚和湿热并存现象的存在。这种征象给用药带来了一定的困难，滋阴之品多碍湿，利湿之药多伤阴。因此，在判断清楚相关证情之后选药成为关键。其实，赵尚华教授选择的底方——五淋散本身就是一张非常轻灵的处方，对这张处方的细微加减变化（详方解中所述），使之无论在补阴虚（五味子）还是祛湿热（柴胡、连翘）方面的功效都更加明确和直接了。赵尚华教授创制此方的过程，体现了傅山先生“处一得意之方，亦须一味味千锤百炼”（《医药论略》）的精神实质。思路清晰、选药合理是这张处方能够取效的关键所在。当然，临证之时的加减化裁也很重要。

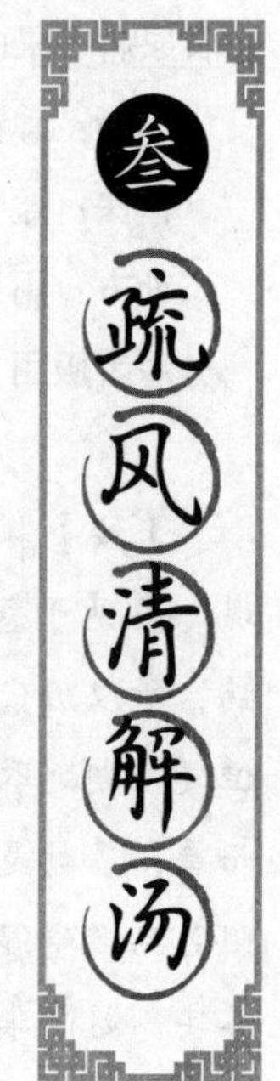

【组成】

金银花 贰拾克
防风 陆克
连翘 拾克
黄连 拾克
当归 拾克
赤芍 拾克
甘草 陆克

【功　　效】清热解毒，疏风活血。

【主　　治】头项等上部的疖、痈，红肿热痛，起病迅速，或此起彼伏，反复缠绵者。例如风热牙痛、发际疮等。

【方　　解】本方主治风热所致的上焦疮疡。方中以银花、防风清热解毒、疏风散邪为君。连翘、黄连清热解毒为臣。佐以当归、赤芍养血活血，既能助防风、连翘等表散风邪，又能消肿止痛，所谓“治风先治血”也。甘草既能解毒，又调和诸药为使。以上诸药共奏疏风清热，活血散邪之效，故对上焦风热之证收效迅捷，对反复发作、缠绵难愈的发际疮等也能收到满意的效果。

【常用加减】若热势较甚，可酌加蒲公英、大青叶、紫花地丁，以增强清热解毒，散结消肿的功效。

【验案举例】

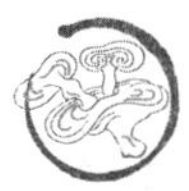

牙痛案

2009年9月16日一诊：梁某，男，56岁，太原市人。右侧牙龈肿痛3天，昨日又腮肿胀，宣浮无结块，形如覆杯，约有10cm×10cm×3cm大小，肿大迅速，痛不得眠，肌注消炎药，肿痛有增无减，不得控制，苔黄，脉浮数。此乃风火牙痛之证。拟活血祛风，清热降火为主。方用疏风清解汤加减。

处方：当归15克，赤芍10克，防风10克，羌活10克，黄连10克 ，金银花20克，白芷6克。水煎服。

2剂后肿痛消减，4剂痊愈。

【按】本例牙痛，系反复发作性牙周炎。从其脉浮数，腮部宣浮肿胀，迅速扩散来看，确系上焦风火为患，用疏风清解汤比消炎药有较好的控制炎症作用。

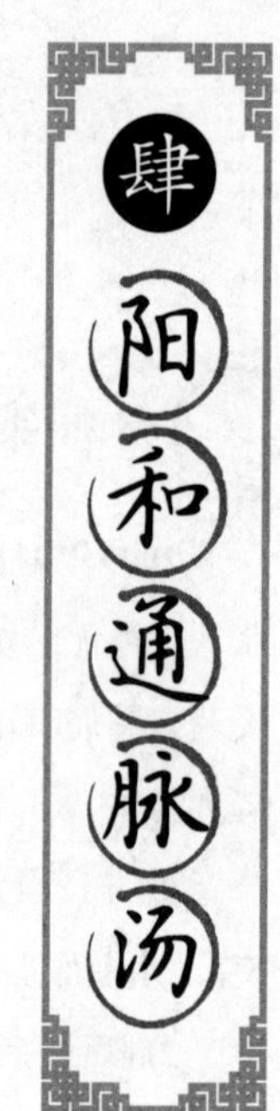

【组成】

炮附子 拾克
桂枝 拾克
麻黄 叁克
丹参 叁拾克
鸡血藤 叁拾克
川牛膝 拾克
红花 拾克
地龙 拾克
当归 拾克
赤芍 拾克
穿山甲 拾克
甘草 壹拾伍克

【功　　效】 温阳散寒，活血通脉。

【主　　治】 治疗脱疽（血栓闭塞性脉管炎）初期，雷诺症等。患处苍白冰冷疼痛，患肢沉重，间歇跛行，甚则肌肉逐渐萎缩，汗毛稀疏脱落，局部皮肤色苍白，粗糙不泽，疼痛，趾甲增厚色暗，趺阳脉、太溪脉搏动减弱或消失。全身可伴有腰酸遗精、阳痿、耳鸣等症状，舌质淡，苔白，脉沉细。证属脾肾阳虚，寒湿凝聚经络者。

【方　　解】 本方主治阳虚寒凝，血脉闭塞证。阳虚则患处冰冷苍白，疼痛遇冷更甚；寒盛则血脉凝涩，故脉搏减弱，甚则闭塞不通，治宜温通。方中炮附子大辛大热，峻补元阳，内逐寒湿，外散风寒，温通止痛。桂枝辛甘温，助阳散寒，流畅血脉，二药合用为君。臣以麻黄辛温，散寒而温通，丹参、鸡血藤、地龙、红花活血化瘀，共辅君药温通经脉；穿山甲通经散结，直达病所，当归、芍药既通血脉，又养血柔经，以制附子之燥烈，并为佐药；甘草解毒，调和诸药，是为使药。全方共奏温元阳，破痼冷，通血脉，祛冷痛之功。

【常用加减】 若寒重，加鹿角霜、肉桂、细辛；肌肉萎缩者，加党参、怀山药、苍术等。

【验案举例】

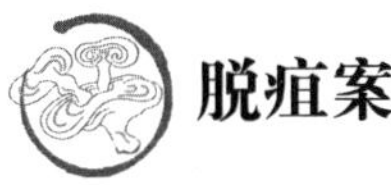

脱疽案

2010年11月10日一诊：张某，男，26岁，山西省原平市农民。

自诉：双下肢怕冷、麻木、间歇性跛行4年，右足加重1年。患者4年前因受冻出现双足怕冷、麻木、走路多则明显酸困，在当地医院以“脉管炎”治疗，疗效慢，病情渐加重，2010年7月29日患者在辽宁中医药大学附属医院治疗，血管彩检查超示：右侧胫前动脉，足背动脉，未见彩色血流信号，管腔内呈不均质低回声改变，右侧腘动脉变细，血流紊乱，连续性减低，流速快慢不一，侧支流速形成，右胫后动脉血流变细，连续性差，流速减慢，频谱形态呈静脉样改变，符合下肢动脉闭塞性脉管炎超声改变。4年期间不间断的治疗，但收效甚慢，患者情绪急躁，近1年，右足症状加重，皮色呈紫，夜间疼痛明显，经人介绍来我院找赵尚华教授救治。脉沉细，苔白。中医诊断：脱疽（寒凝血瘀），西医诊断：血栓闭塞性脉管炎。拟以温阳散寒，活血化瘀，佐以通络止痛，方用阳和通脉汤加减。

处方：炮附子10克，桂枝10克，丹参30克，鸡血藤30克，川牛膝10克，地龙10克，桃仁10克，红花10克，赤芍10克，甘草10克。水煎早晚温服。

二诊：疼痛减轻，右脚紫红稍重，腰痛，脉缓，苔白。上方加炒杜仲10克。

三诊：患者自诉怕冷减轻，右侧下肢仍怕冷，麻木。查体，左足背动脉（+），右足趾皮色苍白，伴有腰痛，脉细沉，苔白。上方加白芍10克。水蛭6克，去地龙。

四诊：上药之后，患者自诉双足出汗，温度增高，右足皮色紫红，小腿困，脉弱缓，苔白。上方加木香10克、砂仁6克。

患者继续服用中药月余，症状改善，右下肢走路较以前时间长，但有“踩棉花”感，足趾甲有新生，饮食好，睡眠好，二便调，脉缓，苔白质紫。

处方：炮附子10克，桂枝10克，当归10克，赤芍10克，川牛膝10克，丹参30克，鸡血藤30克，地龙10克，水蛭6克，甘草10克。水煎早晚温服。

患者坚持服用药物，平时注意保暖，避免外伤，饮食多食用高蛋白，加强营养，调控情志，该病基本可以痊愈，不再发展，避免截肢。

【按】关于“脱疽”，最早见于《灵枢·痈疽》篇：“发于足指，名曰脱疽，其状赤黑，死不治；不赤黑，不死。不衰，急斩之，不则死矣。”指出了本病后期的典型症状、预后特点及手术治疗原则。本病主要由于脾气不健，肾阳不足，又加外受寒冻，寒湿之邪入侵而发病。脾气不健，化生不足，气血亏虚，内不能壮养脏腑；外不能充养四肢。脾肾阳气不足，不能温养四肢，复受寒湿之邪，则气血凝滞，经络阻塞，不通则痛，四肢气血不充，失于濡养则皮肉枯槁，坏死脱落。若寒邪久蕴，则郁而化热，湿热浸淫，则患趾（指）红肿溃脓。热邪伤阴，病久可致阴血亏虚，肢节失养，干枯萎缩。王清任《医林改错》中也明确指出："元气既虚，必不能达于血管，血管无气，必停留而瘀。"该患者有明显的受冻史，如《马培之外科案》说："又感恶寒涉水，气血冰凝，积久寒化为热。始则足趾木冷，继则红紫之色，足跗肿热，足趾仍冷，皮血筋骨俱死，节缝渐久裂开，污水渗流，筋断向流而脱。有落数趾而败者，有落至踝骨不败者，视其禀赋之强弱，要皆积热所致，以养阴清火为主。"《素问·阴阳应象大论》说："血实宜决之。"《素问·至真要大论》说："疏其血气，令其条达，而致和平。"因此对于该患者，早期以"温阳散寒，活血通络"为主，用阳和通脉汤加减，患者自诉有手足怕冷，加木香、砂仁以健脾通络。后期赵尚华教授又加补益气血的药物以扶助正气，"气行则血行"。嘱咐患者避风寒，忌外伤，肢体保暖，饮食加强营养，绝对戒烟，保持情绪乐观，积极治疗，树立战胜病魔的信心。经过一段时间治疗，患者的下肢温度增高，趾甲有新生，疾病得到控制并向好的方向发展。

（整理：贾颖）

白祯祥

白祯祥，女，一九四四年十二月出生，山西省忻州市人，山西省中医药研究院（山西省中医院）主任医师，曾任外科副主任。中华中医药学会脉管专业委员会委员，中华中医药学会疮疡专业委员会委员，山西省中西医结合学会委员。

白祯祥主任于1964年高中毕业考入山西医科大学，1969年毕业分配到山西省中医药研究院外科工作至今，1975年参加山西省卫生厅西医离职学习中医班学习两年，系统学习了中医基本理论与中医各科的临床知识，1989年参加山西省卫生厅普外进修班1年。白祯祥主任从事中西医结合外科临床、科研、教学工作近43年。

白祯祥主任坚持中西医结合，辨病论治与辨证论治相结合，积累了丰富的临床经验，理论造诣颇深，对不少疑难病、危重病有独到的见解，疗效显著。在国内省内医学杂志发表有关周围血管病、乳腺病、急腹症等方面的论文20余篇。1992年《中医辨证论治血栓闭塞性脉管炎的临床研究》获山西省科技进步三等奖。她始终坚持在临床第一线，为祖国培养后继人才，于2002年11月被人事部、卫生部、国家中医药管理局确定为“第三批全国老中医药专家学术经验继承工作指导老师”，2008年被中华中医药学会聘为周围血管病学科人才培养指导老师。

白祯祥主任长期坚持临床工作，擅长中西医结合治疗周围血管病（血栓闭塞性脉管炎、深浅静脉炎、动脉硬化肢体血管闭塞症、糖尿病性坏疽）；乳腺病（乳腺增生、乳癌、浆细胞性乳腺炎）；急腹症（急性阑尾炎、急性胆囊炎、胆石症、急性胰腺炎、肠梗阻）；风湿病（风湿性关节炎、类风湿性关节炎、老年性骨关节病）等。在总结临床经验的基础上，她研制出“山甲通脉胶囊”“逐瘀通脉颗粒”“顾步复脉颗粒”“散结消癖颗粒”“行气消癖胶囊”“丹芪活血胶囊”“透骨伸筋外用散”等成药，用于治疗周围血管病、乳腺病、神经与风湿等疾病，深受患者欢迎，并荣获以下荣誉称号：1994年度省卫生厅赵雪芳式白衣战士称号，1999年度省卫生厅省直机关党委优秀共产党员称号，2004年度省卫生厅先进工作者称号，2011年度获中国中西医结合学会第二届中西医结合贡献奖。

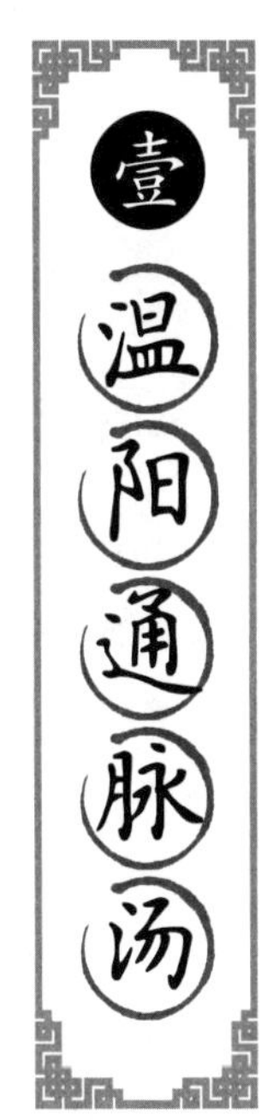

【组成】

炮附子 拾克
桂枝 拾克
炙麻黄 陆克
当归 壹拾贰克
鸡血藤 叁拾克
地龙 壹拾伍克
丹参 叁拾克
红花 拾克
川牛膝 壹拾伍克
甘草 壹拾伍克

【功　　效】温阳散寒，活血通脉。

【主　　治】脱疽虚寒证。阳虚寒凝，脉络阻塞。面色萎黄，肢冷恶寒，患肢皮色苍白，粗糙不泽，麻木酸困，触之冰凉，间歇性跛行，舌质淡苔薄白，脉沉细。

【方　　解】附子为大辛大热之品，为补益先天命门真火之第一要品，能通行十二经脉，达到温肾壮阳之功；桂枝辛温，温经通脉以祛经脉中客留之寒邪而畅血行；麻黄辛温散寒通滞，三者配伍达到温肾壮阳、散寒通脉之功；当归、鸡血藤、地龙、红花养血活血，祛瘀通脉；丹参苦微寒，活血祛瘀清血热，又防附子、桂枝、麻黄温燥太过，耗血伤津之弊；川牛膝活血通络，引诸药下行；甘草缓急止痛，调和诸药。以上十味药共同达到温阳散寒，活血通脉之功效。

【常用加减】若肢体肌肉萎缩，便溏，食欲不振者，加党参、白术、怀山药、黄芪等健脾补气之品；若寒重者，加鹿角霜、肉桂、细辛等温经散寒药物；若血瘀甚者，加赤芍、穿山甲、水蛭等活血通脉药物。

【验案举例】

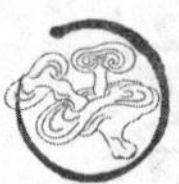

脱疽案

2010年11月26日一诊：刘某，男，32岁，山西阳泉市人。左脚疼痛，恶寒、发凉2月余，近20天加重，间歇性跛行50米。

查：面色萎黄，左脚皮肤苍白，粗糙不泽，趾甲增厚，汗毛稀疏，触之冰凉，左脚趺阳脉、太溪脉微弱，舌质淡苔薄白，脉沉细涩。诊为脱疽虚寒证，拟温阳散寒，活血通脉方。

处方：炮附子10克，桂枝10克，炙麻黄6克，当归15克，鸡血藤30克，地龙15克，丹参30克，红花10克，川牛膝15克，甘草15克，赤芍15克，穿山甲10克。14剂。水煎服。

2010年12月15日二诊：患脚皮肤得温，疼痛好转，夜间入睡好。仍感脚发凉，间歇性跛行未改善，舌质红，苔薄黄，脉沉细。寒邪未尽，再守方出入。

处方：炮附子10克，金银花30克，炙麻黄6克，当归15克，鸡血藤30克，地龙15克，丹参30克，红花10克，川牛膝15克，甘草15克，赤芍15克，穿山甲10克。14剂。水煎服，

2011年1月4日三诊：精神好，脚发凉消，疼痛止，入睡、纳食好，但行路3里时小腿困倦。继以补气养血，补肾活血方调理，巩固疗效。

处方：黄芪30克，党参15克，白术15克，茯苓15克，当归15克，鸡血藤30克，地龙15克，丹参30克，仙灵脾15克，巴戟天15克，川牛膝15克，甘草12克。14剂。水煎服。

一月后来门诊复查：患脚温度正常，脚背趺阳脉、太溪脉均触及正常，皮肤颜色正常，治愈。

【按】根据《素问·至真要大论》“寒者热之”“虚则补之”“结者散之”的原则，本案为脱疽早期，虚寒证。素体肾阳虚衰，四肢失去温煦，阳气不能达于四末，又加外受寒邪，而致寒凝血脉，脉络阻塞不通。用附子、桂枝、麻黄三味温阳药配伍，达到温阳散寒通脉之效，加用当归、鸡血藤、地龙、丹参、红花养血活血通脉佐之，达到祛寒化瘀通脉之功。本案患者诊脉为沉细涩，血瘀甚故加赤芍、穿山甲，加强祛瘀活血之功。二诊见苔发黄，用温热药稍过，故守上方去桂枝，加金银花甘寒之品，清热解毒，减轻温热药之弊端。三诊见症消治愈，小腿困倦，为脾肾虚，改为补肾健脾活血方调理。对脱疽患者治愈后应继续补肾健脾活血治疗，巩固疗效，预防复发。

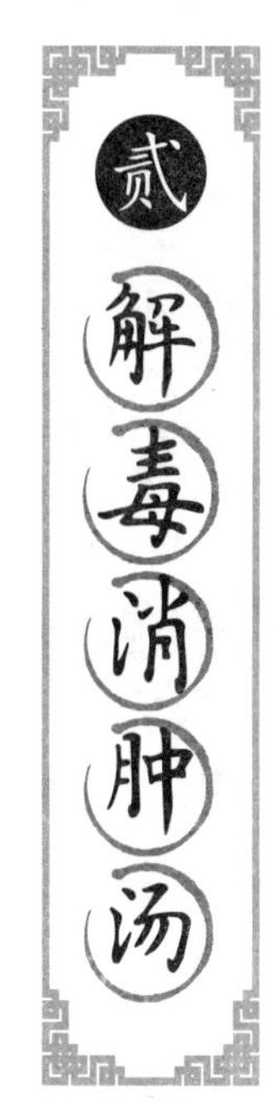

【组成】

金银花　叁拾克
野菊花　壹拾伍克
蒲公英　叁拾克
紫花地丁　叁拾克
苍术　壹拾伍克
黄柏　壹拾伍克
川牛膝　壹拾伍克
生薏苡仁　叁拾克
泽泻　壹拾伍克
丹皮　拾克
赤芍　壹拾伍克
甘草　陆克

【功　　效】 清热解毒，利湿消肿。

【主　　治】 痈肿疔疮，湿热下注证。局部红肿热痛，或湿热带下，或下部湿疮，湿疹，小便短赤，苔黄腻，脉滑数或弦数。

【方　　解】 本方取五味清毒饮与四妙丸加减，达到清热解毒，利湿消肿的功效。方中金银花、野菊花、蒲公英、紫花地丁均为清热解毒，消散痈肿疔疮的要药，加黄柏苦寒，清除湿热作用强，又偏走下焦，清下部之热，与前四味药配伍加强清热解毒、利湿消肿之效；苍术苦温，善能燥湿，加生薏苡仁、泽泻健脾利湿，清热除痹；又苍术性温能佐制以上五味寒凉之弊。丹皮、赤芍活血凉血散血，消肿；川牛膝能补肝肾，强筋骨，引药、引热、引血下行，导湿热下行，消足膝及下焦之红肿；甘草缓急止痛，调和诸药。

【常用加减】 若热毒盛者，加半枝莲、连翘、黄连清泄热毒；若肿甚者，加防风、蝉蜕等散风消肿，透邪外出；若湿重者，加土茯苓、赤小豆等祛湿药；若脓成不溃根深或溃而脓不易出者，加皂刺等排脓药物；若为湿热痿证，加豨莶草、木瓜、萆薢、老鹳草等祛湿热，强筋骨之药；若为乳痈，去牛膝，加瓜蒌皮、浙贝母、青皮等散结消肿之品。

【验案举例】

壹 痹证案

2011年12月8日一诊：高某，男，72岁，太原市人。右膝关节红肿热痛，屈伸不利3天，伴有微恶寒发热，口干苦，尿黄，舌质红，苔黄腻，脉滑数。诊为热痹。拟清热解毒，利湿消肿方。

处方：金银花30克，野菊花15克，蒲公英30克，紫花地丁30克，苍术15克，黄柏15克，泽泻15克，川牛膝15克，生薏苡仁30克，赤芍15克，丹皮10克，木瓜30克，老鹳草30克，甘草6克。5剂。水煎服。

2011年12月15日二诊：右膝关节发热消，疼痛红肿大减，活动仍不利，舌质红，苔黄腻。湿热未尽，再守上方。

处方：守上方。5剂。水煎服。

2011年12月22日三诊：右膝关节红肿热痛全消退，活动灵活，舌质红，苔薄黄，脉滑数。湿热未尽，拟健脾清热利湿方。

处方：金银花30克，野菊花15克，党参15克，茯苓15克，苍术15克，黄柏15克，泽泻15克，川牛膝15克，生薏苡仁30克，赤芍15克，丹皮10克，木瓜30克，老鹳草30克，甘草6克。5剂。水煎服。

【按】本患者右膝关节红肿热痛，关节腔穿刺抽积液50ml，诊断为滑膜炎。中医诊为热痹，在解毒消肿汤基础上加木瓜、老鹳草祛风湿，舒筋活络，达到强壮筋骨的作用。

贰 丹毒案

2011年8月2日一诊：董某，男，46岁，太原市人。左小腿前红肿热痛2天。恶寒发热，头痛，烦躁，溲赤，舌苔黄腻，脉滑数。诊为丹毒，拟清热解毒，利湿消肿方。

处方：金银花30克，野菊花15克，蒲公英30克，紫花地丁30克，苍术15克，黄柏15克，连翘15克，半枝莲20克，川牛膝15克，生薏苡仁30克，赤芍15克，丹皮10克，甘草6克。5剂。水煎服。

2011年8月8日二诊：左小腿红肿范围见缩小，疼痛大减，恶寒发热头痛已消，局部皮色见暗红，仍有触痛，舌苔黄腻，脉滑。湿热未尽，再守上方。

处方：守上方。5剂。水煎服。

2011年8月15日三诊：左小腿局部红肿热痛全消，皮色呈色素沉着，自述不思饮食，舌质红，苔薄白，脉沉细。改用健脾消食方。

处方：党参15克，白术20克，茯苓15克，黄芪15克，赤芍15克，金银花20克，鸡内金15克，炒三仙（各）15克，甘草6克。

【按】丹毒的致病菌是具有溶血性的丹毒链球菌，通过皮肤侵入皮肤或黏膜的小淋巴管所引起的急性网状淋巴管炎。中医认为由于血分伏热，外受火毒、风热、湿邪而致。本例患者因伏天出差去南方，受湿热而发病。因其热重于湿，故在方中加连翘、半枝莲以增加清热解毒的作用。

（整理：白祯祥）

当代妇科名中医

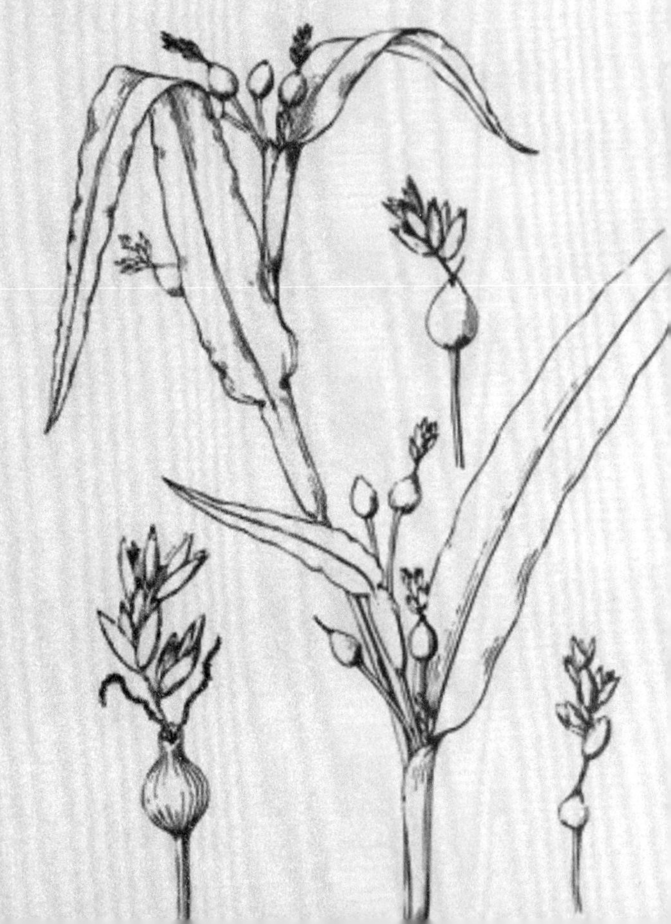

柴松岩

柴松岩，又名柴嵩岩，女，汉族，一九二九年十月生。辽宁省辽阳市人。主任医师，教授，博士生导师。一九四八年拜伤寒大家陈慎吾为师，开始学习中医。一九五〇年十二月考取中医师资格。一九五二年考入当时国家主席刘少奇主张创办的北京医学院（现今的北京大学医学部）医疗系中医研究班，一九五二年至一九五七年，接受五年现代医学知识的系统培训，这是新中国成立以来唯一一批『中学西』的学员。北京医学院当时汇集了著名的医学专家，如吴阶平、王光超、李家忠、严仁英等都在此任教。

1957年柴松岩教授毕业后开始在北京中医医院就职至今。1982年3月，柴松岩教授受中华人民共和国卫生部派遣，与著名中医专家于树庄、吉良晨、王玉章等赴日本讲学。这是改革开放后卫生部第一批外派中医专家，对中医的传播产生了深刻的影响。在这次讲学中，柴松岩教授以“中医学对闭经的辨证治疗”为题，首次提出了关于女性生理的“肾之三最”的中医妇科学术思想；1992年赴马来西亚诊疗、讲学，传播中医文化。1990年被评为北京市名老中医；1993年被国务院认定为有杰出贡献的科学家，享受国务院政府特殊津贴；1997年被评为国家级名老中医；2007年“柴松岩名医传承工作站”挂牌成立；2008年，北京中医医院举办了柴松岩等5位女性国家级名老中医行医50周年纪念活动，并授予柴松岩教授等5位女性国家级名老中医“杏林女杰”称号，也是工作单位对柴松岩教授几十年来对医院工作的充分肯定。她曾历任中华人民共和国卫生部药品新药审评委员会委员、北京市药品审评委员会委员、北京中医学会常务理事、北京中医学会妇科专业委员会主任委员、

《北京中医药》杂志编委会委员。20世纪90年代后，柴松岩教授在坚持繁忙的诊疗工作的同时，将更多的精力投向为中医培养人才的工作当中。1990年、1997年、2002年、2008年依次有四批国家级继承人拜师柴松岩教授门下；在近20年的不懈耕耘中，相继有10余位柴松岩教授中医妇科学术思想继承人学成结业或正在学习中，并于2009年出版《柴松岩妇科思辨经验录》。

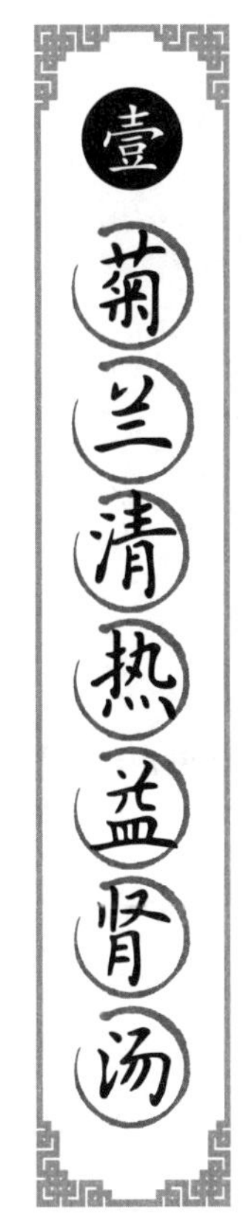

【组成】

菊花	壹拾伍克
金银花	壹拾伍克
桑寄生	壹拾伍克
牛膝	拾克
杜仲	壹拾贰克
香附	拾克
川贝母	陆克
钩藤	拾克
葛根	叁克
泽兰	陆克
川芎	伍克

【功　　效】清热解毒，益肾调经。

【主　　治】高催乳素血症（闭经泌乳、月经稀发、不孕症、垂体瘤等）。

【方　　解】方中重用金银花、菊花为君药，轻清上行。金银花甘寒，归肺、心经，为清热解毒之要药，《本草纲目》谓其：“散热解毒”；菊花性寒，归肺、肝经，清热解毒，尤善清肝泻火，《本草便读》记载：“平肝疏肺，清上焦之邪热……益阴滋肾。”用葛根、钩藤、川贝母、香附调理气机为臣。葛根甘辛性凉，归脾、胃经，既能清透邪热，又能升发清阳，与金银花配伍解毒透邪，《本经》谓其：“解诸毒。”钩藤甘、微寒，入肝经，清热平肝，与菊花配伍，用治本病常见之头疼症效佳。川贝母苦甘微寒，归肺、心经，清热散结。香附辛、微苦、微甘、平，归肝、脾、三焦经，辛能通行，苦能疏泄，微甘缓急，为妇科要药，《本草纲目》谓其：“乃气病之总司，女科之主帅也。”用杜仲、牛膝、桑寄生等平补走下之品为佐。杜仲甘、温，归肝肾经，能补肝肾调冲任，《本草汇言》记载："凡下焦之虚，非杜仲不补，……补肝益肾，诚为要药。"牛膝苦、甘、酸、平，归肝肾经，性善下行，补肝肾，活血通经。桑寄生苦、甘、平，归肝肾经，益肝肾，调经血。泽兰、川芎为佐使药，泽兰苦辛微温，入血分，为妇科活血调经常用之品，本方以清热益肾为主，血分药在群药之中仅作为佐使药，使清热益肾功效发挥在血分。川芎辛、温，辛散温通，为妇科活血调经之要药，作为使药，使药效直达病所，《本草汇言》谓其："上行头目，下调经血，中开郁结。"

【常用加减】 泌乳者兼以清肝泄热，高催乳素血症溢乳是其常见病症，乳房是胃经所属，乳头又为肝经循行，治疗时要清肝热，泻胃热。清肝热用菊花、夏枯草、绿萼梅等；泻胃热用玉竹、石斛、知母、瓜蒌等；合并垂体微腺瘤者，兼以疏解肝郁，消肿散结；疏解肝郁常用合欢皮、郁金、绿萼梅等，消肿散结常用桔梗、川贝母、夏枯草等。

【验案举例】

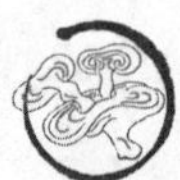

高催乳素血症（闭经／不孕症）案

王某，女性，28岁。主诉：闭经3年，继发不孕3年。现病史：患者12岁行经，1～2天/2～3月，量少，痛经（-），已婚，孕2产0，人流2次，1999年末次人流后月经减少至闭止，伴见头晕、头痛，阴道干涩，泌乳。1999年查PRL为525ng/ml。CT及MRI检查均诊为垂体微腺瘤（直径5mm）。曾服溴隐亭治疗，PRL下降，停药2个月后又升至472ng/ml。末次月经为：2001年12月29日，BBT单相，近3年来未避孕未孕。现纳可，大便干，舌嫩红，脉细滑。

处方：菊花15克，金银花15克，钩藤15克，全瓜蒌20克，石斛10克，川贝母10克，桔梗10克，川芎5克，香附10克，桑寄生12克，夏枯草15克，泽兰6克。20剂。

患者依前法加减治疗近1年，月经恢复正常，BBT典型双相，PRL降至30.2ng/ml，

MRI复查：垂体微腺瘤直径2mm。并于2003年7月查妊娠试验阳性，2004年4月顺利产子。

【按】高催乳素血症临床多见于闭经泌乳、月经稀发、不孕症、垂体瘤等病症。根据其症状，中医属“闭经”“乳泣”“不孕”“癥瘕”等范畴。主要证型为热毒浸淫，冲任失调。其治疗原则为清热解毒为主，益肾调经为辅，柴松岩教授的“菊兰清热益肾汤”正是据此而创立。

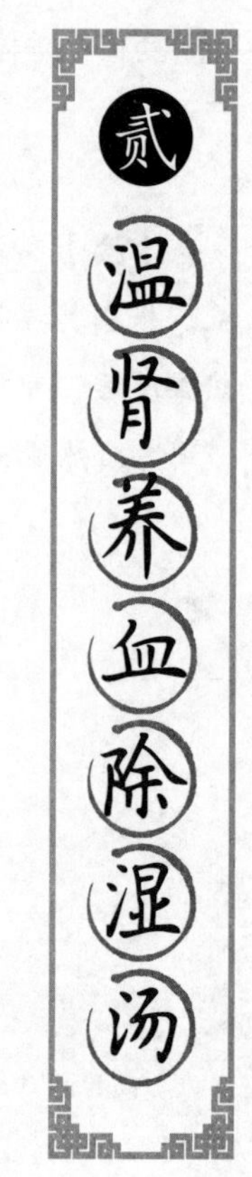

【组成】

菟丝子　壹拾伍克
当归　拾克
杜仲　拾克
蛇床子　叁克
川芎　伍克
益母草　拾克
月季花　陆克
夏枯草　拾克
车前子　拾克
薏苡仁　壹拾贰克
白术　拾克
香附　拾克

【功　效】温肾养血，除湿调经。

【主　治】多囊卵巢综合征（PCOS）。月经稀发，多毛，痤疮，不孕，肥胖。

【方　解】方中菟丝子、当归为君药，菟丝子性辛平味甘，入肝肾经，偏于温补肾阳；当归性辛温味甘，入肝心脾经，补血活血。二药共为君药，温肾养血并举。臣药为杜仲、蛇床子、川芎、益母草、月季花。杜仲性温味甘，归肝肾经，具有温补肝肾之效，《本草汇言》云："凡下焦之虚，非杜仲不补"，杜仲有走下之性，入下焦冲任，在此助菟丝子温肾调经；蛇床子性辛温味苦，具有温肾壮阳燥湿之功效；川芎、益母草、月季花为妇科活血调经之要药，助当归养血活血调经。佐药为夏枯草、车前子、薏苡仁、白术。夏枯草清肝热散郁结；车前子走下，清热通利；薏苡仁最善利水；白术健脾燥湿。夏枯草、车前子二药性微寒，与温肾养血之君药相佐，可缓其燥性，夏枯草有散性，车前子有通利走下之性兼可调经；本病特点是本虚（肾虚血虚）而标实（湿浊），薏苡仁、白术除湿浊之实邪，与温肾养血补虚之法相佐。香附性辛平味微苦微甘，归肝脾三焦经，辛能通行、苦能疏泄、微甘缓急，《本草纲目》记载："乃气病之总司，女科之主帅也。"香附作为使药，调动诸药发挥作用。

【常用加减】 本病前来妇科就诊，病患主诉闭经、不孕者居多，另有痤疮、肥胖者。以"温肾养血除湿汤"作为基础方，根据病患主诉及四诊合参，随症加减治疗。如湿浊重时先除湿，加土茯苓、冬瓜皮等；除湿后补虚，加桑寄生、肉苁蓉等温肾养血，待肾脉旺盛，血海充盈后，再施活血调经促孕，水到渠成，事半功倍。

【验案举例】

壹 不孕症（多囊卵巢综合征）案

2007年9月25日一诊： 马某，女，31岁。主诉:不孕4年。现病史：患者已婚7年，未避孕未孕4年。2006年4月开始间断激素治疗，现停激素1个月。2007年4月、7月、8月三次人工授精，均失败。末次月经时间为2007年8月22日，量少，舌暗，苔白腻，脉细弦。经孕史：已婚7年，孕0产0，月经2/30天，量中。检查：FSH 6.7miu/ml，LH 23.59miu/ml，E 219pg/ml，T 0.88ng/ml，P 1.38ng/ml，PRL 26ng/ml；B超:卵巢多囊性变（PCO）。拟益肾养血，除湿行滞之法。

处方：女贞子15克，菟丝子12克，杜仲10克，月季花6克，炒蒲黄10克，夏枯草12克，茵陈10克，扁豆10克，莱菔子10克，益母草10克。日1剂。水煎服。

嘱月经第5天服20剂，忌酸辣。

2007年11月23日二诊： 末次月经：2007年10月24日，量少，色黑，行经3天，无腹痛，前BBT近典型双相，舌暗，苔白腻，脉沉弦滑。患者经益肾养血除湿治疗，月经较前好转，基础体温近典型双相，说明辨证用药准确，继以前法。

处方：女贞子15克，枸杞子10克，杜仲10克，当归10克，益母草10克，月季花5克，香附10克，夏枯草10克，枳壳10克，扁豆10克，茵陈10克。

嘱月经第5天服20剂。

2008年5月6日三诊：患者月经周期、经期、经量均恢复正常，基础体温典型双相，末次月经：2008年4月10日，舌暗淡，苔薄白，脉细滑。查：FSH 6.2miu/ml，LH 7.7miu/ml，E 251ng/ml，T 0.61ng/ml。患者经益肾养血除湿治疗，瘀滞已解，下一步治疗针对不孕症益肾养血助孕。

处方：桑寄生15克，女贞子15克，阿胶珠12克，当归10克，川芎5克，太子参12克，香附10克，茯苓12克，薏苡仁15克，扁豆10克，乌药10克，桔梗10克。

嘱月经第5天服14剂。

2008年9月10日追访患者已怀孕3个月。

【按】患者未避孕未孕4年属祖国医学“不孕”范畴，患者曾人工助孕未果，现月经错后量少，舌暗，苔白腻，脉弦细，为肾虚血瘀兼湿滞之象。本案治疗以益肾为主，先活血除湿，而后养血助孕，分阶段治疗，一步步达到治疗不孕症之目的。

贰 闭经案

2007年7月6日一诊：宋某，女，23岁。主诉：闭经5年。患者于2001年开始月经错后，至2002年月经闭止，2003年至2006年间断使用激素治疗，2007年2月停药。刻下症见：唇上多毛，痤疮，双乳毳毛，身高163厘米，体重65kg，舌胖淡，苔白腻，脉细滑无力。月经史：14岁3～4天/30天，量中，无痛经，未婚，未育。查：FSH 6.2miu/ml，LH 13.59miu/ml，E 268ng/ml，T 1.52（0.1～0.95）ng/ml P 0.7ng/ml，PRL 13.16ng/ml。拟益肾养血除湿之法。

处方：冬瓜皮20克，薏苡仁20克，车前子10克，杜仲10克，泽泻10克，夏枯草12克，丹参10克，川芎5克，广木香3克，蛇床子5克，黄芩10克，金银花12克，百部10克，泽兰10克。30剂。水煎服，日1剂，忌酸甜。

2007年12月25日二诊：患者服药30剂后，再服30剂，基础体温单相不稳，末次月经2007年12月19日，纳可，二便调，痤疮，舌肥暗，苔白腻，脉细滑。患者治疗后月经来潮，治疗初见成效，继以前法，益肾除湿基础上，兼以活血养血，逐步恢复卵巢排卵功能。

处方：桑寄生15克，女贞子15克，车前子10克，旱莲草12克，茵陈10克，扁豆10克，莱菔子10克，远志6克，浮小麦15克，川芎5克，月季花6克，阿胶珠12克。

每于月经后服20剂，连服3个月。

2008年3月25日三诊：末次月经2008年3月22日，上次月经2008年2月15日，基础体温均呈不典型双相，舌肥暗，苔白腻，脉细滑。患者经治疗月经周期已恢复，基础体温呈不典型双相，说明卵巢排卵功能已逐步恢复，舌苔脉象仍为肾虚湿滞之象，继续益肾除湿，养血活血，巩固疗效。

处方：熟地黄10克，桂枝2克，车前子10克，合欢皮10克，茵陈12克，大腹皮10克，莱菔子10克，丝瓜络10克，桃仁10克，当归10克，丹参10克，百合12克。

【按】患者先天肾气不足，生长发育过程失于调养，致使湿浊阻滞冲任血海，发为闭经。舌胖淡，脉细滑无力均为肾虚湿滞之象。初诊治以益肾除湿后月经来潮，说明治疗已初见成效，继以前法，二诊在益肾除湿基础上，兼以活血养血，逐步恢复卵巢排卵功能；经治疗月经周期已恢复，基础体温呈不典型双相，说明卵巢排卵功能已逐步恢复，舌苔脉象仍为肾虚湿滞之象，三诊继续益肾除湿，养血活血，巩固疗效。注意事项：闭经者忌酸；肥胖者忌甜；痤疮者忌辣；不孕者忌苦。

（整理：濮凌云　黄玉华）

杨家林

杨家林，女，汉族，一九三七年十一月二十八日出生于四川省乐山县。成都中医药大学附属医院主任医师，教授，博士生导师，享受国务院政府特殊津贴，人事部、卫生部、国家中医药管理局确定的第二批及第四批全国老中医药专家学术经验继承工作指导老师，国家食品药品监督管理局药品审评专家，四川省首届名中医，先后任四川省中医药学会妇科委员会主任委员，中华中医药学会妇科委员会副主任委员，四川省中医药学会常务理事等职。

杨家林教授出生书香门第，1956年考入成都中医学院。作为首届中医大学生，6年中既学中医又学西医，杨家林教授珍惜来之不易的学习机会，勤奋努力，于1962年12月7日毕业，取得了年级第6名的优异成绩并留校工作。因喜欢临床，立志做一名妇科医师，于1962年12月分配到成都中医学院附院妇科工作至今。

杨家林教授从事中医妇科临床、教学、科研工作近50年，始终以勤奋求索，勤求古训，博采众方为座右铭，历经数十年辛勤耕耘，结合师承传习，潜心钻研古籍，熟读《伤寒论》《金匮要略》《温病条辨》及《景岳全书·妇人规》《傅青主女科》《血证论》《沈氏女科辑要笺正》《医学衷中参西录》等。尤推崇张景岳、傅青主、张锡纯等医家的理论及实践经验。在中医界特别是妇科领域已颇有造诣，其学术思想自成体系，并善于总结，著书立说约60万字。率先提出中医妇科生殖轴调控理论指导临床：强调女性生理活动以肾为主导，肾—天癸—冲任—胞宫为轴心，肾肝脾为中心。其中肾为先天之本，在女性生理中起着十分重要的作用。

肾气是女性生长发育和生殖之本能，是月经产生的原动力，肾精是月经产生的物质基础，精血同源，精血互生。这一生殖轴理论多年来指导中医妇科教学、科研及临床，深受同行的认可和共识，在治疗月经不调、崩漏、闭经及不孕症等疾病时更具有指导意义。

时间的历练，使杨家林教授积累了丰富的临床经验及精湛的专业技术，形成了明显的专科专病特色，针对月经不调、崩漏、闭经、子宫肌瘤、盆腔炎、痛经、不孕症、先兆流产、绝经后骨质疏松、外阴营养不良等疾病的治疗和研究取得了显著的疗效和成果。中医妇科学术和学识在病员和同行中享有很高的声誉，慕名就医、求学者络绎不绝，在国内外中医妇科界具有深远的学术影响力。

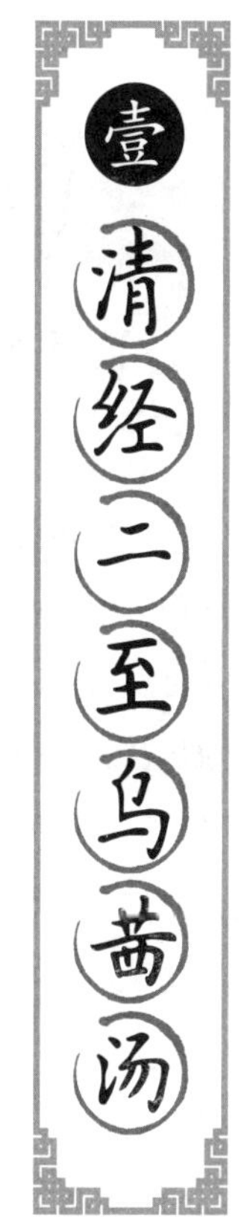

【组成】

生地黄 拾克
牡丹皮 拾克
黄柏 拾克
地骨皮 壹拾伍克
白芍 壹拾伍克
女贞子 壹拾伍克
旱莲草 壹拾伍克
枸杞子 壹拾伍克
茜草 壹拾贰克
乌贼骨 贰拾肆克
炒地榆 壹拾伍克

【功　　效】清热凉血，滋肾养阴，调经止血。

【主　　治】月经先期或伴量多，经色红质稠，流出有热感，伴见心烦口苦，舌红苔黄，脉弦数或滑数等症，辨证属血热者。

【方　　解】本方以傅青主清经散合《医方集解》二至丸及《内经》四乌贼骨一藘茹丸加减组方，方中黄柏既能清泻相火，又能退虚热；牡丹皮泻肝经伏火，清血分之实热，有凉血散瘀之功；地骨皮清肝肾虚热，凉血止血，生地黄为清热凉血，养阴生津要药，白芍养血敛阴，和营除热。加二至丸既滋补肝肾，又养血止血，茜草凉血活血止血，乌贼骨收敛止血，助肾之闭藏，两药一活一收，活中有止，枸杞子滋肾养阴，地榆凉血止血。全方清热凉血，针对主要病机，滋肾养阴以调经治本，加用止血之品以治其标。清热兼养阴，止血不留瘀为本方特点。

【常用加减】肝郁血热者，用栀子易黄柏，加炒川楝子疏肝清热，行气止痛；血热经多有块者去乌贼骨加炒蒲黄、炒槐花凉血化瘀止血；失血日久出现肢软乏力等症，可于方中加太子参益气摄血。

【验案举例】

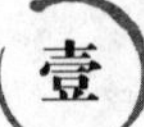

壹 阴虚血热型月经先期、月经过多案

1998年5月6日一诊：孔某，女，38岁。1年前无明显原因出现月经提前，周期18～21天，经期正常，经量较既往增多1倍，色鲜红夹少量血块。感口干咽燥，手足心热，大便干燥，小便黄，舌红苔薄黄，脉滑数。妇科检查正常。经前子宫内膜病理检查：分泌机能不足。西医诊断：有排卵型功能失调性子宫出血。中医诊断：月经先期，月经过多（阴虚血热，热扰冲任）。治法：清热凉血，滋肾养阴，调经止血。方用清经二至乌茜汤减乌贼骨，加熟地黄12克、益母草15克。

处方：牡丹皮10克，生熟地黄（各）12克，地骨皮15克，黄柏10克，白芍15克，女贞子15克，旱莲草20克，枸杞子10克，益母草15克，茜草12克。8剂。

二诊：患者诉服药8剂后，月经周期25天，经量明显减少，口干咽燥、手足心热等症消失，二便正常，舌质红苔薄白，脉弦滑。继服清经颗粒，每次1包，每日2次，经净后服用。连服15天。服药2疗程后，月经周期、经量恢复正常。治疗期间测基础体温3个月经周期，均为双相，黄体期11～14天，治疗后第3个月经周期取子宫内膜病检：分泌晚期宫内膜。停药后随访3个月经周期，月经周期、经期、经量正常。

【按】清经颗粒，源于杨家林教授经验方清经二至乌茜汤，药物由生地黄、牡丹皮、黄柏、地骨皮、白芍、女贞子、旱莲草、枸杞子、茜草、乌贼骨、炒地榆组成，现已研制成国药［准］字三类新药丹贞颗粒（原名清经颗粒），因此临床可配用中成药丹贞颗粒，口服，每次1包，每日2次。

贰 肝郁血热型月经失调案

2010年4月14日一诊：吕某，女，24岁，未婚。因工作劳累出现月经提前、期长、量多4月余。周期18～20天，经期10余天，经量增多约1倍。情绪焦躁、工作压力大，喜食辛辣之物，面部痤疮，舌红苔薄黄，脉细。西医诊断为功能失调性子宫出血，中医诊断为月经先期、月经过多、经期延长，辨证为肝郁血热，冲任不固。

处方：清经二至乌茜汤减乌贼骨加太子参30克、炒川楝子10克、延胡索15克。8剂。

2010年5月10日二诊：服药后本周期29天经潮，经期7天净，经量有所减少，血块减少，有痛经，常熬夜，口干舌燥咽干，情绪好转，舌暗红苔光，脉细。

继予清经二至乌茜汤减黄柏，加太子参30克、炒蒲黄10克、香附10克。8剂。

随诊2月，月经周期25～27天，量中。

【按】月经先期和月经过多的发病多因血热，热扰冲任，血海不宁而致先期；火热更甚迫血妄行，冲任不固而致月经过多；亦可因脾气虚不能统摄或肾虚闭藏失职而致先期量多。一般体质壮盛之青中年妇女起病之初多见血热；素体脾肾不足或病久不愈者多见气虚或虚实互见。临床所见热多虚少，无论气虚或血热均可夹瘀、瘀血阻滞新血不能归经可导致经血妄行。月经先期者重在调整周期，使之恢复常度，达到三旬一至，应时而下，宜以平时服药为主。月经量多者则宜在经期服药，急则治标，以止血为主，务在减少经量。服药期间忌食辛燥之品。

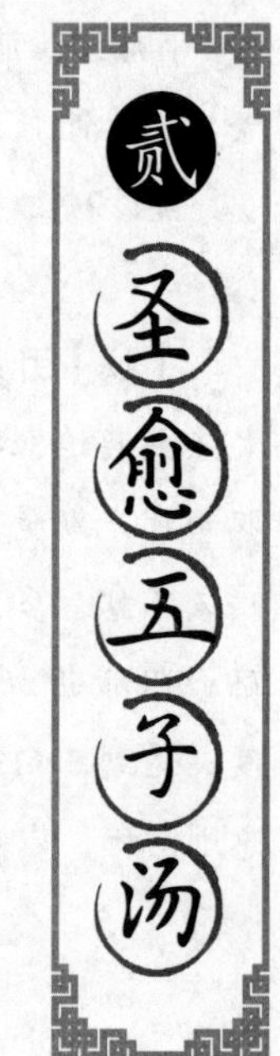

【组成】

党参	叁拾克
黄芪	壹拾捌克
熟地黄	拾克
当归	拾克
白芍	壹拾伍克
川芎	拾克
枸杞子	拾克
菟丝子	壹拾伍克
覆盆子	拾克
补骨脂	拾克
肉苁蓉	拾克
紫河车	拾克
鸡血藤	壹拾捌克

【功　　效】 补肾益精，养血益气。

【主　　治】 肾虚血亏所致诸症。临床见月经初潮较迟，潮后即月经延后，经来素少或渐少，或有久病失养，或失血或多次流产手术或胎堕甚密病史。经色偏淡或黯淡，可伴见肾虚或气血虚弱见证，如腰膝酸软，或头晕耳鸣，或小便频多，或眼花心悸，面色少华，舌质偏淡，苔薄白，脉沉细弱。

【方　　解】 本方以《丹溪心法》“五子衍宗丸”合《兰室秘藏》“圣愈汤”加减组方。五子衍宗丸乃补肾益精之代表方，五药皆为植物种仁，既能滋补阴血，又蕴含生生之气，方中菟丝子既能补肾阳，又能益阴精，补而不峻，温而不燥；枸杞子补肾养血，阴中有阳；覆盆子滋补肝肾，涩精缩尿，为强阴药之首选；五味子固肾涩精，补肾敛肺，车前子利湿泄浊，本病白带量少故常去之。圣愈汤即参芪四物汤，方中四物汤补血养血和血，调经止痛，党参、黄芪益气健脾，助气血生化，加补骨脂温肾助阳暖土，肉苁蓉补肾益精润燥，紫河车乃精血结孕之余液，为血肉有情之品，既能补血又能补肾填精，鸡血藤养血活血通络。上述诸药合用，共奏补肾益精、养血益气之功，组方紧扣肾虚和血亏，补肾以益精为主，养血不忘益气。肾精足气盛，气血充盈，冲任得养，经血自能满溢应时而下。

【常用加减】 临床上常用于肾虚血虚所致月经后期量少甚或闭经、不孕，多囊卵巢综合征、卵巢早衰等。精血亏虚甚者，可加鹿角胶，则补肾益精养血之力更著；兼有情志怫郁、胸胁胀痛者，可加香附、郁金等疏肝行气；纳少便溏者加白术、怀山药健脾和中；便溏者，去肉苁蓉加砂仁温胃行气。

【验案举例】

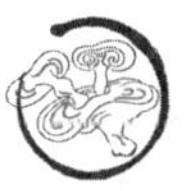

闭经案

2007年9月5日一诊： 周某，29岁。诉1年多来，月经周期推后2～3月一行，后需用黄体酮方能来潮。现已停经6月。轻微腰酸，性欲下降，潮热汗出，工作压力大，白带量少，阴道干涩，舌红，苔黄少津，脉弦细。患者孕2次，产1次。实验室检查：血性激素P 0.31ng/ml，E2 77.43pg/ml，FSH 34.5mIU/ml，LH 47.46 mIU/ml。B超：子宫前后径2.8cm，内膜厚0.4cm，余（－）。西医诊断：卵巢早衰。中医诊断：闭经属肾虚血亏，冲任不足之证。治以补肾养血调经。方用圣愈五子汤加香附10克。

处方：党参30克，黄芪18克，熟地黄10克，当归15克，川芎10克，枸杞子10克，菟丝子15克，覆盆子10克，补骨脂10克，肉苁蓉10克，香附10克，鸡血藤18克。8剂。

2007年10月12日二诊： 药后阴道干涩及性欲淡漠有改善，潮热汗出消失，舌淡红苔黄厚，脉细滑。继服圣愈五子汤加香附10克、刺蒺藜10克、丹参15克。8剂。此后守方加减继服随诊。

2008年2月三诊： 诉2007年10～12月经潮3次，周期26～28天，量中，色红。复查B超示：子宫前后径3.6cm，内膜0.4cm（经净2天）。性激素FSH 5.45 mIU/ml。

【按】29岁女性由于工作生活压力过大出现月经推后乃至闭经，伴见潮热汗出、白带减少、阴道干涩、性欲淡漠等肾虚见证，血激素示有排卵功能减退之象，经用中药补肾养血调经治疗数月之久，月经周期逐渐正常，潮热汗出等症状消失，全身情况好，血性激素转归正常，源于病员年轻，中药调治后能较快恢复。本方为肾精不足、气血亏虚而设，若辨证属气滞者非本方所宜。服药期间注意劳逸结合，调畅情志。精血之伤难以骤复，当缓缓调治，多需数月方可见效，需坚持治疗。

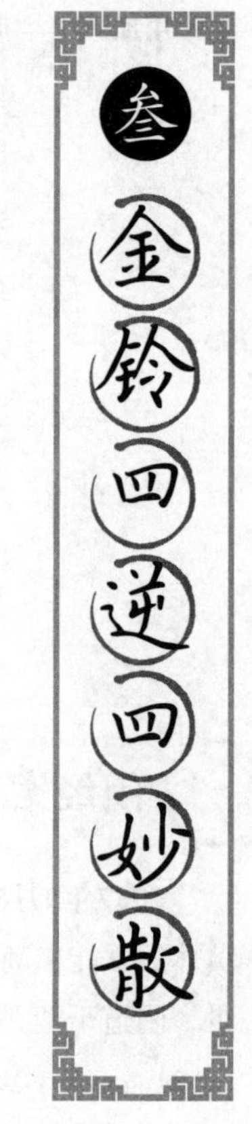

叁 金铃四逆四妙散

【组成】

炒川楝子	拾克
延胡索	拾克
柴胡	拾克
白芍	壹拾伍克
枳壳	拾克
苍术	拾克
黄柏	拾克
薏苡仁	贰拾肆克
牛膝	壹拾伍克
广木香	拾克
蒲公英	壹拾伍克
夏枯草	壹拾伍克
甘草	陆克

【功　　效】 行气清湿止痛。

【主　　治】 常用于急慢性盆腔炎、附件炎等妇科炎性疾病见肝郁气滞、湿热蕴结下焦之证候者。多由急性期湿热未尽，迁延而致下腹疼痛坠胀累及腰骶酸胀不适，经期加重，带下量多，色黄质稠气臭，舌红苔黄腻，脉弦滑数。

【方　　解】 本方以金铃子散行气活血止痛，四逆散（柴胡、白芍、枳壳、甘草）增强理气行滞，缓急止痛之效；四妙散（苍术、黄柏、牛膝、薏苡仁）利湿热止带，加蒲公英、夏枯草既清热解毒、利湿通淋，又软坚散结，广木香行气止痛。全方合用，既能疏肝行气止痛，又有清热利湿通淋止带之效，用于盆腔炎症性腹痛，带下量多，较为合宜。

【常用加减】 体质壮盛、大便干结者，方中选用枳实，体弱者选用枳壳；炎症严重，出现低热起伏者，可加忍冬藤、连翘、草红藤等清热解毒；带下量多色黄气臭者，可加土茯苓、椿根皮清热利湿止带；小便艰涩不畅者，可加海金沙、茵陈清热利湿通淋，或琥珀、赤小豆等活血通淋，清湿化瘀；腰酸胀痛者可酌加杜仲、川续断补肾强腰止痛；月经周期提前者，可加丹参凉血化瘀。

【验案举例】

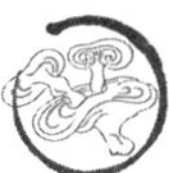

妇人腹痛（慢性盆腔炎）案

2005年11月14日一诊： 钟某，女，26岁。半年前宫外孕保守治疗后出现间断左下腹疼痛，经期加重，经抗炎输液治疗后有缓解。3个月前早孕自然流产后，腹痛加重，两侧小腹胀痛伴两胁痛、身痛，白带量多，色黄，性情急躁，神差倦怠，口干，纳眠可，尿黄灼热，大便调，舌红苔薄黄，脉弦细数。妇检子宫活动欠佳，压痛，左侧增厚压痛。白带常规：清洁度Ⅲ度。西医诊断：盆腔炎、阴道炎。中医诊断：妇人腹痛，辨证为肝郁气滞，湿热蕴结。治法：疏肝理气，清热除湿，活血止痛。方选金铃四逆四妙散去苍术、川牛膝，加蒲公英15克、夏枯草15克、龙胆草10克、琥珀10克。5剂。

2005年11月25日二诊： 服上方后下腹痛明显缓解，仍感两胁痛、身痛、耳后痛，下腹灼热感，口干欲饮，大便干，尿黄尿痛。继用金铃四逆四妙散去苍术、川牛膝，加蒲公英15克、夏枯草15克、龙胆草10克、琥珀10克、栀子10克、黄芩12克、车前子10克，以增清利湿热之力。4剂。

2005年12月20日三诊： 小腹痛减，时有反复，心烦易怒。药后肝热证减，金铃四逆四妙散去川牛膝，加养血活血之当归10克、鸡血藤18克、制香附10克。4剂。

2006年1月9日四诊： 小腹痛明显缓解，妇检子宫及附件压痛减轻，白带常规无异常。治以疏肝理气，活血止痛，佐以通淋，继用金铃四逆四妙散去苍术、川牛膝加蒲公英15克、夏枯草15克、广木香10克、鸡血藤18克、琥珀10克、茵陈10克、杜仲15克。4剂。

药后于2006年4月经潮后停经，于2007年1月足月分娩1女婴，重2500克。

【按】中医无盆腔炎病名，本病多由妇女经期产后，摄身不慎，湿热邪毒乘虚入侵胞宫胞脉，蕴结下焦而致，其病机为湿热蕴结，气滞血瘀，根据其临床表现常归属于“妇人腹痛”“带下病”“癥瘕”等范畴辨证论治。中医治疗优势主要针对慢性盆腔炎，在治疗中常采用综合治疗，特别是直肠给药，温通活血的中药注入直肠可对邻近器官起温化活血止痛之功。本案例为肝郁气滞，湿热蕴结之妇人腹痛，当以疏肝理气，清热除湿，活血止痛。以金铃四逆四妙散为主方，或佐清湿，或佐活血止痛，或佐通淋，配合直肠灌药，上下并进，取得良好疗效。服药期间，忌生冷油腻之品。

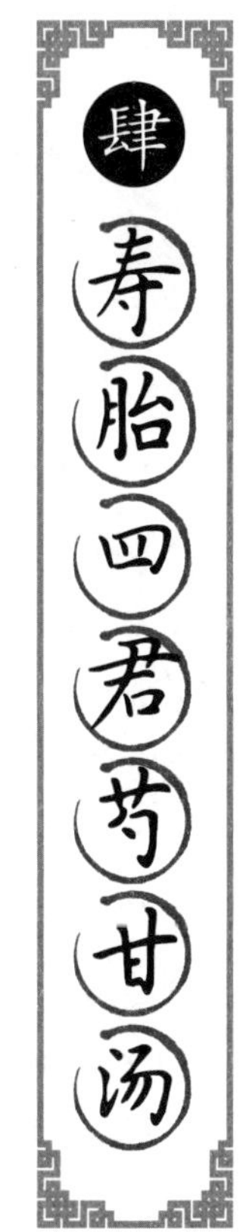

【组成】

党参　叁拾克
桑寄生　壹拾伍克
菟丝子　壹拾伍克
川续断　壹拾捌克
阿胶　拾克
白术　拾克
茯苓　拾克
白芍　壹拾伍克
甘草　陆克

【功　　效】 健脾益气，补肾安胎。

【主　　治】 脾肾两虚所致的胎漏、胎动不安。症见妊娠妇女或腰酸下坠或小腹胀痛或阴道少量出血，伴见神疲乏力，或纳少便溏，肢软乏力者。

【方　　解】 方中桑寄生、菟丝子、续断补肾固胎，阿胶补肾滋阴，养血止血，党参健脾益气，白术、茯苓、甘草健脾和中，白芍配甘草缓急止腹痛。全方合用，共奏补肾益气，止血安胎、缓急止痛之效。

【常用加减】 寿胎四君芍甘汤健脾益气，补肾安胎，临床应用于早孕先兆流产出现腰酸下坠，下腹疼痛，或伴见阴道出血等辨证属脾肾气虚，胎元不固者。伴见胎热，出现口干口苦，舌红脉滑数，加黄芩清热安胎；伴见恶心呕吐者，上方加竹茹、苏梗、陈皮和胃降逆止呕；气滞腹痛，可加广木香行气止痛；腹胀不适，可加苏梗宽中行气安胎；腰痛甚者，可加杜仲补肾固胎；阴道出血量多者，可加苎麻根清热止血安胎；偏寒，加炒艾叶温经止血。

【验案举例】

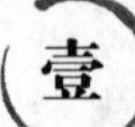 胎动不安（先兆流产）案

2006年10月27日一诊： 尹某，女，24岁。停经36天，4天前出现阴道少量出血，1天前感下腹隐痛伴腰骶酸痛，测尿HCG（+）。现阴道少量出血，伴腹痛腰酸，乳胀，恶心，纳眠差，尿频，大便偏干，舌红苔薄白，脉弦滑。孕3次，人流3次。中医诊断：胎动不安，辨证属肾虚胎元不固。西医诊断：早孕—先兆流产。治法：补肾益气，止血安胎，佐以健脾和胃。方用寿胎四君芍甘汤加减，以太子参易党参，去茯苓、甘草，加陈皮10克、黄芩10克、侧柏叶10克、旱莲草15克。4剂。

2006年11月6日二诊： 现停经45天，服上方后阴道出血已净3天，小腹隐痛，无腰痛，仍恶心欲呕，纳差，眠可，二便调，舌质红，苔薄白，脉滑。B超：宫内孕囊1.7cm×1.4cm大小。继用上方4剂。

2006年11月17日三诊： 现停经56天，患者自诉11月6日来院就诊后乘车回家途中，旅途颠簸，当日阴道出血量多色红，遂当地注射黄体酮，至今阴道仍有少量出血，小腹不痛，腰胀，乳房刺痛，口干苦，纳呆，大便干结，舌质偏红苔薄黄，脉细略滑。B超：宫内探及2.9cm×1.6cm孕囊回声，内见胚芽1.2cm，胎心搏动正常。左附件探及3.6cm×2.3cm无回声团。继用上方去阿胶，加枸杞子10克、怀山药15克。4剂。

药后阴道出血止，腰腹痛减，后足月顺产一男婴。

【按】胎漏、胎动不安为妊娠期急重症，多发生在妊娠12周以前。胎动未殒者属流产先兆，可用中药保胎治疗。临床中采用辨证论治，因人而治，随证加减，药物平和，疗效确切，可较长时间使用，不影响胎儿生长发育，产后因而体质智力均发育良好，这是中药保胎的优势。本例胎动不安属脾肾两虚，胎元不固，胎系于肾，赖气载血养，肾虚不能系胎，气虚不能载胎，则胎失所系所载，致孕后阴道出血、腰酸腹痛等胎动不安之象，治以补肾益气，健脾和胃，止血安胎。方用寿胎丸补肾安胎止血，异功散健脾益气和胃以养胎，加黄芩清热止血，侧柏叶、旱莲草凉血止血，白芍缓急止痛。药后出血止，腰腹痛减，虽因乘车颠簸症状反复，继用上方治疗血止，腰腹痛消失，后足月顺产。方中阿胶较滋腻，如有脘腹痞满，纳少苔腻者，可不用，或用阿胶珠替代，或加砂仁温胃行气。妊娠期用药需谨慎，配合卧床休息、节欲等。治疗中密切观察胎元情况，如出血量多超过正常经量或伴腰腹疼痛加重属胎堕难留者，应及时去胎益母。

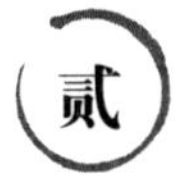

滑胎（习惯性流产）案

2010年3月16日一诊：安某，女，33岁，停经39天，腰酸、下腹隐痛半月，于2010年3月16日就诊。平素月经周期21～40天不等，量少、色淡。孕4次，人流1次后2007、2008年连续自然流产3次，均为孕40天左右不全流产清宫。现下腹持续隐痛、腰酸，伴见胃脘胀痛，平卧、休息后好转，疲乏、气短，无阴道流血等不适，纳差眠可，二便调，舌红，苔薄黄，脉滑数。西医诊断：早孕—先兆流产，习惯性流产。中医诊断：胎动不安、滑胎，辨证为脾肾气虚，胎元不固。方用寿胎四君芍甘汤去阿胶，加杜仲15克、怀山药15克、苏梗10克。6剂，2日1剂。收入院保胎治疗。半月后，患者下腹隐痛消失，轻微腰酸，无阴道流血等不适，胃胀好转，纳差便干，二便调。继用寿胎四君芍甘汤加砂仁6克、广木香10克、怀山药15克。6剂。

随诊于停经3月余出院，B超示胎儿发育好，无腰酸腹痛等不适。

【按】滑胎是指自然堕胎小产连续发生3次或3次以上，主要责之肾气不足、肾精亏虚及气血亏虚以致胎失所系、所载、所养，其治疗防重于治，重视平时的调养，以补肾气、益肾精、益气养血为主，流产1次应避孕1年，使精、气、血得到恢复，做到未病先防。本例患者3年屡孕屡堕4次，身体未得到很好康复，第5次怀孕又出现流产先兆，但因治疗及时，终于转危为安，足月分娩。

（整理：李晓红　沈涛）

张玉芬

张玉芬，女，一九三八年一月生，山西太原市人，教授、主任医师。曾任山西省中医药研究院妇产科主任、第三批全国老中医药专家学术经验继承工作指导老师、第四批中医师承教育中西医结合临床专业硕士指导教师，担任《中华医学研究杂志》专家编辑委员会常务编委。二〇一一年十一月被中西医结合学会授予『中西医结合贡献奖』奖杯。

张玉芬教授1963年山西医学院毕业，后又离职学习中医2年，从医48年，治学严谨，勤求古训，博采众长，掌握中西医基础理论及专业知识，在继承中医学传统理法方药的基础上应用现代医学的知识和方法加以整理提高，互相渗透，使辨证与辨病相结合，积累了丰富的临床经验。她医术精湛，造诣高深，解决本专业疑难复杂问题，开展新技术，成为中西医结合妇产科业务技术的带头人，并始终坚持在临床教学第一线，为祖国培养中西医结合后继人才。张玉芬教授在中医治疗妇产科疾病探索出一条新思路、新方法，发挥了中医药优势，形成了一个较完整的体系和自己的特色。20世纪70年代她就提出中药对机体是双相调节的新论点，在治疗先兆流产、子宫肌瘤、卵巢囊肿、月经不调、产后诸证等有其独到之处，特别是治疗不孕症有所突破。20余年来应用补肾健脾、调肝、活血促排卵，并研制出“理血调经颗粒”“调经种玉颗粒”治疗排卵障碍性不孕，活血软坚治疗输卵管梗阻性不孕，补肾活血益气治疗免疫性不孕，均收到较好的疗效。张玉芬教授具有一定探索精神和创新能力，紧密围绕临床，从20世纪70年代开始开展了数个科研项目的研究：“加味生化汤的实验研究”1979年获省科技进步四等奖，《益母康冲剂的临床观察及实验研究》1994年获省科技进步二等奖，“孕安冲剂治疗先兆流产的临床及实验研究”2002年获省科技进步二等奖，“活血消癥颗粒的药效学实验及临床研究”2009年获省科技进步二等奖，张玉芬教授在医学刊物中发表论文30余篇，如《采用正交设计对加味生化汤组方的分析》获优秀论文奖，《益母康冲剂对产后出血及乳汁分泌的影响》获国际会议证书，被美国柯尔比科学文化情报中心选入全球信息网1995年度东方医学中医学“临床使用价值”推荐论文，研制的益母康冲剂已正式生产。张玉芬教授载入1997年世界科学名人录，授予铭牌，与他人合著著作7本，包括《中医妇科学》《家庭医生》《健康长寿途径》《性与发育》《最近10年中医临床经验精华》等，其中《中医乡村医生手册》获山西省卫生厅1990年医药卫生科技著作二等奖，《中华效方汇海》获1995年度北方十省市优秀科技图书二等奖。

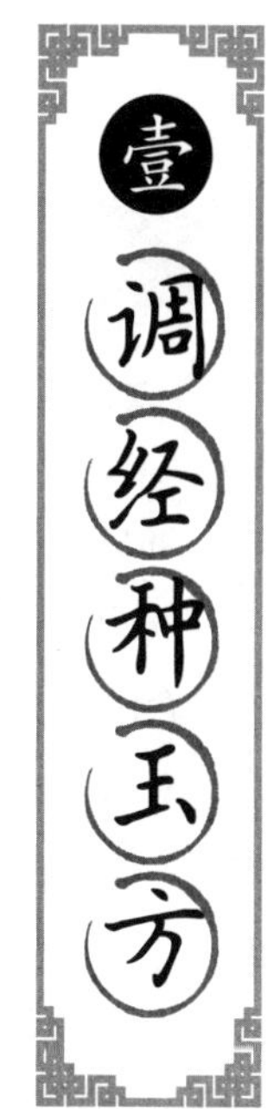

【组成】

当归 陆克
川芎 陆克
熟地黄 壹拾伍克
白芍 贰拾克
女贞子 壹拾贰克
旱莲草 壹拾伍克
川续断 壹拾伍克
桑寄生 壹拾贰克
菟丝子 叁拾克
甘草 拾克
香附 拾克
柴胡 陆克
枸杞子 壹拾贰克

【功　效】 养血健脾，疏肝补肾。

【主　治】 月经不调，排卵障碍性不孕。

【方　解】 方中当归、川芎、熟地黄、白芍为四物汤，补血调经，属血分药，补血而不泄血，补中有散，散中有收；女贞子、旱莲草（二至丸）补肝肾，养阴血；川续断、桑寄生、菟丝子、枸杞子补肝肾，补阴益阳；香附、柴胡疏肝理气；甘草补脾益气。据文献报道，川续断、桑寄生、菟丝子有雌激素样作用，甘草（3克）小剂量对抗雌激素作用，大剂量有雌激素样作用。

【常用加减】 阴虚内热口渴，加麦冬、玄参；肝火旺，加黄芩、栀子；夜寐不安，加炒酸枣仁；气血虚，加黄芪、党参、阿胶。

【验案举例】

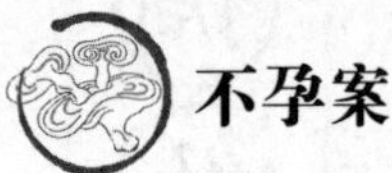

不孕案

2011年8月16日一诊：宋某，女，28岁，太原市人。主诉：月经不调，结婚3年不孕。

病史：结婚3年，夫妻同居未孕，月经后期8～10日，末次月经2011年8月13日，量少，色暗红，有血块，少腹冷胀，脉沉弦，舌质红。

处方：当归15克，川芎12克，生地黄15克，白芍20克，麦冬12克，柴胡6克，炒艾叶10克，香附10克，川续断15克，桑寄生12克，菟丝子30克，女贞子12克，旱莲草15克，枸杞子12克，甘草10克，红花10克。12剂。水煎服，每日1剂，早晚分服。

2011年8月28日二诊：主诉月经3日止，口干，少腹微痛。脉沉弦，舌质红。B超子宫4.4cm×3cm×4cm，内膜0.8cm，左卵巢3.3cm×2cm，右卵巢4cm×2.6cm，内见1.8cm×1.4cm的卵。

处方：当归15克，川芎12克，丹参10克，赤芍15克，生地黄15克，麦冬12克，益母草30克，马齿苋30克，菟丝子30克，覆盆子15克，杜仲10克，桑椹子12克，仙茅10克，淫羊藿10克，甘草10克。12剂。水煎服，每日1剂，早晚分服。

2011年9月25日三诊：月经未至，时恶心，脉沉滑，舌质红。9月18日化验血HCG 4175IU/L，E2 335pg/ml，P 40.4nmol/L，B超：子宫5.9cm×4.3cm×4.9cm，宫内妊囊2.18cm，未见胎芽及胎心搏动。

方药：保胎方。7剂。水煎服，每日1剂，早晚分服。

【按】此患者为排卵障碍性不孕，治疗应顺应月经周期中卵巢的周期性变化，体内的阴阳消长，分期用药。月经期阴气较盛，为阳转阴阶段，关键在“通”，治应补肾养血活血。卵泡期至黄体期：约月经第10天左右，卵泡发育至1.8～2.0cm，此时为重阴转阳，阴充阳长，肾阳渐旺，待孕阶段，宜阴阳并补，重温肾阳，并加活血药促进排卵，活血药可促进输卵管蠕动运送受精卵，还可改善子宫血液循环，更有利于着床。

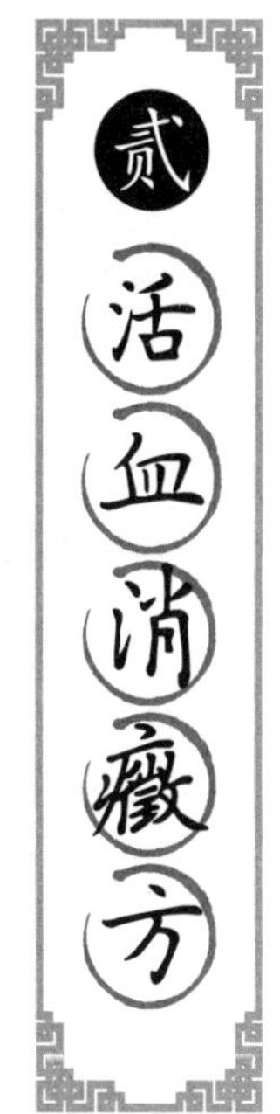

【组成】

夏枯草 叁拾克
浙贝母 壹拾伍克
生牡蛎 叁拾克
莪术 拾克
赤芍 贰拾克
穿山甲 壹拾伍克
益母草 叁拾克
荔枝核 壹拾伍克
黄芪 叁拾克
党参 壹拾伍克
昆布 贰拾克
甘草 叁克
当归 贰拾克
香附 拾克
炮姜 陆克

【功　效】 活血化瘀，软坚散结，培补气血。

【主　治】 癥瘕（子宫肌瘤、卵巢囊肿、陈旧性宫外孕包块形成、慢性盆腔炎包块形成）。

【方　解】 方中黄芪、党参健脾益气，增强机体抗病祛邪能力；穿山甲、莪术、浙贝母、益母草、赤芍、生牡蛎、当归、昆布活血化瘀，软坚散结，祛瘀生新；夏枯草清热解毒凉血；香附、荔枝核行气导滞兼止痛，炮姜温经，更有利于活血；炙甘草调和诸药。综观全方，标本兼顾，攻补兼施，祛邪扶正，从而达到消除癥瘕的目的。

【常用加减】 兼气血虚，加何首乌、阿胶、升麻；兼少腹痛，加川楝子、木香；兼白带多，加黄柏、芡实。

【验案举例】

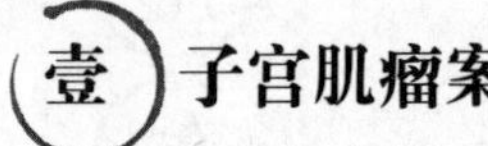

壹 子宫肌瘤案

2011年5月6日一诊：患者，李某，女，37岁，山西晋城人。平素月经规律，量多。BMP 2011年4月28日，行经6天，量多、色红、血块（+），乏力，少腹胀痛，脉沉涩，舌质微红暗 。B超（2011年3月10日）：子宫7cm×6cm×5cm 肌层回声不均，内膜0.9cm。前壁3cm×2cm×1.5cm结节，后壁1.2cm×1.5cm结节。

诊断：子宫多发性肌瘤。

辨证：气滞血瘀，瘀久成癥。

治则：活血行气，软坚散结。

处方：夏枯草30克，三棱20克，莪术15克，丹参30克，穿山甲15克，黄芪30克，香附10克，赤芍20克，当归20克，何首乌10克，昆布20克，阿胶10克。30剂。水煎服，每日1剂，早晚分服，经期停药。

2011年6月15日二诊：BMP 2011年5月26日，行经5天，经量较前减少，色红，血块（+），少腹微胀，白带多，色黄，舌质红，脉沉弦。

处方：夏枯草30克，三棱20克，莪术15克，丹参30克，穿山甲15克，黄芪30克，香附10克，赤芍20克，当归20克，何首乌10克，昆布20克，阿胶10克，黄柏15克，车前子（包）10克，芡实30克。20剂。水煎服，每日1剂，早晚分服。

2011年8月2日三诊：BMP 2011年7月24日，行经5天，量中，色红，无血块，白带减少，脉沉弦，舌质淡红。B超：子宫6.5cm×5cm×4.5cm，内膜0.8cm，肌瘤结节消失。

【按】子宫肌瘤属癥瘕范畴，主因血气失调，气滞血瘀，瘀久成癥瘕，故治宜理气化瘀，软坚散结，但病久气血虚弱，须养正气。故有养正气积自除之说。

贰 卵巢囊肿案

2011年5月19日一诊：患者，李某，女，28岁，太原市人。月经规律，BMP 2011年5月10日，行经5天，量中，色暗，腰酸，脉沉迟，舌质淡红苔薄白。B超（4月20日）：子宫6.1cm×3.1cm×3.8cm，右卵巢6cm×5cm卵巢囊肿。妇科检查：外阴正常，阴道通畅，宫颈光，子宫6cm×3cm×4cm，右附件区可及6cm×5cm，囊性肿块。

诊断：右侧卵巢囊肿。

处方：莪术20克，生牡蛎30克，丹参20克，赤芍20克，三棱20克，浙贝母15克，泽泻20克，茯苓20克，当归15克，瞿麦30克，川续断15克。30付。水煎服，日1剂，早晚分服。嘱经期停药。

2011年7月20日二诊：BMP 2011年7月10日，行经5天，量中，色红，舌质淡，脉沉细。B超：子宫6cm×3cm×3.5cm，右侧卵巢囊肿3cm×3cm。

继服上方药15付。

2011年8月30日三诊：BMP 2011年8月8日，行经5天，量中，色红，腹胀，舌质微红，脉沉弦。B超：子宫6cm×3cm×3.5cm，双附件未见异常。

【按】中医无卵巢囊肿之病名，属肠覃、癥瘕范畴，类似论述如《灵枢·水胀》曰："肠覃何如？寒气客于肠外，与卫气相搏，气不得荣，因有所系，癖而内著，恶气乃起，息肉乃生。其始生也，大如鸡卵，稍以益大，至其成，如怀子之状，久者离岁，按之则坚，推之则移，月事以时下，此其候也。"其症状描述，类似卵巢囊肿的表现。张玉芬教授认为本病之病因主要为脾失健运，水湿不化，湿聚成痰，痰湿与血瘀结为癥瘕。治则应以活血化瘀，软坚散结兼以健脾祛湿，利水散结。

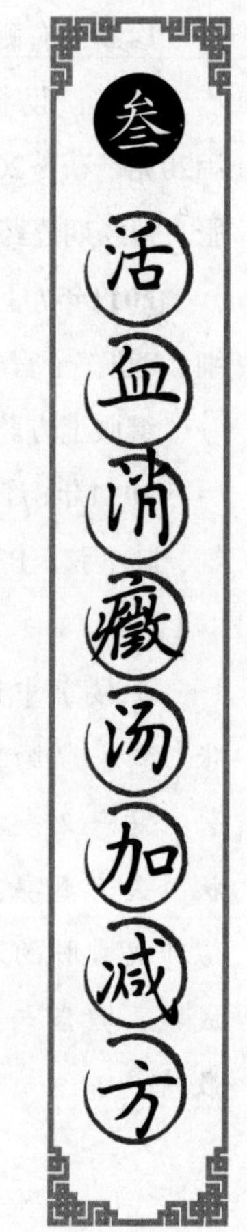

【组成】

生牡蛎　叁拾克
夏枯草　叁拾克
莪术　拾克
浙贝母　壹拾伍克
丹参　贰拾克
赤芍　贰拾克
半枝莲　叁拾克
丹皮　贰拾克
荔枝核　壹拾伍克
当归　壹拾伍克
香附　拾克

【功　　效】活血祛瘀，行气通脉，清热解毒。

【主　　治】胞脉瘀阻（输卵管梗阻性不孕）。

【方　　解】方中生牡蛎、莪术、当归、浙贝母、丹参、赤芍活血化瘀，软坚散结，行气止痛；半枝莲、夏枯草、丹皮清热解毒，散瘀消肿；荔枝核行气止痛散滞；香附理血中之气，气行则血行。

【常用加减】兼腰膝酸软，加川续断、桑寄生；少腹冷，加艾叶、小茴香；白带多色黄，加黄柏、芡实；乳房胀痛，加柴胡、白芍、木香。

【验案举例】

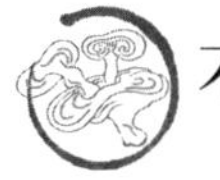

不孕案

2011年3月28日一诊：赵某，女，32岁，山西临汾人。主诉：结婚5年未孕。

病史：月经规律，周期26～30天，BMP 2011年3月19日，行经4天，量中，色红，有血块，少腹胀痛，素日白带色黄，脉沉弦，舌质微暗。既往：2007年1月行子宫纵隔切除术。2009年9月29日行输卵管造影：双侧输卵管梗阻。2010年做试管婴儿未成功。

诊断：不孕症（输卵管梗阻性不孕）。

辩证：气滞血瘀，胞脉瘀阻。

治则：活血理气，化瘀通脉，兼清热解毒。

处方：生牡蛎30克，夏枯草30克，莪术15克，浙贝母15克，丹参20克，赤芍20克，半枝莲30克，丹皮15克，荔枝核15克，当归15克，香附10克，川楝子15克，黄柏12克，芡实20克。20剂。水煎服，每日1剂，早晚分服，经期停药。连服2月。

2011年5月19日二诊：BMP 2011年5月10日，行经4天，量中、色红、少量血块，脉沉弦，舌质淡红。5月17日输卵管造影：右侧通畅，左侧不通。

处方：当归9克，川芎6克，熟地黄15克，香附10克，旱莲草15克，菟丝子30克，川续断15克，桑寄生12克，枸杞子20克，覆盆子15克，甘草10克，巴戟天15克，女贞子12克。

2011年8月7日三诊：BMP 2011年7月25日，行经6日，量中，色红，脉沉弦，舌质红。B超：子宫4.3cm×2.9cm×3.3cm，内膜0.74cm，右卵巢内见2.1cm×2.0cm的卵泡，左卵巢内见2.6cm×1.2cm的卵泡。

处方：当归15克，川芎12克，生地黄15克，赤芍15克，麦冬12克，菟丝子30克，覆盆子15克，仙灵脾12克，杜仲15克，益母草30克，马齿苋30克，丹参20克，甘草10克，香附10克。12剂。水煎服，每日1剂，早晚分服。

2011年9月12日四诊：月经未至，阴道微量出血，无腹痛，脉沉滑，舌质红。9月5日B超：子宫饱满5.8cm×3.9cm×4.8cm，宫内妊囊1.6cm×1.6cm，未见胎芽及胎心搏动。化验：血HCG 22319IU/L，E2 448pg/ml，P 16.15nmol/L。

方药：保胎方10剂。

【按】输卵管梗阻，属祖国医学“胞脉瘀阻”范畴，其根本病机是瘀阻脉络。在古书中虽无明确叙述，但有记载极为类似，如《石室秘录》：“任督之间，尚有疝瘕症，则精不能施，因外有所障也。”结合临床，其多因盆腔炎、输卵管炎引起，故当以活血化瘀，温经通脉，清热解毒为主，但临床上若一味攻伐，易耗其气血，若单以补肾，则瘀积难除。宜经后投以活血化瘀之剂，以攻为主，排卵期及黄体期减少攻药之力，酌加补肾之品。经前加疏肝理气之药，必要时配合宫腔注射或输卵管介入治疗。

（整理：霍晓波）

肖承悰

肖承悰，女，汉族，生于一九四〇年十一月十六日，北京人。出身中医世家，是当时北平四大名医之首萧龙友先生嫡孙女。一九五九至一九六五年在北京中医学院中医系学习。毕业后留该校附属东直门医院工作至今。现任北京中医药大学东直门医院资深专家、首席教授、主任医师、博士生导师，享受国务院政府特殊津贴。二〇一二年担任北京中医药大学传承博士后导师，二〇一三年被评为第四批全国名老中医药专家学术经验继承工作优秀指导老师。

肖承悰教授担任中华中医药学会妇科分会前任主任委员、《中华中医妇科杂志》编委会主任、教育部全国学位与研究生教育发展中心评审专家、全国中医标准化技术委员会委员、国家食品药品监督管理局药品审评专家、国家医疗保险咨询专家、中华医学会医疗事故技术鉴定专家、中华中医药学会科学技术奖评审专家、全国名词委（全国科学技术名词审定委员会）中医药学名词审定委员会委员、北京中医药大学学术委员会委员等职。

肖承悰教授2007年10月被中华中医药学会授予全国15名中医妇科名专家之一。她临证本着“继承传统不泥古，开拓创新不离源”的精神，严格遵循传统的中医辨证论治宗旨，结合现代医学的理论与检测手段，力求辨证与辨病相结合，组方用药严谨精良，重视标本兼治，重视气血的变化，还注重肝、脾、肾与疾病的关系，以及精神情志与疾病的关系，临床疗效显著。多年来倾心研究中医药治疗子宫肌瘤、卵巢囊肿、慢性盆腔炎、更年期综合征、月经不调、子宫内膜异位症、不孕症、流产、产后病及多种妇科疑难杂症，形成了自己独特的学术观点和治疗方法，疗效显著，在妇科领域取得了卓越成就，在国内外享有很高的知名度。通过多年的临床经验总结，研创治疗子宫肌瘤的院内制剂“肌瘤内消丸”和“缩宫宁”，在东直门医院和东方医院应用多年，受到患者的普遍欢迎。

其主编及参编多部专著。任副主编的著作有《中医妇产科学》（人民卫生出版社2001年10月），该书获中华中医药学会优秀学术著作一等奖；任主编的著作有《现代中医妇科治疗学》（人民卫生出版社2004年5月），该书获中华中医药学会优秀学术著作二等奖；《中医妇科学》（学苑出版社2004年4月）、《中医妇科临床研究》（首部全国高等中医药院校卫生部规划研究生教材2008年）、《中医妇科名家经验心悟》（人民卫生出版社2009年3月）、《一代儒医萧龙友》（化学工业出版社医学分社2009年10月）。任主审的著作有《中医妇科学》（高等教育出版社2008年1月）、《全国中医妇科流派研究》（人民卫生出版社2012年2月）。

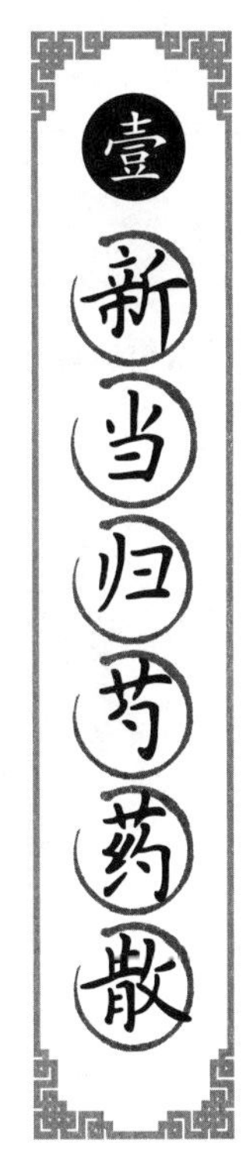

【组成】

当归　壹拾伍克
白芍　壹拾伍克
赤芍　壹拾伍克
白术　壹拾伍克
茯苓　壹拾伍克
泽兰　壹拾伍克
枳实　壹拾伍克
川牛膝　壹拾伍克
川芎　壹拾伍克

【功　　效】养血柔肝，健脾利湿，活血化瘀，祛痰消癥。

【主　　治】肝郁脾虚，痰湿阻滞之妇科癥瘕。卵巢囊肿是妇科常见的良性肿瘤，可发生于任何年龄，以20~50岁最为多见。卵巢囊肿早期可无症状，多在体检时B超发现。有时患者无意中在腹部触及包块，或在妇科检查时发现包块。有时表现小腹坠胀疼痛，时发时止，带下量多，色白，无异味，乏力易倦，舌淡红，舌苔薄白，脉细弦滑。

【方　　解】当归芍药散出自《金匮要略》，原为孕妇腹中绞痛，以及妇人腹中诸痛而设立。新当归芍药散为泽泻改泽兰，加赤芍、枳实、川牛膝而成。方中白芍补肝血，柔肝体，使肝血充足，肝体得养，疏泄有序，为治本之品，为君药；赤芍泻肝活血，散结通络，能行血中之滞，与白芍相配，补散结合，以防白芍敛邪之弊；当归养血活血，配白芍以养肝疏肝；川芎条达肝气，并活血行滞；白术补气健脾，利湿消痰；茯苓甘淡渗湿补中，下行而利水湿，配白术可加强健脾，行湿祛痰的作用。上五药共为臣药。泽兰辛散温通，活血祛瘀利水；枳实化痰消癥，破气散结。二药俱为佐药。川牛膝既有补肝肾的作用，又有活血祛瘀散结之功，且能引诸药下行，为使药。诸药相配，做到了肝脾两调，气、血、水同治，扶正与祛邪并重，治标与治本兼顾，共奏养血柔肝，健脾化湿，活血祛瘀，祛痰消癥之功。

【常用加减】 临床用药守方间随症加减。若少腹痛甚，可加莪术15克，生蒲黄15克，五灵脂12克，元胡15克，败酱草15克等活血化瘀止痛药，以活血化瘀，祛痰消癥；若出现胃脘胀闷可加用鸡内金15克，佛手10克以健脾消积，软坚散结，理气止痛。若兼盆腔积液或输卵管积水可加路路通12克，皂角刺12克，虎杖15克，马鞭草15克以通利之。

【验案举例】

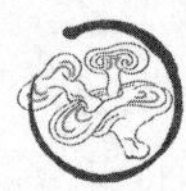

卵巢囊肿案

2006年3月18日一诊：吴某，女，29岁，北京人。发现右侧卵巢囊肿3月余。患者去年11月体检时，B超发现右附件有一4.9cm×4.5cm大小无回声区。既往月经规律 4/27～33天，量少，无痛经，末次月经2006年3月10日，孕1产1。有一女孩3岁。刻下症：右侧小腹坠胀疼痛，时发时止，带下量多，色白，无异味，乏力易倦，烦躁起急，口干喜饮，纳差，大便不成形，舌淡红，边有齿痕，苔白腻，脉沉滑。体型肥胖。妇科检查：外阴：正常，阴道：通畅，宫颈：中度糜烂，子宫：前位，质地中等，活动可，无压痛。附件：左侧正常，右侧可及一直径3cm左右大小的囊性肿物，轻压痛。查B超子宫3.5cm×2.7cm×3.6cm，内膜厚0.7cm，右卵巢2.1cm×1.9cm，左卵巢1.6cm×1.8cm，右附件可见一4.9cm×4.5cm无回声区。子宫后穹窿游离液2.5cm。查血CA125 20U/ml。诊断：中医：肠覃（肝郁脾虚，痰湿阻滞）；西医：右侧卵巢囊肿。治以养血柔肝，健脾利湿，活血化瘀、祛痰消癥。

处方：当归15克，赤白芍（各）15克，川芎15克，白术15克，茯苓15克，泽兰15克，路路通12克，皂角刺12克，虎杖15克，马鞭草15克，莪术15克，生蒲黄（包）12克，五灵脂12克，元胡15克。28剂。

2006年4月17日二诊：服上方28剂后，右侧小腹坠胀疼痛明显减轻，烦躁起急及乏力口干减轻，胃脘胀闷，纳差，二便调，舌淡红，边有齿痕，苔白，脉细弦滑。末次月经为2006年4月12日。

处方：当归15克，赤白芍（各）15克，川芎15克，白术15克，茯苓15克，泽泻15克，泽兰15克，虎杖15克，马鞭草15克，败酱草15克，鸡内金15克，佛手10克，川牛膝15克。28剂。

2006年5月15日三诊：胃脘胀闷好转，带下量减少，纳寐可，二便调，苔脉同前。体重下降4kg。末次月经为2006年5月13日。处方：2006年4月17日方。28剂。

2006年6月12日四诊：28剂后，查B超子宫3.6cm×2.6cm×3.7cm，内膜厚0.6cm，右卵巢2.0cm×1.9cm，左卵巢1.7cm×1.8cm。未见异常。

2006年7月14日五诊：守上方随症加减2月余，复查B超子宫附件未见异常。随访1年未复发。

【按】妇女由于月经、妊娠、产育、哺乳等生理特点，“数伤于血”，故育龄妇女常处于相对“有余于气，不足于血”的状态。肝脏体阴而用阳，时时得血以柔养。若肝血不足，失之柔养，则肝郁不疏，气滞血瘀；肝郁乘脾，脾气虚弱，水湿不运，湿聚成痰。痰湿属阴，重着黏滞，影响血之畅行，可加重血瘀。瘀血阻滞，气机失调，水湿不运，又使痰湿加重终致痰瘀互结，阻于冲任，日久而成肠覃、癥瘕。一诊以新当归芍药散加活血化瘀止痛药以养血柔肝，健脾利湿，活血化瘀，祛痰消癥。二诊因患者出现胃脘胀闷而加用鸡内金、佛手以健脾消积，软坚散结，理气止痛。三、四、五诊守方间以莪术、生蒲黄、五灵脂、元胡、败酱草、鸡内金、佛手等药加减进退，巩固治疗，最终使肝血充足，脾气健运，湿瘀消除，标本兼治而使囊肿渐消。

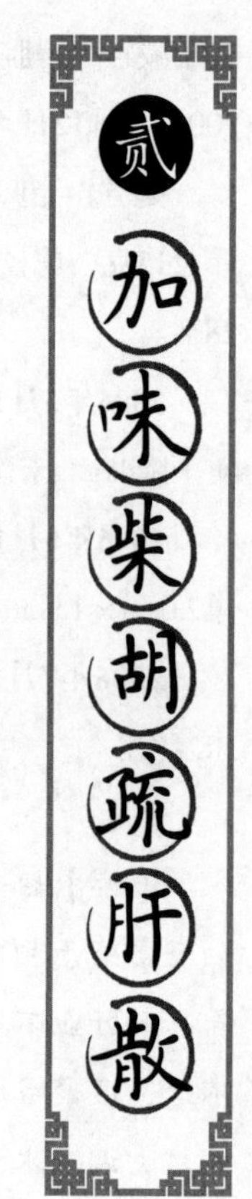

【组成】

柴胡 拾克
赤芍 壹拾伍克
白芍 壹拾伍克
枳实 壹拾伍克
炙甘草 陆克
青皮 拾克
川芎 壹拾伍克
枳壳 壹拾伍克
香附 拾克
续断 壹拾伍克
桑寄生 壹拾伍克
菟丝子 壹拾伍克
川牛膝 壹拾伍克
红藤 壹拾伍克
败酱草 壹拾伍克
忍冬藤 壹拾伍克

【功　　效】疏肝理气，补益肾气。

【主　　治】肝郁气滞，肾气不足。少腹、腰酸及腰骶疼痛，心烦起急，情绪不畅，经行乳房胀痛，体倦乏力，带下量多，面色晦暗，舌淡黯，脉细弦。

【方　　解】方中柴胡苦、辛、微寒，归心包络、肝、三焦、胆经，可疏肝解郁，舒畅肝气为君药；白芍苦、酸、微寒，归肝、脾经，可养血敛阴，柔肝止痛为臣药，与柴胡合用，以补养肝血，条达肝气，可使柴胡升散而无耗伤阴血之弊；白芍配赤芍，白芍以补为功，能补血敛阴，柔肝和营，具有缓急止痛的作用，赤芍以泻为用，清热凉血，活血祛瘀通经脉，二药配伍应用，敛散相抑，补泻并举，有养血活血止痛之效，对虚中夹瘀或因瘀致虚者用之尤宜；佐以枳实理气解郁，泄热破结，与柴胡为伍，一升一降，加强舒畅气机之功，并奏升清降浊之效；与白芍相配，又能理气和血，使气血调和；使以甘草，调和诸药、益脾和中，白芍、甘草配伍缓急止痛；

川芎条达肝气，行气开郁，活血行滞止痛；青皮、枳壳、香附增强疏肝解郁，行气止痛之效；续断苦甘、辛、微温，归肝、肾经，可补肝肾，行血脉，续筋骨；牛膝苦、酸、平，归肝、肾经，可活血祛瘀，补肝肾，强筋骨；菟丝子辛甘平，归肝、肾经，可补阳益阴，固精缩尿，明目止泻；续断、桑寄生、菟丝子、川牛膝补益肝肾，通中有补、补中有通；红藤、败酱草、忍冬藤活血化瘀，清热解毒而止痛。诸药合用，辛以散结，苦以降通，气滞郁结可解而肝气条达，血脉通畅，痛止而诸症亦除。

【常用加减】 临床用药守方间随症加减。若少腹痛甚，可加川楝子10克，元胡12克等活血化瘀止痛；若兼盆腔积液或输卵管积水，可加虎杖15克，马鞭草15克。阳虚者，加巴戟天15克，骨碎补15克。

【验案举例】

壹 盆腔炎性疾病后遗症案

2008年12月30日一诊： 孙某，女，26岁。主诉：右少腹痛伴腰痛1年余。2007年6月因孕53天行人工流产术，术后发现“盆腔炎”。经常少腹痛，腰痛，时轻时重，经前下腹胀，经期腹痛尤甚。刻下症：右侧小腹坠胀疼痛，腰痛，时发时止，带下量多，色黄质稠，有异味，乏力易倦，烦躁起急，口干喜饮，纳差，大便不成形，舌暗红，苔白厚，脉细弦。妇科检查：外阴正常，阴道通畅，宫颈中度糜烂，子宫后位，质地中等，正常大小，有压痛。附件左侧正常，右侧增厚，有压痛。查B超子宫3.5cm×2.7cm×3.6cm，内膜厚0.7cm，右卵巢2.1cm×1.9cm，左卵巢1.6cm×1.8cm。子宫后穹窿游离液2.5cm。

处方：柴胡10克，枳实15克，赤白芍（各）15克，白术15克，茯苓15克，泽兰15克，土茯苓15克，车前草15克，虎杖15克，马鞭草15克，红藤15克，败酱草15克，忍冬藤15克，续断15克，桑寄生15克，川牛膝15克。

2009年1月13日二诊： 14剂后，右侧小腹坠胀疼痛明显减轻，烦躁起急及乏力口干减轻，带下减少，胃脘胀闷，纳差，二便调，舌暗红，苔白，脉细弦。末次月经2008年12月

15日。

处方：柴胡10克，枳实15克，赤白芍（各）15克，白术15克，茯苓15克，泽兰15克，虎杖15克，马鞭草15克，红藤15克，败酱草15克，忍冬藤15克，续断15克，桑寄生15克，川牛膝15克，鸡内金15克，佛手10克。

2009年2月3日三诊：21剂后，胃脘胀闷好转，带下正常，痛经减轻，有时仍有右侧少腹疼痛，纳寐可，二便调，舌淡红，苔白，脉细弦。末次月经2009年1月15日。

处方：2009年1月13日方去柴胡、泽兰，加益母草15克、元胡10克。

2009年2月27日四诊：21剂后，查B超子宫3.6cm×2.6cm×3.7cm，内膜厚0.6cm，右卵巢2.0cm×1.9cm，左卵巢1.7cm×1.8cm。未见异常。守上方随症加减2月余，复查B超子宫附件未见异常。随访1年未复发。

【按】盆腔炎的病原菌主要有各种化脓菌及一部分厌氧菌群。厌氧菌常与需氧菌造成混合感染。本例因人工流产后致盆腔感染，失治或治疗不愈，湿热之邪乘虚侵袭胞宫，并与气血相搏而引起腹痛。原有慢性盆腔炎病史者，常因过度劳累，正气虚弱，病邪乘虚复发。一诊以柴胡疏肝散加健脾清热利湿、补肾活血化瘀药治疗。二诊因患者出现胃脘胀闷而加用鸡内金、佛手以健脾消积，理气止痛。守方间以益母草、元胡、鸡内金、佛手等药加减进退，最终使肝血充足，脾气健运，肾气足，湿热瘀消除，标本兼治而使诸症痊愈。方中柴胡疏肝散疏肝理气；加白术、茯苓健脾祛湿；土茯苓、车前草清热利湿；泽兰、虎杖、马鞭草、红藤、败酱草、忍冬藤活血化瘀，清热解毒；续断、桑寄生、川牛膝补养肝肾，扶助正气，补中有通，通中有补，使湿热尽去。盆腔炎性疾病后遗症虽不是危急重症，但病情顽固，缠绵难愈，反复发作，严重影响患者的生活质量，对其身心健康造成伤害。因此，在治疗中应对患者进行心理疏导，使其树立起战胜疾病的信心，并加强身体锻炼，增强体质，提高对疾病的抵抗能力。

贰 输卵管阻塞案

2009年6月20日一诊：周某，女，24岁。人工流产术后3年，未避孕未孕2年。患者月经初潮12岁，周期4～5/30天，量中等，色暗红、有血块，痛经（+）。末次月经2009年6月10日。孕1产0。2006年3月行人工流产术，术后月经规律。其爱人检查精液正常。近2年来同居未避孕而未怀孕。患者平素经期两侧少腹隐痛以经前尤甚，伴腰酸不适，乳胀，郁郁寡欢，纳寐尚可，大便不畅，小便调。2009年5月在市妇产医院子宫输卵管造影术检查提示双侧输卵管不通，建议做胚胎移植。患者不愿做此手术，寻求中医治疗。妇检：附件两侧可触及条索状增粗有压痛（+），右侧附件片状增厚，压痛（+），基础体温高温相持续13天，B超检查提示双侧附件增厚。

处方：柴胡10克，白芍15克，枳实15克，当归15克，续断15克，杜仲15克，陈皮10克，乌药15克，香附10克，菟丝子15克，路路通10克，皂角刺10克，益母草15克，丝瓜络10克，桑寄生15克，川牛膝15克。输卵管通液术2天1次，共3次。治疗半月。

2009年7月4日二诊：前7剂药服后，大便黑臭，量大，腰酸腹痛好转，后7剂大便正常，诸症均好转。效不更方，继服上方7剂，经期停服。

2009年7月18日三诊：月经于2009年7月10日来潮，持经5天，血量中等，血色暗红，无血块，无痛经。自觉体力好，周身轻松，记忆力加强，纳寐好，二便调，舌质淡红，苔薄黄，脉细滑。效不更方，继服上方7剂，并予输卵管通液术2天1次，共3次。于2009年7月22日输卵管通液术注入药水35毫升，注入顺利，无返流，无阻力，无腹痛，提示双侧输卵管通畅，予安坤赞育丸调理。

2009年9月17日四诊：停经38天，恶心头晕3天，末次月经2009年8月10日，检查尿HCG（+），B超检查提示宫内早孕。

【按】本案采用加味柴胡疏肝散配合输卵管通液术联合治疗输卵管阻塞性不孕症获得良效。输卵管通液术简单易行，通过注射的一定压力分离粘连，虽可暂时减轻局部充血、水肿，使阻塞的输卵管组织获得通畅，但治愈率很低，而且需数次甚至十几次治疗，花费大且痛苦多，并对患者机体有一定的损伤，运用疏肝理气，补肾养血，化瘀通络方法，既可疏通输卵管，又可帮助患者恢复损伤，调理体质，提高免疫力，二者相互为用，互相补充，相得益彰，疗效明显。通过局部辨病与全身辨证相结合，不但起到了促进炎症的吸收、瘀阻的松解、变软、易散、易消的作用，而且对月经周期的调整也有很好的作用。治疗输卵管炎性阻塞，临床多采用活血祛瘀及手术治疗伤及冲任，故当瘀滞将尽时，如出现虚象或虚实兼夹证候，可酌加补益之品以善其后。正如叶天士所云："奇脉之结实者，古人必用苦辛和芳香，以通脉络，其虚者，必甘辛温补，佐以流行脉络，务在气血调和，病必痊愈。"

（整理：王东红）

孟渝梅

孟渝梅，女，一九四〇年出生，山西省中医药研究院主任医师、中国中西医结合学会妇产科专业委员会常务委员、山西中西医结合学会妇产科专业委员会主任委员。一九九七年被确定为『第二批全国老中医药专家学术经验继承工作指导老师』，曾被确定为『山西省医学学科带头人』。她曾获『山西省廉洁行医优质服务百名先进个人』、『山西省赵雪芳式白衣战士』称号。二〇〇四年被山西省中医院评为十大名中医之一，二〇一一年获中国中西医结合学会颁发的『第二届中西医结合贡献奖』。

孟渝梅主任1962年毕业于山西医学院医疗系，毕业后分配在山西晋东南医学专科学校（现长治医学院）做临床教师工作。1973年调入山西省中医药研究院做妇科医师，同年参加了山西省第六期西医离职学习中医班学习，结业后从事中西医结合妇产科临床、教学、科研工作近40年，担任妇产科主任20年。退休后仍活跃在临床第一线发挥余热。

孟渝梅主任主持腐殖酸类物质妇产科临床应用研究10余年，临床使用腐殖酸钠治疗子宫颈糜烂、女阴白色病损、老年性阴道炎等疾病取得满意疗效，并研制出针剂、栓剂、水溶糊剂等多种制剂药物，在药厂正式投产，至今仍在使用。该研究成果多次在全国性会议及学习班向全国推广，通过动物实验在国内首先发现了腐殖酸具有雌激素样作用。孟渝梅主任发表专业论文40余篇，其中《腐殖酸雌激素样作用研究》获省优秀论文奖，《富新钠的研究》获山西省科技进步奖。其主要著作有《产后保健110问》《现代妇产科理论与临床》《中医妇科理论与临床》等。

孟渝梅主任通过中医辨证论治妇人

经、带、胎、产、杂诸病及妇产科疑难杂症积累了丰富的临床经验，通过辨证与辨病相结合，用中西医结合方法诊治慢性盆腔炎、女阴白色病损、子宫内膜异位症、不孕症、闭经、生殖器结核等疾病有专长。尤其是经过三十余年临床探索，她总结出以补肾活血法为主的中药内服、外洗、外敷、局部封闭、粘连切开等综合治疗女阴白色病损有独特见解，使这一目前国内外中西医尚无明确疗法之妇产科疑难顽疾有了满意疗效，并研制出祛白止痒颗粒、活血止痒散、蒲竭止痒软膏等药物制剂，方便了患者携带及持续用药。该疗法曾在中央电视台《中华医药》“医药名家”栏目中介绍，取得省内外妇产科同道的肯定并深受广大患者的欢迎。

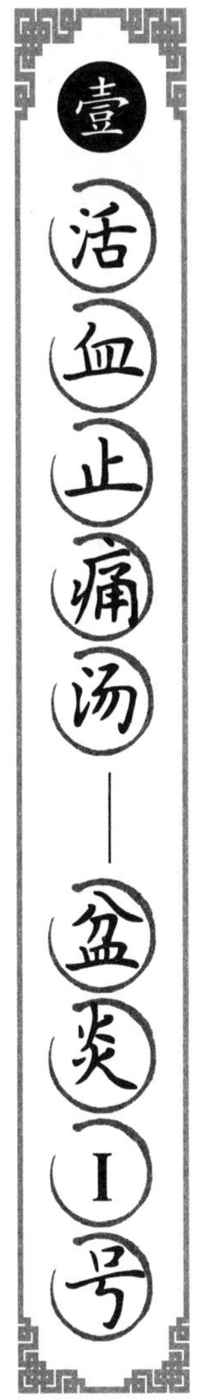

壹 活血止痛汤——盆炎Ⅰ号

【组成】

丹参 壹拾伍克
当归 玖克
赤芍 壹拾贰克
香附 玖克
木香 玖克
乌药 玖克
元胡 玖克
川楝子 玖克
桑寄生 壹拾伍克
川续断 壹拾贰克
桂枝 陆克
炙甘草 叁克

【功　　效】活血化瘀，理气止痛。

【主　　治】小腹疼痛，按之痛甚，遇寒加重，腰骶酸痛，劳则加剧，经血紫暗，带下清稀，舌质淡暗或有瘀斑、瘀点，脉象沉细或弦涩。西医诊断为慢性盆腔炎、盆腔炎性包块、盆腔积液、子宫内膜异位症、子宫肌瘤、痛经等证属血瘀型疾病。

【方　　解】方中丹参、当归、赤芍活血化瘀；香附、木香、乌药理气解郁；元胡、川楝子止痛行滞；桑寄生、川断补益肾气；桂枝、乌药温经散寒。全方活血化瘀，理气止痛，补益肾气，温经散寒。

【常用加减】 腹痛剧烈，加炒荔枝核9克，橘核9克，炒枳壳9克，炒蒲黄9克，炒灵脂9克以行气散寒止痛；盆腔包块、子宫内膜异位症、子宫肌瘤，则加三棱9～15克，莪术9～15克，乳香6克，没药6克，浙贝母9克，生牡蛎30克，夏枯草30克，穿山甲9克以活血消癥、软坚散结；盆腔积液，加泽泻9克，车前子9～15克，茯苓皮15克以利水渗湿；腰骶疼痛困重，两腿酸软无力，头晕耳鸣，加炒山药15克，狗脊9克，牛膝9克，巴戟天15克，女贞子15克，旱莲草15克以滋补肝肾；乏力倦怠，纳呆，小腹下坠，加黄芪15克，党参9克，焦白术15克，茯苓15克，陈皮9克以健脾益气；胸胁乳房胀痛，心烦易怒，口干苦，善叹息，加柴胡6克，薄荷3克，郁金9克，炒栀子9克以疏肝理气解郁；大便干结，口干喜饮酌，加麦冬9克，火麻仁15克，郁李仁15克，肉苁蓉15克，熟大黄6克以滋阴养血，润肠通便。

【验案举例】

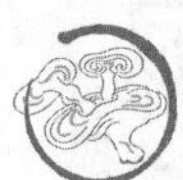

腹痛（慢性盆腔炎）案

2007年8月22日一诊：王某，女，38岁。间断性下腹部疼痛5年，伴腰困。近日劳累后加重，舌质暗淡边有瘀斑，脉沉涩。妇科检查：子宫后位，正常大小，活动欠佳，压痛（+）。中医诊断：腹痛—血瘀肾虚型。西医诊断：慢性盆腔炎。

治以活血化瘀、理气止痛为主，兼补益肾气。

处方：丹参15克，当归9克，赤芍12克，香附9克，木香9克，乌药9克，元胡9克，川楝子9克，炒荔枝核9克，橘核9克，桑寄生15克，川断12克，牛膝9克，炙甘草3克。6剂。水煎服。

2007年8月29日二诊：药后腹痛、腰困诸症明显减轻。守原方加入乳香6克、没药6克。6剂。水煎服。

2007年9月5日三诊：腹痛消失，稍感腰困。守二诊方加入炒山药20克，巴戟天15克，狗脊9克，6剂。水煎服。

1月后复诊，诸症痊愈，妇检正常。随访1年未再复发。

【按】医者见“炎”，常以湿、热、毒为因，治法多以清热解毒、止痛利湿为法。然以腰痛、腰困为主症之慢性盆腔炎多属虚、寒、瘀。故治则重在活血、理气、温经、益肾。本例选丹参、赤芍、乳香、没药活血化瘀，香附、木香、乌药、元胡、川楝子、炒荔枝核、橘核理气止痛、温经通络；桑寄生、川断、牛膝、炒山药、巴戟天、狗脊以补益肾气。全方攻补兼施、虚实兼顾。活血行气以祛邪，补益肾气以扶正。诸药合用以达病愈。

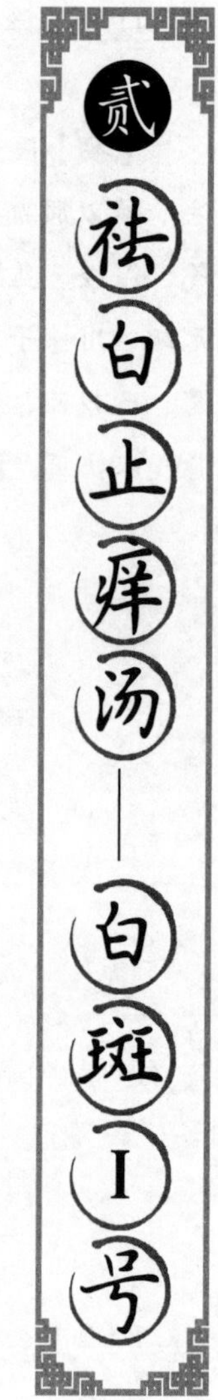

【组成】

丹参 壹拾伍克
当归 玖克
赤芍 壹拾贰克
鸡血藤 壹拾伍克
紫苏 玖克
白芷 玖克
桂枝 陆克
丹皮 壹拾贰克
枸杞子 壹拾伍克
巴戟天 壹拾伍克
菟丝子 壹拾伍克
补骨脂 壹拾伍克
牛膝 壹拾伍克
蝉蜕 玖克
白蒺藜 壹拾伍克
地肤子 壹拾伍克
生甘草 叁克

【功　效】 活血补肾，温经通络，驱风止痒。

【主　治】 外阴瘙痒，尤以夜间明显。外阴色白，时有肿胀、破溃、皲裂、干涩、脱皮，伴腰膝酸软，性欲冷淡，头晕耳鸣，舌质淡红，苔薄白，脉象沉细。西医检查及病理诊为外阴营养不良（外阴白色病损）。

【方　解】 方中丹参、当归、赤芍、鸡血藤、丹皮活血化瘀。桂枝温通经络，紫苏、白芷入肺经；枸杞子、巴戟天、菟丝子、补骨脂、牛膝补益肝肾。蝉蜕、白蒺藜、地肤子祛风止痒。

【常用加减】 外阴萎缩，角化明显，加桃仁9克，红花9克，生蒲黄15克，皂角刺9克以活血化瘀，可酌加黄芪9～15克以助气血通畅；

若阴部肿胀疼痛、破溃，伴有口干舌燥、大便秘结者，可暂以龙胆泻肝汤加减以清热利湿，症状解除后仍以原法调治其本；服汤药同时加用活血温经、解毒止痒之外用药熏洗之，常用方剂：马齿苋30克，生艾叶15克，菟丝子15克，儿茶6克，硼砂6克，蝉蜕15克，生蒲黄15克，白蒺藜15克，白鲜皮15克，地肤子15克，地丁15克，生甘草6克，内服外洗合用可提高疗效。

【验案举例】

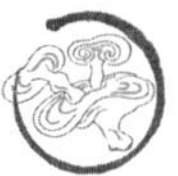

阴痒（外阴白色病损）案

2008年9月22日一诊：周某，女，34岁。外阴瘙痒3年，近3个月阴痒加重，外阴干涩、皲裂、疼痛难忍影响睡眠，舌质红，边有瘀点，脉细涩。妇科检查：外阴双侧大小阴唇、阴蒂色皮、会阴体色素脱失、角化、萎缩、皲裂、弹性差。病理切片：萎缩性硬化性苔藓。中医诊断：阴痒（肾虚血瘀）。西医诊断：外阴白色病损（外阴营养不良）。

治以活血化瘀，温经散寒，补肾止痒。内服与外用中药并举。

内服处方：丹参15克，赤芍12克，当归9克，鸡血藤15克，紫苏9克，白芷9克，桂枝9克，牛膝9克，丹皮12克，枸杞子15克，菟丝子15克，巴戟天15克，补骨脂15克，蝉蜕15克，生蒲黄15克，白蒺藜15克，白鲜皮15克，地肤子15克，炙甘草3克。每日1剂，水煎服，经期停用。

嘱忌服辛辣烟酒。

外用处方：马齿苋30克，生艾叶15克，菟丝子15克，儿茶6克，硼砂6克，生蒲黄15克，白蒺藜15克，白鲜皮15克，地肤子15克，地丁15克，蝉蜕15克，冰片3克，生甘草6克。水煎坐浴，2日1剂，每日1次，每次5～10分钟，经期停用。

用此法随证加减，其症状及体征逐渐好转，连续治疗3个月，阴痒等症状消失，检查外阴色泽完全恢复正常，弹性好转，萎缩明显改善。嘱以“祛白止痒颗粒”“活血止痒散”，内服及外洗制剂药物巩固治疗1个月，经病理切片复查原病态组织形态学消失，随访2年无复发。

【按】外阴白色病损为妇科顽症，至今国内外尚无明确疗法，治疗非常棘手。医者见主症为阴痒，通常以湿、热、风为因，多以清热利湿止痒法治之。经过多年探索认为本病之病因病机为：阴血虚寒或外感寒凉之邪，或肾阳虚衰，阴寒内起，阳气不足，不能温煦阴部故皮毛变白。该病起病缓慢，病程长致使气血失运，经络阻滞，故而出现外阴干枯、皲裂、萎缩、溃烂等皮毛不荣现象发生。该病病位在肝、肾两经，皮肤黏膜属肺经，局部痛痒，硬甲属血瘀，阴白、萎缩、干枯属寒，故制定了以活血通络、温经散寒、补肾止痒的治疗大法。方中丹参、当归、赤芍、鸡血藤养血活血；紫苏、白芷、桂枝入肺经以温通在表之经络；菟丝子、枸杞子、巴戟天、补骨脂温补肾气；牛膝补肾引药下行；蝉蜕、白蒺藜、地肤子祛风止痒以解除患者之病症，使肾气旺盛、精血充足、气血畅通，阴血得以荣养，加以活血温经、解毒止痒之外用药起辅助作用，使得患者有信心、耐心，坚持遵嘱用药，疗效显著，患者满意。

（整理：孟渝梅）

何嘉琳

何嘉琳，女，出生于一九四四年七月，浙江杭州人，浙江中医药大学教授，博士研究生导师。一九六八年毕业于杭州市第三届中医基础理论学习班，留任杭州市中医院中医妇科工作至今。卫生部国家临床重点专科、国家中医药管理局重点建设专科、浙江省卫生厅重点学科——杭州市中医院中医妇科学术带头人。历任浙江省政协委员、第八届杭州市政协常委、中华中医药学会妇科专业委员会常务委员、浙江省中医药学会妇科分会主任委员，杭州市中医药学会妇科分会主任委员。

何嘉琳教授系何氏女科第四代嫡系传人，师从已故国家级名中医何子淮老先生。她继承了何氏女科重视整体观念，突出脏腑经络辨证的学术思想，对未病先防、调治奇经的妇科学术思想有所发挥。她在继承何子淮老先生调冲十法的基础上总结演化，创新性地提出了滋养调冲、温阳调冲、祛邪调冲的调冲三法，并研制出滋养调冲的代表方育麟颗粒，作为院内制剂应用多年，深受广大病患欢迎。针对日趋增多的辅助生殖技术性复发流产问题，她进行了深入研究，认为中医药在此领域内大有可为，并将何氏女科代表方安胎合剂拓展应用到胚胎移植术后的先兆流产、复发流产的治疗，获得了良好的临床疗效。

近年来其主持编审《何少山女科经验集》，参编《当代中医妇科临证精华》《中医妇产科学》等多部专著，发表论文百余篇。主持完成浙江省科技厅、浙江省中医药管理局等课题近10余项，其中1项科研成果获杭州市科技进步二等奖。她擅长诊治滑胎、不孕不育、痛经、月经失调等妇科疑难病，享誉国内外。因为贡献突出于1998年和2000年两次被评为杭州市三八红旗手。曾3

次应邀出访泰国，在泰国华侨天华医院、北京同仁堂泰国门诊部坐诊，参加浙江省名医代表团赴香港、台湾等地坐诊，深受海内外病患欢迎。她1998年被评为浙江省名中医，2002年被评为第三批全国老中医药专家学术经验继承工作指导老师，2008年被评为第四批全国老中医药专家学术经验继承工作指导老师，2011年被评为第二批全国名老中医传承工作室建设项目专家。

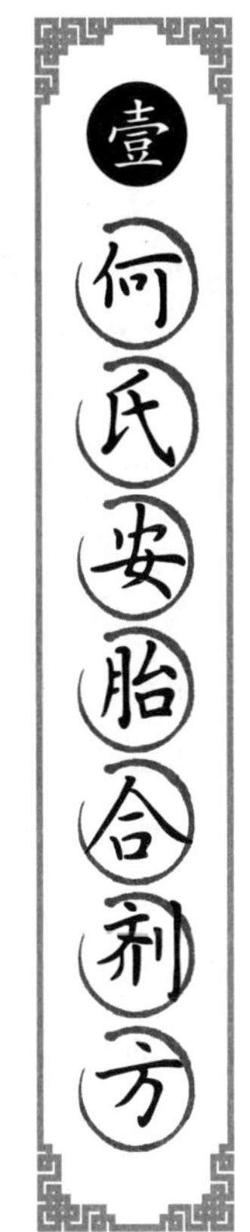

【组成】

党参 壹拾伍克
焦白术 拾克
黄芪 壹拾伍克
菟丝子 叁拾克
枸杞子 壹拾伍克
川续断 壹拾伍克
桑寄生 壹拾伍克
炒杜仲 壹拾伍克
熟地黄 壹拾贰克
阿胶珠 壹拾贰克
苎麻根 壹拾伍克
炒黄芩 拾克

【功　　效】 补肾益气，养血安胎。

【主　　治】 肾虚型胎漏，胎动不安，滑胎。

【方　　解】 方中以菟丝子为君，补肾固冲安胎。臣以党参、黄芪、白术健脾益气，以滋后天之源；川续断、桑寄生、炒杜仲、熟地黄、阿胶、枸杞子补肾养血以滋冲任，苎麻根凉血止血；佐以黄芩清热凉血安胎。全方共奏补肾健脾益气，填精养血安胎之功。

【常用加减】 肾虚血热者易党参为生晒参，加麦冬、墨旱莲、生地黄等滋阴凉血清热；气血虚弱者加太子参、升麻等；兼夹瘀血患者，有阴道流血或B超提示宫内液性暗区者，可根据情况酌予白及粉或三七粉吞服以祛瘀止血，取《内经》“有故无殒，亦无殒”之意。

【验案举例】

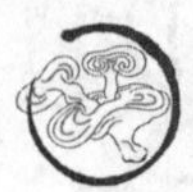

先兆流产案

2009年3月16日一诊：王某，女，35岁，已婚。主诉：停经35天，胚胎移植术后17天，漏红15天，量少色淡，伴腰酸，下腹隐痛，呕恶心烦，食欲下降，大便溏烂，因双侧输卵管梗阻于2月18日在省某医院行胚胎移植术，植入鲜胚2枚。既往不明原因原发不孕8年，脉细滑，舌红，苔薄白，尿妊娠试验阳性，血HCG 6385IU/L，E2 1200pg/ml，P 56nmol/L。末次月经2月1日。西医诊断：（1）先兆流产，（2）试管移植术后；中医诊断：胎动不安，证属脾肾两虚型；治宜：益气健脾，补肾安胎。

处方：党参15克，黄芪12克，桑寄生15克，阿胶珠12克，当归身10克，川续断15克，菟丝子15克，杜仲12克，黄芩9克，炒白术10克，仙鹤草30克，藕节15克。7剂。水煎服。

2009年3月23日二诊：服药后漏红已止，腰酸减轻，脉细滑，舌红，苔薄白。继按前法处方服药14剂。4月9日患者B超检查宫内孕，见心搏，单活胎。

【按】患者素体肾气亏虚，故未避孕8年不孕。今虽能试管移植成功，但肾虚系胎无力，冲任不固，故孕后漏红淋沥；腰为肾之府，肾虚则腰酸；胞脉失养则小腹隐痛。方中党参、白术益气健脾，桑寄生、菟丝子、川续断、杜仲补肾安胎，斟加黄芩凉血安胎，仙鹤草、藕节益气止血，全方集补肾健脾、益气养血为一体，使胞脉得固则胎儿得安。另外，何嘉琳教授认为配合试管移植术的中医药治疗，临床一般需分两步走，首先在术前应重视肾气的调养，即所谓预培其本，固肾为要，使其根蒂牢固；既孕之后再根据孕妇的体质强弱，禀赋之厚薄加以调治，如此方能保胎无忧。试管移植术后阴道漏红多见，可能与母体对胎儿的免疫排斥相关。所以，何嘉琳教授早期多加当归身10克养血活血，促进胚胎种植，补肾益气养血为主提高子宫内膜容受性，提高妊娠成功率。

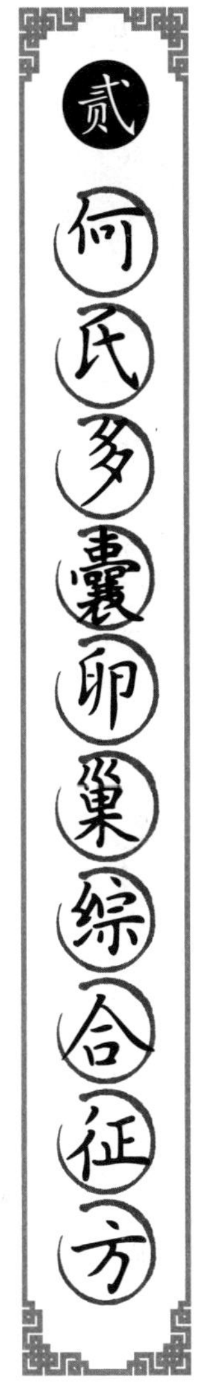

【组成】

葛根　叁拾克
石斛　壹拾贰克
天花粉　拾克
鸡内金　壹拾伍克
白芥子　拾克
川牛膝　壹拾伍克
五味子　伍克

【功　效】 滋水育肾，养阴生津以调经。

【主　治】 多囊卵巢综合征，证属真阴不足，火热煎灼炼液成痰者。

【方　解】 方中重用葛根为君，入阳明经以鼓舞胃气上行以生津液；石斛滋养肾中真阴、悦脾益胃生津，具有“强阴益精，厚肠胃，补内绝不足”之神效；天花粉降火润燥，滑痰解渴；鸡内金健胃消食化积、白芥子善祛皮里膜外之痰；川牛膝补肾活血以祛瘀通经；方中妙在取五味子为引经药，使诸药直达病所，共奏滋水育肾，养阴生津之功效。

【常用加减】 若患者便秘、痤疮、面红气粗等热象逐渐消退，处方时可酌情加用制首乌、制黄精，不但能补肝肾、益精髓，而且还能降血糖、祛膏脂，有助于摄精成孕。多囊卵巢综合征具有异质性、遗传性、难治性以及终身性的特点，因此，在汤剂调理治疗后，月经趋稳，痰湿、火热等标象已消，可以丸药代汤剂，以求峻药缓图，巩固治疗的目的。对青春期女孩要提早干预，预防为先。

【验案举例】

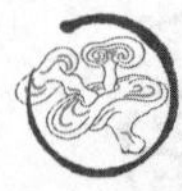

多囊卵巢综合征案

2008年12月22日一诊：王某，女，18岁，未婚，学生。主诉：月经稀发2年。2006年B超示多囊卵巢综合征，2007年诊断为多囊卵巢综合征，口服炔雌醇环丙孕酮片（达英—35）半年，停药后月经来转4个月后停经。2008年5月服药后月经来转，末次月经2008年10月12日（人工周期行经）。颜面痤疮，二便正常，舌红，苔薄白，脉缓。西医诊断：（1）多囊卵巢综合征，（2）稀发月经。现已停服达英—35治疗。中医诊断：月经稀发，证属肾精亏虚型。治宜滋肾填精，理血调经。

处方：葛根30克，制黄精20克，制首乌20克，益母草30克，天花粉15克，石斛（先煎）12克，王不留行10克，当归15克，川芎10克，炙鸡内金15克，白芥子15克，丹参15克，桃仁10克，川牛膝30克，郁金10克，炙甘草5克。7剂，水煎服。

2009年2月25日二诊：末次月经2009年1月14日，量中，4天净。基础体温未升。因在新加坡就诊不便，予丸药口服。

处方：葛根300克，制黄精200克，丹参150克，益母草150克，天花粉150克，石斛120克，王不留行100克，当归150克，川芎100克，炙鸡内金150克，白芥子150克，制首乌200克，海藻200克，马鞭草300克，月季花60克，麦冬100克，川牛膝300克，郁金100克，透骨草150克。作丸剂。

服此丸药后月经基本能1个月余来潮。

2009年6月19日三诊：末次月经2009年6月15日，量中，痤疮较前好转，已正常行经3个月。

处方：天花粉100克，石斛100克，葛根300克，丹参150克，益母草150克，麦冬100克，制首乌200克，川牛膝200克，炙鸡内金150克，白芥子150克，当归150克，川芎100克，茜草60克，黄芩100克，郁金100克，虎杖300克。作丸剂。

服上丸药后月经8、9、10月都如期而至，末次11月28日。

2009年12月31日四诊：末次月经2009年11月28日，先期6天来转。

处方：葛根300克，丹参300克，当归150克，川芎100克，熟地黄150克，枸杞子150克，制黄精200克，制首乌200克，淫羊藿150克，菟丝子300克，香附100克，郁金100克，王不留行100克，石斛120克，天花粉100克，生鸡内金150克，白芥子100克，炙穿山甲60克，川牛膝200克，覆盆子150克，透骨草150克，虎杖300克，月季花60克，益母草300克，桃仁60克。作丸剂。

【按】该患者先天禀赋不足，肾精亏虚，故天癸虽至而不能持续。《医学正传》云："月经全借肾水施化，肾水既乏，则经血日以干涸"。方中以熟地黄、黄精、制首乌、天花粉、石斛滋肾养胃；当归、川芎、牛膝、丹参、桃仁、益母草、虎杖养血活血，共奏滋肾填精，养血柔肝之功；少佐香附、郁金、月季花使肝气调达；炙穿山甲、白芥子涤痰散结通络；如此精血得充，络脉得畅，全方疏补有序，配伍得当，使血行瘀化痰消，故能应手取效。

（整理：王素霞）

当代儿科名中医

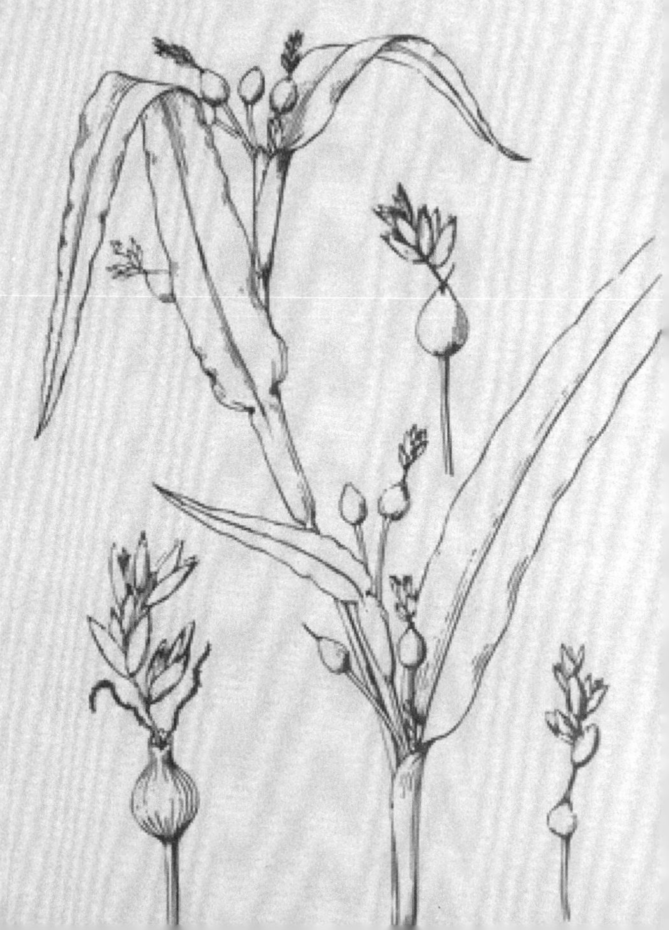

裴学义

裴学义，男，一九二五年二月生，北京人，一九四四年毕业于北平国医学院医科班。毕业后正式拜北京四大名医之一孔伯华先生为师，为孔师得意关门弟子，随孔师行医十一年，深得其真传。经常代师应诊，医好了许多疑难病患者。他曾任东城区联合诊所第一任所长。二十世纪五十年代初协助北京传染病医院、北京儿童医院治疗各种瘟疫杂病，成绩卓著，并因此受诸福棠院长之聘至北京儿童医院工作。

学术上裴学义教授勤求古训、博采众方、不断实践、勇于创新。20世纪50年代乙型脑炎病势凶险，死亡率极高，在药少技穷之时，裴学义教授同中医科同仁一道研制出脑炎散和清消散，使临床有效率升至90%以上。70年代乳儿肝炎病人又逐年增多，裴学义教授对其病因、病机深入探讨，根据本病的临床证候特点及预后、转归，摸索出了清肝利胆方和益肝降酶方两个经验方剂，取得较好的疗效，临床有效率达95%。此外在小儿肾病、咳喘、小儿脾胃病等方面其都有着极其丰富的经验，在患儿家长中享有很高的威望。

裴学义教授是《孔伯华医案》的主要编写者，曾任中国中医药学会理事，为第二批、第三批全国老中医药专家学术经验继承工作指导老师，享受国务院政府特殊津贴。2010年获北京中医药学会“同仁堂杯”中医药工作60年特殊贡献奖。

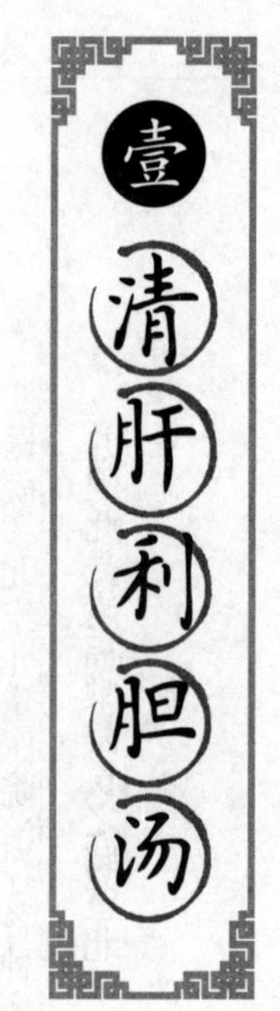

【组成】

生麦芽　玖克

茵陈　壹拾贰克

通草　叁克

金钱草　玖克

泽兰　玖克

黄柏　叁克

丹参　玖克

【功　　效】清热利湿，利胆退黄。

【主　　治】面部、皮肤发黄，颜色鲜明如橘皮色，神疲，不欲吮乳，重则腹胀、呕吐，大便稀溏、颜色黄或灰白，小便深黄，舌质红，苔白腻，指纹紫红。

【方　　解】方中用生麦芽，升发脾胃之气，消食化滞，疏肝解郁，脾气健运，肝气调达，水湿得化，热无所附，胆汁则循常道而行，黄疸自退。方中茵陈、金钱草可祛湿解热，利胆退黄，通草、黄柏清热利尿，引肝胆湿热下行入膀胱，从小便而出，丹参、泽兰活血、行滞，疏通肝脉，利胆退黄。

【常用加减】若患儿腹胀，大便稀溏，则在方中加入茯苓、白术健脾祛湿，固护中焦之气；若以胆汁淤积为主，表现色黄晦暗，大便浅黄或灰白，属气机不畅、肝胆血脉瘀滞，方中加入青黛、血竭、明矾、琥珀四种药面清肝胆郁热、活血通经化滞；若出现腹壁膨隆，青筋暴露，肝脾肿大明显，则方中加入桃仁、红花、大腹皮、鳖甲等活血通络，祛瘀消癥；黄疸消退，以肝酶升高为主，则本方去茵陈、通草、金钱草，加青黛、蒲公英、地丁、马齿苋、败酱草、虎杖、贯众、土茯苓、生铁落、白花蛇舌草等，意在祛湿解毒，活血通络，疏肝散结。

【验案举例】

壹 阳黄案

2000年3月8日一诊：李某，男，2月，河北人。生后2～3天出现面部、皮肤发黄，颜色鲜明如橘皮色，纳奶稍差，大便色黄，质地正常，小便色深黄。拟清热祛湿法。

处方：生麦芽9克，茵陈12克 ，通草3克，金钱草9克，泽兰9克，黄柏3克，丹参9克。7剂。

2000年3月15日二诊：黄疸较前减轻，出现咳嗽，喉中呼噜有痰，舌质红，苔白腻。

处方：守上方，加鲜芦根30克，浙贝母9克。7剂。

2000年3月22日三诊：黄疸明显较轻，咳嗽消失，舌质红，苔白。

处方：继服3月8日方14剂。

【按】本案为阳黄症，此证由孕母湿热内蕴，湿热之毒遗于胎儿所致。湿热熏蒸肝胆，胆液外溢而发黄，色黄而明如橘黄，属阳黄证，正如《诸病源候论·小儿杂病诸候胎疸》说："小儿在胎，其母脏气有热，熏蒸于胎，至生下小儿体皆黄，谓之胎疸也。"方中用生麦芽升发脾胃之气，疏肝理气，茵陈、金钱草、通草、黄柏可祛湿解热，利胆退黄，丹参、泽兰活血化瘀，服药7剂，黄染较前消退。二诊时针对患儿出现咳嗽，在方中加入了鲜芦根、浙贝母清热解表，润肺止咳化痰，三诊时咳嗽消失，又守一诊处方继续利胆退黄。

贰 阴黄案

2003年7月20日一诊：隋某，男，5个月，内蒙古人。生后4周出现面部、皮肤黄染，颜色晦暗如烟熏，精神萎靡，腹胀胁满，时有呕吐，大便溏薄，颜色灰白，小便深黄，舌质暗红，苔白腻，指纹紫暗。拟健脾化湿退黄之法。

处方：生麦芽9克，茵陈12克，通草3克，金钱草9克，泽兰9克，黄柏3克，丹参9克，茯苓9克，白术4克，青黛（冲服）0.3克，血竭（冲服）0.3克，明矾（冲服）0.3克，琥珀（冲服）0.3克。7剂。

2003年7月27日二诊：患儿黄疸有所消退，服药后无明显不适，继服前方14剂。

2003年8月10日三诊：患儿黄疸减轻明显，但腹部胀满，肋下可及痞块，舌暗红，苔白厚。

处方：守上方，加乳香3克、没药3克、鳖甲10克、大腹皮10克、橘核10克。连服本方28剂。

2003年9月7日四诊：患儿黄疸及腹胀胁满等症状均大减。

【按】此案患儿黄疸因脾胃功能薄弱，湿毒内蕴，肝胆疏泄失常，胆汁外溢所致。脾阳本虚，湿郁不化则颜色晦暗，日久迁延不愈，毒邪深入，损及血脉，脉络阻滞，则出现脘腹胀满、胸胁痞块，方中以生麦芽、茯苓、白术健脾养胃祛湿，茵陈、金钱草、通草可清肝热利湿浊退黄，丹参、泽兰则疏肝解郁，活血化瘀，青黛、血竭、明矾、琥珀四种药面，可清肝利胆，祛湿浊，化瘀滞。三诊时针对癥瘕、积聚，在方中加入乳香、没药、鳖甲、大腹皮、橘核等以活血通络、祛瘀消癥散结。

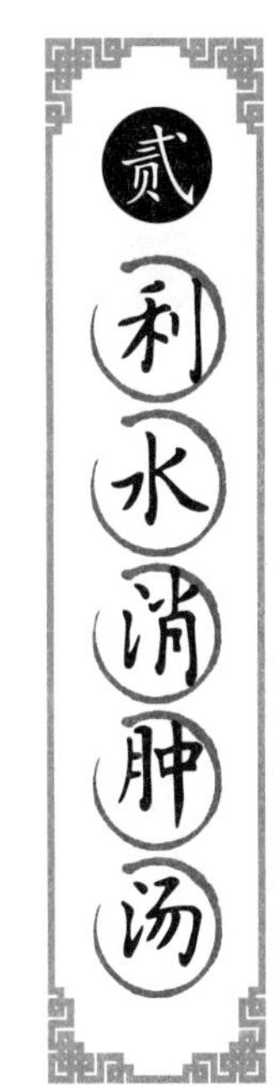

贰 利水消肿汤

【组成】

生麻黄（或浮萍玖克）壹至叁克
连翘 玖克
赤小豆 叁拾克
生姜皮 玖克
茯苓皮 玖克
大腹皮 陆至玖克
五加皮 玖克
桑白皮 玖克
车前子 壹拾伍克
神曲（包） 玖克
草豆蔻 肆克
砂仁 肆克
肉桂 肆克

【功　　效】 宣肺健脾，温阳利水。

【主　　治】 周身高度浮肿，面色皖白，纳呆神倦，尿少便溏，舌质胖大，苔白厚，脉沉缓。

【方　　解】 麻黄（或浮萍）宣肺解表利水，以“开鬼门，洁净府”，连翘清热解毒，赤小豆利水消肿，五皮饮健脾以皮行皮，车前子清利下焦湿热以利尿，神曲、草豆蔻、砂仁、肉桂和中焦，温肾阳，以达先天生后天，后天助先天，精血受固，滥水得制。

【常用加减】 浮肿顽固不消可加炙甘遂末4克冲服，逐水消肿；阴囊肿甚加抽葫芦30克；腹水明显加橘核9克，木香4克温中行气利水；下肢肿甚加防己9克清热利湿消肿；神倦怕冷加附子4克温阳以利水湿；头晕，脉数，血压偏高加石决明18～30克，白蒺藜9克，菊花9克镇肝息风，防止高血压脑病的发生，从而切断病之传变；血尿明显的加鲜茅根30克，大小蓟各9克，莲须9克，豆豉12克，三七粉3克，清热凉血止血；血尿日久，舌质偏淡的加血余炭9克，蒲黄炭9克温经止血。伴咳嗽、气急的加葶苈子6克，代赭石9克泻肺平喘行水；若水肿消失，以蛋白尿为主则则去生麻黄（或浮萍）、连翘、赤小豆、生姜皮、茯苓皮、大腹皮、五加皮、桑白皮，加石韦30克，苦参

9克，凤尾草15克，倒叩草30克；清热祛湿，固护下焦，加芡实9克，生山药30克，山萸肉9克，生地黄9克，熟地黄9克健脾补肾涩精。

【验案举例】

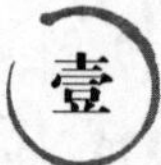壹 水肿案

2003年7月4日一诊：李某，5岁。浮肿伴尿蛋白1年余，确诊为“肾病综合征”，给予泼尼松口服及环磷酰胺冲击治疗，但病情易反复，激素撤减困难。现患儿尿蛋白（+++），血生化：血浆白蛋白18g/L，球蛋白10g/L，胆固醇14.84mmol/L，临床表现：双眼睑及双下肢呈高度浮肿伴胸腔积液，腹水征（+），尿少，200ml/d，不能下地，舌质淡红，苔白，脉沉滑略数。拟宣肺健脾，通阳利水之法。

处方：浮萍9克，连翘9克，赤小豆30克，茯苓皮15克，生姜皮9克，大腹皮9克，五加皮9克，橘核9克，车前子15克，肉桂4克，炙甘遂末（分冲）4.5克。

2003年7月11日二诊：患儿浮肿较前消退，尿量较前增加，1000ml/d，尿蛋白（++~+++），舌质淡红，苔厚腻，脉滑。守方加减，14剂。

处方：守方加滑石9克，抽葫芦30克，木香4克。

2003年7月25日三诊：浮肿进一步消退，尿蛋白仍（++~+++）。针对蛋白尿改方如下拟清热祛湿，固护下焦。

处方：石韦30克，苦参9克，凤尾草15克，倒叩草30克，芡实9克，生山药30克，茯苓皮15克，草豆蔻4克，砂仁4克，橘核9克，乌药9克。14剂。

2003年8月25日四诊：尿蛋白转阴，复查血生化：血浆总蛋白55g/L，白蛋白33g/L，球蛋白22g/L，胆固醇5.75mmol/L。一年半时激素减完，病情未再反复。

【按】肾病，综合征中医归为“浮肿”，责于肺脾肾三脏。裴学义教授用药浮肿期侧重于上中二焦，方中浮萍宣肺开郁，通调水道，茯苓皮、生姜皮、大腹皮、五加皮行皮间之水气，利水消肿。橘核、木香温中行气散结，与大腹皮相配善疗腹中之水气。小儿为纯阳之体，感邪日久易化热酿毒，连翘、赤小豆则有清热解毒之功，全方相合则汗、利、清与健脾补肾并进，共奏消肿之功。三诊时患儿浮肿消

退，以蛋白尿为主，蛋白尿期裴学义教授用药偏于中下二焦，此期处于正虚邪实之时，虚为脾肾亏虚，实为下焦湿热亢盛，故用药需虚实兼顾，扶正与祛邪并道而行。方中石韦、苦参、凤尾草、倒叩草均为苦寒入下焦之品，能清热祛湿，固护下焦。草蔻、砂仁、橘核、乌药可温中健脾行气，与芡实、生山药相配可补后天助先天，益气涩精。对于水肿一症裴学义教授采用分期论治，临床收到良好的疗效。

贰 尿血案

2004年8月13日一诊：马某，男，13岁。浮肿伴血尿1月余，发病前1周曾患“上呼吸道感染”，现仍咽部不适，尿量少，尿色呈深茶色，尿常规检查：蛋白（+），红细胞10～15个/HP，查体：咽赤，双扁桃体Ⅱ度肿大，双眼睑及双下肢浮肿，舌尖红，苔白，脉滑，拟宣肺利水，清利下焦湿热，凉血止血。

处方：浮萍9克，连翘9克，赤小豆30克，鲜茅芦根（各）30克，滑石9克，莲须9克，淡豆豉12克，银花炭9克，侧柏炭9克，大小蓟（各）9克，茜草9克，仙鹤草15克，赤芍9克，丹皮9克，金银花9克，连翘9克，板蓝根9克。14剂。

2004年8月27日二诊：患儿服药2周，尿常规大有改善，尿蛋白(±)，尿红细胞0～3/HP，舌质淡红，苔白腻，脉滑。拟清热利湿，健脾固肾。

处方：鲜茅芦根（各）30克，大小蓟（各）9克，莲须10克，淡豆豉12克，知母9克，黄柏9克，生山药30克，芡实9克，仙鹤草15克，茜草9克，藕节9克，生牡蛎 20克，桑寄生20克。14剂。

2004年9月10日三诊：患者再次复查尿常规蛋白（–），镜检：红细胞0～1/HP，舌质淡红，苔薄白，脉滑缓。守方加减14剂。

处方：鲜茅芦根（各）30克，大小蓟（各）9克，莲须10克，淡豆豉12克，知母9克，黄柏9克，生山药30克，芡实9克，仙鹤草15克，茜草9克，藕节9克，生牡蛎20克，桑寄生20克，血余炭9克，蒲黄炭9克。14剂。

【按】本患者病史1月余，表现浮肿，血尿，咽赤。考虑浮肿、尿血与外邪侵袭有关，故治疗上在宣肺利水、清热凉血止血基础上，加入鲜芦根、银花、连翘、板蓝根等清热解毒之药，表里同治，阻断病邪循经内传，临床收到较好疗效。尿血一症，早期病程尚短，舌质偏红的裴学义教授善用莲须、豆豉、茅根、茜草、仙鹤草、赤芍、丹皮等清热凉血以止血。血尿日久，舌质偏淡的在方中常加血余炭、蒲黄炭等温经收敛止血之药以及加入牡蛎、桑寄生、山药、芡实等健脾益肾，涩精止血之药。

（整理：胡艳）

温振英

温振英，女，一九二八年出生于辽宁，主任医师，国家级名老中医，享受国务院政府特殊津贴，第三、四批全国老中医药专家学术经验继承工作指导老师。大学本科学历，一九五三年毕业于湖南湘雅医学院。先后在中国医科大学、北京医学院任教和临床。一九五九年响应号召参加北京第一届西医离职学习中医班，一九六一年毕业后分派到北京中医医院从事中医儿科医疗研究和教学工作。曾先后受聘为中国中西医结合儿科研究会委员、中西医结合北京分会理事、《北京中医》编委、《实用中医儿科临床杂志》编委、《中医杂志》特邀编审、中国优生优育委员会理事及儿童营养研究专家委员会委员等。

在50余年的中医儿科临床工作中，温振英教授本着“全面继承整理提高中医”的思想，孜孜不倦、努力工作，并积极向本院的多位名老中医学习，通过大量实践，逐渐形成自己一套独特的诊病、治病理论及方法，临床疗效卓著。在临床工作之余，她还与时俱进，以科学发展的精神继承调整中医的科研课题，如从中医基础理论的四诊研究到健康儿童的体质类型研究，所研究疾病从传染病转向肾病、血液病直至免疫性疾病和小儿中医营养保健。临床用药善于选用“一专多能”的药味，并创立了一系列方剂，如养阴益气合剂、健脾益气合剂、健脾开胃合剂等。温振英教授还撰写医、教、研论文200余篇，编写专著和教材10余本。她主持的“健脾益气糖浆治疗小儿贫血”“培土生金法防治小儿病毒性上感”“健脾祛湿止泻法治疗小儿泄泻”及“扶正祛邪法治疗小儿病毒性疾病”系列科研课题曾分获卫生部、北京市多项科研成果奖。她勤求古训，精研医术，躬行实践，始终工作在医疗、教学、科研的第一线，她诊治疾病，怀济世救人之心，求妙理良方神效；培养人才诲人不倦、言传身教；学术研究科学求实、学风严谨，以精湛的医术、显著的疗效、高尚的医德赢得患者的爱戴和同行的尊敬。在儿科领域积累了丰富的临床经验，形成了自己独特的学术思想，尤其擅长治疗脾胃病、过敏性疾病、小儿反复呼吸道感染等疾病。

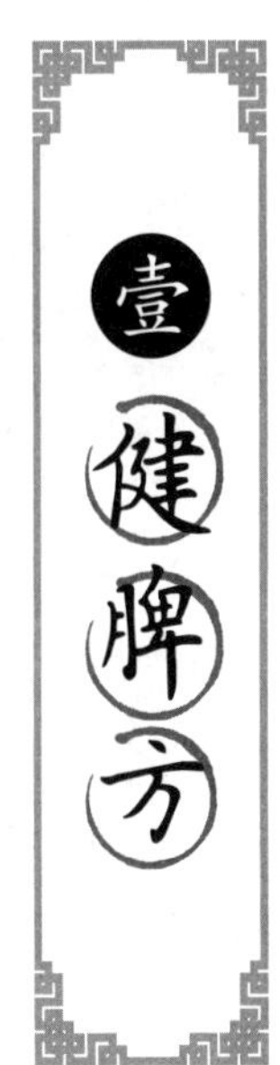

【组成】

生黄芪　壹拾伍克

党参　拾克

白术　陆克

茯苓　拾克

陈皮　拾克

【功　　效】 健脾益气。

【主　　治】 小儿不欲饮食，腹痛泄泻，消化不良。

【方　　解】 诸如不欲饮食，呕吐泄泻，消化不良等均属脾胃本身的功能失调，脾失健运，胃气上逆，脾不升清，治疗首当和胃降逆，健脾止泻。温振英教授常选用生黄芪、党参、白术、茯苓、陈皮等，并以此组成基本方，随症加减，灵活运用，使脾健胃和，纳运完复，则气血生化有源，才能保证小儿生长发育对营养的需要。方中生黄芪、党参益气健脾；白术、茯苓健脾祛湿；陈皮健脾开胃。

【常用加减】 泄泻者，加苍术、生薏苡仁、土茯苓、诃子、五味子、乌梅以祛湿健脾，涩肠止泻；腹痛者加白芍、白芷以缓急止痛；厌食者加生麦芽、生稻芽、生山楂以健脾开胃；大便干结，舌质嫩红者，加黄精、百合之属以益胃养阴生津。

【验案举例】

壹 泄泻案

一诊：赵某，男，5个月，主因“间断腹泻20余天”就诊。患儿20余天来间断腹泻，大便3～7次/日，为水样便，夹有奶瓣，有时为绿色便。无发热。化验大便常规：可见白细胞20个/HP；轮状病毒（-）。已用抗生素。母乳喂养，最近添加蛋黄、米粉等。皮肤易起湿疹。面色㿠白，舌质淡嫩，苔薄白，脉细。辨证为脾虚复感湿邪；治以健脾祛湿，生津止泻。

处方：生黄芪15克，白术6克，茯苓10克，陈皮10克，苍术10克，生薏苡仁10克，诃子6克，土茯苓12克，黄精15克。

二诊：家长诉服上方6剂而腹泻即止。

【按】温振英教授认为本患儿是喂养不当造成的脾虚泻。患儿大便为水样便，夹有奶瓣是脾虚消化不良的表现，虽然大便中见到白细胞，但患儿不发热，无细菌感染的指征，没有必要应用抗生素。患儿面色㿠白是脾虚的表现；舌质淡嫩，脉细亦是脾虚之征。方中苍术燥湿健脾；白术、茯苓健脾祛湿；生薏苡仁祛湿健脾；诃子固涩止泻，现代药理学研究还有抑菌的作用；土茯苓清热解毒而不伤脾胃；黄精补脾生津，现代药理研究也有抑菌抗病毒的作用。并嘱家长合理喂养，停用抗生素。温振英教授在患儿大便常规中见到白细胞时还选用诃子这类收涩药，是由于她经过细致深入地分析得出患儿是脾虚泄的准确病因病机，且熟知诃子有抑菌的药理作用，而没有只局限于化验的表面现象。温振英教授临床诊治小儿疾病时，尤其强调脾胃的重要性，时时注重对脾胃的顾护与调理，强调合理喂养、均衡饮食，避免苦寒温燥药物损伤脾胃，在用药上力求精简，“一专多能”（“一专”指传统中药的药性与主治；“多能”指现代药理学的多种功能作用），选药平和，补而不腻，以避免药物造成小儿脾胃功能受损。本病例中温振英教授选用诃子就体现了用药“一专多能”。一专指的是诃子涩肠止泻的作用，多能是指诃子在此还起到养阴生津、抑菌等多种作用。

贰 腹痛案

2010年8月4日一诊：王某，男，6岁。腹痛间断发作1年余，多于饮食不慎后出现，纳呆，时有腹胀，大便干，盗汗。形体消瘦，面色萎黄，舌淡红嫩，苔白，脉细。辨证脾胃虚弱，气阴不足，治以健脾益气和胃。

处方：生黄芪15克，黄精15克，白术6克，茯苓10克，陈皮10克，白芍10克，白芷10克，生麦芽10克，生稻芽10克，生山楂10克。14剂。

2010年8月18日二诊：服药后患儿腹痛发作逐渐减少，现无腹痛，纳增，大便不干，仍盗汗，舌淡红嫩，苔白，脉细。予守方加减，巩固疗效。前方去生山楂，加诃子6克、五味子10克。

【按】患儿形体消瘦，面色萎黄，脉细是脾胃虚弱，气阴不足的表现，治当健脾益气和胃。处方用生黄芪、黄精、白术、茯苓、陈皮健脾和胃以恢复脾胃之运化功能，白芍、白芷缓急止痛，生麦芽、生稻芽、生山楂和胃助运。全方标本兼顾、攻补兼施，药性平和，疗效显著，二诊时腹痛已止。

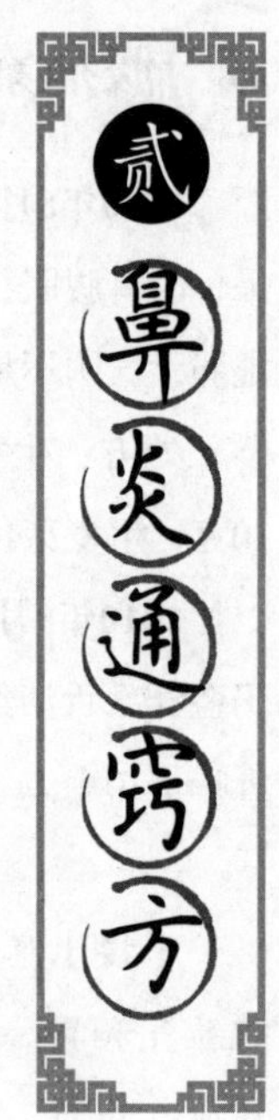

贰 鼻炎通窍方

【组成】

防风 拾克
醋柴胡 拾克
白蒺藜 玖克
石菖蒲 陆克
乌梅 拾克
诃子 陆克
五味子 拾克
土茯苓 壹拾贰克

【功　效】祛风通窍，养阴润肺。

【主　治】过敏性鼻炎、鼻窦炎所致流涕、鼻塞、咳嗽等。

【方　解】过敏性鼻炎、鼻窦炎患儿的体质在中医属于阴虚肺燥。至于外因，多与风邪有关。因为过敏性鼻炎、鼻窦炎的发作规律是骤起，打喷嚏，频咳呛咳不已，骤止如同常人，这是“风性善变”的启示，与外感暑湿燥火的呼吸道感染病证不同。因小儿过敏性鼻炎、鼻窦炎过敏性体质的内因既以阴虚为本，诱发原因以内外风合邪上犯作乱，本着治病求本的原则，立法当以养阴润肺，祛风通窍，并根据疾病过程中出现的兼症辨证用药。温振英教授常用防风、醋柴胡、白蒺藜祛风；乌梅、诃子、五味子养阴；石菖蒲通窍；土茯苓清热解毒但不苦寒。当今变应性疾病如过敏性鼻炎、哮喘、各种皮肤过敏症常常同时或交替出现于过敏体质的儿童，温振英教授称之为“小儿过敏三联征”，所以治疗选药应用有一专多能的药味。由于小儿过敏性鼻炎、鼻窦炎的内因以阴虚为本，选祛风药味时定要慎用温燥之品，如麻黄，性辛温，有发汗平喘利尿功效，临床多用于咳喘病的治疗，但其辛温之性易于伤阴，对于阴虚的病人要慎用，尤其对于纯阳之体、感受外邪易于化热伤阴的小儿更应避免。

【常用加减】 过敏性鼻炎合并鼻窦炎见黄涕，黄痰者，加黄芩以清热解毒；合并多动症者加益智仁以益智健脑；合并哮喘者加紫菀、白果、细辛以止咳定喘。

【验案举例】

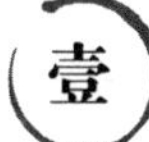

壹 鼻窦炎案

一诊：李某，男，10岁。主因“咳嗽1月余”就诊。平素易感冒，经常使用抗生素，现无发热，鼻涕多，色黄，乏力，多汗，入睡和晨起时咳嗽重，口唇嫩红，舌淡红嫩，苔白，脉细。咽不红，后壁光滑。故辨证为阴虚肺燥，卫外不固，邪客肺窍。治以养阴润肺，祛风通窍。

处方：防风10克，醋柴胡10克，白蒺藜9克，石菖蒲6克，乌梅10克，诃子6克，五味子10克，黄芩6克，土茯苓12克，黄精15克。

二诊：药后3周，家长诉服汤剂5剂而黄涕消失，后咳嗽逐渐减轻，多汗亦减轻。

【按】本案是由鼻窦炎引发的咳嗽。由鼻窦流出来的分泌物由于黏稠重坠倒流至鼻咽部，如同异物进入呼吸道引起反射性咳嗽。故此类咳嗽于入睡前鼻涕易于倒流和晨起体位变换、遇风需将夜间蓄积于咽部的分泌物排出体外而阵咳有痰。这种痰实为鼻涕。肺窍即是鼻，既辨证，又定位。温振英教授认为外感咳嗽，无论风寒、风热或风燥均首先犯肺，肺开窍于鼻，故邪必从鼻咽而入。所以，凡以咳嗽为主诉的病人，一定要检查咽喉。

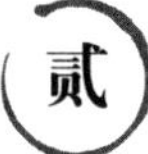

贰 过敏性鼻炎合并哮喘案

2009年10月9日一诊：吴某，女，5岁。咳喘3个月。患儿自3岁起易感冒后发作咳喘，半年前于儿童医院诊断为哮喘。现鼻塞，打喷嚏，咳嗽夜间加重伴喘息，无发热，纳可，大便调。其母有过敏性鼻炎。患儿面色苍白，气池暗，舌质淡红嫩，舌苔少，脉细，咽不红，后壁光滑，肺听诊正常。辨证为风邪内伏，气阴两虚，邪客肺窍。治以祛风通窍，养阴润肺。

处方：防风10克，醋柴胡10克，白蒺藜9克，石菖蒲6克，乌梅10克，诃子6克，五味子10克，土茯苓12克，紫菀10克，细辛2克，百合15克。7剂。

2009年10月16日二诊：诉药后喘止，鼻塞，打喷嚏减轻，现仅偶咳。面色转荣，舌淡嫩，苔少，脉滑。面色与脉象已正常，继以祛风养阴，通窍止咳。前方去紫菀、细辛。

【按】患儿家族虽无哮喘史但其母有过敏性鼻炎。其鼻塞，打喷嚏，咳嗽夜间加重伴喘息乃是过敏性鼻炎兼哮喘的表现，中医四诊表现为面色苍白，气池暗是患儿久病气虚的表现，舌质淡红嫩，舌苔少，脉细则是过敏性鼻炎患儿在中医属于阴虚肺燥体质的表现。故辨证为风邪内伏，气阴两虚，邪客肺窍。治法当以祛风通窍，养阴润肺平喘。方用防风、醋柴胡、白蒺藜祛风；石菖蒲通窍；乌梅、诃子、五味子、百合养阴润肺；土茯苓清热解毒而不苦寒；紫菀、细辛止咳平喘。故二诊咳喘即止，继守方调理。

（整理：胡锦丽）

罗笑容

罗笑容，女，一九三四年十一月生于岭南中医世家，广东南海人，自幼饱受岐黄之道的熏陶，最终走上悬壶济世之路。一九六二年广州中医学院（现广州中医药大学）六年制第一届本科毕业后一直在该大学附属第二医院（广东省中医院）儿科从事临床医、教、研工作至今，行医近五十年，积累了丰富的临床经验，为广东省中医院儿科临床医疗、教学、科研的学术带头人。

罗笑容教授现任广东省中医院儿科主任医师、主任导师，儿科学术带头人。1993年被广东省人民政府授予“广东省名中医”称号。曾担任广东省中医儿科专业委员会委员、副主任委员之职，中华医学科技奖和中华医学青年奖评审委员会委员，现任广东省中医药学会儿科专业委员会顾问及岭南养生文化研究促进会顾问。

罗笑容教授2002年被人事部、卫生部、国家中医药管理局确定为全国第三批老中医药专家学术经验继承工作指导老师，已带教出许尤佳教授（博士研究生导师）、杨华萃教授（硕士研究生导师）两名中医儿科中青年专家。

罗笑容教授在长期的临床实践和科研工作中，秉承岭南中医特色，既善于清热祛湿，又重视温阳扶正，特别重视中医整体观念，并注重“肺”“脾”系子母关系间疾病传变规律，对脾胃与小儿疾病的关系、饮食与疾病的关系、现代医学与中医辨证的关系等有独特见解，坚持运用中医特色疗法、中西医结合方法诊疗儿科疾病，在同行和患者中享有较高的声誉。

罗笑容教授曾担任部级重点课题、省

科委课题的研究，为广东省中医院儿科小儿哮喘专科专病学术带头人。在教学方面，一直重视培养新人，坚持临床带教，并担任多届广州中医药大学医疗系本科班课堂授课任务，为培养高级中医药人才做出应有贡献。

罗笑容教授主编的个人临床经验、名中医系列临床精粹《中医儿科疾病证治》一书已由广东人民出版社出版。

她主编的《专科专病中医临床诊治》（儿科专病中医临床诊治）已由人民卫生出版社出版。此书荣获“康莱特杯全国中医药优秀学术著作”评选活动优秀奖和“中国广州仲景中医药成果奖”。

罗笑容教授参加编写的《现代疑难病中医治疗精粹》一书，已由广东科技出版社出版。

罗笑容教授主编21世纪全国高等医药院校教材《中西医结合儿科学》由科学出版社出版，现为广州中医药大学七年制、五年制及研究生课堂教材。

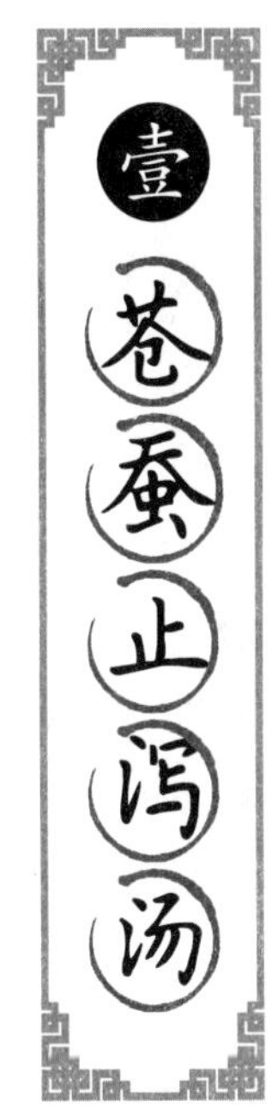

【组成】

苍术	陆克
蚕砂	陆克
炒麦芽	壹拾贰克
山楂炭	柒克
炒白扁豆	壹拾贰克
茯苓皮	壹拾贰克
石榴皮	柒克
白芍	拾克
党参	拾克

【功　　效】 健脾益气止泻。

【主　　治】 大便溏，食后即泻，泻下完谷不化，气味微腥不臭，久泻不愈，面色萎黄，形体消瘦，神疲倦怠，舌质淡，苔白，脉缓滑。

【方　　解】 苍术健运脾胃，蚕砂辛温燥湿，和胃化浊止腹痛，麦芽、山楂健胃消食，运用炒、炒炭等炮制有收敛之功，白扁豆健脾治慢性腹泻，炒用较好，茯苓皮健脾利水，白芍理气解痉，党参补中益气和脾胃，石榴皮涩肠收敛止泻。

【常用加减】 若腹胀不适者加厚朴、香附以理气止痛；腹痛甚者加广木香（后下）以解痉止痛；久泻不止加诃子可收敛止泻；胃纳呆滞，苔白腻加藿香、陈皮以芳香化湿，消食助运；若尿少加泽泻利小便以实大便。

【验案举例】

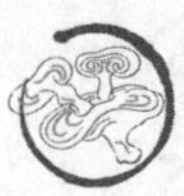

小儿泄泻案

一诊：陈某，男，4月龄，揭阳人。腹泻1个多月，初起大便每日多次，近5～6天大便仍6～7次/日，大便糊状或便溏，无发热，无呕吐，胃纳一般，小便调，面色㿠白，舌色淡红，苔薄白，指纹红。曾住院1周未愈，服用过思密达、培菲康等药物治疗，效果不明显，未用中药治疗。

处方：苍术4克，蚕沙4克，煨葛根6克，炒麦芽5克，柿蒂5克，石榴皮4克，茯苓皮6克，泽泻5克，甘草3克，炒白扁豆7克。3剂。

二诊：首次大便日2次，条状，精神好，患儿已回揭阳故未开处方，嘱家属注意清淡饮食，定时定量，注意餐具卫生及避免受凉。

【按】小儿“脏腑娇嫩，形气未充”，更有小儿“脾常不足”的特点，患儿腹泻已1个多月，大便次数增多，甚则10多次，面色㿠白，舌质淡，苔薄白，指纹红。久病必虚，此乃属脾虚泄泻。处方中苍术以健运脾胃，蚕沙燥湿和胃化浊，加用柿蒂、石榴皮、炒麦芽收敛止泻，炒白扁豆、茯苓皮健脾利水，脾虚泄泻可在补益脾胃方剂内加入一味煨葛根，对增强止泻作用有一定效果。

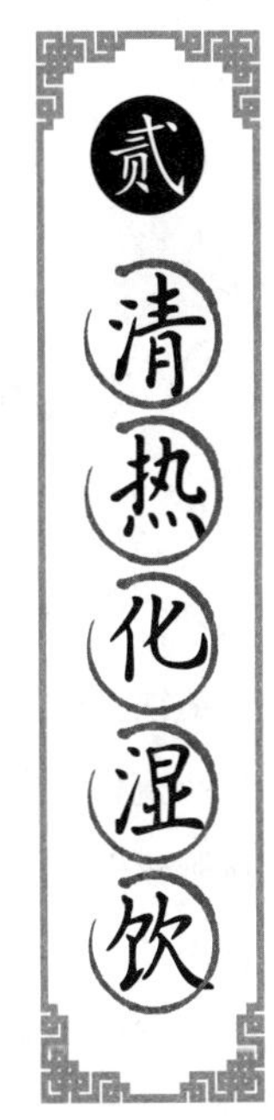

【组成】

藿香 柒克
滑石 壹拾伍克
佩兰 拾克
紫苏叶 捌克
茵陈 拾克
茯苓皮 壹拾贰克
法半夏 拾克
厚朴 柒克
鸡蛋花 柒克
黄芩 拾克
甘草 肆克

【功　　效】 清热化湿。

【主　　治】 发热、口渴不欲饮，倦怠身重，胸闷，不思饮食，舌红，苔黄腻或脉滑、脉濡数或弦数。

【方　　解】 藿香、佩兰、苏叶芳香化湿，法半夏、厚朴、陈皮苦温除湿、行气和中，茵陈、滑石清利湿热，湿热从小便而解，黄芩、鸡蛋花清热解毒。

【常用加减】 药物剂量按年龄不同加减，热伏津耗应清热生津，可用知母、青天葵、玄参、芦根；腹部痞闷加大腹皮、神曲；小便不畅加淡竹叶、通草。

【验案举例】

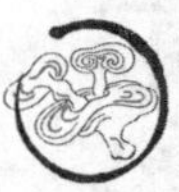

湿温病案

1998年8月28日一诊：陈某，女，6岁，广州人。持续高热1个月，面色苍白，肝脾肿大2周，症见发热，体温38.0～39.7℃，使用退热药物体温可暂退，药效过后又发热，口渴不欲饮，神倦，大便秘结，小便黄，舌质红，苔黄厚腻，脉浮数。

查体：肝脾肿大，肝肋下5cm，脾肋下3cm，谷丙转氨酶163U/L，中度贫血，外周白细胞减少，肺部炎症吸收好转，在某医院经各项检查及骨髓穿刺和肝穿术等未明确病因，使用多种西药治疗无效，转用中药治疗。

此属湿温病，病机为湿热交蒸，遏阻中焦，以化湿清热法治之。

处方：藿香6克，滑石15克，佩兰10克，紫苏叶8克，茵陈10克，茯苓皮10克，法半夏10克，川厚朴7克，芦根15克，金银花10克，黄芩10克，甘草3克。2剂。每日1剂。

1998年8月30日二诊：热势已减，每天上午5时及下午4时发热，大便已通，精神好转，胃纳稍增，舌脉如前。

按上方去藿香、川厚朴，加布渣叶12克、黄连7克。3剂。水煎服。

1998年9月2日三诊：体温38.5℃左右，不用退热药可渐退，舌脉同上。前方去黄连、法半夏，加柴胡7克、知母9克。3剂，水煎服。

1998年9月5日四诊：精神、胃纳好，每天下午4时左右，体温38.0℃，持续1小时后自退，口干喜饮，舌淡红，苔微黄，脉细数。

辨证为热伏津耗，治以清热生津之法。

处方：青蒿5克，地骨皮10克，柴胡7克，知母9克，石斛10克，白薇10克，青天葵10克，芦根15克，玄参10克，葛根15克，大青叶10克，连翘10克。3剂。每日1次，水煎服。

1998年9月8日五诊：症如前，午后低热38.0℃以下，上方去连翘，加淡竹叶7克。3剂，每日1剂。

1998年9月11日六诊：发热已退，精神、胃纳好，二便调，无不适，舌淡红，苔白微腻，脉细滑。

处方：太子参12克，香附10克，生地黄10克，土茯苓10克，丹参10克，郁金8克，石斛10克，玄参10克，赤芍10克，墨旱莲10克，陈皮4克，甘草4克。3剂。每日1剂。

1998年9月14日七诊：无发热，精神、胃纳好，舌淡红，苔白，脉细滑。肝右肋下2cm，脾左肋下仅及，肝功能恢复正常；血常规示：WBC 4.2×10^9/L，HGB 108g/L。

处方：上方去赤芍，加白芍10克、女贞子10克。再进7剂后停药。

1个月后复查，肝右肋下1cm，脾未触及，肝功能、血常规及其他生化检查均正常。继续随访18个月，孩子体健无恙。

【按】患儿高热1月缠绵不退，伴体倦，纳呆，口渴不欲饮，大便秘结，舌淡红，苔黄厚腻，脉滑数，符合中医湿温特点。湿热胶结不化，则发热难退，湿热蕴结于脾胃，脾失健运则纳呆，体倦，便秘；湿热遏阻中焦，肝失条达，气机不畅，气血瘀滞故见肝脾肿大。故本病之病机当辨为湿热胶结，遏阻中焦。

辨证论治是祖国医学的精华，中医善于在疾病的变动中辨证。因此，不同的证候施以不同的药物，如湿浊已退，热伏津伤者，用清热生津法；发热已退，面色苍白，肝脾肿大为主者，辨证为脾虚、气血瘀滞，以健脾理气，活血化瘀为治法。本案例之成功，提示中医药辨证论治准确性的重要，也突显中医学救治沉疴痼疾的特点。

（整理：罗笑容）

陈昭定

陈昭定，出生于一九三八年，福建人，于一九五七年考入上海中医学院医疗系，一九六三年参加工作。首都医科大学北京儿童医院原中医科主任，主任医师、教授、博士生导师，国家级名老中医，是第三批、第四批全国老中医药专家学术经验继承工作指导老师，全国中医儿科脾胃病诊疗中心学术带头人。

陈昭定教授曾任北京中医药学会儿科专业委员会主任委员，现为名誉顾问。《北京中医药》《中国中医急症》《中医儿科杂志》编委。著有《中医儿科手册》等多部专著。曾以第一排名获得国家中医药管理局科技进步奖2次，北京科委科技进步奖3次。从事中医、中西医结合儿科临床和科研工作40余载，对儿科疾病的诊治经验非常丰富，对儿童常见病和疑难病的治疗有很好的疗效。

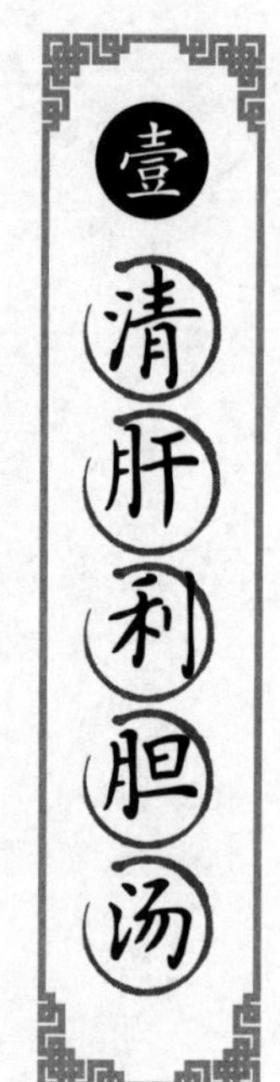

壹 清肝利胆汤

【组成】

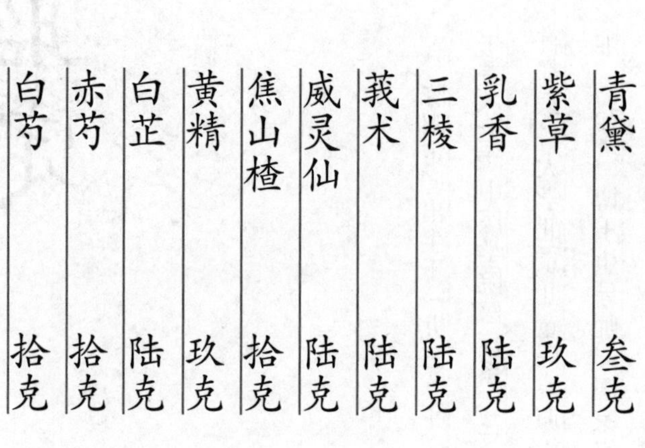

青黛　叁克
紫草　玖克
乳香　陆克
三棱　陆克
莪术　陆克
威灵仙　陆克
焦山楂　拾克
黄精　玖克
白芷　陆克
赤芍　拾克
白芍　拾克

【功　　效】活血化瘀，理气消导。

【主　　治】小儿癥瘕（小儿班替综合征）。表现为腹满，面黄，左胁下痞块即脾脏肿大。

【方　　解】小儿班替综合征在中医属气滞血瘀所致的癥瘕、积聚范畴。治以活血化瘀，理气消导为主。方中三棱、莪术为君药，二药均归肝、脾经，有活血破瘀，消积行气的功效，主要治疗气滞血瘀所致的癥瘕积聚之证，还用于饮食不节，脾运失常所致的食积不化，脘腹胀满之症；臣药乳香活血通经，行气散滞，加强三棱、莪术的功效，并用威灵仙、白芷善行通窍之品，以助君药活血行气之功。同时考虑小儿为少阳之体，阳常有余，阴常不足，故用青黛、紫草、赤芍为佐药，清热凉血，并加强活血化瘀的功效，避免阴液耗伤。本病还有饮食所伤之因，用焦山楂消食积，化瘀滞，健脾胃。小儿为稚阴稚阳之体，用药还需固护小儿胃气，选用白芍养血和营，缓急止痛，焦山楂与白芍同用，调其中以耐攻伐。于后期方中加用黄精，取其甘平质润，滋阴，补益脾气的作用，使脾气健运，利于去邪，去邪而不伤正，而收攻补兼施之效。

【验案举例】

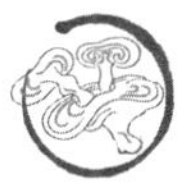

小儿癥瘕案

李某，女，4岁，于1999年12月23日收入血液病房。主诉：发现脾大两个半月。患儿平素反复感冒，间断腹胀腹痛，两个半月前因腹痛在内蒙古阿旗医院就诊，发现脾肿大，B超证实为巨脾。患儿无鼻衄、齿衄，无吐血、便血、尿血，无黄疸，但有乏力，纳差。查体：体重16.5kg，营养中等，无贫血，皮肤无黄疸、皮疹及出血点，浅表淋巴结无肿大，头颅，颈部，胸部，心脏，肺脏，神经系统检查正常。腹部略隆起，腹水征阴性，肝浊音界右Ⅴ肋间，肝右肋下1cm，剑下2cm，边锐质软，脾脏Ⅰ线15cm，Ⅱ线16cm，Ⅲ线-1cm，边锐质中硬，表面光滑。入院后查腹部B超、CT均证实脾脏肿大，化验肝功能正常，血常规：白细胞$3.0 \sim 5.4 \times 10^9$/L，红细胞$4.76 \sim 4.92 \times 10^{12}$/L，血红蛋白120～123g/L，血小板$39 \sim 70 \times 10^9$/L。骨穿检查骨髓增生活跃，粒红比值及形态未见明显异常，巨核细胞分类：原始巨核5%，幼稚巨核7%，成熟未释放巨核63%，成熟释放巨核18%，裸核7%，血小板散在。其他化验检查排除了遗传性球形红细胞增多症，肝豆状核变性，淋巴瘤，免疫性疾病，感染等所致的脾肿大，最后确诊为班替综合征。因患儿出现白细胞、血小板减少等脾功能亢进的表现，建议行脾切除术，因家长拒绝外科手术治疗，转诊中医。

2000年1月12日一诊：左肋下痞块，腹痛，纳差，乏力，面色萎黄，神疲，腹略大，脾肋下9cm，舌质暗红，苔薄白，脉弦数。血小板39×10^9/L。

处方：青黛（包）3克，紫草9克，乳香6克，三棱6克，莪术6克，威灵仙6克，赤白芍（各）10克，焦山楂10克。20剂。

2000年2月18日二诊：药后腹痛明显减轻，偶有不适，精神纳食好转，血小板90×10^9/L，体重增加。上方去白芍10克，加黄精10克、白芷6克。20剂。

2000年4月5日三诊：药后腹痛缓解，体重增加2kg，血小板正常，脾肋下6cm。将再服10剂后，制成小丸，每日2次，每次3克。

2000年12月20日四诊：患儿自服中药后一直未感冒，体重自16.5kg增至20kg，精神纳食好，脾缩至肋下4cm。血常规：白细胞$6.3 \sim 8.1 \times 10^9$/L，血小板正常，治疗1年后，症状、体征、化验明显好转。

【按】小儿班替综合征在中医属癥瘕积聚范畴。发病原因是先因气滞而成聚，日久则血瘀而成积，小儿一般无典型气滞血瘀的舌脉表现，但根据有痞块形成的症状，证明有气血瘀滞存在。而在小儿除了气滞血瘀，还有其饥饱不知，饮食无节的原因。正如《幼幼集成》所说“唯饮食无节，以渐留滞者，多成癖积，于左胁隔膜之外，此阳明宗气所出之道也，若饥饱无论，饮食叠进，以致阳明胃气一有所逆，则阴寒之气得以乘之而脾不及化，故余滞未消而肠外汁沫搏聚不散”，所以强调了气滞血瘀、饮食所伤是小儿患本病的根本。治疗小儿班替综合征时陈昭定教授根据气滞、血瘀、食积的病因，结合小儿的病理特点，以活血化瘀，理气消导为主。本病以气滞血瘀为发病之根本，故予理气活血为要。同时考虑小儿为少阳之体，阳常有余，阴常不足，且瘀久化热，加之活血行气药多为辛温之品，更易使阴液耗伤，故用佐药清热凉血与君药相辅相成，加强活血化瘀的功效，并避免阴液耗伤。小儿为稚阴稚阳之体，用药还需固护小儿胃气，选用白芍养血和营，缓急止痛，焦山楂与白芍同用，调其中以耐攻伐。治疗本病，在组方上不要因小儿元气未充，惧三棱、莪术为峻烈之品而不用，正因为针对主病用主药、要药直达，犹如发直入之兵而讨之，虽坚如铁石亦能徐徐清除，何患不愈。三棱、莪术为破瘀、动血之品，在儿科疾病临床运用较少，但根据小儿班替综合征有气滞血瘀及食积之证，用三棱、莪术，有是证用是药，就能收到较好疗效。可是小儿毕竟形气未充，脏腑娇嫩，一味攻伐，必定损伤正气，所以在治疗时，还应固护胃气，使中气健运，利于祛邪，祛邪而不伤正，攻补兼施，体现了“屡攻屡补，以平为期”的治疗思想。

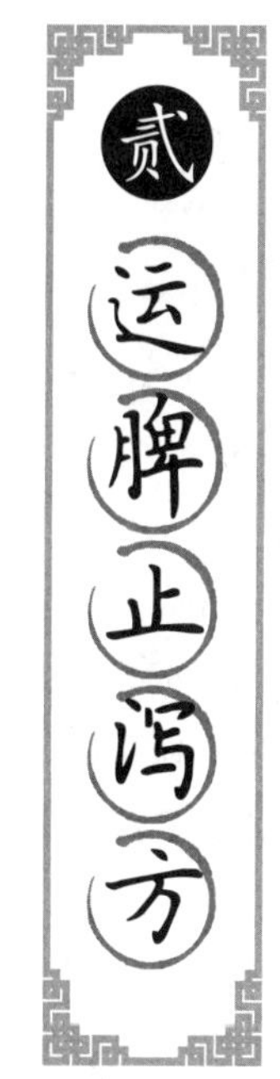

【组成】

肉豆蔻　陆克
丁香　贰克
赤石脂　壹拾伍克
茯苓　拾克
莲肉　陆克
伏龙肝　拾克

【功　　效】 运脾止泻，温中固肠。

【主　　治】 小儿泄泻，表现为排便次数增多，大便性状改变，临床上伴有其他症状的综合征，由于不同病因所致，临床表现也不尽相同。

【方　　解】 方中肉豆蔻辛温，入脾、胃、大肠经，温中行气，固涩止泻，妙在温而不燥，不仅能温煦脾胃，而且兼有行气涩肠之功；丁香温中散寒，下气降逆；赤石脂性温味酸涩，入胃、大肠经，涩肠止血，收敛生肌，用治久泻久痢；三者一温一行一涩，相互配合，共为君药。茯苓既利水渗湿，又健脾和胃，能协助上药恢复脾胃运化之职，为臣药。莲肉、伏龙肝二药均为收涩之品，可助赤石脂涩肠止泻，健脾和胃，为佐使药。全方标本兼顾，故临床效果明显。

【常用加减】 患儿呕吐重者，可用本方加旋覆花、代赭石、竹茹等；腹胀腹痛者，加赤小豆、车前子；伴发热者加寒水石、地骨皮；大便黏带血者加地榆、椿根皮；烦躁不安者加钩藤、珍珠母；伴咳嗽者加银杏、乌梅；体虚目陷者加官桂、黄芪。

【验案举例】

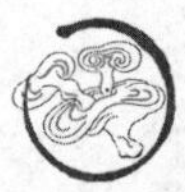

小儿泄泻案

张某，女，2月龄。因“腹胀1月，间断解黄绿色大便20天”就诊。患儿出生时体重3000克，吃奶不多，体重增加不好，满月后，即出现腹胀，伴有大便次数增加，每天腹泻7~8次，为黄绿色黏液便，无脓血，最多可达每日10多次，但体温正常，测体重3500克，血常规、血生化检查基本正常，血气分析提示代谢性酸中毒，全腹立位片：双膈下未见游离气体，小肠气多，可见液气平面。大便常规：脂肪球。查体：营养不良貌，无贫血，皮肤无黄疸、皮疹及出血点，皮肤粗糙，弹性差，皮下脂肪菲薄，浅表淋巴结无肿大，头颅，颈部，胸部，心脏，肺脏，神经系统检查正常。腹部膨隆，腹水征阴性，肝脾未见肿大，双下肢无浮肿，舌淡苔薄白，脉细。

处方：肉豆蔻6克，丁香2克，赤石脂15克，茯苓10克，莲肉6克，伏龙肝（包）10克。

服药3剂后，大便次数减少，每日4～5次，腹胀减轻，大便转黄。继服中药5剂，大便次数减至每天2～3次，腹胀缓解，吃奶量增加。病情平稳。

【按】陈昭定教授治疗小儿泄泻有独到的经验：他认为小儿泄泻病因病机是脾胃虚弱为本，外邪、饮食、药物、情志等诱发因素为标。病位在脾胃、大肠，久必伤肾，寒热虚实，病情易发生演变。他在辨证论治方面注重论治，但强调治病求本；指出小儿泄泻临床宜辨寒热虚实，谨守病机，中西医并重。治疗上他多年的经验是在强调掌握中药性味归经，深刻理解组方意图，临证中通过配伍用药体现分型辨证思想；并重视中药现代药理研究，从而指导临床用药；促进剂型改革，便于服用，尽量服务患儿。通过小儿泄泻的辨证治疗能更好地理解对中医药学术思想的继承与发扬。

（整理：侯林毅）

王应麟

王应麟，男，一九三九出生，北京人，出身于中医世家，为京城『小儿王』第四代传人。自幼随其祖父王子仲、父亲王鹏飞学医。因家学渊源，自身酷爱中医，随后又接受正规的医学院校教育，一九六四年毕业于北京中医学院中医医疗系，至今已从医四十余年，一直从事中医儿科的临床、教学及科研工作。

王应麟教授历任主治医师至主任医师、儿科主任、北京中医学院儿科教研室主任、北京中医学会儿科委员会委员、北京市新药审批委员会专业组委员，中医药高等教育学会全国临床教学研究会儿科临床分会副理事长等。主持、参与编写了《中医儿科临床学》《中成药学》《实用中医临床学》等医著，培养了大批中医人才，多次荣获先进教师称号。他承担的“小儿肝炎方药研究”“小儿多动症中药治疗研究”等多项科研课题亦获得了丰硕的成果，发表论文10余篇，荣获多项科技进步奖。

其于2002年被确定为第三批全国老中医药专家学术经验继承工作指导老师。近年针对广大年轻父母容易出现的困惑、问题，先后两次编写《小儿王的育儿经》并多版发行，深受欢迎。

王应麟教授继承家学，强调“攻病而不泄，护脾胃勿用滋补”，小儿用药切记“稍呆则滞，稍重则伤”的原则。临证最忌应用苦寒伤胃之品。组方遣药既效法经典，又蕴含独到理念。王应麟教授以祖国传统医学理论为指导，以家传方药为基础，结合自己几十年的临床实践，逐渐形成了一整套行之有效的理、法、方、药，用之于临床，每每获得良效。临床用药特点，药方不大，用药巧妙，药性轻灵平和，口味较好，孩子接受容易，不伤害脾胃，药效迅速，中病即止，堪称“医病良方”。

王应麟教授在儿科临床方面，重视小儿常见病、多发病的研究。擅长治疗并研究小儿内科疾病：小儿呼吸道疾病（如小儿发热、咳嗽、哮喘、腺样体肥大）、消化道疾病（如小儿腹泻、便秘、腹痛、呕吐、疳积）、小儿多动症、小儿遗尿等病种。在小儿皮肤病如小儿湿疹，小儿外科如小儿鞘膜积液，小儿眼科如小儿麦粒肿也有独到建树；在遣方用药方面，善用串药，以遣方小、用药少、药味娇、疗效好见长；在中药配伍上讲究“整体调理、脾胃兼顾、视其偏胜、随症加减”为原则。

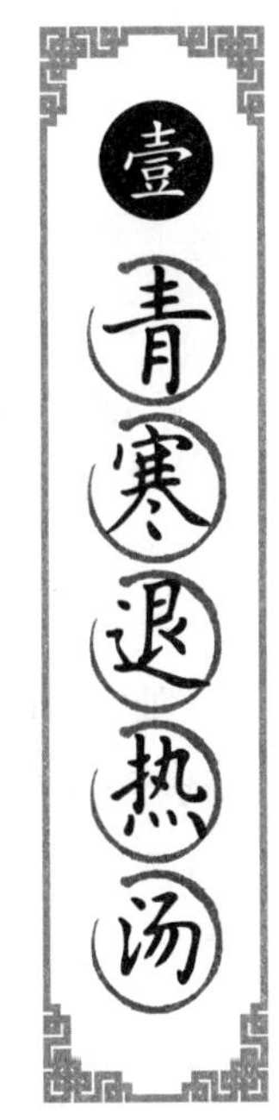

【组成】

青黛（包） 叁克
寒水石 拾克
藿香 拾克
玄参 拾克
白薇 拾克
茅根 拾克
地骨皮 拾克
炙枇杷叶 拾克
银柴胡 拾克
天竺黄 拾克

【功　　效】 清解退热，护阴化痰。

【主　　治】 小儿外感发热咳嗽兼肝火旺。发热，恶寒或不恶寒，性情急躁易怒，口渴，尿黄，便干，舌红苔白或黄，脉数。可伴有头痛、咽痛、咳嗽等外感症状。

【方　　解】 青黛咸寒，善清肝火，又泻肺热，有息风止痉，清肝定惊之功。寒水石入心经，能清心火以除烦，入胃经而清胃火以止渴。青黛与寒水石，两者性味相类，归经相异，相得益彰，共为君药。藿香清芬微温，善理中州湿浊痰涎，为醒脾快胃，振动清阳妙品，气味芳香，性温而不燥，化浊又能发表，辅助君药使内热得清，表邪得散，为臣药。银柴胡、地骨皮、白薇甘寒清润，善入血分，有清热凉血，益阴除热之功，配以玄参存阴退热，白茅根善清解小儿肺胃之热，既无损于脾胃，且症状消失迅速。天竺黄性寒，可治痰热咳喘，入心肝经，又可定惊清心开窍。发热之时就用此药，有未病先防之功。

【常用加减】 咳嗽者减藿香、茅根，加苏子10克、前胡10克；呕吐加竹茹6克；口干唇燥、口疮口臭加防风6克；鼻塞涕多加辛夷6克、苍耳子6克；咽痛红肿加玄参10克、板蓝根10克；热甚者加生石膏10克；痰热病欲抽搐者加胆南星6克、钩藤10克；大便干燥加瓜蒌10克。

【验案举例】

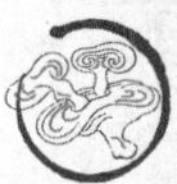

发热案

李某，女，3岁。发热1天，体温38.9℃，咳嗽，咽痛，结膜炎，纳差，尿黄，手足心热，大便干，性情急躁易怒。

处方：青黛（包）3克，苏子10克，寒水石10克，白薇10克，玄参10克，前胡10克，炙枇杷叶10克，天竺黄10克，木贼10克，银柴胡10克。

服药3剂后，大便次数减少，每日4～5次，腹胀减轻，大便转黄。继服中药5剂，大便次数减至每天2～3次，腹胀缓解，吃奶量增加。病情平稳。

【按】中医认为“肝主疏泄”，条畅情志。疏泄失常，情志不畅便急躁易怒。肝郁化火，开窍于目，表现结膜炎、发热、手足心热、尿黄、便干，一派火热之象，故加木贼清解肝热；表现咳嗽，咽痛，说明邪在上焦，肺气宣降失常，开合不利，加用苏子、前胡、炙枇杷叶使邪得宣散，肺气得以肃降。小儿禀体多为稚阳易化热入里很快伤阴，故清热同时注意护养阴液，所以选用白薇、银柴胡，使邪热得清且不伤阴液。

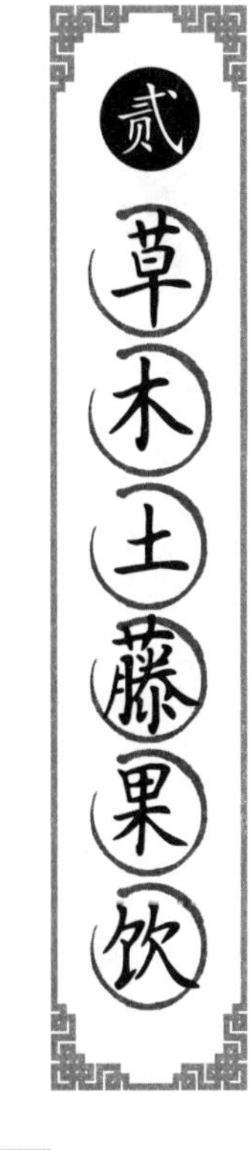

【组成】

钩藤 拾克
茯苓 拾克
化橘红 拾克
木瓜 拾克
生地黄 拾克
白茅根 拾克
甘草 陆克
伏龙肝（包） 拾克
火麻仁 拾克
肉苁蓉 拾克

【功　效】 运脾润肠，平抑肝木。

【主　治】 小儿习惯性便秘。大便秘结，排便困难，排出球状干结便，或排便初头粗硬后部为正常便。使小儿肛门被扩张、疼痛，甚至出血，以致产生排便恐惧感，排便疼痛哭闹。故应排便时或有排便感时，不敢排便，使排便后延，排便时间长，有的2～3日一便，有的甚至4~5日才便，伴烦躁易怒，腹胀腹痛，矢气频作，食少纳呆，舌质红或淡红，苔薄白，脉弦。

【方　解】 小儿便秘主因脾约肠燥，胃强肝旺。治疗以运脾、平肝、润肠，兼清肺热，恢复肠道的蠕动功能，便秘自然消失，祛邪而不伤正。方中甘草味甘，善入中焦，补脾益气，所含黄酮类成分可降低肠管紧张度，甘草酸有助于推动大肠运动而排便。木瓜温香入脾，味酸入肝，酸温能和脾胃而养肝，用于肝旺克伐脾土而造成脾虚大便秘结尤为适宜。伏龙肝辛温，归脾、胃经，本品性温质重，能温暖中焦，专入脾胃，有填土运脾的功效。钩藤甘凉，归肝、心包经，既能清肝热，又能平肝阳，具有轻清疏泄之性，能清热透邪，《本草纲目》谓其："平肝风，除心热。"化橘红性味辛、苦，温，归肺、脾经，功能理气宽中，消积化痰。以上草木土藤果五种元素，既可辛甘化阳，又可酸甘化阴，使阴阳调和，运脾平肝，理气润肠。又有生地黄甘寒质润，入肾经而滋阴降火，养阴津而泄伏热，善治津伤肠燥便秘。茅根甘寒，归肺、胃、膀胱经，不仅善清上部火热，又因其性寒降，能导热下行，在此有提壶揭盖之用。火麻仁甘平，质润多脂，能润肠通便，兼有滋养补虚作用。肉苁蓉甘温助阳，质润滋养，可润肠通便。茯苓益心脾而宁心安神。

【常用加减】 阴虚内热加沙参、麦冬以滋阴通便，厌食加谷芽、鸡内金消食开胃；腹胀甚加莱菔子理气消胀。

【验案举例】

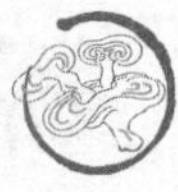

便秘案

2009年5月20日一诊： 张某，男，2岁8个月。排便困难2个月。患儿2个月前开始上幼儿园，入园不久开始出现大便干燥，粪干如羊屎状，2～3日甚至更长时间排便1次，患儿排便时肛门疼痛难忍，间或使用开塞露帮助排便，伴见纳差，性急易哭，夜卧不安。望诊见患儿面色不华。

处方：钩藤10克，茯苓10克，化橘红10克，甘草6克，木瓜10克，生地黄10克，茅根10克，肉苁蓉10克，火麻仁10克，伏龙肝（包）10克。

2009年5月27日二诊： 治疗1周，患儿粪质改善，为腊肠样，大便2日1行。

处方：沙参10克，麦冬10克，百合10克，生山楂3克，钩藤10克，茯苓10克，化橘红10克，茅根10克，生地黄10克，甘草6克，火麻仁10克。

2009年6月10日三诊： 治疗2周后患儿大便为条状，每日排便1次，排便顺畅，同时面色转佳，食欲好，食量增加。为巩固疗效，继续治疗1周。3个月后随访，大便、饮食均正常。

【按】排便习惯不良是儿童习惯性便秘的常见原因。本例患儿初入幼儿园，对周围一切比较陌生，生活习惯突然变化，排便不像在自己家中那么方便，于是可能出现忍便不排的现象，粪便在肠道中停留时间越长，水分被重吸收越多，粪便越发干燥，粪便干燥不易排出，排便费力甚则排便疼痛，对排便产生恐惧情绪，越是躲避排便，大便越是干燥，排便的痛苦越大。粪便不下，浊气上逆则腹胀口臭，食欲不振，“胃不和则卧不安”，患儿夜眠不安，哭闹烦躁。浊气不降，清气不升，患儿面色不华。小儿习惯性便秘治疗用调理脾胃，平肝抑火，润肠通便为法。用药从草、木、藤、果、土等各类平和药品入手，不伤胃、不泻下，达到肠道蠕动，促进排便。

（整理：孙明霞）

俞景茂

俞景茂，男，一九四二年十二月出生。浙江平湖人，中共党员，浙江中医药大学教授，主任医师，博士生导师。一九六〇年就读于湖北中医药大学，一九六四年回浙江平湖第一人民医院中医科工作。一九七八年报考中国中医研究院（现中国中医科学院），被录取为中国历史上首批中医学专业研究生，导师是全国著名儿科学家王伯岳研究员。一九八一年获医学硕士学位。

俞景茂教授自参加工作以来，曾任浙江中医药大学中医系副主任，中华中医药学会儿科专业委员会常委、副主任委员；现任浙江省中医药学会儿科专业委员会顾问，世界中医药学会联合会儿科专业委员会副会长。

俞景茂教授在长达40余年的医疗、教学、科研实践中，治学严谨，对中医经典、中医儿科各家学说有很深的造诣，撷取各家精华，不拘一家之言，又能自成一家。临证时强调辨证论治、整体观念、先证而治、治未病，重视小儿“脏腑娇嫩，形气未充”“稚阴稚阳”“易虚易实，易寒易热”的生理病理特点。对小儿反复呼吸道感染、哮喘、毛细支气管炎、多动症、抽动症、遗尿症等疑难杂症均提出了自己的见解，对小柴胡汤、柴胡桂枝汤、七味白术散、止嗽散、定喘汤等应用均有深刻独到的体会。首先提出小儿反复呼吸道感染应分感染期、迁延期、恢复期三期进行辨证论治。感染期以治标为主，迁延期标本兼顾，恢复期固本为主。自拟柴桂汤加味防治小儿反复呼吸道感染，提出和法乃是防治该病的基本大法。在对小儿哮喘的抗复发研究中，指出虚、风、气、痰、瘀的相互作用是哮喘反复发作的病理基础，补虚、祛风、理气、豁痰、化瘀的综合应用，可望将哮喘根治于小儿阶段。明确指出脊柱隐裂与小儿遗尿症的相关性，主张用温壮督脉的方法治疗遗尿症。已培养博士、硕士20余名。参与编写了《实用中医儿科学》（副主编）、《中医儿科学》（副主编）、《基层中医临证必读大系·儿科分册》（主编）、《中医儿科临床实践》（主编）、《小儿反复呼吸道感染的防治》（主编）、《小儿药证直诀临证指南》、硕士研究生教材《中医儿科临床研究》（并列主编）等教材及著作。先后点校注释了《小儿药证直诀》《幼科折衷》等儿科古医籍。参编《儿科医籍辑要丛书》，发表了《儿科各家学说概论》《钱乙学术思想源流论》《儿科宗师钱仲阳》《陈文中儿科学术思想探要》等论文30余篇，正式出版的总字数逾200余万字。负责研制的遗尿停胶囊1994年获浙江省中医药科技进步二等奖，太子健冲剂治疗小儿反复呼吸道感染的临床及实验研究2001年获浙江省中医药科技进步三等奖，“太子健Ⅱ抗小儿哮喘复发的应用基础研究”2004年获浙江省中医药科技进步三等奖。

俞景茂教授对浙江省及我国中医儿科学术发展做出重大贡献，1998年被浙江省人民政府授予省级名中医称号，2008年被确定为第四批全国老中医药专家学术经验继承工作指导老师。2012年国家中医药管理局正式批建“俞景茂全国名老中医药专家传承工作室”。

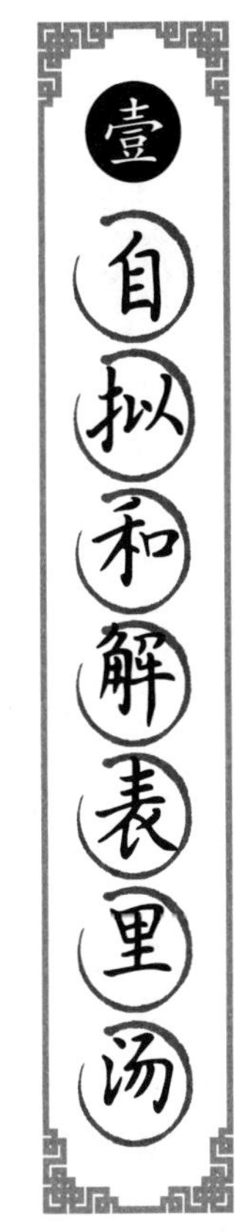

【组成】

柴胡	陆克
黄芩	陆克
太子参	陆克
姜半夏	陆克
茯苓	玖克
蝉蜕	肆点伍克
白花蛇舌草	壹拾贰克
浙贝母	玖克
丹参	陆克
生山楂	玖克
生玉竹	玖克
炙甘草	叁克
大枣	壹拾伍克

【功　　效】　和解表里，调和营卫。

【主　　治】　小儿反复呼吸道感染。症见反复感冒，身热咳嗽，痰鸣喘息，病情时缓时著，往复不已，纳食不佳，脘腹不舒，脉数弦，苔白滑等。

【方　　解】　方中柴胡疏表，疏解半表半里之邪，兼以退热；黄芩、白花蛇舌草清里热，太子参补气生津，扶助正气，是补气药中的一味清补之品，适于小儿补益；姜半夏燥湿化痰；茯苓健脾利湿；蝉蜕疏风平肝；浙贝母化痰止咳；丹参活血养血；生山楂化滞活血；生玉竹滋阴润肺；大枣补中养血；炙甘草调和诸药。全方寒热并用，消补兼施，表里同治，恰合小儿“易寒易热、易虚易实”的病理特点。

【常用加减】　咳嗽者，加苦杏仁止咳；多汗烦躁者，加生牡蛎敛阴平肝；纳呆腹胀，舌苔厚浊者，加焦神曲、鸡内金消食化滞；多汗者，加玉屏风散以固表敛汗；面色萎黄，体质过敏者，加当归养血疏风；兼有腹痛者，加炒赤芍以活血止痛；伴恶寒，四肢欠温者，可加桂枝以发汗解表，温经通阳；乳蛾红肿，夜间呼噜者，加山海螺、皂角刺以清热散结；咽红声哑者，加木蝴蝶、三叶青疏风利咽等。

【验案举例】

壹 反复呼吸道感染案

2009年8月29日一诊： 赵某，男，7岁。患儿近半年来，反复呼吸道感染，平均每月感冒1次以上。大便干结难下，2～3日一行。近有新感，5天前曾发热，经治疗后初平。夜间磨牙，夜眠不宁。查体：一般可，咽红，面少华，形体偏瘦，心肺听诊阴性，舌红，苔薄白，脉浮数。患儿平时体质较差，易感冒、发热、咳嗽，有高热惊厥史5次，否认哮喘等病史。脑电图检查正常。辨证为体虚感冒，证属表里失和，虚实夹杂。治拟和解表里，清里扶正。

处方：柴胡6克，黄芩6克，太子参6克，姜半夏6克，茯苓9克，蝉蜕4.5克，白花蛇舌草12克，浙贝母9克，丹参6克，生玉竹9克，鲜石斛20克，火麻仁9克，炒麦芽12克，生地黄12克，炙甘草3克，大枣12克。另每日服羚羊角粉0.3克。7剂。

2009年9月5日二诊： 大便转润，但有少量解出而不觉，夜寐不宁，磨牙减轻，咽红已平，听诊阴性，脉浮数，舌红，苔薄白。此时肠燥津亏好转，出现大便失约，为中气下陷，失于固摄，心神失养，夜寐欠安。治拟健脾益气，安神定志。

处方：太子参6克，炒白术6克，山药9克，生黄芪6克，菟丝子6克，炒酸枣仁9克，夜交藤12克，远志6克，茯苓9克，炒麦芽12克，生山楂9克，鸡内金6克，炙甘草3克，大枣12克。7剂。

2009年9月12日三诊： 大便解出不觉已愈，大便粗硬，多汗，磨牙未已，夜眠转安，平时易感，发热后易现惊厥，咽红，听诊阴性，脉浮数无力，舌红，苔薄白。治拟养阴清热。

处方：北沙参12克，鲜石斛20克，炒赤芍9克，火麻仁12克，钩藤9克，地骨皮9克，穞豆衣9克，黄芩6克，金银花9克，淡竹叶9克，炙甘草3克。7剂。

2009年9月19日四诊： 大便渐正常，便质已润，1日1行，磨牙减轻，咽不红，听诊阴性；舌质红，苔薄白，脉浮数。治拟和解表里，益气固表。

处方：柴胡6克，黄芩6克，太子参6克，姜半夏6克，茯苓9克，蝉蜕4.5克，白花蛇舌草12克，浙贝母9克，丹参6克，生玉竹9克，炙甘草3克，大枣12克，生黄芪6克 ，防风4.5克 ，炒白术6克，铁皮石斛（先煎）6克。7剂。

此后患儿以此方加减治疗2个月后，反复呼吸道感染之势趋缓，热性惊厥未作。

【按】本例患儿呼吸道感染反复不定，有往来不已之势。虚实寒热夹杂，心肝有余，肺脾又不足，表邪未尽而正已虚，枢机失利，病在少阳。病机特点是表里失和，若单一解表则复虚其表，一味固本则有碍祛邪，极难周全，应用和解之剂，表里寒热虚实兼顾，使表解里和而愈，故用自拟和解表里方治之。此方可在反复呼吸道感染患儿急性感染基本控制后即可及时应用。

又本例患儿肺脾本虚，感后甚则中气下陷，大便解出不觉，故加玉屏风散以益气固表。患儿多感冒，热病伤阴，阴虚内热，故易发热，便秘，投以北沙参、鲜石斛等养阴生津之品。患儿有高热惊厥史，故施以羚羊角粉、钩藤、天麻等平肝息风，先证而治，以防抽搐发生。感冒减少，发热不起，热惊即无从而作。

贰 反复呼吸道感染案

2010年1月26日一诊：汪某，男，3岁。患儿近1年来反复上、下呼吸道感染，每月1～2次。近有新感，经治后热初平，口腔溃疡初起作痛，纳欠佳，睡眠中时有吞咽动作，大便稍干。查体：一般可，咽红，口腔黏膜见多个溃疡，扁桃体Ⅱ度肿大，颈部可及肿大淋巴结数枚，心肺听诊阴性，舌红，苔薄白，脉浮数。患儿系早产儿，出生体重2.3kg，平时体质较差，易感冒、咳嗽，口腔溃疡时起。有多次支气管炎、肺炎史，否认哮喘病史。2010年1月25日血常规：WBC 12.1×10^9/L，N 78%，L21%，CRP 9mg/L。患儿系早产，先天禀赋不足，素体肺脾虚弱，肺卫失固；近有新感，热虽已平，但津液耗伤，虚火上炎，故口腔溃疡作痛；余邪未清，痰毒蕴结，故有颈部臖核肿大，乳蛾红肿。本虚而标实，余邪留恋。治拟养阴生津，清热散结为先。

处方：北沙参9克，麦冬6克，生地黄12克，铁皮石斛（先煎）6克，玄参6克，天花粉9克，金银花9克，黄芩6克，制半夏6克，山海螺12克，浙贝母6克 ，皂角刺6克，龟板9克，生甘草3克，羚羊角粉（另吞）0.3克。7剂。

2010年2月2日二诊：鼻塞有涕，稍咳，多汗，口腔溃疡初已，咽红，扁桃体肿大，颈部淋巴结肿大，心肺听诊无殊，脉浮数，舌红，苔薄白。外感初平，虚火上炎好转。寒热虚实夹杂，治拟和解表里，兼以养阴清肺止咳。

处方：柴胡6克，黄芩6克，太子参6克，制半夏6克，苦杏仁6克，荆芥6克，地骨皮6克，浙贝母9克，川贝母2克，炙款冬花6克，百合6克，铁皮石斛（先煎）6克，生山楂9克，炙甘草3克。7剂。

2010年2月9日三诊：鼻塞好转，偶咳，汗渐收，神怠，咽稍红，扁桃体肿大，颈部淋巴结肿大，心肺听诊无殊，脉浮数，舌红，苔薄白。治拟健脾益气，润肺止咳。

处方：太子参6克，炒白术6克，茯苓9克，陈皮6克，制半夏6克，苦杏仁6克，浙贝母6克，川贝母3克，生山楂6克，黄芩6克，生黄芪6克，炙甘草3克，制玉竹6克 ，炙冬花6克。7剂。

2010年2月23日四诊：鼻稍塞，扁桃体及颈淋巴结肿大好转，神怠好转，大便干结，纳一般，脉浮数，舌红，苔薄白。治拟和解表里，补肺固表。

处方：柴胡6克，黄芩6克，太子参6克，制半夏6克，生黄芪6克，炒白术6克，防风4.5克，火麻仁9克，炒麦芽12克，生山楂6克，辛夷花6克，蝉蜕3克，铁皮石斛（先煎）6克，炙甘草3克。

2010年3月2日五诊：鼻塞渐解，便秘好转，扁桃体及颈淋巴结肿大渐消，纳渐启，脉浮数，舌红，苔薄白。继予和法调之，兼以益气固表。

处方：柴胡6克，黄芩6克，太子参6克，姜半夏6克，茯苓9克，蝉蜕4.5克，白花蛇舌草12克，浙贝母9克，丹参6克，生玉竹9克，炙甘草3克，大枣12克，生黄芪6克，防风4.5克，炒白术6克，铁皮石斛（先煎）6克，山海螺12克。7剂。

服药后患儿反复呼吸道感染明显减少，便秘好转，纳增，口腔溃疡未作，扁桃体及颈部淋巴结明显缩小，继续予和解表里方巩固治疗2个月。

【按】本例患儿系早产儿，先天禀赋不足，肺脾虚弱，患儿稚阴稚阳之体，反复感染后，易致气阴虚弱，邪毒留恋。故患儿反复呼吸道感染，咽红，乳蛾红肿，臖核肿大，口腔溃疡时起，大便干结，纳食不佳，症状错综复杂。患儿呼吸道感染反复不定，口腔炎、颈淋巴结炎同时并见，所现症状足见气阴两伤，余热未清，痰热互结，宜滋阴生津，清热散结之剂为先。故以北沙参、麦冬、铁皮石斛、天花粉、玄参养阴清热生津；龟板滋阴清热；金银花疏风清热；黄芩、制半夏、山海螺、浙贝母、皂角刺清热解毒，消肿散结；其中羚羊角一味性寒味咸，能清热定风，行血行气，解邪毒。全方用药甘凉，以养阴生津为主，兼清解余邪，消肿散结。待外感初平，邪毒渐清后，即可及时应用和解表里方。结合该患儿阴虚而有内热，余毒留恋，淋巴结、扁桃体肿大，故兼以铁皮石斛等养阴生津，山海螺、浙贝母、皂角刺清热解毒，消肿散结。表里同治，寒热并用，消补兼施。患儿服药2个月反复呼吸道感染趋缓，乳蛾红肿，臖核肿大渐消，口腔溃疡未作，纳启便畅，收效颇显。

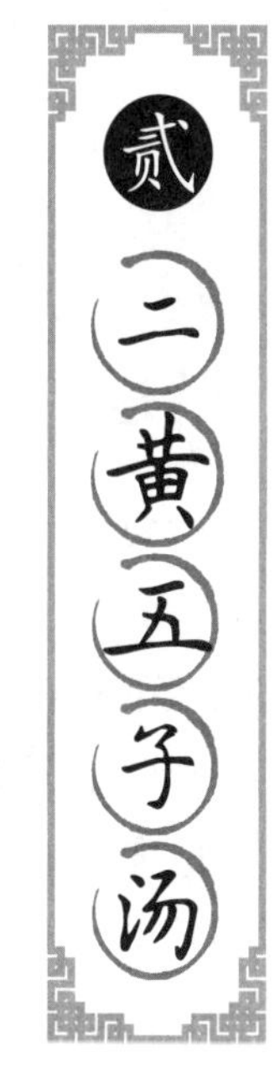

【组成】

黄芪　玖克
炙麻黄　肆点伍克
韭菜子　陆克
补骨脂　陆克
菟丝子　玖克
金樱子　壹拾贰克
五味子　肆点伍克
锁阳　陆克
黄柏　陆克
党参　陆克
炒白术　陆克
山药　陆克
炙甘草　叁克

【功　　效】　补益脾肾，固涩下元。

【主　　治】　小儿遗尿症。症见：睡中遗尿，可遗数次，小便清长，寐深而不易醒，日间尿频而量多，经常感冒，神疲乏力，面色少华，食欲不振，大便溏薄，常自汗出，舌质淡红，苔薄白，脉沉无力。

【方　　解】　黄芪补气升提，提高机体的抗病能力，改善体质，减少外感诸疾以治其本；麻黄通阳化气，利水醒神以治其标；韭菜子温肾缩泉，恢复肾主开合之功能，使肾能葆真泄浊，固涩有力，开合有度，减少尿次，增加尿量，不致频出而遗尿；补骨脂、菟丝子、锁阳等温补肾阳以暖膀胱；金樱子、五味子益肾缩尿，固涩止遗；党参、白术、山药、甘草等补气健脾，以助黄芪补气升提。由于小儿易实易热，故处方中少佐黄柏等清热利湿之品，使本方有温而不燥，固而不闭，收中有散，温中寓清之妙。

【常用加减】　寐深者，可加石菖蒲宣肺醒神；兼有里热者，加黄芩、铁皮石斛以清热养阴；纳呆者，加生山楂、鸡内金、砂仁以助运理气，开胃消食；肾阳虚者，加巴戟天、肉苁蓉、淫羊藿、杜仲等温补肾阳以暖膀胱；肾阴虚者，加山茱萸、龟板、桑螵蛸滋肾敛阴以缩小便；骶椎隐裂，四肢欠温者，加桂枝温经通络。

【验案举例】

壹 遗尿症案

2009年1月14日一诊：何某，女，4岁。患儿夜间遗尿已1年余，尿出不觉，难以自醒，2小时需呼醒1次，否则每夜尿出多次，每夜均尿出，白天尿较频，无尿痛等，夜间眠迟，面白神疲乏力，舌红，苔薄白，脉数而小。患儿系剖腹产娩出，有新生儿羊水吸入性肺炎史，有乳糖不耐受而腹泻史，平时体质较差，易感冒。纸尿裤使用至3岁。尿常规：阴性；腰骶部X线：未见脊柱隐性裂。患儿素体肺脾肾三脏不足，平时易感，易腹泻，故肺脾气虚，上虚不能制下；肾气不足，下焦虚寒，气化失调，则不能固摄膀胱，故夜间频频遗溺。且患儿未养成良好的排尿习惯亦是原因之一。小便量多次频，兼见面白神疲，乏力易感多为虚寒，故辨证为脾肾两虚证。治拟补益脾肾，固涩下元。

处方：黄芪9克，炙麻黄3克，菟丝子9克，补骨脂6克，韭菜子6克，枸杞子9克，金樱子12克，石菖蒲6克，锁阳6克，肉苁蓉6克，党参6克，炒白术6克，茯苓6克，桑螵蛸12克，台乌药3克，龟板12克，熟地黄12克，炙甘草3克。7剂。

2009年1月21日二诊：药后患儿偶尔能自醒，有时解出少量尿后能醒，夜间睡眠较迟，白天尿频好转，乏力好转，舌红，苔薄白，脉数而小。效不更方，原方去石菖蒲、乌药，加炒酸枣仁12克以养心安神。14剂。

2009年2月4日三诊：中药治疗已3周，偶能自醒，每晚叫醒2次可免尿出，白天尿频好转，夜眠较迟，易兴奋，胃纳欠佳，大便偏干，舌红，苔薄白，根浊，脉数而小。治拟补益脾肾，固摄下元。因患儿大便偏干，胃纳欠佳，夜眠欠安，故减少温肾阳之阳热之品，加铁皮石斛以滋阴生津除热，加鸡内金、生山楂、砂仁等消食助运，加远志、龙齿以镇静安神。

处方：太子参6克，炒白术6克，茯苓9克，黄芪6克，炙麻黄3克，菟丝子9克，补骨脂6克，铁皮石斛（先煎）6克，龟板12克，生山楂9克，鸡内金6克，砂仁6克，远志6克，龙齿12克，炙甘草3克。7剂。

2009年2月11日四诊：夜间遗尿，白天尿频，经治疗后已好转，上周未尿出，夜间尿时能自醒，或整夜不尿，胃纳渐启，大便已润，舌质红，苔薄白，脉浮数。治拟补益脾肾，固摄下元。

处方：党参6克，炒白术6克，山药9克，茯苓9克，黄芪6克，炙麻黄3克，菟丝子9克，补骨脂6克，韭菜子6克，淫羊藿9克，生山楂9克，龟板12克，炙甘草3克，大枣12克，铁皮石斛（先煎）6克。14剂。

【按】小儿3周岁以上夜间仍不能自主控制排尿即为遗尿，早在《素问·宣明五气》就明确指出“膀胱不约为遗尿”，《诸病源候论·小儿杂病诸候·遗尿候》说：“遗尿者，此由膀胱有冷，不能约于水故也。”历代医家多认为小儿遗尿多系虚寒所致，常用温补之法治之。

患儿素体肺脾肾三脏不足，平时易感，易腹泻，故肺脾气虚，上虚不能制下；肾气不足，下焦虚寒，气化失调，不能固摄膀胱，则夜间频频遗溺。故辨证为脾肾两虚证。治疗予二黄五子汤加减，方中党参、黄芪、白术、茯苓、甘草等补气健脾，台乌药温脾固涩，菟丝子、巴戟天、肉苁蓉、补骨脂、枸杞子、韭菜子、锁阳等温补肾阳以暖膀胱，龟板、熟地黄、桑螵蛸滋肾敛阴以缩小便。但仅以补肾法治疗有时疗效欠佳。遗尿患儿大多睡眠较深，不易呼醒，失去对排尿的警觉，这与“心主神明”有关。治疗需使睡眠变浅，易觉醒。以往常用石菖蒲、远志等开窍醒神药，疗效不著，故在治疗中选用麻黄醒神，临床观察该药有醒脑而不失眠之妙。中医认为麻黄入肺与膀胱经，其性辛温，能通阳化气，且宣降肺气，通调水道，可使膀胱气化得以恢复，开合有度，遗尿便止，此即《景岳全书·遗溺》所说“治水者必须治气，治肾者必须治肺”之旨。现代药理研究证实麻黄具有较强的兴奋作用，与国外的“警铃条件反射”装置相似。而遗尿是由于大脑皮质缺乏夜间排尿的警觉性，因而在温肾固涩的处方中加麻黄以醒脑开窍，可明显提高疗效。现代药理研究认为：麻黄中所含麻黄素为拟肾上腺素药，有α、β受体兴奋作用，口服易吸收，并可通过血脑屏障，故中枢作用较明显，能提高大脑皮质的兴奋性，使睡眠深度减弱。当患儿受到膀胱充盈的刺激或在此之前，就容易自醒，或被唤醒，从而避免了遗尿。这是此方治疗遗尿较单纯补肾固涩方疗效要好的原因之一，亦是不同于其他遗尿处方的突出点之一。该患儿通过补益脾肾治疗后，小便能自约，能自醒，易感纳差等诸症亦有改善，疗效显著。

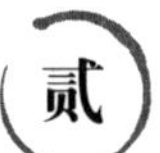

贰 遗尿症案

2009年2月10日一诊：沈某，男，7岁。患儿近3个月来，夜间小便不约，尿出不觉，难以自醒，纳少形瘦，食后腹胀，多矢气，白天不尿出，无尿频、尿急、尿痛等。查体：面白，神疲乏力，舌红，苔薄白，脉浮数。患儿平时体质较差，易感冒。有遗尿家族史。尿常规：阴性；腰骶部X线：骶1隐性裂。患儿素体肺脾肾三脏不足，平时易感，易腹泻，故肺脾气虚，上虚不能制下；肾气不足，下焦虚寒，气化失调，则不能固摄膀胱，故夜间频频遗溺。小便量多次频，兼见面白神疲乏力，易感，多为虚寒，故辨证为脾肾两虚证。骶1隐性裂，督脉传导失司。治拟健脾补肾，温督止遗。

处方：党参6克，炒白术6克，山药12克，黄芪9克，补骨脂6克，菟丝子9克，韭菜子6克，巴戟天9克，桑螵蛸12克，铁皮石斛6克，龟板12克，炙麻黄3克，生山楂9克，炙甘草3克，鸡内金6克，砂仁6克。7剂。

2009年2月17日二诊：夜间需呼醒1次，1周来未尿出，夜间汗多，多梦话，纳仍少，易腹胀，舌红，苔薄白，脉浮数。

处方：黄芪9克，炙麻黄3克，巴戟天6克，桑螵蛸12克，补骨脂6克，党参6克，炒白术6克，山药12克，茯苓9克，地骨皮9克，铁皮石斛（先煎）6克，龟板12克，生山楂9克，白豆蔻3克，鸡内金6克，炙甘草3克。7剂。

2009年2月24日三诊：小便渐约，偶能自醒，纳已启，腹胀矢气已消，夜眠好转，大便稍干，舌质红，苔薄白，脉浮数。

处方：黄芪6克，炙麻黄3克，巴戟天6克，补骨脂6克，桑螵蛸12克，益智仁6克，党参6克，炒白术6克，薏苡仁12克，茯苓9克，生地黄12克，龟板12克，地骨皮9克，铁皮石斛（先煎）6克，鸡内金6克，炙甘草3克。7剂。

2009年3月3日四诊：近有新感，经治后好转。上周遗尿1次，咽稍红，形较瘦，舌质红，苔薄白，脉浮数。感冒后，正气受损，肾失固摄，故遗尿又作。

处方：黄芪9克，炙麻黄3克，菟丝子9克，补骨脂6克，巴戟天6克，肉苁蓉6克，杜仲12克，淫羊藿12克，党参9克，炒白术9克，茯神12克，铁皮石斛（先煎）6克，生山楂9克，鸡内金6克，炙甘草3克，生地黄12克。7剂。

2009年3月10日五诊：上周未尿出，已能自醒，咽红已平，纳增，舌红，苔薄白，脉浮数。

处方：黄芪9克，炙麻黄3克，菟丝子9克，补骨脂6克，肉苁蓉6克，淫羊藿12克，巴戟天6克，党参9克，炒白术9克，茯神12克，铁皮石斛（先煎）6克，生地黄12克，生山楂9克，鸡内金6克，炙甘草3克。7剂。

原方加减继进4周后，小便已约，胃纳已启而停药。

【按】肾气不足，下元虚冷，多由先天不足引起，如早产、双胎、胎怯、脏腑及脊骨发育未全，神气未充，都能影响肾气固摄，致使膀胱失约而成遗尿。现代通过X线发现，顽固性遗尿的患儿，部分与隐性脊柱裂有关，联系肾为先天之本，肾主骨，先天肾气不足，肾虚则骨裂，督脉失畅，阳气不得通达，故膀胱失约而遗尿，使遗尿与肾的关系得到进一步证实。脾肺气虚常由后天不足引起，如素体虚弱，屡患咳喘泻利，或大病之后，肺脾俱虚，肺经治节不行，脾气下陷，三焦气化失司，上虚不能制下，则膀胱失约，津液不藏，而成遗尿，此类患儿常易反复呼吸道感染。以上凡属于肺、脾、肾功能失健者，都在虚证范畴。

该患儿有脊柱隐裂，随着年龄的增长而出现遗尿。呼吸道感染后易出现遗尿，脊柱隐裂、呼吸道感染与遗尿关系密切。故予二黄五子汤加减治疗，重用补肾之药，如菟丝子、巴戟天、肉苁蓉、补骨脂、枸杞子、韭菜子、锁阳等温补肾阳以暖膀胱，并有温壮督脉之效。现代研究认为，温阳补肾药物的应用，对于骶管缺损区脑脊液和血液的供应有一定改善作用，且可增强免疫功能以减少感冒。患儿寐深，难自醒，故加炙麻黄以醒神。由于本病疗程较长，小儿易实易热，疗程长则易从阳化热，故常加龟板、铁皮石斛、枸杞子等养阴补肾之品，或少佐黄柏等清热利湿之品。患儿病程尚短，遗尿不重，故疗效亦佳。但临床观察，顽固不愈的遗尿病例多伴有脊柱隐裂，部分病例中药治疗疗效欠佳，故尚需进一步研究。

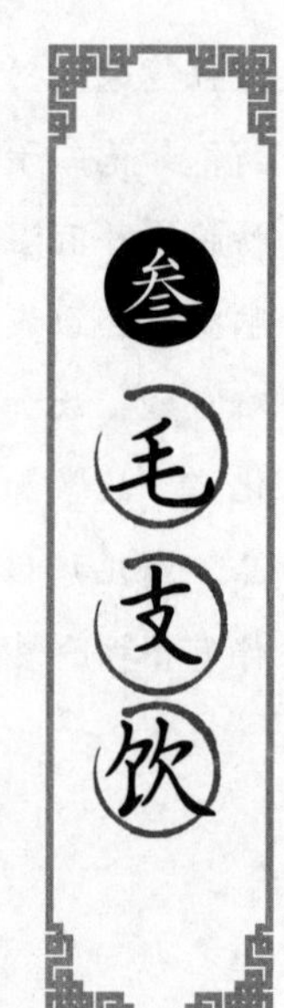

【组成】

炙麻黄 壹点伍克
杏仁 陆克
浙贝母 肆点伍克
款冬花 肆点伍克
川贝母 贰克
制半夏 肆点伍克
桑白皮 肆点伍克
黄芩 肆点伍克
葶苈子（包） 肆点伍克
地龙 肆点伍克
丹参 肆点伍克
炙甘草 贰克

【功　　效】 清肺降气，豁痰平喘。

【主　　治】 小儿毛细支气管炎。症见咳嗽阵作，动则喘息，喉间痰鸣，反复不已，咽红，纳减，舌红，苔薄白，脉浮数。

【方　　解】 方中炙麻黄宣肺平喘；苦杏仁化痰降逆；浙贝母化痰止咳；款冬花下气宁嗽；川贝母润肺化痰；制半夏化痰燥湿；桑白皮下气泻肺；黄芩清肺；葶苈子苦寒泻肺；降逆化痰；地龙解痉豁痰；丹参活血化瘀；炙甘草和中缓急。

【常用加减】 咳剧者，可加百部、紫菀；热高者，可加杠板归、三叶青；风盛者，加荆芥、蝉蜕；湿疹较著者，加白鲜皮、蛇床子；纳少食积者，加炒莱菔子、砂仁。

【验案举例】

壹 毛细支气管炎案

2009年2月7日一诊：周某，男，8个月。反复咳喘2个月余，患儿于2个月前患毛细支气管炎后，咳嗽喘息反复不已，喉间痰鸣，时有气促，汗出较多，已住院3次，反复给予抗生素、激素等药治疗，但仍有咳喘，每因外感后咳剧。西医已诊断其为支气管哮喘，建议激素吸入疗法长期治疗，家长转而求治于中医药治疗。患儿系早产儿，早产1个月，出生后放暖箱8天，出生体重2.45kg，人工喂养，有婴儿湿疹史，无哮喘家族史。查体：形体偏胖，肌肤脆薄，气稍促，咽稍红，听诊闻及痰鸣音，舌红，苔薄白，脉浮数而细。治以清肃肺气，降逆平喘。拟毛支饮加减。

处方：炙麻黄1.5克，苦杏仁6克，浙贝母4.5克，炙款冬花6克，姜半夏4.5克，桑白皮4.5克，黄芩4.5克，地龙6克，葶苈子（包）6克，丹参4.5克，川贝母2克，荆芥4.5克，蝉蜕2克，炙甘草2克。7剂。

2009年2月14日二诊：咳嗽好转，气渐平，喉间有痰，咽稍红，听诊阴性，舌红，苔薄白，脉浮数。患儿咳喘虽已平，仍需守方治疗，去地龙，因咳久伤肺阴，加制玉竹6克、北沙参6克以养肺阴。14剂 。

2009年2月28日三诊：咳喘已平。肺气上逆渐平，可去麻黄，以养阴清肺，祛无形之痰，养血疏风以抗敏为主。加鹿角霜以益肾助阳。

处方：桔梗3克，北沙参6克，麦冬6克，茯苓9克，陈皮4.5克，苦杏仁6克，浙贝母6克，炙款冬花6克，川贝母2克，黄芩4.5克，丹参4.5克，炙甘草3克，生山楂6克，鹿角霜12克。7剂。

2009年3月8日四诊：咳喘未作，大便干结。治以养阴清肺，祛无形之痰，养血疏风以抗敏，防止咳喘发作。

处方：姜半夏6克，陈皮4.5克，茯苓9克，苦杏仁6克，浙贝母6克，川贝母2克，炙款冬花6克，太子参4.5克，枳壳4.5克，无花果6克，火麻仁12克，麦冬12克，炙甘草2克，丹参6克。14剂。

患儿药后喘息未发而停药。随访1年，喘息未发。

【按】毛细支气管炎又称喘憋性肺炎，是指由多种致病原感染引起的急性毛细支气管炎，以喘憋、三凹症和喘鸣为主要临床特点。本病以6个月左右婴儿发病为最多，患毛细支气管炎后，气道常处于高反应状态，部分患儿可反复出现喘息，喉间痰鸣，以抗生素以及抗炎平喘治疗疗效欠佳。毛细支气管炎为哮喘之苗期，反复不愈，势必成哮喘。毛细支气管炎可属中医哮喘及肺炎喘嗽范畴。中医药治疗小儿毛细支气管炎有优势，体现在既能改善喘憋症状，又能预防复发。

本例患儿系早产儿，人工喂养，故肺脾肾三脏本虚，而患毛细支气管炎后，正气无力祛邪外出，反复不已，多用抗生素、激素，从阳化热，寒热错杂，肺气失宣，痰热蕴肺，故咳喘反复迁延，喉间痰鸣，故患儿本虚而标实，肺脾肾本虚，而痰热为实。治疗初起以毛支饮加减清肺降气，豁痰平喘。炙麻黄、桑白皮、葶苈子泻肺平喘，苦杏仁止咳平喘，川贝母、炙款冬花润肺下气，浙贝母、姜半夏止咳化痰，黄芩清肺热，地龙清热解痉平喘豁痰，丹参活血，荆芥、蝉蜕疏风抗敏，炙甘草调和诸药。因本病多见于婴幼儿，且本虚，汗多，故麻黄应慎用，宜轻不宜重，且宜用炙麻黄，勿用生麻黄，以防开泄太过。咳喘平后当守方再治，待病情稳定后从肺脾肾图治，兼以疏风养血抗过敏，从而防止发展成哮喘。

贰 毛细支气管炎案

2011年2月11日一诊：余某，男，7个月。因毛细支气管炎（重症喘憋型）已住院6次，病原检查为呼吸道合胞病毒感染，经西医药治疗后咳嗽初缓，气尚平，大便溏，日4～5次，母乳不足，混合喂养，胸片提示肺气肿，脉浮数，舌红，苔薄白。昨日刚出院，家长考虑其病情易反复而急来就诊，症见略咳，喉中有痰声，哭闹时气短稍喘，纳少，听诊两肺呼吸音粗，未及哮鸣音。此乃余邪未清，痰浊郁肺之证，法当清肃肺气，疏风豁痰。

处方：炙麻黄1.5克，苦杏仁6克，浙贝母6克，款冬花6克，川贝母3克，制半夏4.5克，桑白皮4.5克，黄芩4.5克，葶苈子（包）4.5克，地龙4.5克，橘络2克，炙甘草2克，陈皮4.5克，百部4.5克。

服14剂后，病情尚稳定。

2011年3月7日二诊：咳嗽又作，痰声又起，烦躁哭闹，夜寐不宁，听诊无殊，脉浮数，舌红，苔薄白。病情有反复之势，仍拟原法加减，继服7剂。

2011年3月14日三诊：因大便溏薄，日数行，如蛋花汤样，大便常规检查示轮状病毒（+），在原方的基础上加乌梅炭6克、葛根9克、焦山楂6克、砂仁4.5克、炒白术6克、茯苓6克，连服4周后渐复。

2011年4月12日四诊：大便2日1行，较干秘，多口水，咳嗽未作，头汗，肢凉，活泼多动，余无殊。治拟调理脾胃，育阴生津。

处方：北沙参6克，炒白术6克，茯苓9克，炒麦芽12克，生山楂6克，火麻仁6克，铁皮石斛（先煎）6克，麦冬4.5克，生地黄9克，川贝母3克，苦杏仁6克，黄芩4.5克，制半夏4.5克，炙甘草2克。

2011年4月26日五诊：上药服2周后，咳嗽又作，午后气急，头汗肢冷，听诊无殊，脉浮数，舌红，苔薄白。病情又有反复之势，急予清肃肺气，疏风豁痰。

处方：炙麻黄1.5克，苦杏仁4.5克，款冬花4.5克，川贝母3克，制半夏4.5克，桑白皮4.5克，黄芩4.5克，葶苈子（包）4.5克，地龙4.5克，炙甘草2克，百部4.5克，蝉蜕2克。

服1周后，咳渐平，痰渐消，气尚平。

2011年5月24日六诊：继服4周后，病情又趋稳定，诸症又消，继从中调。

处方：苦杏仁6克，制半夏4.5克，陈皮4.5克，桑白皮4.5克，川贝母3克，款冬花4.5克，太子参4.5克，炒白术6克，茯苓6克，地骨皮6克，穞豆衣6克，黄芩4.5克，砂仁4.5克，炙甘草3克。

服2周后病情稳定，生长渐快，体重明显增加，先后服药4个月余，末次就诊时间6月10日，渐趋肥硕。

【按】本例为重症毛细支气管炎，因喘憋严重而6次住院，虽能控制症状，但极易反复，经毛支饮加减治疗后，病情渐趋稳定，中途2周轮状病毒感染而腹泻，仍用中药治疗而得愈。后又因多汗着凉，咳嗽又起，气短似喘，似有复发之势，再用原方调治而趋平稳。

方中炙麻黄为必用之味，勿因年幼而畏之，但剂量宜轻，1岁以内婴儿宜用1~2克，平均1.5克，炙麻黄合葶苈子一升一降，宣肃肺气；百部、地龙镇咳解痉，能迅速缓解喘憋症状；浙贝母豁痰，川贝母润肺，二贝合用，取其豁痰而不伤津，润燥而不碍湿。关于疗程，当视病情而定，轻症1~3个月，重症3~6个月，方能截断。

（整理：李岚）

当代骨伤科名中医

陈基长

陈基长，男，一九三八年十月出生，广东省潮阳市人，一九六四年毕业于原广州中医学院本科。曾任广州中医药大学骨伤科学术带头人，主任中医师、教授、博士生导师，第三批全国老中医药专家学术经验继承工作指导老师，享受国务院政府特殊津贴，广东省名中医，广东省中医药科技专家委员、国家药品监督审评专家。

陈基长教授从事中医骨伤科教学、科研、临床工作40余载，学贯中西，擅长运用西医诊断手段与中医辨证治疗骨伤科疑难杂病，尤以治疗骨关节感染性疾病经验丰富。他在治疗关节内骨折、陈旧性骨折、骨性关节炎、股骨头缺血性坏死等方面，有较深刻的认识和体会；擅于运用中医正骨手法治疗骨关节损伤、小儿骨折、老年骨折；擅长于运用中医药治疗骨性关节炎、股骨头坏死、骨质疏松症、腰腿痛等。他运用中西医结合方法处理骨伤科疾患，疗效较高，曾被广东省中医药管理局评为中西医结合优秀工作者。

同时，陈基长教授有较好的科研工作能力和写作能力，是骨伤专业教材《骨伤学基础》副主编，有较丰富的教学工作能力，教学效果好，曾多次被评为优秀教师和优秀研究生导师。

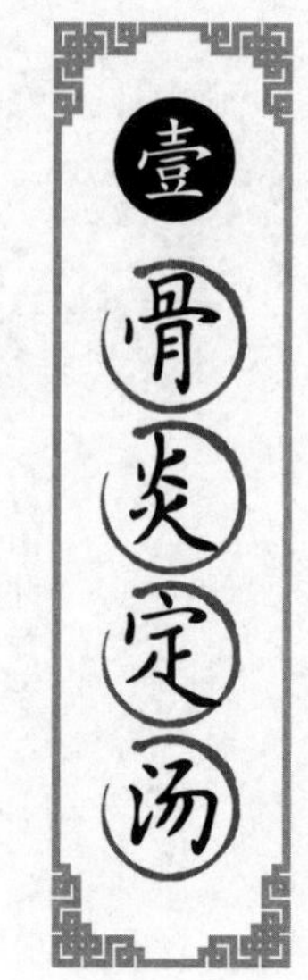

【组成】

红花　叁克
牛膝　壹拾贰至壹拾伍克
补骨脂　壹拾贰至壹拾伍克
骨碎补　壹拾贰至壹拾伍克
川木瓜　壹拾伍至贰拾克
黄芪　贰拾至叁拾克

【功　　效】补肾行血，益气通经络。

【主　　治】中老年人关节疼痛，僵硬，肿胀，活动受限，甚至畸形等症状的增生性关节炎，多见于膝关节。

【方　　解】红花、牛膝行血化瘀，攻其瘀滞而止痛，治其标；红花剂量宜轻，动物实验证实少量红花有生血作用；补骨脂、骨碎补补肝肾，补其不足，治其本；川木瓜舒筋活络，解痉止痛，引药下行，是治疗下肢关节痛的要药；黄芪补气益气，以助血行，使筋骨得以营养，改善关节微循环。黄芪剂量必须够大，每每用至30克，甚至50克，其效果更好。

【常用加减】若关节疼痛较重，步履困难者，加制川乌6～9克；若体质虚弱者则红花易成丹参10～15克；若双下肢软弱无力者加杜仲30克。

【验案举例】

壹 骨性关节炎案

2011年9月10日一诊：郑某，男，75岁。原体育工作者，退休后坚持锻炼身体。近几个月来，双膝疼痛乏力，上下楼不便，须扶栏杆，膝屈伸可闻响声，下蹲困难，蹲后难起立，舌淡红，苔薄白，脉弦细尺弱。经用上方加制川乌和杜仲后，连服3周，关节已不疼痛，行动自如，上下楼敏捷。

贰 骨性关节炎案

2011年2月5日一诊：陈某，女，80岁。由其孙女搀扶入诊室就诊。诉近年来，行走困难，须扶拐杖，膝屈伸不完全，下蹲极难，不能上下楼，舌暗红净苔，脉沉细。用“骨炎定”方，红花易成丹参，加杜仲50克，黄芪加至50克。连服3个月后，症状逐渐减轻，已弃拐杖，可自己慢行，也可扶栏杆上下楼梯，患者感激不尽。

【按】根据本方用治骨性关节炎（增生性关节炎）早、中期二百例观察结果，总有效率达91.8%。临床上常将本方药渣再煎水外洗，以达温通血脉，改善血循环，内外兼治，效果更佳。

（整理：陈基长）

邓晋丰

邓晋丰，男，一九三八年出生，广东五华县人。广州中医药大学教授，博士生导师，博士后指导老师，广东省中医院主任医师，广东省名中医，第三批全国老中医药专家学术经验继承工作指导老师，广东省中医药学会骨伤科分会脊柱专业委员会顾问，广东省中西医结合骨伤科分会、关节病专业委员会顾问。曾任广东省中医骨伤科学会主任委员，中国中医药学会骨伤科分会理事等。

邓晋丰教授1963年毕业于广州中医学院，毕业后到广东省中医院从事医疗、教学工作，1978年晋升主治医师，1980年被聘为广州中医学院讲师，1985年晋升副主任医师，1991年晋升主任医师，广州中医药大学教授。他先后担任硕士生导师、博士生导师、博士后指导老师，培养硕士研究生20余人、博士生12人、博士后1人。他曾任广州中医药大学第二临床学院骨伤科教研室主任、广东省中医院大骨科主任。邓教授发表论文40余篇，专著有《中西医结合骨伤科学》《骨伤科专病中医临床证治》等5部。

邓晋丰教授曾获全国医学科学大会奖1项（1978年），广州中医药大学科技进步奖1项，广东省中医药管理局科技进步三等奖1项。

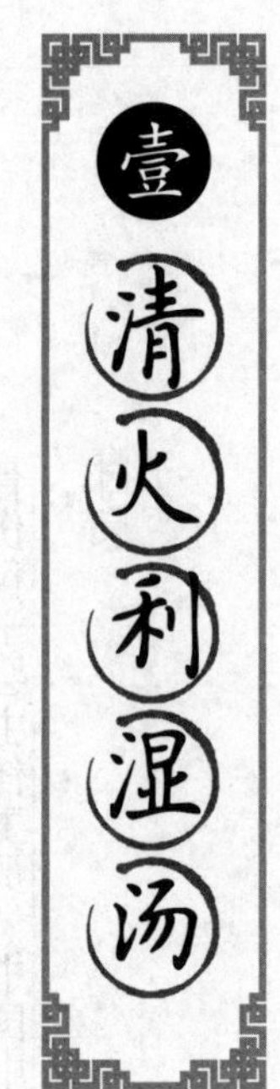

【组成】

桑枝	叁拾克
葛根	叁拾克
姜黄	壹拾伍克
羚羊角骨（先煎）	贰拾克
山栀子	壹拾伍克
龙胆草	拾克
川厚朴	壹拾伍克
苍术	拾克
滑石（包）	叁拾克
绵茵陈	贰拾克
生薏苡仁	肆拾伍克
赤芍	贰拾克
桃仁	拾克

【功　　效】 清热利湿，通络止痛。

【主　　治】 神经根型颈椎病，用于湿热痹阻，气滞血瘀，而致颈肩臂窜痛，酸胀麻木，痛楚难忍，活动受限者。症见面目红赤，口苦咽干，腹扭痛，大便不畅，溺黄，舌质红苔黄腻，脉弦滑数者。

【方　　解】 神经根型颈椎病急性发作，痛楚难忍，须投以峻猛之剂，方能取效。本方以山栀子、龙胆草清三焦湿火；羚羊角骨清肝经之热；滑石、绵茵陈、生薏苡仁利湿清热；厚朴、苍术行气化湿；桑枝走四肢；葛根通项背而解肌通络清热；姜黄祛风湿止痹痛；赤芍、桃仁活血祛瘀通络，共成清热化湿通络止痛之功。

【常用加减】 热重湿轻，津液不足，症见舌质红，苔黄而干，腹无所苦，大便干结者，为胃热炽盛，去厚朴、苍术、滑石、绵茵陈、生薏苡仁、龙胆草，加生石膏30克、生地黄30克、牡丹皮15克。

【验案举例】

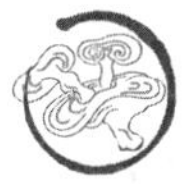

颈椎病案

2010年3月19日一诊：樊某，男，45岁，企业管理人员，每天电脑操作7～8小时。患颈椎病数年，近因天气突然转凉致颈项疼痛加剧，放射到左肩臂，伴有麻木，痛楚难忍，颈项活动困难，夜不成眠，平素交际颇频，酒肉过量，颈椎X线平片显示颈椎生理前突消失，颈5、6椎间隙变窄，椎体前缘少许骨质增生。磁共振检查显示颈5、6轻度椎间盘突出。曾经牵引、理疗、推拿、针灸，内服补肾祛风湿汤剂，均无明显效果。面目红赤，口苦，溺黄，大便不畅，日2～3次，舌质红，苔黄厚腻，脉滑数。

诊断：神经根型颈椎病（湿热痹阻，气滞血瘀）。

处方：桑枝30克，葛根30克，羚羊角骨（先煎）20克，山栀子15克，龙胆草10克，川厚朴15克，苍术10克，滑石30克，绵茵陈20克，生薏苡仁45克，赤芍20克，桃仁10克。7剂。留渣再煎，日服2次。

2010年4月2日二诊：颈肩臂痛明显减轻，大便通畅，精神爽利，舌黄腻苔已退，仍有左上肢麻木症状。

处方：桑枝30克，葛根30克，羚羊角骨（先煎）20克，赤芍15克，桃仁10克，钩藤15克，黄芩15克，牡丹皮15克，川厚朴15克，郁金10克，生薏苡仁45克，姜黄15克，全蝎10克，蜈蚣3条，甘草10克。7剂。日服2次。

2010年4月23日三诊：电话告知，症状基本消失，嘱加强体育锻炼，少用电脑，多吃蔬菜水果，少饮酒、少吃肉。

【按】本案颈项疼痛源由湿热痹阻，气滞血瘀，故用清热利湿，通络止痛之剂而获效。湿热与时令、饮食有关，故餐饮当有节，起居当有常，方能防患于未然。

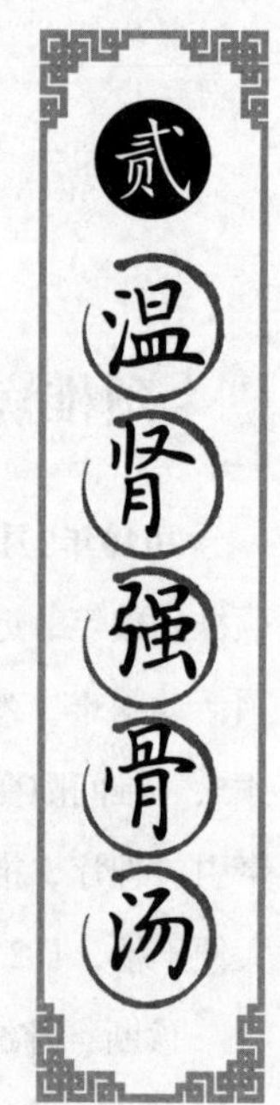

【组成】

熟附子（先煎）	贰拾克
骨碎补	壹拾伍克
巴戟天	壹拾伍克
杜仲	贰拾克
仙茅	壹拾伍克
当归	壹拾伍克
白芍	壹拾伍克
熟地黄	贰拾克
黄芪	肆拾伍克
鹿角霜	贰拾克
炙甘草（后下）	拾克
木香	拾克

【功　效】温阳益肾，强筋壮骨。

【主　治】肾阳亏虚、精气不足所致颈肩腰背疼痛，筋骨酸软，少气乏力，日轻夜重，面色萎黄，舌质淡，苔白滑，脉沉迟细弱。

【方　解】《内经》云："肾者，作强之官""肝主筋，肾主骨"。肾之元阳亏虚，精气不足，不能温煦筋骨，则周身筋骨疼痛，酸软乏力，不能作强。夜晚阴气凝聚，症状尤甚。本方以附子温肾壮阳为君（附子有毒性，需先煎1/2~1小时）；熟地黄、巴戟天、骨碎补、杜仲、仙茅益肾填精壮骨为臣，鹿角霜血肉有情之品，助君臣药发挥温肾壮阳之功；佐以黄芪补气升提，当归、白芍补血养筋，炙甘草补中和百药，木香行气化滞，以制诸药之滋腻；合而成方，共成温阳益肾，强筋壮骨之功。

【常用加减】脾虚湿盛，腹胀纳呆，大便溏泄者，去熟地黄，加党参25克、白术20克、茯苓15克、干姜15克、砂仁10克（后下）。

【验案举例】

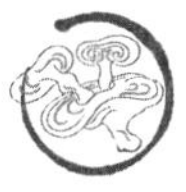

骨质疏松案

2011年8月11日一诊：陈某，女，73岁，退休人员。患者颈肩腰背痛多年，随着年龄增大，症状日渐加重。近天气闷热，湿度大，夜睡开空调，症状加重，周身骨痛，酸软乏力，夜卧翻身时痛醒，日间精神不振，胃纳一般，大便正常，夜尿每晚2～3次，面色苍白，舌质淡，苔白，脉沉细。腰椎X线照片显示腰椎骨质增生，骨密度降低，下胸椎、上腰椎多个椎体变扁，呈楔形改变。

诊断：骨质疏松（肾阳亏虚，肝肾精气不足）。

处方：熟附子（先煎）20克，杜仲20克，骨碎补15克，巴戟天15克，仙茅15克，黄芪45克，当归15克，白芍15克，鹿角霜20克，炙甘草10克，木香（后下）10克。7剂。留渣再煎，日服2次。

2011年8月25日二诊：周身骨痛症状减轻，夜睡较安宁，自觉精力增加，晨起稍觉口干，舌脉大致如前。于上方减附子、当归剂量，加山茱萸15克、牡丹皮15克。

处方：熟附子（先煎）15克，杜仲20克，巴戟天15克，骨碎补15克，仙茅15克，黄芪45克，当归10克，白芍15克，鹿角霜20克，炙甘草10克，木香（后下）10克，山茱萸15克，牡丹皮15克。10剂。留渣再煎，日服2次。

2011年9月15日三诊：症状继续改善，周身骨痛基本消失。守上方10剂，每周服2剂，以巩固疗效。嘱适当运动，如走路、打太极拳等。

【按】肾主骨，骨质疏松多责之于肾的亏虚，故投温肾壮骨之剂而获效。“下焦如权，非重不沉”，故用药剂量也应适当加重，如附子、鹿角霜等，均用至20克，效验方显。

（整理：李想）

肖鲁伟

肖鲁伟，男，一九四八年九月出生，浙江慈溪人，中共党员，浙江中医药大学博士研究生导师，主任医师，浙江省名中医，第四批全国老中医药专家学术经验继承工作指导老师。一九七九年毕业于黑龙江中医药大学，随后在黑龙江佳木斯中医学校从事临床、教学工作。一九七九年九月调入浙江中医药大学附属第一医院（浙江省中医院）骨伤科。一九八六年一月起历任浙江中医学院附属第一医院（浙江省中医院）副院长、院长，浙江中医学院副院长、院长等职。二〇〇六年五月任浙江中医药大学校长。现任浙江省人大常委会委员、教科文卫委员会副主任、浙江省中医药学会会长、浙江省骨伤研究所所长、中华中医药学会骨伤分会副主任委员、中国中西医结合学会骨伤分会顾问、浙江省医学会骨科专业委员会顾问等职。

肖鲁伟教授在长达37年骨伤专业的临床、教学和科研工作中，养成了治学严谨，尊古求新的风格。他敬畏中华传统文化，积极探索当代中医药的理论创新和能力提升。他认为中医药发展的根基在于继承，而中医药发展的活力在于创新。在学科建设上要准确处理好传承和发展的关系，处理好能力、优势和特色的关系。当前是我国中医药事业发展难得的黄金机遇期，必须坚定地坚持继承与创新相结合，积极借鉴和吸收现代科技的最新研究成果，化西为中，推动中医药事业破茧成蝶，焕发出勃勃时代生机。在医疗实践上，他推崇《内经》和《伤寒论》，认为行中医者必须夯实中医理论基础。在临证时，内科与外科虽然同出一源，但两者在诊疗方法上却是特色分明，要加强研究，努力提升骨伤科诊疗水平。他强调病证合参、筋骨并重、身心同治，特别重视手术、手法、

外治、内治的合理运用，对骨折的手法复位、股骨头坏死、颈肩腰腿痛有较丰富的治疗经验，尤其对股骨头缺血性坏死进行了系列研究，提出了激素性股骨头坏死“药毒蚀骨”的独特见解。在科研方面，主持国家级课题2项，省部级课题2项，厅局级课题5项。研究成果获省科学技术进步奖2项，主编、副主编专著、教材10部，共同发表学术论文95篇，其中SCI 收录4篇，中华系列25篇。同时还积极参与研究生的培养，寓教学于科研中，参与共同培养硕士、博士研究生近20人。

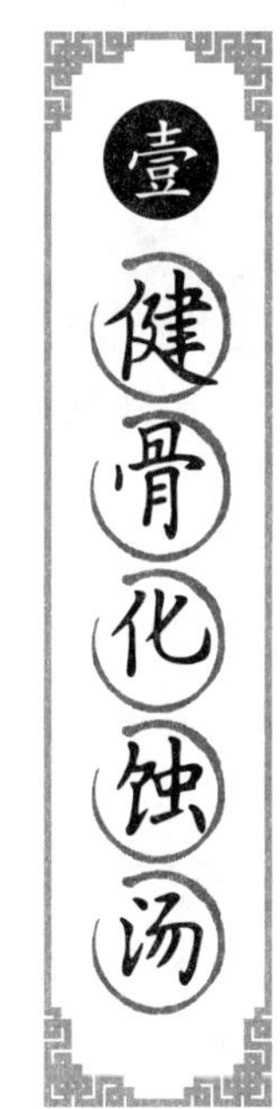

【组成】

川续断 壹拾捌克
淫羊藿 壹拾伍克
狗脊 拾克
鹿衔草 壹拾贰克
川芎 拾克
地龙 拾克
土鳖虫 拾克
蜈蚣 贰条
秦艽 拾克
独活 壹拾贰克
桑枝 壹拾贰克
生甘草 伍克

【功　　效】 补益肝肾，活血通络，祛风除湿。

【主　　治】 股骨头缺血性坏死（骨蚀）。症见髋部疼痛，固定不移，久坐久卧后疼痛加重，适当活动后疼痛减轻，舌质略暗，脉沉涩。

【方　　解】 方中以川续断、淫羊藿、狗脊、鹿衔草补益肝肾、强筋壮骨，以川芎、地龙、土鳖虫、蜈蚣行气活血，通络止痛，药理研究表明其有改善微循环之效；以秦艽、独活、桑枝祛风散寒祛湿；甘草调和诸药，缓急止痛。诸药合用，补益肝肾，活血化瘀，祛风通络，使骨中之脉络复通，精血得濡，而顽痹得愈。

【常用加减】 热盛，加忍冬藤、连翘、黄柏；肿痛甚，加海桐皮、威灵仙、延胡索；腰脊疼痛，加枸杞子、菟丝子、桑寄生；腿足痿软，加知母、黄柏、龟板；夜寐不安，加合欢皮、夜交藤、酸枣仁。

【验案举例】

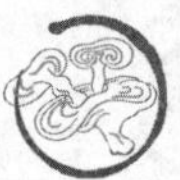

骨蚀（激素性股骨头缺血性坏死）案

李某，46岁，男性。右侧髋部疼痛，下腰部疼痛，行走不适1年，近来疼痛加剧，跛行。查体：右腹股沟部压痛，右髋关节屈曲、内收、外展旋转活动受限，“4”字试验阳性，托马斯征阳性，行走跛行。患者有激素使用史。X线片：右侧股骨头外形正常，内部密度不均匀，有局部囊性改变。MRI：双侧股骨头尚完整，右侧股骨头内可见囊片状异常信号，T1W为低信号，T1WI、T2WI为高信号，关节间隙变狭窄，髋周软组织未见异常，关节腔少量积液。考虑右侧股骨头缺血性坏死。舌淡苔薄白，脉细。诊为骨蚀（激素性股骨头坏死）。治以补肾健骨，活血通络止痛。方选健骨化蚀汤加减。

处方：川芎15克，地龙10克，土鳖虫10克，蜈蚣2条，桃仁6克，红花6克，川续断10克，狗脊10克，淫羊藿15克，鹿衔草12克，桑寄生15克，桑枝12克，独活12克，秦艽10克，延胡索15克，生甘草5克。水煎服，日1剂，分2次服。

嘱：扶拐杖，减少负重活动。

服药30剂后，髋关节疼痛明显好转，原有的下腰部疼痛显著减轻。去桃仁、桑寄生、延胡索，川续断增加至15克，加僵蚕10克。续服30剂，髋部疼痛消失，髋关节各方向活动基本恢复，日常活动无碍。去僵蚕、红花，川续断增加至18克，川芎减至10克，再15剂。诸症退却。

【按】股骨头坏死属于中医“骨蚀”范畴，所谓骨蚀乃骨被侵蚀之意。《灵枢·刺节真邪》云：“虚邪之入于身也深，寒与热相搏，久留而内著……热盛其寒……内伤骨为骨蚀。”本病多呈本虚标实、虚实夹杂之证。肾主骨，生髓，肾精不足则骨痿髓空；肝藏血，主筋，肝虚血少则筋脉失荣；肝肾亏虚，精血不足，则易于感受风寒湿邪，搏击筋骨，气血凝结，而为本病。

随着激素在临床上的广泛使用，激素性股骨头缺血性坏死已经成为非创伤性股骨头缺血性坏死的首位。目前大量研究表明激素性股骨头缺血性坏死与血管内凝血、脂肪代谢紊乱、微血管损伤、细胞毒作用、骨质疏松、细胞凋亡、氧化应激等因素相关，但其发病机制尚不十分清楚。多个研究发现，早期激素性股骨头坏死患者的股骨头内存在微血管内皮损伤及骨髓组织反复出血的现象，并存在血管内血栓形成。因此激素性股骨头坏死可能是在局部微小血管存在病变的同时，触发微小血管的凝血过程，导致组织出血，骨内压增高，回流障碍，最终导致了股骨头激素性缺血坏死的发生。肖鲁伟教授提出祖国医学的“血瘀证”与血液的这种高凝聚状态及生化改变关系密切，经脉瘀滞，不通则痛；骨失濡养，不荣亦痛；瘀血日久，新血不生，髓减骨枯，而致久病不愈。因此，激素性股骨头缺血性坏死是以肝肾不足为其本，脉络瘀滞、髓骨失荣为其标。治疗当在补益肝肾的基础上，佐以活血通络之品，兼以祛风散寒除湿。此三类药物的确切比例，则应根据每一位患者各自的情况发展阶段而定，如本例患者初诊即以活血通络止痛为主，待症状缓解，则增强补肾固本之力。

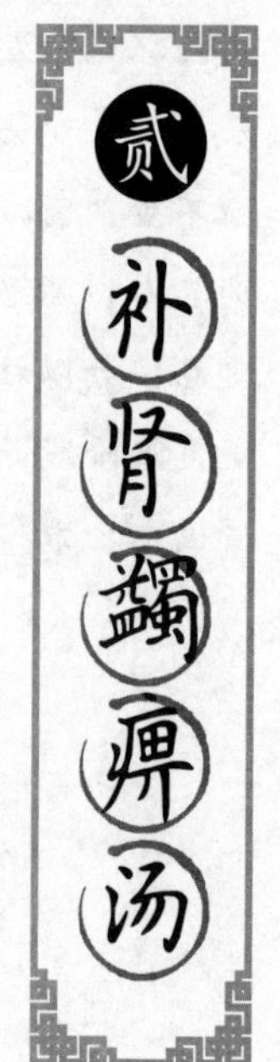

【组成】

熟地黄 贰拾肆克
山药 壹拾贰克
山茱萸 壹拾贰克
仙茅 拾克
淫羊藿 拾克
狗脊 拾克
当归 拾克
杜仲 壹拾贰克
菟丝子 壹拾贰克
全蝎（研吞） 肆克
煅龙骨 壹拾伍克
煅牡蛎 壹拾伍克
生姜 叁片
大枣 壹拾贰枚

【功　　效】补益肝肾，宁心蠲痹。

【主　　治】老年性腰痛。症见老年女性，腰痛绵绵，憔悴羸弱，目眩头晕，夜寐不宁，舌淡红，苔薄白，脉细。

【方　　解】本方化裁于右归饮，乃甘温纯补之剂。方中重用熟地黄为君，甘温滋肾以填真阴；去附、桂之辛温香燥，而以山药、山茱萸、仙茅、淫羊藿、狗脊、当归、杜仲补益肝肾，阴中求阳；佐以全蝎祛风通络，煅龙牡重镇安神；使以生姜、大枣顾护中州，共成扶正通络之剂。

【常用加减】夜寐不安，加石菖蒲、茯神、夜交藤；懒言少语，郁郁寡欢，加郁金、酸枣仁、合欢皮。另外，肖鲁伟教授会根据四时的更迭而选用相应的药物，如春选柴胡、郁金，夏选藿香、佩兰，秋选佛手、紫苏梗，冬选绿萼梅、菊花等。

【验案举例】

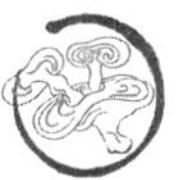

腰痛（退行性脊柱侧凸症、骨质疏松、腰椎间盘突出症）案

陈某，女性，75岁。半年来反复腰痛，延及两腿疼痛，伴有畏寒肢冷，需扶拐行走。本次因过劳而发，自疑成为家人负担，殊感苦闷，夜难入眠。查：舌质淡红，苔薄白，脉沉细。跛行，脊柱侧弯，腰部后凸畸形，椎旁肌紧张，有叩击放射痛。骨密度检查：严重骨质疏松症。腰椎X线片：椎体边缘骨质增生，脊柱侧凸，腰椎退行性改变。腰椎MRI：多个腰椎间盘变性伴膨出，轻度压迫硬膜囊。此为腰痛顽痹，治以温阳补肾，宁心除痹。方选补肾蠲痹汤加减。

处方：熟地黄24克，山药12克，山茱萸12克，当归10克，杜仲12克，菟丝子12克，狗脊10克，仙茅10克，淫羊藿10克，全蝎（研吞）4克，蜈蚣3条，煅龙骨15克，煅牡蛎15克，郁金9克，夜交藤15克，生姜3片，大枣12枚。水煎服，日1剂，分2次服。

15剂后腰痛症状缓解，畏寒肢冷消失，夜寐明显改善。去仙茅、淫羊藿，加僵蚕、地龙，续服15剂，腰痛症状基本消失，能弃拐行走，从事少许轻体力活。但觉口干咽燥，舌红，脉细弦，苔糙。考虑虫药伤阴，去全蝎、蜈蚣、地龙、僵蚕，加生地黄、石斛，1年随访，病人睡眠安好，腰痛未再复发。

【按】肖鲁伟教授强调辨证论治时要病证结合，即辨病与辨证相结合，两者缺一不可，临证时主张先辨病后辨证，病方证结合施治。病证结合、辨证施治是当今中医临床的突出特色，是标本内涵和治则的拓展。辨病指的是辨明引起腰痛的疾病的类别和性质、病变部位和程度，探明其在解剖结构或形态学的病理变化，这对于指导治疗至关重要。古今不同病，如同是腰痛，可以是骨质疏松引起的自发性椎体骨折，也可以是发生于椎体的转移性骨肿瘤，两者的治疗原则和预后是完全不同的。老年女性腰痛，多见于腰椎间盘突出症、腰椎管狭窄症、腰椎滑脱症、退行性脊柱侧凸、骨质疏松症等多种疾病，临床上往往数病合一身，表现为反复发作的下腰痛或腰腿痛，腰椎伸屈活动受限，卧床休息或腰围固定后症状可缓解。临床上，就需要根据不同的疾病，采取不同的治疗方案，包括手术、手法、外治、内治等。

辨证指的是通过四诊，在中医理论指导下，经过分析辨析得出当前疾病的证型，方证对应，用于指导治疗。辨证施治最具有中医特色，也是中医药的精华所在。辨证是对病位、病性、病机、病势的判别，是确定治则、方药的根据。从辨证角度来看，老年患者，髓减骨枯，肾阳亏损，督脉经气痹阻，发为腰痛。从肾论治是其本，包含两层意义：一则补益肝肾，二则温补肾阳，如是阴充阳旺，筋骨劲强，自有扶正祛邪之功。如本案例患者年过七秩，年高体弱，形体皆极，形寒肢冷，行则偻附，腰腿疼痛，乃因肾精不足、肾阳不充，故成正虚邪恋之证，治以熟地黄、山药、山茱萸、当归、杜仲、菟丝子、狗脊、仙茅、淫羊藿等温润之品补益肝肾、通督强腰。但风寒湿邪久羁，深入筋骨，变生痰浊瘀血，非伍疏经通络之品，恐顽痹难瘥。疏经通络之法甚多，散寒除湿通络之威灵仙、白芥子，和血祛风通络之鸡血藤、丹参，虫蚁搜剔通络之土鳖虫、蜈蚣、全蝎等，皆可依据病情，随症加减，灵活应用。本案例即以全蝎、僵蚕、蜈蚣、地龙等虫类搜剔。但通络之品多有辛温香燥，易于伤津耗液之弊，如该患者二诊时出现了口燥咽干、舌质转红、苔糙、脉弦细等症，遂去温药，并加生地黄、石斛等滋阴生津。这种灵活化裁体现了肖鲁伟教授经方运用“原方套用、守方加减、数方合用、扩充新药”的原则。由于疾病缠绵迁延，患者常因久病致郁，表现为周身疼痛，夜寐不宁，心烦意乱等，肖鲁伟教授主张在补肾蠲痹的同时，佐以疏肝理气、宁心安神之品，如本案例中选用了煅龙骨、煅牡蛎、郁金、夜交藤等，同时需对患者明以病情，晓以医理，身心同治，故常收佳效。

（整理：许超　季卫锋　沈淑华）

当代眼科名中医

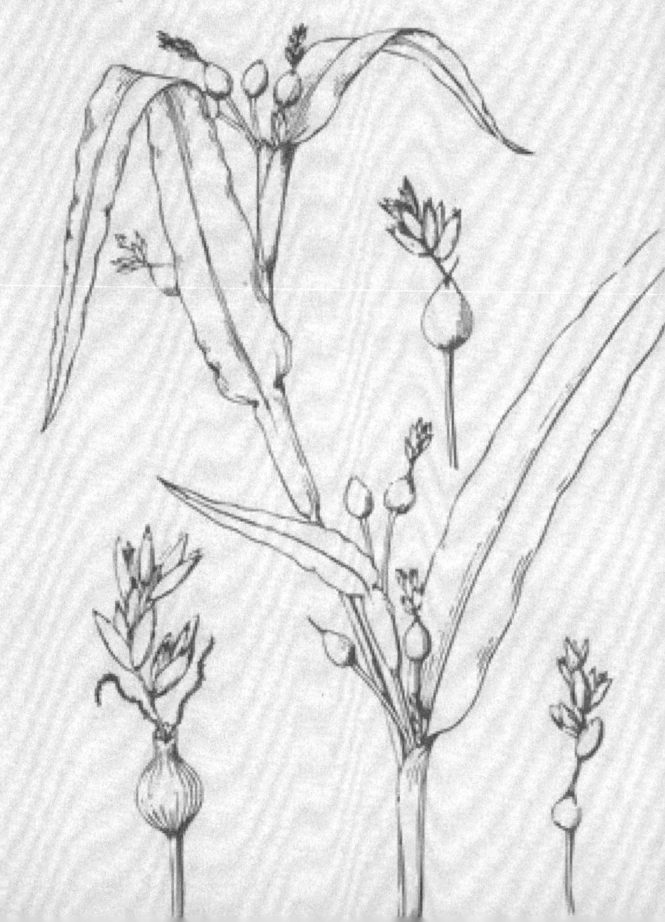

黎家玉

黎家玉，男，一九三七年生，广东省阳西县人。一九六二年毕业于广州中医学院（现广州中医药大学），广东省阳江市中医医院主任医师，广东省名中医。二〇〇二年被人事部、卫生部、国家中医药管理局确定为『第三批全国老中医药专家学术经验继承工作指导老师』，并已带出主任医师一名（现为科室学术导师）。此前于二十世纪七十年代末及八十年代初，曾为全省培养中医眼科医师三十二人（现在大多为副高以上职称），为当时解决中医眼科人才奇缺现象做了大量工作。

从1951始，黎家玉教授就已经在基层卫生单位做临床工作，具有扎实的多学科临床功底。因他目睹20世纪五六十年代农村百姓每因目疾致盲的情况相当严重，而当时西医的治疗方法十分局限，所以才毅然决定研习眼科。

他深入研习了自唐代以来的眼科古籍，深谙中医眼科的学术沿革，为科学发展中医眼科提供借鉴。为了寻找有效的中医眼科外用眼药，曾到北京、上海、南京、成都、石家庄、合肥等地拜访中医眼科名家。回来后亲自与药师合作，切磋制作工艺，并用心学习西医眼科知识，虚心向西医眼科名家请教。于是逐步形成了一套以中医为主，中西结合，既能治疗眼科常见病又能对眼科疑难病种有所开拓的学术风格。由于黎家玉教授是从内科转型至眼科的，他治疗眼疾的方剂基本上是从内科名方化裁而来，尤其是湿病方剂，况且“轮之有症，由脏之不平所致”，这也是他的一大特色。还有外用眼药则独具一格。

黎家玉教授于1986年被评为省劳模，1987年获全国卫生文明先进工作者称号，同年破格晋升为中医眼科主任医师。1992年开始享受国务院首批政府特殊津贴，1993年获省名中医称号。他兼任过两届中医高级职称评委，也曾被聘为广州中医药大学客座教授。

1996年退休后曾被江门市五邑中医院返聘授徒（即第三批全国老中医药专家学术经验继承工作指导老师），曾多次被聘为省中医学会眼科专业委员会和中西医结合委员会眼科专业委员、理事或顾问。

黎家玉教授长期在临床第一线耕耘，诊务繁忙。他虽然喜好读书，但专业著述不多。他曾以崭新的学术观点撰写《眼底望诊辨证论治初探》一文，1994年赴美参加学术会议，获金杯二等奖。他的学术继承人则编著有《黎家玉眼科集锦》一书，由湖南科技出版社出版。

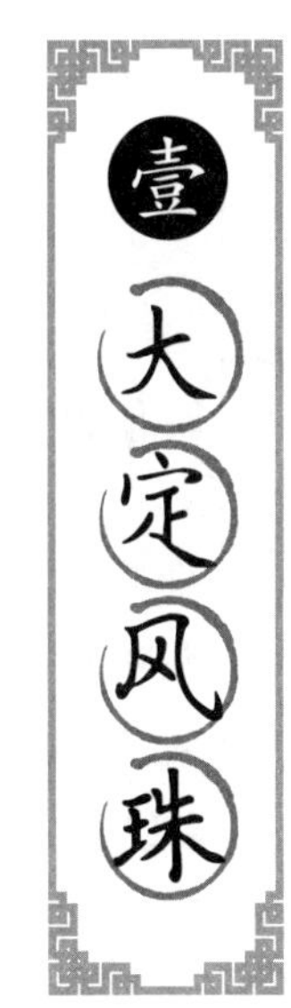

壹 大定风珠

【组成】

生白芍　壹拾伍克
阿胶（烊）　拾克
生龟板　壹拾伍克
干地黄　拾克
火麻仁　拾克
五味子　陆克
生牡蛎　壹拾伍克
炙甘草　陆克
生鳖甲　壹拾伍克
鸡子黄　壹个

【功　　效】滋阴息风。

【主　　治】阴虚风动之青风内障、目黑候、目劄等。

【方　　解】本方原为《温病条辨》治温热病虚风内动，热灼真阴，而余热极微，为挽救重危之症而设。但移用于眼科则多适用于真阴内耗所致之青风内障（原发性开角型青光眼）、目黑候（闪辉性暗点）、目劄（眼轮匝肌痉挛。注意：儿童不宜）等慢性眼疾。与温病学用于危、急、重症相反。

中医眼科认为，“神膏、神水、神光、真血、真气、真精，皆滋目之液也。”一旦内耗，必然产生某种眼疾。

全方所用皆为味厚浓重、滋阴息风之品。方内炙甘草乃取加减复脉汤用炙甘草复脉之意，眼科用之可补脾益气，并能消解生龟板、生鳖甲、生牡蛎之腥味；针对患者体质和脾胃状况，鳖甲、龟板用砂炒亦可；鸡子黄则为滋阴潜阳之品。

应用本方要审慎辨证，以证为据，不是以病为据。一般以舌质红绛、少苔或无苔，形体偏瘦，病情较长，脉象细弱，对温热性食品十分敏感为辨证重要依据。

【常用加减】本方重在以多味养阴药，滋养下元真阴，养阴之品已足够，一般不宜再添加。若服后胃肠不适者可去鸡子黄；若确需佐以息风药，可选天麻、钩藤、羚羊角粉，但忌用辛温走窜之品。

【验案举例】

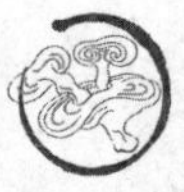

青光眼案

许某，女，52岁，家庭妇女，美籍华人，于1986年11月17日入院。

头眩眼胀痛并双目视力逐渐下降4年余，有虹视，经美国纽约市三家医院诊断为双眼开角型青光眼，屡滴眼药水无效，又不宜施行手术。常因口干咽燥而难以入寐。对姜、葱、蒜以及一切煎、炒、炸食品最为敏感，稍吃症状即明显加重。

视力：右眼0.2，左眼0.1^{+1}。体瘦，面色带晦黑，神清合作，情绪尚好，无疑虑之提问，舌体瘦薄，舌质红赤，中央光滑如镜，全舌无苔，脉细弱（西医专科检查资料从略）。方用大定风珠。

处方：生白芍15克，阿胶（烊）10克，生龟板15克，干地黄15克，火麻仁10克，五味子6克，生牡蛎15克，麦冬10克，炙甘草6克，生鳖甲15克，鸡子黄1个，并医嘱多食鳖肉炖冬虫夏草。

经过28日治疗，头眩眼胀及舌质红绛均大有改善，已有薄白苔，眼压降至正常临界值，但脘腹出现饱胀感，大便微溏。已显现大定风珠“矫枉过正”之象，黎家玉教授称之为“反转点”，遂改用滋水清肝饮，最后以柴芍六君汤收功。共住3个月，每隔2日测量眼压1次，均在正常值范围，出院时视力：右眼0.2，左眼0.1^{+1}，自觉症状无明显不适。

【按】1994年5月黎家玉教授赴美国开学术会议期间约见患者，她自回美国后坚持半年测量眼压1次，一直都正常。头眩眼胀完全消失，视力稳定。中医眼科认为人体阴虚于下可致虚火上浮，严重者可生风上扰。治疗当重投养阴之剂，上病下取，并非只用菊花、天麻、钩藤、蒺藜之属。

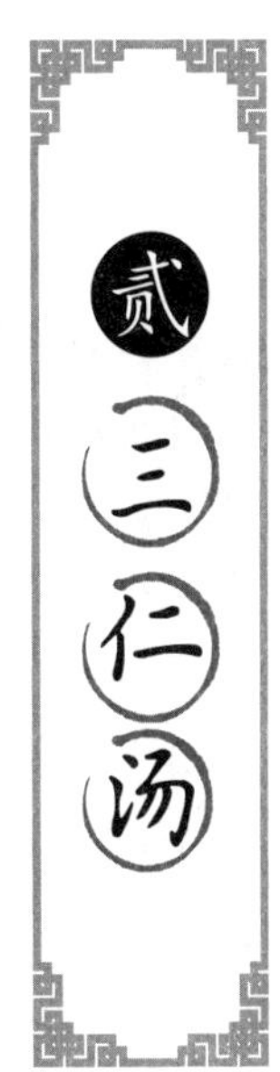

贰 三仁汤

【组成】

苦杏仁 壹拾伍克
飞滑石 贰拾克
白通草（包） 陆克
白豆蔻仁 陆克
淡竹叶（后下） 拾克
厚朴 拾克
生薏苡仁 壹拾伍克
半夏 拾克

【功　　效】清肃肺气，利湿清热。

【主　　治】湿热上泛之天行赤眼、火疳、聚星障、花翳白陷等。

【方　　解】本方原为《温病条辨》治湿温初起或暑温夹湿，邪在气分。同理，本方亦可治眼科气轮各种湿热之证。以证为据，非以病为据。湿邪上泛，肺气不畅，可致白睛赤脉弥漫，或污黄暗浊，或局部隆起如豆，眵泪胶黏，畏光，奇痒。

气轮湿热侵入风轮，可致黑睛起翳。此时白睛血脉则呈混赤或赤脉如梳，是谓气轮、风轮并病。湿温病初起，是常有脾胃症状的，白睛病亦常见目胞肿起，或睑缘湿烂，此乃胞睑属脾胃之故。

方中苦杏仁宣发肺气，气化则湿亦化；白豆蔻仁芳香化湿，行气畅中；薏苡仁利尿渗湿，加入滑石、通草，增强渗湿利尿之功；淡竹叶甘淡性寒、能清热利尿，厚朴、半夏能行气散结，使脾胃健畅。

【常用加减】若见风轮起翳，已是肺金克木，可加龙胆草、夏枯草；对于湿热之重症，可用甘露消毒丹（《温热经纬》，改作汤剂）。三仁汤与甘露消毒丹是黎家玉教授治湿热眼疾之“姐妹方”，两方方义相近，选何方可据症之轻重而定。

【验案举例】

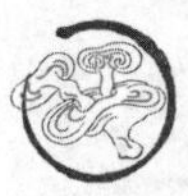

病毒性角膜炎案

1994年7月15日一诊：吴某，男，42岁，行政人员，广东省恩平市人。

左眼红痛、流泪、畏光2个多月。曾在当地医院就诊，诊断为单疱病毒性角膜炎，因未能控制病情而到广州某眼科医院诊治，使用过各种抗病毒眼药水、转移因子、干扰素等药，病情有所缓解，但很不稳定，反反复复。病者来诊时痛苦面容，热泪如泉，头重体倦，胸闷恶心，口腻不渴饮，间有咳嗽，痰涎稀白，胃纳极差，大便溏，舌质红，苔黄厚腻，脉弦。视力：右眼0.8，左眼仅眼前指数。要求全力救治（专科检查资料从略）。此症是花翳白陷，证属湿热交蒸，继而肝火上焚，先用龙胆泻肝汤清泻肝火，使眼部症状先得以改善，减轻病者痛苦；后用三仁汤苦降辛开，利湿化浊，使肺气得宣，中焦得运；最后以四君子汤加二陈汤善后。前后共治疗62日，患者视力恢复至0.3。2002年，托人了解该患者的后续情况，反馈信息患者眼病并无复发。

【按】热为阳邪，湿为阴邪。热邪较易清，湿邪较难除。急性过程的眼病若眼痛较剧，一般是肝火上犯，故此案先用龙胆泻肝汤，先缓解病人最难受之症状。

湿热之证，多因脾胃受累，故湿热大致廓清之后，一般宜用四君子汤、六君子汤加减以巩固疗效。

以上两点，本案就是例证。

外障眼疾，一般都需要内治、外治结合。当今大多数医院都缺乏中药眼科外用药的情况下，使用西药外用眼药是必要的。

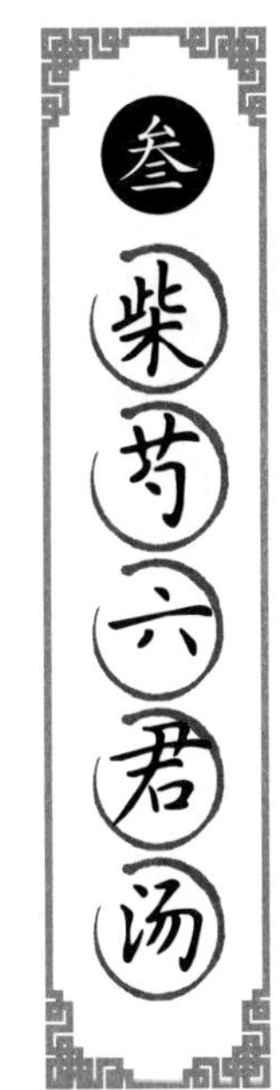

【组成】

党参 拾克
白术 陆克
茯苓 拾克
甘草 伍克
柴胡 伍克
白芍 陆克

【功　　效】 健脾舒肝。

【主　　治】 肝强脾弱之儿童目劄（眼轮匝肌痉挛）。

【方　　解】 四君子汤健脾，柴胡、白芍舒肝。汤药煎好之后，应先乘热薰眼，然后饮药。中医眼科认为肉轮（上、下胞睑）属脾胃，若脾土虚弱，则肝木相克，出现频频眨眼，重症者可累及面肌。此症虽不影响视觉功能，但失于治疗，可致强势习惯性，有碍形象。

【常用加减】 若患孩脾虚厌食，以用糖泡参为宜，并加五谷虫10克。

【验案举例】

本病甚为常见，尤其当今小孩过早使用电脑、手机、电视等眼力劳动，导致肝脾不和（眼轮匝肌痉挛），故本方甚为常用。因属眼科小疾，故无临床资料。

（整理：黎小妮）

当代针灸科名中医

周德安

周德安，男，首都医科大学附属北京中医医院针灸科主任医师，教授，博士研究生导师。一九三九年十一月生于天津蓟县。一九五九年考入北京中医药大学中医系，一九六五年七月毕业分配到北京中医医院针灸科，一九六九年至一九七六年期间赴广西桂林参加『抗美援越』，曾长期担任北京中医医院针灸科主任，是继金针王乐亭、国医大师贺普仁之后的第三代北京中医医院针灸学术带头人，二〇〇〇年退休。目前是全国老中医药专家学术经验继承工作指导老师，中国针灸学会常务理事、北京针灸学会会长、北京中医学会副会长、北京中医医院专家咨询委员会委员、《中国针灸》和《北京中医药》编委。

周德安教授在多年临床实践中读书不倦，饱览中医典籍，对《黄帝内经》《难经》《伤寒杂病论》《针灸甲乙经》《针灸大成》等经典理论了然于心，学术思想受《千金方》《脾胃论》《丹溪心法》《医林改错》等专著影响为主。在北京中医医院针灸科工作期间，受益于包括金针王乐亭、国医大师贺普仁、管针贺惠吾、夏寿人、于书庄等诸多名家前辈。在实践中逐渐形成了独到的针灸“治神”“治痰”“治痛”“治风”“治聋”“治动”的“针灸六治”学术思想，其中蕴含了“治病先治神”“怪病多痰，针灸擅治”“崇气虚血瘀理论，重补中益气之法”“异病同治、同病异治、治病求本”等学术观点。发表论文数十篇，编著出版专著《针灸八要》。

针灸治神、治痰、治痛、治风、治聋、治动的“针灸六治”理论，是周德安教授多年积累形成的针灸学术精华。周德安教授将“治神”作为六治之首，提出“治病先治神”理论，认为治神是针灸治病必备要旨，建立镇静安神、补益安神、重镇安神等不同法则，创立“四神方”等针灸方剂，广泛用于精神、情志异常的疾病；根据《丹溪心法》“痰之为物，随气升降，无处不到”，“百病中多有兼痰者，世所不知也”等观点，认为“痰”邪最易阻塞气机、血脉、经络，涉及疾病广泛而且顽怪，据此创立了针灸“化痰方”，广泛应用于中风、眩晕、癫痫、梅核气、精神异常、儿童多动症、抽动症等多种疑难杂症的治疗；针灸长于治痛，根据虚实、痛位、气血辨治，将毫针、火针、三棱针放血等多种针具、针法结合使用；风、动、聋概括了周德安教授擅长的三类疾病范畴，根据王清任《医林改错》“气虚血瘀”理论和李东垣《脾胃论》“人以胃气为本”理论，创立针灸“补中益气方”，是用于中风病治疗的基础性针灸方；周德安教授擅长治疗耳聋、耳鸣病，根据分期论治，创立针灸“通耳方”“聪耳方”，获得满意疗效。

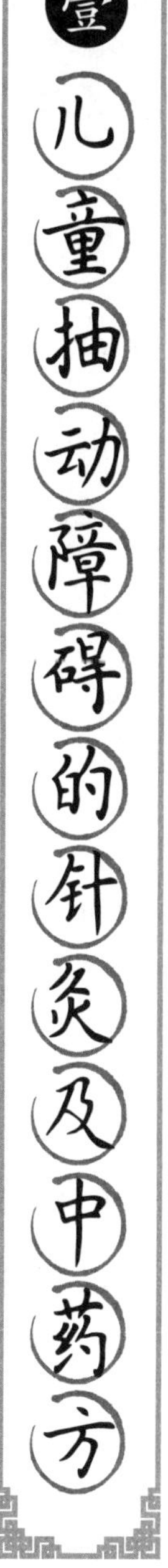

壹 儿童抽动障碍的针灸及中药方

针灸『治动方』

【取穴】

百会
四神聪
神庭
本神
内关
神门
中脘
公孙
丰隆
列缺
合谷
太冲
天枢

中药『治动方』

【组成】

天麻　拾克
半夏　拾克
茯苓　拾克
炒苍术　拾克
炒白术　拾克
胆南星　拾克
天竺黄　拾克
黄精　拾克
枸杞子　拾克
决明子　拾克
钩藤　拾克
僵蚕　拾克
白芷　拾克
陈皮　拾克
炙甘草　拾克

针灸“治动方”

【功　效】 镇静安神，化痰理气，平肝息风。

【主　治】 儿童抽动障碍。挤眉弄眼，耸肩摇头，甚者肢体抽动，可见发声异常或口出秽语，可伴大便秘结，脾气急躁，烦躁易怒，舌质淡红、苔白或黄或腻，脉洪大或弦滑。

【穴　解】 针灸“治动方”由“四神方”“化痰方”“开四关方”及天枢穴组合而成。“四神方”由神庭、本神、四神聪、神门等四个穴名含有“神”的穴位以及百会组成。百会具有安神镇静，益气升阳，清热泻火之功；神庭乃神所居之处，居庭则神安，离庭则神动，故取神庭以安神；百会与神庭穴相配，具有较强的镇静安神，开窍醒神，益气健脑作用；四神聪安神定志，常用于治疗中风、头痛、眩晕、癫痫、痴呆等病症，并有益智开窍之功；本神补元益智，增强记忆。头部诸穴相伍，可加强精明之府（脑）的功能。神门为心经的原穴，既可养血，又可安神。四神方可安神益智，镇静安神。“化痰方”，由中脘、内关、公孙、列缺、丰隆组成。中脘为胃之募穴，又为腑会穴，健脾和胃，行气化痰；内关为心包经络穴，可清心开窍，宽胸理气，加强中脘开胃化痰作用；公孙为脾经络穴，与内关相配，为八脉交会穴之一，可治胃、心、胸之疾，脾为生痰之源，公孙健脾养胃，促进运化，减少生痰之源，治痰之本；列缺为肺经络穴，宣通肺气，理气化痰；丰隆为胃经络穴，是健胃化痰的经验穴。天枢为大肠经募穴，具有清泄阳明腑实之功，可加强化痰方泄下通便之效。合谷、太冲分别是大肠经的原穴和肝经的原穴，位居要冲，是手足经脉分布于四肢的重要关口，针刺两合谷、两太冲，开关口气血之通路，可促进全身气血运行，称为“开四关法”。合谷主阳属气，位居于上，具有清热解表，疏风散邪，通降胃肠等作用；太冲属阴主血，位居于下，可调和气血，平肝潜阳，兼有疏泄下焦湿热的功能。通过针刺四穴，有血有气，能发挥调和气血，平肝潜阳，镇静，止痛，祛风止痹，急救等多方面作用。开四关法用于儿童抽动障碍的治疗，主要发挥平肝潜阳，镇静安神的疗效。

【常用加减】 对于喉间发声者，可加用天突、璇玑、廉泉、承浆；挤眉弄眼者加攒竹、承泣；摇头、点头者加风池；耸鼻、鼻子吭吭发声者加迎香；耸肩加肩髃、肩髎、肩贞；由于抽动障碍多不伴有注意力缺陷，“安神方”的四神聪、本神也可不用，此两穴更多用于儿童多动症患者。

中药“治动方”

【功　效】 化痰宁心，清肝息风。

【方　解】 治疗该病脏腑着重于肝、脾、肾，从治痰、治风入手，辅以清热、养阴。以半夏白术天麻汤为基本方，加炒苍术增强化痰之功，胆南星、天竺黄清热化痰，决明子、钩藤平肝息风；白僵蚕、全蝎、蜈蚣止痉定抽；白芷祛除外风；黄精、枸杞子补益肝肾。

【常用加减】 肝阳偏亢、失眠多梦者加生龙骨、生牡蛎重镇安神；肝阳偏亢肝肾不足者加龟板、鳖甲育阴潜阳；心肝火旺者加琥珀粉、羚羊角粉；气阴不足者加沙参，麦冬、五味子；便干便秘者加熟军、枳实；脾胃不和、食少纳差者可酌情加用砂仁、薏仁等。病情稳定后，可选用元参、生地黄、沙参、麦冬、五味子、砂仁、焦三仙等补益气阴、健脾和胃。

【验案举例】

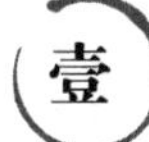

壹 儿童抽动障碍案

2010年7月一诊：白某，男，15岁。不自主抽动6年，加重1月。2004年春季出现挤眉、眨眼、努嘴、喉间发声、点头、耸肩、腹部肌肉抽动等，伴轻度注意力不集中，听课不集中，完成作业无困难，成绩一般。外院诊断为抽动症，服汤药3年，初有疗效，但每逢感冒、劳累后加重，考试前后加重。至2008年7月开始来本院诊治。经过暑期治疗，症状明显改善。其后每年吃4个月中药汤剂（寒暑假及刚开学阶段），针灸3个月（寒假18～19次，暑假24～25次）。平时症状平稳，考试前后出现症状。另外，患者体质较弱，2008年扎针前每年感冒5～6次，扁桃体发炎5～6次，住院输液治疗2次，自接受针刺治疗后，扁桃体未再严重发炎，未再住院治疗，感冒也明显减少，抽动明显减轻。舌淡红，苔薄白，脉略弦。本次由于考试紧张，出现腹部肌肉抽动，有时点头、足趾相互摩擦等表现，再次复诊。

取穴：针刺百会、神庭、攒竹、中脘、天枢、丰隆、内关、合谷、公孙、太冲、承浆、廉泉、天突、厉兑、大敦。

处方：天麻10克，法半夏6克，茯苓10克，炒苍白术（各）10克，钩藤10克，白芍10克，羌活6克，僵蚕6克，白芷6克，陈皮10克，黄精10克，枸杞子10克，菊花10克，决明子10克，胆南星6克，天竺黄6克，炙甘草6克。7剂。

二诊：一周后抽动症状基本控制。治疗1月后症状已明显改善，因开学回当地后继续口服前方治成的水丸3月，症状完全消失，至今1年半随访，未再复发。

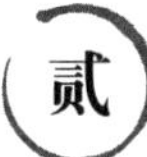

贰 小儿抽动案

一诊：单某，男，2000年6月出生。4岁开始出现喉中发异声，挤眉弄眼等症状，北京儿童医院诊断为小儿抽动症。曾在多家医院就诊，2009年来中医院就诊，经针刺汤药治疗，病情明显控制。2010年5月再次发现其常有点头、挤眉、动鼻、撅嘴、清嗓子等动作，有时间双手抖动难以控制。学习成绩优良，无注意力不集中等表现。舌质淡红，苔薄白，脉细弦。中医辨证肝风内动、痰浊内阻，予以针灸和汤药配合治疗。

取穴：百会、神庭、印堂、中脘、内关、丰隆、绝骨、太冲。

处方：天麻10克，法半夏6克，茯苓10克，炒苍白术（各）6克，钩藤10克，白芍10克，羌活6克，僵蚕6克，白芷6克，陈皮10克，黄精10克，枸杞子10克，决明子10克，菊花6克，炙甘草6克。14剂。

二诊：抽动程度减轻。前方去羌活、白芍，加天竺黄、川芎，共14剂。

三诊：抽动程度继续减轻。中药汤剂前方加元参、生地黄、全蝎、羌活，去川芎、菊花、钩藤、决明子等，再服14剂。

四诊：患者身体抽动症状基本消失，仅偶尔点几次头。针刺取穴基本同前：百会、神庭、攒竹、中脘、内关、丰隆、绝骨、太冲。

五诊：患者抽动症状基本消失。再予中药汤剂巩固疗效，前方减法半夏、茯苓、炒苍白术、元参、生地黄，加沙参、麦冬、五味子、砂仁、焦三仙巩固疗效。

【按】针刺、中药结合在控制抽动症状方面有良好疗效，基本可以代替西药。该病与中医情志因素密切相关，在考试、开学等精神压力加大的时间段病情容易反复，及时接受针刺、中药治疗，可很快控制抽动症状。该病虽然起病于儿童时期，但是许多病人症状迁延，治疗困难，甚至延续到成年时期，导致终生疾患。应积极发挥中医治疗儿童抽动障碍的优势，利用寒暑假期接受针刺、中药治疗，对预防病情反复、及时控制病情有重要的作用。中医药应成为治疗儿童抽动障碍的主要手段。

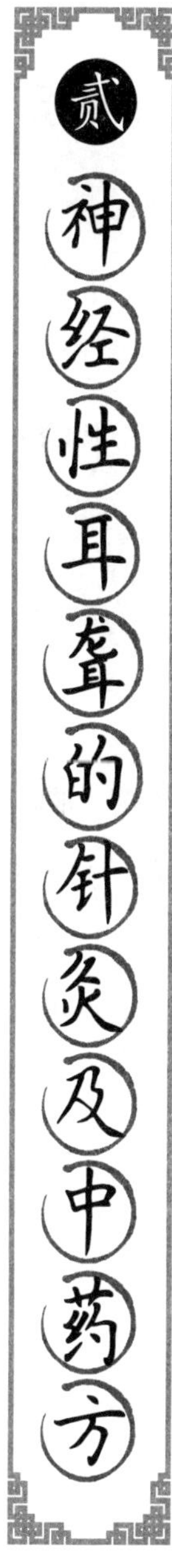

针灸『通耳方』

【取穴】

百会
神庭
耳门透听会
翳风
外关
筑宾
丘墟
太冲
足临泣

中药『通耳方』

【组成】

当归 拾克
赤白芍（各） 拾克
柴胡 拾克
炒苍白术 拾克
杏仁 拾克
郁金 拾克
桔梗 拾克
陈皮 拾克
丹参 拾克
路路通 拾克
川芎 拾克
菊花 拾克

针灸“通耳方”

【功　效】 清泻肝胆、通利耳窍。

【主　治】 暴病耳聋，耳内轰鸣，耳部胀痛，每于暴怒之后加重，伴胸胁胀满，面红目赤，咽干口苦，烦躁易怒，夜寐不宁，大便秘结，小便短赤，舌红苔薄，脉多弦数。

【穴　解】 百会与神庭穴相配，具有较强的镇静安神、开窍醒神和益气健脑作用；近治取角孙、耳门透听会、翳风，远治取筑宾、丘墟、足临泣、太溪、太冲。近治作用，即腧穴所在，主治所在，耳门透听会是周德安教授多年的临床经验，一针贯穿耳门、听宫、听会三穴，疗效好于仅单用其中一穴。耳为手、足少阳经所辖，耳门、听会属于手足少阳经；听宫为手太阳经与手、足少阳经之交会穴，气通耳内，具有疏散风热、聪耳启闭之功，为治耳病之要穴；配手少阳经局部的翳风、角孙穴，充分发挥近治通利耳窍作用；远治作用主要是通过经络循行部位，即经脉所过，主治所及。其中丘墟、太溪、太冲是与耳有密切关联的肾经、胆经、肝经的原穴，通过针刺原穴调整经络气血功能，与循上肢少阳经远端取的中渚穴、外关穴相配，通达上下，疏导少阳经气，宣通耳窍。肾开窍于耳，取肾经之筑宾，是国医大师贺普仁治疗耳聋的经验穴，有聪耳开窍之功。对于耳鸣、耳聋病程较长，或突发性耳聋病程大于3个月，或呈逐渐加重之势，每于操劳过度时加重，耳鸣声细，伴有头晕眼花，腰酸肢软，少寐或夜寐多梦，舌质红而少苔，脉虚细或两尺虚大者，去外关、中渚、丘墟、足临泣，加内关、神门、绝骨镇静安神，补肾益髓。

【常用加减】 耳鸣明显者加合谷，取合谷、太冲开四关镇静安神之意；老年人因动脉硬化而脑部供血差者，可先针刺颈四针、风池、风府，改善脑供血。根据病程之长短、邪气之缓急，分虚实两型论治，临床具有很强的实用性，有助于形成标准的操作规范，对进一步深入研究奠定了基础。

中药"通耳方"

【功　效】 活血通络，化痰开窍，补益肝肾。

【主　治】 耳聋、耳鸣。

【方　解】 以柴胡疏肝散为基本方，体现出周德安教授提出的"治聋先治肺"学术观点，在治疗耳聋、耳鸣时，使用杏仁、郁金、桔梗、陈皮四味药组合，既可宣肺化痰理气，取"怪病从痰治"之意，又由于肾开窍于耳，肺为水之上源，虚则补其母，金水相生，有利于肾气上充于耳，促进耳聋好转。《诸病源候论》中提到"兼受风邪"之因，可见风邪外袭是急性耳聋耳鸣的重要一型。在临床中，可见到一些患者耳聋、耳鸣症状常因感冒而再次加重，成为影响疗效的重要不利因素。而感冒以鼻塞、流涕、畏寒、咽痛等外邪袭表，侵袭上焦症状为主，肺主一身之表，方剂中的宣肺化痰药有利于清利上焦邪气，对于防治外邪导致耳聋、耳鸣反复加重方面可能发挥重要作用。周德安教授临证常用对药，当归、赤白芍相配活血化瘀；炒苍术、炒白术疏肝健脾化痰；丹参、路路通活血开窍；川芎、菊花为清利头目五官之要药。

【常用加减】 伴耳鸣者，加蝉衣、磁石；伴失眠者，加远志、炒枣仁；肝肾阴虚者，加黄精、枸杞子；热象偏重者，加黄芩、炒栀子；肺阴不足者，加沙参、天冬、麦冬；肝气不舒者，加香附、合欢皮。对于耳聋多年患者的治疗，在“治聋先治肺”基础上，以六味地黄丸之三补配合黄精、枸杞子以滋补肾水，维系耳窍。此属治本之法，起效虽慢，但亦有少数病人多年症状出现好转。

【验案举例】

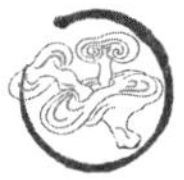

神经性耳聋案

马某，女，8岁。主因“左耳听力下降半年，近期发现右耳听力下降”，9月25日就诊。约半年前出现左耳听力下降，诊断为神经性耳聋。3月前听力测试发现左耳听力下降110～120db。9月22日在同仁医院听力测试发现左耳听力下降30～40db，诊断为双侧感音神经性聋。

取穴：百会、神庭、翳风、角孙、听宫透听会、外关、中渚、筑宾、太溪、太冲、丘墟、足临泣。

处方：当归6克，赤白芍（各）6克，柴胡6克，炒苍白术6克，黄芩6克，炒栀子6克，杏仁6克，郁金6克，桔梗6克，陈皮10克，丹参6克，路路通10克，黄精10克，枸杞子10克，蝉衣6克，菊花6克。

自9月25日至11月上旬，每周接受4次针灸，连续服用上方。双耳听力均明显好转，其中左耳11月初复查，左耳听力恢复至下降40db左右，右耳听力大致恢复正常。

【按】针灸、中药结合在神经性耳聋方面有较好疗效。西医无效病例中医治疗有效率70%，其中20%～30%显效。该病与中医情志因素密切相关，并与感冒有关，常因感冒因素加重，因此提高患者免疫力、减少感冒也是预防复发加重的重要一环。

（整理：刘慧林）